LES

MALADIES DU CŒUR

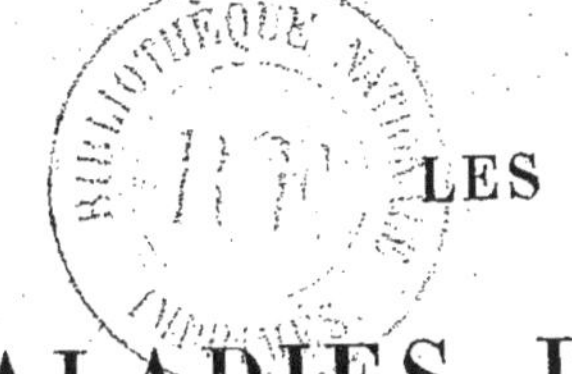

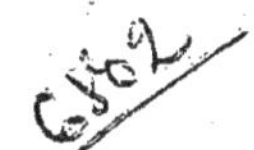

A LA MÊME LIBRAIRIE

DU MÊME AUTEUR

Les symptômes et leurs interprétations, traduit de l'anglais par le Docteur Guilleaume (de Spa), 1 volume in-8° avec figures dans le texte . . . . **10** fr.

AUTRES TRADUCTIONS DU Dr A. FRANÇON

Thérapeutique de la Circulation, par Sir Lauder Brunton, Membre de la Société Royale de Médecine de Londres, 1 volume in-8° avec 111 figures. . . . . **15** fr.

L'Artério-Sclérose, par L. F. Bishof, 1 volume in-8° avec figures (*Sous Presse*).

LES
MALADIES DU COEUR

PAR

JAMES MACKENZIE

Professeur au London Hospital
Membre du Collège Royal des Médecins

TRADUIT SUR LA TROISIÈME ÉDITION ANGLAISE

PAR LE Dr A. FRANÇON

Médecin consultant à Aix-les-Bains

PRÉFACE DE M. LE PROFESSEUR H. VAQUEZ

De la Faculté de Médecine de Paris

DEUXIÈME ÉDITION FRANÇAISE

ENTIÈREMENT REFONDUE

Avec 264 figures dans le texte

PARIS

LIBRAIRIE FÉLIX ALCAN

108, BOULEVARD SAINT-GERMAIN, 108

1920

Tous droits de reproduction et d'adaptation réservés pour tous pays

PRÉFACE

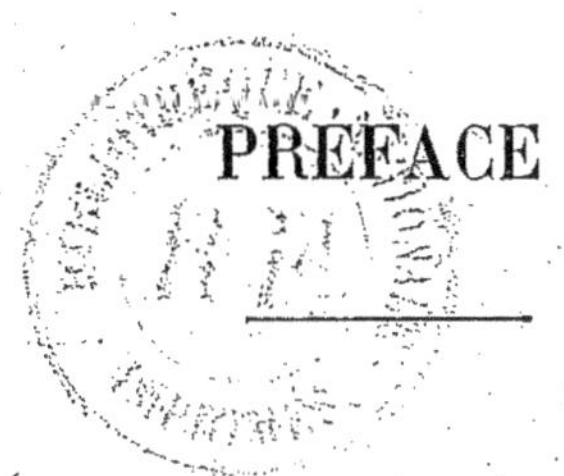

La notoriété de Sir G. Mackenzie rendrait superflue la présentation au public médical français de son ouvrage sur *les Maladies du cœur*, si la forme très particulière, très originale et par cela même insolite qu'il lui a donnée ne demandait quelques explications.

Insolite, à coup sûr, est le mode d'exposition adopté volontairement par l'auteur, mais insolite seulement pour les esprits habitués à ne suivre que les sentiers battus. Pour eux, un traité didactique vraiment digne de ce nom doit comporter d'abord l'historique, puis l'anatomie pathologique, l'étiologie et enfin le diagnostic de chacune des affections étudiées tour à tour et dans un ordre convenu.

Cela, ils ne le trouveront pas ici et si on ne les avertit pas de l'idée qui a guidé l'auteur, un traité des maladies du cœur où les lésions congénitales sont à peine indiquées, et où il n'est pas fait mention du rhythme de galop, restera pour eux une gageure ou une énigme.

M. Mackenzie n'ignore cependant rien de la pathologie cardiaque ; s'il ne parle pas, ou à peine, de certains sujets que l'on s'attendrait à voir plus complètement exposés, c'est que son expérience personnelle ne lui a rien appris d'intéressant sur eux. Aussi devons-nous juger l'ouvrage, non d'après ce qui ne s'y trouve pas, mais d'après ce qui s'y trouve. Pour un tel jugement, il faut modifier le point de vue sous lequel on a coutume d'envisager les maladies du cœur et se placer dans les conditions d'observation de l'auteur lui-même.

M. Mackenzie exerçait la médecine à Burnley, petite ville du Lancashire, loin de tout centre d'enseignement. Il ne savait tout d'abord des maladies du cœur que ce que l'on en apprend dans les Universités. Il n'avait pas rompu son esprit à la gymnastique nécessitée par la recherche de situations officielles. Il avait quitté Edimbourg avec le modeste bagage d'un futur praticien qui va chercher fortune en province. Il avait cependant quelque chose de plus : l'ardent désir d'observer, l'ambition d'être son propre éducateur et la joie de découvrir.

Il appliqua ces dons à l'étude des maladies du cœur et, faisant table rase de l'instruction qu'il avait reçue, il la refit à sa manière en prenant pour base l'observation attentive et impartiale des cas qui se présentaient à lui. Or, ceux-ci lui montrèrent que la clinique s'accommode souvent mal des divisions préétablies, et que les événements pathologiques sont loin de s'enchaîner dans l'ordre où ils sont étudiés dans les livres.

L'insuffisance cardiaque, par exemple, nous paraît être tellement le corollaire nécessaire et presque exclusif des affections valvulaires chroniques, que nous avons coutume de ne l'étudier qu'après un exposé méthodique de ces dernières, — à peine indique-t-on que des causes différentes peuvent lui donner naissance, et passe-t-on rapidement sur les modalités variables qu'elle revêt et les signes qui la font prévoir. Dans la pratique de la médecine, il n'en est plus de même. Très souvent le premier phénomène qui attire l'attention du malade et celle de son médecin, c'est la diminution de l'aptitude fonctionnelle du cœur, qu'elle soit ou non en rapport avec une lésion valvulaire diagnostiquée antérieurement. Il peut même arriver que cette diminution de l'aptitude fonctionnelle apparaisse d'emblée chez tel sujet dont le cœur n'aura jusque-là jamais donné lieu à quelque suspicion, alors que chez tel autre où l'existence d'un souffle organique aura soulevé de graves appréhensions, l'insuffisance cardiaque ne s'installe que très tardivement, où même jamais.

Ce fait, de constatation courante, étant établi, il n'est plus illogique de considérer, à la façon de M. Mackenzie, l'insuffisance des fonctions du cœur comme le phénomène essentiel, primordial, dont l'étude s'impose avant toute autre, puisque c'est pour lui que le malade consulte tout d'abord son médecin, plutôt que pour tel ou tel souffle organique dont l'existence sera peut être restée ignorée jusque-là.

C'est ce que M. Mackenzie a parfaitement exprimé en disant : « Il ne faut pas considérer les lésions valvulaires comme une affection autonome à étudier en elle-même, mais plutôt comme le point de départ d'une gêne pour le travail du muscle cardiaque. De même la dégénérescence artérielle et l'hypertension doivent être examinées comme des états qui troublent l'harmonie normale des facteurs de la respiration. Un affaiblissement des fonctions des fibres musculaires peut se développer sans aucune lésion organique importante et déterminer un trouble sérieux de la circulation. »

En résumé, et pour mieux répondre à la pensée de l'auteur, le livre qu'il présente au public serait plutôt un traité de l'insuffisance cardiaque qu'un traité didactique des maladies du cœur, mais il suffit de le savoir pour mieux saisir la portée de l'enseignement qui s'en dégage.

Ces données établies, il devient facile de comprendre l'harmonie de l'ouvrage de M. Mackenzie. Puisque tout nous indique qu'en matière de cardiopathie, ce qu'il importe de noter et d'évaluer, c'est l'aptitude fonctionnelle du cœur, il s'ensuit que l'étude capitale est celle du mode de la contraction cardiaque et de son effet sur le système circulatoire, périphérique ou viscéral, à l'état physiologique ou pathologique.

Aucune méthode d'examen ne s'y prête mieux que l'inscription graphique des mouvements du cœur et des vaisseaux. Aussi M. Mackenzie lui consacre-t-il tous ses efforts ; il ne rappelle les phénomènes subjectifs qui accompagnent la désharmonie de la circulation que comme des corollaires ou des preuves des modifications de l'aptitude fonctionnelle du cœur.

Ainsi compris, le livre de M. Mackenzie ne surprendra plus par ses lacunes ; elles sont inévitables quand on a entrepris comme lui de se débarrasser du fardeau des connaissances acquises et de parcourir seul le chemin où tant d'autres ont déjà passé. L'ambition d'être à soi-même son propre éducateur a sa rançon qui est de sembler ignorer des choses connues de tous ou de paraître découvrir des vérités dûment établies. Elle a aussi sa contre-partie qui est la découverte de faits nouveaux dans un domaine que l'on croyait complètement exploré.

A cet égard la lecture de l'ouvrage de M. Mackenzie est des plus instructives ; elle nous révèle une foule de notions insoupçonnées et des plus fécondes en renseignements sur le rhythme normal et pathologique du cœur, notions dont certaines ont déjà acquis droit de cité dans la science, tandis que d'autres seront le point de départ d'études ultérieures qui les compléteront ou les modifieront s'il y a lieu ; mais, quel que soit le sort réservé aux interprétations nouvelles qu'a présentées l'auteur sur bien des points de la pathologie cardiaque, il n'en restera pas moins que son livre est d'une originalité très suggestive. Il nous montre que l'on peut, à l'heure actuelle, et malgré le patient labeur des auteurs qui nous ont précédés, concevoir différemment l'étude des cardiopathies et, sans s'éloigner de la science, se rapprocher de la nature encore mieux qu'ils ne l'ont fait.

Ce sera un honneur pour M. le docteur Françon d'avoir mené à bien la lourde tâche de traduire d'une façon impeccable pour les médecins français, le traité des maladies du cœur de M. Mackenzie, et pour M. Alcan d'en avoir entrepris la publication.

H. Vaquez.

15 mars 1911.

AVANT-PROPOS DE LA TROISIÈME ÉDITION

Les progrès qui ont été faits dans la connaissance des maladies du cœur, depuis que la dernière édition de cet ouvrage a été publiée, ont nécessité que j'écrive à nouveau la plus grande partie de ce livre. Ces progrès se sont faits à trois points de vue principaux : premièrement, une différénciation plus nette des signes de la maladie, et, ici, c'est l'électrocardiographie qui a rendu le plus de services ; en second lieu, l'importance des manifestations pathologiques du cœur pour la question de l'insuffisance cardiaque actuelle ou éloignée ; troisièmement, le traitement repose désormais sur des principes plus scientifiques. Jusqu'ici l'étude de la physiologie et de la thérapeutique a été basée sur ce qui se passe dans le cœur normal possédant un rhythme normal. Les dernières recherches ont montré que, dans les cœurs atteints par la maladie, la réaction du cœur à la stimulation est profondément altérée : en conséquence, il est nécessaire que l'on étudie avec soin la physiologie des cœurs malades, et surtout de ceux qui présentent un rhythme anormal. En fait, les progrès sont indéniables, et maintenant il est possible de traiter d'une manière intelligente des états tels que la fibrillation auriculaire et la trémulation auriculaire. En outre, des recherches récentes ont montré aussi combien nous sommes désarmés en face de beaucoup de cas, et la constatation de notre impuissance nous fournit un but vers lequel doivent être dirigées les recherches.

Afin de donner une preuve pratique des conceptions exposées dans ce texte, j'ai ajouté un grand nombre d'observations dans l'appendice.

AVANT-PROPOS DE LA DEUXIÈME ÉDITION

La rapidité avec laquelle la première édition a été épuisée, et les nombreuses demandes qui ont été faites pour sa traduction en langue étrangère, montrent tout l'intérêt qui s'attache aux méthodes les plus récentes de l'étude des maladies du cœur. C'est une extrême satisfaction de constater que de si nombreux observateurs s'occupent d'une question si pleine d'aperçus nouveaux et originaux concernant le système circulatoire.

En publiant mes recherches personnelles, je tiens à dire que je ne fais qu'indiquer les faits, en dehors de leur interprétation. C'est pour cela que les nombreuses figures de l'ouvrage représentent les faits réels, tels qu'ils sont indiqués par les mouvements du cœur et des vaisseaux et, par suite, on doit admettre leur exactitude beaucoup plus que celle que donnerait une description verbale. L'interprétation de ces tracés donne l'état actuel de mes connaissances. Il est possible que, ultérieurement, on démontre que ces interprétations sont erronées, mais néanmoins ces graphiques serviront toujours pour de nouvelles explications plus appropriées.

Aussi bien au point de vue clinique qu'au point de vue expérimental, il reste encore beaucoup à faire pour expliquer les modifications pathologiques de l'activité du cœur; par conséquent, les interprétations que je donne ne sont encore que des hypothèses. Que de nouveaux observateurs démontrent, à l'aide de nouveaux faits, qu'elles sont erronées, je m'en réjouirai avec eux ; car ils auront éclairé la question et auront atteint un niveau plus élevé que celui auquel je suis parvenu.

Une addition importante aux méthodes cliniques et expérimentales a été l'examen des modifications électriques dues à la contraction des cavités cardiaques, et mon ami le docteur Lewis a bien voulu écrire une courte notice sur ce sujet : je lui en exprime tous mes remerciements.

AVANT-PROPOS DE LA PREMIÈRE ÉDITION

Dans cet ouvrage, j'ai donné le résultat des observations faites sur les maladies du cœur pendant une pratique active de plus d'un quart de siècle. Comme la nature d'une affection cardiaque ne peut se déduire que de l'existence de un ou plusieurs symptômes, je me suis proposé de déterminer le mécanisme de la production des symptômes, de montrer leur relation avec les lésions organiques du cœur, d'indiquer leur pronostic, et enfin, de les utiliser comme guide pour le traitement.

Cette méthode d'observation a révélé des faits nouveaux et inattendus, et a nécessité l'emploi de méthodes spéciales, et en même temps m'a obligé à suivre des cas pendant de nombreuses années.

Pour arriver à un résultat pratique, il m'a été nécessaire d'entrer dans de nombreux détails : aussi il a été difficile de donner un résumé succinct et compréhensible. Il est indispensable de donner un certain nombre de détails : il ne fallait cependant pas en donner trop, ce qui serait fastidieux et pourrait prêter à confusion : aussi pour éviter toute discussion, les observations ont été données avec toutes les explications indispensables.

Beaucoup des méthodes d'examen, décrites dans les traités spéciaux, ont été brièvement exposées : quelques-unes même ont été passées sous silence ; ce n'est pas que je méconnaisse leur utilité dans certains cas, mais je me suis appliqué à signaler celles qui ont une valeur pratique dans l'examen journalier des malades. Il peut paraître qu'on a accordé trop d'attention à des détails, dont beaucoup ne peuvent être reconnus qu'à l'aide de certains appareils spéciaux. Mais si l'on veut entraîner la conviction, il faut donner des preuves évidentes. Beaucoup de symptômes qui semblent insignifiants, tels qu'une légère différence dans le siège du choc de la pointe, ou un léger retard entre les systoles auriculaire et ventriculaire, sont véritablement très importants pour indiquer des modifications que l'on a reconnues dues à des lésions bien définies du cœur. De même l'étude des irrégularités est de très grande importance, car on les reconnaît facilement et leur signification n'a jamais été parfaitement comprise. Une étude approfondie des irrégularités jette un jour inattendu sur les troubles fonctionnels du cœur et sert de base au diagnostic, au pronostic et au traitement. Je me suis surtout proposé de faire de cet ouvrage un guide pour le traitement, et les lecteurs pourront être surpris de ne trouver que peu de renseignements à ce sujet. J'ai cherché soigneusement à établir les principes essentiels d'un traitement rationnel, et s'il n'y a que peu de conseils et peu de médications indiquées, cela tient à ce que le traitement actuellement en usage des cardiopathies doit être revisé, à cause de la possibilité de faire des diagnostics plus exacts, grâce aux méthodes d'examen graphique.

Dans la pratique journalière, il n'est pas ordinairement nécessaire de prendre des tracés. Si l'on sait employer avec soin les méthodes ordinaires d'observation et les noter par des graphiques, on peut finalement arriver à reconnaître les mouvements de la circulation sans l'aide des tracés. Pour les tracés représentés dans cet ouvrage, je les ai choisis parmi un grand nombre d'observations, et ce sont en général les types les plus communément observés : les cas rares sont l'exception. L'interprétation de ces figures peut être défectueuse, et j'ai tâché de rapporter l'observation réelle sans tenir compte de l'interprétation, de sorte que si cette dernière est erronée, les mouvements représentés par le graphique resteront au moins valables pour les observateurs futurs.

J'avais, au début, l'intention de donner un exposé complet de l'anatomie pathologique du cœur, et dans ce but, le professeur Keith a examiné un grand nombre de cœurs dont j'ai conservé soigneusement l'histoire clinique, mais ces recherches nous ont amenés tous deux à cette conviction que, avant que l'anatomie pathologique du cœur puisse être établie sur des bases satisfaisantes, il était nécessaire de faire sur les cœurs autopsiés des examens plus complets et plus détaillés, et en rapport avec les symptômes cliniques.

J'avais eu l'intention d'indiquer les moyens de juger de l'état du cœur dans les cas d'affections autres que celles dues aux cardiopathies, comme dans les fièvres, la grossesse, les maladies chirurgicales, les affections d'autres organes, l'administration du chloroforme. Cela n'a été fait que dans une faible mesure, parce que quand j'ai eu analysé les résultats, je n'ai pas vu des signes assez nets pour donner un guide certain, de sorte que j'ai dû laisser de côté beaucoup d'observations. J'ai hésité à rapporter mes observations dans les cas d'administration du chloroforme, parce que c'est un sujet encore très vague. Je suis convaincu que la raison pour laquelle l'emploi du chloroforme est si dangereux ne sera pas connue tant que l'on n'aura pas fait de recherches répétées et attentives d'après les méthodes qui sont décrites dans cet ouvrage, et si je laisse cette question dans cet état d'incertitude, cet avec l'espoir que d'autres pourront la résoudre.

Ce que l'outil est pour l'ouvrier, tel doit être un manuel pour un praticien occupé. Dans les cardiopathies, il y a en général un ou deux symptômes qui prédominent, et pour faciliter les recherches rapides à l'occasion d'un symptôme donné, j'ai donné une définition très claire des termes employés, et disposé l'index et le texte de façon à éviter toute perte de temps.

DÉFINITION DES TERMES EMPLOYÉS

J'ai cherché à expliquer dans le texte aussi clairement que possible les différents termes, mais beaucoup d'entre eux sont employés dans une partie de l'ouvrage qui précède celle où j'en donne l'explication. Aussi je donne ici une courte description des termes les plus importants que l'on ne trouve pas dans la littérature courante, soit qu'ils y aient été récemment introduits, soit qu'ils servent à désigner des états que l'on ne connaît pas jusqu'ici.

Intervalle a.-c. est l'espace de temps compris entre le début de l'onde auriculaire et de l'onde carotidienne dans les tracés du pouls jugulaire : période intersystolique.

Dégénérescence artérielle est le terme qui désigne toutes les formes de maladies des artères. Comme je ne m'occupe de la maladie des artères que dans la gêne qu'elle peut apporter au travail du cœur, j'emploie ce terme pour éviter des déterminations plus spéciales concernant des faits encore très discutés.

Fibrillation auriculaire. — C'est un état dans lequel les fibres musculaires de l'oreillette, au lieu de se contracter d'une manière systématique et coordonnée, se contractent indépendamment les unes des autres avec ce résultat que l'oreillette cesse d'être une cavité qui se contracte.

Le stimulus provenant de l'oreillette en état de fibrillation détermine une action irrégulière du ventricule, s'accompagnant parfois d'un accroissement du nombre des battements. La fibrillation auriculaire peut durer pendant des périodes de durée variable, et beaucoup de cas de tachycardie paroxystique, s'accompagnant d'un rhythme irrégulier, sont dus à cet état.

Trémulation auriculaire (*auricular flutter*). — C'est le terme employé par Mac William pour désigner un grand accroissement dans le nombre des contractions auriculaires, à la suite de l'application sur la paroi de l'oreillette d'un courant électrique faible. Cet état se rencontre chez l'homme comme résultat de la maladie, quand les contractions auriculaires, au lieu de débuter au nodule auriculo-ventriculaire (*q.-v.*) commencent en un autre point de la paroi auriculaire. Le nombre des battements de l'oreillette peut dépasser 300 par minute. Dans la majorité des cas, le ventricule ne répond pas à chaque battement de l'oreillette, et on peut trouver dans le pouls artériel les irrégularités de toute sorte de forme. La trémulation auriculaire peut durer pendant des périodes de durée variable, et beaucoup de cas de tachycardie paroxystique, avec un rhythme régulier, sont dus à cet état.

Pouls veineux auriculaire est la forme de pouls jugulaire dans laquelle on trouve que l'onde auriculaire précède la contraction ventriculaire par opposition au pouls veineux ventriculaire (*q.-v.*). On l'appelle aussi parfois le pouls veineux négatif ou normal.

Nodule auriculo-ventriculaire (*nodule a.-v. Nœuds de Tavara*), est l'hypertrophie des vestiges du tissu cardiaque primitif trouvés dans la paroi de l'oreillette droite, d'où émerge le faisceau auriculo-ventriculaire. (Fig. 2.)

Faisceau auriculo-ventriculaire (*faisceau a.-v. Pont de Gaskell, faisceau de Kent ou de His*). Bande de tissu qui va du nodule auriculo-ventriculaire aux ventricules gauche et droit. (Fig. 2 et 3.)

Cardio-sclérose. — On trouve des altérations fibreuses de l'endocarde et du myocarde dans deux catégories de sujets, ceux qui ont eu une maladie fébrile aiguë — le plus souvent un rhumatisme articulaire aigu — et ceux qui présentent de la dégénérescence artérielle. Les symptômes provenant de ces deux causes ont une grande similitude ; mais certaines conditions, comme l'âge et l'influence du traitement permettent de les différencier complètement : le terme de cardio-sclérose à moins qu'il ne soit accompagné d'un qualificatif, s'appliquera toujours au groupe des dégénérescences artérielles. Il y a fréquemment des altérations graisseuses dans la cardio-sclérose, mais aucune méthode clinique ne peut les déceler.

Conductibilité est le terme employé par Gaskell pour décrire la fonction que possèdent les fibres musculaires du cœur de transmettre le stimulus de fibre à fibre. On l'étudie habituellement en observant l'intervalle de temps entre les systoles auriculaire et ventriculaire.

Contractilité désigne pour Gaskell la propriété que possède le muscle de se contracter.

Extra-systole est la contraction prématurée de l'oreillette (extra-systole auriculaire), ou du ventricule (extra-systole ventriculaire), ou des deux cavités à la fois (extra-systole nodale), en même temps que le rhythme fondamental ou du sinus n'est pas modifié. En général l'extra-systole est suivie d'une longue pause (pause de compensation). Rarement la contraction prématurée se fait entre deux battements normaux (extra-systole intercalée).

Deux ou plus de contractions prématurées de l'oreillette ou du ventricule peuvemt se suivre les unes après les autres. (Extra-systoles multiples).

Bloquage du cœur désigne, d'après Gaskell, l'arrêt ou le bloquage du stimulus de la contraction dans son passage des oreillettes aux ventricules.

Hyperalgésie. — C'est une sensibilité anormale à la douleur, déterminée par une excitation qui, à l'état normal, ne produirait pas de douleur, ainsi une légère pression de la peau (hyperalgésie cutanée) ou des muscles (hyperalgésie musculaire) entre le pouce et l'index.

Théorie myogène. — C'est celle qui admet que les fibres musculaires du cœur possèdent en elles-mêmes la propriété de faire naître et transmettre l'excitation nécessaire à la contraction du cœur, par opposition à la théorie neurogène qui attribue les mouvements du cœur à l'influx nerveux seul.

Rhythme nodal. — C'est un état très rare du cœur dans lequel les oreillettes et les ventricules se contractent simultanément. (Fig. 114.)

(Dans les éditions précédentes de cet ouvrage on décrivait sous le nom de rhythme nodal l'étal qu'on appelle la fibrillation auriculaire.)

Palpitation a une double signification : *a,* accès de battements précipités du cœur ; *b,* sensation du malade qui est conscient que son cœur bat beaucoup plus vite.

Tachycardie paroxystique s'applique à l'augmentation brusque des battements du cœur qui est suivie d'un retour subit à l'état normal. Elle est due à ce que la contraction du cœur débute dans un point autre que celui où elle commence à l'état normal. (Voir fibrillation auriculaire et trémulation auriculaire.)

Pouls alternant signifie cette forme de rhythme anormal où le pouls radial est parfaitement régulier, mais où il présente une alternance dans l'amplitude des battements.

Il est fréquent dans les tachycardies d'origine auriculaire. Lorsqu'il se produit avec le rhythme normal, il indique un profond épuisement du muscle cardiaque.

Pouls bigéminé est cette forme de pouls irrégulier où chaque second battement est une extra-systole, et est en général plus petit que le battement normal précédent. Le battement le plus petit est invariablement suivi par une pause plus longue que celle qui le précède.

Nodule sino-auriculaire (nodule b.-a.). — Keith et Flack appellent ainsi
un petit amas de tissu représentant les restes du tube cardiaque primitif (portion du sinus veineux) près de l'embouchure de la veine
cave supérieure.

Tonicité désigne cette fonction du muscle cardiaque qui, pendant la
diastole, maintient le cœur en état de légère contraction. Quand cette
fonction faillit, il s'ensuit une dilatation du cœur et des orifices auriculo-ventriculaires.

Rhythme ventriculaire désigne les contractions ventriculaires dans les
cas de bloquage complet du cœur. Comme cela se produit lorsqu'une
lésion détruit le faisceau auriculo-ventriculaire, on suppose que les
fibres restant du faisceau auriculo-ventriculaire mettent en jeu la
contraction ventriculaire, les battements du cœur étant ralentis, rarement au-dessus de 32 par minute. (Dans mes mémoires précédents
je désignais par ce terme ce que l'on admet comme fibrillation auriculaire).

Pouls veineux ventriculaire est cette forme de pouls veineux jugulaire
dans laquelle l'onde auriculaire disparaît ou coïncide avec la période
de la systole ventriculaire, alors qu'il n'y a aucun signe d'onde auriculaire à la période normale de la révolution cardiaque. On l'appelle
parfois pouls veineux pathologique ou positif.

Réflexe viscéro-moteur. — Expression servant à désigner la contraction
des muscles de la paroi externe du cœur à la suite d'une excitation
provenant d'un viscère malade.

Réflexe viscéro-sensitif. — Ce sont les symptômes de sensibilité (douleur et hyperalgésie) déterminés par l'excitation provenant d'un viscère malade dans un nerf sensitif dans son trajet entre le cerveau et
ses branches périphériques de la paroi du corps.

Par suite de difficultés matérielles, il n'a pas été possible de traduire les termes anglais sur quelques-unes des figures. Le lecteur
voudra bien se souvenir que « *liver* » et « *apex beat* » signifient « foie »
et « choc de la pointe ».

LES MALADIES DU CŒUR

CHAPITRE PREMIER

L'APPRÉCIATION DES AFFECTIONS DU CŒUR

L'objet de l'examen fait par le médecin. — Méthodes adoptées dans la description des affections du cœur. — Causes de confusion du diagnostic. — L'importance relative des symptômes. — Les symptômes essentiels de l'insuffisance cardiaque. — Insuffisance des méthodes habituellement employées pour apprécier l'activité du cœur.

L'OBJET DE L'EXAMEN FAIT PAR LE MÉDECIN. — Lorsqu'un médecin examine un malade, il a pour but de reconnaître la nature et la signification de certains signes et symptômes. Lorsque cette recherche s'applique aux organes de la circulation, le médecin tâche surtout de déterminer l'importance que ces signes ou symptômes peuvent avoir pour l'exécution normale de la circulation, et de présager ou constater l'insuffisance cardiaque.

Comme dans tous les cas, la question essentielle est de savoir si le cœur est en état d'assurer la circulation, il est nécessaire de comprendre nettement ce que l'on entend par insuffisance cardiaque, et par quels signes elle peut être décelée.

Avant de répondre d'une manière satisfaisante à cette question, il est nécessaire tout d'abord de considérer les principes généraux qui règlent la circulation, et de voir comment la circulation peut être gênée, s'ils viennent à être modifiés. Une fois ces principes bien établis, on comprendra plus clairement comment leurs modifications peuvent produire l'insuffisance cardiaque, et nous serons à même de comprendre la nature et la signification des symptômes par lesquels on peut reconnaître l'insuffisance cardiaque. Quand cette connaissance sera ainsi acquise, nous aurons le moyen d'apprécier la portée clinique d'un signe quelconque, que nous comprenions ou non le mécanisme de sa production.

MÉTHODES ADOPTÉES POUR LA DESCRIPTION DES AFFECTIONS DU CŒUR. — Avant d'étudier l'insuffisance cardiaque, il est nécessaire de dissiper diverses conceptions erronées soutenues par nombre de médecins à propos de la signification de beaucoup de signes normaux ou anormaux présentés par le cœur.

Ces fausses conceptions, transmises de génération en génération, n'ont pas seulement entravé les recherches, mais ont laissé s'établir des préjugés au sujet de la nature et de la signification de beaucoup de phénomènes obscurs. Ces fausses conceptions ont été entretenues jusqu'à un certain point par les tentatives faites par les autorités médicales de s'occuper des maladies du cœur en prenant séparément une lésion et en essayant de décrire les symptômes qui se développent par suite de cette lésion. Bien qu'à première vue cette méthode semble à la fois logique et pratique, elle ne peut plus être adoptée dans l'état actuel de nos connaissances. Non seulement les lésions ne sont pas parfaitement reconnues, mais les symptômes d'insuffisance cardiaque que nous découvrons ne sont pas habituellement l'expression de la lésion organique, et sont souvent le résultat de la gêne du muscle cardiaque, produite peut-être par la lésion. Ainsi les symptômes d'insuffisance cardiaque dans les maladies valvulaires sont ordinairement attribués à la valvule lésée, et la nature de la maladie est décrite comme maladie mitrale, ou maladie aortique, suivant l'orifice au niveau duquel s'entend le souffle pathologique. En fait, l'insuffisance cardiaque n'est pas le symptôme de la lésion de la valvule

Sans doute, dans quelques cas, l'insuffisance cardiaque peut se produire plus rapidement par suite du fait que le cœur ne peut vaincre les obstacles qui résultent de ce que la valvule est lésée, mais elle est beaucoup plus souvent déterminée par les altérations concomitantes du muscle cardiaque. Parfois, ces altérations peuvent être dues à une lésion évidente du muscle cardiaque : dans d'autres cas, cette lésion est si minime qu'elle ne peut être décelée par aucune de nos méthodes actuelles.

Comme l'insuffisance cardiaque est souvent due à une modification des fonctions spéciales du muscle cardiaque, et que la pathologie fonctionnelle du cœur ne commence que maintenant à être comprise, il n'est point étonnant qu'un grand nombre de symptômes aient été soit mal interprétés, soit méconnus.

Comme c'est tantôt l'une, tantôt l'autre de ces fonctions qui fléchit, nous avons une grande variété de symptômes, qui correspondent à l'épuisement des différentes fonctions. Mais ces fonctions peuvent devenir épuisées, avec ou sans grosse lésion du muscle ou des valvules, et, comme conséquence, des symptômes similaires peuvent être déterminés non seulement par des lésions organiques plus ou moins variables et plus ou moins accentuées, mais peuvent exister sans lésion perceptible du cœur. Les affections aiguës du cœur par exemple sont souvent décrites comme endocardite ou péricardite, parce qu'il existe un souffle ou un frottement péricardique. Mais, outre ces bruits, il peut exister un grand nombre de symptômes, tels que l'affaiblissement du muscle cardiaque, la dilatation du cœur, l'irrégularité des battements du cœur, etc., et on les considère comme des symptômes d'endocardite ou de péricardite, alors qu'en fait, ces symptômes ne sont pas la traduction de l'endocardite ou de la péricardite, mais celle d'une affection du myocarde. Celle-ci peut être la manifestation d'une invasion microbienne dans le muscle cardiaque, manifestation que l'on ne découvre qu'à l'autopsie, ou elle peut être due à une toxémie, qui a amené la dépression des fonctions du cœur, et qui rend inutile toute tentative de la découvrir après la mort. Jusqu'ici, tout essai de donner une description précise des symptômes appartenant à chaque lésion organique a conduit les auteurs à attribuer des phénomènes à des lésions avec lesquelles ils n'ont aucun rapport ; et c'est là la raison de la symptomatologie confuse et contradictoire des affections du cœur à notre époque.

CAUSES DE CONFUSION DU DIAGNOSTIC. — En cherchant une raison de cette confusion, je suis porté à l'attribuer à ce fait que l'esprit humain attache la plus grande importance à cette classe de phénomènes qui frappe le plus les sens. Beaucoup des symptômes réellement capitaux et importants sont si subtils et si peu accusés qu'il faut employer les méthodes les plus délicates pour les découvrir, tandis qu'un souffle bruyant et un pouls irrégulier forcent notre attention. Il en résulte que l'on méconnaît les symptômes subtils, et qu'on attache plus d'importance au souffle et à l'irrégularité. Par suite, les souffles et les irrégularités sont arrivés à occuper dans la symptomatologie cardiaque une place qui n'est pas en rapport avec leur vraie signification. Si quelqu'un veut rechercher dans la littérature l'origine de la conception actuelle de pareils phénomènes objectifs, il trouvera qu'elle s'est établie alors que l'on ne comprenait pas la nature des phénomènes, et qu'on se formait une opinion de leur signification avant qu'on ait essayé de bien être au courant du passé pathologique des sujets qui les présentaient. Les générations se sont succédées en les adoptant sans se donner la peine de rechercher leur véracité.

L'IMPORTANCE RELATIVE DES SYMPTÔMES. — Ces considérations m'ont conduit à adopter une méthode de description qui s'efforce de placer les symptômes sous leur perspective propre. En reconnaissant le fait que la première idée du médecin est la possibilité d'une insuffisance cardiaque, et que l'attention du médecin comme celle du malade est attirée du côté du cœur par l'apparition de un ou plusieurs symptômes, et que ce n'est que par la constatation des symptômes qu'on peut en inférer la maladie, chaque symptôme est défini et différencié aussi exactement que le permet l'état actuel de nos connaissances, à la fois au point de vue du mécanisme par lequel il se produit et de ses rapports avec la conservation de l'activité cardiaque : puis, vient la description des divers états pathologiques avec lesquels il peut être associé : après avoir différencié nettement les divers phénomènes, on détermine l'importance qu'ils ont avec l'activité cardiaque : dans ce but, on doit rechercher les symptômes annoncés. Certains sujets peuvent présenter des phénomènes qui paraissent identiques, comme un souffle ou une irrégularité : les uns peuvent avoir une vie très active sans présenter aucun signe d'insuffisance cardiaque. On ne peut reconnaître la différence entre ces sujets par la présence d'un signe anormal, mais par la présence ou l'absence de symptômes associés. La signification d'un symptôme donné ne peut être appréciée que par l'examen soigneux du passé pathologique pendant de nombreuses années. Ce n'est que par une pareille méthode qu'on peut arriver à se former une opinion reposant sur des bases dignes de confiance.

LES SYMPTÔMES ESSENTIELS DE L'INSUFFISANCE CARDIAQUE. — S'il est nécessaire pour chaque cas de tenir compte du diagnostic établi à la suite d'un examen soigneux fait par le médecin, examen, aidé quand il le faut, par l'emploi de l'instrumentation, il ne faut pas oublier que les faits, dans leur objectivité, ne donnent pas les renseignements qui sont essentiels pour le médecin. J'ai dit que la question importante pour le médecin est de décider si les symptômes indiquent l'existence de l'insuffisance cardiaque ou de la probabilité de son développement. On ne peut répondre d'une manière satisfaisante à cette question qu'en appréciant comment le cœur exécute son travail, et on ne peut acquérir cette connaissance qu'en sachant ce qui se produit lorsque le sujet a à faire quelque travail qui nécessite un effort de la part du cœur. Ainsi tous les moyens d'observation employés lorsque le corps est au repos ne peuvent fournir que des renseignements incomplets. L'espèce de renseignement qui est indispensable dans les affections aiguës et chroniques du cœur doit être cherchée dans les symptômes que l'on constate au moment de l'effort, souvent seulement à ce moment-là, aussi bien que dans les symptômes des troubles fonctionnels alors que le cœur est au repos. Ces symptômes sont souvent si peu accusés et si insignifiants qu'ils échappent facilement à l'observation, en même temps que, bien souvent, il est difficile de se rendre compte de leur valeur lorsqu'on les a découverts. A mesure que nous connaîtrons mieux ce que signifie l'insuffisance cardiaque, on comprendra mieux la réelle signification de pareils symptômes.

Insuffisance des méthodes employées habituellement pour estimer la valeur de l'activité cardiaque. — Comme l'importance d'un signe ou d'un symptôme quelconque pour la valeur de l'activité cardiaque est la question essentielle, on a fait beaucoup d'essais pour déterminer l'intégrité du cœur. On a compté les battements du cœur à la suite d'une courte période d'efforts, plus ou moins violents : cette méthode n'est employée que dans de très rares cas, et est susceptible de donner des renseignements erronés. Les méthodes instrumentales ont fortement frappé l'imagination, et on a employé des méthodes d'estimation qui sont basées entièrement sur une fausse conception de ce qu'elles devraient révéler. On a des instruments perfectionnés pour la mesure de la pression sanguine, instruments que l'on suppose devoir montrer la coopération de la force du cœur sous la forme de formules mathématiques. On a des tracés graphiques et même l'électrocardiographie. Loin de moi l'idée de décrier l'emploi de ces méthodes, car elles ont toutes une utilité incontestable, mais j'hésite un peu à dire, que comme moyen d'estimer l'intégrité et l'aptitude fonctionnelles du cœur, et d'élucider la signification des symptômes, elles ne peuvent fournir que bien peu de renseignements.

CHAPITRE II

LA PATHOLOGIE DE L'INSUFFISANCE CARDIAQUE

Qu'est-ce que l'insuffisance cardiaque? — La théorie de la pression en retour de l'insuffisance cardiaque. — Compensation. — L'origine de ces opinions. — Mal causé par la théorie de la pression en retour. — Insuffisance cardiaque et altérations pathologiques. — Altération fonctionnelle du cœur. — Les signes de l'altération fonctionnelle.

QU'EST-CE QUE L'INSUFFISANCE CARDIAQUE ? — Puisque le point important dans tous les cas est de savoir s'il existe de l'insuffisance cardiaque, ou si celle-ci a des probabilités de se développer, il est nécessaire de déterminer la véritable signification de l'insuffisance cardiaque. On peut la définir comme l'état dans lequel le cœur est incapable de maintenir une circulation régulière, lorsqu'il est appelé à soutenir les efforts nécessaires à l'existence quotidienne de l'individu. C'est à dessein que cette définition, un peu vague, est donnée pour comprendre les cas d'insuffisance cardiaque avancée, et ceux dans lesquels on ne constate que de légers signes d'incapacité au moment où on fait un violent effort. Il est inutile d'insister sur ce point, puisque le manque d'une conception nette de ce qui constitue l'insuffisance cardiaque a conduit à négliger quelques-uns des symptômes réellement essentiels, indiquant sa présence, et a amplifié l'importance de certains signes objectifs (comme les souffles et les irrégularités) qui, souvent, n'ont aucun rapport ni aucune influence sur l'insuffisance cardiaque.

LA THÉORIE DE LA PRESSION EN RETOUR DE L'INSUFFISANCE CARDIAQUE. — Si l'on veut considérer quels sont les états pathologiques qui déterminent l'insuffisance cardiaque, on se trouve immédiatement en face d'un sujet très complexe que l'état de nos connaissances actuelles ne permet pas d'expliquer complètement. Jusqu'ici, l'opinion la plus communément admise a été que l'insuffisance cardiaque est due à ce que le ventricule gauche ne peut plus lancer dans le système artériel une quantité suffisante de sang, et que, par suite, le ventricule se dilate et renvoie un courant sanguin en arrière dans l'oreillette. Cette opinion traditionnelle est exposée avec force détails dans un ouvrage récent, et comme elle représente l'opinion finalement admise dans la profession médicale, je vais en donner un bref résumé.

L'auteur, pour montrer les différentes étapes du développement de l'insuffisance cardiaque, choisit comme exemple un cas d'insuffisance pure des valvules aortiques. En raison du retour du sang en arrière, le volume du ventricule gauche est augmenté pendant la diastole : l'accélération des battements du cœur est un signe favorable, car elle raccourcit la diastole. Au bout d'un certain temps, il se fait une hypertrophie aussi bien qu'une dilatation du ventricule gauche. L'étape suivante est caractérisée par la stase et l'augmentation de pression dans l'oreillette gauche, puis il se fait une gêne de la circulation pulmonaire et du ventricule droit. A ce moment le poumon est lésé (œdème, infarctus, tendance à la bronchite, hémorragie), et le malade devient cyanosé et dyspnéique. Alors s'établit de l'irrégularité des battements du cœur, un trouble de sa mécanique musculaire, et le malade devient un mitral : finalement, le cœur droit est pris à son tour, il fait de l'insuffisance tricuspide, et alors s'établit la dernière étape de l'insuffisance cardiaque avec la distension de tout le système veineux.

COMPENSATION. — Ce qui se dégage de cette conception de l'insuffisance cardiaque par la pression en retour, c'est l'idée que pour empêcher l'insuffisance cardiaque dans les cas de maladie valvulaire, le muscle cardiaque s'hypertrophie et devient plus fort pour s'opposer à la gêne que cause la lésion valvulaire dans l'accomplissement de son travail. Aussi lorsque l'on découvre les lésions valvulaires et qu'il n'y a aucun signe d'insuffisance cardiaque, on dit que la compensation est bonne, et lorsque s'établit l'insuffisance cardiaque, que la compensation ne se fait plus, ou qu'il y a décompensation. Si le malade guérit, la compensation est rétablie.

Malheureusement les auteurs ne donnent jamais de grands détails pour fournir une idée exacte de ce qu'ils ont en vue, quand ils parlent de compensation. En pratique, les autorités médicales prennent une curieuse position. Des sujets ayant un cœur parfaitement normal et fonctionnant bien, tout en ayant un souffle systolique sont considérés comme ayant une insuffisance mitrale avec une bonne compensation. On tient le même langage pour d'autres sujets qui ont une affection valvulaire comme dans la maladie aortique, quand ils ne présentent ni engorgement de poumons ni œdème, ni aucun des signes dits de la pression en retour. Même dans les cas où l'épuisement est si prononcé qu'il y a imminence de mort par insuffisance cardiaque, on dit qu'il y a une bonne compensation, parce qu'il n'existe aucun des signes de la pression en retour.

L'ORIGINE DE CES OPINIONS. — Ces opinions sont le résultat de la découverte de l'auscultation. Peu de temps après cette découverte, avant que l'on ait compris la signification des bruits du cœur, normaux ou anormaux, on constata des bruits associés à l'insuffisance cardiaque très prononcée. Immédiatement cette association fut considérée comme très importante, et dans ces dernières années, lorsqu'une connaissance plus complète de ces bruits permit de reconnaître que leur cause était due à des altérations de certains orifices, on supposa que leur importance comme origine de l'insuffisance cardiaque était établie, et peu à peu fut édifiée la théorie de la pression en retour pour expliquer l'insuffisance cardiaque. Il faut faire remarquer que cette théorie de la pression en retour n'a pas été établie à la suite d'observations soigneuses de cas individuels évoluant par les différentes étapes, mais d'essais de description des progrès de l'insuffisance en raisonnant sur les signes existant dans les stades avancés, c'est-à-dire qu'on a constaté des cas avec des faits de lésion valvulaire avec tous les signes de l'insuffisance cardiaque, et présentant les altérations du cœur et des poumons. Le médecin a alors rempli les lacunes de l'observation en supposant que les événements s'étaient passés comme le voulait la théorie. Si je parle ainsi, c'est parce que jamais aucun auteur n'a décrit les différents stades comme on les observe, et que, lorsque j'ai suivi les progrès de l'insuffisance cardiaque, d'autres phénomènes, comme par exemple l'installation soudaine d'un nouveau rhythme, se sont développés, alors qu'on ne soupçonnait pas leur existence; tandis que dans un grand nombre de cas d'insuffisance cardiaque grave, les signes dits de pression en retour manquaient complètement. Sans doute, certains faits semblent confirmer cette opinion. Dans l'insuffisance aortique, on a un ventricule gauche hypertrophié et dans le rétrécissement mitral, on constate de la stase pulmonaire et de l'hypertrophie du ventricule droit.

MAL CAUSÉ PAR LA THÉORIE DE LA PRESSION EN RETOUR. — Il pourrait sembler inutile et superflu de combattre cette théorie, s'il n'existait pas ce fait qu'elle a été préjudiciable pour beaucoup de sujets, et qu'elle a pour ainsi dire contribué à arrêter les progrès de la science médicale. On se demande si la découverte de l'auscultation n'a pas fait plus de mal que de bien. La nature humaine est ainsi faite que le mal est toujours associé avec quelque chose de mystérieux. Cela s'applique tout particulièrement aux bruits et aux souffles dont la nature est inconnue. On n'a jamais parfaitement compris la modification des bruits qui coexistent avec un cœur parfaitement sain, et par suite, s'est établi un type faux de ce qui est normal et de ce qui est pathologique. En conséquence, on trouve un grand nombre de sujets parfaitement sains qu'on considère comme malades et que l'on soigne comme s'ils étaient atteints d'une affection sérieuse, et dont on assombrit l'avenir, à cause de la présence de quelque symptôme, comme un souffle ou une irrégularité du pouls, qui grâce à une connaissance imparfaite de la nature réelle de ce symptôme et à l'idée confuse de ce qui constitue l'insuffisance cardiaque, a induit en erreur le médecin dans l'appréciation de sa signification.

INSUFFISANCE CARDIAQUE ET ALTÉRATIONS PATHOLOGIQUES. — Dans l'état actuel de nos connaissances, c'est véritablement ne pas résoudre la question que d'expliquer les différentes formes d'insuffisance cardiaque par les lésions constatées à l'autopsie soit macroscopiquement, soit microscopiquement. Nous pouvons reconnaître, pendant la vie, beaucoup de symptômes dus à des lésions organiques du cœur, tels que les souffles qui caractérisent les maladies des différents orifices, les diverses formes d'irrégularités, telles que celles liées à une lésion du faisceau auriculo-ventriculaire, et celles dues à une altération de l'oreillette provoquant un rhythme anormal, mais ce ne sont pas des signes d'insuffisance cardiaque. Les symptômes produits par un cœur en imminence d'insuffisance sont si variés, que nous ne connaissons pas le mécanisme qui les produit, ni les lois qui régissent leur développement. Même lorsqu'on a une série de symptômes nettement définis, tels que l'orthopnée, la dyspnée, l'hydropisie, l'augmentation de volume du foie, ou les accès d'angine de poitrine, on trouvera dans le cœur des lésions si variées qu'il est impossible d'attribuer avec certitude les symptômes à une lésion pathologique donnée. Cela est surtout très impressionnant, quand on constate des cas mortels d'insuffisance cardiaque sans lésions assez nettes des tissus du cœur pour expliquer l'insuffisance cardiaque. Sans doute, il doit exister un processus pathologique jouant un rôle important pour déterminer des troubles fonctionnels de l'activité du cœur, mais le fait que ce cœur peut faiblir à sa tâche alors que l'on constate l'existence d'une musculature semblant saine, nous oblige à conclure que l'insuffisance cardiaque est réellement le résultat des troubles des fonctions du muscle lui-même, alors que ce tissu musculaire paraissant sain est le siège de lésions si minimes qu'elles échappent à nos méthodes actuelles d'observation.

ALTÉRATION FONCTIONNELLE DU CŒUR. — L'opinion que l'altération fonctionnelle du cœur est la cause essentielle de l'insuffisance cardiaque, indique la voie dans laquelle doivent être dirigées les études de l'insuffisance cardiaque. Jusqu'ici la présence de quelque lésion organique, telle qu'une lésion valvulaire, ou la sclérose d'une artère coronaire, a été considérée comme la cause de l'insuffisance cardiaque, et le médecin s'est contenté de la constatation de ces lésions grossières.

Mais si nous voulons comprendre le fonctionnement d'un organe donné, nous ne devons pas simplement envisager l'aspect qu'il présente à l'autopsie, mais rechercher comment se modifient ses fonctions pendant la vie. On est naturellement porté à rechercher une corrélation entre les symptômes observés pendant la vie et les lésions constatées à l'autopsie, mais il faut aussi considérer le mécanisme par lequel se produisent ces symptômes. Ainsi chez des individus ayant présenté de l'angine de poitrine pendant la vie, on constate une lésion de l'aorte ou d'une artère coronaire. Les uns attribuent l'angine de poitrine à l'artère coronaire, les autres à l'aorte, sans réfléchir que ni l'artère coronaire, ni l'aorte ne sont la cause de l'insuffisance cardiaque, dont le symptôme angineux n'est qu'une expression. De même, la dyspnée et l'anasarque ne sont pas le signe de la lésion valvulaire observée pendant la vie ou constatée à l'autopsie. Au point de vue pratique, tout médecin qui a étudié ce sujet d'une manière systématique reconnaît que les symptômes de l'insuffisance cardiaque pendant la vie peuvent être identiques avec les lésions organiques les plus variables. On ne peut donc que conclure que les symptômes ne peuvent pas être l'expression directe de la lésion, et qu'il y a un état commun à tous qui doit être la cause des symptômes. Comme cette cause commune ne peut être qu'un obstacle au fonctionnement du muscle cardiaque, il convient d'étudier avec le plus grand soin ce fonctionnement, si l'on veut arriver à comprendre la pathologie de l'insuffisance cardiaque.

LES SIGNES DE L'ALTÉRATION FONCTIONNELLE. — Il n'y a peut-être aucun organe du corps qui donne une meilleure preuve de son intégrité et des troubles fonctionnels que le cœur. Ces preuves sont fournies de différentes façons, directement par son activité, et indirectement par l'influence qu'il exerce sur les organes et les tissus à distance. Mais il est nécessaire de bien comprendre ce que sont les signes des troubles fonctionnels, et les phénomènes présentés par un cœur absolument normal. Un souffle peut être l'expression d'un processus pathologique, ou d'un trouble fonctionnel, mais il peut aussi exister dans un cœur normal.

Un cœur irrégulier peut être le signe d'un épuisement grave et fatal, ou du trouble fonctionnel d'un organe, ou il peut être aussi un phénomène absolument normal. De même, une dyspnée peut être un symptôme d'une extrême gravité, ou du trouble fonctionnel d'un organe, ou bien elle peut se développer avec un cœur parfaitement normal.

C'est dire que si on s'occupe de ces phénomènes d'une manière générale et peu raisonnée, on peut ne pas apprécier complètement leur signification. Mais si on étudie plus attentivement leur mécanisme, on trouvera que souffles, irrégularités et dyspnée peuvent être séparés en des groupes distincts et bien définis, et cette différenciation nous permet de déterminer leur véritable signification. Dans ces dernières années, de considérables progrès ont été faits dans la découverte des phénomènes présentés par le fonctionnement du muscle cardiaque.

Des signes anormaux (comme modification des bruits, rhythmes anormaux, changements de forme et de volume) peuvent provenir d'une lésion limitée, ou du trouble fonctionnel de quelque partie du cœur, et alors leur analyse et la reconnaissance d'autres symptômes associés peuvent jeter un flot de lumière sur la nature du processus pathologique et des fonctions du muscle cardiaque. Les rhythmes anormaux ont de l'importance en ce qu'ils donnent un éclaircissement sur la nature des altérations qui se passent dans le muscle cardiaque et peuvent déterminer l'insuffisance cardiaque.

En dehors de ces preuves évidentes des obstacles au fonctionnement du cœur, il y a le grand groupe des signes subjectifs qui sont essentiels pour reconnaître les signes les plus précoces des troubles fonctionnels de l'activité cardiaque, et leur étude soigneuse nous fait connaître l'importance de l'obstacle, et trace la voie pour obtenir le renseignement nécessaire.

CHAPITRE III

EXPOSÉ GÉNÉRAL DES PRINCIPES FONDAMENTAUX PROVOCATEURS DE LA CARDIOPLÉGIE

But de la circulation et comment il est atteint. — Importance du muscle cardiaque. — Signification de l'insuffisance cardiaque. — Les deux forces du muscle cardiaque. — La force de réserve du muscle cardiaque. — Comment débute l'insuffisance cardiaque. — Les rapports entre l'épuisement et la restauration de la force de réserve du cœur. — Etats déterminant l'épuisement de sa force de réserve.

LE BUT DE LA CIRCULATION ET COMMENT IL EST ATTEINT. — L'objet de la circulation est de fournir un courant constant de substance nutritive aux tissus, de remplacer les pertes d'énergie qu'ils ont à subir, et de débarrasser les canaux circulatoires des produits de désassimilation. Pour faciliter les échanges de substance entre le sang et les tissus, il est nécessaire qu'il y ait un certain degré de ralentissement du courant sanguin dans son passage à travers les capillaires. Comme il faut une pression constante pour faire avancer le sang, la pression intermittente produite par le cœur sur le courant sanguin est transformée par l'élasticité des parois artérielles en une pression constante à la périphérie du système artériel. La pression artérielle se maintient grâce à l'effort exercé par le ventricule gauche et à la résistance opposée par les artérioles et les capillaires. Toute la force de contraction ventriculaire n'est pas employée sur le courant sanguin pendant la période de la systole du ventricule. En projetant le sang dans le système artériel, le ventricule le fait avec une force telle qu'il distend les grosses artères jusqu'à un certain degré. Les tuniques élastiques des artères, dès la fin de la systole ventriculaire, compriment la colonne de sang qui est à leur intérieur, et, de cette façon, maintiennent un degré de pression artérielle pendant la période de repos du ventricule. La force ventriculaire est ainsi emmagasinée grâce à la distension des tuniques élastiques des artères, et elle est mise en liberté pendant la diastole ventriculaire.

L'IMPORTANCE DU MUSCLE CARDIAQUE. — Le muscle cardiaque fournit la force qui entretient la circulation. A l'état normal, le mécanisme de la circulation est si bien réglé que toutes les parties concourent à faciliter le travail du cœur, et à atteindre le but que doit remplir la circulation. Tout dérangement de cet équilibre doit immédiatement se répercuter sur le muscle cardiaque, d'autant mieux que la moindre déviation de l'état normal gêne le cœur dans son rôle de maintenir la pression artérielle normale. Tant que le cœur peut surmonter l'obstacle et maintenir la circulation à l'état normal, il ne se produit aucun symptôme ; mais, si le cœur ne peut plus mener à bonne fin les phénomènes circulatoires, alors se développent immédiatement des phénomènes que nous appelons symptômes de l' « insuffisance du cœur ».

LA SIGNIFICATION DE L'INSUFFISANCE CARDIAQUE. — De ce qui précède, il sera facile de déduire que l'insuffisance cardiaque n'est autre chose que l'impuissance du muscle cardiaque à maintenir l'équilibre circulatoire, et que cette insuffisance est due à des troubles modifiant les différents facteurs qui concourent à entretenir la circulation. Nombreuses peuvent être les causes de ces troubles, mais toujours elles arrivent au même résultat final : gêne du fonctionnement du muscle cardiaque aboutissant à son épuisement. L'importance du muscle cardiaque est donc si considérable dans ce que nous appelons l'insuffisance cardiaque qu'il est indispensable de l'étudier soigneusement et en détail : c'est ce qui sera fait plus tard : ici je ne veux insister que sur une caractéristique du muscle cardiaque qui est essentielle dans toutes les formes d'insuffisance du cœur, c'est la nature des forces grâce auxquelles le cœur maintient l'équilibre circulatoire.

LES DEUX FORCES DU MUSCLE CARDIAQUE. — Comme le cœur possède la faculté de non seulement maintenir l'équilibre circulatoire, lorsque le corps est au repos, mais de modifier son activité fonctionnelle suivant les besoins du corps, la force inhérente au muscle cardiaque peut être considérée, au point de vue pratique, comme composée de deux parties, c'est-à-dire une partie qui est utilisée à maintenir un équilibre circulatoire lorsque le corps est au repos, et qu'on peut appeler « la force à l'état de repos » et une autre partie qui est mise en jeu lorsqu'on fait un effort et qu'on pourrait qualifier de « force de réserve ». La force à l'état de repos est la force minima que le cœur utilise pour maintenir la circulation à un niveau constant compatible avec la vie. La gêne opposée à cette force de repos produit ces symptômes qui persistent lorsque le cœur est au repos, tels que anasarque, dyspnée, et si cette gêne persiste, il peut se produire éventuellement une issue fatale.

LA FORCE DE RÉSERVE DU MUSCLE CARDIAQUE. — La seconde partie de la force du cœur est celle qui entre en jeu, lorsque le corps fait quelque effort. Tant que le corps est au repos, cette force potentielle n'entre pas en activité, mais le fait de la posséder nous met en état de faire facilement toute sorte d'efforts. Tant que cette partie de la force du cœur n'est employée que lorsqu'on fait un effort, on peut parfaitement l'appeler la « force de réserve » du cœur. Bien que l'on reconnaisse ce qu'est la force de réserve, il n'est point facile de la définir en termes précis : les physiologistes ne semblent pas avoir consacré à son étude l'importance qu'elle mérite. Bien qu'il soit difficile d'en donner une définition, son existence est prouvée à chaque mouvement du corps, et dant tout effort qui est fait, c'est grâce à elle que nous pouvons faire aisément toute sorte d'efforts.

L'activité fonctionnelle du cœur dépend de la quantité de cette force de réserve, et c'est en jugeant de cette quantité de cette force de réserve que nous reconnaissons l'existence et le degré de l'insuffisance cardiaque, et l'importance de tout signe ou symptôme de l'activité du cœur, ce qui est le point essentiel dans l'étude de toutes les formes des affections du cœur.

COMMENT DÉBUTE L'INSUFFISANCE CARDIAQUE. — Si nous nous rappelons la division que j'ai donnée des forces du cœur, on admettra que l'insuffisance cardiaque débute invariablement, comme premier phénomène, par l'épuisement de la force de réserve. Au début, l'épuisement est peu marqué, mais par la persistance des facteurs qui en sont la cause, il se développe avec rapidité, jusqu'à ce que, après une période plus ou moins longue, cet épuisement détermine un malaise qui force l'attention, ou bien la force de l'état de repos est altérée, et avec l'épuisement de cette force de l'état de repos, il y a du danger pour l'existence du sujet.

LES RAPPORTS ENTRE L'ÉPUISEMENT ET LA RESTAURATION DE LA FORCE DE RÉSERVE DU CŒUR. — Si l'on admet cette conception de l'épuisement de la force du cœur, on peut comprendre la façon dont s'établit l'insuffisance cardiaque. Tout homme accoutumé à un travail corporel a un cycle-quotidien dans lequel existent une période de travail et une période de repos, l'une balançant l'autre, la période d'épuisement de la force de réserve nécessitant une période suffisante de repos pour sa restauration. La vie d'un homme est réglée de telle façon que le travail quotidien est estimé précisément d'après ce que peut faire un homme bien portant. Si un sujet a accompli le travail d'un homme en bonne santé, mais en est empêché par quelque condition défectueuse, sa force de réserve est plus rapidement épuisée, et il faut un temps plus long pour la récupérer. S'il n'y arrive pas, au bout d'un certain temps, l'épuisement va en augmentant, la période de repos devient insuffisante, et l'insuffisance cardiaque s'établit. Dans le premier cas, alors, l'insuffisance cardiaque n'est que l'inaptitude du cœur à récupérer une force de réserve suffisante pendant sa période de repos. La rapidité avec laquelle évolue l'insuffisance cardiaque dépend de l'inégalité du rapport entre l'effort corporel et la durée du repos. Les agents pouvant gêner le travail du cœur ne sont pas nécessairement d'origine cardiaque ; ce peut être les vaisseaux sanguins qui sont fautifs ou une maladie des autres appareils. Lorsque c'est une lésion cardiaque qui gêne le travail du cœur, l'insuffisance ne doit pas être nécessairement considérée comme due à la lésion cardiaque mais doit être attribuée à l'effort — fait par le sujet — d'exécuter le travail d'un homme bien portant, alors que lui est gêné par sa lésion. Si l'on admet ces faits, on a ainsi un guide non seulement pour comprendre l'insuffisance cardiaque, mais aussi une manière de voir qui permet de la soigner d'une façon rationnelle.

ÉTATS ÉPUISANT LA FORCE DE RÉSERVE. — J'ai déjà fait remarquer que, à l'état normal, l'harmonie de toutes les forces employées à maintenir l'équilibre de la circulation est essentielle pour qu'elle se fasse régulièrement. Tout ce qui vient troubler cette harmonie nécessite immédiatement un effort de la part du muscle cardiaque. Tous ces efforts retentissent d'abord sur la force de réserve, et, s'ils persistent, ils aboutissent tôt au tard à son épuisement. Les causes en sont extraordinairement variées, et peuvent se produire à la suite d'un trouble des facteurs dont dépend la circulation. C'est à ce point de vue que l'on doit considérer les maladies du cœur, d'autant mieux que ce n'est qu'en les voyant sous ce jour qu'on peut obtenir une perspective exacte pour la signification de tout état anormal. Ainsi, une irrégularité du cœur doit être décrite au point de vue de son effet sur l'activité du cœur, aussi bien que sur l'état qui la produit. Les altérations valvulaires doivent être étudiées, non pas comme une affection spécifique que l'on doit considérer pour elles-mêmes, mais plutôt comme une source de gêne pour le muscle cardiaque dans son travail, ou comme l'indication de la présence d'une lésion qui peut s'être propagée jusqu'à la paroi musculaire. De même, la dégénérescence artérielle et l'hypertension doivent être considérées comme des états qui troublent l'harmonie normale des facteurs qui règlent la circulation. Les altérations des parois musculaires elles-mêmes doivent être regardées comme importantes pour l'activité du cœur. Il ne faut pas perdre de vue l'action relative des fonctions indépendantes des fibres musculaires, d'autant mieux que des lésions organiques agissent d'une façon nuisible, en troublant l'harmonie normale de ces fonctions. Des fléchissements des fonctions individuelles peuvent se développer sans de grosses lésions organiques et conduire à des gênes sérieuses de la circulation. Il s'en faut que je comprenne bien tout l'effet d'un fléchissement fonctionnel, car l'étude de la pathologie fonctionnelle est encore dans l'enfance, mais j'espère cependant que les faits que je viens d'exposer en détails peuvent aider à faire des observations qui sont pleines de promesses pour les recherches futures.

CHAPITRE IV

ÉPUISEMENT DU MUSCLE CARDIAQUE

Importance de l'épuisement de la force de réserve. — Effet de l'épuisement sur le battement individuel du cœur. — Épuisement et restauration de la force de réserve. — Estimation de la quantité de force de réserve. — Preuve de l'épuisement. — Valeur pratique de l'appréciation de l'état cardiaque par les degrés d'épuisement. — La restauration du cœur épuisé.

IMPORTANCE DE L'ÉPUISEMENT DE LA FORCE DE RÉSERVE. — L'opinion que l'insuffisance cardiaque s'établit à la suite de l'épuisement de la force de réserve est si évidente qu'il suffit de l'énoncer pour qu'elle soit acceptée. Mais quoiqu'elle soit admise d'une façon générale, ce n'est que rarement que l'on s'en sert d'une manière systématique pour apprécier le degré de l'insuffisance cardiaque ou pour déterminer l'état pathologique du cœur. Pour cela, l'état de la force de réserve est le seul indice certain qui permette de comprendre la signification d'un signe ou d'un symptôme, et de se faire une idée du degré de la lésion qui affecte l'aptitude fonctionnelle du cœur. L'appréciation exacte de ce que l'on entend par épuisement nous donne ainsi, non seulement une idée vraie de ce qu'est l'insuffisance cardiaque, mais elle nous fournit les seuls principes sur lesquels peut être basée une opinion digne de confiance. Si on admet l'importance de l'épuisement et qu'on l'applique à chaque cas d'affection du cœur, même lorsqu'on ne peut expliquer la nature des altérations qui affaiblissent le cœur, il est nécessaire d'étudier soigneusement les fonctions du muscle cardiaque dans leur rapport avec l'épuisement et la restauration de la force de réserve.

Effet de l'épuisement sur le battement individuel du cœur. — On peut étudier l'effet de l'épuisement de deux façons : premièrement dans la contraction individuelle du cœur, et, secondement dans la force de réserve du cœur. Des recherches faites sur les fonctions du muscle cardiaque (voir p. 47) il ressort que, après l'exercice d'une fonction donnée, il est nécessaire pour qu'elle s'accomplisse parfaitement, qu'il s'en suive un repos suffisant avant de s'exercer à nouveau. Lorsque s'exerce la fonction de contraction, le muscle se contracte avec toute l'énergie qu'il possède à ce moment. Après une pareille contraction, l'épuisement est si complet que le muscle, pour le moment, est incapable d'une nouvelle contraction jusqu'à ce que s'écoule un intervalle pendant lequel le pouvoir contractile est graduellement restauré. La raison pour cela est que la dépense d'énergie représentée par la contraction a utilisé tous les matériaux spécifiques accumulés dans la cellule musculaire. Avant qu'une autre contraction puisse avoir lieu, ces matériaux ont à être renouvelés, et cela demande non seulement du temps, mais aussi un nouvel approvisionnement de ces matériaux spécifiques. Si le muscle a à se contracter avant que la restauration soit complète, il se fait une contraction plus faible et moins efficace. Il est donc nécessaire que, pour qu'un battement s'effectue complètement, une période de repos et un approvisionnement suffisant de matériaux nutritifs précèdent une contraction.

Les diverses fonctions du muscle cardiaque sont à l'état normal si bien coordonnées que les périodes de contraction se produisent alors que les fonctions sont également et efficacement restaurées. Dans la maladie, certaines de ces fonctions peuvent être altérées, si bien que l'harmonie de leur action est troublée. Lorsqu'il en est ainsi, il se produit soit de l'irrégularité, soit de l'inégalité dans les battements du cœur.

Épuisement et restauration de la force de réserve. — S'il est essentiel pour l'efficacité d'une contraction individuelle du cœur qu'une période suffisante de repos suive chaque contraction, il n'est pas moins important pour l'efficacité de la force de réserve qu'une période de repos fasse suite à son emploi. Si ces périodes de repos sont insuffisantes, il se produit inévitablement de l'épuisement, que le cœur soit sain ou atteint d'une lésion quelconque. Dans le premier cas, il peut s'écouler un temps assez long avant que l'on s'aperçoive de l'épuisement, mais sûrement il se manifestera par quelque signe. Lorsqu'il existe une affection du cœur qui trouble son fonctionnement normal, ou gêne le cœur dans son travail (comme une maladie valvulaire ou artérielle) l'épuisement se produit beaucoup plus rapidement. Les sujets ayant un cœur avec lésion essayent de mener la vie des personnes saines, de sorte que leur cœur doit accomplir le travail que font les cœurs sains. Le cœur étant gêné par une lésion, le muscle cardiaque a à supporter un travail plus considérable, et il faut des périodes de repos plus longues pour restaurer la force de réserve qui a été dépensée, les sujets, en essayant de se tenir au niveau de leurs camarades, n'ont pas une période de repos suffisante, aussi l'insuffisance cardiaque se développe-t-elle plus facilement.

ESTIMATION DE LA QUANTITÉ DE FORCE DE RÉSERVE — J'ai essayé de trouver quelque guide qui permette d'exprimer d'une façon précise la quantité de force de réserve et son épuisement, mais je n'ai pas réussi à en trouver, et si on y réfléchit, on verra qu'il n'est pas possible d'obtenir une mesure d'une précision telle qu'elle puisse être appliquée à tous les cas. En admettant que la capacité de faire un effort est due à la possession d'une force de réserve, nous reconnaissons que chez les sujets sains la quantité de force de réserve est sujette à de grandes variations. Chez les athlètes entraînés, quelques-uns sont capables de beaucoup plus d'endurance que d'autres, et les termes de courte respiration et de longue respiration impliquent à la vérité des quantités différentes de force de réserve. Le terme « entraînement » employé en athlétique implique entre autres choses l'acquisition d'une quantité croissante de force de réserve. Cela est dû à la faculté que possède le cœur d'accroître l'efficacité de ses fonctions par un exercice judicieux et systématique. Inversement, si l'on néglige d'exercer la force de réserve, on aboutit à la diminution de sa quantité, comme cela se voit dans la rapidité de l'épuisement chez les sujets qui ont une vie sédentaire. Ce dernier fait à de l'importance lorsque la quantité de force de réserve est limitée chez les sujets qui peuvent présenter quelque état cardiaque anormal. Chez ces sujets, la limitation du champ de l'activité cardiaque peut être due au manque d'exercice de la force de réserve.

Par suite, le guide qui permet d'estimer la quantité de force de réserve est une chose personnelle, chaque individu acquérant d'une façon inconsciente la connaissance de ce qu'il peut faire. Tant qu'il soumet son cœur à un exercice dans les limites de sa capacité, il ne se produit aucun symptôme, mais dès que la force de réserve est épuisée, si l'effort persiste, on ressent du malaise et de la douleur. On verra ainsi que le signe de l'épuisement est commun aux cœurs sains comme aux cœurs avec lésion, et qu'il ne varie que par la facilité avec laquelle il est provoqué.

SIGNES D'ÉPUISEMENT. — Les signes d'épuisement sont de deux sortes : ceux provenant de l'organe lui-même, et ceux résultant des autres organes en raison de la circulation défectueuse. Les organes qui peuvent être excités à l'effort du fait de la volonté peuvent être épuisés à la suite des demandes d'effort qui leur sont faites. Tant que ces demandes ne déterminent pas d'épuisement, les organes répondent avec une légère sensation de l'effort, mais s'ils ont à accomplir une tâche dépassant leur capacité, ou lorsque apparaît l'épuisement, alors le sujet a conscience du malaise et de la douleur, qui au début peut être légère, mais qui finalement devient si accentuée, qu'il commande impérieusement la cessation de la cause du malaise. Les moyens qui président au développement de ce malaise sont dus au mécanisme qui existe dans tous ces organes musculaires et qui joue le rôle de défense. Ultérieurement je m'occuperai en détail de ce mécanisme de défense, pour ce qui concerne le cœur : ici, il suffira de faire remarquer que les symptômes qui se développent de cette façon, et ceux qui sont dus au moindre apport du sang dans les autres organes, sont entièrement subjectifs dans les premières périodes de l'épuisement. Ce caractère de subjectivité fait qu'il n'est pas facile de les apprécier, car les particularités individuelles modifient très fréquemment leur caractère, et d'autre part, une description de leur nature dépend entièrement de celui qui souffre, car chaque sujet donne dans sa description des caractères qui lui sont particuliers. A mesure que l'épuisement s'accentue, il peut apparaître des signes objectifs de l'insuffisance cardiaque, tels que l'anasarque, l'augmentation de volume du foie, mais il ne faut pas oublier que l'épuisement peut être déjà très accentué avant que ces signes soient perceptibles, et qu'un état très grave d'épuisement peut se développer sans qu'existent ces signes objectifs.

Valeur pratique de l'estimation de l'état cardiaque par les degrés de l'épuisement. — On voit donc que dans chaque cas le médecin doit envisager l'activité du cœur, et cela ne peut se faire qu'en étudiant sa capacité fonctionnelle, et celle-ci ne peut être appréciée qu'en comprenant comment le cœur répond à un effort. Nous avons là la seule méthode de juger de la signification d'un signe anormal. Lorsque l'on a affaire à des cas présentant des signes de lésion organique, quelque instructifs que puissent être ces signes, leur signification ne peut être comprise tant que l'on n'a pas apprécié leur influence sur la capacité fonctionnelle du cœur. Lorsque cela est fait, on a une base solide pour établir un pronostic.

Si l'on admet que l'insuffisance cardiaque dépend de l'épuisement du muscle cardiaque, et que la valeur de toute manifestation cardiaque anormale dépend de la question de savoir s'il est un signe de l'état qui prédispose à l'épuisement, on peut apprécier l'étendue du dommage créé pour le cœur et baser un traitement sur des principes scientifiques. L'opinion que l'épuisement est la cause de l'insuffisance cardiaque, et que c'est l'épuisement que l'on doit soigner, semble si simple qu'il paraît inutile d'insister. Néanmoins cette donnée évidente par elle-même et essentielle est si souvent méconnue ou ignorée que je crois nécessaire d'appeler l'attention sur son importance, et plus tard, je montrerai quelle aide précieuse elle nous donne pour le traitement.

LA RESTAURATION DU CŒUR ÉPUISÉ. — Si nous comprenons bien la signification de l'épuisement, nous pouvons nous rendre compte des dangers qui lui sont associés, et de la manière dont nous pouvons les éviter, de façon qu'un sujet atteint d'une lésion cardiaque peut avoir une existence exempte de souffrance. Si l'on a bien compris les états qui aboutissent à l'épuisement, on se rend mieux compte de la façon dont on peut guérir cet épuisement. Puisque l'insuffisance cardiaque s'est produite du fait que les périodes de repos ont été trop courtes pour récupérer la force de réserve, on comprend qu'on peut guérir de l'insuffisance cardiaque, si le cœur est placé dans des conditions telles qu'il a à faire un effort moindre que celui que peut faire un cœur affaibli. En pareil cas, l'évolution de l'insuffisance est arrêtée, et progressivement, le cœur regagne de la force en accumulant de plus en plus d'énergie et, avec le retour de la force de réserve, les symptômes de l'insuffisance cardiaque disparaissent. Il est de toute importance de reconnaître ces faits à cause de la guérison de l'insuffisance cardiaque et des principes sur lesquels se base une thérapeutique scientifique. L'application pratique de cette opinion et son importance seront exposées à l'occasion du traitement (chap. XLVI).

CHAPITRE V

DÉTERMINATION DE LA VALEUR DES SYMPTOMES

La nécessité d'apprécier la signification des symptômes. — Comment s'acquiert la signification des symptômes. — Distinction de la signification des symptômes. — Signes de l'épuisement de la force de réserve.

La nécessité d'apprécier la signification des symptômes. — L'idée émise que l'insuffisance cardiaque provient de l'épuisement du muscle cardiaque est si évidenté qu'il paraît inutile d'insister plus longuement. Néanmoins, comme dans chaque cas, il est très important de reconnaître les degrés de l'épuisement, on ne saurait assez insister et étudier assez soigneusement ce côté de la question.

C'est un fait curieux d'observation en médecine que les faits ordinaires et les plus évidents sont le plus souvent ignorés. Bien souvent des médecins expérimentés m'ont dit que les opinions émises ici sont des faits bien connus et que tout le monde est renseigné sur eux. Mais s'il fallait justifier l'insistance mise sur ces sujets d'observation, on n'a qu'à envisager comment la profession se sert de ce terme de faits bien connus. On n'a qu'à s'adresser aux ouvrages des médecins autorisés, et à demander comment un signe anormal, tel qu'un souffle ou une irrégularité du cœur, doit être envisagé, pour constater que jamais le sujet n'est étudié assez pour montrer son influence sur l'activité cardiaque. J'ai devant moi un grand nombre de certificats de compagnies d'assurance que doivent remplir les médecins examinateurs. Dans aucun d'eux n'existe une enquête qui donne cette information essentielle. Dans l'un d'eux, on fait une enquête sur la présence d'un signe anormal. Si un signe anormal, tel qu'un souffle ou une irrégularité du cœur existe, il faut faire un autre certificat, dans lequel il n'y a pas moins de quinze questions posées, sans qu'aucune ait trait au fait essentiel de l'épuisement du muscle cardiaque. J'ai vu plusieurs cas dans lesquels l'assurance sur la vie avait été contractée pour des sommes importantes, et où la mort s'était produite quelques mois après l'examen médical fait pour l'assurance. Les santés avaient été reconnues bonnes parce que les sujets ne présentaient aucun signe objectif, alors qu'une enquête sur l'activité fonctionnelle du cœur aurait révélé des symptômes indiquant un état grave d'épuisement du cœur. D'un autre côté, je vois continuellement des sujets à qui on a refusé une assurance sur la vie, ou que l'on n'a pas acceptés pour certains services, parce qu'ils présentent un signe simple, n'indiquant ni maladie du cœur, ni insuffisance cardiaque, et que le médecin examinateur a mal interprété et à cause duquel il a refusé le candidat.

De même, des sujets présentant quelque signe supposé anormal, sont souvent soumis à des séries de traitement, que l'on aurait reconnus comme inutiles si on avait envisagé la question essentielle de l'influence du signe sur l'activité cardiaque. Ces essais futiles de traitement n'étaient pas le fait de praticiens inexpérimentés, mais étaient conseillés par les plus hautes autorités médicales, professeurs dans de grandes écoles. Les choses étant ainsi, on comprend comment les étudiants de ces écoles entrent dans la carrière avec des idées fausses sur la nature de beaucoup de phénomènes.

Comment s'acquiert la signification des symptômes. — La principale raison de ce manque d'appréciation du point essentiel dans la symptomatologie cardiaque est que les symptômes n'ont pas été étudiés assez pour faire connaître leur nature réelle. La connaissance de la signification des symptômes ne peut s'acquérir qu'en observant patiemment pendant de longues années les sujets qui les présentent, et en notant comment ils font face aux exigences de la vie. Jusqu'ici les professeurs et ceux qui ont l'occasion d'avoir de l'influence sur la profession pour ces questions, n'avaient pas eu l'occasion de suivre un nombre suffisant de sujets pour trouver par eux-mêmes la signification de beaucoup de signes cardiaques, et se sont contentés d'adopter les opinions de leurs prédécesseurs. C'est ainsi que la signification de beaucoup de phénomènes se base sur la tradition, cette tradition s'étant établie à une époque ou ceux qui la propageaient ignoraient tout à fait la nature des symptômes. Pour cela, la signification des phénomènes cardiaques a été décrite d'après des faits tellement peu nets que la conception de la signification de beaucoup de phénomènes n'est guère qu'une affaire de devinette.

Si l'on veut déterminer la valeur d'un symptôme donné dans les affections du cœur, il faut une enquête longue et conduite avec patience. Tout d'abord, il faut bien connaître le symptôme, tel qu'il se présente à nous, et savoir le différencier de ceux à qui il ressemble, que ce soit un souffle, une irrégularité ou une sensation objective. Ensuite, il faut noter soigneusement toutes les circonstances concomitantes, comme la présence d'autres signes indiquant l'état du cœur, et spécialement l'état de l'activité cardiaque, comme peut le montrer sa réponse à un effort, et de même l'existence d'affections d'autres organes et le passé pathologique, le milieu dans lequel vit le sujet et le genre de travail qu'il fait. Ensuite, il faut faire patiemment des observations à différentes périodes de la vie de l'individu, surtout dans les circonstances fâcheuses, telles qu'un travail corporel pénible, une grossesse et un accouchement, et des maladies comme la fièvre typhoïde, la pneumonie et l'influenza.

Il est évident que de pareilles observations ne peuvent être faites que par un médecin qui est appelé à soigner ces sujets malades dans toutes ces circonstances, et ce n'est que le médecin praticien qui peut le faire. J'ai essayé moi-même de faire ces observations, et je préviens ceux qui voudraient le faire que ce n'est point sans difficultés. Ceux qui font des recherches soit dans les salles d'hôpital, soit dans les laboratoires n'ont pas idée des obstacles que rencontre le praticien. Il doit être toujours sur le qui-vive, prêt à faire une observation de jour comme de nuit, et il peut avoir à passer des heures dans une misérable cabane pour surveiller les modifications qui peuvent se produire pendant le travail de l'accouchement. Une maladie qui peut débuter subitement le jour ou la nuit doit le trouver prêt à profiter de cette chance de faire des observations. Le peu que j'ai pu faire à ce point de vue, m'a ouvert les yeux sur cet extraordinairement riche champ d'observations qui s'offre au médecin praticien.

Bien que j'aie pu trouver la signification de quelques phénomènes, il en reste beaucoup d'autres à propos desquels je n'ai pas la moindre notion. Il était nécessaire de reconnaître et de distinguer les caractères particuliers de beaucoup de phénomènes, avant qu'il fût possible d'observer des sujets qui les présentaient. Cela a pris beaucoup d'années, de sorte qu'on doit se contenter de décrire quelques-uns de ces phénomènes, laissant à d'autres le soin d'en observer les cas individuels et de trouver l'influence de ces phénomènes sur l'avenir du malade.

Afin d'obtenir une méthode qui permette de montrer la portée de ces signes, normaux on anormaux, sur l'avenir du sujet, j'ai graduellement développé le plan décrit ici. Cette méthode, quoique à première vue simple et évidente par elle-même, lorsqu'on la comprend bien, n'est pas difficile à appliquer, mais la faculté de s'en servir n'est possible qu'après de longues recherches personnelles sur un grand nombre de cas. Quoique je sois en mesure de donner ici le résultat de mon expérience, néanmoins, le lecteur, s'il cherche à comprendre ce qu'est l'insuffisance cardiaque, aura à patienter et à faire lui-même des recherches, car j'ai conscience que mes connaissances sont certainement limitées. Malgré cette limitation, j'ai employé suffisamment cette méthode pour savoir que cette façon d'enquêter finira par donner les résultats les plus satisfaisants.

DISTINCTION DE LA SIGNIFICATION DES SYMPTÔMES. — Un des sujets les plus difficiles est d'apprécier la signification complète des symptômes. On aura pour cela un aide précieux si on admet le principe que jamais une opinion ne doit être basée sur un seul signe, quelque anormal que le médecin puisse le juger. Il faut rechercher avec le plus grand soin d'autres signes, et l'on peut poser comme un axiome que tout signe indicateur d'insuffisance cardiaque est toujours accompagné par d'autres symptômes. Le contraire est également vrai que tout signe, non accompagné de phénomènes anormaux, peut être considéré comme de peu ou pas de signification, en ce qui concerne l'activité fonctionnelle du cœur.

Un examen médical soigneux peut indiquer les signes accompagnateurs, mais les plus importants sont ceux qui révèlent les sensations éprouvées par le malade. En fait, c'est cette dernière classe de symptômes qui est essentielle. Nous pouvons constater beaucoup de phénomènes associés, tels que l'augmentation du volume du cœur, les souffles, les irrégularités, mais la faculté que possède le malade de répondre à l'effort est si bonne que ces phénomènes associés n'ont qu'une légère signification pratique, pour ce qui concerne la question essentielle.

SIGNES DE L'ÉPUISEMENT DE LA FORCE DE RÉSERVE — J'ai déjà insisté sur ce fait que le premier signe de l'épuisement de la force de réserve consiste dans des sensations subjectives. Il y a tant de sensations subjectives provoquées en différents points de la circulation qu'il est souvent difficile de décider si un symptôme est d'origine cardiaque ou si ce n'est que secondairement que le cœur est affecté. Ainsi les symptômes d'épuisement et de syncope sont souvent attribués à de la faiblesse cardiaque, et bien qu'il soit vrai que souvent le cœur peut jouer un rôle dans leur production, c'est cependant rarement que le cœur est à leur origine. La syncope peut provenir d'une impression mentale, comme la vue du sang, et quoique la syncope soit due à un affaiblissement passager du cœur, à proprement parler, elle n'est pas un indice de faiblesse cardiaque, elle est simplement une preuve de la sensibilité du cœur à l'excitation du nerf vague. De même la sensation d'épuisement qui semble affecter tout le corps chez certains sujets n'est pas d'origine cardiaque, mais vaso-motrice, et elle est due à l'accumulation du sang dans certaines zones (comme dans les veines abdominales), et au vide qui se fait dans d'autres parties (comme le cerveau).

Le symptôme principal qui indique une limitation du champ de la réponse cardiaque, est le malaise ou la douleur, que l'on rapporte le plus souvent à la gorge ou à la poitrine, et qui comprend la sensation de dyspnée, de suffocation, de serrement ou d'oppression dans la poitrine, et la sensation d'une action cardiaque violente ou désagréable du cœur lui-même. Si beaucoup de ces sensations peuvent être provoquées dans un cœur sain qui est obligé d'agir après que sa provision de force de réserve est épuisée, c'est aussi la production trop rapide de ces sensations qui indique les limitations anormales du cœur. Comme je l'ai dit, le signe qui nous permet de distinguer le cœur sain du cœur affaibli n'est pas fixe, mais dépend de particularités individuelles de chaque sujet, et c'est là une des nombreuses difficultés que l'on rencontre quand on veut juger de la valeur des signes chez différents sujets. Lorsqu'on est en présence d'un cas de réponse limitée, il faut faire l'enquête la plus minutieuse pour savoir comment le malade répond à l'effort, quand il est dans les meilleures conditions. Il se peut que nous ayons une histoire de dyspnée continue, et on peut alors soupçonner que l'on a à faire à un sujet à respiration courte normale. Chez de pareils sujets, on peut constater qu'ils peuvent soutenir un effort pendant une période aussi longue que ceux à respiration prolongée, et, de cette façon, on peut distinguer un sujet à respiration courte normale, d'un sujet porteur de lésion cardiaque. De plus, l'état qui a produit cette limitation peut ne pas être dû à une affection cardiaque, mais peut résulter d'états qui amènent un trouble dans l'activité cardiaque, comme chez les sujets qui sont anémiques, ou mènent une vie sédentaire et n'ont pas suffisamment exercé les fonctions du cœur. Dans tous les cas, il est nécessaire de savoir quelle est la faculté de réponse du malade quand il est dans les meilleures conditions, comme par exemple en déterminant jusqu'à quelle distance il peut marcher sans éprouver de malaise, et de voir, quand la limitation a commencé, si elle a été graduelle ou rapide, et toutes les circonstances antérieures ou concomitantes qui pouvaient aussi jouer un rôle dans sa production.

Lorsque la limitation est due à une lésion cardiaque, il faut étudier soigneusement sa nature. Un examen physique peut révéler certains signes anormaux, tels que un accroissement de volume du cœur, des souffles ou des irrégularités. Il faut rechercher la cause de ces signes anormaux, car ils peuvent traduire quelque trouble fonctionnel, ou quelque lésion organique ou quelque état toxique, comme l'alcool, l'arsenic, une infection, une fièvre, ou quelque lésion à marche lente consécutive à une infection antérieure, comme le rhumatisme aigu, l'influenza. Comme je le montrerai plus tard, la signification de semblables lésions comme maladie des valvules dépend du fait de savoir si la lésion est stationnaire ou associée avec des altérations du muscle cardiaque ou des artères.

Dans les affections chroniques du cœur, comme celles qui donnent lieu à de la douleur, il est important de déterminer dans tous les cas l'étendue du dommage fait au cœur. La production facile de la douleur par l'effort peut être influencée par deux états, par un degré extrême d'épuisement du muscle cardiaque et un système nerveux très susceptible.

Dans ce dernier cas, il faut faire une étude complète du sujet. Dans les cas de lésions de dégénérescence du cœur, il est aussi nécessaire de connaître l'étendue du mal. L'épuisement le plus grave et une dégénérescence très marquée peuvent exister sans se révéler par aucun signe physique. Si l'on étudie la force du cœur, la réponse à l'effort donne une aide précieuse. Ainsi, si la douleur succède toujours à un léger effort et persiste après une période de repos, nous savons ainsi que la lésion cardiaque est très avancée, et qu'il ne persiste qu'une faible portion du muscle cardiaque sain. Si, d'autre part, elle se produit facilement à un moment, mais que, à d'autres moments, le sujet est capable d'un grand effort et peut peut-être marcher facilement pendant trois ou quatre milles, on reconnaît alors qu'il reste encore une bonne partie de muscle cardiaque capable de bien fonctionner, et que la douleur est en partie produite par quelque agent provocateur au moment ou un léger effort le détermine. Dans tous les cas, il est nécessaire de savoir quel maximum d'effort peut faire le sujet dans les circonstances les plus favorables, car on pourra avoir de cette façon la meilleure idée de ce qui reste comme muscle sain.

Quelque prononcé que soit l'épuisement, il est sage de ne jamais formuler une opinion sur l'évolution de la maladie, jusqu'à ce qu'on ait essayé une certaine période de traitement, et particulièrement de repos complet. Dans la grande majorité des cas, l'épuisement s'est produit parce que le sujet a fait plus que son cœur n'était capable d'entreprendre, et, par suite, ses malaises sont surtout dus à ce qu'il n'a pas eu de repos suffisant, par suite ; une période de repos restaurera l'énergie du cœur jusqu'à un certain degré, et ce n'est qu'en attendant de voir quelle énergie a été regagnée qu'on peut juger les faits sur lesquels on pourra baser une estimation de l'aptitude fonctionnelle du cœur.

CHAPITRE VI

LA PRODUCTION ET LA SIGNIFICATION DES SYMPTOMES

Définition du terme symptôme. — La signification des signes physiques. —
La production des symptômes de l'insuffisance cardiaque. — Rhythmes
anormaux. — Signes objectifs de l'insuffisance cardiaque. — Principes
réglant la production des symptômes.

La signification du terme symptôme, tel qu'il est employé ici,
comprend toutes les manifestations dues ou présentées par les
organes de la circulation. Il n'est pas possible de limiter le terme
aux manifestations simplement anormales, parce que à l'examen,
on constatera des manifestations de la même nature dans chaque cas, parfois des signes de gêne, et d'autres fois un état
tout à fait compatible avec la santé. De plus, un souffle mitral
systolique peut être un signe de gêne ou une manifestation d'un
cœur sain, car c'est une erreur de supposer qu'un cœur pouvant être sain ne doit nécessairement présenter aucun souffle.

La signification des signes physiques. — Les manifestations
que révèle un examen physique ne fournissent que rarement
le renseignement qui est essentiel à acquérir pour le médecin
qui examine. La présence d'un souffle ou d'une irrégularité, ou
l'accroissement du volume du cœur peut nous révéler la nature
de quelque processus morbide, mais il ne nous indique pas l'influence qu'il peut avoir sur l'aptitude du cœur à maintenir un
équilibre circulatoire. Ainsi, si l'on reconnaît les symptômes qui
décèlent la présence de la fibrillation auriculaire, cela ne nous
fournit pas le renseignement qui nous permet de reconnaître

que le cœur peut faire son travail, alors qu'il est gêné par la présence de ce rhythme anormal. La perception de quelque signe anormal bien accentué peut être très utile en indiquant la nature de la maladie, et grâce à notre expérience, on peut prévoir l'évolution probable de la maladie, si on ne prend pas des mesures pour modifier son effet sur l'activité cardiaque. On doit donc rechercher quelque autre manifestation pour apprécier l'énergie du cœur. Ce renseignement sera trouvé, comme je l'ai déjà dit, en tâchant de connaître la façon dont le cœur exécute son travail.

LA PRODUCTION DES SYMPTÔMES DE L'INSUFFISANCE CARDIAQUE. — Comme c'est toujours la même question : quelle est l'influence d'un état donné sur l'avenir du malade ? il est nécessaire de comprendre nettement non seulement ce qu'est l'insuffisance cardiaque, mais la façon dont elle se manifeste. Le meilleur moyen de savoir ce que sont les symptômes produits par l'insuffisance cardiaque est d'étudier l'effet de l'épuisement sur les sujets sains. Comme je l'ai déjà indiqué, il ne se produit jamais, à l'état de santé, de signe d'épuisement jusqu'à ce que le cœur n'arrive plus à fournir la quantité suffisante de sang à un organe, que cet organe soit le cœur lui-même, ou quelque partie éloignée, comme les pieds ou le cerveau.

Le symptôme le plus précoce sera présenté par l'organe qui le premier n'arrive pas à avoir la quantité de sang suffisante pour assurer son fonctionnement normal. Dans la grande majorité des cas, le centre le plus sensible à ce point de vue est le centre respiratoire dans le cerveau. Dès que le cœur n'arrive plus à envoyer la quantité de sang suffisante à ce centre avec l'oxygène nécessaire, ou qu'il ne réussit plus à en faire éliminer les produits de l'épuisement, immédiatement s'installe la dyspnée, et c'est pour cette raison que la dyspnée est si souvent le signe le plus précoce de l'épuisement de la force de réserve.

Lorsque le cœur n'arrive plus à fournir le sang nécessaire à lui-même ou à son mécanisme nerveux, il se produit des symptômes parfois à une période précoce de son épuisement. Ces symptômes sont très variables, et le plus communément observé est celui de la sensation désagréable du battement du cœur. A l'état de santé, habituellement, ce phénomène se manifeste par son action violente ou rapide : à l'état pathologique, ce sont des sensations dues à une activité anormale du cœur, comme les sensations de trémulations, et les sensations produites par des battements irréguliers. Il est probable que ces sensations, accompagnant les modifications de l'action du cœur, sont l'expression d'une stimulation nerveuse, ou d'une stimulation des parties les plus excitables de l'oreillette, car nous connaissons ce fait curieux que dans le bloquage complet du cœur, alors que le ventricule bat d'une manière indépendante de l'oreillette, l'effort, quelque violent qu'il soit, n'a aucun effet sur son allure.

La forme la plus commune du symptôme cérébral dans l'insuffisance cardiaque est la fatigue qui se produit dans un effort mental prolongé et la diminution de la mémoire pour les faits récents. L'effet d'un trouble circulatoire dans le cerveau fournit une excellente occasion pour cette étude de l'insuffisance cardiaque. Le vertige est un symptôme fréquent et le plus souvent passager. Sa vraie cause semble être un défaut d'apport du sang au cerveau, et peut par suite provenir d'un trouble aussi bien vasculaire que cardiaque. S'il est d'origine cardiaque, il est intéressant de noter les phénomènes progressifs déterminés par la cessation de l'action du cœur, dans ces états, où le ventricule peut cesser de se contracter pendant une courte période, ou lorsque les contractions sont trop faibles pour envoyer assez de sang au cerveau. Dans certains cas de bloquage du cœur, le vertige peut se produire pendant l'effort parce que les battements du ventricule n'augmentent pas : par suite la quantité de sang s'écoulant du cœur est insuffisante pour fournir au cerveau aussi bien qu'au système musculaire. Lorsqu'il se fait une pause du ventricule, on constate que le premier symptôme est un léger vertige, qui disparaît rapidement, si la pause ventriculaire est courte, mais si celle-ci dure plus longtemps, le vertige s'accompagne de perte de connaissance. Si la pause dure encore davantage, il se produit des mouvements convulsifs des muscles du squelette. Dans certains cas, toutes ces étapes se retrouvent dans l'histoire du sujet.

Un apport insuffisant de sang au cerveau peut déterminer diverses formes de dyspnée. Bien que l'on ne connaisse pas exactement la pathogénie de la respiration de Cheyne Stokes, elle existe si souvent avec les signes d'un affaiblissement circulatoire, qu'elle peut être un symptôme d'un défaut d'apport du sang au centre respiratoire. C'est notamment le cas dans les lésions dégénératives avancées du muscle cardiaque : mais son apparition fréquente et soudaine dans les cas de trémulation auriculaire et de bloquage complet du cœur, lorsque la circulation est gênée, semble faire supposer que la diminution de la quantité du sang qui s'échappe du cœur est une des causes de son début.

Des symptômes de nature réflexe peuvent provenir du cœur lui-même, et afin de juger comment ils se produisent, il peut être utile d'envisager ce qui se passe pour les muscles du squelette quand on les fait agir sans apport suffisant de sang. Quelques personnes âgées peuvent se livrer à un effort excessif s'il est soutenu d'une manière continue et avec soin. S'ils marchent sur une surface plane à une allure accélérée, au bout d'un certain temps ils éprouvent une sensation de pesanteur dans les pieds, et peu à peu la partie inférieure des jambes et les cous-de-pied commencent à être douloureux. S'ils persistent dans cette marche rapide, la douleur devient si accentuée qu'ils sont obligés de renoncer à cet exercice. Le même phénomène produit par l'exercice s'observe chez des sujets dont les artères ont été oblitérées pour une cause quelconque. Ainsi, j'ai connu un malade qui avait guéri d'une oblitération de l'artère fémorale, et dont la jambe était fournie de sang grâce à une circulation collatérale. En marchant lentement, il pouvait faire une longue promenade, mais s'il se hâtait, au bout d'une centaine de mètres, il devait s'arrêter à cause d'une douleur et d'une sensation de pesanteur dans la jambe. C'est ce qui arrive également pour les artères de la jambe, et donne lieu à ce que l'on appelle la claudication intermittente. Dans ce cas, par la marche, les pieds deviennent froids, et la douleur est si vive que le malade est forcé de s'arrêter. S'il s'arrête, les pieds se réchauffent et la douleur diminue.

Une affection de l'artère coronaire peut diminuer l'apport du sang au muscle cardiaque. Ce défaut d'apport du sang peut ne pas être une gêne pour l'action du cœur, quand le cœur est au repos, mais la quantité supplémentaire nécessaire au moment de l'effort peut ne pas être fournie, et, comme conséquence, on a de la douleur et d'autres malaises. Ces mêmes malaises peuvent se développer, quand le muscle lui-même devient inefficace, comme par suite de dégénérescence, et l'épuisement se produit facilement. Dans le chapitre XI, je discute le mécanisme qui produit l'hyperalgésie, la douleur et les malaises : ici je veux seulement faire remarquer que les premiers symptômes d'inefficacité peuvent provenir du cœur lui-même.

RHYTHMES ANORMAUX. — Une question pleine d'intérêt qui a besoin d'être étudiée à fond est la nouvelle physiologie qui se développe lorsque le cœur prend un nouveau rhythme. Jusqu'ici on a étudié l'action du cœur au point de vue physiologique et thérapeutique, quand le cœur est dans son état normal. L'étude des cœurs présentant des rhythmes anormaux continus, tels que bloquage plus ou moins complet du cœur, la fibrillation et la trémulation auriculaire, et une combinaison de la fibrillation auriculaire et du bloquage du cœur, fait surgir de nouveaux problèmes qui sont en rapport avec l'insuffisance cardiaque, la réponse à l'effort, et la réaction aux médicaments. Ainsi nous avons l'habitude de reconnaître que lorsqu'un cœur est soumis à l'effort, il accélère son allure et évacue une plus grande quantité de sang, fournissant ainsi à l'organe en activité une plus grande quantité de sang, tandis qu'il maintient pour les autres organes la quantité normale. J'ai précisément fait remarquer

que dans le bloquage complet du cœur, il n'y a pas d'accélération de l'allure du ventricule dans la réponse à l'effort. Dans de
pareilles conditions, les symptômes d'épuisement sont quelque
peu modifiés. Ainsi, dans une enquête portant sur un grand
nombre de pareils cas, j'ai constaté qu'avec l'épuisement, la
dyspnée est fréquente, mais que souvent ils sentent qu'ils ont
des jambes de plomb, ou bien l'effort détermine du vertige.

Avec les rhythmes anormaux, comme la fibrillation ou la
trémulation auriculaire, on constate d'autres effets, généralement
associés avec une grande accélération de l'allure, de sorte que
l'on a des symptômes provenant à la fois d'un cœur excité et
d'une évacuation insuffisante.

Les malades eux-mêmes ressentent un malaise dû à l'accroissement de l'action du cœur, et ils redoutent de le provoquer,
et l'évacuation insuffisante peut aboutir à des accès de vertige
ou de perte de connaissance (fig. 141).

Signes objectifs de l'insuffisance cardiaque. — Les signes
objectifs de l'insuffisance cardiaque, tels que l'œdème, l'engorgement veineux et hépatique sont habituellement décrits comme
des symptômes de pression en retour, mais ils sont probablement dus à un trouble de l'énergie qui fait progresser le sang.
Le sang passe à travers les capillaires à une allure ralentie,
leur nutrition est troublée et permet à la transsudation de se
faire, et c'est ce que nous appelons l'œdème.

Dans certains cas, ce ralentissement de la circulation aboutit
à un engorgement accentué du côté veineux de la circulation. Il
peut se faire une dilatation des orifices veineux et tricuspide,
de sorte que l'on a des ondes de sang refluant dans les veines et
le foie par la contraction de l'oreillette et du ventricule.

Dans ces conditions, la pression en retour modifie la circulation et produit des symptômes définis. Mais ces résultats ne se
voient que dans une faible proportion des cas d'insuffisance
cardiaque, et au moment où ils apparaissent, l'insuffisance cardiaque a atteint un stade avancé.

PRINCIPES RÉGLANT LA PRODUCTION DES SYMPTÔMES. — Des considérations précédentes, on peut conclure que les symptômes d'insuffisance cardiaque sont le résultat de troubles de la circulation dans certains organes, et que l'on doit trouver les signes de l'insuffisance cardiaque dans les troubles fonctionnels des différents organes. De plus, ces signes ne sont fournis dans les stades précoces que lorsque le cœur est contraint à agir en mettant en jeu toute son énergie, et le symptôme le plus précoce est présenté par l'organe qui le premier n'est pas fourni de son apport normal de sang. La variabilité des symptômes de l'insuffisance est due au fait que différents organes peuvent, chez divers sujets, être troublés dans leur fonctionnement, à cause du manque de l'apport normal de sang.

CHAPITRE VII

FONCTIONS FONDAMENTALES DES CELLULES MUSCULAIRES DU CŒUR

Théorie myogène. — Production de stimulus. — Excitabilité. — Conductibilité. — Contractilité. — Tonicité. — Coordination des fonctions. — Caractéristique des fonctions des fibres musculaires du cœur.

THÉORIE MYOGÈNE. — Quoique ce soit quelque peu en dehors de ma compétence de discuter la question de savoir si la contraction du cœur résulte d'une excitation d'origine nerveuse ou d'une excitation propre aux cellules musculaires, il est nécessaire, pour comprendre la signification des signes et des symptômes qui se développent dans les maladies du cœur, d'examiner les phénomènes associés à la contraction des fibres musculaires. La conception que Gaskell a émise sur la nature des battements du cœur repose sur une analyse minutieuse des fonctions des fibres musculaires du cœur normal, et l'interprétation des symptômes des cardiopathies, à la lueur de ces données, a révélé d'une manière si claire leur véritable signification, qu'elle a bouleversé l'étude du cœur humain. Même si la théorie myogène arrivait à être insoutenable, les recherches faites pour l'appuyer ont ajouté tellement à nos connaissances sur l'activité du cœur que cette conception marquera toujours un progrès non seulement en physiologie, mais aussi dans le diagnostic et le traitement des maladies du cœur. Il est parfaitement possible que les deux doctrines opposées, myogène et neurogène, puissent se concilier d'après les grandes lignes que je propose dans ce bref résumé sur les points principaux. Je n'entrerai pas dans de grands détails, mais je ne donnerai que les points nécessaires pour expliquer les symptômes exposés au cours de cet ouvrage. Pour de plus amples détails, le lecteur pourra consulter l'article de Gaskell sur la contraction du muscle cardiaque dans le *Manuel de physiologie* de Schaefer.

Si l'on considère la physiologie de la cellule, on peut dire que toute fonction existant dans la cellule complètement développée se retrouve partiellement développée dans sa forme primitive. Quelque spécialisée que puisse être la fonction nerveuse, musculaire ou sécrétoire, elle peut toujours être rapportée à quelque propriété possédée par la cellule primitive. Les cellules qui forment les premiers tissus du corps possèdent au début toutes les mêmes attributions, et ce n'est qu'à la suite d'un processus graduel de spécialisation que chacune d'elles s'adapte à une fonction particulière, et à mesure qu'elle arrive à un haut degré de spécialisation, elle perd graduellement les fonctions qu'elle n'a plus à remplir. Les propriétés que possèdent les cellules primitives peuvent donc être déduites non seulement des résultats de l'observation directe, mais des fonctions spécialisées des tissus plus différenciés, même si ces fonctions ont atteint un degré de développement assez élevé pour ne plus présenter que peu de ressemblance avec celles trouvées dans la cellule primitive. Par exemple l'excitabilité de la cellule peut être spécialisée au point de ne répondre qu'à certaines excitations, telles que la chaleur, la douleur, la lumière, le bruit, tandis que toutes ses autres fonctions semblent disparues. Lorsque l'on examine les fonctions d'un nerf ou d'une cellule musculaire à son état de complet développement, il semble à première vue difficile d'admettre qu'à l'origine ils ont eu des fonctions identiques. Les cellules primitives, dont est formé le cœur ont toutes la même caractéristique, et cependant, dans leur évolution finale, elles présentent des caractères tout à fait divergents à la fois d'apparence et de fonction. On doit admettre la possibilité de pareilles modifications, quand on considère les changements de fonctions qui ont lieu dans l'évolution du cœur depuis qu'il a été le tube cardiaque primitif. J'émets donc l'hypothèse que, dans l'évolution des fibres musculaires du cœur, certaines fonctions de la cellule primitive sont conservées, les unes étant plus développées que d'autres suivant les fonctions que les fibres ont à remplir, de sorte que si elles arrivent à ressembler à des fibres musculaires, elles conservent néanmoins à un degré variable quelques-unes des fonctions qui étaient hautement spécialisées dans la cellule nerveuse.

Gaskell a démontré que les fonctions spéciales sont au nombre de cinq :

1° La propriété de produire un stimulus qui peut exciter le cœur à se contracter : production de stimulus ;

2° La propriété de pouvoir recevoir un stimulus : excitabilité ;

3° La propriété de transmettre le stimulus de fibre à fibre : conductibilité ;

4° La propriété de se contracter quand elles sont excitées : contractibilité ;

5° La propriété de conserver une certaine quantité de contraction, même après la cessation du mouvement actif : tonicité.

PRODUCTION DE STIMULUS. — On suppose que les fibres musculaires du cœur, quand elles reçoivent les éléments nutritifs appropriés, possèdent la propriété de sécréter par elles-mêmes une substance qui peut stimuler la fibre et la faire se contracter. La sécrétion de cette substance est continue, et pendant le repos de la contraction du cœur, elle s'accumule dans les cellules du cœur. Lorsqu'il y a une provision suffisante pour exciter le cœur à se contracter, elle est tout employée pour stimuler la cellule musculaire. Immédiatement après la contraction, la provision recommence à s'accumuler jusqu'à ce qu'il y en ait une quantité suffisante pour exciter le cœur à une nouvelle contraction. Cette fonction, qui s'exerce continuellement, ne peut pas régler le rhythme du cœur, mais son association à d'autres fonctions fait qu'un caractère rhythmique préside à l'accumulation et à la destruction de cette substance.

EXCITABILITÉ. — La contraction du muscle cardiaque dépend de la propriété qu'il possède de recevoir un stimulus, c'est-à-dire de son excitabilité. Dès que le cœur a été stimulé pour se contracter, les fibres ne peuvent plus recevoir de nouvelle excitation ; l'excitabilité a disparu, les fibres sont dans ce qu'on appelle l'état réfractaire. L'excitabilité commence de suite à se reproduire, et augmente très rapidement pendant la diastole. Ce qui le démontre, c'est que le cœur répond à de faibles excitations, si l'intervalle après la contraction précédente est plus long. Tant que le cœur est capable de se contracter, l'allure du cœur dépend des fonctions de production du stimulus et de l'excitabilité et, dans les conditions normales, l'action des deux fonctions étant égale, la substance stimulante étant renouvelée d'une manière uniforme, et l'excitabilité se renouvelant aussi uniformément, il en résulte un rhythme régulier dans l'activité du cœur. Donc, à l'état normal, l'allure du cœur et son rhythme dépendent de l'intégrité de ces deux fonctions.

CONDUCTIBILITÉ. — Dans l'agrégat des cellules primitives, chaque cellule en particulier possède la propriété de transmettre le stimulus aux cellules voisines. Les fibres musculaires du cœur possèdent cette fonction de conductibilité : car le stimulus est transmis d'une cellule à l'autre, à partir du point où il a pris naissance. Le fait de posséder cette fonction donne aux fibres musculaires du cœur un caractère qui est typique pour certaines formes de fibres nerveuses, mais, dans le cœur, il n'est point aussi développé que dans la fibre nerveuse spécialisée, la conduction du stimulus n'étant pas si rapide dans tous les cas, et s'épuisant beaucoup plus facilement. Comme toute autre fonction du cœur, elle est entièrement abolie après qu'elle a été mise en jeu, et elle réapparaît graduellement. L'allure à laquelle progresse ce stimulus varie dans les différentes-fibres du cœur. Quelques fibres telles que les fibres contractiles plus récemment développées de l'oreillette et du ventricule conduisent le stimulus avec une rapidité beaucoup plus grande que les fibres qui transmettent le stimulus de l'oreillette au ventricule.

CONTRACTILITÉ. — De toutes les fonctions du cœur, la propriété de se contracter est la plus évidente : c'est par la coordination de la contraction des fibres des différentes portions du cœur que la circulation se fait. Après une contraction, cette fonction est complètement épuisée, et elle réapparaît graduellement. Jusqu'à un certain point, la force de la contraction dépend de la longueur de la période de repos qui précède la contraction, la fonction accumulant de la force pendant la période de repos.

TONICITÉ. — Les fonctions du muscle cardiaque ne diffèrent que par une question de dégré des autres tissus musculaires, et comme la tonicité est une propriété caractéristique du tissu musculaire, il est certain que le muscle cardiaque possède cette propriété, et ce qui le prouve, c'est que les fibres ne se relâchent pas complètement pendant la diastole. En raison des battements rapides du cœur, il n'est pas facile de démontrer l'existence de cette fonction. Gaskell a montré que le degré de relâchement dépend de la quantité de tonus présent, et que certains médicaments augmentent ou diminuent le degré de relâchement. Ainsi l'antiarine, la vératrine, la digitale empêchent le relâchement du muscle cardiaque chez la grenouille, de sorte que le cœur reste plus longtemps en état de contraction complète, le relâchement diminuant graduellement jusqu'à ce que finalement, il devient impossible de reconnaître les battements séparés. D'un autre côté, les solutions d'acide lactique et de muscarine produisent les effets opposés, le cœur se relâchant de plus en plus, la contraction diminuant de force jusqu'à ce que le cœur soit en complet relâchement diastolique. Comme certaines parties de la musculature ont des fonctions plus développées, il ne serait pas déraisonnable, comme dit Gaskell, de penser que certaines parties du cœur ont une tonicité différente. On reconnaîtra la justesse de cette conception, si l'on étudie les symptômes de l'insuffisance cardiaque, et ce n'est que si on admet que le cœur possède cette importante fonction que l'on peut comprendre quelques-uns des caractères les plus importants de ce syndrome.

COORDINATION DES FONCTIONS. — Quand on étudie le travail compliqué du cœur, on reconnaît facilement que, bien que toutes les fibres soient douées de ces fonctions, il est nécessaire qu'il y ait une spécialisation plus avancée pour la coordination des mouvements des différentes parties du cœur. Si toutes les fibres avaient toutes des fonctions égales, toutes se contracteraient simultanément. En réalité, certaines fibres au niveau de l'embouchure des veines ont les fonctions d'excitabilité et de production de stimulus plus développées que d'autres, de sorte que, après une période de repos, la contraction commence par elles. Alors le stimulus est transmis aux fibres voisines, de telle sorte que le processus d'excitation et de contraction passe rapidement à travers tout le cœur, avec ce résultat que les différentes cavités et les diverses parties de chaque cavité se contractent dans l'ordre et avec l'intensité nécessaire pour effectuer la circulation. Si dans le cœur quelque autre partie est plus excitable que l'embouchure des veines, alors la contraction débute en ce point, et comme alors l'excitation ne passe plus à travers le cœur de la manière normale, le travail du cœur est moins efficace et il peut se développer ainsi de l'insuffisance cardiaque.

CARACTÉRISTIQUE DES PROPRIÉTÉS DES FIBRES MUSCULAIRES CARDIAQUES. — Si, grâce à ces propriétés, le cœur peut accomplir son travail, il y a d'autres caractères importants qui ont une influence pratique sur les symptômes des maladies et les principes de traitement. L'intégrité de ces fonctions est en rapport avec l'apport suffisant d'éléments nutritifs appropriés, et avec un intervalle de temps de repos suffisant pour qu'elles puissent se rétablir, après qu'elles ont été mises en jeu. Lorsque se fait une contraction, toutes les fonctions ont été mises en activité jusqu'au maximum de puissance possédée par les fibres au moment de l'excitation. Il n'y a pas de cellule musculaire du cœur qui ne s'épuise que partiellement : lorsqu'elle est excitée, elle emploie toute l'énergie qu'elle possède (tout ou rien). Pendant une courte période, après que la fonction a été mise en activité, elle cesse d'exister ; le rétablissement de la fonction débute cependant immédiatement pendant le repos, et chaque fonction met un certain temps à regagner de la force, si bien que, dans une certaine limite, plus long est l'intervalle, plus complète est la restauration et plus efficace est l'action consécutive. C'est en appréciant complètement l'effet du repos et d'une nutrition appropriés que nous pouvons le mieux concevoir les principes qui doivent nous guider dans le traitement de l'insuffisance cardiaque. Si toutes les fonctions emploient, quand elles sont en exercice, toute la force qu'elles possèdent, elles peuvent aussi présenter la possibilité, dans certaines circonstances, de mettre en jeu une plus grande activité. Ainsi l'allure du cœur peut s'accélérer subitement, et en même temps, le stimulus être transmis de l'oreillette au ventricule avec une plus grande rapidité, et par suite, la contraction se fera beaucoup plus vite. Ces modifications sont jusqu'à un certain point sous la dépendance du système nerveux, mais elles impliquent la possession par ces fonctions d'une qualité, qui est pour nous d'une importance capitale dans l'étude de l'insuffisance cardiaque. Car, comme je l'ai déjà fait observer, c'est cette propriété de pouvoir répondre à l'effort qui nous sert de guide pour reconnaître le réel état du cœur.

Si l'on réfléchit que toutes les fibres du cœur ne possèdent pas à un égal degré les mêmes fonctions, et que ces fonctions ne sont pas toujours soumises à un égal effort, il n'est que raisonnable de conclure qu'il peut se développer des états particuliers, quand elles ne sont pas également affectées. En fait, c'est ce qui arrive fréquemment, et c'est d'un grand intérêt de rechercher, dans chaque cas d'insuffisance du cœur, quelles sont les fonctions qui sont atteintes. L'importance de cette question a été indiquée par Wenckebach, quand il a montré comment l'activité irrégulière des diverses fonctions ou des diverses parties du cœur se manifestait par certaines arhythmies caractéristiques. En me basant sur l'idée d'épuisement ou d'hyperexcitabilité des fonctions individuelles, j'ai recherché à rattacher à ces fonctions plusieurs des symptômes d'insuffisance cardiaque. Sans dire que mes conclusions sont absolument justes, elles ont cependant conduit à des résultats de la plus haute importance, et c'est d'après ces données que très probablement progresseront nos connaissances pendant quelque temps.

CHAPITRE VIII

DÉVELOPPEMENT, ANATOMIE ET PHYSIOLOGIE
DU CŒUR

Le tube cardiaque primitif. — Les fonctions du tube cardiaque primitif. — Les restes du tube cardiaque primitif dans le cœur des mammifères. — Fonctions du nodule sino-auriculaire, le régulateur du cœur. — Fonctions du nodule et du faisceau auriculo-ventriculaire. — Anatomie fonctionnelle du cœur. — L'innervation du cœur. — Fibres afférentes. — Cellules cardiaques ganglionnaires.

Tout en admettant que le lecteur connaît les descriptions classiques de l'anatomie et de la physiologie du cœur, il faut néanmoins examiner quelques données récemment publiées, qui ont une importance capitale pour l'étude clinique des maladies du cœur. Aussi, je vais donner ici un bref résumé de certains points nécessaires pour l'appréciation des signes cliniques.

LE TUBE CARDIAQUE PRIMITIF. — A une période précoce du développement de l'embryon, le cœur apparaît comme un tube. Les veines de tout le cœur se réunissent dans une cavité commune — le sinus veineux — à l'extrémité postérieure de ce tube. Avec les progrès du développement, ce tube se replie sur lui-même, et, plus tard, on voit émaner de ce tube des poches qui deviennent ensuite les oreillettes et les ventricules, le tube primitif persistant leur servant de moyen d'union (fig. 1.) A mesure que se poursuit le développement, le sinus veineux perd sa caractéristique de segment distinct, pour s'incorporer dans la terminaison des veines caves supérieure et inférieure, et forme une petite bande dans l'oreillette droite entre les deux orifices de ces deux vaisseaux et le sinus coronaire. Il est probable que la partie terminale des veines pulmonaires dérive aussi du sinus. Au même moment, le tube cardiaque original cesse d'exister comme tube, mais on suppose qu'il persiste comme moyen d'union entre les oreillettes et les ventricules, sous forme d'un faisceau de fibres particulières ; le faisceau auriculo-ventriculaire (fig. 2). Il perd ainsi sa fonction d'organe propulseur, qui est reprise par les oreillettes et les ventricules.

LES FONCTIONS DU TUBE CARDIAQUE PRIMITIF. — Il est nécessaire d'étudier avec soin les fonctions du tube cardiaque primitif, et de ce qui le représente dans le cœur des mammifères ; car l'appréciation de la nature de ses fonctions présente une importance capitale dans beaucoup de cas d'insuffisance cardiaque. C'est surtout dans le cœur de la grenouille, du crapaud, de la tortue, du crocodile qu'on a étudié ses propriétés, mais, jusqu'ici, elles ont été moins étudiées dans le cœur des mammifères. Chez les vertébrés inférieurs, le tube primitif est encore reconnaissable dans le sinus veineux, le canal auriculaire et le bulbe aortique (fig. 1). On a vu que la partie postérieure de ce tube est la portion la plus excitable, et par conséquent, c'est au niveau du sinus veineux qu'est le point du départ de la contraction du cœur. Le reste du tube possède aussi la propriété de faire débuter la contraction du cœur, mais à un moindre degré que le sinus. Si cependant une partie de tube vient à être rendue plus excitable que le sinus, la contraction peut débuter en ce point.

Gaskell, dans l'expérience suivante, démontre la propriété particulière du tube cardiaque primitif et son excitabilité relativement plus grande que le tissu auriculaire ou ventriculaire. « Il suffit d'exciter très légèrement l'anneau auriculo-ventriculaire du muscle (c'est-à-dire le tube cardiaque primitif) pour que, immédiatement, se produise une série de contractions rhythmiques. C'est frappant de voir comment, après l'ablation de la cloison, chaque partie du tissu auriculaire ou ventriculaire peut être explorée jusqu'au bord extrême de l'anneau sans obtenir plus qu'une contraction, tandis que, dès que l'aiguille touche l'anneau musculaire, il se produit une série de contractions rapides ».

Les expériences de Stannius ont démontré que des segments distincts dans le cœur ont la propriété de se contracter d'une

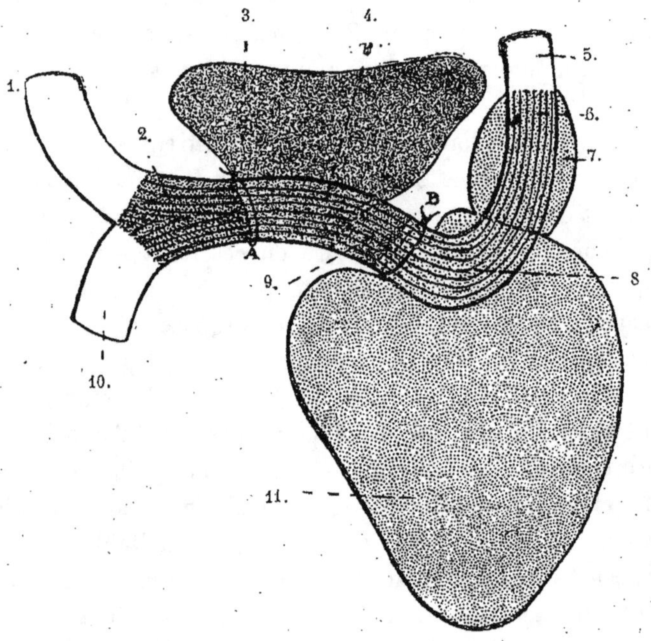

Fig. 1. — Diagramme d'un cœur de vertébré primitif, montrant le développement de l'oreillette et du ventricule aux dépens du tube cardiaque primitif (Keith).

1, Veine cave supérieure; — 2, Sinus veineux; — 3, Oreillette; — 4, Partie auriculaire du tube cardiaque primitif; — 5, Aorte; — 6, Partie bulbaire du tube cardiaque primitif, incluse dans le ventricule droit de l'homme; — 7, Bulbe du cœur; — 8, Partie ventriculaire du tube cardiaque primitif; — 9, Canal auriculaire; — 10, Veine cave inférieure; — 11, Ventricule.

manière indépendante. Si on applique une ligature ou que l'on fasse une section entre le sinus et l'oreillette du cœur d'une grenouille (A, fig. 1) de façon à couper toute communication, le sinus continue à battre et, après une pause d'une durée variable, les oreillettes et les ventricules se mettent à battre à une allure différente et indépendante du sinus. Cette allure est plus lente que celle du sinus, et quelquefois l'oreillette se contracte avant le ventricule, parfois le ventricule précède l'oreillette et ce n'est que très rarement qu'ils se contractent simultanément (Engelman).

Si on applique une seconde ligature de Stannius entre l'oreillette et le ventricule (*B*, fig. 1), le sinus et l'oreillette continuent à battre ; après un certain temps, le ventricule prend son rhythme personnel, plus lent et indépendant de l'autre portion du cœur.

LES RESTES DU TUBE CARDIAQUE PRIMITIF DANS LE CŒUR DES MAMMIFÈRES. — *Nodule sino-auriculaire, faisceau et nodule auriculo-ventriculaire*. Le sinus veineux qui, dans le cœur primitif, est normalement le siège du début de la contraction n'a pas sa partie similaire indépendante dans le cœur humain. Les morphologistes reconnaissent qu'il a été incorporé dans les grosses veines près du cœur, et les physiologistes ont remarqué que les propriétés particulières du sinus veineux se retrouvent sur une zone assez étendue.

Des observations récentes de Lewis montrent que lorsque la contraction débute en un autre point que le nodule-auriculaire, la contraction présente des caractères anormaux que révèle l'électrocardiographe.

Jusqu'à ces derniers temps, on n'a pas trouvé de véritables vestiges du sinus veineux ; Keith et Flack ont récemment décrit un petit nodule, — le nodule sino-auriculaire (fig. 2), — à l'embouchure de la veine cave supérieure. Ce nodule est formé de fines fibres pâles, faiblement striées, dans lesquelles viennent se terminer des branches du pneumogastrique et du sympathique et est irrigué par une artère particulière. Ces auteurs croient que ce nodule représente une portion du sinus veineux, au niveau duquel débute probablement la contraction du cœur. On n'a pas trouvé de tissu similaire dans d'autres veines.

Il est possible que quelques fibres soient disséminées çà et là, mais n'étant pas groupées en un nodule défini, on ne peut les différencier des fibres musculaires qui les entourent. On doit probablement trouver plus profondément d'autres vestiges du tissu cardiaque primitif ; ils naissent dans l'oreillette droite, passent à travers la cloison auriculo-ventriclaire pour se distribuer aux ventricules. Bien que Gaskell ait supposé l'existence de cette sorte de pont dans le cœur des mammifères, ce n'est qu'en 1893 que Stanley Kent d'abord, puis His Junior le décrivirent et indiquèrent quelques-unes de ses fonctions. En 1906 Tawara, dans un travail très soigné et très important, donne une description très complète de sa structure et de ses ramifications. Ce faisceau émane d'un nodule de tissu (le nodule auriculo-ventriculaire), situé dans la paroi de l'oreillette droite près de l'embouchure du sinus coronaire ; il passe au-dessus de la cloison auriculo-ventriculaire, en dessous du corps fibreux central et sous la valve médiane de la valvule tricuspide. Au niveau de la cloison, il se divise en deux, une branche passant dans le ventricule gauche, et l'autre dans le droit. Dans ce dernier, il se continue sous forme d'un faisceau étroit et arrondi dans la paroi musculaire du cœur jusqu'au niveau de la pointe, où il se divise en de nombreux filaments ténus, se terminant dans les fibres musculaires. Dans le ventricule gauche, le faisceau s'étale en une bande mince qui va, au-dessous de la pointe, se terminer en fines branches.

Très variables de caractère sont les fibres qui constituent ce faisceau. Les fibres du nodule auriculo-ventriculaire et celles du nodule sino-auriculaire ont la même composition délicate.

Au moment où ce faisceau passe dans le ventricule, ces fibres se modifient, deviennent plus épaisses, la plus grande partie du corps cellulaire n'étant formée que d'un protoplasma non différencié, légèrement strié à la circonférence, et renfermant un gros noyau. A leur extrémité terminale, on reconnaît que ce sont les fibres que Purkinje avait autrefois décrites. Ce faisceau présente aussi cette particularité, qu'il est isolé des tissus au milieu desquels il est plongé, par une fine gaine de tissu conjonctif. Dans le faisceau auriculo-ventriculaire, il existe un grand nombre de filets nerveux qui ont été spécialement étudiés

par Gordon Wilson. Il trouve de nombreuses cellules ganglionnaires, des fibres nerveuses abondantes, un plexus très compliqué autour des fibres musculaires du faisceau, et des nerfs
vaso-moteurs distincts. Enfin, une branche spéciale de l'artère
coronaire droite lui amène le sang, ce qui a une certaine importance dans la pathologie du cœur.

FONCTIONS DU NODULE SINO-AURICULAIRE, LE RÉGULATEUR DU
CŒUR. — C'est tout récemment, que de différentes façons, on a
fait des recherches sur les fonctions du nodule sino-auriculaire.
On sait depuis longtemps qu'en chauffant ou en refroidissant
le tissu de l'oreillette près de l'embouchure de la veine cave supérieure, on augmente ou on diminue l'allure du cœur. On a
excisé, serré, congelé le nodule sino-auriculaire, sans observer
d'effet apparent sur l'allure du cœur. La raison probable de ce
fait est que, si le nodule sino-auriculaire est le point d'origine
de la contraction du cœur à l'état normal, d'autres portions de
l'oreillette remplissent cette fonction aussitôt que le nodule est
détruit. L'étude du caractère des battements, telle qu'elle résulte des électro-cardiogrammes, rend cette explication très probable. Lewis a constaté que les battements varient suivant le
point où naît la contraction. Les tracés électro-cardiographiques
d'une systole auriculaire qu'il a obtenus montrent une forme
caractéristique, lorsque la contraction débute au niveau du nodule sino-auriculaire, et ils sont différents, si la contraction a
son point de départ en un autre point de la paroi auriculaire.
Il a aussi été démontré que, lorsque des contractions auriculaires prématurées se développent dans le cœur humain, elles
n'ont pas le même caractère électrique que le battement normal,
et il est raisonnable d'en déduire que quelque autre partie de
l'oreillette a été le point de départ de la contraction. De plus
dans certaines tachycardies, les tracés électriques montrent que
les contractions débutent en une partie de la paroi auriculaire,
autre que le nodule sino-auriculaire et que, quand avec la cessation de la tachycardie se rétablit le rhythme normal, les courbes

électriques indiquent un retour à l'état caractéristique des contractions auriculaires qui débutent au nodule sino-auriculaire.

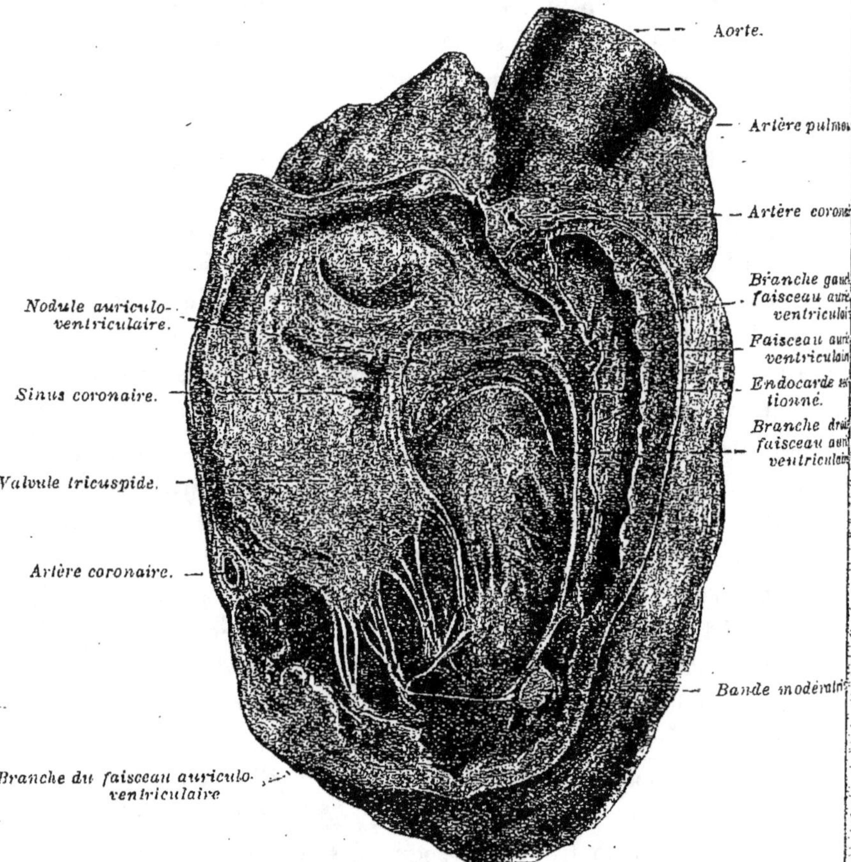

Fic. 2. — Dissection pour montrer l'origine du faisceau auriculo-ventriculaire et le trajet de la branche droite dans le ventricule droit. Les parois antérieure et latérale du ventricule droit ont été enlevées aussi bien qu'une partie de la valvule tricuspide. On a fait une dissection qui montre le faisceau prenant naissance dans le nodule auriculo-ventriculaire, sorte de tissu mal différencié dans l'oreillette droite, près de l'ouverture du sinus coronaire. La branche principale va du nodule à la cloison auriculo-ventriculaire, ici elle se divise en deux branches, la branche gauche allant à travers le ventricule gauche, comme le montre la figure 3, la branche droite descendant dans le muscle du ventricule près de l'endocarde sous la forme d'une étroite bande arrondie. Dans la pièce qui a servi à la dissection, on pouvait le suivre jusqu'à la bande modératrice, dont on voit la coupe sur le dessin. Là il se divisait en de nombreuses branches fines, dont on peut voir une passer à travers la cavité sous forme d'un fil très ténu.

FONCTIONS DU NODULE ET DU FAISCEAU AURICULO-VENTRICU-
LAIRE. — Les fonctions de ce faisceau n'ont été que partiellement étudiées au point de vue expérimental, quoique les symptômes cliniques permettent d'établir assez bien ce que l'on en

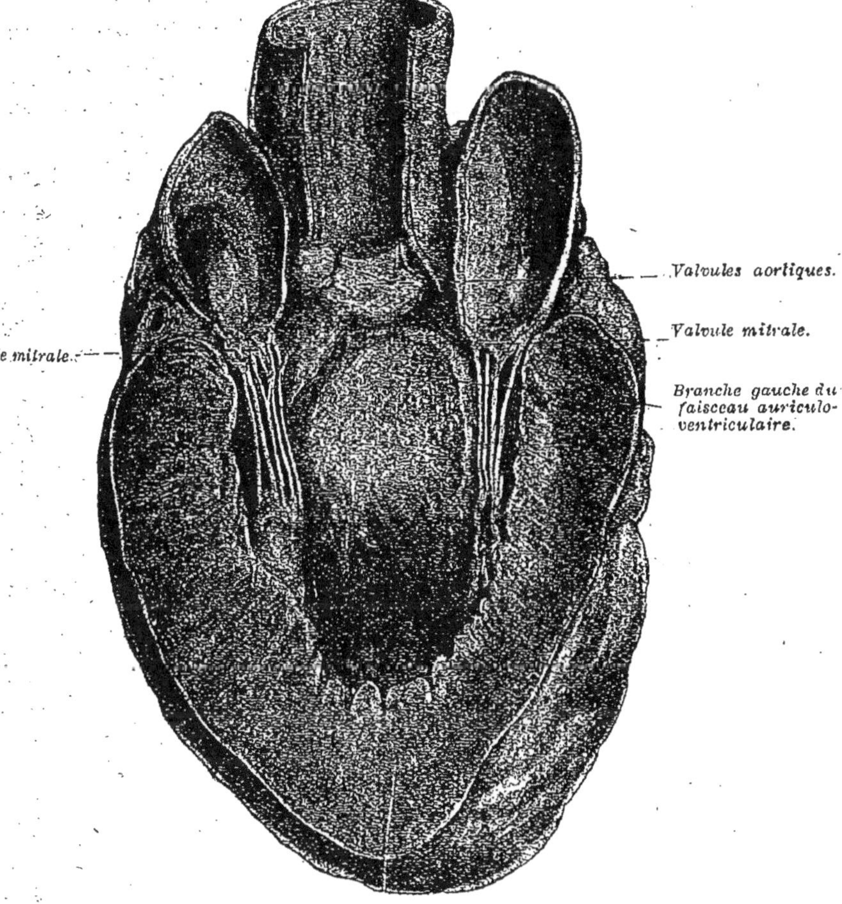

Fig. 3. — Dissection montrant la branche gauche du faisceau auriculo-ventriculaire. La paroi postérieure du ventricule gauche a été ouverte, l'incision passant
par l'oreillette gauche et l'aorte. La cavité du ventricule gauche est en vue, et
on a fait une dissection pour montrer la branche gauche du faisceau pénétrant
dans le ventricule immédiatement au-dessous du croissant de la valvule aortique.
Le faisceau s'étale en une bande fine située immédiatement au-dessous de l'endocarde, et quand il descend dans le ventricule, il envoie des branches dans le
muscle, jusqu'à ce qu'on ne puisse plus le suivre sous forme d'un tissu distinct.

sait. Il a été démontré qu'il transporte le stimulus de l'oreillette au ventricule : car si on vient à le comprimer, la transmission est gênée ; une section détruit toute connexion, et le ventricule a alors des battements tout à fait indépendants de ceux de l'oreillette, comme après la deuxième ligature de Stannius. La maladie chez l'homme permet d'observer les mêmes résultats.

Mais ces tissus qui relient les différentes parties possèdent aussi la faculté de mettre en jeu l'excitation pour la contraction. La preuve de ce fait est donnée par les courbes électriques dans certains cas de rhythme anormal. Les courbes électriques qui donnent la systole du ventricule, quand l'excitation pour la contraction arrive au cœur par le faisceau auriculo-ventriculaire, ont un caractère bien défini tout à fait distinct du battement qui débute dans le ventricule. Ainsi la majorité des extra-systoles ventriculaires présentent un caractère différent de celui des battements normaux entre lesquels elles se produisent. Dans le bloquage complet du cœur, les contractions ventriculaires ont une courbe électrique normale, indiquant que l'excitation pour la contraction a pénétré d'une façon normale. Quand les portions du nodule et du faisceau ont été détruites, on peut supposer que l'excitation pour la contraction a débuté dans quelque partie du faisceau en rapport avec les ventricules.

ANATOMIE FONCTIONNELLE DU CŒUR. — Je mentionne ici quelques points importants en rapport avec le cœur considéré comme organe musculaire et qui ont une certaine valeur pour l'étude clinique. Ces faits reposent sur les descriptions de Keith qui a démontré que le cœur est formé de faisceaux musculaires, dont les points d'origine et d'insertion sont aussi bien définis que ceux des muscles du squelette, et dont les fonctions peuvent jusqu'à un certain point être reconnues avec certitude. Naturellement la séparation des faisceaux musculaires n'est pas aussi complète que pour les muscles du squelette, à cause des connexions nombreuses entre les différentes fibres qui font qu'elles sont intriquées les unes dans les autres.

Pour comprendre comment les fibres musculaires agissent et
pour apprécier exactement les modifications résultant d'un
changement de volume du cœur, il est nécessaire de bien connaître les moyens de fixation du cœur dans le thorax.

Le péricarde est formé d'un tissu rigide, fixé solidement en
haut à l'aponévrose cervicale et en bas, au tendon central du
diaphragme. L'aorte et les grosses veines, à leur entrée dans
le sac péricardique, sont recouvertes par le péricarde et on peut
les considérer comme des points fixes. On peut aussi considérer
les poumons comme des ligaments qui attachent la base du
cœur à toute la paroi thoracique.

La contraction du cœur débute au niveau de l'embouchure
des grandes veines. Jusqu'ici, on a supposé que le reflux de
l'oreillette était empêché par la contraction des fibres circulaires
à l'embouchure des veines. Keith a montré qu'elles sont trop
faibles pour remplir ce but, excepté autour du sinus coronaire,
et que le reflux dans la veine cave supérieure est arrêté par la
contraction de la large bande musculaire qui s'étend sur la partie
supérieure de l'oreillette, — le tœnia terminalis. — Par sa contraction, cette bande musculaire ferme la veine et l'empêche de
communiquer avec la cavité auriculaire. Comme ce tœnia est
attaché à l'orifice de la veine cave inférieure et s'étend au-dessus
de la paroi supérieure de l'oreillette droite, cela aide aussi à la
fermeture de la veine cave inférieure et des veines pulmonaires.
La pression du sang dans la veine cave inférieure semble rendre
inutile une obturation parfaite de l'orifice cave inférieur.

Du tœnia émergent d'autres bandes musculaires, les fibres
pectinées, qui passent par l'oreillette pour se fixer à la cloison
auriculo-ventriculaire. Par leur contraction, outre qu'elles
aident au tœnia à vider l'oreillette, elles relèvent les ventricules en raison de leur insertion à la cloison auriculo-ventriculaire (A, fig. 4).

Par eux-mêmes, les ventricules n'ont pas de point fixe réel,
mais ils sont maintenus par la fixation des vaisseaux à la base
du cœur. Immédiatement au-dessous de l'origine de l'aorte dans

le cœur, est le corps fibreux central, qui est en réalité un tendon
pour le muscle du ventricule, et le reste de ce muscle s'insère
à la cloison auriculo-ventriculaire. L'autre point fixe pendant

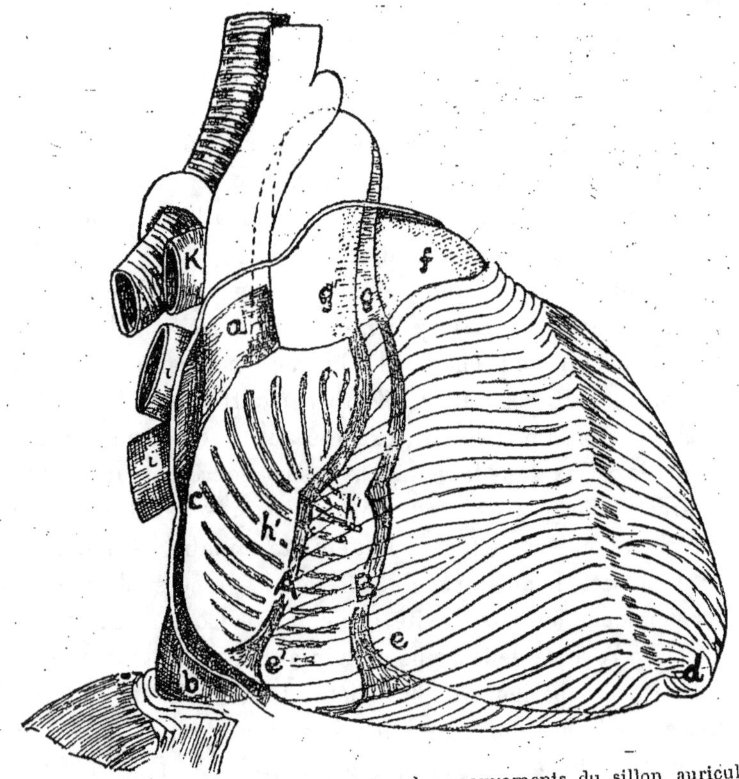

Fig. 4. — Schéma du cœur pour montrer les mouvements du sillon auriculo-
ventriculaire, pendant la systole auriculaire et ventriculaire.

A, position du sillon, lorsqu'il est relevé par la contraction des fibres pectinées de l'oreillette. — B, position du sillon quand il est relevé par la contraction des fibres ventriculaires. Pendant la diastole, le sillon occupe une position médiane entre A et B : a, portion du sinus de la veine cave supérieure. — b, veine cave inférieure. — c, est sur le
tœnia terminalis. — d, pointe du cœur. — f, artère pulmonaire. — ii, veines pulmonaires. — k, artère pulmonaire. — Pendant la systole ventriculaire, g' est repoussé en
g etc' en c. — h', muscles pectinés pendant la systole auriculaire. — h", pendant la
systole ventriculaire (Keith).

la contraction est la pointe. Ce point est fixé en raison de
l'arrangement particulier des muscles à ce niveau, qui constitue
le « tourbillon ». Un grand nombre de fibres viennent de différentes parties du cœur converger en ce point, et se prêtent un

appui mutuel dans la contraction, d'où il résulte un point fixe, d'où les fibres peuvent exercer une traction dans différentes directions. Au début de la contraction ventriculaire, la pointe du cœur se relève et presse avec fermeté contre la paroi thoracique. Comme il ne se fait pas de raccourcissement entre la pointe et l'aorte, toutes les parties du cœur sont entraînées vers la ligne qui va de l'aorte à la pointe. Il en résulte que pendant la contraction, la pointe est poussée en avant, toutes les autres parties de la surface cardiaque sont entraînées en dedans, et cela explique la différence des aspects d'un cardiogramme pris en différents points au-devant de la poitrine. En même temps comme Chauveau et Keith l'ont montré, les fibres ventriculaires insérées dans la cloison auriculo-ventriculaire ne diminuent pas seulement le volume du ventricule, mais encore augmentent celui de l'oreillette en entraînant en bas la cloison auriculo-ventriculaire, fait d'une certaine importance dans la production du pouls veineux (*B*, fig. 4).

INNERVATION DU CŒUR. —Les fonctions indépendantes des fibres musculaires font que le cœur peut exécuter ses battements indépendamment de toute intervention nerveuse; néanmoins, l'influence du système nerveux peut puissamment modifier l'activité des diverses fonctions des fibres musculaires. On décrit habituellement trois espèces de nerfs du cœur, à savoir : 1° les fibres inhibitrices, allant au cœur; 2° les fibres accélératrices, allant aussi au cœur; 3° les fibres de ralentissement venant du cœur.

Les fibres d'inhibition proviennent du bulbe par la branche interne du nerf spinal accessoire, et descendent dans le pneumogastrique pour arriver au cœur par ses branches cardiaques. Très variable est l'action du pneumogastrique sur le cœur. La section d'un seul pneumogastrique ne produit que peu d'effet. La section des deux pneumogastriques augmente la fréquence du cœur. L'excitation du pneumogastrique produit des résultats variables et curieux. D'une façon générale, on peut dire qu'il détermine la dépression des fonctions des fibres musculaires du cœur, mais cela ne se produit pas d'une manière uniforme dans tous les cas. Ordinairement, il agit sur l'excitabilité du cœur et sur la production du stimulus, de sorte que tout le cœur se ralentit, ou il peut même s'arrêter complètement pendant un court espace de temps. Si l'excitation est plus forte, il peut agir sur la conductibilité des fibres réunissant les oreillettes et les ventricules, et diminuer leur action au point que le ventricule ne répond plus à chaque systole auriculaire. On peut baser sur cette action paraissant incertaine du pneumogastrique, ce principe d'une importance pour le diagnostic et le traitement, à savoir que lorsqu'une des fonctions du cœur vient à s'affaiblir, l'excitation du pneumogastrique peut agir encore sur cette fonction et augmenter sa diminution. Ce fait de la plus grande susceptibilité des fonctions diminuées à l'excitation du pneumogastrique semble donner l'explication des résultats discordants des expérimentateurs.

Les fibres d'accélération appartiennent au système sympathique et ont leur origine dans la moelle, d'où elles émergent par les rameaux blancs communiquant avec les quatrième et cinquième nerfs dorsaux supérieurs. Elles vont en haut au ganglion cervical inférieur; de là elles se rendent aux fibres cardiaques du pneumogastrique pour arriver au cœur. Leur excitation augmente les battements du cœur, quelquefois d'une manière considérable et, suivant Roy et Adami, elles accroissent la force de contraction aussi bien que l'écoulement du sang ; aussi a-t-on supposé qu'elles renferment des fibres de renforcement.

Le nerf dépresseur est une branche nerveuse définie, qui naît dans le cœur, en se dirigeant en haut. Il se réunit au nerf pneumogastrique et va au bulbe ; si l'on excite le bout périphérique du nerf sectionné, on n'observe aucun effet, mais l'excitation du bout central détermine une chute de la pression sanguine, par action réflexe sur la moelle allongée.

FIBRES AFFÉRENTES. — Tel est le bref résumé des nerfs du cœur que décrivent les manuels de physiologie, mais cette des-

cription ne renferme pas tout. Il y a toute une série de phénomènes qui échappent au physiologiste, mais que peut observer
le clinicien. L'animal ne peut communiquer ses sensations personnelles à l'expérimentateur, et on ne peut non plus reconnaître
les modifications des sensations que déterminent les excitations
des nerfs cardiaques. En traitant des symptômes des cardiopathies, on montrera qu'il existe indubitablement une série de
nerfs qui vont du cœur à la moelle et au bulbe. On n'a pas suffisamment étudié les principes qui participent à la production
de ces symptômes, et j'entrerai dans plus de détails, quand je
traiterai des phénomènes réflexes ou de défense (chap. xi).

GANGLIONS CARDIAQUES. — A la page 54, il a été parlé des
fibres nerveuses du faisceau auriculo-ventriculaire. C'est
Gaskell qui a étudié les cellules ganglionnaires du cœur. Quelle
fonction doit-on leur attribuer? C'est là une question à laquelle
je suis prêt à répondre avec assurance, de la façon suivante :
Les cellules ganglionnaires du cœur font partie du grand
groupe de cellules ganglionnaires sur le trajet des petites fibres
nerveuses efférentes se distribuant aux viscères. Elles forment
le groupe aberrant isolé des cellules nerveuses connues sous le
nom de ganglions sympathiques et cérébro-spinaux. Dans le cas
du cœur, les cellules ganglionnaires sont les cellules appartenant aux petites fibres cardiaques émanant du pneumogastrique,
comme quelques-unes des cellules dans le ganglion étoilé et
dans le ganglion cervical inférieur sont les cellules appartenant
aux petites fibres cardiaques efférentes du nerf de l'accélération. Il n'y a pas plus de raison d'attribuer des fonctions spéciales à ces cellules qu'à aucune des autres cellules nerveuses
afférentes périphériques. Ce sont des cellules qui n'ont de rapport qu'avec les fibres d'inhibition du pneumogastrique, et font
simplement partie du mécanisme d'inhibition, exactement comme
les cellules correspondantes du ganglion étoilé font simplement
partie du mécanisme de renforcement.

CHAPITRE IX

L'EXAMEN DU MALADE

L'importance de l'exposé fait par le malade. — L'aspect du malade. — Les
sensations du malade. — L'état des autres organes. — L'histoire du malade.
Le champ de la réponse cardiaque. — Les principaux troubles. — Dyspnée.
— La sensation d'épuisement. — Douleur. — Constriction de la poitrine.
Malaise continu. — La sensation éprouvée par le malade des battements
de son cœur. — Symptômes cérébraux. — Etourdissement ou vertige. —
Perte de connaissance. — Syndrome de Stokes Adam. — Effet de l'affai-
blissement du cœur sur les fonctions cérébrales.

L'IMPORTANCE DE L'EXPOSÉ FAIT PAR LE MALADE. — Une longue
expérience pratique a établi une méthode stéréotypée pour
l'examen des malades, et bien que je ne veuille pas m'en écarter,
néanmoins, en raison de la façon dont l'insuffisance cardiaque est
décrite dans cet ouvrage, c'est un devoir pour moi de m'occuper
de l'exposé fait par le malade avec plus de soin et plus de précision que cela n'a été fait jusqu'ici. J'ai déjà donné la raison
de cette façon de procéder, à savoir que le renseignement le plus
précoce et le plus important au sujet de l'activité cardiaque est
révélé par les sensations éprouvées par le malade en réponse à
l'effort, et par le sentiment qu'éprouve le malade de la façon
inaccoutumée avec laquelle bat son cœur. Souvent la nature du
trouble sera révélée par une appréciation exacte des sensations
ressenties par le malade. De plus, chez beaucoup de malades,
l'action du cœur peut être anormale pendant des périodes intermittentes, de sorte qu'on doit tenir compte des descriptions que
le malade donne de ses sensations pour avoir à comprendre son
malaise. L'appréciation exacte de ses sensations conduira sou-

vent à reconnaître la nature du malaise chez beaucoup de sujets qui souffrent d'une affection cardiaque. Quelques sujets présentent des troubles circulatoires qui ne sont pas directement dus au cœur, et il est souvent fort difficile de déterminer leur origine. Le récit que fait le malade des troubles qu'il éprouve, s'il est fait d'une façon assez claire pour que le médecin puisse réellement juger de leur nature, lui permettra souvent de faire la distinction entre les sensations qui sont primitivement d'origine cardiaque, et celles qui se développent en dehors du cœur.

L'ASPECT DU MALADE. — Dès que le malade se présente, on doit juger de son état : quand il entre dans le cabinet de consultation, il faut examiner sa démarche, son aspect général, l'état de sa respiration, de son teint, et toute particularité morbide qui peut exister, dans sa manière de parler, ou de marcher. S'il est au lit, examinez quelle est sa position ; toute modification pouvant se produire dans son teint ou sa respiration quand il fait un effort soit pour parler, soit pour bouger. Par la force de l'habitude, on arrive à observer inconsciemment tous ces détails, et si on arrive à les reconnaître, on a ainsi un guide pour l'examen subséquent.

LES SENSATIONS DU MALADE. — Après s'être enquis de l'âge et des occupations professionnelles du malade, demandez-lui d'indiquer la raison pour laquelle il est venu vous demander conseil, et ce qu'il a observé personnellement. S'il a conscience que sa santé est en mauvais état ou que ses facultés sont affaiblies, priez-le de vous décrire d'une façon brève et précise ses sensations. Beaucoup de malades sont très diffus dans leur exposé, à moins qu'on les arrête et leur fasse comprendre ce que l'on a besoin de savoir : leur description est si confuse qu'ils font perdre beaucoup de temps, et on n'arriverait pas à avoir une idée nette des troubles qu'ils ressentent. Lorsqu'il décrit ses sensations faites-lui indiquer avec la main le point précis où il les éprouve : autrement, par fierté pour ses faibles connaissances anatomiques,

il attribuera ses sensations à ses viscères, et ici, je dois prévenir le médecin qu'il ne doit pas noter les sensations, en les
attribuant à un viscère quelconque : ainsi qu'il ne note pas une
douleur comme ressentie dans le cœur, l'estomac, le foie ou les
poumons, mais seulement dans la région indiquée par le malade;
car il est probable qu'à un examen ultérieur, on trouvera que
les douleurs ne siégent pas dans un de ces viscères. En d'autres
termes, il ne faut pas préjuger de la nature d'un symptôme à
moins qu'il ne soit de toute évidence.

L'ÉTAT DES AUTRES ORGANES. — Il faut faire une enquête rapide
sur les autres viscères, comme l'état du tube digestif, de la
sécrétion urinaire, la respiration, l'œdème des jambes, etc. Il
faut rechercher les rapports d'un trouble donné avec le fonctionnement des autres organes, comme par exemple si les sensations
sont provoquées soit par la plénitude de l'estomac, soit par sa
vacuité.

L'HISTOIRE DU MALADE. — Après avoir complètement envisagé
les sensations dont se plaint le malade, il faut faire une enquête
sur son passé pathologique, et savoir exactement quelle a été sa
manière de vivre et particulièrement ce qui a trait aux efforts
corporels, aux soucis, à son mode d'alimentation, à l'alcool, au
tabac, etc. Il faut avoir des détails sur les autres maladies qu'il
a pu avoir, et en particulier s'il a eu du rhumatisme articulaire
aigu ou quelque autre affection fébrile ou d'autres formes de
rhumatisme, s'il a eu la syphilis, la goutte. Quant aux maladies
survenues dans les familles, ce n'est pas souvent qu'elles sont
d'un grand secours pour les maladies du cœur : car la plupart
des maladies sont personnelles au malade lui-même, et par suite
le fait qu'un parent peut avoir souffert d'une maladie de cœur,
consécutive à quelque maladie infectieuse n'est pas d'une grande
aide, lorsque le malade lui-même n'a pas eu la même infection.
Armé ainsi de ces renseignements, il faut revenir aux symptômes importants, et demander quand ils ont apparu, et ce qui

à provoqué leur apparition. Il est particulièrement nécessaire d'étudier les conditions et les circonstances qui ont provoqué les accès de douleur, l'oppression, surtout dans les périodes de début. Dans tous les cas, il est important de savoir quelle somme d'effort peut exécuter le malade sans malaise. Comme je l'ai dit, l'insuffisance du cœur se résout à la question de savoir quelle est la provision de la force de réserve, et par conséquent c'est par le degré de l'effort que nous commençons à la juger ; donc, les facteurs qui produisent le premier signe de malaise doivent être examinés en détail. La succession des phénomènes est des plus instructives. Souvent le malade a une notion confuse de l'ordre d'apparition des sensations, et du point où il les éprouve : souvent il est nécessaire de remettre son opinion à une seconde visite, et il faut demander au malade de noter exactement, si l'occasion se présente, ses sensations, leur localisation et leur ordre d'apparition. A une visite suivante, il peut fournir des renseignements tout à fait différents : fréquemment aussi, il peut les donner avec plus de précision. Il est souvent surprenant de voir qu'un malade, après un accès de douleur violente, n'a pas la moindre idée de la région où il l'a ressentie. Il faut aussi rechercher s'il existe des symptômes moins évidents, auxquels par expérience nous devons nous attendre, et que le malade ignore souvent, à moins qu'on ait attiré son attention sur eux. Ainsi, se plaint-il d'une douleur dans la poitrine, il faut savoir si elle s'associe à une sensation de constriction, ou si elle s'accompagne d'envie d'uriner. Beaucoup de malades ont des cauchemars et même des hallucinations, et, comme Head le fait observer, ces dernières ne sont signalées que si on les recherche soigneusement.

LE CHAMP DE LA RÉPONSE CARDIAQUE. — Si, jusqu'à ce moment de son examen, le médecin n'a pas acquis une notion nette de la manière avec laquelle le cœur répond à l'effort, il doit rechercher soigneusement le renseignement qui lui fera connaître la faculté que possède le cœur de répondre à l'effort, la somme

d'effort qui détermine l'épuisement du cœur et les facteurs qui
semblent favoriser cet épuisement. Cela s'applique surtout aux
sujets en états d'aller et venir. La façon dont les enfants peuvent
courir fournit aussi de précieux renseignements. Chez eux, il
n'y a aucun désir de cacher leurs souffrances, et tout effort qui
détermine l'épuisement produit un tel malaise qu'ils s'arrêtent
aussitôt, et, si on les interroge adroitement, ils indiquent la
raison pour laquelle ils s'arrêtent. C'est pour cela que si l'on
sait que les enfants aiment à courir et à jouer et qu'ils n'éprouvent pas de malaise jusqu'à ce qu'ils aient fait autant d'effort
que leurs camarades de jeu qui sont en bonne santé, cela montrera au médecin que, quel que soit le signe anormal révélé par
l'examen physique, la faculté que possède le cœur de répondre
à l'effort n'est pas touchée, et c'est là un point très important à
connaître en raison des principes fondamentaux de l'insuffisance
cardiaque qui ont été exposés dans les chapitres précédents.

Chez les sujets capables de comprendre et d'apprécier cette
limitation, la connaissance de ce point essentiel s'acquiert en
leur faisant raconter ce qu'ils ont éprouvé pendant l'effort qu'ils
ont fait en marchant sur un terrain plat ou en pente. C'est
ici le lieu de se rappeler que quelques formes d'exercice corporel
déterminent de l'épuisement plus facilement que d'autres. Ainsi
quelques sujets peuvent marcher aisément, alors que la bicyclette amène de l'épuisement : d'autres au contraire peuvent
faire de la bicyclette plus facilement que de la marche. Un
malade, mécanicien, avec un cœur fortement endommagé (observation 44) pouvait brandir son marteau sans fatigue pendant
plusieurs heures, mais il éprouvait rapidement du malaise dès
qu'il gravissait une pente.

Il faut rechercher les facteurs qui contribuent à déterminer
l'épuisement. Les nuits sans sommeil sont certainement un des
facteurs les plus puissants, surtout chez les sujets âgés. Un
exercice après le repas est souvent cause de douleur et de malaise, alors qu'à d'autres moments, on peut faire beaucoup plus
d'exercice sans malaise. Dans tous les cas où les symptômes de

l'insuffisance cardiaque se sont développés plutôt rapidement, il faut rechercher quelle somme d'effort pouvait être faite quelque temps avant, et on peut ainsi savoir que le malade pouvait faire sans malaise un effort notable. On peut alors admettre qu'il y a une bonne portion de muscle cardiaque sain, mais que entre temps, quelque cause a déterminé un épuisement temporaire. Lorsqu'il y a des signes de limitation subite de l'action du cœur, il faut rechercher s'il n'existe pas quelque maladie déterminant l'accès, comme une affection fébrile, le début subit d'un rhythme anormal, comme la fibrillation auriculaire.

Beaucoup de malades font débuter leur maladie à l'apparition de quelque symptôme, comme l'angine de poitrine ou l'oppression. Mais une enquête montrera que, depuis des années, des malaises existaient, et qu'ils sont devenus si accentués qu'ils ont forcé l'attention du malade et qu'il s'est rendu compte de sa limitation.

LES PRINCIPAUX SYMPTÔMES.— Dans les cas d'insuffisance cardiaque, voici les principaux symptômes accusés par les malades.

Dyspnée. — Celle-ci apparaît d'abord à l'occasion d'un effort que le malade pouvait auparavant exécuter sans malaise, ou bien, sans cause apparaît une dyspnée plus ou moins prononcée. Dans le chapitre x, je décris les diverses formes de troubles respiratoires.

SENSATION DE LASSITUDE. — Beaucoup de malades se plaignent de se sentir simplement « éreintés ». Cette sensation peut survenir après un effort corporel ou intellectuel, et surtout après quelque excitation. Ce sentiment de lassitude peut être général, ou localisé dans une région définie, comme l'épigastre ou dans la poitrine. C'est un symptôme commun à des états banals et transitoires de la fatigue du cœur, comme à des états extrêmement graves, et dans ce cas, il s'accompagne d'autres phénomènes. Il faut être très prudent pour attribuer la cause de l'épuisement à l'état du cœur, même en présence d'un gros signe anormal, comme un souffle ou de l'irrégularité, car cette sensation est souvent d'origine vaso-motrice (chapitre xvi).

La douleur peut revêtir tous les degrés d'intensité, et peut être légère ou forte, sans que la plus forte soit nécessairement la plus grave, ni qu'une très légère soit sans importance. Elle peut survenir à la suite d'un effort, et immobiliser complètement le malade, ou bien elle peut n'apparaître que quelques heures après l'effort qui l'a déterminée, et peut être ressentie dans différents points de la poitrine, dans les bras, l'épigastre ou le cou. Son lieu d'origine et ses irradiations doivent être toujours soigneusement notés, parce qu'elle suit souvent un trajet bien défini qui révèle sa véritable origine. On peut aussi éprouver de la douleur dans une autre région, comme au niveau du foie, lorsqu'il existe une augmentation de volume due à l'insuffisance cardiaque.

Une sensation douloureuse continue dans la poitrine ou les bras, s'observe fréquemment, surtout chez les femmes, lorsque le cœur est épuisé. Elle s'accompagne ordinairement d'hyperalgésie et de sensibilité de la peau et du tissu sous-cutané. Le siège le plus commun est au niveau ou au-dessous du sein gauche, mais la douleur peut s'étendre sur une large surface de la poitrine, surtout du côté gauche. (La douleur et les autres troubles de sensibilité sont décrits en détail au chapitre xiii.)

LE MALADE AYANT CONSCIENCE DU BATTEMENT DE SON CŒUR. — Un certain nombre de sujets peuvent ressentir un battement particulier et quelquefois cette sensation les alarme et les déprime, et cette crainte fait qu'ils se ménagent. Comme ces sensations de l'action du cœur surviennent à intervalles irréguliers, il arrive que souvent le médecin est obligé de se fier à la description que fait le malade de ses sensations pour reconnaître la nature de ce symptôme. Dans quelques cas, j'ai pu découvrir des battements anormaux, et j'ai étudié les sensations du malade dans différentes formes de battements anormaux, et dans beaucoup de cas, j'ai pu reconnaître la nature de ces signes anormaux d'après le seul exposé fait par les malades. Quoique la plupart de ces observations doivent être données sous différents titres, il me paraît utile d'indiquer ici quelques-unes de celles qui sont les plus fréquentes.

Pour commencer, je ferai remarquer que le malade n'a jamais conscience du « type d'irrégularité de la jeunesse », de sorte que cette forme n'a pas besoin d'être considérée comme une cause probable des sensations du malade. La forme la plus fréquente est associée aux extra-systoles : les sensations éprouvées sont les plus variables, mais la plus fréquente est la pause apparente. Comme elle se produit souvent pendant la nuit, quelques sujets s'imaginent que le cœur s'arrête pendant une courte période. Une deuxième qui est très fréquente est le fort battement qui suit une longue pause, le choc violent causant souvent une alarme. D'autres sensations et leur signification sont décrites dans le chapitre XXVII.

Le malade peut être conscient d'un accroissement de l'allure du cœur, durant des périodes de longueur variable. Il peut être accompagné d'une sensation de trémulation dans la poitrine ou de palpitations. Dans ce dernier cas, il peut être associé à un accroissement subit de l'allure, la contraction du cœur se faisant d'une manière anormale. Habituellement, on peut trouver quelque cause, comme une excitation, ou un choc subit, et il correspond à ce qu'on prend communément pour une palpitation. La sensation se fait graduellement et l'allure revient progressivement à la normale : le plus souvent, il est parfaitement régulier et correspond à l'état décrit comme palpitation à la page 253. Lorsque l'accroissement de l'allure s'accompagne de trémulation, il est ordinairement dû à un rhythme anormal, donnant lieu à une des formes de tachycardie paroxystique ; le malade peut n'éprouver qu'un petit malaise, ou bien il peut se sentir si mal qu'il reste immobile jusqu'à ce que l'accès soit passé ; si l'accès dure pendant des heures, il peut être obligé à se mettre au lit et à éviter tout mouvement. Les malaises sont caractéristiques des accès qui se développent dans la fibrillation auriculaire : dans ces cas, les battements sont tout à fait répétés.

Dans d'autres cas, les battements sont irréguliers, le malade
a conscience des pauses, suivies par de longs battements. Ces
symptômes sont ordinairement dus à la fibrillation auriculaire.
La sensation de ces accès est habituellement brusque, et le ma-
ade peut avoir conscience de quelques battements lents à la
in des accès.

Symptômes cérébraux. — Nombreux sont les symptômes cérébraux liés à des troubles circulatoires : je laisse ici de côté
ceux dus à des lésions des vaisseaux sanguins, comme une
rupture vasculaire. Les symptômes produits plus directement
par les affections du cœur sont causés par l'apport insuffisant
du sang au cerveau, et la nature des symptômes dépend du degré
de diminution de cet apport, et du temps pendant lequel il dure.

Vertige ou éblouissement. — Une sensation d'éblouissement
est le premier symptôme d'une anémie cérébrale passagère : on
l'observe surtout chez les personnes âgées (particulièrement
celles de taille élevée), quand elles présentent de la dégénérescence des artères ; l'attaque se produit habituellement quand le
sujet change subitement de position, comme pour se lever de
son lit. Elle peut être limitée à un éblouissement passager, ou
bien le sujet peut tomber. Parfois, en marchant, un sujet peut
avoir un éblouissement passager et chanceler pendant un ou
deux pas. La propension à ces attaques varie à différents moments, ces périodes variant elles-mêmes parallèlement à la disparition de cette propension. Chez les sujets âgés, ces accès
d'éblouissement n'ont pas de pronostic spécial : j'ai vu des sujets
présentant ces accès pendant de longues années et vivre au
delà de quatre-vingts ans. Les mêmes attaques peuvent se produire quand le cœur n'envoie pas suffisamment de sang au cerveau, comme dans la tachycardie paroxystique, dans laquelle
les battements accélérés s'accompagnent de diminution de la
quantité de sang projetée par le cœur, ou dans la bloquage du
cœur, quand les ventricules s'arrêtent pendant une courte période.

PERTE DE CONNAISSANCE. — Lorsque la quantité de sang amenée au cerveau est insuffisante, il se produit des évanouissements et des syncopes, pendant lesquels le sujet perd connaissance. Cela peut se produire de différentes façons et est généralement dû à un trouble de l'activité du cœur. J'ai observé des sujets pendant une attaque syncopale et pris leurs tracés, et j'ai trouvé les états les plus variés : le plus communément, on observe un ralentissement des battements du cœur, une grande faiblesse du pouls de sorte qu'au sphygmographe, on n'obtient qu'une ébauche de tracé. Dans un cas, les battements du cœur étaient rapides, mais le pouls était petit, et le sujet resta sans connaissance pendant près d'une demi-heure. Dans un autre cas, le cœur devint ralenti et irrégulier tout en ayant des battements d'une force variable. Les formes les plus fréquentes de syncope sont précédées d'une sensation de faiblesse et de troubles de la vue : « tout se trouble » est une expression fréquente du malade, après qu'il a été remis de sa syncope.

Il existe une forme de perte de connaissance que l'on observe chez les personnes âgées : les accès viennent sans avertissement et durent peu, ressemblant au petit mal. La perte de connaissance peut être si passagère qu'elle peut disparaître avant qu'on ait pu observer le moindre changement, et seul, le malade en a conscience, ou bien il peut avoir les yeux fixes et être pâle, ou bien il peut être assis à son bureau, lorsqu'il laisse tomber subitement sa tête sur son bureau, ou bien se tenant debout ou bien se promenant, il tombe brusquement. Il revient immédiatement à lui et est tout étonné de se trouver dans une pareille position. En général, il s'agit dans ces cas d'une artério-sclérose très marquée avec irrégularité du cœur, due à des extra-systoles. Je croirai volontiers que ces attaques sont dues à plusieurs extra-systoles successives, de sorte qu'il y a une cessation temporaire ou une diminution dans l'apport du sang au cerveau. On observe des accès semblables dans les périodes de début du bloquage du cœur, mais les tracés du pouls de la veine jugulaire permettent de reconnaître cet état. Tout récemment on a reconnu une autre cause pour la perte de connaissance, c'est dans l'état connu sous le nom de fibrillation auriculaire. Ici l'oreillette a plus de 300 battements par minute, et le ventricule ne répond qu'à très peu d'entre eux. Brusquement le ventricule peut répondre à chacun des battements de l'oreillette, mais la conséquence est que le sang qui est lancé par le cœur est en si faible quantite, qu'il n'atteint pas le cerveau, et il en résulte une perte de connaissance (voir fig. 141).

SYNDROME DE STOKES ADAMS. — Quand l'afflux du sang au cerveau est supprimé, il se produit une perte de connaissance, et si cet état se prolonge, il se produit des contractions épileptiformes des muscles du corps. C'est dans le bloquage du cœur que se réalise le mieux cet état, alors que l'oreillette continue à battre un rhythme soit normal, soit accéléré, et que le ventricule ne se contracte pas, ou n'a que des contractions ralenties. Mais on peut observer des phénomènes cérébraux identiques dans d'autres états, quand la contraction ventriculaire est trop ralentie, ou dans l'arrêt prolongé de tout le cœur, probablement dû à une influence du pneumogastrique, comme l'a décrit Laslett.

Les symptômes dus à une diminution de l'afflux sanguin varient suivant le degré d'anémie cérébrale : les sujets atteints d'une des affections mentionnées plus haut présentent toutes sortes de symptômes, comme sensation de vertige, perte de connaissance courte ou prolongée, avec secousses musculaires et même convulsions. Cette variété de degré dépend de la fréquence de la systole ventriculaire, les symptômes les moins accusés se montrant quand l'arrêt ventriculaire est prolongé, ou lorsque les contractions sont à de rares intervalles. Dans le bloquage du cœur, le malade pourrait avoir vingt ou trente courtes attaques de perte de connaissance par heure, et dans ces cas, on ne sent plus le pouls du malade.

Dans ces cas, j'ai constaté plus de trente attaques de perte de connaissance en une heure ; elles survenaient quand le ventricule s'arrêtait pendant 10 secondes. Lorsqu'il s'arrêtait plus de 17 secondes, il se produisait des convulsions.

On n'a pu encore chez le sujet humain déterminer pendant combien de temps le pouls peut disparaître et combien peut durer la perte de connaissance : l'examen du pouls ne peut pas être pris comme base de renseignements non plus. Léonard Hill a montré qu'il suffit au cerveau d'une très faible quantité de sang pour conserver son intégrité de fonctions. Dans la trémulation auriculaire, ou la perte de connaissance peut persister pendant des heures, le petit courant de sang suffit à entretenir la nutrition du cerveau, mais est insuffisant pour permettre de conserver la connaissance.

EFFET DE L'AFFAIBLISSEMENT DU CŒUR SUR LES FONCTIONS CÉRÉBRALES. — Quand le cœur faiblit, l'afflux de sang au cerveau diminue et on observe différents symptômes. Ainsi le malade ne peut faire un effort mental prolongé comme pour lire, écrire que pendant un certain temps, et il se fatigue facilement. La mémoire des faits récents diminue, et il retient difficilement ce qu'il vient de lire. Dans les formes les plus graves, on peut voir apparaître des hallucinations de forme variable. Le sujet peut s'imaginer que quelqu'un se cache derrière la porte, et, alors même que dans la conversation, il admet l'invraisemblance d'une pareille chose, si on le laisse seul, l'hallucination réapparaît accompagnée d'un sentiment de terreur. Ou bien, le sujet s'éveille et croit voir des objets, comme un bras sortant du plafond, ou entendre le bruit de quelqu'un dans l'escalier, ou le pas de soldats marchant dans la rue. Head s'est occupé très complètement de ce sujet, et a fait remarquer que le malade cache habituellement ces hallucinations, tant qu'on ne le questionne point à leur sujet.

On voit se produire des hallucinations chez les malades atteints d'affection cardiaque, qui prennent des doses élevées de digitale, mais c'est l'empoisonnement digitalique qui est la cause de ce trouble mental.

CHAPITRE X

SYMPTOMES RESPIRATOIRES

Dyspnée ou soif d'air. — Sensation de suffocation. — Inaptitude à arrêter la respiration. — Respiration calme, rapide, sans malaise. — Respiration gênée, continue. — Respiration gênée à la suite d'effort. — Accès de dyspnée (asthme cardiaque). — Respiration de Cheyne Stokes. — Respiration ralentie. — Hémorragie pulmonaire. — OEdème aigü suffocant des poumons.

Les troubles respiratoires au cours des maladies du cœur sont si nombreux et de causes si variables qu'il n'est pas possible de traiter complètement cette question. Souvent il est difficile de reconnaître les facteurs qui déterminent un de ces troubles, et je n'essayerai pas de faire une analyse très détaillée de ces facteurs, et me limiterai aux formes cliniques les plus nettes, qui accompagnent les maladies du cœur.

Dyspnée ou soif d'air. — A l'état normal, il existe un besoin de respirer et, dans certaines circonstances, ce besoin peut être si impérieux qu'il y a une soif d'air. La sensation de la soif d'air détermine une respiration pénible, de sorte que le terme de dyspnée implique à la fois la sensation subjective et le symptôme objectif. Le centre respiratoire de la moelle est influencé par l'afflux du sang et par ses connexions nerveuses avec la périphérie. Il est nécessaire d'avoir un afflux de sang renouvelé pour fournir de l'oxygène et entraîner l'acide carbonique, et lorsque l'échange de ces gaz est incomplet, le centre respiratoire présente un accroissement d'activité, donnant lieu à de la dyspnée. Le centre respiratoire peut être aussi influencé par une excitation périphérique comme par les nerfs sensitifs de la peau, ou ceux du cœur, ou du poumon.

Une absence de la sensation de respirer peut se produire pendant un court espace de temps, comme dans le stade d'apnée de la respiration de Cheyne Stokes. John Hunter donne un récit curieux d'un accès dont il eut à souffrir, pendant lequel le pouls était complètement arrêté, bien qu'il eut toute sa connaissance : il remarqua qu'il ne respirait pas et qu'il n'en éprouvait pas le désir, il pensa qu'il allait mourir s'il ne respirait pas et, par un effort de volonté, il continua à faire les mouvements de respiration jusqu'à que son pouls se remit à battre et que la respiration automatique se rétablit.

SENSATION DE SUFFOCATION. — Elle est difficile à décrire, et le malade la rapporte ordinairement à la partie supérieure de la poitrine et à la gorge : le mécanisme en est obscur. On l'observe souvent dans les maladies du cœur, aussi bien dans les légers troubles des cardiopathies que dans les formes les plus graves ; elle peut être de peu d'importance, comme aussi dans les cas sérieux, elle peut être un signe de grande gravité.

Cette sensation de suffocation peut apparaître chez des sujets bien portants, après un effort violent et prolongé, comme une course ou du canotage.

INAPTITUDE A ARRÊTER LA RESPIRATION. — J'ai été frappé par ce fait que, lorsqu'on prend des tracés de la jugulaire ou d'autres vaisseaux, beaucoup de malades ne peuvent arrêter leur respiration. Si on leur demande de suspendre la respiration, ils ferment la bouche, mais ne peuvent réussir à arrêter leur respiration, par les fosses nasales. Si on vient à leur pincer le nez, ils éprouvent du malaise (soif d'air). Cet état fréquent dans les maladies du cœur n'existe que dans les cas d'affaiblissement extrême du cœur, et si le cœur reprend de la force, cela se reconnaît à ce que le malade a la possibilité d'arrêter la respiration.

Respiration calme, rapide, sans malaise. — Dans beaucoup de ces insuffisances cardiaques, lorsque le malade repose tranquillement, on ne peut constater d'autres symptômes qu'une respiration plus rapide qu'à l'état normal : il n'y a aucun malaise, et le symptôme peut être méconnu. Quelquefois je n'ai pu le reconnaître que par l'analyse des tracés où étaient inscrits les mouvements respiratoires. Lorsque, comme cela arrive parfois, un malade décrit certaines sensations (comme l'angine de poitrine) que nous sommes portés à reconnaître comme d'origine cardiaque, et dans lesquelles l'examen physique ne révèle aucun trouble, l'existence d'une respiration plus rapide peut nous empêcher de juger le cas trop à la légère. Ce symptôme est de la plus grande importance chez les sujets atteints d'affection du cœur, surtout dans le rétrécissement mitral, dans les maladies consomptives comme la fièvre typhoïde, et dans tous les états qui obligent les gens affaiblis et surtout les vieillards à garder le repos dans le décubitus, comme par exemple dans les fractures de jambe. Dans ces cas, le séjour au lit, tout en favorisant le travail du ventricule gauche est une cause de gêne pour le ventricule droit en ce qu'il gêne les mouvements respiratoires. Par suite de l'obstacle éprouvé par les côtes, la respiration devient superficielle, ce qui ralentit le cours du sang dans les parties peu mobiles des poumons, et il en résulte de la stase à la base des poumons.

Respiration gênée continue. — Ce symptôme ne se produit que lorsque l'insuffisance cardiaque est si prononcée que la force de réserve est épuisée : le malade ne peut rester dans la position couchée, mais il doit rester assis avec une respiration rapide et courte : le moindre effort, tel que le simple essai de changement de position, aggrave son malaise. Cette forme de respiration se voit surtout dans les cas de dilatation du cœur avec pouls rapide et irrégulier, due à la fibrillation auriculaire, et en fait, tout ce malaise respiratoire est souvent le signe de la gêne due à cet état de fibrillation (chap. xxx). A mesure que l'activité du cœur se ralentit et que les autres troubles cardiaques s'améliorent, le trouble respiratoire disparaît, quitte à se reproduire rapidement à l'occasion du moindre effort.

RESPIRATION GÊNÉE A LA SUITE D'EFFORT. — C'est un symptôme commun à un grand nombre d'affections en dehors des troubles cardiaques, mais son association à l'insuffisance cardiaque est si fréquente, qu'on doit immédiatement être conduit à rechercher l'état du cœur. Il peut se présenter dans toute forme d'affection cardiaque, et est d'une grande utilité pour juger de la force du cœur, car son apparition indique d'une façon grossière le degré d'épuisement. Plus il est précoce, moins est considérable la force de réserve du cœur. D'un autre côté, l'amélioration peut être indiquée par le retour graduel de la possibilité pour le malade de faire plus facilement un grand effort. Très variables sont les formes d'effort qui peuvent la déterminer : tel malade peut soulever de gros poids et faire le travail très dur de sa profession, et d'autre part il ne peut monter une pente sans être très oppressé ; d'autres éprouvent le même inconvénient en allant à l'air froid : d'autres peuvent aller en bicyclette sans éprouver de fatigue, chez d'autres la bicyclette est impossible et ils peuvent marcher aisément sur un terrain plat : je ne saurais donner l'explication de ces particularités, mais je les note comme faits d'observation clinique.

ACCÈS DE DYSPNÉE (ASTHME CARDIAQUE). — Il est un trouble respiratoire, survenant habituellement la nuit, réveillant soudainement le malade : on l'appelle l'asthme cardiaque. C'est parfois le premier signe sérieux d'un trouble cardiaque, bien que parfois, si on fait une enquête, on apprend que déjà avant l'attaque, il existait une limitation du champ de l'activité cardiaque. Le malade peut s'être mis au lit en bonne santé, comme d'habitude, et après trois ou quatre heures de sommeil, il est réveillé avec une sensation de suffocation et un intense besoin de respirer profondément. Il s'assied sur son lit, et a la plus grande peine à respirer : un sentiment de grande prostration vient s'ajouter à sa souffrance : des râles sibilants peuvent apparaître dans sa poitrine, et il peut tousser et expectorer quelques mucosités mousseuses : l'accès peut durer une demi-heure ou davantage, alors la respiration devient plus calme et il peut se remettre dans la position étendue, quoique cependant il se tient prêt à se rasseoir, et finalement, il prend une position dans laquelle la tête et les épaules sont élevées, et il passe le reste de la nuit dans un état d'anxiété qui empêche un sommeil profond. Une fois que ces accès commencent, ils peuvent revenir et les nuits sont souvent pour le malade une période de grand malaise. La crainte peut tenir le malade éveillé, et s'il vient à s'endormir, il se réveille au premier symptôme de malaise.

Cet état se présente d'une façon caractéristique chez les personnes âgées et chez les cardioscléreux. Généralement ils ont de l'hypertension, leur cœur est ordinairement régulier sauf qu'il présente souvent des extra-systoles : c'est dans ces cas que l'on trouve parfois les plus beaux spécimens de pouls alternant : là cause de cet asthme n'est pas très nette. J'ai trouvé que les malaises dus à cet état sont souvent rebelles à tout traitement, mais récemment j'ai donné de fortes doses d'oxygène avec un réel succès.

Dans la plupart des cas, ce symptôme est d'une très grande gravité, et indique habituellement un épuisement du cœur si prononcé qu'on ne peut plus espérer là moindre amélioration, surtout s'il s'associe au pouls alternant et à d'autres signes de l'épuisement du cœur. Des accès semblables de dyspnée se produisent à la fin de la période d'apnée de la respiration de Cheyne Stokes, et je ne suis pas très certain, d'après des faits récents que je viens d'observer, que la plupart des cas d'asthme cardiaque ne se développent pas au cours de cette période d'apnée : c'est un sujet qui demande de nouvelles recherches.

RESPIRATION DE CHEYNE STOKES. — Dans tous les cas d'insuffisance cardiaque grave s'accompagnant de dyspnée, il est nécessaire d'observer attentivement le malade quand il est parfaitement tranquille et que rien ne détourne son attention. Dans ces cas, on constate que la respiration du malade peut prendre un rhythme particulier. Il faut aussi demander aux gardes-malades d'observer exactement l'état de la respiration pendant le sommeil.

Le caractère de la respiration est une variation du rhythme dans l'amplitude des mouvements respiratoires : c'est le passage graduel d'un état de complète ou presque complète cessation à un état de mouvements respiratoires profonds et pénibles. Lorsque la respiration se ralentit et finit par s'arrêter, l'état mental du malade devient souvent confus, et s'accompagne habituellement de secousses musculaires surtout de la main et du bras. A mesure que la respiration se rétablit, il se réveille et peut reprendre une conversation qu'il avait commencée avant que le ralentissement de la respiration ait débuté.

En général, on ne constate aucune modification des battements du cœur pendant les diverses phases de la respiration ; parfois, cependant, on peut voir apparaître dans le pouls des modifications coïncidant avec les phases respiratoires, comme l'apparition du pouls alternant pendant la phase respiratoire, ou son accentuation, s'il existe déjà. La pression sanguine peut tomber de 5 à 10 millimètres de mercure, pendant la période d'apnée.

Habituellement le malade ne se rend pas compte de cette respiration périodique qui ne lui cause aucun malaise. Parfois cependant, elle peut lui déterminer une véritable souffrance, le malade peut tomber de sommeil, et cette forme de respiration apparaît progressivement, et, pendant la période apnéique, le malade se réveille avec une sensation de suffocation des plus pénibles. Elle est parfois si terrible que même des malades très épuisés sautent de leur lit en proie à une grande terreur.

La grande majorité des cas de respiration de Cheyne Stokes sont déterminés ou associés à la cardio-sclérose, à l'artério-sclérose et à l'hypertension. Elle cesse dans les cas de chute brusque de la pression sanguine par dilatation du cœur. Des doses massives d'oxygène peuvent la faire disparaître d'une façon passagère, ou bien l'inhalation de petites quantités d'acide carbonique (Pembery). Haldane et Poulton ont reproduit cet état en faisant faire des respirations forcées, et concluent que la respiration périodique est due à « la disparition des effets excitateurs (indirects) du besoin d'oxygène dans le centre respiratoire ».

G. A. Sutherland m'a montré des tracés pris sur un enfant qui avait une respiration de Cheyne Stokes très prononcée, le nombre des respirations atteignait 160 par minute pendant la phase respiratoire.

Dans la grande majorité des cas d'artério-sclérose ou de mal de Bright, c'est habituellement le commencement de la fin : les malades succombent dans l'espace de quelques mois, semaines ou jours après son début. Dans quelques cas, j'ai noté son apparition deux ou trois ans avant la mort. Il n'y a pas de traitement spécial, sauf pendant la période apnéique qui détermine la sensation de suffocation : la morphine et le chloral soulagent généralement, sans modifier la respiration.

Il faut distinguer la respiration de Cheyne Stokes d'avec certaines autres formes de respiration périodique, comme on en observe chez les animaux hibernants, chez quelques enfants pendant le sommeil, et dans quelques cas de méningite tuberculeuse.

Pendant la période apnéique de la respiration de Cheyne Stokes, il n'y a pas toujours de perte de connaissance, comme le montre l'exemple suivant. Je voyais en consultation un clergyman âgé de cinquante ans, qui, deux ans auparavant, avait eu une attaque de paralysie avec hémiplégie. Quand je le vis, il était dans son lit, avec toute sa connaissance, dans un état de prostration, avec un pouls battant à 180 par minute et une respiration périodique typique. Pendant la période d'apnée, il avait toute sa connaissance, pouvait causer d'une façon intelligente, sa voix était faible et le ton moins élevé sur la fin de ses phrases. Son médecin ordinaire me dit qu'il était dans cet état depuis trois ans. Ce cas se rapproche de celui cité par John Hunter : « Un sujet avait une curieuse affection asthmatique : sa respiration diminuait graduellement puis reprenait de même, puis devenait plus active, et cet état continuait deux ou trois minutes, et lorsque la respiration cessait, il pouvait parler, mais d'une voix faible. »

RESPIRATION RALENTIE. — Chez beaucoup de sujets, pendant le repos, la respiration est plus lente qu'à l'état normal, 7 à 10 par minute. Ce ralentissement produit de l'irrégularité du cœur, due à la stimulation du nodule sino-auriculaire. Il résulte probablement d'une excitation du pneumogastrique, et j'ai pu le reproduire artificiellement par l'administration de la digitale.

HÉMORRAGIE PULMONAIRE. — C'est une fréquente complication de l'insuffisance cardiaque. On l'observe à la période terminale de l'artério-sclérose, quand la chute de la pression sanguine indique la dilatation du cœur et la stase sanguine dans le poumon. Dans ces cas, l'expectoration est soit teintée de sang, soit entièrement formée de fragments de caillots sanguins noirâtres. A l'autopsie, on trouve ordinairement des taches ecchymotiques à la base des poumons. Chez les jeunes sujets atteints de rétrécissement mitral, on peut observer des hémoptysies abondantes, ce qui est un signe d'une extrême gravité.

Dans d'autres formes de lésions cardiaques, surtout dans les dernières périodes de la fibrillation auriculaire, on peut voir survenir une hémorragie plus ou moins abondante, qui soulage beaucoup le malade et qui n'est suivie d'aucun trouble important. En fait, si le sujet a une certaine quantité de force de réserve, quelle que soit la nature de la lésion cardiaque, il ne faut pas trop s'alarmer d'une hémoptysie liée à un trouble cardiaque.

Une forme sérieuse d'hémoptysie provient d'un infarctus pulmonaire ou d'une apoplexie pulmonaire : dans ces cas, la gravité des symptômes est très variable. Ainsi j'ai vu des malades atteints de phlébite des veines de la jambe, ou après un accou-

chement, mourir en quelques minutes avec des symptômes de
gène respiratoire très prononcée. Dans quelques cas, j'ai vu une
dyspnée intense, avec perte graduelle de connaissance, persister
pendant quatre ou cinq heures, et puis subitement, la dyspnée
cesse, et la connaissance revient. Au bout de douze heures, le
sujet a expectoré une grande quantité de mucus gélatineux
teinté de rose. J'ai aussi vu des cas d'infarctus pulmonaire,
comme après une fracture du tibia, où le seul symptôme était
l'expectoration, pendant trois ou quatre jours, de petites quantités de sang très foncé, puis la guérison s'établissait complètement. Il est probable que dans ces cas, les symptômes étaient
différents en raison du volume de l'infarctus ou de l'étendue de
l'apoplexie.

ŒDÈME AIGU SUFFOCANT DES POUMONS. — Il est une forme
particulière d'œdème, dont je n'ai vu que peu de cas : le malade
est pris subitement de dyspnée, habituellement pendant la nuit,
puis rapidement, il s'écoule de sa bouche et de son nez de
grandes quantités de mucus. Ordinairement le malade succombe
en une heure, après le commencement de la crise : ou d'autres
fois au bout de quelques jours : les causes de cette crise sont
très obscures et elle se produit dans une très grande variété de
cas, et il semble que la sténose mitrale prédispose à cette complication.

CHAPITRE XI

PHÉNOMÈNES RÉFLEXES OU DE DÉFENSE

Classification des symptômes dans une maladie viscérale. — Insensibilité des viscères aux excitants ordinaires. — Mécanisme de production de la douleur et des autres phénomènes réflexes dans une maladie viscérale (le réflexe viscéro-sensitif). — But des réflexes viscéraux. — Pourquoi la douleur est rapportée aux régions éloignées de l'organe.

CLASSIFICATION DES SYMPTÔMES DANS UNE MALADIE VISCÉRALE. — L'analyse soigneuse des symptômes d'une maladie viscérale démontre une grande similitude dans la nature et l'origine de certains d'entre eux, ce qui permet leur division en trois groupes : 1° symptômes dus aux modifications de l'organe lui-même : dans le cas du système circulatoire, modifications des mouvements du cœur et des vaisseaux ; 2° symptômes observés dans los organes et les tissus éloignés qui souffront indirectement de la lésion primitive : ainsi ictère dans les affections du foie, convulsions urémiques dans les affections rénales et anasarque, œdème ou albuminurie dans l'insuffisance cardiaque ; 3° phénomènes réflexes ou de défense qui forment le sujet de ce chapitre.

Bien que le caractère des symptômes des deux premières divisions dépende du volume et de la fonction spécifique de chaque organe, les phénomènes réflexes produits par tous les organes ont une grande ressemblance. C'est là particulièrement le cas pour tous les organes musculaires creux. Ils ont les mêmes origines et les réflexes ont le même caractère, et ils ne sont modifiés que par le développement spécial de chacun d'eux.

Malgré la dissemblance apparente de forme et de fonction du tube digestif, de l'urètre, de l'utérus, du cœur, ils sont fondamentalement les mêmes, et les réflexes qui leur sont associés ont la même nature. Aussi la nature des symptômes obscurs des affections du cœur peut se révéler en recherchant la signification des phénomènes similaires présentés par ces organes qui, à première vue, présentent si peu d'affinité avec lui.

INSENSIBILITÉ DES VISCÈRES AUX STIMULANTS ORDINAIRES. — Pour apprécier les symptômes réflexes des maladies viscérales, nous devons nous rappeler les fonctions des nerfs qui les innervent.

L'innervation du corps est contenue dans deux grands systèmes : l'autonome et le cérébro-spinal. Le système-autonome comprend tous les nerfs grand sympathique, et certains nerfs du cerveau, dont le pneumogastrique est le seul qui nous intéresse ici.

Les tissus et les organes innervés par les nerfs du système autonome ne possèdent pas une sensibilité dans le sens où ce terme est employé pour les tissus innervés par les nerfs cérébro-spinaux. La peau, les muscles et les autres tissus de la paroi externe du corps sont influencés par toutes les formes d'excitation qui produisent des sensations, telles que le toucher, la douleur, la chaleur, le froid, tandis que les viscères qui sont innervés par le système autonome ne sont nullement influencés par ces mêmes excitations. Les organes tels que le cœur, l'estomac, les intestins, le foie et les reins peuvent être coupés, déchirés, brûlés sans que cela éveille aucune sensation, et, cependant, nous connaissons tous les douleurs atroces qui peuvent accompagner les affections viscérales. Harvey décrit comment il put toucher le cœur du fils du vicomte Montgomery sans provoquer aucune sensation. Avant l'anesthésie chloroformique, les chirurgiens ont toujours parlé de l'insensibilité des viscères. Ainsi Richerand dit qu'en opérant dans le voisinage du cœur, il avait trouvé le péricarde insensible, et j'ai souvent vérifié cette observation dans les cas où les côtes ont été réséquées. L'observation suivante démontre l'insensibilité des viscères et en même temps donne une indication sur la manière dont se produit la douleur viscérale.

J'ai eu l'occasion de réséquer l'intestin chez un sujet en pleine connaissance dans les circonstances suivantes. Il avait une hernie ombilicale, et depuis plusieurs années, il portait un bandage tellement serré que la peau avait fini par s'ulcérer : l'ulcération avait fini par gagner l'intestin et les aliments s'échappaient par la fistule. On décida de réséquer l'intestin, mais le malade refusa d'être endormi. Voyant que la peau était déjà ulcérée et que les tissus formant la paroi externe n'étaient pas très sensibles, de sorte que l'on pouvait ouvrir la cavité abdominale sans provoquer trop de douleurs, je pensai que cette opération pouvait être faite sans douleur. Il arriva ce que j'avais prévu : je pus libérer de nombreuses adhérences péritonéales récentes et anciennes, les séparer du foie et de l'intestin, réséquer une partie de l'intestin et du mésentère et faire des sutures sur tous ces tissus, sans que le malade éprouve la moindre douleur. Mais je m'aperçus que de temps en temps il se plaignait, lorsque je ne le touchais pas, et en recherchant le pourquoi, je vis que la partie supérieure de l'intestin réséqué, qui était rejeté sur le côté, enveloppé du tissu antiseptique, présentait de temps en temps du péristaltisme, passant de l'état de large tube pour devenir en se contractant une sorte de tige charnue épaisse : toutes les fois que se faisait cette contraction, le malade gémissait. Si je lui demandais où il souffrait, il indiquait toujours la région ombilicale. Je provoquai plusieurs fois le péristaltisme en pinçant légèrement l'intestin, et chaque fois le malade éprouvait de la douleur. La cause de la douleur était au moins à douze pouces de la partie où la douleur était ressentie.

On peut déduire de cette expérience : 1° que les excitations qui produisent la douleur et d'autres sensations sur la paroi externe du corps ne sont pas aptes à les produire, quand elles sont appliquées aux viscères ; 2° qu'une violente contraction de fibres musculaires non striées peut produire de la douleur, mais que la région dans laquelle la douleur est ressentie est différente de celle où se trouve le muscle qui se contracte.

Cette expérience isolée a été vérifiée dans beaucoup d'autres observations personnelles et par celles de Lennander, et confirme les expériences faites par Haller sur les animaux il y a cent cinquante ans, quand il montrait qu'ils étaient insensibles à toutes les mutilations de leurs viscères, tant que l'on ne touchait pas à la paroi externe du corps.

Ces expériences obligent à chercher pour la production de la douleur viscérale une explication autre que celle qui explique sa production par la stimulation de la paroi externe du corps, et celle que nous donnons ci-dessous paraît satisfaisante pour expliquer la nature particulière des phénomènes sensitifs qui se développent dans une maladie viscérale.

MÉCANISME DE PRODUCTION DE LA DOULEUR ET DES AUTRES PHÉNO-MÈNES RÉFLEXES DANS LES AFFECTIONS VISCÉRALES (LE RÉFLEXE VIS-CÉRO-SENSITIF). — Quand un nerf qui se termine dans un organe des sens est excité en un point de son trajet de la périphérie au cerveau, une excitation est transmise au cerveau de la même façon que lorsque l'extrémité périphérique de l'organe est excité. Ainsi une excitation sur un point quelconque du nerf optique ou du nerf auditif donne lieu à une sensation de lumière ou de bruit. De même, si un nerf sensitif est excité dans une partie quelconque de son trajet dans le cerveau, la moelle ou le tronc nerveux, la sensation qui en résulte est rapportée à la distri-bution périphérique du nerf dans la paroi externe du corps.

La figure 5 est un diagramme représentant le cerveau et la moelle (M) avec un nerf sensitif NS allant de la peau P au cer-veau par la moelle. Une excitation appliquée à la peau, ou au nerf sensitif entre la peau et la moelle, ou au nerf sensitif dans la moelle, produit une sensation qui est rapportée par le cerveau à la portion de peau innervée par le nerf, quoique l'excitation

ait pu frapper le nerf après sa sortie de la peau. Dans le diagramme, on a représenté un viscère (H) et on voit son nerf

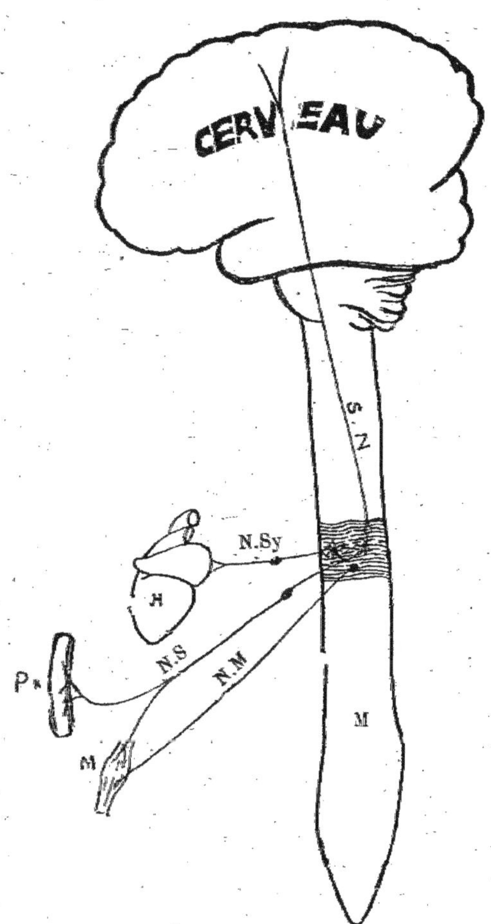

Fig. 5. — Diagramme montrant le mécanisme de production
de la douleur viscérale.

Du viscère H, une excitation anormale est transmise par le grand sympathique N. Sy., à la moelle M. En atteignant la moelle, l'excitation anormale s'étend au delà du centre du sympathique, et affecte les cellules nerveuses du voisinage immédiat. Les cellules ainsi excitées réagissent d'après leur fonction, le nerf sensitif déterminant une sensation que le cerveau reconnaît comme douleur et qu'il rapporte à la distribution périphérique du nerf sensitif N.S dans la peau P, ou le muscle M ; le nerf moteur détermine une contraction du muscle M. — L'excitation anormale peut laisser une partie de la moelle irritable d'une manière anormale (partie ombrée), de sorte que les parties innervées par cette partie de la moelle sont hyperalgésiques, et des accès de douleur comme ceux d'angine de poitrine sont plus aisément provoqués.

(Sy N) qui va à la moelle. Dans le processus vital normal, un courant d'énergie provenant des viscères passe continuellement à la moelle par les nerfs afférents et agit d'une façon continue sur les nerfs efférents qui commandent aux muscles, aux vaisseaux sanguins, etc. Ces processus se passent de façon à ne donner lieu à aucune sensation appréciable. Si cependant, un processus morbide dans un viscère produit l'augmentation de l'excitation des nerfs allant du viscère à la moelle, cette excitation augmentée affecte les centres voisins. S'il excite le nerf sensitif représenté dans le diagramme comme allant de la peau au cerveau, la sensation qui en résulte sera rapportée par le cerveau, non au viscère, mais à la distribution du nerf périphérique. Il en était ainsi dans l'opération que j'ai décrite : l'intestin se contractait, et la douleur qui en résultait était rapportée non à l'intestin, mais à la distribution périphérique des nerfs sensitifs de la région de l'ombilic : ainsi la douleur dans une maladie viscérale est donc réflexe. C'est *un réflexe viscéro-sensitif.*

Dans le diagramme, on voit un nerf moteur NM provenant de la moelle et se rendant à un muscle M. L'excitation provenant du viscère H allant à la moelle peut exciter les cellules d'origine des nerfs moteurs, avec ce résultat que le muscle est excité à se contracter : d'où nous avons *le réflexe viscéro-moteur.* Ce réflexe s'observe surtout dans les affections des viscères abdominaux, alors que la paroi abdominale se durcit par suite de la contraction tonique des muscles.

Quand une partie de la moelle est violemment excitée par suite d'une affection viscérale, ce segment médullaire peut rester pour un certain temps dans un état d'hyperexcitabilité, de sorte que tous les nerfs émanant de ce segment peuvent être beaucoup plus facilement excités. Cela se démontre facilement dans beaucoup de cas d'affections viscérales par l'état hyperalgésique des parties de la paroi externe du corps et par l'exagération des réflexes. En pareil cas, l'excitation de la peau et des muscles, comme par un léger pincement entre le pouce et l'index, qui, à l'état normal, ne serait perçu que comme une sensation de toucher, est ressentie comme douleur par le malade. Un léger attouchement de la peau avec une tête d'épingle peut être perçu comme douleur, et produit très rapidement une contraction réflexe des muscles, dont les nerfs émanent du même fragment médullaire. Une autre conséquence de la présence de ce *foyer irritable* de la moelle est que l'excitation des viscères détermine plus facilement la douleur, et non seulement les accès douloureux (comme dans l'angine de poitrine, la colique hépatique ou néphrétique) se produisent plus facilement, mais l'accès de douleur peut être provoqué par des excitations provenant d'autres sources.

Ainsi dans les cas de lithiase biliaire avec hyperalgésie de la peau au niveau de la région hépatique, l'ingestion d'aliments dans l'estomac peut donner lieu à de vives douleurs dans les tissus hyperalgésiés.

BUT DES RÉFLEXES VISCÉRAUX. — L'étude des réflexes a été faite d'une façon très minutieuse, et Sherrington a démontré la grande variété et complexité des réflexes spinaux, mais leur but a été laissé de côté jusqu'à un certain point. Beaucoup de réflexes ont principalement pour but, soit de soustraire le corps à des traumatismes, soit d'interposer un muscle en état de contraction entre l'agent menaçant et l'organe. Il est même possible, comme le suppose Herbert Spencer, que l'évolution des muscles et la segmentation du corps étaient dues à la nécessité de protéger la paroi externe du corps, quand elle s'est transformée d'une carapace dure et insensible en un tégument mobile et sensitif. La façon dont le mécanisme protecteur est mis en jeu, c'est par l'exaltation de la sensibilité réflexe. Ainsi, qu'un organe vienne à être traumatisé, comme par l'inflammation, immédiatement les processus de défense de toute la partie avoisinante de la paroi du corps sont exaltés. Cela se fait ordinairement par l'augmentation de la sensibilité de la peau et des tissus sousjacents, de sorte que le moindre attouchement détermine im-

médiatement une ¡vive et forte contraction des muscles protec-
teurs. Ces muscles eux-mêmes deviennent beaucoup plus
sensibles à la douleur, et comme les excitations douloureuses
sont les causes qui provoquent le plus les réflexes, les muscles
sensibles peuvent rester contractés d'une manière permanente.

Pour démontrer la signification et le but d'une douleur viscérale et des phénomènes qui s'y allient, prenons un cas d'ulcère
gastrique. L'ulcère peut être situé sur la paroi postérieure et au
niveau du cardia, tandis que la sensation de douleur est rapportée à l'épigastre. On peut trouver que la peau et les muscles
sont excessivement sensibles à la pression : la contraction
réflexe des muscles droits sous-jacents est extrêmement forte.
Essayez-vous de palper légèrement l'estomac ? ces muscles
entrent immédiatement dans une contraction si forte qu'il est
presque impossible de sentir ce qui est au-dessous. Que fait la
nature ? Evidemment, elle interpose une barrière très efficace
entre l'organe malade et la main qui palpe : tout cela n'est qu'un
mécanisme de protection. S'il n'y avait eu que l'estomac de sensible, la main aurait dû toucher l'estomac, mais grâce au mécanisme réflexe, la paroi externe du corps est très sensible, et la
puissante contraction réflexe des muscles protège l'estomac
contre le traumatisme. On peut retrouver le même mécanisme
de défense dans les affections articulaires : ainsi on peut rencontrer une articulation de l'épaule immobilisée. Il suffit d'endormir le sujet ; les muscles se relâchent, et on perçoit le frottement articulaire en mobilisant la jointure. Il est évident qu'ici
l'articulation lésée demandait à être protégée, et les muscles ne
faisaient que remplir leur devoir.

Suivant Hilton, la douleur elle-même n'a qu'un but, la défense.
Elle fait cesser immédiatement toute l'action qui peut la produire, et cette fonction de défense ne se voit nulle part aussi
clairement que dans les affections du cœur.

Pourquoi la douleur est rapportée a des régions éloignées
de l'organe. — Dans beaucoup de cas, la douleur est rapportée

à des points éloignés de l'organe qui l'a provoquée. Ainsi la douleur de la colique hépatique est rapportée à l'épigastre, celle de la colique néphrétique au testicule, celle des affections du cœur au bras.

La raison de cela est que dans le cours du développement, les tissus qui dans les premiers temps de la vie recouvraient immédiatement l'organe ont été déplacés. Ainsi, si dans la colique néphrétique on ressent la douleur dans le testicule, cela tient à ce fait que dans sa migration vers le scrotum, les enveloppes du testicule reçoivent un rameau émanant du premier nerf lombaire, qui innerve aussi le rein, et lorsque le centre de ce nerf dans la moelle est excité, comme dans les cas de calcul rénal, la douleur est ressentie dans le testicule, et la pression de ce dernier peut aussi provoquer une très vive douleur. D'autre part, dans ces cas, on ne constate jamais que la peau du scrotum soit hyperalgésiée : il n'y a que les enveloppes profondes du testicule, parce que le scrotum est innervé par les nerfs sacrés.

CHAPITRE XII

LA RELATION DU CŒUR AVEC LES NERFS CÉRÉBRO-SPINAUX

La relation du cœur avec les nerfs sensitifs. — Distribution cutanée des nerfs cervicaux et dorsaux supérieurs. — Zona et troubles sensitifs. — Zones dans lesquelles on ressent de la douleur et où il existe de l'hyperalgésie dans les affections du cœur. — Symptômes cephaliques et cervicaux (réflexes des vagues). — La douleur de l'angine de poitrine comme réflexe viscère sensitif. — La réflexe viscéro-moteur.

Dans le dernier chapitre, on a étudié les principes et les modes fondamentaux de production de la douleur et des autres troubles sensitifs dans les affections des viscères : ce chapitre et les deux suivants seront consacrés à l'application de ces principes à l'étude du cœur.

RELATION DU CŒUR AVEC LES NERFS SENSITIFS. — Pour comprendre le mécanisme de la douleur ressentie dans les affections du cœur, il faut se représenter la distribution des nerfs dorsaux supérieurs. Ross a montré que chez les vertébrés primitifs, avant le développement des membres, chaque nerf spinal se distribue d'une manière segmentaire autour de la moitié du corps (fig. 6). Les nerfs dorsaux supérieurs sont donc ainsi entièrement distribués à la paroi du corps et aux tissus qui recouvrent le cœur.

Les membres supérieurs qui se développent par un bourgeonnement du tronc, attirent avec eux des parties des nerfs cervicaux et dorsaux supérieurs, de sorte que des parties du 1er et 2e nerfs dorsaux se distribuent au bord cubital de l'avant-bras et à la surface interne du bras. Ainsi, une excitation provenant du cœur et affectant le segment médullaire à la hauteur du 1er et 2e nerf dorsal, serait perçue comme douleur au niveau du cœur chez un vertébré inférieur, tandis que chez l'homme, ce serait à l'avant-bras ou au bras (fig. 7).

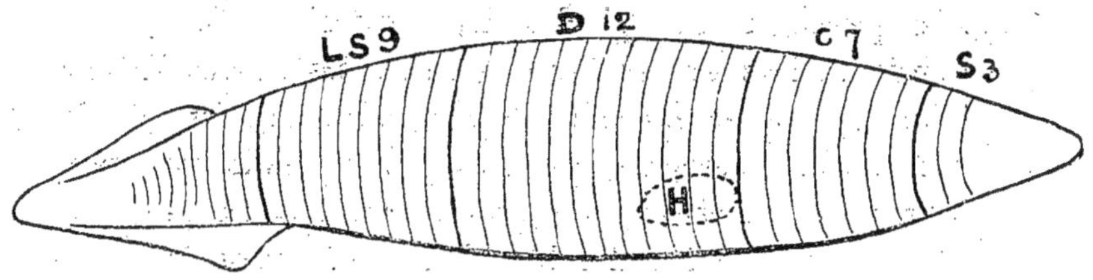

Fig. 6. — Diagramme représentant un vertébré primitif pour montrer la distribution des nerfs sensitifs.

Pour rendre la comparaison plus facile, le nombre des segments est représenté le même que chez l'homme et le cœur occupe la même position. Chaque nerf est figuré comme limité dans sa distribution à un segment (d'après Ross).

Cette distribution particulière des nerfs à la poitrine et au bras, résultant du développement des membres, fournit un champ unique d'observation du mécanisme des processus nerveux dans les affections du cœur.

Distribution cutanée des nerfs cervicaux et dorsaux supérieurs. — Pour mieux connaître les régions dans lesquelles on ressent la douleur, et les zones hyperesthésiques dans l'insuffisance cardiaque, il est utile de se rappeler la distribution dans la peau des nerfs qui s'y rendent. Les nerfs cervicaux depuis le 2e jusqu'au 4e innervent la peau de la nuque, le cou et les épaules. La 4e cervicale descend aussi en avant de la poitrine au moins aussi bas que la 3e côte où elle s'anastomose avec les branches de la 2e dorsale. Les 5e et 6e nerfs cervicaux se distribuent au bras, dans une zone que l'on peut grossièrement limiter à la moitié externe du bras, et le radial innerve la moitié de l'avant-bras et une partie du pouce. Le 7e nerf cervical se distribue aux mains et aux doigts, le 8e à l'annulaire et au petit doigt, au côté cubital de la main, et avec le 1er dorsal il fournit la moitié cubitale de l'avant-bras. Le 2e et 3e dorsal innervent la moitié interne de la partie supérieure du bras, l'aisselle, la poitrine, et s'anastomosent avec le 4e cervical, comme je l'ai déjà dit (fig. 7). Les 4e et 5e dorsaux se distribuent à la poitrine, le dernier descendant jusqu'à la partie supérieure de l'épigastre. Il faut se rappeler que chaque nerf spinal se divise en trois parties après la jonction des racines nerveuses antérieures et postérieures, à savoir une branche postérieure, une branche latérale et une ventrale. Ce sont les branches latérales et ventrales qui sont destinées à innerver le bras, les branches postérieures se distribuant à la peau du dos. Ainsi, à l'exception des branches postérieures, les nerfs depuis le 4e cervical jusqu'au 2e dorsal, se distribuent aux bras. Le 2e nerf dorsal (quelquefois le 1er) envoie des branches à la partie antérieure de la poitrine. On a ainsi une preuve intéressante fournie par l'étude de la distribution de tout trouble sensitif anormal — douleur ou hyperesthésie — qui se développe dans la poitrine. S'il affecte une série de centres nerveux successifs, il ne remontera pas sur la poitrine au-dessus de la clavicule, mais il descendra à la partie interne du bras jusqu'au bord cubital de la main (fig. 7). De la même façon, une douleur naissant dans le cou et produite par l'excitation d'une série descendante de racines nerveuses cervicales ne descendra sur la poitrine que sur une courte distance, puis passera sur le côté externe de la partie supérieure du bras jusqu'au bord radial de la main.

Zona et troubles sensitifs. — Il y a nombre d'années, quand j'étudiai ces phénomènes sensitifs, j'avais été frappé par la ressemblance de la situation occupée par l'éruption du zona avec le siège de la douleur et de l'hyperesthésie dans certains cas d'affection viscérale. Jusqu'ici l'éruption du zona n'avait été décrite que dans ses rapports avec les nerfs périphériques : mais comme ces nerfs ne sont composés habituellement que par des fibres ne provenant que d'une racine nerveuse on n'avait pas eu d'explication satisfaisante. J'avais reconnu le fait que le zona était dû à la maladie de la racine nerveuse (probablement le ganglion situé sur la racine postérieure), comme Head et Campbell l'ont démontré depuis : connaissant ce fait, la zone éruptive et hyperesthésique devient plus compréhensible. Souvent, il y a des signes qu'il y a plus d'une racine affectée, mais ce sont généralement les racines avoisinantes. Il est difficile de dire quand il n'y a qu'une seule racine de touchée. Il y a d'autres symptômes en dehors du zona qui s'ajoutent au tableau, et qui montrent la direction dans laquelle les nerfs se distribuent à la peau. Les plus importants de ces autres symptômes sont la douleur et l'hyperalgésie de la peau et des tissus sous-cutanés, et lorsqu'il n'y a pas d'éruption ou qu'elle est très discrète, il est difficile de décider si ces phénomènes ne sont pas dus à quelque maladie viscérale.

ZONES DANS LESQUELLES ON RESSENT DE LA DOULEUR ET OU IL EXISTE DE L'HYPERALGÉSIE DANS LES MALADIES DU CŒUR. — Dans la grande majorité des cas, la douleur dont on se plaint dans les maladies du cœur est rapportée à quelque point de la paroi thoracique, le plus souvent sous le sein gauche et à la partie moyenne de la poitrine à différents niveaux. Dans quelques cas, elle peut être limitée d'abord à une petite zone de la poitrine, (fig. 8), puis, plus tard, elle s'irradie du point d'origine dans différentes directions, surtout vers l'aisselle et le bras gauche. (fig. 7). Il est curieux de voir combien il est difficile d'indiquer la région où la douleur est très vive, à moins que l'on n'interroge soigneusement le malade, au moment où il ressent la douleur. La région la plus habituelle où s'irradie la douleur est indiquée dans la zone ombrée de la figure 7, et il est intéressant de comparer cette zone avec la distribution de l'éruption dans un cas de zona (fig. 9). Dans quelques cas, on peut délimiter exactement la zone de l'hyperalgésie. Lorsque l'irradiation de la douleur a un trajet semblant quelque peu erratique, il est possible que cela soit dû à une anomalie de la distribution nerveuse. Ainsi dans le cas 29, les accès de douleur s'étendaient au bras gauche et étaient surtout intenses au niveau de l'éminence thénar : la figure 10 est un schéma que je fis au cours d'un de mes nombreux examens, et son exactitude fut confirmée par le malade

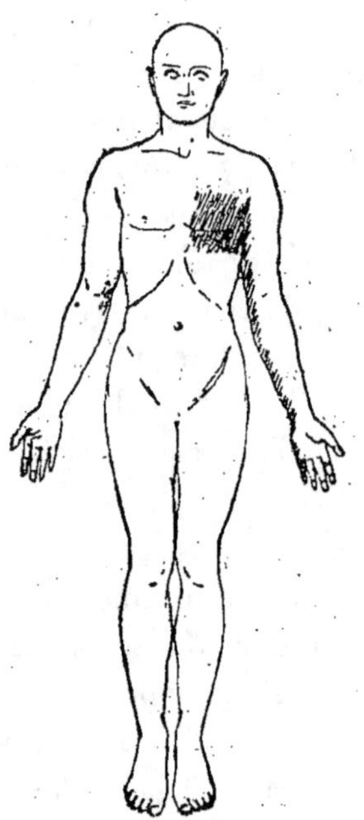

FIG. 7. — La partie ombrée du côté gauche de la poitrine et du bras et au côté interne du coude droit indique la distribution de l'hyperalgésie après plusieurs accès d'angine de poitrine. La douleur est ressentie dans ces régions pendant l'accès. (Cas 54.)

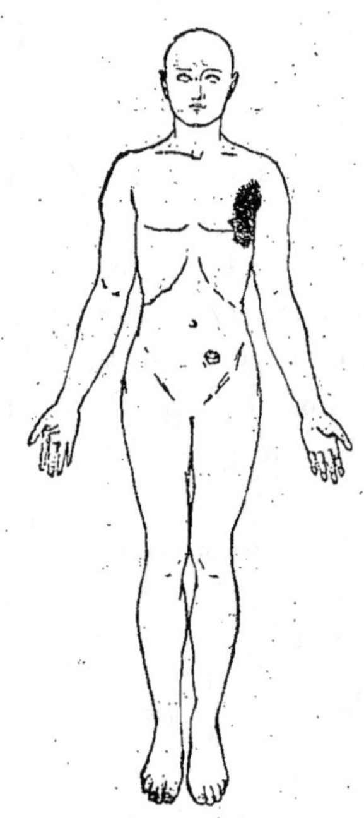

FIG. 8. — La partie ombrée au côté gauche de la poitrine indique la zone d'hyperalgésie après le premier accès d'angine de poitrine. (Cas 54.)

qui était un homme très intelligent. Quelque temps après avoir fait ces observations, j'ai vu un cas de zona où l'éruption du bras et de la main occupaient la même distribution que dans la figure 11, qui a été prise sur une photographie.

Quoique, dans la grande majorité des cas, la douleur débute dans la poitrine et s'irradie vers le bras, parfois elle commence à la main ou au bras pour se propager vers la poitrine : dans quelques cas même, la douleur peut rester localisée au bras (cas 22 et 31). Chez deux malades, j'ai vu des accès de cette sorte : pendant l'accès, ils tenaient le bras appuyé contre la poitrine et se balançaient en avant et en arrière, avec la sensation d'une douleur intense. La douleur est parfois rapportée au côté

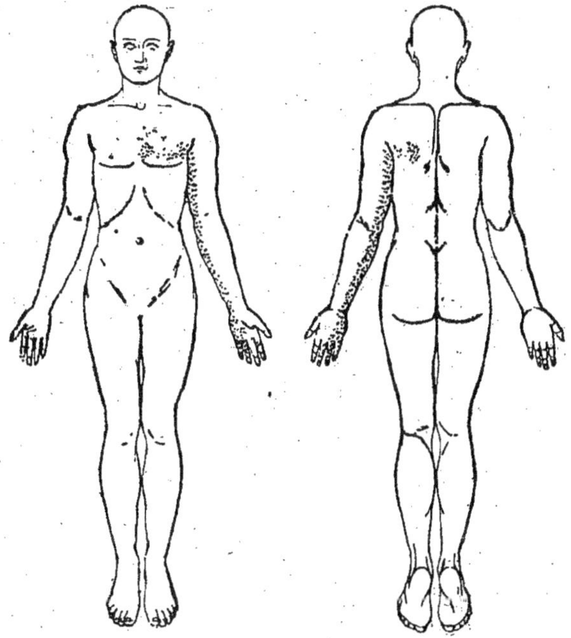

Fig. 9. — La région ponctuée montre la distribution de l'éruption dans un cas de zona. Elle a la même distribution au côté gauche que l'hyperalgésie dans la fig. 8.

interne de l'un ou des deux coudes : ainsi un malade se plaignait d'une douleur très vive au milieu de la poitrine et au côté interne du coude gauche, sans pouvoir dire où débutait la douleur, ni en quel point elle était la plus vive. A ce propos, il est intéressant de citer une expérience rapportée par Sherrington. En appliquant un emplâtre de moutarde à la partie supérieure de la poitrine, il eut la sensation, au bout de quelques minutes, d'une vive douleur au côté interne du coude gauche. Cela ne peut pro-

venir que de l'excitation passant de la peau de la poitrine au
système nerveux central, et là stimulant les nerfs sensitifs qui
innervent la peau du coude. Dans la figure 7, il y a une surface
ombrée au côté interne du coude droit qui représente une zone
d'hyperalgésie aiguë que j'ai découverte chez ce malade (cas 54).
La douleur peut s'étendre à la même région au côté droit, mais

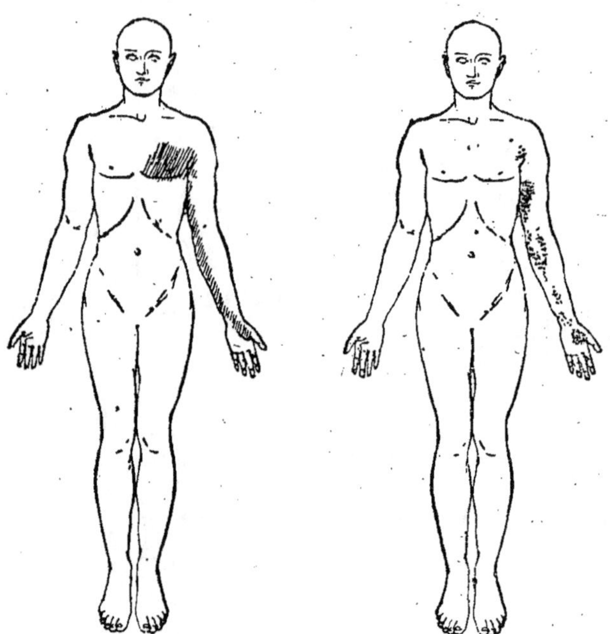

Fig. 10. — La zone ombrée indique la
région dans laquelle était ressentie
la douleur pendant un accès d'angine
de poitrine. (Cas 29.)

Fig. 11. — La ligne ponctuée montre
la distribution de l'éruption dans un
cas de zona. Comparez cette zone
avec celle de la fig. 10.

en général, elle est moins aiguë, et dans quelques cas, elle est
entièrement limitée au côté droit et peut être très vive.

Une autre expérience m'a montré la relation de la distribution
de la douleur aux nerfs sensitifs. En étudiant la chair de poule
(réflexe moteur pilaire), j'avais coutume de frictionner légèrement et vivement la peau au-dessous du sein gauche. Il en
résultait l'apparition d'un état de chair de poule, et parfois il

s'étendait à la poitrine en haut, et en bas sur le côté interne du bras gauche. Ce phénomène s'accompagnait d'une sensation de froid, s'étendant à la même région et atteignant jusqu'au petit doigt. Je répétai cette expérience sur un malade (cas 22) qui avait de l'angine de poitrine, et il dit qu'il éprouvait la sensation de froid. Je lui demandai d'indiquer la région où il éprouvait cette sensation, et tout étonné, il constata que c'était juste au point où il ressentait la douleur, et il indiqua les côtés internes du bras et de l'avant-bras.

On peut avoir la douleur, dans de rares cas, s'étendant au bras dans la région de distribution des 5e et 6e nerfs cervicaux. Ainsi chez un malade qui avait de graves accès d'insuffisance cardiaque, et qui avait du rétrécissement mitral et de la fibrillation auriculaire, la douleur était très vive au côté gauche du cou et s'étendait en bas au côté externe de l'épaule et du bras jusqu'au coude. Après la cessation de la douleur, la peau du cou restait très sensible.

HYPERALGÉSIE DANS LA DILATATION AIGUË DU CŒUR ET DU FOIE. — Dans quelques cas de tachycardie paroxystique, surtout celle due à la fibrillation auriculaire, j'ai constaté des troubles sensitifs marqués à la suite de la dilatation du cœur et du foie, qui résulte du rhythme anormal. Les surfaces ombrées de la figure 12 indiquent la région qui présentait de la sensibilité chez un malade (cas 51). Il y avait une zone diffuse mal limitée au niveau du foie et elle venait rejoindre la zone cardiaque. Il y avait aussi de la sensibilité du côté gauche du cou, le sterno-mastoïdien étant très sensible à la pression. Quelques heures après la cessation de l'accès de tachycardie, tous les symptômes avaient disparu et le volume du cœur et du foie avait beaucoup diminué. Ces phénomènes sont loin d'être rares dans les accès plus chroniques d'insuffisance cardiaque, avec dilatation du cœur et du foie.

SYMPTÔMES DANS LA TÊTE ET LE COU (RÉFLEXES DES NERFS VAGUES). — Jusqu'ici les symptômes qui ont été décrits sont ceux qui sont en rapport avec l'innervation sympathique. En examinant soigneusement les malades, j'ai appris à distinguer des sensations anormales dans d'autres régions. La plus remarquable était la sensibilité ressentie en pinçant légèrement les muscles sterno-mastoïdien et trapèze. Il n'est pas douteux que les muscles eux-mêmes soient sensibles. La peau et les tissus sous-cutanés peuvent être pincés sans qu'on éveille aucune sensibilité anormale; mais, lorsqu'on pince le muscle lui-même, on détermine parfois une sensibilité exquise. En constatant la sensibilité si fréquente du sterno-mastoïdien et du trapèze, et en tenant compte de leur innervation par le spinal accessoire, dont on connaît les rapports à l'origine avec le nerf vague, j'admettais que la transmission de l'irritation au spinal accessoire provenait du cœur par le nerf vague. Si la sensibilité anormale du sterno-mastoïdien et du trapèze est un phénomène des plus constants, il y a souvent en d'autres points des troubles sensitifs. Ainsi la douleur peut être ressentie dans le cou, la tête, à la nuque, au front et le long de la mâchoire inférieure (cas 27 et 42). L'hyperalgésie peut aussi exister dans ces zones, et le malade peut se plaindre de douleur dans la déglutition après un accès de douleur ressentie dans la mâchoire et le cou. Ces zones démontrent les rapports des nerfs ainsi affectés à leur centre avec le nerf vague. En général, les phénomènes sensitifs éprouvés dans la tête et le cou s'associent à ceux se développant dans les nerfs dorsaux supérieurs et

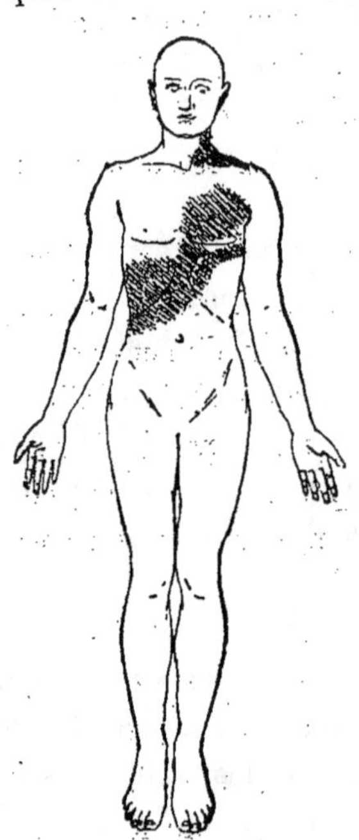

Fig. 12. — La zone ombrée de l'abdomen, de la poitrine et du cou indique la distribution de la surface hyperalgésiée continue dans un cas de dilatation aiguë du cœur et du foie chez un sujet atteint de tachycardie paroxystique (fibrillation auriculaire) (cas 51).

cervicaux inférieurs. J'ai l'habitude, dans beaucoup de cas, de presser sur la deuxième côte gauche, au niveau de la ligne mamelonnaire, sur les vertèbres dorsales supérieures, de pincer le muscle sterno-mastoïdien et le trapèze juste au-dessus de l'épine de l'omoplate. S'il existe des phénomènes sensitifs, ils peuvent être constatés dans l'une, si ce n'est dans toutes ces zones. Dans quelques cas, toutes sont extraordinairement sensibles, et, en dehors de quelque douleur obscure, on ne constate pas d'autre trouble sensitif. On observe parfois d'autres phénomènes réflexes liés au pneumogastrique, pendant ou après un accès d'angine de poitrine, tel qu'un écoulement abondant de salive (cas 28), ou la sécrétion d'une grande quantité d'une urine pâle et de faible densité (cas 23).

La douleur d'angine de poitrine comme réflexe viscéro-sensitif. — La description habituelle de la douleur dans l'angine de poitrine est qu'elle est ressentie au cœur et se propage dans le bras, ou qu'il y a deux douleurs, une douleur locale au niveau du cœur, et une douleur qu'on rapporte au bras. Si, cependant, on analyse soigneusement les symptômes présents, on arrive à démontrer qu'il n'y a qu'une sorte de douleur, et qu'elle se produit d'après la loi que j'ai essayé d'établir, à savoir que c'est un *réflexe viscéro-sensitif*. On ne peut démontrer le bien-fondé de cette hypothèse dans tous les cas, mais on est en droit d'appliquer aux autres cas les conclusions qu'on a déduites des observations démonstratives. En résumé, ces observations prouvent que, dans les cas les plus graves, la douleur est ressentie dans des points éloignés du cœur, comme dans le bras gauche ; que cette douleur est identique à celle ressentie au niveau du cœur ; que la douleur peut débuter dans des régions éloignées du cœur, et que graduellement, elle peut atteindre le cœur et s'y fixer, et enfin, que les tissus de la région précordiale peuvent rester très hyperesthésiés, après que la douleur a disparu. De ce dernier fait, on déduit que, puisque le siège de la douleur correspond à la région hyperesthésiée, il faut que la douleur soit ressentie par les nerfs hyperalgésiés.. Faire une autre supposition serait ignorer un principe qui explique d'une manière satisfaisante la douleur, quel que soit le point où elle se produise.

RÉFLEXE VISCÉRO-MOTEUR. — Je me suis surtout occupé jusqu'ici du réflexe viscéro-sensitif, mais pour le réflexe viscéro-moteur, il n'y a pas de preuve plus frappante de son existence que dans le groupe des symptômes compris sous le terme « angine de poitrine ». On pourrait limiter le terme : « angine de poitrine » à cette classe de cas dans lesquels, outre la sensation de douleur, il y a un sentiment de constriction de la poitrine, allant parfois jusqu'à la sensation d'avoir la poitrine serrée par une vis ou d'avoir le sternum brisé. Je suis convaincu que ces sensations proviennent du spasme des muscles intercostaux, et correspondent à la contraction des muscles de la paroi abdominale dans les affections des viscères abdominaux. Si l'on examine un cas de ce qu'on appelle le « rhumatisme musculaire », quand il siège dans les muscles intercostaux, et lorsque ces muscles sont excités par le plus léger mouvement pour passer à l'état de vraies crampes, on ne peut s'empêcher d'être frappé de la ressemblance avec la sensation de « griffe » qu'éprouvent certains malades atteints d'affection du cœur. J'ai examiné attentivement des attaques dans des cas pareils, et n'ai trouvé aucune différence avec celles où le sentiment de constriction était le symptôme principal de la maladie du cœur.

De plus, j'ai vu en consultation quelques cas où l'angine de poitrine avait été méconnue à cause de cette contraction musculaire. Le réflexe viscéro-moteur peut exister isolé, ou, ce qui est plus souvent le cas, il peut être associé à la douleur, et les symptômes peuvent se développer à des moments différents, grâce à un accès (cas 8). Le sentiment de constriction dû à ce réflexe viscéro-moteur se voit surtout chez les gens âgés, où on peut le considérer comme un symptôme d'une forme des affections terminales du cœur dues à des altérations séniles. Je l'ai constaté comme signe précurseur avancé de faiblesse cardiaque et, quoique pendant longtemps, on puisse procurer du soulagement, les lésions du cœur sont si avancées que dans le cours naturel des choses, on ne peut envisager que la fin. Dans ces cas, la douleur peut manquer.

CHAPITRE XIII

TROUBLES SENSITIFS RÉSULTANT D'UNE AFFECTION CARDIAQUE

États dans lesquels se produit l'angine de poitrine. — États donnant lieu à des accès d'angine de poitrine. — États prédisposant à un accès. — Association de l'angine de poitrine avec l'épuisement du muscle cardiaque. — Epuisement du muscle cardiaque et la susceptibilité à la stimulation nerveuse. — Les phénomènes sensitifs.

ÉTATS DANS LESQUELS SE PRODUIT L'ANGINE DE POITRINE. — Si l'on étudie un grand nombre de cas, on trouve que les symptômes de l'angine de poitrine peuvent se développer dans les formes de lésions les plus diverses, et même chez des sujets sans aucune trace de lésion cardiaque. Dans l'appendice, je cite un grand nombre de cas, par lesquels on verra que l'angine de poitrine peut se développer dans les cas de surmenage, d'anévrysme aortique, de maladie valvulaire aortique, d'athérome des artères coronaires, de dégénérescence du myocarde, ou d'affaiblissement du muscle cardiaque par mauvaise nutrition, d'hypertension, de changements subits dans l'allure et le rhythme du cœur, dans des états passagers d'origine obscure, et dans les lésions séniles.

Il semblerait que des symptômes identiques, produits par des états si divers, ne puissent pas résulter directement d'une lésion organique, d'un anévrysme aortique, d'une affection des artères coronaires, ou de l'accroissement de la résistance périphérique, ou des variations de l'allure et du rhythme. Nous devons donc rechercher une cause commune à ces états.

États donnant lieu a des accès d'angine de poitrine. — Afin de trouver quelle peut être cette cause commune, il faut examiner quels sont les états donnant lieu à des accès d'angine de poitrine. En premier lieu, il faut noter que l'angine de poitrine, dans beaucoup des états énumérés, apparaît comme un symptôme tardif, après que le cœur a lutté longtemps contre les obstacles s'opposant à son travail, ou après que la nutrition des muscles a été amoindrie à la suite de lésions pathologiques dans l'artère coronaire, ou lorsque les fibres musculaires se sont affaiblies en raison d'une dégénérescence à marche lente. En outre, nous trouvons que beaucoup de malades au repos ne ressentent aucune douleur, mais qu'une attaque éclate pour toute cause qui augmente le travail du cœur. Tout effort corporel quelconque, toute excitation, tout accroissement de la résistance périphérique (comme l'exposition au froid, où une gêne subite du cœur par l'apparition d'un nouveau rhythme, peut déterminer directement un accès d'angine de poitrine ; en un mot, chez les individus prédisposés, tout ce qui accroît le travail du ventricule gauche provoque un accès d'angine de poitrine.

États prédisposant a un accès. — Qu'un muscle, quand il est surfatigué, donne lieu à des symptômes de malaise, c'est là un principe qui s'applique à tous les muscles du corps. Si l'on examine les artères coronaires dans certains cas typiques d'angine de poitrine, on peut en déduire une modalité suivant laquelle se produisent les accès.

Dans quelques cas, l'étroitesse de leur lumière est telle qu'on peut à peine y faire pénétrer une épingle. Pendant la vie, le courant sanguin a dû être très diminué, et s'il suffisait à alimenter ce muscle à l'état de repos, il était tout à fait insuffisant dans les périodes d'activité. A ce point de vue, il y a une grande ressemblance entre l'origine et la douleur dans ces cas avec ceux qui ont été appelés claudication intermittente, et décrits page 38.

La douleur est la caractéristique principale de l'extrême épuisement. L'épuisement du muscle cardiaque peut être causé par un apport insuffisant de sang comme l'obstruction des coronaires due à une nutrition sanguine faisant défaut, ou par une diminution de l'activité musculaire résultant d'une dégénérescence fibreuse ou graisseuse du muscle cardiaque. Il y a, en vérité, beaucoup de cas où il est difficile de dire la raison du processus qui produit l'épuisement, mais par l'étude d'un grand nombre de cas l'épuisement fournit un guide certain pour juger de l'état du malade ; cette question sera exposée quand on abordera le pronostic et le traitement. Le point sur lequel il est nécessaire d'insister est que l'angine de poitrine n'est pas une maladie, mais qu'elle n'est qu'un groupe de symptômes qui ne donne aucune indication sur la véritable nature du trouble cardiaque, de sorte qu'il est nécessaire de faire une enquête pour découvrir d'autres signes qui pourront élucider le problème.

ASSOCIATION DE L'ANGINE DE POITRINE AVEC L'ÉPUISEMENT DU MUSCLE CARDIAQUE. — Ces considérations permettent de conclure que l'angine de poitrine se développe dans certains états de la substance musculaire du cœur, quand la contraction rencontre une résistance plus grande que celle qu'elle peut aisément surmonter, si un muscle suffisamment fort lutte contre une résistance accrue (comme dans les cas de grande résistance périphérique, ou d'orifice aortique rétréci) ou, lorsqu'un muscle affaibli ou dégénéré doit se contracter en face d'une pression normale ou même diminuée, mais plus élevée que celle qui peut vaincre le muscle affaibli, ou lorsque le cœur a dû lutter pendant une longue période sans avoir le temps suffisant pour se reposer et se restaurer.

L'opinion que l'angine de poitrine est l'expression de l'épuisement du muscle cardiaque s'appuie sur ce fait qu'elle est souvent associée à d'autres symptômes, liés ou dus à cet épuisement, tels que la dyspnée, l'asthme cardiaque, le pouls alternant et la respiration de Cheyne Stokes.

ÉPUISEMENT CARDIAQUE ET LA SUSCEPTIBILITÉ A LA STIMULATION NERVEUSE. — C'est un fait bien connu que des lésions cardiaques paraissant identiques donnent lieu à des phénomènes différents chez divers sujets. Cette différence se voit surtout dans la réaction des différents individus pour les excitations qui produisent la douleur. C'est probablement en raison de cette particularité individuelle que l'on constate que l'angine de poitrine est chez les uns l'expression d'une lésion insignifiante, et chez d'autres celle d'une lésion grave, alors que chez beaucoup, il n'y a pas de douleur même dans les cas les plus avancés de maladie du cœur ou d'insuffisance cardiaque. L'expérience m'a appris à considérer l'angine de poitrine sous un double aspect : comme l'expression d'un épuisement cardiaque et aussi comme l'expression d'un système nerveux susceptible. On reconnaîtra la possibilité de ce dernier état, si l'on se rappelle que, dans beaucoup de cas, il y a sans doute un foyer irritable de la moelle d'où émanent les nerfs cardiaques et cérébro-spinaux. Il est nécessaire dans chaque cas de tenir compte de la sensibilité de l'individu aux excitations périphériques, car c'est pour cela que l'on a des accès typiques d'angine de poitrine chez les sujets nerveux.

LES PHÉNOMÈNES SENSITIFS PRODUITS PAR LE SURMENAGE DANS LES CŒURS SAINS. — On a déjà fait remarquer que lorsqu'un cœur est soumis à un travail qui dépasse sa capacité, ou, en d'autres termes, quand la force de réserve a été épuisée, il se produit des sensations de malaise. Ces sensations peuvent varier : au début, une légère oppression, une sensation de suffocation, que l'on rapporte à la gorge, ou une sensation de constriction à la partie supérieure de la poitrine. Tels sont les signes présentés habituellement par les sujets sains, dont les cœurs ont été soumis pendant quelque temps à un effort excessif, comme dans une course à pied ou pendant du canotage. Outre ces sensations, il peut se produire de la douleur, qui peut être suivie par d'autres troubles sensitifs, comme une hyperalgésie de la peau et des tissus sous-cutanés de la paroi thoracique gauche. Ces phénomènes s'observent toujours dans quelque partie de la zone ombrée dans la figure 7. Ainsi, un jeune homme de 16 ans partit un jour de congé faire de la bicyclette dans une région montagneuse. Le premier jour, il parcourut une grande distance et fut très las : le deuxième jour, il fit environ 150 kilomètres sur une route montueuse, et à la fin de la journée, il eut une perte de connaissance avec une sensation de suffocation et de douleur dans son côté gauche de la poitrine : le jour suivant, une course peu longue ramena la douleur, et il rentra chez lui, où je l'examinai le 3e jour après le début de la douleur : l'examen physique ne me fit rien découvrir d'anormal : il n'y avait qu'une zone bien limitée de sensibilité autour du sein gauche: je lui conseillai de ne pas se fatiguer et d'éviter tout effort qui ramène la douleur. Il suivit mes conseils et de temps en temps, il essayait comment il pouvait courir, pour constater que la douleur réapparaissait dès qu'il avait couru une centaine de mètres. Au bout de quelques mois, la douleur se produisait moins facilement; à la fin de l'année il était tout à fait bien, et actuellement, six ans après, il jouit d'une excellente santé. — Un médecin bien portant, âgé de 32 ans, partit pour la chasse un jour d'été très chaud. Son existence avait été plutôt sédentaire : après avoir monté une colline très en pente, portant son fusil et ses munitions, il fut pris, au sommet, d'une vive douleur qui dura quelques instants. Le jour suivant, il découvrit une zone de sensibilité auprès du sein gauche, et vint me consulter : je ne découvris rien d'anormal. Cela se passait, il y a huit ans, et il mène encore une vie très active, sans le moindre signe de faiblesse cardiaque. Il me serait facile de publier des observations similaires (comme le cas 2) : mais ceux-là suffisent pour montrer la relation étroite entre les nerfs cardiaques et sensitifs et la production de troubles sensitifs dans les cœurs sains : c'est le même mécanisme qui est en jeu, il n'y a que le trouble qui se produit plus facilement dans les cœurs malades.

TROUBLES SENSITIFS DANS LES CŒURS AFFAIBLIS. — Si l'on examine systématiquement tous les malades qui se plaignent de lassitude, d'oppression à la suite d'effort, et de palpitation, on trouvera chez nombre d'entre eux une zone de sensibilité du côté gauche de la poitrine, particulièrement au niveau du sein gauche. Cette zone peut avoir une surface plus ou moins considérable. Quelques sujets se plaignent d'une douleur sourde passagère dans cette région : d'autres éprouvent une douleur subite; d'autres ressentent une douleur violente qui s'accompagne d'autres symptômes, de sorte qu'il n'est pas facile de la distinguer d'une angine de poitrine, ou de savoir si c'est un accès d'angine de poitrine.

Dans la majorité des cas, il s'agit de sujets très nerveux et surtout de femmes, à la suite de quelque violent effort, physique ou mental, et leurs symptômes cardiaques ne sont qu'une partie de la manifestation d'une mauvaise santé. On constate souvent ces symptômes au moment de la ménopause, ou lorsque le malade présente quelque autre trouble tel que de la stase intestinale ou quelque empoisonnement microbien. J'ai suivi des sujets de cette sorte pendant plus de vingt ans : quelques-uns ont présenté de ces accès typiques d'angine de poitrine, de sorte que la présence de ces troubles sensitifs n'indiquait pas une lésion cardiaque grave, mais était due à un épuisement cardiaque chez des sujets ayant un système nerveux très sensible (cas 6 et 7).

Ces zones d'hyperalgésie sont extrêmement fréquentes dans les cas d'affection du cœur en évolution, comme dans la fibrillation auriculaire ou dans d'autres états s'accompagnant d'insuffisance cardiaque. L'hyperalgésie peut être si accentuée que j'ai vu des cas dans lesquels la sensibilité de la peau était si prononcée que l'on avait fait le diagnostic de névrite.

LA SIGNIFICATION DES TROUBLES SENSITIFS. — Si, pour l'instant, on laisse de côté la question d'angine de poitrine, associée aux affections cardiaques, question qui sera étudiée dans le chapitre suivant, la présence de ces troubles sensitifs est d'une grande valeur pour le clinicien. Dans beaucoup de cas de maladie du cœur en évolution, que l'on reconnaît par d'autres symptômes, les troubles sensitifs peuvent passer inaperçus, et on peut avoir une idée approximative de l'activité cardiaque sans en tenir compte. D'un autre côté, il y a un grand nombre de sujets qui souffrent réellement de faiblesse cardiaque chez lesquels la zone hyperalgésique est le seul phénomène, en dehors du dire du malade, que peut découvrir le médecin, l'examen physique ne révélant rien d'anormal. Depuis longtemps, j'ai pris l'habitude de rechercher la présence de ces zones d'hyperalgésie en pressant légèrement la peau de la poitrine, et en pinçant légèrement le muscle grand pectoral au point où il forme la paroi antérieure de l'aisselle, et les muscles trapèze et sterno-mastoïdien. On constate que la sensibilité de ces tissus est très variable, et on constatera toujours que lorsque les malades disent éprouver un grand épuisement, cela correspond toujours aux périodes de très grande sensibilité de ces parties. De plus, dans beaucoup de cas où les plaintes du malade sont peu accusées, la présence de l'hyperalgésie nous révélera le fait que, malgré l'absence de signes physiques, il y a dans ce symptôme une preuve démonstrative de l'épuisement du muscle cardiaque. Si on reconnaît ce fait, on est à même de rechercher les causes qui peuvent avoir déterminé l'épuisement.

CHAPITRE XIV

ANGINE DE POITRINE

Mécanisme de la production des symptômes de l'angine de poitrine. — Pathogénie d'un accès. — Caractères et durée d'un accès. — Symptômes de l'accès. — Douleur, constriction de la poitrine, sensation de mort imminente. — L'état du cœur et des artères. — Symptômes d'un accès. — Tendance au retour dès accès. — Pronostic. — Traitement. — Amélioration de l'état du cœur. — Traitement pendant un accès.

Dans les trois chapitres précédents, j'ai donné les raisons qui permettent de supposer que ce symptôme complexe, appelé angine de poitrine, appartient à la classe des phénomènes réflexes de défense, dans lesquels les symptômes sont provoqués par un viscère, excitant d'une manière réflexe certaines zones du système nerveux central. L'excitation allant du cœur à la moelle irrite les cellules nerveuses qui sont à proximité du nerf chargé de transmettre le stimulus provenant du cœur. Ainsi excités, ces nerfs réagissent et mettent en jeu leurs fonctions particulières : les nerfs sensitifs, par la douleur ressentie dans leur distribution périphérique, les nerfs moteurs, par la contraction des muscles. De cette façon, nous comprenons la distribution particulière de la douleur dans l'angine de poitrine et le sentiment de constriction de la paroi thoracique. Cette violente excitation de la moelle peut laisser, après sa disparition, un foyer irritable, qui fait de ce segment une région plus susceptible à l'excitation, de sorte que des accès ultérieurs peuvent se produire plus aisément. L'existence de ce foyer irritable peut être démontrée chez quelques malades par l'hyperesthésie des muscles et de la peau, et des autres tissus sous-cutanés, dans lesquels est ressentie la douleur. Ce foyer irritable peut être si sensible qu'un accès d'angine de poitrine peut être provoqué par une excitation de ce foyer, provenant d'autres régions que le cœur. Dans le chapitre précédent, j'ai essayé de montrer que ces phénomènes ne sont pas l'expression d'une lésion importante trouvée dans les cas d'angine de poitrine, mais sont dus à l'épuisement de la fonction de contractilité du muscle cardiaque. Si l'on n'oublie pas cette manière de voir, l'examen des malades est rendu plus facile, et on a un guide pour un diagnostic rationnel, le pronostic et le traitement.

PATHOGÉNIE D'UN ACCÈS. — L'angine de poitrine est rarement le symptôme d'une affection aiguë, bien qu'elle puisse rarement se développer au cours d'une infection aiguë ou subaiguë (cas 5 et 86), elle succède habituellement à une période d'épuisement graduel, excepté lorsque quelque obstacle soudain vient gêner le cœur dans son travail, comme dans l'embolie des coronaires, ou le début d'un rhythme anormal (cas 79). En général, elle se produit à la suite d'un effort inaccoutumé fait par le cœur, l'effort n'a pas besoin d'être excessif : elle survient plus souvent lorsque le sujet fait quelque chose qui autrefois n'exigeait pas un grand effort. La cause peut être soit un effort corporel, une excitation mentale, le fait de s'exposer à l'air froid, ou quelque chose qui réclame plus de travail de la part du cœur. Dans la plupart des cas, l'accès ne vient pas immédiatement, à moins que l'effort persiste, comme dans le fait de monter une pente : souvent les premiers avertissements de l'épuisement cardiaque sont méconnus. L'accès douloureux peut ne se produire que quelques minutes ou même des heures après la cessation de l'effort causal, et à vrai dire, il peut n'arriver qu'après que le malade est couché. Dans quelques cas graves, l'accès de douleur peut venir par intervalles, alors que ce malade n'a fait aucun effort, surtout dans les cas où les accès ont été fréquents et qu'il s'est établi une tendance à leur répétition. Une des

causes qui les provoque le plus fréquemment est la plénitude
de l'estomac. Beaucoup de sujets n'ont des accès que lorsqu'ils
se mettent à marcher après un repas : ils peuvent éclater deux
ou trois fois après une marche de 50 à 100 mètres. Quelquefois
la douleur cesse au bout d'un certain temps, et les sujets peuvent faire des kilomètres sans éprouver de malaise. Dans beaucoup de cas graves, les accès peuvent être provoqués facilement,
et à la suite de causes qui n'exigent pas d'effort extraordinaire de
la part du cœur. Ainsi j'ai vu des accès se développer à la suite
de la simple excitation de la peau sous le sein gauche, ou d'un
léger mouvement du bras gauche, alors qu'on pouvait se servir
facilement du bras droit sans donner lieu à un accès (cas 22).
Dans ces cas, il y a probablement un foyer très irritable dans
la moelle (p. 90).

CARACTÈRE ET DURÉE D'UN ACCÈS. — Les accès peuvent être si
légers au début qu'ils passent inaperçus, et ce n'est que lorsqu'ils sont devenus plus fréquents et plus intenses que l'attention du malade est appelée sur le fait qu'il avait éprouvé des
malaises auparavant. Dans les cas les plus simples, la douleur
peut n'être pas très forte, et, survenant après un violent effort,
elle peut ne jamais réapparaître. Au lieu d'une douleur, ce peut
être une simple sensation de constriction de la poitrine, qui
oblige à une profonde inspiration pour soulager la tension. Les
accès plus graves exigent impérieusement la cessation de tout
effort, et dans ces cas, on peut éprouver tous les degrés de
souffrance. Pendant l'accès, le malade peut rester tout à fait
immobilisé dans la position debout, sans oser bouger ou parler,
craignant même de respirer, ou bien il peut être agenouillé,
reposant sa tête sur une chaise, ou être étendu sur le plancher
avec d'atroces souffrances, ou bien perdre connaissance et
quelquefois mourir. Si la douleur est localisée au bras, il peut
le placer contre sa poitrine, se balançant en avant et en arrière.
La face peut être pâle ou congestionnée, et des gouttes de sueur
perler sur son front. L'accès peut se terminer par une éructa-

tion d'air qui a été inconsciemment avalé dans l'estomac pendant l'accès.

Dans la plupart des cas, l'accès dure quelques secondes, mais il peut se continuer très douloureux pendant plusieurs heures et ne céder qu'au chloroforme ou à des doses élevées d'opium. Ces cas si graves peuvent succomber au cours de l'accès douloureux.

SYMPTÔMES EXISTANT PENDANT UN ACCÈS D'ANGINE DE POITRINE. — Le principal symptôme est la douleur ; on peut aussi observer une sensation de constriction de la poitrine, de suffocation ou de mort imminente. Parfois on peut voir d'autres symptômes réflexes, comme un écoulement de salive de la bouche et une abondante émission d'urine. Ces symptômes n'existent pas tous dans chaque accès, et on ne les constate pas toujours au même degré. Il peut y avoir une légère douleur, ou une faible sensation de constriction de la poitrine ; ou bien la douleur peut être excessivement vive, avec un sentiment de constriction de la poitrine si violent qu'il semble au malade que le sternum va éclater.

Douleur. — La douleur est habituellement rapportée à quelque point de la distribution du quatrième nerf dorsal supérieur gauche dans la poitrine ou le bras : quelquefois elle peut être ressentie aussi bas que l'épigastre dans la zone de distribution des 6ᵉ nerfs dorsaux, et parfois aussi haut que le 7ᵉ et le 8ᵉ nerf cervical au bord cubital de l'avant-bras et de la main. C'est rare qu'on la ressente dans les zones similaires du côté droit : quelquefois elle se fait sentir dans le cou et derrière la tête, dans les nerfs cervicaux supérieurs, dont les racines sont en rapport étroit avec le pneumogastrique : habituellement la douleur est ressentie à travers la poitrine où elle peut rester stationnaire, ou bien elle peut s'irradier très nettement dans l'aisselle, le bras, jusqu'au bord cubital de l'avant-bras et de la main. Lorsqu'il en est ainsi, elle peut se localiser dans le bras ou l'avant-bras pour une courte période, et y être alors ressentie très violemment. D'autres fois, la douleur peut débuter dans les bras, et s'irradier dans la poitrine où elle persiste avec une grande intensité pendant quelque temps. Ces régions ont déjà été décrites (chap. XII).

Constriction de la poitrine. — En même temps que la douleur, ou à sa suite, ou tout à fait indépendamment d'elle, se produit la sensation de constriction qui n'est, comme je l'ai démontré, qu'une excitation réflexe des muscles intercostaux (p. 90). Elle peut être très légère et n'être ressentie que comme un simple serrement de la poitrine à la suite d'un effort, ou bien elle peut comprimer la poitrine d'une manière si violente, que le sujet se tient debout immobile et fait une profonde inspiration pour calmer le spasme des muscles. Quand cette sensation est très violente, elle augmente encore le malaise du malade, lorsqu'il éprouve de la douleur en même temps. Ainsi un homme de quarante-huit ans (cas 8) sentit à la suite d'un violent effort la douleur se développer progressivement. La douleur augmentant, il me fit appeler, et je lui demandai s'il éprouvait une sensation de constriction de la poitrine. Il répondit : non. Quelques heures plus tard, la douleur augmentait d'intensité, puis soudainement il sentit sa poitrine serrée si violemment que, dit-il, il ne pouvait décrire quel effroi s'ajoutait à sa douleur. Il ne fut soulagé que par de fortes doses d'opium. Le jour suivant, alors qu'il était dans son lit, il sentit pendant un court espace de temps comme si « cet épouvantable serrement allait venir » et pendant quelques minutes, il fut couvert de transpiration par crainte de le voir revenir.

Sensation de mort imminente. — Cela est, je crois, le résultat de la violente excitation du système nerveux, comparable à ce qui arrive lorsque tout autre viscère vient à être excité violemment, comme après un coup sur l'épigastre ou sur le testicule. Quelquefois, le malade perd connaissance pendant l'accès, au cours duquel il peut succomber.

État du cœur et des artères. — Pendant un accès d'angine de poitrine, des modifications importantes peuvent se produire dans le cœur et les vaisseaux sanguins, sans qu'on puisse dire si elles sont la cause ou la conséquence de l'accès douloureux. Le cœur peut présenter une accélération soudaine de son allure, un rhythme anormal, et j'ai recueilli des tracés d'un grand nombre de cas présentant des irrégularités sans que je m'explique la nature réelle de ces irrégularités. Dans l'appendice, je rapporte quelques-unes de ces observations. Quelques malades ont conscience de la trémulation de leur cœur pendant l'évolution de l'accès, et dans un cas de maladie aortique, alors que j'étudiais la sensibilité de la peau du sein gauche, les battements du cœur montèrent subitement de 90 à 130, en s'accompagnant d'un violent accès d'angine de poitrine. Dans beaucoup de cas, la souffrance est telle qu'on ne peut pas prendre de tracés. Dans beaucoup de cas, les vaisseaux sanguins sont aussi gravement affectés. Une élévation de la pression sanguine avec constriction des vaisseaux sanguins est parfois très accentuée, surtout dans les cas de lésions valvulaires aortiques (voir cas 38 et 42), mais il s'en faut que ce soit là la règle, car j'ai souvent senti le pouls devenir mou et à peine perceptible pendant un accès, et dans un cas, il disparut, le sujet perdit connaissance pendant un certain temps, et finalement, il mourut pendant que je l'observais.

Mon expérience est donc que, quoique dans beaucoup de cas on ne puisse pas constater de changements perceptibles dans l'action du cœur, il y a certains cas qui s'accompagnent de modifications profondes dans l'action du cœur, sans que je puisse en expliquer la nature.

Symptômes consécutifs a un accès. — Après l'accès, le malade se sent très épuisé : quelquefois la douleur ne disparaît pas complètement et il persiste une sensation de malaise général. La fin d'un accès peut coïncider avec une éructation, et comme ordinairement ce phénomène s'accompagne d'un sentiment de soulagement, on suppose souvent que les accès sont d'origine gastrique.

J'ai étudié de près ces malades et je ne doute pas que cet air a été avalé dans l'estomac pendant l'accès. Cette aérophagie se voit souvent chez les nerveux, principalement les femmes, et j'y reviendrai plus en détail à la page 135. Quelques malades éprouvent le besoin d'uriner, et alors l'urine sécrétée est toujours abondante, pâle et d'une faible densité. Chez quelques malades, des zones d'hyperalgésie de la peau apparaissent dans quelque partie de la région où se ressent la douleur. Dans les premiers accès, elle peut être limitée à une petite zone comme dans la figure 11, mais si les accès se répètent, cette zone peut s'étendre à toute la partie douloureuse comme dans la figure 12. Cet épuisement consécutif n'existe pas toujours : le malade peut sembler vif et animé, dès que la douleur cesse. C'était un symptôme si marqué chez un malade, que sa famille ne voulait pas croire à la gravité de son état, et fut très surprise, quand il succomba au cours d'un accès.

ÉTABLISSEMENT D'UNE TENDANCE AU RETOUR DES ACCÈS. — J'ai déjà dit comment un foyer initial peut se produire dans la moelle à la suite d'une excitation provenant d'une lésion viscérale (zone ombrée (fig. 5, p. 89). Cela peut se traduire par une zone d'hyperalgésie dans quelque partie du corps, et chez les sujets qui la présentent, des accès d'angine de poitrine se produisent à la moindre provocation. Même lorsqu'il n'y a pas de signes d'hyperalgésie, l'excitation de la peau ou des mouvements des muscles du bras peuvent déterminer un accès. En différentes occasions, j'ai, sans y prendre garde, fait naître un accès en recherchant l'état de la sensibilité de la peau et des tissus sous-jacents au niveau de la région précordiale. Un jour, en visite chez un malade, je le trouvai ne se servant que de la main droite pour manger ; lui demandant pourquoi il ne se servait pas de la gauche, il me dit qu'il craignait de l'employer parce que quelquefois le mouvement du bras gauche déterminait un accès. Il mourut quelques heures après pendant un accès (cas 22).

Pronostic. — Les circonstances tragiques accompagnant certains cas d'angine de poitrine ont tellement impressionné le monde médical et le public qu'on s'est formé une opinion quelque peu exagérée de la gravité de cette affection. Si l'on veut admettre que l'angine de poitrine n'est que l'expression de l'épuisement d'un muscle, et que cet épuisement peut résulter de toute cause qui peut fatiguer le cœur, on arrivera à une appréciation plus exacte de la signification des symptômes. On ne doit pas juger de la gravité des cas d'après la violence des symptômes. Un accès grave n'est pas nécessairement sérieux ; un accès très léger peut n'être pas sans danger ; l'importance des symptômes dépend de l'examen des causes qui ont déterminé l'épuisement musculaire. Cela n'est en général pas difficile, si on recherche soigneusement une cause prédisposante. L'âge du malade, le genre de vie, la profession, le travail, les chagrins, l'hygiène alimentaire, l'abus du tabac, et, chez les femmes, le nombre de grossesses, l'état de la menstruation, tout cela aide à reconnaître la cause de l'épuisement musculaire. Si les probabilités sont pour l'absence de dégénérescence artérielle ou cardio-musculaire, on peut porter un pronostic favorable. Si on a quelque raison de soupçonner que les symptômes sont apparus au début de la cardio-sclérose, alors que le malade, ignorant que ses forces sont limitées, a continué de vivre comme un sujet vigoureux, alors il est probable que, avec le repos et des soins, le cœur se remettra de son épuisement et pourra sans difficulté accomplir encore sa tâche pendant plusieurs années. Beaucoup plus grave est le pronostic, quand il existe des signes évidents de dégénérescence artérielle généralisée, lorsque le traitement donne peu de résultat et que les accès reviennent à la moindre excitation.

La présence d'autres phénomènes, tels que l'asthme cardiaque, le pouls alternant, la respiration de Cheyne Stokes indique en outre un épuisement tellement marqué que le pronostic devient très grave. Dans tous les cas, il vaut mieux différer toute appréciation, jusqu'à ce qu'on ait essayé un traitement pendant une certaine période ; traitement qui comporte la défense de faire tout effort qui pourrait provoquer ou prédisposer aux accès. Cela est surtout important quand il y a des signes d'une lésion progressive dans le cœur, comme dans le cas de syphilis de l'aorte et de ses valvules. Si, malgré le traitement, les attaques récidivent sous l'influence de la plus petite provocation, alors le pronostic devient très grave. Néanmoins, il y a des cas très graves dans lesquels le malade est incapable de faire quelques pas sans réveiller un accès, et un repos prolongé peut restaurer le cœur et déterminer la cessation des symptômes.

Il est important de se rappeler que l'angine de poitrine est un symptôme d'un trouble dans deux systèmes, le nerveux et le circulatoire. De ce fait que apparemment les mêmes lésions peuvent exister avec ou sans angine, nous sommes conduits à supposer que la lésion n'est pas le seul facteur. De plus, la susceptibilité du système nerveux est si variable suivant les sujets, que l'aspect présenté par la maladie est très influencé par les différences individuelles. En étudiant la production des troubles sensitifs, on a montré que des accès répétés détruisent la résistance du système nerveux, et même amènent des lésions du système nerveux central, de façon qu'il se produit un foyer irritable dans la moelle, et comme conséquence, des excitations provenant d'autres sources et atteignant ce foyer peuvent produire des accès d'angine de poitrine (cas 22). Toute forme d'excitation mentale peut déterminer des battements du cœur violents et précipités, et, chez les sujets prédisposés, donner lieu à des accès d'angine. Donc, si on envisage les facteurs, il faut faire une enquête sur ce système nerveux, et si nous constatons des signes indiquant qu'il est en état d'être irrité, il faut en tenir compte. Beaucoup de cas appelés pseudo-angines ne sont autres qu'un système nerveux particulièrement sensible avec quelque affaiblissement passager du cœur, comme chez les jeunes femmes, ou comme chez les femmes au moment de la ménopause, et chez beaucoup de femmes porteurs de lésions valvulaires. Chez les sujets âgés, on peut constater des signes

d'un système nerveux hypersensitif, qui se traduisent par des
taches rouges qui peuvent apparaître subitement aux pommettes,
ou à la poitrine.

La difficulté se présente lorsqu'il existe une affection cardiaque avancée non douteuse chez les sujets nerveux : car la nervosité peut être jusqu'à un certain point le signe de la maladie
cardiaque et de la douleur. On aura un bon guide en faisant une
enquête minutieuse sur toutes les circonstances, et particulièrement si l'on trouve que parfois le sujet peut faire un violent
effort. Lorsque l'on constate qu'un faible effort amène invariablement de la douleur, même s'il existe nettement de la nervosité
chez le sujet, homme ou femme, il faudra réserver tout jugement jusqu'à ce qu'on ait essayé le traitement pendant quelque
temps.

Voici la méthode que j'emploie pour juger de l'état d'un malade qui souffre d'accès d'angine de poitrine. Je demande au
malade de me décrire ses sensations au moment de la douleur,
la position dans laquelle elle se produit, dans quelle région elle
se propage et le point où elle est à son maximum. Je fais alors
une enquête sur la durée des différents accès, leur mode de
début et de terminaison, je recherche s'il existe quelque symptôme, comme une sensation de serrement, le sentiment de
défaillance ou d'épuisement qui peut accompagner ou suivre
l'accès, si la salive s'écoule de la bouche, ou s'il y a un besoin
d'uriner après l'accès. Lorsque j'ai bien compris la nature de
l'accès, je fais ensuite une enquête sur la première apparition
d'une sensation désagréable, et sur les circonstances dans
lesquelles elle est apparue. Souvent on a une histoire de légers
accès de douleur ou d'autres signes de limitation, qui avaient
été méconnus, pendant de nombreuses années : dans d'autres cas,
les accès peuvent se déclarer sans avoir été précédés d'aucun
signe d'épuisement. J'examine alors les circonstances dans lesquelles se produisent les accès, s'ils se déclarent en réponse
à un effort, et surtout après les repas, ou une excitation, ou
s'ils surviennent au repos ou au lit. J'étudie alors le passé patho-

logique du sujet, en recherchant l'existence possible d'une infection du cœur par le rhumatisme, la syphilis, et enfin son genre de vie, ses occupations, s'il a eu des ennuis, son mode d'alimentation, ce qu'il boit et s'il fume.

Il faut ensuite tâcher de connaître exactement comment il répond à l'effort en recherchant comment il réagit aux divers efforts corporels en différentes circonstances, et quel est le maximum d'effort qu'il peut faire dans les circonstances les plus favorables. On procède ensuite à l'examen physique ; l'aspect du sujet, et la manière dont il expose son histoire auront déjà donné une idée du type de l'individu : il faut examiner l'artère radiale au point de vue de l'épaississement de sa paroi ; le caractère du pouls, et la pression sanguine doivent être notés : il faut noter tout rhythme irrégulier. Si les symptômes indiquent plutôt un état avancé d'épuisement, il faut prendre un tracé pour voir s'il y a une tendance au pouls alternant : il est parfois nécessaire de prendre un long tracé pour saisir une extra-systole, car c'est après une extra-systole que le pouls alternant a tendance à apparaître ; on note ensuite l'état de cœur, du myocarde et des valvules.

A la suite de cette enquête, il faut examiner les autres organes comme le poumon, et voir s'il y a une tendance à l'asthme cardiaque ou à la respiration de Cheyne Stokes : il faut aussi étudier l'état des reins et du tube digestif.

Pour juger de l'état de cas individuels, je suis la méthode suivante : si je trouve que les accès ont été déterminés par un violent effort corporel, chez un sujet qui jouissait auparavant d'une bonne santé, j'en déduis que le violent effort a profondément épuisé le cœur, surtout si le sujet est au-dessous de 50 ans ; et s'il peut prendre du repos, on peut formuler un bon pronostic, quoique parfois plusieurs mois soient nécessaires pour faire disparaître la tendance à la douleur (cas 2). On peut formuler la même opinion, s'il s'agit d'une femme qui, pendant de nombreuses années, n'a pas eu suffisamment de repos et chez qui les accès sont facilement provoqués (cas 7). A un âge avancé, à 50 ans et au-dessus, les accès peuvent se produire dans des circonstances particulières, comme après le repas. Chez ceux-ci, on peut donner un pronostic favorable quand on constate, qu'à d'autres moments, le sujet peut faire un grand effort, comme de marcher à vive allure pendant 5 à 10 kilomètres. On peut en déduire qu'alors il y a encore une bonne partie de muscle qui fonctionne bien, mais qu'il est gêné par quelque mécanisme résultant du repas (cas 9).

On peut constater que les accès se sont produits chez un sujet d'âge avancé qui a eu une vie plus active pendant les vingt années précédentes, ou bien qui a fait quelqu'effort qu'il était habitué à faire facilement, mais qu'il n'avait pas essayé de faire depuis longtemps. Dans ces cas, le pronostic est favorable, car avec du repos et une vie moins active, il peut continuer pendant un nombre indéfini d'années, n'ayant qu'une tendance à la répétition des accès s'il s'écarte de sa manière de vivre (cas 8, 9 et 13). Les accès peuvent se développer à la suite d'une affection passagère du cœur, dont il est ordinairement difficile de reconnaître la nature (cas 12), et dans d'autres cas, on peut découvrir un signe, tel qu'une modification du rhythme (cas 79), ou la présence d'une affection passagère (cas 86). Tels sont les états qu'on peut soupçonner, lorsqu'une personne ordinairement bien portante est prise d'un accès.

On peut parfois découvrir une lésion en activité, surtout lorsqu'elle siège au niveau des valvules aortiques : et l'évolution dépend de la possibilité d'arrêter les progrès de la maladie, de sorte qu'on doit réserver le pronostic, jusqu'à ce qu'on ait vu le résultat du traitement. Cela s'applique surtout aux lésions syphilitiques (cas 37, 38 et 40). L'angine est souvent associée aux lésions aortiques, et les accès sont facilement provoqués et très souvent d'un traitement difficile (cas 42). Ces malades peuvent vivre pendant longtemps, ayant parfois de vives souffrances (cas 39). Dans les cas plus graves, la douleur succède toujours à l'effort, et parfois, ils ne peuvent tenter le moindre effort sans éprouver un malaise. Cela indique un épuisement si

accentué du muscle cardiaque qu'il faut suspendre toute appréciation jusqu'à ce qu'on ait essayé de soumettre le malade au
repos pendant un certain temps. Ce repos peut être suivi d'un
répit (cas 14, 18 et 19), d'autres fois il n'y a qu'un léger répit
(cas 24, 25 et 27) : et dans d'autres cas il ne se produit pas
d'amélioration et la mort survient (cas 22 et 28). Lorsque les
accès sont associés à de l'asthme cardiaque, ou à de la respiration de Cheyne Stokes, ou a du pouls alternant, la situation est
excessivement grave (cas 24 et 27).

TRAITEMENT. — Il se divise naturellement en deux chapitres
à savoir : l'amélioration de l'état du cœur, le soulagement au
cours de l'accès.

Amélioration de l'état du cœur. — Il ne faut pas oublier
que l'accès n'est que l'expression de la fatigue du muscle et,
pour le traitement, on doit rechercher soigneusement les causes
qui la produisent. Tout d'abord et avant tout, il faut supprimer
tout effort qui a déterminé l'accès, ainsi que tout autre cause
prédiposante comme le travail, les chagrins, l'insomnie, les
excès de nourriture, d'alcool, de tabac, et ainsi de suite ; il faut
ensuite mettre le cœur en état de récupérer la force de réserve,
et pour cela lui donner à faire le moins possible. Cela n'implique
pas la nécessité pour le malade de rester au lit, mais il doit
faire le moins de mouvements possibles : il faut tenir compte des
habitudes et de la situation du malade, et chaque cas doit être
traité individuellement. C'est parfois chose sérieuse que de faire
cesser tout travail et toutes relations à un sujet ; il vaut mieux,
en général, lui permettre quelque occupation qui ne fatigue pas
son cœur. Quand la chose est possible, il est très utile de faire
modifier les habitudes et le genre de vie, de façon qu'il y ait à
faire le moins d'effort possible ; ainsi des vacances passées de
la manière la plus agréable et où il y ait un minimum d'effort
à faire. Dans les cas qui ne rentrent pas dans cette catégorie,
et lorsque les accès sont évidemment l'expression d'une fatigue

très avancée du cœur, le repos au lit est indispensable. Dans d'autres conditions, le traitement sera basé sur les principes exposés dans les chapitres consacrés au traitement. Des remèdes et des méthodes de guérison, le nombre est légion. Heureusement, quand il faut les prescrire, on indique toujours les conseils qui viennent d'être donnés ci-dessus, et les bénéfices qu'on en obtient sont trop souvent attribués au remède ou à la méthode. Chez de nombrenx sujets, j'ai essayé de différents prétendus remèdes et, en somme, je trouve que lorsque le malade n'a pas de soucis, a un bon sommeil, et mène une vie calme et tranquille, il se trouve aussi bien que s'il prend un médicament quelconque. Dans certains cas, chez les sujets nerveux et ceux atteints de maladie aortique, les accès ont une grande tendance à être provoqués par la moindre excitation, comme un effort ou une émotion. Même avec le repos au lit, cette tendance ne cesse pas. Chez ces sujets, j'ai l'habitude de prescrire du bromure d'ammonium, à des doses suffisantes pour rendre le malade assoupi et apathique : dans la plupart des cas, cette susceptibilité aux accès est très diminuée lorsqu'on en arrive à obtenir cet état. On doit maintenir cet état pendant au moins une semaine, et à ce moment, on peut diminuer graduellement la dose. Si ce médicament ne réussit pas, j'ai recours au chloral. En administrant ce médicament, la dose dépend des effets obtenus, et il faut augmenter cette dose jusqu'à ce qu'on obtienne l'effet désiré — l'assoupissement et l'apathie.

Dans les cas d'accès d'angine de poitrine survenant après les repas, il faut restreindre la quantité des aliments, et les avaler sans boire de façon à ce qu'on soit obligé de bien mastiquer. Il faut prendre les repas à des intervalles réguliers pour éviter toute sensation d'épuisement, et après chaque repas, le malade doit se reposer une demi-heure.

Etant donné que beaucoup de nerveux souffrent d'angine de poitrine, il importe de considérer le facteur psychique. Le terme d'angine de poitrine fait naître dans leur esprit de si terribles associations, qu'ils en deviennent déprimés et très misérables.

Une étude attentive de chaque cas montre le plus souvent que l'accès est l'expression d'une fatigue musculaire passagère, et le malade peut avoir son inquiétude calmée par l'assurance que le pronostic est très favorable. Dans le traitement consécutif de ces cas, il faut être très circonspect pour leur faire oublier leur malaise. Il faut donc éviter scrupuleusement tout régime dans lequel à chaque repas le malade a à rechercher si les aliments qu'il ingère sont nocifs pour son cœur. La plupart des systèmes diététiques sont souvent une série de minuties exagérées, et basés sur une connaissance imparfaite des processus digestifs et métaboliques, comme par exemple, l'exclusion du sel ordinaire et des sels de chaux au repas. C'est pour la même raison qu'il faut éviter les sanatoria où les malades réunis discutent et causent de leurs malaises.

Traitement de l'accès. — Si la crise est légère, il n'y a rien à faire. Si l'accès est plus sérieux, il faut administrer des vasodilatateurs à action rapide, boissons chaudes, eau chaude additionnée de wisky ou de cognac, et, de tous le plus rapidement efficace, des inhalations de nitrite d'amyle. Ce médicament ne réussit pas dans tous les cas, mais souvent son action est rapide et le soulagement est généralement complet. Lorsqu'il réussit, on admet que le sujet avait de la vaso-constriction, que sa pression artérielle était élevée, et qu'elle a diminué, de sorte que le travail du cœur avait été rendu plus facile. Ce n'est pas là toute l'explication. Un malade atteint de cardio-sclérose eut un accès d'angine de poitrine dans mon cabinet. Je pris sa pression sanguine, et la trouvait de 190 millimètres de mercure : je lui administrai du nitrite d'amyle, qui réussit instantanément à le soulager. Au bout de 15 minutes, reprenant sa pression sanguine, je trouvai qu'elle s'était élevée à 200 millimètres de mercure. Malgré cette pression élevée, il ne souffrait pas, j'en conclus qu'il se passait la même chose que pour un homme qui met un chapeau qui sert trop : au début, il n'y a pas de douleur, mais graduellement, par la sommation des excitations, le malaise s'établit et s'accroît : il enlève le chapeau et il est soulagé. Il remet le chapeau dans la même position, et quoiqu'il serre autant qu'avant, la douleur a disparu complètement, de sorte que, en faisant disparaître pour un instant la sommation des excitations, on obtenait le soulagement dans ce cas particulier. Au lieu de nitrite d'amyle, on peut employer la nitro-glycérine, ou des compresses de teinture de 0.0005 à 0.0013.

En cas d'insuccès du nitrite d'amyle, on est forcé d'avoir recours au chloral et à la morphine à doses suffisantes pour obtenir du soulagement. J'ai observé parfois que le chloral est efficace non seulement en soulageant les accès de longue durée, mais en empêchant le retour des crises, si on le donne à petites doses répétées de 0,15 à 0,25 centigrammes, et si on l'administre le soir pour obtenir un sommeil réparateur.

Dans les cas avancés, lorsque l'accès est surtout nocturne, il est plus difficile d'obtenir un soulagement, sauf pour une injection hypodermique de morphine ou une inhalation de chloroforme. On pourra essayer des doses massives d'oxygène, qui dans quelques cas, comme dans l'asthme cardiaque, ont été très efficaces.

CHAPITRE XV

MALADIES DU CŒUR
AVEC UN SYSTÈME NERVEUX HYPERSENSITIF

Réaction des maladies viscérales sur le système nerveux central. — Pseudo-angine de poitrine, terme inutile et prêtant à erreur. — Phénomènes sensitifs exagérés avec ou sans maladie valvulaire. — Phénomènes sensitifs exagérés avec lésions cardiaques. — Caractéristique des phénomènes sensitifs. — Aérophagie. — Pronostic dans les cas avec phénomènes sensitifs exagérés. — Traitement.

Il arrive souvent que les formes les plus fréquentes de maladie sont les plus difficiles à décrire. Je veux essayer ici d'analyser et d'expliquer les symptômes qui existent dans certains cas que l'on rencontre souvent dans la pratique. Comme les symptômes présentent une grande variété de nombre et d'intensité, on a fait de nombreux essais de classification, et nous les trouvons sous diverses dénominations comme cœurs nerveux, névroses cardiaques, neurasthénie cardiaque, pseudo-angine de poitrine. J'ai essayé de trouver les causes de ces symptômes variables, car pour le traitement de ces cas, il est de première importance qu'on les apprécie à leur juste valeur.

RÉACTION DES AFFECTIONS VISCÉRALES SUR LE SYSTÈME NERVEUX CENTRAL. — En décrivant les symptômes de l'angine de poitrine, j'ai essayé de montrer que les symptômes sont dus à une excitation réflexe du système nerveux central. Mais le cœur et le système nerveux peuvent réagir l'un sur l'autre d'autre façon que par une excitation réflexe. Dans les affections du cœur, comme dans les affections des autres viscères, le système nerveux central a une tendance à devenir hypersensitif (j'emploie ce terme faute d'un meilleur), de sorte que les symptômes d'origine nerveuse sont facilement provoqués. Cela s'applique surtout à la production de phénomènes sensitifs, alors qu'une lésion viscérale relativement petite donne lieu à un foyer irritable dans la moelle, à une douleur assez étendue et à de vastes zones d'hyperalgésie, ou à certains états psychiques dans lesquels les malades deviennent nerveux et remplis d'appréhension. Le résultat de l'association des maladies du cœur avec ces derniers peut se résumer dans cette expression que le cardiopathe tend à devenir un névropathe.

Cet état psychique se voit d'une manière caractéristique à la fois chez les femmes et les hommes. Si on leur a dit qu'ils ont un souffle ou un cœur irrégulier, ou s'ils ressentent une extra-systole ou qu'ils ont des malaises d'origine cardiaque, ils deviennent extrêmement timorés. L'hyperalgésie si fréquente dans les seins chez les femmes atteintes d'un léger trouble cardiaque, est une source perpétuelle d'ennui, et quelques-unes s'imaginent continuellement qu'un malaise anormal indique une maladie sérieuse. Cette appréhension est trop souvent aggravée par le médecin qui fait trop de cas de ces symptômes, ou qui ne veut ni admettre ni nier la gravité de cet état.

La combinaison de la fatigue cardiaque et de l'épuisement nerveux peut être produite d'une autre façon. Les sujets qui ont une tendance à la débilité nerveuse ou qui l'ont acquise par quelque autre cause, peuvent présenter quelque trouble cardiaque fonctionnel ou organique. Chez de tels sujets, les symptômes réflexes sont très exagérés. Ainsi une de mes malades atteinte d'affection mitrale et aortique ne ressentit des troubles sensitifs que lorsqu'elle fut atteinte d'un ulcère gastrique. Cette lésion détermina une vive douleur et une vaste zone hyperalgésique de la peau et des muscles dans le côté gauche de l'abdomen. Bientôt après, elle se mit à souffrir de son affection cardiaque, et l'hyperalgésie s'étendit finalement à tout le côté gauche de la poitrine. La malade vécut de longues années après l'apparition de ces symptômes, et à l'autopsie, on trouva un ulcère pylorique et une affection des valvules mitrale et aortique.

Dans tous ces cas, il faut montrer beaucoup de bon sens. Il arrive souvent que chez des sujets atteints d'une lésion cardiaque vraie, on exagère la gravité des symptômes et que l'on considère le cas comme plus sérieux qu'il ne le faut. D'autre part, s'il n'existe ni souffle, ni irrégularité, le cas doit être envisagé comme un cas de pseudo-angine de poitrine ou de neurasthénie.

PSEUDO-ANGINE DE POITRINE, TERME INUTILE ET PRÊTANT A ERREUR. — Il est temps que le terme de « pseudo-angine de poitrine » soit exclu de la littérature médicale. S'il convient de grouper sous des termes indéfinis beaucoup d'états dont nous ignorons la nature, il ne faut pas oublier que ce groupement n'est que provisoire, et reconnaître que nous ignorons la vraie nature de l'affection. A mesure que nos connaissances progressent, une première affection puis une autre pourront former un groupe, dont la cause est connue et définie. C'est ainsi que beaucoup de termes cardiaques, tels que tachycardie, embryocardie, bradycardie ont été employés d'une façon vague, et on ne devra plus s'en servir à moins qu'on ne donne une définition de ce qu'ils signifient.

Le terme angine de poitrine est employé pour désigner un groupe de symptômes produits par le cœur, dont la douleur est le plus caractéristique. Lorsque l'angine de poitrine est associée à des lésions organiques graves, on définit ces cas comme de l'angine de poitrine vraie. Le terme pseudo-angine de poitrine s'applique aux cas dans lesquels la douleur ressemble à celle de l'angine de poitrine vraie, mais est due parfois à toute autre cause qu'une affection cardiaque, ou dans lesquels la douleur provient d'un cœur sans lésion organique. Pour la première catégorie, si la douleur dépend de quelque autre viscère, comme par exemple de l'estomac, pourquoi l'appeler pseudo-angine de poitrine ? Si elle dépend de l'estomac. pourquoi ne pas le dire ? Pour la deuxième catégorie, l'usage de ce terme est dû à une conception erronée de la nature et du mécanisme et de la douleur viscérale. La cause fondamentale de la douleur est là même dans le cas du cœur que dans le cas de tout autre viscère, et la douleur se produit aussi facilement dans le cœur que dans l'estomac. Comme nous n'appellerions pas pseudo-gastralgie une douleur de l'estomac, il n'y a plus de raison d'appeler pseudo-angine une douleur du cœur.

Si j'insiste sur cette question, c'est que très souvent il a suffi, pour un diagnostic, d'employer un terme sonnant bien, de sorte qu'on ne recherchait pas la nature réelle des symptômes. Dans la grande majorité des cas, quand un sujet se plaint d'une douleur dans la poitrine avec irradiation dans le bras (zone ombrée de la fig. 7), la douleur est d'origine cardiaque. Les seuls autres cas dans lesquels j'ai trouvé la douleur occupant cet endroit caractéristique était un zona des nerfs dorsaux supérieurs et certaines formes rares de spasme gastrique. Dans un cas, je croyais avoir à faire à un cas d'angine de poitrine, lorsque l'éruption herpétique révéla la vraie nature du malaise. On conçoit parfaitement que d'autres causes puissent donner lieu à une douleur ayant la même distribution, mais il n'y a aucune raison de les appeler pseudo-angine de poitrine.

La distribution caractéristique de la douleur et des autres phénomènes sensitifs exclut immédiatement l'hystérie, car dans celle-ci, les symptômes ne suivent pas la distribution anatomique des nerfs. Lorsqu'un hystérique éprouve une douleur dans cette région, il faut supposer qu'il y a probablement quelque lésion cardiaque surajoutée à l'hystérie.

PHÉNOMÈNES SENSITIFS EXAGÉRÉS AVEC OU SANS AFFECTION VALVULAIRE. — Beaucoup de sujets atteints de lésion cardiaque vraie, comme celle des valvules mitrale ou aortique, présentent des phénomènes de sensibilité exagérée. Cela se voit surtout chez les femmes dont la force de réserve est épuisée. De tels sujets peuvent lutter longtemps, faisant un travail pénible, et méconnaissent les premiers indices de la limitation de l'activité de leur cœur, déterminés qu'ils sont à ne pas céder. A la fin, le système nerveux se fatigue, et ils ont de la dépression avec un extrême développement des phénomènes de sensibilité. Ainsi des accès de douleur, parfois très intenses, peuvent être ressentis dans la poitrine avec irradiation dans le bras gauche, ou bien plus souvent, c'est une sensation désagréable, sourde, d'intensité variable, mais toujours plus accusée à la fin d'une journée de travail. L'hyperalgésie peut s'étendre à une zone très étendue et est quelquefois très prononcée.

En raison de la lésion évidente du cœur, ces cas sont souvent diagnostiqués comme angine de poitrine à forme dangereuse et grave, et je les ai vus, pendant des années, mener une vie avec beaucoup de privations à cause de cette erreur. A vrai dire, ces accès sont bien des accès d'angine de poitrine, mais ils ne sont pas dangereux et sont un symptôme de fatigue cardiaque, et ils disparaissent, quand la force de réserve est récupérée.

D'un autre côté, il y a des mères de famille, ne présentant pas de souffle cardiaque, qui pendant longtemps ont fait un travail très fatigant du matin au soir, dont le sommeil a été troublé par des enfants malades ou irritables, qui finissent par présenter de la fatigue du cœur et du système nerveux (cas 6 et 7). Quelques-uns des cas les plus typiques ont été observés chez de jeunes femmes dont le sommeil a été troublé chaque nuit pendant plusieurs années pour soigner un parent malade. Cet effort perpétuel jour et nuit finit par les épuiser. Ces malades ont des douleurs cardiaques, quelquefois accompagnées des symptômes classiques d'angine de poitrine.

Par un traitement approprié, elles guérissent éventuellement, quoique la guérison prenne ordinairement beaucoup de temps : elles doivent parfois mener une vie très tranquille pendant des mois et même des années. On peut voir les mêmes symptômes chez d'autres qui ont eu des soucis et des ennuis, ou qui ont souffert d'insomnie : d'autres au contraire peuvent souffrir sans qu'il y ait aucune raison apparente de leur fatigue.

Phénomènes sensitifs exagérés avec lésions cardiaques.
— On doit songer à la possibilité dans ces cas, surtout chez
les sujets au-dessus de quarante ans, de lésions lentes et progressives affectant le muscle cardiaque et les valvules. Rien
ne dit s'il en est ainsi ou non, car les artères superficielles peuvent avoir leur aspect normal, et la pression sanguine ne donne
aucun renseignement certain. Il faut surtout insister sur ce
point, lorsque ces phénomènes apparaissent chez des femmes
entre 50 et 60 ans. J'ai vu un grand nombre de malades présenter tous ces phénomènes de sensibilité très exagérée et s'affaiblir de plus en plus au point de ne plus quitter leur lit : quelques-uns tombent dans le coma et meurent ; d'autres reprennent
connaissance et, au bout d'un certain temps, recouvrent assez
de force pour durer encore quelques années. Après leur guérison, j'ai été surpris de constater un souffle systolique aortique,
qui n'existait pas avant leur crise d'épuisement. Quelques-uns
sont restés sujets à des accès d'angine ; l'un d'eux mourut subitement, et chez un autre qui mourut d'une insuffisance cardiaque consécutive, il y avait une sclérose marquée du muscle
cardiaque, des artères coronaires, des valvules aortiques et de
l'aorte.

Dans les affections syphilitiques du cœur, particulièrement
lorsque les valvules aortiques sont atteintes, le premier signe
qui attire l'attention du malade est l'apparition d'une douleur
excessivement vive. Cela peut arriver même avant que l'examen
physique ait fait découvrir la lésion aortique (Cas 40).

Caractéristique des phénomènes sensitifs. — Il y a dans ces
cas quelques points spéciaux qui les distinguent de ceux qui
n'ont pas la même susceptibilité du système nerveux. La douleur peut ne pas être aussi accusée que dans les formes plus
graves d'angine de poitrine, mais elle persiste plus longtemps
et succède à des périodes d'effort continu. Quelquefois elle est
limitée au bras gauche, si on s'est beaucoup servi de ce bras
pour laver ou pétrir. Elle est souvent associée à une extrême

sensibilité à la pression des tissus du cou et du côté gauche de
la poitrine, surtout du sein gauche, des muscles grand pectoral
et sterno-cléido-mastoïdien. Lorsque l'on a recherché l'état de
la sensibilité de la peau et des muscles en les pinçant entre le
pouce et l'index, la partie devient d'une sensibilité qui dure
plusieurs heures. Si le malade a une douleur plus vive, la bouche
se dessèche et est comme parcheminée ; il y a émission d'une
grande quantité d'urine pâle, comme cela s'observe dans les cas
d'angine de poitrine grave.

AÉROPHAGIE. — Un autre symptôme très fréquent dans ces
cas est l'éructation. C'est en vain que dans les manuels on
chercherait quelque explication de la nature de ce symptôme :
quoiqu'il soit très fréquent chez les gens nerveux, on méconnaît sa signification. Wyllie en donne une description très
détaillée, et c'est à son article que je dois l'éclaircissement de
la signification de ce symptôme.

Le caractère principal est l'expulsion bruyante de l'air de
l'estomac. Les malades se plaignent d'accès de flatulence, et
dans ces accès, ils semblent rejeter une grande quantité d'air,
mais si on les examine de près, on voit qu'ils déglutissent
d'abord l'air dans leur estomac. Avant d'expulser l'air, ils ferment inconsciemment la glotte, fixent les muscles de la paroi
abdominale, puis ils élargissent la poitrine. Comme il n'entre
pas d'air dans les poumons et que le diaphragme est élevé, la
pression devient négative dans l'estomac ; de sorte qu'ils déglutissent de l'air dans l'estomac, puis, quand ils en ont ainsi avalé
une certaine quantité, ils l'expulsent avec beaucoup de force
et souvent avec beaucoup de bruit. Beaucoup de gens peuvent
faire cela à volonté, d'autres ne peuvent le faire que dans certains états d'excitation. Quelques-uns ont des accès de flatulence au milieu de la nuit : ces accès sont dus à ce qu'ils ont
avalé de l'air, à de l'aérophagie. Comme Wyllie le fait remarquer, ces accès peuvent être arrêtés en faisant ouvrir largement la bouche au malade, et en tenant la mâchoire ouverte

au moyen d'un gros bouchon placé entre les dents, procédé qui empêche la déglutition d'air.

J'ai surveillé beaucoup de malades pendant un accès d'angine de poitrine et alors même qu'ils se tiennent debout, paraissant immobiles, inconsciemment, ils avalent de l'air dans l'estomac. Dès que diminue la douleur, l'air est expulsé et le malade est disposé à attribuer son soulagement à ce phénomène qu'il peut constater; c'est ce qui a fait penser à beaucoup d'observateurs que l'accès était d'origine gastrique et de là, la forme des pseudo-angines gastriques.

Cette association d'aérophagie avec l'accès d'angine de poitrine que l'on rencontre parfois chez les hommes, est très fréquente chez les femmes, aussi ce symptôme est-il souvent méconnu et considéré comme d'origine hystérique, et souvent on peut méconnaître ses rapports avec une véritable attaque cardiaque. En fait, les accès d'aérophagie peuvent provenir de toutes sortes de causes d'excitation, et les crises d'angine de poitrine peuvent les déterminer; parfois ils peuvent précéder la véritable douleur. Ainsi, une dame atteinte de dégénérescence artérielle très prononcée avait des crises graves d'angine de poitrine, qui disparurent après une longue période de repos au lit. Lorsqu'elle se releva, elle pouvait marcher en terrain plat, sans malaise, mais la moindre montée ramenait son malaise, qui dégénérait rapidement en vive douleur dans la poitrine, si elle n'y prenait pas garde. Cependant, en général, avant que la douleur devienne vive, elle commençait à déglutir de l'air et à l'expulser. Si, après un repos d'une minute, elle recommençait, elle devait bientôt s'arrêter et expulser plus d'air qu'elle n'en avait avalé.

PRONOSTIC DES CAS S'ACCOMPAGNANT DE SENSIBILITÉ EXAGÉRÉE. — Si l'on différencie avec soin les malades qui présentent des phénomènes nerveux avec sensibilité exagérée dus à des lésions organiques progressives, de ceux dont les symptômes sont causés par un épuisement nerveux sans lésion progressive, il est facile d'établir le pronostic avec certitude. Dans cette dernière catégorie, la guérison est presque toujours la règle, quoiqu'elle puisse être retardée longtemps. Naturellement, il faut tenir compte de la complication qui produit l'épuisement nerveux, et, si elle est due à d'autres affections viscérales, le pronostic dépend aussi de leur nature.

Lorsqu'il y a une lésion organique, comme la sclérose cardiaque ou une maladie valvulaire, les phénomènes nerveux exagérés n'ajoutent en somme pas à la gravité, mais il m'a semblé même qu'ils agissent favorablement dans beaucoup de cas, car l'épuisement précoce s'accompagne de tant de souffrance que le cœur est ainsi protégé contre un épuisement plus marqué de sa force de réserve.

TRAITEMENT. — Il est de toute importance de reconnaître la nature du désordre dans ce cas, et de ne pas oublier le rôle joué par le système nerveux. Dans les cas où n'existe pas de lésion en évolution. L'élément nerveux est le principal à considérer, et les souffrances de ces malades sont aggravées par la pensée ou la crainte de quelque affection sérieuse du cœur. Une fois reconnue la nature réelle du trouble, il faut tout d'abord rassurer le malade. C'est dans beaucoup de cas de cela que dépend le succès du traitement, et nous voyons souvent des malades s'améliorer lorsqu'ils sont tout à fait rassurés. C'est plus particulièrement le cas, quand le malade a été auparavant effrayé parce qu'on lui a dit que son cas était sérieux. Il ne faut pas oublier le facteur psychique particulier qui fait de ces malades la proie des empiriques. Comme la suggestion joue un rôle important dans ces diverses méthodes de cure, elle doit être appliquée d'une façon intelligente par les médecins, et d'une manière convenable, c'est-à-dire que le malade doit être rassuré au point de vue d'une connaissance complète de son état.

Le médecin a une grande tendance à attacher trop d'importance à un cas s'accompagnant de phénomènes nerveux exagérés, lorsqu'il y a une lésion valvulaire organique. J'ai vu beaucoup de malades mener une existence en prenant de grandes précautions, parce qu'ils avaient des craintes à cause de la gravité supposée d'une affection cardiaque. Des femmes ont eu des accès d'angine de poitrine, et on leur a interdit de remplir leurs devoirs de maîtresse de maison. Beaucoup sont allés faire des cures pendant des années, à grands frais et avec beaucoup de dérangement parce qu'ils en avaient retiré un bon résultat au moment de leurs souffrances. Lorsqu'il existe un souffle valvulaire, il faut rechercher soigneusement les causes qui ont amené l'épuisement du cœur et déterminé les souffrances du malade, et une juste appréciation de tout cela nous permet de reconnaître avec certitude la nature réelle des phénomènes. Souvent, nous pouvons rassurer le malade avec certitude et lui dire que, par un traitement approprié, ses malaises disparaîtront en grande partie et que, malgré la persistance de la lésion organique, grâce à un traitement bien conduit, il y a beaucoup de chances et d'espoir pour que la santé se rétablisse. Dans beaucoup de cas on peut faire davantage, et montrer que la douleur est une sauvegarde, sa première apparition étant l'indice que le sujet est en train d'épuiser sa force de réserve, et qu'il est nécessaire de prendre des précautions pour arrêter cet épuisement.

La juste appréciation des symptômes rend encore service d'une autre manière. Ainsi, lorsque les malades ont conscience d'une extra-systole, on les soumet souvent à un traitement prolongé, en général sans résultat, soit qu'il ait été prescrit par le médecin, soit que ce soit quelque méthode spéciale : si on les rassure simplement sur l'innocuité des symptômes, on leur fait plus de bien que par toute espèce de traitement. A l'appui de cela, je peux citer l'observation suivante : un joueur professionnel de foot ball vint me consulter parce que son cœur s'arrêtait parfois. Il avait vu deux médecins qui lui avaient interdit de jouer, et lui avaient donné de la digitale et de la strychnine. La cessation de jouer était importante pour lui parce que s'il ne pouvait remplir les engagements pris pour la saison, il perdait le bénéfice d'un match qu'il considérait comme

la récompense des services rendus comme joueur de foot ball.
Sauf sa frayeur et sa nervosité, je le trouvai en très bonne
santé, excepté qu'il présentait une extra-systole assez fréquente.
Je lui dis qu'il pouvait recommencer à jouer immédiatement et
que lorsqu'il sentait que son cœur s'arrêtait, il ne devait y
prêter aucune attention. Il suivit mon conseil, se remit à jouer
et remplit ses engagements sans éprouver de malaise. Il me dit
qu'au commencement d'un match, il avait ressenti douloureusement l'irrégularité de son cœur et qu'il pensait devoir se
retirer, mais qu'ayant réfléchi à ce que je lui avais dit, il s'était
élancé au jeu, et en quelques minutes, il avait oublié tout
malaise et que jamais il n'avait aussi bien joué de sa vie.

Je cite ce fait pour bien montrer que l'on ne doit se guider ni
sur les phénomènes sensitifs ou psychiques, ni sur les symptômes
qui les déterminent, mais sur l'effort que peut faire le cœur
sans éprouver de malaise.

Outre qu'il faut rassurer le malade, on doit tâcher de le soustraire aux causes qui déterminent la fatigue, telles que le
surmenage, les chagrins, les soins donnés à un parent malade.
Il faut tenir compte des circonstances et ceci avec beaucoup de
discernement. Les malades sont-ils fortunés, souvent un changement de vie complet est très efficace ; on peut les envoyer
loin de leur milieu, le choix du lieu de leur séjour dépendant de
leurs goûts particuliers. S'ils peuvent supporter quelque effort
physique, on peut leur recommander de faire un voyage et
d'aller dans un endroit où ils puissent faire quelques efforts
comme de petites promenades sur des pentes, de la bicyclette,
du jeu de golf, ou visiter des villes ou des pays pourvu que cela
les intéresse. On peut les envoyer dans quelque ville d'eaux
pour y suivre le traitement spécial, pour dire qu'ils y font
quelque chose et pour retirer quelque bénéfice d'un traitement
hydrothérapique. Mes malades sont allés dans toutes sortes
d'endroits et ceux qui sont allés au bord de la mer et ont pris
quelques bains de mer ont eu plus de bénéfice que ceux qui
sont allés dans les stations minérales les plus célèbres soit

dans notre pays, soit sur le continent. L'air y est très fortifiant et il y a moins d'occasions de rencontrer toute sorte de névropathes, de sorte qu'ils sont moins exposés à la funeste habitude de faire des comparaisons entre les divers traitements suivis.

La grande majorité des malades ne peut s'éloigner et quitter leur milieu, et ils forment cette catégorie qui donne souvent beaucoup d'embarras au praticien. Si l'on est patient et persévérant, on peut cependant faire beaucoup pour eux, et dans beaucoup de cas, le médecin peut rendre grand service aux malades qui méritent d'être soignés. Une mère de famille doit continuer à remplir ses devoirs, une fille fatiguée est obligée de soigner un parent malade. Dans tous les cas, on trouvera presque invariablement un manque de sommeil, ou un sommeil souvent interrompu, et c'est là souvent la cause réelle de la maladie, et c'est là ce qui rend les malades irritables. On peut faire beaucoup en indiquant différents moyens pour rendre le sommeil. Dans beaucoup de cas il faut avoir recours aux médicaments et heureusement dans ce cas, l'hypnotique le plus efficace est aussi le plus certain, ce sont les bromures (en particulier le bromure d'ammonium) qu'on doit donner au malade jusqu'à ce qu'il dorme parfaitement. Souvent ils produisent dans la journée de la lassitude et de la courbature et la malade peut se plaindre de se sentir plus affaiblie que jamais. Ce n'est point là une contre-indication ; bien au contraire, puisque cela oblige la malade à rester au repos. Elle travaille moins, elle est moins irritable, et le cœur n'est pas excité aussi facilement. Au bout de quelques semaines, si la dose est progressivement diminuée, on constatera que l'état de la malade s'est amélioré. Comme elle doit continuer à remplir ses devoirs de maîtresse de maison, cela empêche la possibilité d'une guérison immédiate, mais par une judicieuse administration des bromures, les malades peuvent être obligées de suivre le traitement pendant des mois et des années.

Dans ces cas les toniques du cœur ont peu d'utilité. Même

s'ils avaient les propriétés qu'on leur suppose avoir, il est douteux qu'il soit sage de les prescrire. Ce n'est pas d'un coup de
fouet qu'a besoin un cheval fatigué, mais de repos.

Souvent l'alimentation du malade laisse beaucoup à désirer.
Les devoirs de maîtresse de maison, et le fait de faire la cuisine
enlèvent l'appétit, et elles se contentent d'aliments excitants et
avalés rapidement : boissons chaudes, thé, café, liqueurs. La
nourriture doit être prise souvent par petites quantités, et être
mastiquée très lentement. C'est parfois une bonne chose que de
prescrire un régime très simple. Il faut tâcher de trouver les
aliments que la malade préfère, et, si cela se peut, ordonner le
régime de telle façon qu'il y ait un changement dans l'alimentation, aux repas espacés de quelques heures, ne fût-ce que, une
fois un œuf, une autre fois un biscuit sec et quelques cuillerées
à soupe de lait. Dans tous les cas, on doit proscrire tous les
stimulants : les alcools soulagent souvent très rapidement la
grande fatigue que déterminent les longues heures de travail
ou de souffrance ; mais ce sont précisément les sujets qui
finissent par trouver du soulagement en augmentant les quantités, chez lesquels l'habitude devient tout à fait trop impérieuse.

CHAPITRE XVI

SYMPTOMES VASO-MOTEURS

Les nerfs vaso-moteurs. Origine et distribution. — Fonction des nerfs vaso-moteurs. — Agents influençant le système nerveux vaso-moteur. — La sensation d'épuisement et syncope. — Angine de poitrine vaso-motrice. — Les symptômes circulatoires dans la maladie X. — La cause de la maladie X. — Traitement.

LES NERFS VASO-MOTEURS. ORIGINE ET DISTRIBUTION. — Il y a un système de nerfs qui se distribue aux vaisseaux sanguins, et qui exerce sur eux une action très marquée. Ces nerfs appartiennent au système nerveux vaso-moteur, et sont étroitement associés aux fonctions particulières des organes et tissus auxquels ils se distribuent. Le centre vaso-moteur principal est sous le plancher du 4e ventricule.

Il y a d'autres centres à différents niveaux dans le système nerveux central, et les nerfs qui émanent de ces centres, dans leur distribution, forment une partie du système nerveux sympathique, et beaucoup atteignent leur destination périphérique en étant accolés aux nerfs spinaux.

FONCTION DES NERFS VASO-MOTEURS. — Leur principale fonction est de régler l'apport du sang aux différents organes et tissus. Comme dans les processus vitaux, les différents organes entrent en activité, tantôt l'un, tantôt l'autre, et comme l'apport du sang varie suivant les périodes d'activité ou d'inactivité, ces nerfs vaso-moteurs règlent l'apport en faisant varier le calibre des vaisseaux (artères, capillaires et veines). Pour effectuer ce travail, ils sont mis en jeu régulièrement par une série compliquée de réflexes. Alors que ce que nous appelons l'état de santé est en rapport avec l'harmonie des fonctions, et que le sujet est peu conscient de l'activité de ses divers organes, sauf par une vague sensation de bien-être, le trouble de l'harmonie du fonctionnement des nerfs vaso-moteurs peut amener le trouble dans cette sensation de bien-être et produire du malaise ou de la douleur.

La preuve de la présence de ces nerfs vaso-moteurs peut être donnée chez l'homme de nombreuses façons, par une excitation centrale et périphérique : ainsi par exemple, la rougeur et la pâleur de la face par l'émotion, et les diverses réactions consécutives à une friction de la peau par une épingle, ou l'application de la chaleur et du froid.

On peut avoir hérité ou acquis une hypersensibilité à l'excitation vaso-motrice, et, en conséquence, on présente une série de phénomènes qui souvent causent un malaise tel qu'on va consulter le médecin. La forme la plus grave de cette hypersensibilité se voit dans des exemples de vaso-contraction, comme quand les doigts deviennent froids et endormis, causant souvent un très vif malaise, et dans quelques cas aboutissant à la mort de quelque partie des tissus. Un exemple de cette contraction des vaso-moteurs se voit dans la maladie de Raynaud où une constriction localisée des artérioles empêche l'arrivée du sang aux tissus. On constate parfois une extrême dilatation des vaisseaux de la peau dans certains états toxiques, comme dans le goitre exophtalmique, où la dilatation des artérioles donne lieu à une sensation continue de chaleur.

Souvent chez les sujets d'âge moyen ou avancé, à tempérament nerveux, des plaques sur la peau des pommettes, du cou ou de la poitrine, peuvent devenir d'une teinte rouge foncé vive. Comme ces sujets se plaignent souvent de malaise cardiaque et même d'angine de poitrine, la présence de ces symptômes peut être considérée comme indiquant un tempérament nerveux, et nous permettent de reconnaître que les symptômes de malaise

peuvent être dus en partie à un système nerveux hypersensitif.
En dehors de ces exemples bien connus, il y a un grand nombre
de sujets qui souffrent de nombreux malaises variés, d'origine
obscure, mais dans lesquels le système vaso-moteur joue un
rôle important. Comme souvent on s'imagine que ces sensations
sont associées avec quelque lésion cardiaque, il est nécessaire
d'entrer dans quelques détails.

Agents influençant le système nerveux vaso-moteur. —
Les fibres nerveuses vaso-constrictives se distribuent aux fibres
musculaires de la tunique moyenne des artérioles. Cette terminaison peut être influencée en ce point par certaines substances introduites dans la circulation. Ainsi l'extrait surrénal
injecté dans les veines jugulaires détermine une élévation de la
pression sanguine, qui, à vrai dire, ne dure que fort peu de
temps : les extraits du corps pituitaire produisent le même
effet.

Il est probable que l'hypertension, dans des maladies telles
que le mal de Bright est produite par quelque substance retenue
dans le sang qui stimule les nerfs vaso-constricteurs. Certaines
substances ont un effet opposé. La peptone du commerce, in-
jectée dans les veines d'un animal, amène la dilatation des artérioles périphériques, avec une chute de la tension. Les nitrites
agissent de la même façon, mais leur action est très passagère.

La sensation d'épuisement et syncope. — Beaucoup de sujets
se plaignent parfois d'une sensation de fatigue qui est facilement provoquée dans certaines circonstances. S'il arrive qu'il
existe quelque phénomène cardiaque inaccoutumé, comme un
souffle ou une irrégularité, on suppose que l'épuisement est le
signe d'un état cardiaque. J'ai déjà fait remarquer que le signe
de l'épuisement cardiaque est tout à fait caractéristique, et que
la sensation d'épuisement est rarement primitivement d'origine
cardiaque. En règle générale, elle est réellement due à une vaso-
dilatation dans certaines régions avec déplétion du sang dans

d'autres organes comme le cœur ou le cerveau. Ainsi certains individus qui se promènent un jour humide avec des vêtements pesants éprouvent rapidement cette sensation d'épuisement, et, s'ils viennent à s'asseoir, elle disparaît. Pembret a montré que la raison pour laquelle les soldats avaient des syncopes lorsqu'ils faisaient une marche un jour très chaud, était que la chaleur due à leurs vêtements lourds et que l'effort qu'ils faisaient déterminaient une telle dilatation des vaisseaux cutanés, qu'il se produisait une anémie du cerveau et que les soldats avaient une syncope. C'est pour cette raison que les jeunes garçons ont des syncopes quand ils se tiennent debout, comme les femmes quand elles font des essayages de vêtement. Dans ces cas, la syncope est liée à une dilatation passagère des grosses veines de l'abdomen. Si on suspend un lapin par les oreilles, le sang va dans les veines abdominales, l'animal perd connaissance et meurt. Chez certains sujets, il existe une tendance à l'accumulation du sang dans les grosses veines abdominales. J'ai pu le démontrer par la méthode suivante. Si sur un sujet couché on comprime l'abdomen en appliquant la main sur la paroi, on voit les veines du cou se gonfler. Le tracé de la figure 13 a été pris pendant qu'on faisait cette compression. Le récepteur était

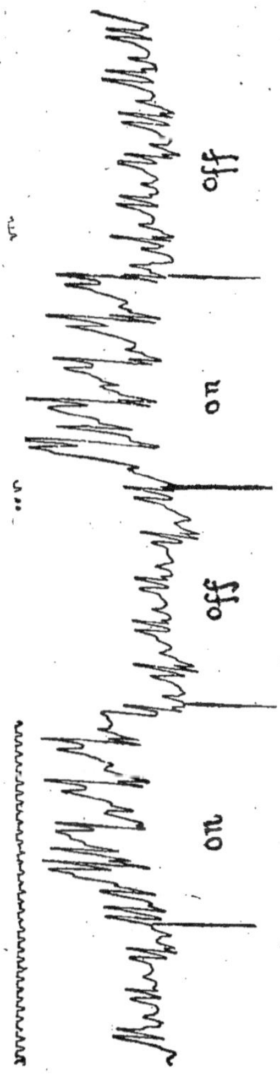

Fig. 13. — Tracé du pouls jugulaire alors que la compression se faisait sur l'abdomen (*on*) : la veine jugulaire est augmentée de volume, lorsqu'on faisait cesser la compression (*off*), la veine devenait moins distendue.

placé sur la veine jugulaire interne au cou, et la pression était
faite sur l'abdomen, et pendant la compression, on prit le tracé
de la veine jugulaire, la grande élévation dans le tracé étant due
à la veine jugulaire distendue. J'ai vu beaucoup de pareils malades qui étaient très améliorés par le port d'une ceinture abdominale bien serrée. Ainsi une dame de taille élevée, qui faisait
de la bicyclette un jour chaud, était obligée de descendre de
bicyclette et de s'étendre sur le bord de la route pour se remettre d'une syncope imminente. Sur mon conseil, elle porta
une ceinture abdominale, et la tendance à la syncope disparut
pour revenir dès qu'elle tentait de se passer de sa ceinture. Le
plus bel exemple que j'aie vu de cette accumulation du sang dans
les grosses veines de l'abdomen avait trait à un homme qui se
plaignait d'une incapacité pour travailler ou marcher à cause
d'une vive sensation d'épuisement et de vertige. Lorsqu'il était
étendu, on ne constatait rien d'anormal, mais dès qu'il se tenait
debout, il avait de plus en plus de vertige, jusqu'à ce qu'il fût
obligé de s'asseoir. On constata que dans la station debout, les
battements du cœur devenaient plus rapides : le port d'une ceinture abdominale lui permit de marcher et de reprendre ses occupations. En différentes occasions, on prit des tracés de son
pouls alors qu'il se tenait debout, alors qu'il portait sa ceinture
et alors son pouls était calme et régulier : quelques minutes après
que la ceinture avait été enlevée, le cœur battait plus rapidement
et d'une façon irrégulière. Lewis et Marris recherchèrent
qu'elle pouvait être la cause de cette anomalie au moyen du
polygraphe et de l'électro-cardiographe, et ils constatèrent
qu'au moment des battements rapides du cœur, la contraction
débutait dans une région voisine du nodule (probablement un
vrai rhythme nodal).

Quelques sujets qui ont des accès d'angine de poitrine voient
les accès se produire, s'ils font une marche après leur repas.
Il est possible que la dilatation des vaisseaux splanchniques
pendant la digestion, combinée à la dilatation des vaisseaux
sanguins des muscles mis en mouvement pendant la marche,

déterminent une déplétion de la provision de sang dans le
cœur lui-même, et produisent ainsi un rapide épuisement de
la force de réserve, ce qui amènerait la douleur. Comme ces accès
se produisent de préférence le matin après le déjeuner, il est
possible que la réponse de l'artère coronaire après une nuit de
repos ne soit pas suffisante pour donner au muscle cardiaque
une quantité suffisante de sang pour fournir aux efforts faits
par le cœur, mais que plus tard le cœur soit plus abondamment
fourni.

ANGINE DE POITRINE VASO-MOTRICE. — Nothnagel a appelé
l'attention sur une série de cas où les accès d'angine de poitrine étaient associés à des signes de vaso-constriction. L'idée
que la vaso-constriction est une cause fréquente d'angine de poitrine a gagné du terrain, mais, en fait, cela n'arrive pas souvent, et certainement, ce n'en est pas la cause dans la majorité
des cas. Quelques cas d'angine de poitrine voient se produire
un accès, quand ils vont à l'air froid : chez eux, il existe des
lésions organiques du cœur, et la résistance périphérique augmentée par le froid gêne, et épuise le cœur. Mais il existe des
cas rares où le froid peut déterminer une telle vaso-constriction,
que l'accès d'angine de poitrine peut se produire dans des cœurs
qui n'avaient apparemment aucune lésion. Ainsi une malade
de 30 ans, se plaignait d'une sensation d'épuisement et de frissons pendant la saison froide : je l'ai suivie pendant de nombreuses années : dans quelques occasions, elle éprouvait des
douleurs dans la poitrine, dont voici un exemple. Un froid
dimanche matin de novembre, elle se rendait à l'école du
dimanche. La pièce était froide et elle ressentit des frissons.
Éprouvant encore cette sensation de froid, elle se rendit à
l'église, qui était aussi un bâtiment froid et humide. La sensation de froid devint pire, et vers la fin du service, elle commença à éprouver une vive douleur dans le côté gauche de la
poitrine. Son état empira graduellement, et en rentrant chez elle,
la douleur augmenta allant du côté gauche de la poitrine jus-

qu'à l'extrémité inférieure du bras gauche. On la mit au lit avec
des bouteilles chaudes, et on lui donna des boissons chaudes, et
lorsqu'elle fut réchauffée, la douleur cessa. Dans de rares cas,
des accès angineux ne sont provoqués que par l'air froid ; pendant l'été, ou s'ils vivent dans un climat chaud, les sujets ne
ressentent aucune douleur et peuvent faire toutes sortes d'efforts.
Dans de pareils cas, il est difficile de dire sur quels faits on
peut baser une opinion digne de confiance. J'ai suivi nombre de
sujets qui pendant les temps froids menaient une vie plus tranquille, ou évitaient ces périodes de froid en allant à l'étranger,
et qui pouvaient vivre sans malaise pendant de nombreuses
années. D'un autre côté, j'ai vu un sujet qui mourut subitement
trois ans après le premier signe. Il avait 42 ans au moment
de sa mort, et sauf une histoire d'un empoisonnement par des
ptomaïnes six ans avant sa mort, il n'y avait aucune cause pour
expliquer sa maladie. Les accès douloureux étaient si persistants pendant les temps froids, alors qu'il n'en avait jamais
pendant l'été, qu'il alla passer deux hivers en Australie, et que
c'est en revenant chez lui après son dernier séjour qu'il mourut
à bord du bateau. Pendant les deux dernières années de sa vie,
pendant lesquelles je l'observai, l'examen physique ne révélait
rien d'anormal : le volume du cœur était normal, les bruits bien
frappés, sa pression sanguine était de 130 millimètres de mercure et pendant le temps chaud, il pouvait faire des efforts considérables, tels que de marcher 15 à 20 kilomètres sans malaise.

Dans les maladies des valvules aortiques, surtout lorsqu'il
existe une insuffisance très prononcée, le système vaso-moteur
devient d'une sensibilité excessive. Je ne comprends pas du tout
par quel mécanisme cela se produit, mais on peut le démontrer
de différentes façons, comme par exemple, la différence entre
la pression artérielle des jambes et des bras (voir p. 203). Dans
quelques-uns de ces cas, il y a une tendance à des accès d'angine de poitrine, et associée au cours de ces accès, il y a une
constriction prononcée des vaisseaux. On a rapporté plusieurs

cas où on a signalé cette constriction des artères, et les énergiques battements du cœur secouaient le lit dans lequel reposait le malade. Le cas 42 est un exemple de cette sensibilité particulière du système vaso-moteur à l'excitation mentale, avec tendance aux accès d'angine de poitrine.

LES SYMPTÔMES CIRCULATOIRES DANS LA MALADIE X (1). — Il y a une autre classe de cas de caractère mal défini qu'il faut savoir reconnaître pour pouvoir apprécier les autres formes de trouble cardiaque : les cas auxquels je fais allusion seront reconnus par tous les praticiens, car ils sont très répandus. Le sujet est maigre et mince ; sa face est tirée et ridée, quelquefois même chez des jeunes. Ordinairement il est pâle, quoique parfois la face soit colorée et le nez rouge par les temps froids ; ses mains sont froides, et il dit qu'il a une mauvaise circulation : son état est toujours pire les jours où il fait froid, et après un bain froid, il se réchauffe difficilement et se sent mal à l'aise.

En même temps que les mains sont froides, leur peau est épaissie et présente une certaine dureté : les doigts peuvent devenir blancs et endormis, « morts », comme on dit souvent. Si on s'expose au froid, l'état peut s'aggraver au point que la douleur devient très vive à l'extrémité des doigts : dans un cas, j'ai même vu se produire de la gangrène. Le nez est souvent rouge, et il est fréquent de voir la dyspepsie s'associer à cette rougeur du nez. Il y a souvent de la dilatation de l'estomac, qu'accompagne une accumulation de sang dans les veines abdominales. Ce dernier phénomène peut se démontrer de la manière qui a été décrite page 145 (fig. 13).

1. J'emploie le terme de maladie X, parce que je ne connais pas la nature de cette affection. Beaucoup de médecins se contentent d'appeler les malades de cette catégorie des neurasthéniques, et cela leur suffit. C'est simplement pour donner à un malaise un nom qui est si commode, qu'on perd souvent de vue que cette dénomination ne donne aucun éclaircissement sur l'affection, et n'est qu'un moyen de cacher l'ignorance. Si l'on se sert du terme « maladie X », ce sera reconnaître nettement notre ignorance, et cela nous conduira à rechercher constamment à éclaircir les mystères qui enveloppent ces cas.

Dans quelques cas, pendant une respiration tranquille, on peut constater que la veine jugulaire est augmentée de volume et que la pulsation est plus marquée ; l'augmentation de volume de la veine se voit pendant l'inspiration. Cette tuméfaction de la veine est due à ce que la pression sur l'abdomen vide les veines abdominales dans le cœur droit, de sorte qu'il y a moins de place pour le sang qui revient par la veine cave supérieure : de là, la distension de la veine jugulaire. L'inspiration déterminant un abaissement du diaphragme, comprime le contenu abdominal, y compris les grosses veines, contre la paroi rigide, et produit le même résultat.

Le cœur lui-même dans ces cas est légèrement dilaté ; il peut y avoir des souffles systoliques aux valvules mitrale et tricuspide : ceux-ci sont très fugitifs, existant à un moment donné, ils ont disparu un instant après. Quelquefois on peut les constater au début d'un examen : quelques minutes après, ils ont disparu. Souvent l'allure et le rhythme du cœur varient : parfois ralenti, quelquefois irrégulier, l'irrégularité existant habituellement pendant l'inspiration, et il peut aussi exister des extra-systoles, et lorsque le malade en a conscience, il est souvent très effrayé, surtout si un médecin n'arrive pas à le rassurer complètement. L'hésitation ou le doute de la part du médecin est comme un nuage devant leurs yeux. En raison de la présence de quelques-uns de ces symptômes, on méconnaît souvent ces cas pour des maladies de cœur, et beaucoup de sujets sont soumis à un traitement prolongé, qui, ne donnant pas de résultat, déprime le malade, le trouble dans ses occupations et lui fait souvent courir le monde à la recherche de la cure à suivre. Dans aucun de ces cas, je n'ai vu survenir d'insuffisance cardiaque, et cette constatation a beaucoup plus d'importance que n'importe quelle forme de traitement.

J'ai été particulièrement frappé de la respiration lente dans nombre de ces cas. Elle peut descendre jusqu'à sept par minute sans que le malade éprouve le moindre malaise et sans qu'il en ait conscience. C'est à ce moment que le rhythme du cœur est le plus touché et que se produit d'une manière caractéristique le gonflement de la veine pendant l'inspiration par la pression sur l'abdomen. La nature de cette irrégularité est décrite en détails au chapitre xxvi. Un sujet sain peut parfois reproduire cette irrégularité en respirant lentement et profondément, à l'allure de 7 ou 8 respirations par minute.

Les malaises sont extrêmement variés et beaucoup ont l'idée fixe que certains de leurs organes fonctionnent mal et à vrai dire, on constate toujours quelque trouble, généralement léger, dans un organe : on trouve fréquemment des malaises gastriques ou intestinaux, et il se peut aussi que d'autres viscères soient le siège de malaises.

L'état psychique du malade est curieux et intéressant. Quelques-uns sont sains, bien pondérés et extrêmement intelligents. Pour eux, la souffrance corporelle n'est qu'une affection ennuyeuse et pénible. Chez d'autres, cela détermine un caractère irritable ; d'autres deviennent très absorbés en eux-mêmes et sont très profondément occupés par leurs affaires corporelles ou spirituelles. Cela modifie leurs idées sur les choses matérielles ; parmi eux on voit beaucoup de gens naïfs ou pointilleux, que ce soit au point de vue religieux, politique ou diététique, et souvent manifestant un enthousiasme exagéré pour leurs idées. Un autre caractère étonnant de ces cas est la façon remarquable dont peut se produire une amélioration temporaire. Pendant des semaines, quelques-uns d'entre eux peuvent se sentir misérables et malades, mangeant peu, trouvant que le peu d'aliments qu'ils prennent fatigue leur digestion, et recherchant ce qui peut leur convenir quand subitement ils se sentent mieux : leur amélioration peut durer des semaines et même des mois, mais généralement ils ont une rechute.

Un autre trait caractéristique est que ces sujets croient fermement que ce qu'ils prennent est la cause de leur amélioration : régime, médication, exercice, opération. C'est à cause de cette tendance à la guérison qu'il y a tant de cas favorables. Il suffit de lire entre les lignes des attestations en faveur de cer-

tains remèdes, empiriques ou patentés, pour voir que c'est de
cette classe de sujets qu'il s'agit. C'est parmi eux que les cures
miraculeuses sont signalées, et c'est eux qui grossissent les
rangs des *Christian scientists*. Toute émotion excitante, que
ce soit l'amour ou la religion, soulage toujours ce genre de
maladie, et, lorsque la religion entre en jeu, on a les diverses
formes de guérison miraculeuse. Beaucoup de femmes se trouvent bien, quand elles sont en état de grossesse.

Les diagnostics posés par les médecins sont aussi nombreux
et variés que les désordres accusés par les malades : le gyné-
cologiste diagnostique quelque désordre pelvien ; le chirurgien
voit la source de tous les maux dans un appendice, un estomac
dilaté ou un rein mobile ; le médecin reconnaît la maladie de
sa spécialité, cardiopathie, stase viscérale, gastroptose, neurasthénie, dyspepsie atonique et ainsi de suite. Quelques-uns de
ces diagnostics sont si délicats que nous les trouvons ensuite
classés comme neurasthénie cardiaque, gastrique, psychique ou
rénale.

La cause de la maladie X. — Bien que depuis longtemps j'aie
cherché avec soin une explication de cette maladie, je dois reconnaître que je n'ai qu'une conception imparfaite de son origine. Comme je l'ai dit, elle n'aboutit jamais à l'insuffisance
cardiaque ou à la mort, de sorte que sa cause ne peut être que
spéculative. En voyant qu'elle s'accompagne si souvent de troubles digestifs, il vient immédiatement à l'esprit qu'elle peut
être due à l'absorption de quelque substance toxique provenant
des intestins. Ce qui justifierait cette opinion, c'est qu'elle est
souvent associée à la constipation et à la dilatation de l'estomac. Cela se voit d'une manière typique dans les cas d'ulcère
de l'estomac, surtout au niveau de l'orifice pylorique, avec
sténose pylorique et dilatation de l'estomac. Cette association
est si fréquente que j'examine toujours soigneusement mes malades au point de vue de l'ulcère de l'estomac. J'ai vu beaucoup
de cas très améliorés, après qu'on a eu fait une gastro-entéro-

stomie, et d'une façon générale, c'est le traitement s'adressant au tube digestif qui donne les meilleurs résultats. Néanmoins, il y a des cas dans lesquels on ne découvre aucun trouble digestif, et dans d'autres, on constate d'autres affections viscérales. Ainsi j'ai vu cet état se développer chez des sujets qui depuis de longues années souffraient d'affections diverses, telles que la lithiase rénale. Sans aucun doute, il y a beaucoup d'affections que l'on fait rentrer dans cette description, mais jusqu'ici il n'est pas facile de voir comment on peut les distinguer entre elles.

TRAITEMENT. — Lorsque, après un examen, on trouve qu'il n'y a aucune affection, telle que l'ulcère gastrique, il importe de rassurer le malade, et c'est là ce qui lui fait le plus de bien, surtout si on lui avait dit qu'il avait une affection cardiaque et que c'était pour cela qu'on le soignait. Il faut remédier à tout trouble digestif, tel que la constipation : il faut encourager le malade à mener une vie dans laquelle il s'intéressera à ses affaires et lui conseiller de faire de l'exercice au grand air autant qu'il le lui sera possible. Pendant les périodes de dépression, d'insomnie, d'ennuis, l'administration du bromure d'ammonium pendant 8 à 10 jours rendra grand service.

CHAPITRE XVII

METHODES INSTRUMENTALE D'EXAMEN

Le sphygmographe. — Le polygraphe. — Le polygraphe clinique. — Le polygraphe à encre. — L'électro-cardiographe.

Dans l'examen de la grande majorité des malades, le diagnostic peut se faire sans avoir recours à la prise des tracés. Il ne faut pas en conclure que l'on peut s'en dispenser toujours, car, si l'on peut diagnostiquer la majorité des cas, c'est grâce aux renseignements que donne ce moyen d'examen. Bien qu'il ne soit pas nécessaire au médecin de prendre lui-même les tracés, il doit savoir les interpréter pour pouvoir en faire une application pratique.

Il y a eu beaucoup de méthodes proposées pour inscrire les mouvements circulatoires, mais ici je ne m'occuperai que de celles qui, entre mes mains, ont donné des résultats satisfaisants. Le principe de la méthode doit être la simplicité : car plus le procédé est compliqué, moins il est aisé de l'appliquer en clinique. Dans les hôpitaux, où il y a beaucoup d'assistants, on peut utilement employer les méthodes les plus perfectionnées, mais pour le praticien, qui est seul pour étudier ses malades, la méthode la plus simple est la meilleure.

Le sphygmographe. — Point n'est besoin d'entrer dans des détails sur la construction des divers sphygmographes : elle a été si souvent décrite dans les manuels, que tout médecin la connaît.

Ils sont du reste tous construits sur le même principe. Un ressort d'acier est placé sur l'artère radiale, au poignet, de telle façon que tout en comprimant l'artère, il ne l'oblitère pas. Attaché directement au ressort est un long levier, ou une série de petits leviers, destinés à amplifier les mouvements du ressort. L'extrémité libre du levier presse légèrement sur une bande de papier, dont la surface a été noircie à la fumée obtenue en faisant brûler du camphre ou de la térébenthine, et cette bande se déplace à une vitesse uniforme grâce à un mouvement d'horlogerie. De tous les instruments dont je me suis servi, c'est celui de Dudgeon que je trouve le plus pratique et le plus utile. Dans tous les tracés sphymographiques, il peut se glisser quelques erreurs dues aux défectuosités de l'instrument. Quelques instruments perfectionnés peuvent avoir moins de défectuosités que le Dudgeon, mais si l'on fait attention de ne pas lire sur les tracés les mouvements dus aux défectuosités de l'instrument, le sphygmographe de Dudgeon peut rendre de grands services dans la pratique et surtout pour donner le vrai et exact tracé des pulsations.

Le polygraphe. — Il y a beaucoup de mouvements circulatoires que l'on perçoit et que ne peut enregistrer le sphygmographe, et il faut avoir recours à d'autres instruments, si l'on veut les avoir inscrits sur un tracé. La méthode la plus communément adoptée a été de transmettre, au moyen d'un tube renfermant de l'air, les mouvements à enregistrer à un tambour sur lequel est fixé un levier. L'excursion du levier est inscrite sur un cylindre tournant, recouvert d'un papier noirci par la fumée. On peut se servir de deux ou plusieurs tambours placés avec leurs leviers l'un au-dessus de l'autre pour recueillir simultanément le tracé de différents mouvements.

L'appareil est volumineux et compliqué, aussi son emploi est très limité, au point que l'on a négligé ou méconnu plusieurs points de clinique médicale d'un grand intérêt. Dans mes recherches sur la nature du pouls veineux, je m'étais d'abord servi de cet instrument embarrassant, mais en raison de son incommodité, j'ai dû avoir recours à un appareil plus simple et plus pratique.

LE POLYGRAPHE CLINIQUE. — Quand j'ai commencé autrefois à étudier l'action du cœur, j'attachai un tambour à la tige verticale d'un sphymographe de Dudgeon, de sorte que je pouvais obtenir, en même temps que le tracé du pouls radial quelque autre mouvement, comme le pouls jugulaire, le choc de la pointe ou le pouls carotidien. Mais, comme il y avait beaucoup d'inconvénient pour noircir ou vernir les papiers, et qu'il n'était pas possible d'avoir un long tracé pour étudier le rhythme cardiaque, je le laissai de côté pour me servir du polygraphe à encre.

LE POLYGRAPHE A ENCRE (Figure 14). — Les parties essentielles de l'instrument sont une petite ampoule (E. fig. 14) destinée à recevoir les impressions des pulsations, un tube pour transmettre ces impressions à un tambour (B. fig. 14) et un levier avec une plume (F. fig 14)·

La petite ampoule destinée à recevoir les impressions (que l'on appelle plus loin récepteur) est simplement une petite cupule peu profonde, de forme circulaire, ayant un pouce et demi de diamètre et un pouce de profondeur. La partie concave s'applique hermétiquement sur la peau au niveau du pouls, de sorte qu'il n'y a aucune communication avec l'air extérieur. De la partie convexe émerge une tige creuse étroite, longue d'un demi-pouce, à laquelle s'adapte un tube en caoutchouc de 3 ou 4 pieds de long et dont l'extrémité opposée est reliée au tambour. Lorsqu'il s'agit de prendre le tracé du pouls hépatique, il faut y faire quelques modifications. Le récepteur pour le foie (B. fig. 15) est plus volumineux, long de 5 pouces, large de 2 pouces, et profond de 1 pouce, et ses bords sont légèrement recourbés sur leur axe longitudinal. Un petit trou pour l'air est ménagé à la partie supérieure. Pour se servir du récepteur pour le foie, il faut déterminer le bord inférieur du foie : le récepteur pour le foié étant tenu dans la main droite, est placé

longitudinalement en travers de l'abdomen, son bord inférieur
étant à 2 pouces au-dessous du bord du foie et son extrémité

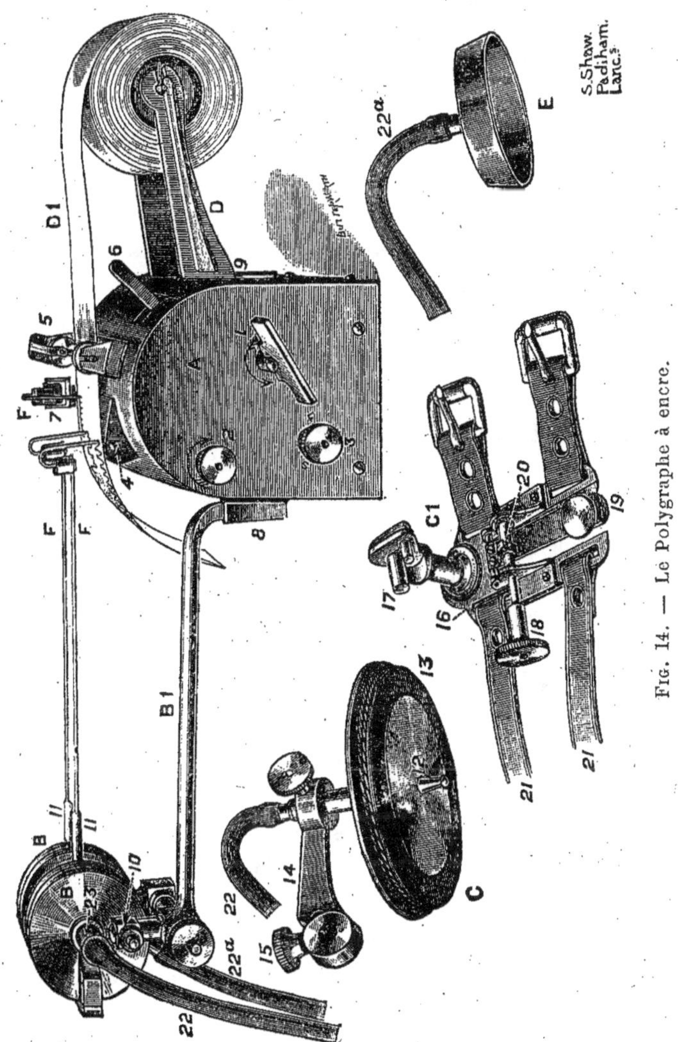

Fig. 14. — Le Polygraphe à encre.

avec le trou pour l'air se trouvant vers la partie moyenne. On
appuie d'une façon douce et continue sur le bord inférieur du
récepteur jusqu'à ce qu'il presse profondément dans l'abdomen,
et alors on adapte étroitement à la peau le bord supérieur. De

cette façon, une grande partie du bord inférieur du foie est saisie dans le récepteur. Si on applique l'index droit sur le trou à air, les mouvements de la respiration et le pouls hépatique seront communiqués au levier. Si le malade arrête sa respiration, seuls les mouvements du foie seront transmis.

La boîte A (fig. 14) contient le mouvement d'horlogerie pour le cylindre qui déroule le rouleau de papier D, et un, autre mouvement d'horlogerie qui fait mouvoir la plume F destinée à marquer le temps. B B sont les deux tambours, FF leurs leviers. Les plumes qui inscrivent dans la figure 14 sont des tiges métalliques avec une étroite rainure, dont une extrémité est fixée au fond d'un petit récipient à l'extrémité libre du levier. L'autre extrémité de la tige métallique est ajustée de façon à toucher légèrement le papier : l'encre est placée dans le petit récipient et coule par capillarité à travers la rainure jusqu'à la plume. Tout récemment ces plumes ont été très améliorées parce qu'on a fait dans le levier une rainure plus profonde qui remplace le récipient. Si l'on a soin de tenir ces plumes très propres et qu'il n'y ait pas de poussière dans l'encre, elles sont toujours prêtes à servir et remplissent très bien leur but. Il vaut mieux employer l'encre rouge que la noire, car elle ne rouille pas les plnmes. Comme c'est le pouls radial qui donne les indications les plus utiles, il existe une méthode spéciale pour l'enregistrer. Une attelle (CI) est fixée au poignet, de façon que le coussinet du ressort d'acier se place sur l'artère radiale, et soit comprimé par une roue excentrique (18) jusqu'à ce qu'un mouvement approprié soit transmis au ressort par l'artère : alors le large tambour C est adapté sur l'attelle, de sorte que le bouton (12) se trouve au niveau du ressort mobile. Ce tambour du poignet est relié au tambour B par un tube de caoutchouc (22-22), et les pulsations radiales sont enregistrées par le levier F. Le récepteur E est placé sur la pulsation qu'on veut enregistrer, et le mouvement est transmis au levier F de l'autre tambour. De cette façon, on peut enregistrer simultanément le pouls radial, le choc de la pointe, les pulsations carotidiennes, jugulaires et autres.

Pour enregistrer les mouvements respiratoires, on remplace le recepteur E par une ampoule.

En tournant la vis (3) on peut à volonté accélérer ou ralentir la vitesse à laquelle le papier se déroule. Cela est très utile, car il arrive souvent qu'on peut avoir besoin d'un plus grand inter-

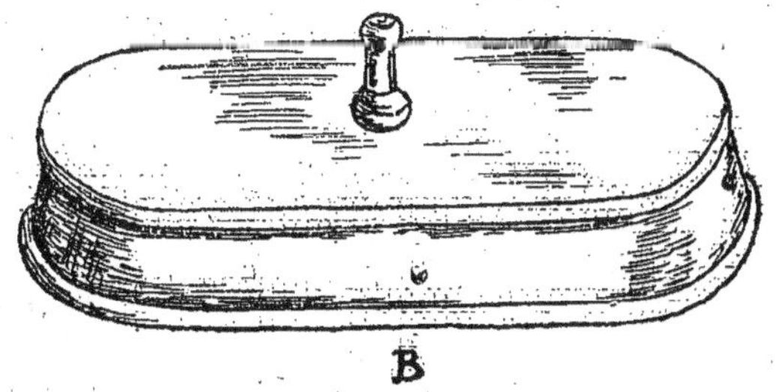

Fig. 15.

Récepteur employé pour prendre les tracés du foie (demi-grandeur).

valle pour enregistrer les phénomènes qui se succèdent rapidement, tandis que pour les mouvements respiratoires, il vaut mieux une marche lente. Comme l'appareil à marquer le temps enregistre un cinquième de seconde et est commandé par un mouvement d'horlogerie spéciale, la vitesse des mouvements enregistrés peut toujours être reconnue avec une exactitude absolue.

On a conseillé d'ajouter un troisième tambour pour enregistrer un troisième mouvement : je l'ai essayé, mais j'y ai bientôt renoncé, car, quoiqu'il puisse être parfois utile, il compliquerait l'appareil inutilement. Si on est seul à faire les observations, les deux tambours sont suffisants pour occuper l'attention : avec un peu de pratique, cet appareil présente une grande facilité dans son emploi. En quelques minutes, on peut enregistrer les différents mouvements, le malade étant assis ou dans le décubitus.

Quand le tambour est fixé au poignet pour prendre le pouls radial, on a toujours une main de libre pour mettre l'appareil en train et pour remplir le récipient d'encre, ou régler la vitesse, l'autre main maintenant le récepteur sur le mouvement à enregistrer.

L'ÉLECTRO-CARDIOGRAPHE. — On sait depuis longtemps que la contraction d'un muscle donne lieu à des modifications électriques. Walter a montré que si l'on se sert des jambes ou des bras comme conducteurs, et qu'on les relie à un galvanomètre,

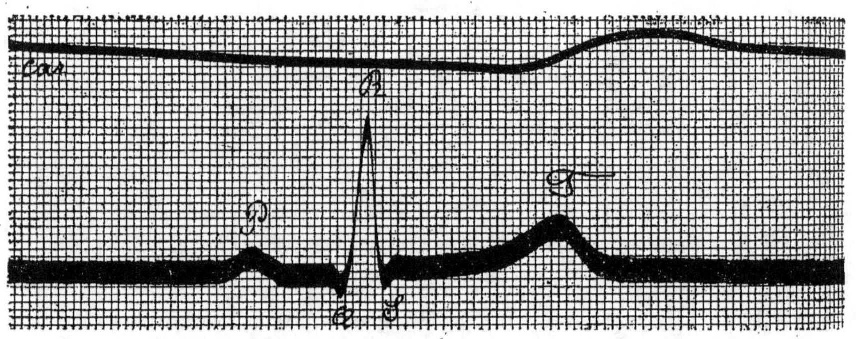

Fig. 16. — Cette figure, due au professeur Einthoven, montre une partie de la courbe carotidienne et un battement unique d'une courbe électrique. Les abscisses sont divisées en intervalle de 0,01 seconde, les ordonnées en intervalle de 10 volts. Le courant, comme dans toutes les figures indiquées, allait du bras droit et de la jambe gauche. Dans celle-ci, comme dans toutes les figures, les divisions correspondantes du temps sont verticales l'une, par rapport à l'autre. P représente la contraction auriculaire, et Q, R, S et T, la contraction ventriculaire.

les réactions électriques qui se produisent par la contraction du cœur affecteront l'aimant.

Einthoven a inventé le galvanomètre à corde qui permet d'enregistrer facilement les mouvements du cœur. Dans cet instrument un fil en platine ou en tout autre substance appropriée est placée entre les pôles d'un aimant. Comme il est placé dans le champ magnétique, le fil devient très sensible à la moindre modification électrique. Le bras droit et la jambe gauche ou le bras droit et le bras gauche sont immergés dans un récipient approprié renfermant de l'eau salée, dans laquelle il y a une plaque de cuivre. Cette plaque de cuivre est reliée par des fils au fil étendu entre les pôles de l'aimant. Les modifications électriques dues aux mouvements des cavités du cœur sont transmises au fil, et lui font exécuter un petit mouvement. Une série de lentilles est disposée de telle façon que, au moyen d'un arc

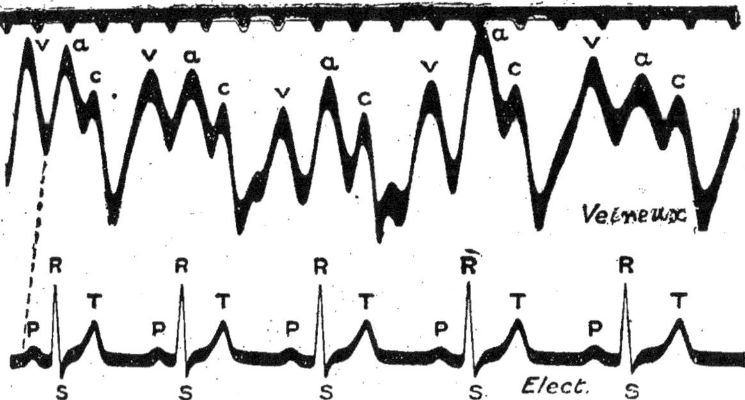

Fig. 17. — Tracés simultanés en 1/5 de seconde de courbes veineuses et électrocardiographiques. Le retard dans la courbe veineuse est dûe à ce qu'on a employé la transmission par l'air, et au retard dans la transmission de l'oreillette au cou et au fait que la modification électrique précède un peu la contraction. Tracé pris chez un malade chez qui les intervalles P-R et a-c indiquent une légère prolongation, mais chez qui autrement la courbe est normale.

électrique, l'ombre du fil se projette sur une plaque photographique mobile de façon à pouvoir photographier le mouvement du fil, lorsqu'il est influencé par les modifications électriques du cœur.

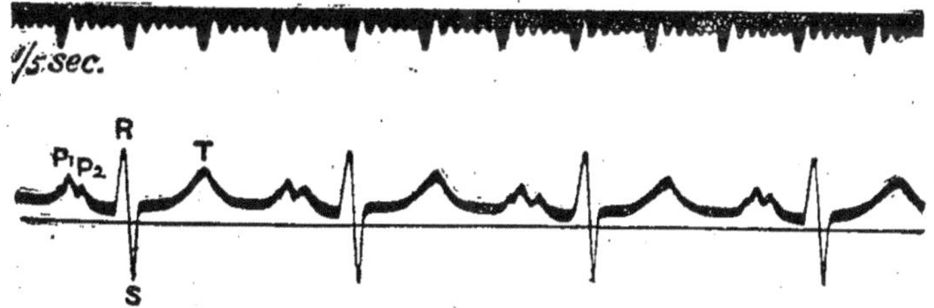

Fig. 18. — Rétrécissement mitral et insuffisance aortique. Prolongation de l'intervalle P-R, dentelures de P. et augmentation de S.

L'électro-cardiogramme provenant d'un cœur battant normalement montre une série de mouvements dus à la contraction des oreillettes et des ventricules (fig. 16 et 17). Dans une révolution cardiaque la première onde P est due à la contraction de l'oreillette : elle est suivie d'une série d'ondes, résultant de la contraction ventriculaire. La première de cette série est une onde R franchement verticale, qui a une chute également rapide et est suivie par une onde négative S. Celle-ci est de nouveau suivie par une onde T s'élevant plus lentement, et moins haute que R.

Bien que les ondes représentées sur la figure 16 existent dans tous les cœurs battant normalement, elles peuvent présenter de légères variations. Ces variations sont très marquées dans certaines maladies. Ainsi, l'hypertrophie plus marquée dans un ventricule que dans l'autre donne lieu à des particularités du tracé ventriculaire, de même l'hypertrophie de l'oreillette gauche amène une modification des ondes (P. fig. 18)

Mais c'est surtout en montrant bien les rhythmes anormaux que le galvanomètre rend le plus de services. Nous savons que la contraction du cœur peut débuter en un point quelconque du muscle cardiaque, si cette partie est indépendante du régulateur normal du cœur, ou si elle est plus excitable que le régulateur. Lorsque cela se produit, une modification de caractère des ondes électriques met sur la voie de la source de la contraction. Lewis a démontré expérimentalement le caractère particulier des électro-cardiogrammes, lorsque les contractions auriculaires débutent en d'autres points que le point normal : et il est arrivé à reconnaître, sur un électro-cardiogramme, les rhythmes anormaux qui prennent naissance dans les différentes régions de l'oreillette. Lorsque les contractions ventriculaires prennent naissance d'une manière normale, les ondes R. S. et T se suivent avec la même forme et la même séquence, et on a supposé que ces phénomènes caractéristiques sont dus à l'excitation par la contraction qui suit dans le cœur une voie définie (le faisceau auriculo-ventriculaire) excitant d'abord la base, passant à la pointe et retournant à la base. Lorsqu'une excitation a son origine dans le ventricule lui-même, comme dans les cas d'extra-systole ventriculaire, on obtient alors une courbe anormale tout à fait diffé-

rente de la courbe normale (fig. 19), faisant supposer que la contraction a pris naissance en un point quelconque du ventricule lui-même, supposi-
tion que confirme l'expé-
rience qui permet d'obte-
nir des courbes identiques
par la production artifi-
cielle d'une extra-systole
ventriculaire.

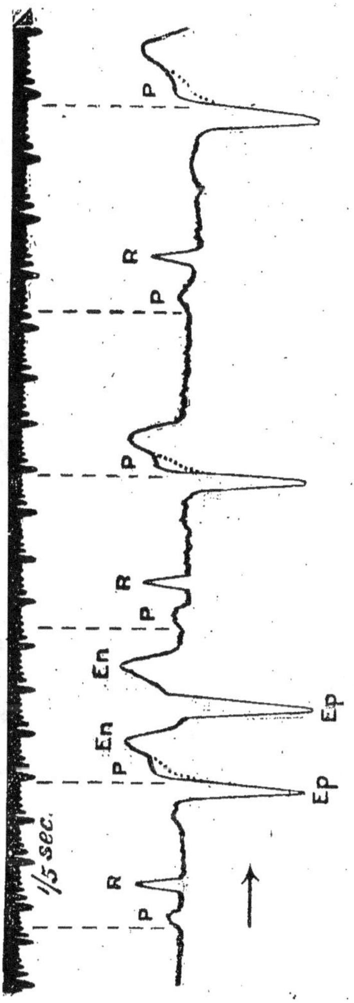

Il est important de
reconnaître ce fait qui
montre que, dans des
états tels que la fibrillation auriculaire, l'oreillette est altérée et se
contracte d'une manière
anormale, donnant lieu à
un électro-cardiogramme
particulier et caractéristique. C'est là, encore la
source d'une excitation
ventriculaire, d'autant
mieux que la complexité
ventriculaire normale est
conservée, ce qui indique
que l'excitation par la
contraction a pénétré
dans le ventricule par la
voie normale (fig. 20).
C'est un point qui a aussi

Fig. 19. — La courbe montre trois battements dans lesquels la séquence normale P.R est observée, et quatre extra-systoles du ventricule. Les ondes P qui sont régulières sont superposées aux courbes extra-systoliques en trois points (lignes ponctuées).

un intérêt pour le bloquage complet du cœur. Dans ce cas, la séparation de l'oreillette d'avec le ventricule est complète, de sorte que le ventricule se contracte indépendamment de l'excitation auriculaire, et cependant les électro-cardiogrammes ventriculaires montrent une courbe parfaitement normale, ce qui indique que l'excitation a pénétré dans le ventricule par la voie

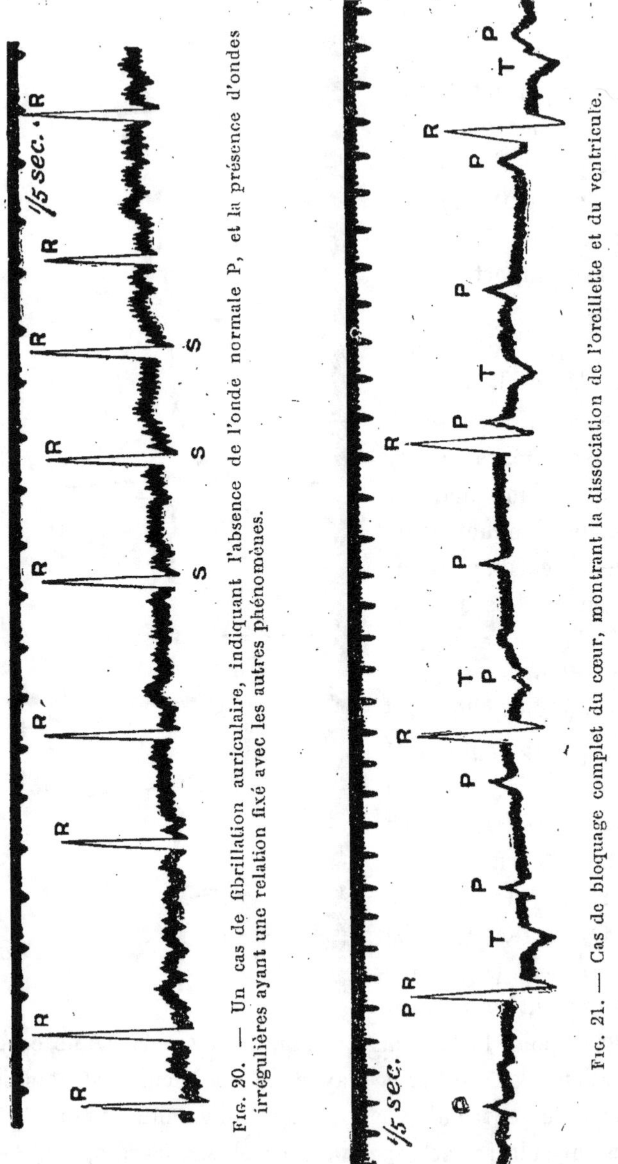

Fig. 20. — Un cas de fibrillation auriculaire, indiquant l'absence de l'onde normale P, et la présence d'ondes irrégulières ayant une relation fixé avec les autres phénomènes.

Fig. 21. — Cas de bloquage complet du cœur, montrant la dissociation de l'oreillette et du ventricule.

normale, c'est-à-dire par le faisceau auriculo-ventriculaire (fig. 21). Comme dans ces cas, la portion nodale du faisceau est détruite, on doit en conclure que les parties restantes du faisceau peuvent faire naître et transmettre l'excitation pour la contraction ventriculaire.

Dans le cours de cet ouvrage, on reviendra sur certaines particularités produites par les rhythmes anormaux et la maladie du muscle cardiaque. Je ne les décris pas en beaucoup de détails, mais je renverrai le lecteur aux publications de Lewis pour l'exposition complète du sujet. C'est à lui que je suis redevable pour la prise de ces tracés et l'interprétation des courbes dans la grande majorité de mes cas.

CHAPITRE XVIII

LA POSITION ET LES MOUVEMENTS DU CŒUR

La position du cœur. — Les indices pour reconnaître les différents temps de la révolution cardiaque. — Etats de la paroi thoracique pour reconnaître certains mouvements du cœur. — La nature des mouvements enregistrés par les tracés. — Le choc de la pointe. — Interprétation d'un tracé d'un choc de la pointe dû à la systole du ventricule gauche. — L'onde auriculaire. — Rétraction des tissus mous avoisinant le cœur pendant la systole ventriculaire. — Mouvement du foie dû à l'aspiration cardiaque. — Pulsation épigastrique. — Le choc de la pointe dû au ventricule droit. — Signification du cardiogramme interverti. — Modification du choc de la pointe par rétraction du poumon. — Le choc dû à la systole ventriculaire.

LA POSITION DU CŒUR. — Le professeur Waterston a récemment fait de nouvelles recherches sur la position des organes dans le corps humain, et voici le résultat qu'il m'a fourni de ses observations sur le cœur.

« La position comme la forme du cœur présentent des variations considérables suivant les individus du même âge et du même sexe : aussi il est impossible de fournir des données précises de la position et de la forme du cœur, excepté dans de vagues limites.

« On peut établir, tout d'abord, que chez la femme le cœur est légèrement plus petit que chez l'homme, et que dans la vieillesse, il y a une diminution de volume du cœur que l'on peut considérer comme normale. Chez l'enfant, le cœur est situé à un niveau plus élevé que chez l'adulte, cette différence étant probablement due aux grandes dimensions du foie chez l'enfant.

« En dehors de ces variations liées à l'âge et au sexe, les différences individuelles sont probablement en rapport avec les différentes formes de la poitrine, et la hauteur variable du diaphragme que l'on constate chezlesdifférents sujets.

« Tout récemment j'ai fait des observations sur la position du cœur en général, et de ses cavités par rapport à la paroi thoracique en projetant orthogonalement le contour des côtes, du sternum et du cœur sur une surface plane.

« La figure 22 représente une moyenne obtenue de cette façon, chez un adulte du sexe masculin. On peut voir, sur la figure que la surface antérieure du cœur a une forme de quadrilatère. Tout le bord droit est formé par l'oreillette droite, et cette même cavité constitue toute la partie du cœur qui repose sous le bord droit du sternum. Le ventricule droit constitue la plus grande partie de la surface antérieure, et est situé derrière le sternum et à sa gauche, tandis que le bord gauche et la pointe du cœur sont formés par le ventricule gauche. Il n'y a qu'une petite portion de l'appendice auriculaire gauche qui paraît à la surface antérieure, à la base de l'artère pulmonaire, et elle est tout à fait insignifiante. Habituellement, on trouve la pointe du cœur derrière le 6e cartilage costal, et le bord inférieur du cœur se trouve à un niveau plus bas que celui que l'on indique ordinairement, à savoir le bord inférieur du corps du sternum, et il descend derrière le cartilage ensiforme.

« Dans les dimensions verticales et transversales, le contour projeté du cœur mesure de quatre et demi à cinq pouces chez l'adulte. Souvent cependant, un de ces diamètres est augmenté, et c'est ordinairement le vertical, tandis que le transversal est quelque peu diminué. En général cette forme du cœur se trouve dans les thorax longs et étroits.

« Ces observations ont été faites sur le cadavre dans la position horizontale, et peuvent être considérées comme exactes pour le cœur dans cette position.

« Si l'on compare ces contours avec ceux pris pendant la vie dans la position verticale, au moyen de l'orthodiagraphie (fig. 23), on constate dans les résultats obtenus une différence indiquant que la position du cœur est différente. Dans la position

verticale pendant la vie, le cœur est situé à un niveau inférieur :
le bord inférieur du cœur descend derrière le cartilage ensiforme

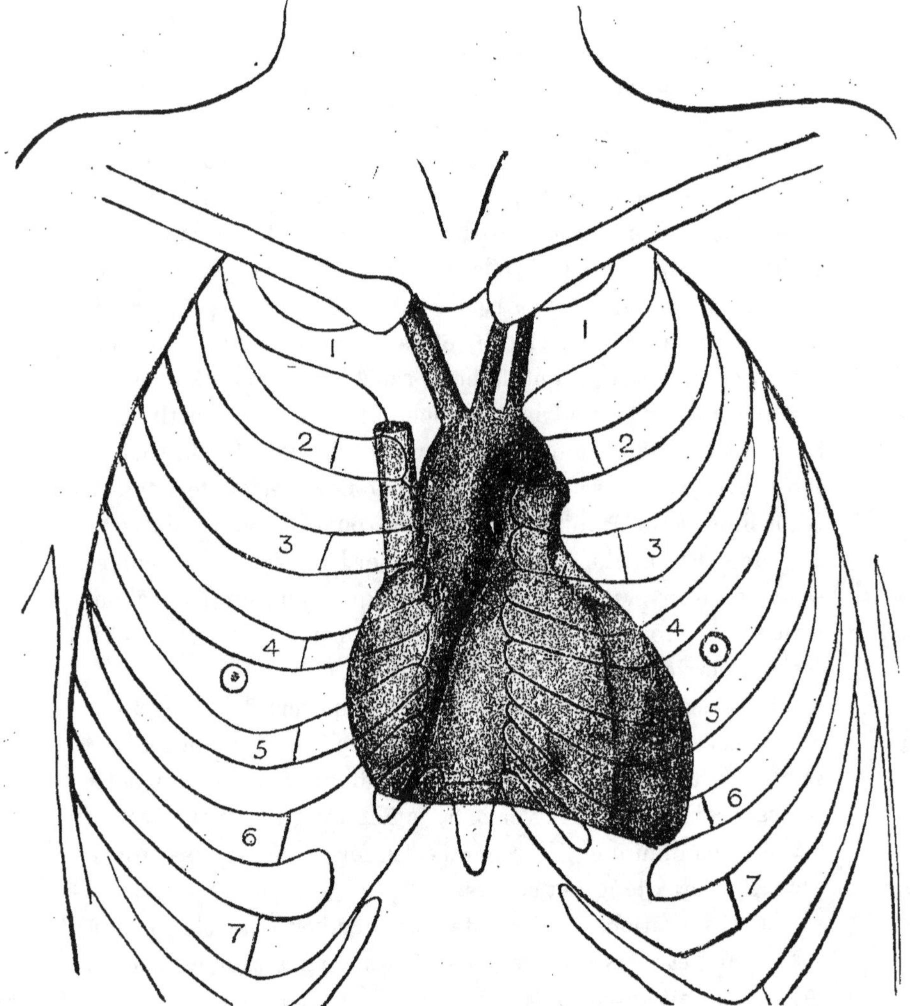

Fig. 22. — Dessin exact des rapports du cœur avec la paroi thoracique antérieure,
obtenu par projection orthogonale (Waterston).

à un degré variable, et le ventricule droit arrive à se trouver
derrière la partie supérieure de la paroi abdominale sur l'angle

infra-costal. Cette descente dépend de la descente du diaphragme qui se produit en passant de la position horizontale à l'attitude verticale.

On constate en outre que les mouvements respiratoires ont une influence marquée sur la position du cœur, surtout sur le niveau de son bord inférieur, qui s'élève dans l'expiration et s'abaisse dans l'inspiration. Le bord supérieur, d'un autre côté, n'est pas autant affecté, mais les bord droits et surtout gauche sont influencés surtout à leurs extrémités inférieures. Comme le montre la figure 23, on constate que dans l'expiration, le bord gauche se déplace sur le côté gauche d'environ un pouce. »

Indices pour reconnaitre les différents temps d'une révolution cardiaque. — Les pouls de la carotide sont faciles à reconnaître et à localiser dans le cycle cardiaque : aussi sont-ils les points de repère les plus certains pour trouver la place des autres mouvements dans une révolution cardiaque. Dans la description des tracés, on aura souvent recours à ces points de repère, et on se reportera souvent à cette période pendant laquelle les valvules semi-lunaires sont ouvertes, et qui est indiquée sur les tracés par l'espace E. Quand on la constate sur un tracé radial, elle correspond aux effets de la systole ventriculaire sur le pouls radial, c'est-à-dire à l'onde qui produit le pouls à ce moment, et non pas à la minute précise, à laquelle se fait la systole ventriculaire, car l'onde du pouls ayant une plus grande distance à parcourir, la période E sera beaucoup plus tardive à la radiale qu'au niveau de la pointe ou de la carotide.

États de la paroi thoracique permettant de reconnaitre certains mouvements du cœur. — Chez un sujet bien portant, les mouvements du cœur sont souvent si cachés par les poumons qu'on ne discerne pas grand'chose sur la paroi thoracique externe.

Dans beaucoup de cas, les poumons sont si volumineux, ou bien la paroi thoracique est tellement grasse ou épaisse, qu'on

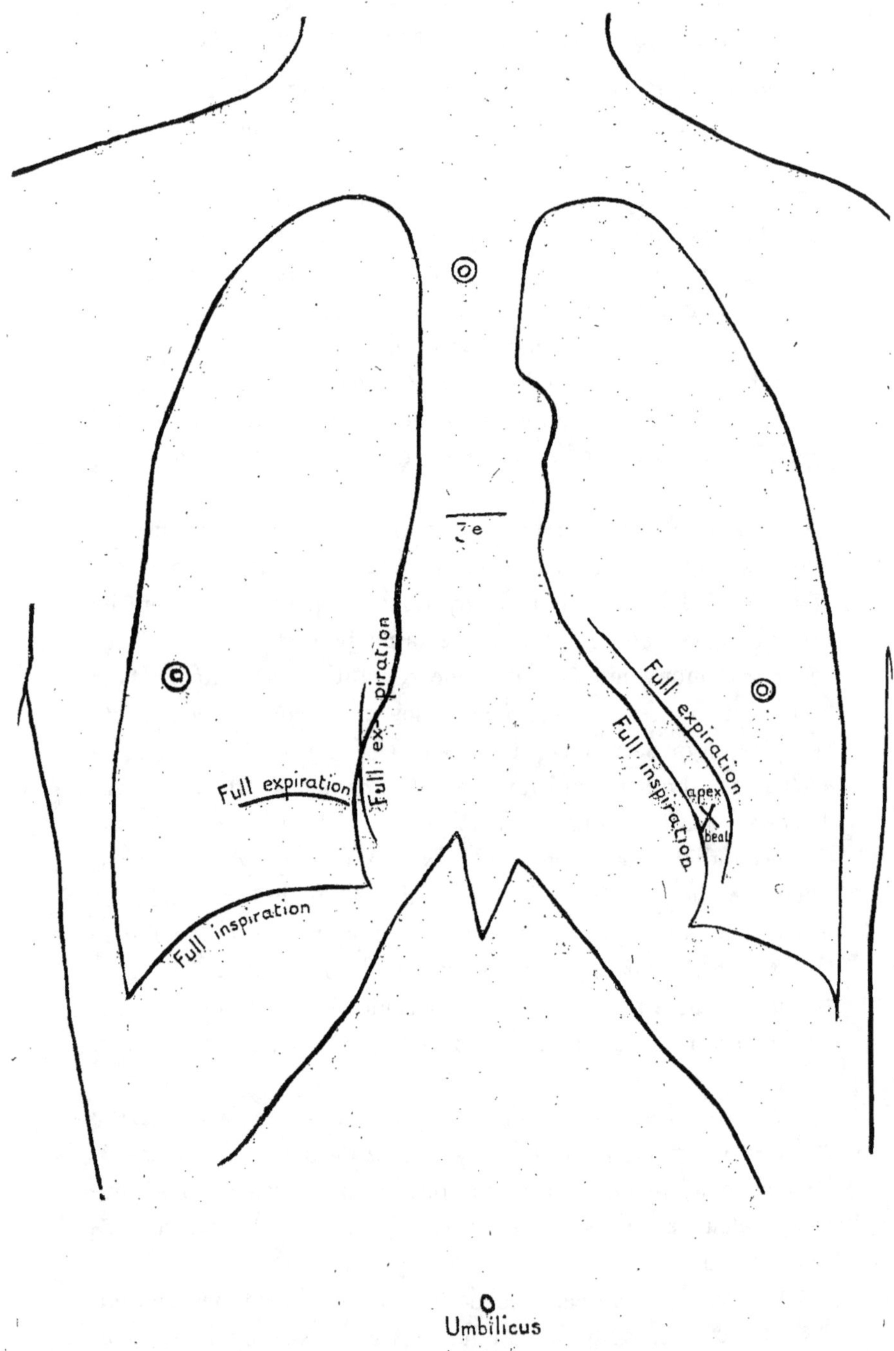

Fᴵɢ. 23

La position du cœur et des vaisseaux sanguins dans la poitrine obtenue par l'orthodiagraphie (Ritchie

ne peut découvrir aucun mouvement. Mais, lorsqu'une large
surface du cœur est directement exposée contre une mince
paroi thoracique, si le cœur est normal ou hypertrophié, et si
le poumon est déplacé, on peut reconnaître une série de mouvements de la paroi thoracique, dus à la contraction et à l'expansion du cœur. Les mouvements qu'on aperçoit alors ne sont
pas tous les mêmes dans tous les cas, mais dépendent de la
partie de la surface du cœur qui vient en contact avec la paroi
thoracique et les tissus mous voisins. Ces mouvements s'exécu-
tent si rapidement qu'il est difficile d'interpréter leur signification sans le secours d'instruments. Beaucoup d'auteurs ont
écrit des mémoires très travaillés, mais cependant erronés, basés
sur des observations faites sans instrument, et il me semble que
des faits bien soigneusement observés par la méthode graphique
peuvent seuls fournir une explication claire et nette.

NATURE DES MOUVEMENTS REPRÉSENTÉS PAR LES GRAPHIQUES. —
Les mouvements du cœur qu'on peut le mieux reconnaître sont
ceux qui sont liés à la systole et à la diastole des ventricules.
Les mouvements directement dus aux oreillettes sont si voilés
par les mouvements plus amples et plus vigoureux des ventricules qu'il est douteux qu'on puisse jamais les reconnaître.
Ceux que l'on aperçoit le plus facilement sont : 1° le choc de la
pointe ; 2° le remplissage des ventricules ; 3° le vidage des
ventricules ; 4° le choc communiqué par le durcissement subit
des parois ventriculaires au moment de la systole.

CHOC DE LA POINTE. — Le mouvement principal et habituellement le plus apparent est celui que détermine l'énergique projection en dehors de la pointe pendant la systole ventriculaire,
c'est le choc de la pointe. On le décrit généralement comme
dû au choc contre la paroi thoracique de la partie la plus inférieure et la plus externe du cœur. Chez les adultes bien portants,
on le sent habituellement dans le 5ᵉ espace intercostal gauche,
immédiatement en dedans de la ligne mamelonnaire ; il peut ce-

pendant être situé dans le 4e espace intercostal, en dehors de la ligne mamelonnaire chez les enfants et chez quelques adultes. Dans les maladies du cœur, la situation se modifie à mesure que le cœur s'hypertrophie. Cette poussée en avant se produit, quand

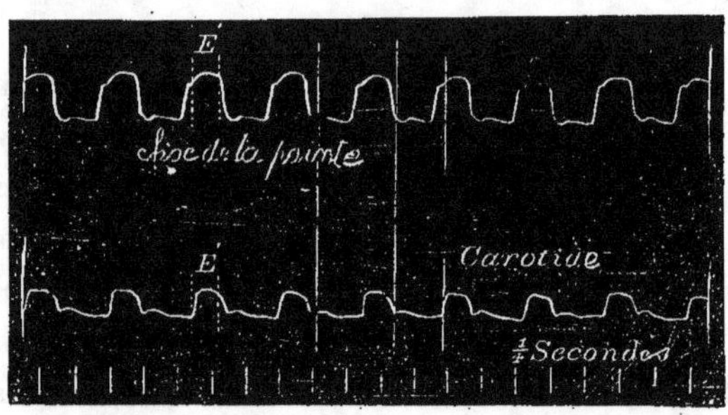

Fig. 24. — Tracés simultanés du choc de la pointe et du pouls carotidien montrant le plateau systolique d'un cardiogramme pendant l'écoulement du ventricule E'.

le ventricule gauche est en contact avec la paroi thoracique. Comme on le verra, il se produit un mouvement d'un autre aspect, quand le ventricule droit forme le choc de la pointe. A la

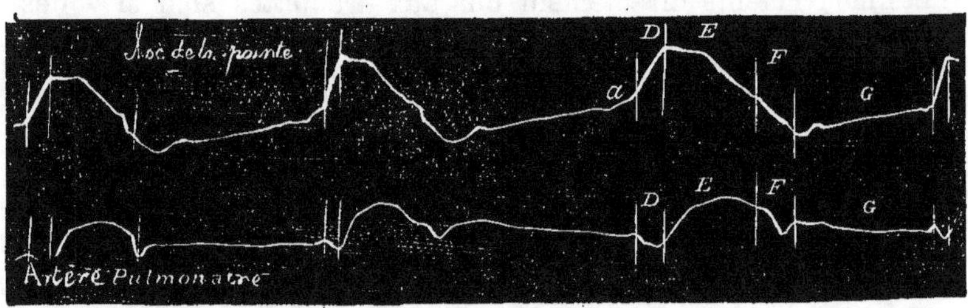

Fig. 25. — Tracés simultanés du choc de la pointe et de la pulsation dans l'artère pulmonaire.

a représente la petite onde due à la systole auriculaire. Le temps pendant lequel le ventricule se met en systole est représenté par l'espace D, il se vide E, il se relâche F, il se remplit G. Quand ce tracé a été pris, le cylindre tournait rapidement. Les lettres D, E, F, ont trait aux mêmes périodes de la révolution cardiaque comme dans la figure 47.

vue et au toucher, on se rend compte que le choc de la pointe dû au ventricule gauche est dû au déplacement du cœur en avant.

Pendant toute la durée de la systole du ventricule, la pointe

reste projetée en avant dans l'espace intercostal, de sorte que
la main qui palpe sent la poussée en avant, et dans un tracé,
comme celui de la figure 24, le levier qui inscrit ce tracé est
maintenu relevé pendant toute la durée de l'écoulement du ventricule (espace É). Si le ventricule gauche est très hypertrophié,
on peut constater le même mouvement dans 2 ou 3 espaces intercostaux. Lorsque ceux-ci sont très écartés et que la paroi thoracique est mince, si l'on place l'extrémité du doigt dans le 3ᵉ ou
4ᵉ espace près du sternum, on sent le ventricule droit qui durcit
et reste ainsi durci en contact avec le doigt pendant toute la
période de la systole ventriculaire. On ne peut cependant affirmer que dans ce cas il y ait une poussée en avant. Le cœur en
ce point est toujours en contact avec la paroi thoracique, et le
doigt placé dans l'espace intercostal pendant la diastole se heurte
contre la paroi ventriculaire relâchée. Dès que le ventricule se
durcit, le doigt reconnaît ce durcissement en ressentant que
quelque chose le repousse. Cette sensation de poussée est quelquefois en même temps synchrone avec une sorte d'aspiration
des tissus mous qui remplissent l'espace intercostal (fig. 30).

INTERPRÉTATION D'UN TRACÉ D'UN CHOC DE LA POINTE DÛ A LA
SYSTOLE DU VENTRICULE GAUCHE. — Un tracé du choc de la pointe
ou cardiogramme est une représentation diagrammatique du (a)
mouvement en avant de la pointe du cœur, lorsque le ventricule
commence à se contracter (espace D, fig. 25), (b) de la fixation du
choc de la pointe contre la paroi thoracique, pendant que les
ventricules se vident (espace E, lig. 25), (c) du retrait de la
pointe du cœur, quand le muscle du ventricule se relâche (espace
F. fig. 25), (d) du gonflement graduel du ventricule pendant
la diastole (espace G, fig. 25).

a) *Période de la contraction commençante du ventricule :
intervalle présphygmique* (espace D, fig. 25). — Pendant cette
période, la pression dans le ventricule s'élève rapidement : les
valvules auriculo-ventriculaires se ferment dès que la pression
à l'intérieur du ventricule dépasse celle de l'oreillette, et les

valvules semi-lunaires s'ouvrent aussitôt que la pression dans le ventricule s'élève au-dessus de l'aorte. Celle-ci se produit à la fin de la période (D, fig. 25), et est ordinairement indiquée par la terminaison brusque de la ligne d'élévation.

Dans la figure 25, on a pris les tracés simultanés de la pul-

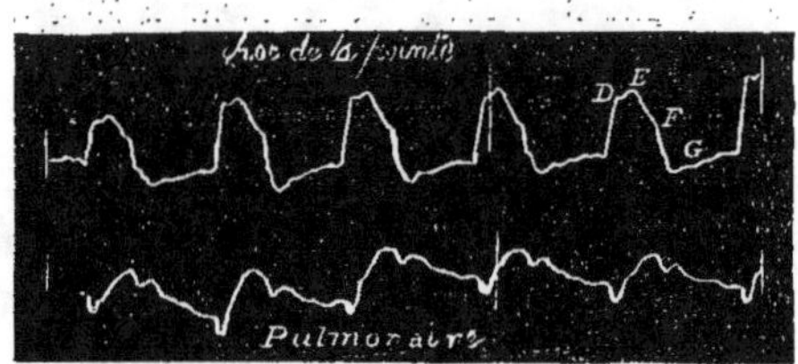

Fig. 26. — Tracés simultanés du choc de la pointe et de la pulsation dans l'artère pulmonaire.
Les lettres ont la même signification que la figure 25.

sation de l'artère pulmonaire et du choc de la pointe. Comme le commencement de la pulsation dans l'artère pulmonaire indique l'ouverture des valvules semi-lunaires, il arrive qu'on constate que la fin de la période D correspond exactement au début de

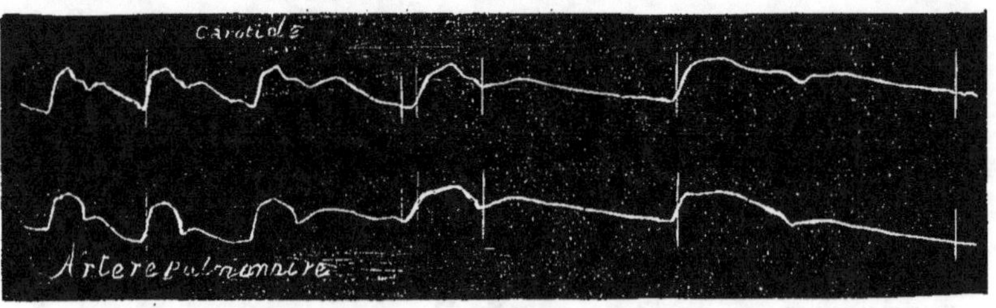

Fig. 27. — Tracés simultanés du pouls de la carotide et de l'artère pulmonaire
Après le 3ᵉ battement, on fit tourner le cylindre rapidement.

la pulsation de l'artère pulmonaire. Quand ce tracé a été pris, le cylindre tournait rapidement afin de séparer autant que possible les divers phénomènes. Quand le cylindre tourne plus lentement, cette période est représentée par une ligne presque perpendiculaire (fig. 26).

Il est à remarquer que la terminaison de la ligne d'élévation correspond exactement au début de l'écoulement du ventricule dans l'artère. Ces tracés ont été pris chez un jeune garçon atteint de phtisie du poumon gauche, qui, en se rétractant, avait découvert le cœur, et grâce à la minceur des parois thoraciques, on observait facilement les divers mouvements. Dans le 2e espace intercostal gauche, on voyait une pulsation très marquée, dont les tracés, pris en même temps que ceux du pouls carotidien, ne laissaient aucun doute sur ce qu'ils étaient dus à l'artère pulmonaire (fig. 27). Il faut remarquer que le pouls carotidien apparaît très peu de temps après le pulmonaire. Ici aussi, après quelques battements, on fit tourner le cylindre rapidement avec la main pour mieux séparer les divers phénomènes.

b) *Période de l'écoulement ventriculaire* (Espace E, fig. 25). — Quand la pression dans les ventricules dépasse celle de l'aorte et de l'artère pulmonaire, les valvules semi-lunaires s'ouvrent et le sang s'écoule des ventricules. Pendant cette période, la pointe ne bouge habituellement pas, elle presse contre

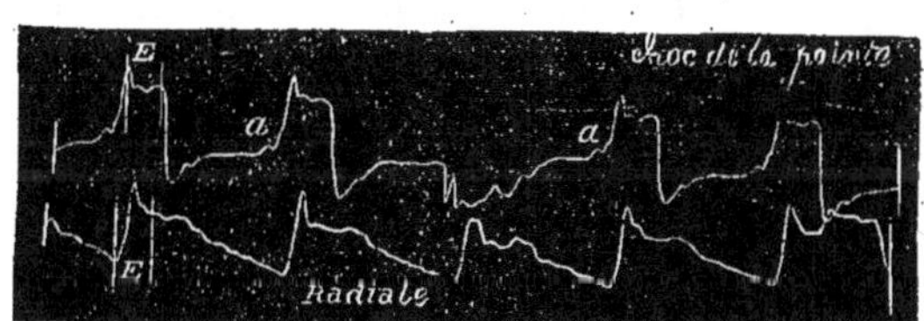

Fig. 28. — Tracés simultanés du choc de la pointe et du pouls radial montrant le plateau systolique et la petite onde *a* due à la systole auriculaire : le 3e battement dans le tracé de la pointe est annulé par le mouvement d'inspiration.

la paroi thoracique, et dans beaucoup de tracés comme dans la figure 28, elle est représentée par une ligne horizontale, le plateau systolique. Au lieu d'un sommet aplati représentant la période de l'écoulement ventriculaire, le tracé peut continuer à s'élever comme dans la figure 24, indiquant que le ventricule est encore en train de se déplacer légèrement. D'autres fois le tracé descend quelquefois rapidement (fig. 25 et 26). Je crois que cela est dû à ce que le ventricule s'éloigne de l'espace intercostal pendant sa systole, le récepteur n'étant pas appliqué exactement sur la pointe. Je montrerai plus tard que l'on peut démontrer ce phénomène en divers endroits, et j'en ai trouvé la preuve immédiate dans un tracé pris au-dessus d'un choc diffus de la pointe. Le mouvement qui produit le choc de la pointe est réellement un déplacement du cœur en avant, et pendant que le cœur se déplace ainsi, les ventricules se rétractent en même temps qu'ils se vident. La terminaison de l'écoulement ventriculaire provient de ce que la pression dans l'aorte devient plus élevée que celle du ventricule : par suite, les valvules semi-lunaires se ferment et le muscle ventriculaire se relâche : la terminaison de la période systolique est indiquée sur le cardiogramme par une descente brusque.

c) *Période de relâchement du muscle ventriculaire* (espace F, fig. 25). — Lorsque le muscle ventriculaire se relâche, la pointe s'éloigne de la paroi thoracique, comme l'indique la ligne descendante inclinée du tracé, ou lorsque le tracé descend rapidement pendant l'écoulement ventriculaire (fig. 25 et 26). Pendant cette période, la pression ventriculaire tombe rapidement jusqu'à un degré de relâchement complet, de sorte que la pression à l'intérieur des ventricules devient inférieure à celle de l'intérieur des oreillettes. A ce moment s'ouvrent les valvules auriculo-ventriculaires. La pointe alors a atteint son maximum d'éloignement de la paroi thoracique, et le tracé est arrivé à son point le plus bas.

Le moment où s'ouvrent les valvules auriculo-ventriculaires est ordinairement une étape bien définie dans les tracés de la jugulaire et de la pointe, et, par suite, est un indice utile pour apprécier la succession des phénomènes dans les tracés des irrégularités du cœur. C'est le point le plus inférieur des tracés de la pointe du ventricule gauche, et on le trouve juste avant la chute de l'onde *v* dans les tracés du pouls jugulaire. Son apparition correspond presque au fond de l'encoche aortique dans les tracés du pouls radial ; dans les tracés reproduits plus loin, il est représenté par la ligne perpendiculaire 6.

d) *Période de remplissage du ventricule* (espace G, fig. 25). — Au moment de l'ouverture des valvules auriculo-ventriculaires, le sang s'écoule des oreillettes dans les ventricules, et à mesure que les ventricules se distendent, le cœur vient presser contre l'espace intercostal, et relève légèrement le levier. Sur le tracé, cette période est représentée par une ligne graduellement ascendante. Souvent, cependant, le cœur ne vient pas presser dans l'espace intercostal pendant cette période, de sorte qu'on n'obtient aucune indication sur le remplissage des ventricules : dans un tracé pareil, comme la figure 24 par exemple, et dans beaucoup d'autres donnés dans le texte, toute cette période est en blanc, quand l'on considère les différents temps d'une révolution cardiaque.

L'Onde auriculaire. — Dans quelques tracés de la pointe, on constate parfois une élévation brusque quoique légère, précédant le début de la systole ventriculaire (*a*, fig. 28 et 29). Cela est dû à une augmentation subite du contenu du ventricule par contraction de l'oreillette, et peut s'appeler l'onde auriculaire.

Cette onde auriculaire ne se voit pas toujours dans les tracés de la pointe, mais quand elle existe, elle a une grande valeur. A l'état normal, elle précède le début de l'onde due à la systole ventriculaire, d'un dixième de seconde environ (espace entre 1 et 2, fig. 29). Quelquefois cet intervalle est augmenté, et il peut alors indiquer un retard dans la transmission de l'excitation de l'oreillette au ventricule. Dans les cas de bloquage du cœur, on peut le constater pendant les pauses ventriculaires. Son absence peut n'avoir aucune signification, mais il faut noter qu'on ne la constate jamais dans les cas de fibrillation auriculaire, même lorsque immédiatement avant le commencement de ce rhythme anormal, il a été un symptôme très évident.

Rétraction des parties molles dans le voisinage du cœur pendant la systole ventriculaire. — Quand les ventricules expulsent leur contenu, forcément ils diminuent de volume : cette diminution se produit brusquement et avec une grande énergie. Les parties molles avoisinant le cœur sont entraînées, comme le prouvent diverses observations. John Hunter a émis l'idée que la systole ventriculaire aurait une tendance à produire un vide et à accélérer le cours du sang veineux dans la poitrine : nombre d'observateurs ont montré l'existence de cette aspiration cardiaque affectant les poumons. Les tracés de Mosso et Délépine des mouvements de la colonne d'air dans les voies respiratoires, dus à l'aspiration cardiaque, correspondent exactement à ceux obtenus au niveau de la région précordiale (fig. 30), de la partie inférieure du foie (fig. 31 et 32), et de l'épigastre (fig. 33 et 34).

Dans la figure 30, on voit la rétraction des tissus dans les espaces intercostaux : il s'agissait d'un enfant de quatorze ans. Le choc de la pointe était très apparent dans le 4e espace intercostal en dehors du mamelon. En même temps que la pointe était poussée en dehors, la peau et les tissus sous-cutanés au niveau

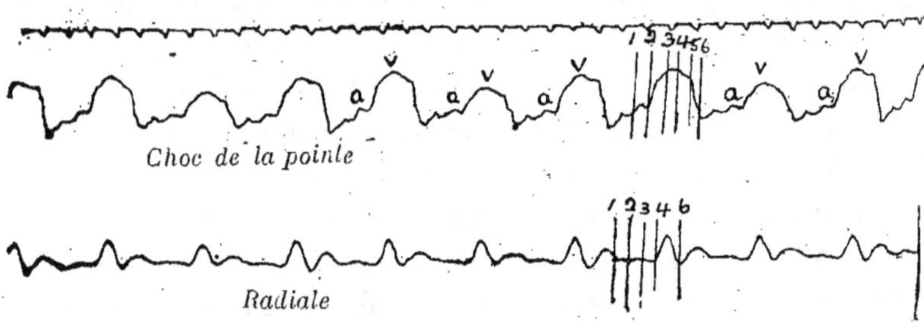

Fiᴅ. 29. — Le tracé de la pointe indique une petite onde *a*, due à la contraction des oreillettes, distendant les ventricules, et débutant un dixième de seconde avant la systole ventriculaire. Pour l'explication des lignes perpendiculaires numérotées, voir la figure 50.

du même espace, en dedans du mamelon, étaient attirés en dedans. Dans la figure 30, les tracés du choc de la pointe et du pouls radial étaient pris simultanément pendant quatre battements. Le mouvement d'horlogerie était alors arrêté, et le récepteur, qui avait été appliqué sur la pointe, était placé sur la région précordiale en dedans du mamelon, et on obtenait ainsi un cardiogramme interverti de la dernière portion. L'espace E représente la durée de l'écoulement du ventricule, et cette pé-

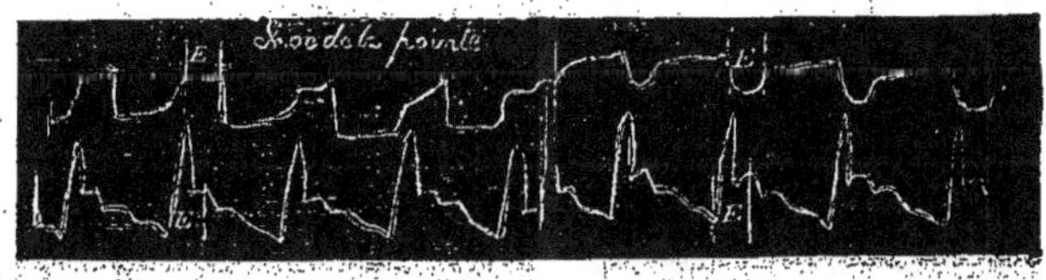

FIG. 30. — Tracés simultanés des mouvements du cœur (tracé supérieur), et du pouls radial.

La première partie du tracé supérieur a été prise au niveau du choc de la pointe dans le 4ᵉ espace intercostal, immédiatement en dehors du mamelon, tandis que la dernière partie a été prise dans le même espace intercostal, près du bord gauche du sternum. Dans la première partie, le cardiogramme montre un plateau systolique pendant l'écoulement ventriculaire (E) ; dans l'autre partie, le cardiogramme est interverti, c'est-à-dire qu'il y a une dépression pendant cette même période (E).

riode qui, dans les tracés de la pointe, est représentée par une ligne aplatie, se montre sous forme d'une dépression dans les tracés pris au-devant du cœur. La ligne ascendante du tracé de la pointe correspond à la période de contraction du ventricule (espace D, fig. 25). Dans le cardiogramme interverti, cette période est représentée par une légère élévation, due au choc du ventricule qui se contracte. Jusqu'à ce moment, il ne s'est point encore échappé de sang du ventricule. Dès l'ouverture des valvules semi-lunaires, le sang se précipite au dehors des ventricules : ceux-ci diminuent de volume, et les parties molles de l'espace intercostal s'enfoncent et causent la grande chute, comme cela se voit sur le cardiogramme interverti (espace E dans la dernière moitié de la fig. 30).

MOUVEMENTS DU FOIE DUS A L'ASPIRATION CARDIAQUE. — On peut voir cette aspiration non seulement dans les parties molles en contact immédiat avec le cœur, mais dans les cas favorables, on peut voir qu'elle produit un véritable mouvement du foie.

Tous ceux qui ont écrit sur ce sujet disent que pendant la systole ventriculaire, le foie est poussé en bas. Des tracés très
bien pris montrent que c'est un mouvement tout à fait opposé :
le foie est tiré en haut pendant la systole ventriculaire. Dans la

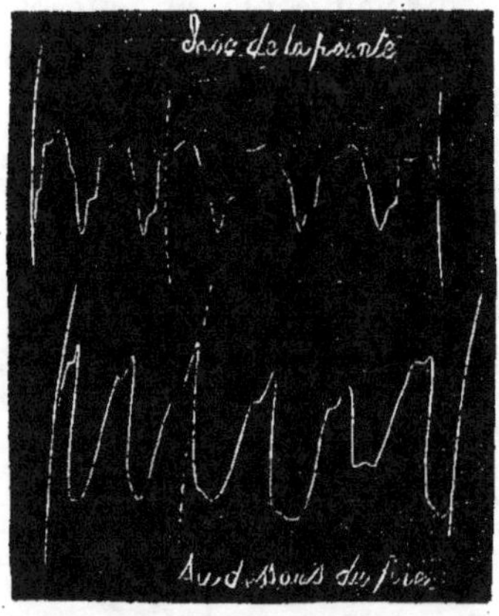

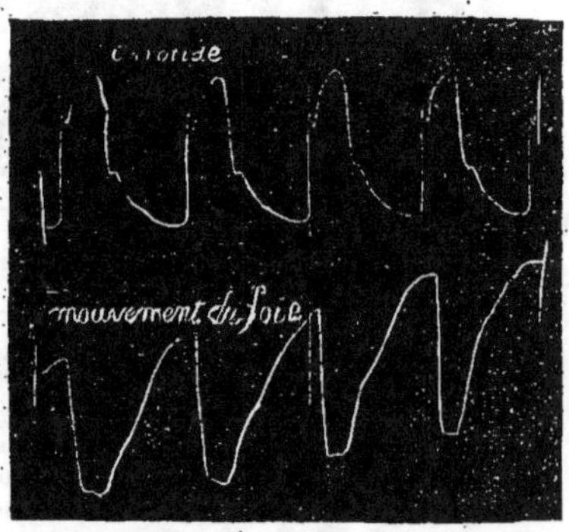

Fig. 31. — Tracés simultanés du choc
de la pointe et du mouvement du
foie : lorsque le ventricule se vide,
le foie est attiré en haut ce qui
détermine la chute dans le tracé.

Fig. 32. — Tracés simultanés du pouls
carotidien et du mouvement du foie.
Lorsqu'apparaît le pouls carotidien, il y a
une chute brusque du tracé inférieur, dû
à ce que le foie est attiré en haut par les
ventricules qui se vident.

figure 31, le choc de la pointe est pris simultanément avec ce
mouvement du foie.

Si l'on applique le récepteur chargé de recueillir le mouvement du foie au-dessous de cet organe, on voit qu'une rétraction du foie en haut correspond à une chute dans ce tracé, et
vice versa. On voit que le mouvement en haut du foie a lieu
pendant la systole ventriculaire, tandis que le mouvement en
bas est dû au remplissage diastolique du ventricule. Dans la
figure 32, le mouvement du foie est pris en même temps que le
pouls carotidien : on voit qu'aussitôt qu'apparaît le pouls carotidien, le foie est tiré en haut et reste dans cette position jusqu'à la fin de la systole ventriculaire, après quoi il redescend
graduellement. Je ne crois pas que l'excursion du foie soit très
étendue, mais elle est assez marquée pour être perçue à la pal-

pation de la main. Elle est distincte de la pulsation du foie qui
est un gonflement périodique du foie, tandis qu'ici il s'agit d'un
déplacement du foie *en masse*.

PULSATION ÉPIGASTRIQUE. — La pulsation épigastrique peut
provenir de plusieurs causes : (*a*) d'une dilatation du cœur droit,
(*b*) d'une hypertrophie du ventricule gauche, (*c*) de l'aorte abdominale et (*d*) d'un anévrisme de l'aorte abdominale.

Dans les dernières périodes de la fièvre typhoïde et des autres
maladies débilitantes, la pulsation épigastrique est un signe

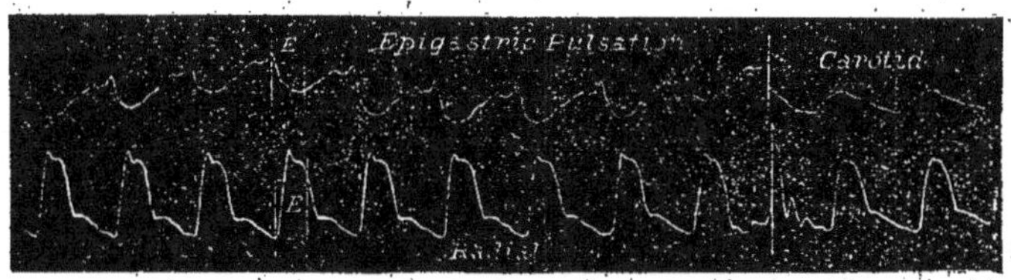

Fig. 33. — Tracés simultanés du pouls épigastrique, dus à la dilatation du cœur
droit et du pouls radial. Le pouls épigastrique indique une rétraction pendant
la systole ventriculaire (E) et une projection en avant pendant le remplissage du
ventricule.

fâcheux de l'affaiblissement du cœur : elle consiste dans un
mouvement alternatif de gonflement et de rétraction de l'épigastre. On suppose toujours que ce gonflement ou pulsation est
dû à la systole ventriculaire droite, et que c'est un mouvement
de même nature que la projection en dehors qui constitue le
choc de la pointe. Si l'on examine attentivement le moment où
se produit la pulsation épigastrique par rapport au pouls carotidien, on verra que le pouls épigastrique, projection ou gonflement, précède le pouls carotidien et que la rétraction de l'épigastre est synchrone avec la pulsation carotidienne. Dans ces
cas, on perçoit rarement le choc de la pointe, parce que le cœur
droit repousse le ventricule gauche en arrière. Dans les tracés
du pouls épigastrique (fig. 33), le pouls radial est pris comme
étalon de temps. Si l'on tient compte de l'intervalle de temps
pris par le pouls pour aller du cœur au poignet, on trouvera

que la grande chute dans le pouls épigastrique correspond exactement à la systole ventriculaire (E).

Le malade chez qui fut pris ce tracé était mourant d'anémie

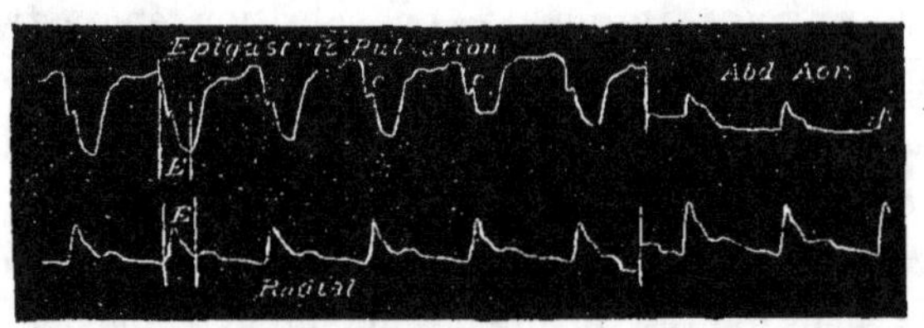

Fig. 34.

Mêmes indications que la figure 33, sauf la petite onde *c*, due au choc communiqué à l'épigastre par le pouls abdominal aortique. On donne aussi quelques battements de l'aorte abdominale.

pernicieuse : à l'autopsie, on introduisit une aiguille au niveau de l'épigastre au point où on avait pris le tracé, et on constata qu'elle avait pénétré dans le ventricule droit.

Dans la figure 34, on donne un tracé semblable, sauf qu'il y a une légère interruption à *c*, sur la ligne de descente. On trouvera qu'elle correspond exactement au battement de l'aorte ab-

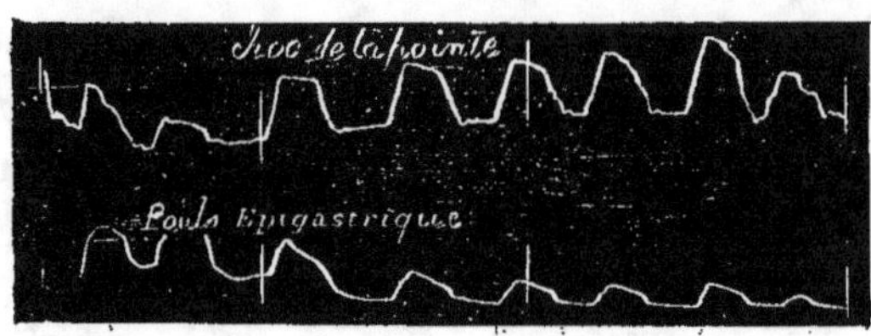

Fig. 35. — Tracés simultanés du battement de la pointe et de la pulsation épigastrique, due à l'hypertrophie du ventricule gauche.

dominale, pris au milieu de l'abdomen, et dont on donne aussi quelques battements. Cette petite onde (*c*) est due à l'impulsion donnée aux tissus par la pulsation de l'aorte sous-jacente. La pulsation épigastrique, due à l'hypertrophie du ventricule gauche a le même caractère qu'un choc de la pointe (fig. 35). La pulsation épigastrique due à l'aorte abdominale a un caractère tout à fait différent de celle due au ventricule droit dilaté, comme on le voit dans la figure 36, où le pouls a les caractères et le

moment d'apparition du pouls radial. Une pulsation épigastrique
liée à un anévrysme de l'aorte abdominale se présenterait avec

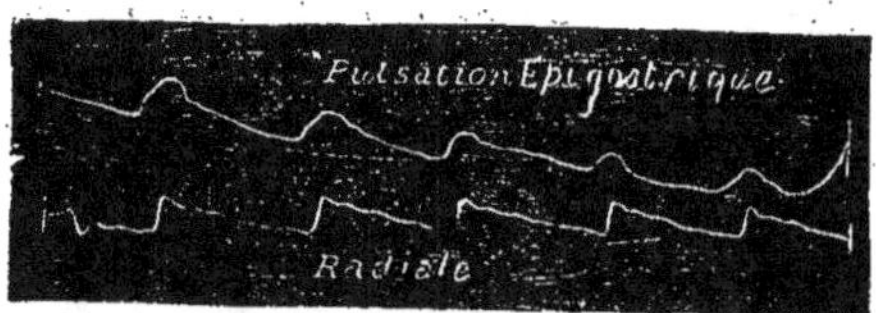

Fig. 36. — Tracés simultanés du pouls épigastrique, dû à l'aorte abdominale et du
pouls radial.

les mêmes caractères et le même moment d'apparition que le
pouls aortique abdominal (fig. 36).

CHOC DE LA POINTE DÛ AU VENTRICULE DROIT. — Si l'on admet
la définition clinique habituelle du choc de la pointe, comme
étant la partie la plus inférieure et la plus extrême de l'impulsion cardiaque, on constate une forme de battement tout à fait
différente, quand le ventricule droit est la cause de ce mouvement. Dans certains cas de dilatation du cœur droit, presque
toute la surface antérieure du cœur est formée par l'oreillette
droite et le ventricule droit, tandis que le ventricule gauche ne
forme qu'une simple bande sur le bord (fig. 177 et 178). Cette
portion du ventricule gauche est située si en arrière qu'elle est
couverte par les poumons et n'atteint pas la paroi thoracique.
Il en résulte que « la partie la plus inférieure et la plus extrême
du cœur » en contact avec la paroi thoracique est le ventricule
droit. Le caractère du choc de la pointe correspond alors exactement à celui des mouvements du foie, du pouls épigastrique
dû à l'hypertrophie du cœur droit et du cardiogramme interverti
de la figure 30. Au lieu de la poussée en dehors pendant la
systole, comme dans le choc de la pointe dû au ventricule
gauche, il y a une attraction intérieure des tissus.

La figure 37 a été prise chez un jeune homme de dix-huit ans,
ayant une simple dilatation du cœur, sans lésion valvulaire : il
y avait une pulsation très marquée des veines jugulaires, dont

sont représentés quelques battements. Le tracé de la pointe indique une dépression accentuée pendant la période de l'écoulement ventriculaire (E). Cette période est précédée immédiatement par une brusque élévation due au choc communiqué à la
paroi par ce durcissement brusque de la paroi ventriculaire.

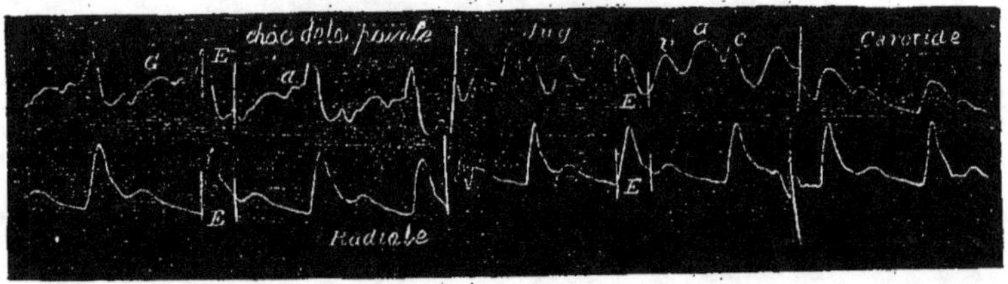

Fig. 37. — Tracés du choc de la pointe, du pouls jugulaire et du pouls carotidien
(tracé supérieur) pris en même temps que le radial. Le tracé de la pointe est
dû au ventricule droit et montre une dépression E pendant l'écoulement ventriculaire. L'élévation brusque précédant E est due au choc des ventricules qui
se contractent : elle est précédée d'une petite onde a qui est due à la contraction de l'oreillette qui distend le ventricule, et est synchrone avec l'onde a
du pouls jugulaire qui est due à la contraction de l'oreillette refoulant du
sang dans les veines.

Quoique cette élévation corresponde avec la période D (fig. 25)
dans les tracés de la pointe dus au ventricule gauche, je suis
porté à croire que cette élévation provient d'un défaut instru-
mental, dû au choc violent communiqué par la contraction ventriculaire brusque et énergique. Cette période est précédée d'une
petite onde (a) dans le tracé, identique avec la même élévation
dans les figures 28 et 29 du choc de la pointe d'origine ventriculaire gauche. Dans tous ces cas, elle est due à la distension
du ventricule par la systole auriculaire. Elle occupe exactement
la même période dans la révolution cardiaque que l'onde (a) du
pouls veineux produit par la systole de l'oreillette droite. L'espace E dans tous les tracés représente la période de l'écoulement ventriculaire, suivant la manière dont il affecte les différents pouls. On peut donc rapporter avec certitude ces différents
phénomènes à leurs causes. Nous savons ainsi que l'onde de
contraction naissant dans l'oreillette est transmise au ventricule ; que entre l'écoulement auriculaire et l'écoulement ventri-

culaire, il existe une période présphygmique (D, fig. 25), pendant laquelle le ventricule se contracte, et élève sa pression jusqu'à ce qu'il ouvre les valvules semi-lunaires. Ainsi la période présphygmique dans le tracé de la pointe correspond à la période entre le sommet de l'onde *a* dans le pouls veineux, due à la systole auriculaire et celui de l'onde *c* due au pouls carotidien. On donne quelques battements de la carotide qui peuvent être pris comme étalon de temps pour vérifier toutes ces assertions. La période G correspond au temps de remplissage du ventricule.

SIGNIFICATION DU CARDIOGRAMME INTERVERTI. — On dit dans les manuels qu'une rétraction de la pointe pendant la systole ventriculaire est un signe diagnostique d'adhérences péricardiques. J'ai observé plusieurs cas, dans lesquels j'ai obtenu parfois des tracés du choc de la pointe d'origine ventriculaire

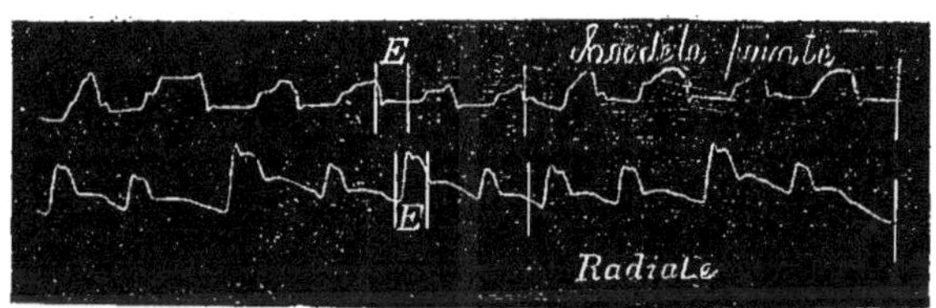

Fig. 38. — Tracés simultanés du choc de la pointe et du pouls radial : le tracé de la pointe présente les caractères ordinaires d'un tracé dû au ventricule gauche : par une analyse plus précise, on voit que l'élévation se produit pendant la diastole, et la chute E pendant la systole du ventricule.

gauche, et d'autres fois des tracés dus au ventricule droit, s'accompagnant de rétraction pendant la systole, et à l'autopsie, je n'ai constaté aucune trace d'adhérence du péricarde.

Le fait que « la partie la plus inférieure et la plus extrême du cœur qui frappe contre la paroi thoracique » peut être due au ventricule droit, ne devrait pas être perdu de vue. Toutes les fois que cela arrive, le cardiogramme est interverti, c'est-à-dire que le cœur s'éloigne de la paroi pendant la systole et qu'il s'en rapproche pendant la diastole des ventricules. Cela ne peut pas

toujours être reconnu à première vue. Comme je suis assez
familiarisé avec la forme des divers tracés du choc de la pointe,
je n'éprouve généralement pas de difficulté à reconnaître les
cardiogrammes dus au ventricule gauche : mais dans la figure 38
que j'ai prise sur un malade, j'ai certainement été induit en
erreur au début. L'élévation brusque et la chute ressemblent
beaucoup à un tracé du choc de la pointe dû au ventricule
gauche. Mais si on examine attentivement les tracés de la pointe
et de la radiale, on voit que l'élévation dans la figure 38 ne
correspondait pas à la période de la systole ventriculaire, mais
se produisait pendant la diastole ventriculaire, tandis que la
période systolique (E) correspondait avec la chute dans le tracé.
Il est nécessaire d'insister sur ce point, parce que les conclusions qu'on pourrait déduire du choc de la pointe seul, peuvent
induire en erreur. Même un observateur aussi avisé que Keyt
a méconnu le caractère d'un pareil tracé du choc de la pointe,
et il croyait avoir découvert un grand retard dans l'apparition
du pouls artériel. J'ai observé des erreurs analogues d'interprétation dans les tracés de beaucoup d'autres auteurs. Il s'ensuit
qu'il n'y a que le pouls artériel qui puisse être un guide sûr
pour tous les phénomènes se produisant pendant une révolution
cardiaque. Si l'on prend le choc de la pointe comme étalon de
mesure, il faut rechercher activement quelle est sa véritable nature. Dans la majorité des cas, le cardiogramme du ventricule
droit est « interverti », et pour le vérifier, j'ai pris des tracés
avec un plateau systolique au niveau des 3e et 4e espaces intercostaux près du sternum, mais comme dans ces cas, je n'ai pas
fait l'autopsie, je ne suis pas sûr de la part prise par le cœur
dans la production de ces courbes. Toute la question de la car-
diographie a besoin d'être reprise et étudiée complètement.

MODIFICATION DU CHOC DE LA POINTE PAR RÉTRACTION DU
POUMON. — Quand l'on suit les progrès d'un cas avancé d'insuffisance cardiaque pendant plusieurs années, on observe des
changements importants non seulement dans le caractère du

choc de la pointe, mais encore dans sa situation. Aux premières
périodes de l'insuffisance cardiaque due à une affection mitrale
par exemple, le ventricule gauche peut être repoussé en arrière
par le ventricule droit hypertrophié, de sorte qu'il est complètement recouvert par le poumon et que le choc de la pointe peut
alors être dû au ventricule droit. Avec le temps, par suite de
la pression du cœur hypertrophié, le poumon est comprimé et
se rétracte, laissant une vaste surface du cœur à découvert au
niveau de la paroi thoracique. Dans ces cas, le choc de la pointe
peut être repoussé jusqu'au niveau de la ligne axillaire postérieure et dans le 8ᵉ espace : le tracé qu'on obtient alors est dû
au ventricule gauche.

CHOC DÛ A LA SYSTOLE VENTRICULAIRE. — Je crois qu'une
grande partie de la confusion qui existe dans une interprétation
correcte des mouvements du cœur est due à ce qu'on a associé
le choc transmis à la paroi thoracique par la systole des ventricules au choc de la pointe. Ces deux chocs ont des rapports
tellement étroits qu'on a supposé qu'ils sont une seule et même
chose. Le choc de la pointe dû au ventricule gauche est un mouvement qui dure pendant toute la systole ventriculaire : le choc
dû à la contraction ventriculaire ne dure qu'un court espace de
temps et se produit quand le muscle ventriculaire durcit subitement, et correspond avec la partie la plus élevée du mouvement
de la pointe du cœur (D, fig. 25 et 26). C'est ce choc qui fait
relever si haut le levier dans les figures 28 et 37, au début de
la contraction ventriculaire. Dans les tracés du pouls épigastrique (fig. 33 et 34) et du mouvement de la partie antérieure du
cœur (fig. 30,) ce choc détermine la brusque élévation, juste
avant la chute (E) provenant de ce que le ventricule se vide.
Ainsi, en notant le moment du choc et en surveillant le pouls
épigastrique, par exemple, comme dans les figures 33 et 34, on
pourrait voir que la rétraction de l'épigastre lui succédait. Si
l'on associait le choc avec le battement de la pointe, il faudrait
admettre que l'impulsion correspondait avec la systole et la ré-

traction avec la diastole. Il arrive souvent que ce choc est le seul mouvement que l'on puisse discerner à l'examen de la poitrine : on l'observe très bien dans la dilatation du cœur, lorsque la surface du cœur en contact avec la paroi thoracique est entièrement formée par l'oreillette et le ventricule droit. Dans ces cas, il ne faut pas supposer que le choc est l'indice de la contraction du ventricule droit seulement : il n'est pas possible de distinguer le choc du ventricule droit de celui dû au ventricule gauche. Si j'insiste sur ce point, c'est qu'on a supposé que lorsqu'on perçoit ce choc, ce serait une preuve de la contraction du cœur droit, alors que l'on pensait que l'absence d'un battement dans le pouls radial indiquait l'absence d'une contraction dans le ventricule gauche. Comme on le verra plus tard, non seulement on ne peut admettre cette preuve, mais elle est tout à fait fausse.

CHAPITRE XIX

EXAMEN DU POULS ARTÉRIEL

Supériorité de l'examen digital. — Qu'est-ce que le pouls? — Examen des
artères. — Examen digital des artères. — État des parois. — Calibre de
l'artère. — Caractère du pouls. — Fréquence du pouls. — Volume de
l'onde du pouls. — Impression du pouls sur le doigt. — Rhythme du
pouls. — Comparaison des deux pouls radiaux. — Valeur d'un sphygmogramme. — Temps de la révolution cardiaque révélés par le sphygmogramme. — Caractères du sphygmogramme dus à des défauts d'instrumentation.

SUPÉRIORITÉ DE L'EXAMEN DIGITAL. — Pour examiner le pouls
artériel, on peut employer plusieurs méthodes : exploration avec
le doigt, tracés graphiques, mensuration de la pression artérielle
au moyen d'instruments ; de toutes ces méthodes, la première
est la plus importante ; on a une tendance à prôner les autres
au détriment de la méthode digitale, mais aucun appareil ne
vaudra jamais le doigt qui a été entraîné pour cette exploration.
Sans doute, les autres méthodes peuvent fournir des renseignements exacts d'une espèce donnée, mais pour diagnostiquer
l'état du malade, elles ne peuvent que venir en complément de
l'examen digital.

Les méthodes mécaniques peuvent cependant être utiles pour
nous permettre d'apprécier la signification de la sensation ressentie par le doigt, et on doit toujours tâcher de faire cadrer
ces sensations avec les résultats obtenus par des moyens plus
perfectionnés.

Il faut savoir qu'on ne doit pas se contenter de la seule étude
du pouls pour apprécier l'état d'un malade ; tout renseigne-

ment obtenu avec certitude ne doit être considéré que comme faisant partie d'un groupe de symptômes sur lesquels se base ultérieurement l'opinion définitive.

QU'EST-CE QUE LE POULS ? — Pour bien étudier le pouls artériel il faut avoir une notion exacte de la véritable nature de la sensation que nous percevons, lorsque nous examinons le pouls avec le doigt. Broadbent appelle très judicieusement l'attention sur ce que généralement on connaît mal la nature du pouls, et il fait remarquer que ce n'est pas une expansion de l'artère due au sang chassé dans l'aorte.

Marey dit que l'expansion est si peu accusée, que beaucoup de physiologistes ont nié son existence, et il indique que Poiseuille a démontré que dans les grosses artères, il y a une légère expansion à chaque systole. Sans doute l'aorte et ses premières divisions sont un peu dilatées par le sang qui y est propulsé, mais quelle que puisse être leur expansion, elle n'est jamais que très minime dans la carotide et la radiale. Pour sentir le pouls ou prendre un tracé, il est nécessaire que l'artère soit aplatie contre un os. Lister dit que c'est pour cela que les chirurgiens qui opèrent dans le voisinage d'une grosse artère peuvent parfaitement ne pas reconnaître qu'ils sont à sa proximité à moins qu'ils l'aient ligaturée par inadvertance ou qu'ils la reconnaissent à sa pulsation en la comprimant sur un plan résistant : les mouvements visibles des artères sont extrêmement trompeurs. Souvent ils donnent une apparence de contraction ou d'expansion, mais en examinant de plus près, on trouve qu'en réalité, c'est un déplacement de l'artère. Une artère parfaitement rectiligne comme la carotide ressemble un peu à une corde alternativement tendue et légèrement relâchée. Pendant la systole du ventricule, la carotide est étirée et raide, et elle se relâche légèrement pendant la diastole ventriculaire. Ce mouvement peut être très bien étudié chez les sujets à cou mince. En plaçant un récepteur sur la carotide même, et l'autre sur son côté, et que les mouvements soient bien enregistrés, on obtient

deux tracés dont l'un est exactement le contraire de l'autre
(fig. 39). Si l'artère présentait de l'expansion pendant la systole ventriculaire, elle repousserait forcément tous les tissus
qui l'entourent, et le tracé pris sur le côté serait une copie

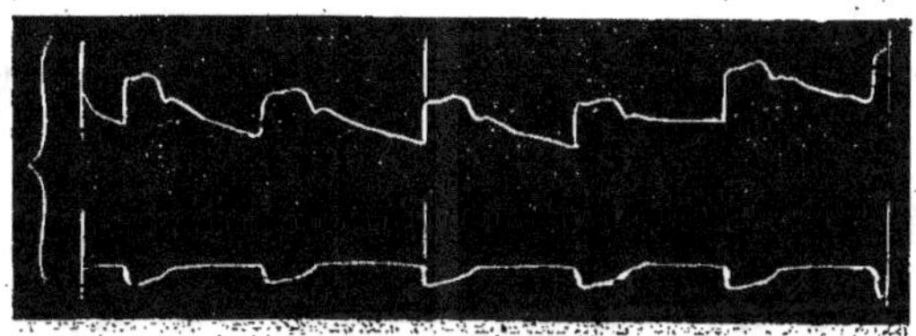

Fig. 39. — Le tracé supérieur a été pris par le récepteur placé sur l'artère carotide, en même temps que l'inférieur était pris avec le récepteur placé sur le
côté de la carotide : le tracé inférieur est l'inverse du supérieur.

exacte de celui pris au-devant de l'artère. Donc, le mouvement
du battement de la carotide est un déplacement de tout le vaisseau, et non une dilatation et une contraction de ce vaisseau.

On peut faire la même confusion en étudiant une artère
quand elle est sinueuse. En examinant une radiale sinueuse, on
peut parfaitement s'imaginer que les mouvements de l'artère sont
dus à sa distension et à sa contraction. Mais si on choisit un
sujet dont l'artère radiale sinueuse présente un coude latéral,
on peut démontrer que le mouvement est dû au déplacement de
l'artère et non à sa contraction et à son expansion. Si on
prend lo tracé en plaçant le coussinet du ressort du sphygmographe sur le côté concave du coude, on voit que pendant la
systole ventriculaire, le coude s'exagère, l'artère étant repoussée
de sa ligne droite, tandis que pendant la systole, le coude
diminue. Si on prend en même temps le pouls sur une carotide
et sur une radiale sinueuses (fig. 40), on voit que le pouls radial
donne un tracé interverti comparable à celui de la figure précédente. Si le mouvement visible était dû à l'expansion et à la
contraction de l'artère, le levier s'élèverait au contraire pendant
la systole, et descendrait pendant la diastole, comme dans un
sphygmogramme ordinaire.

Ce que nous reconnaissons donc comme pouls est l'accroissement subit de la pression à l'intérieur de l'artère qui vient frapper contre notre doigt comprimant l'artère. Lorsque cesse la systole ventriculaire, la résistance opposée à notre doigt diminue nettement jusqu'à ce que la systole ventriculaire suivante se développe.

Broadbent se sert de l'exemple suivant tout à fait approprié:

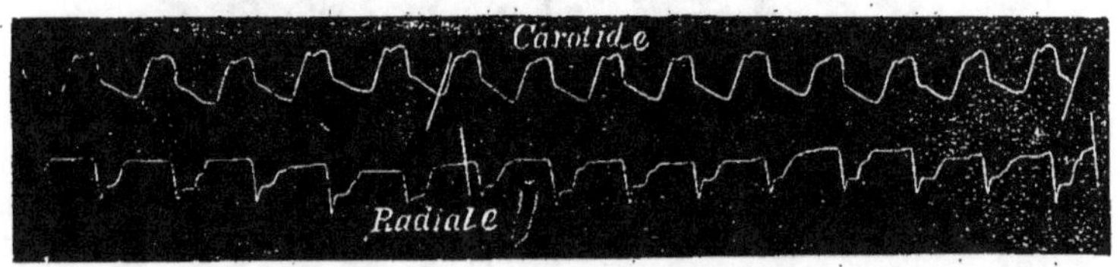

Fig. 40. — Tracés simultanés des pouls de la radiale et de la carotide÷le tracé radial a été pris en plaçant le coussinet du sphygmographe sur le côté concave d'un coude de l'artère radiale sinueuse. Pendant la systole, l'artère s'éloignait du sphygmographe, et s'en rapprochait pendant la diastole, et de là, le tracé obtenu est un sphygmogramme interverti.

« Une pulsation semblable peut se sentir d'une façon plus marquée, en posant le pied sur un tuyau de cuir rigide d'une pompe à vapeur en activité, dans lequel il ne peut pas y avoir d'expansion. »

Si l'on dit que le pouls est l'expansion et la contraction des parois artérielles, ou l'oscillation en avant et en arrière de la paroi artérielle, c'est non seulement employer une expression exagérée, mais c'est donner une conception tout à fait erronée de ce qu'est réellement le pouls.

INSPECTION DES ARTÈRES. — A l'état de santé, si on examine les artères, on n'aperçoit que peu de mouvements : les causes qui donnent lieu à une action énergique du ventricule gauche rendent le pouls visible dans quelques-unes des artères superficielles. L'effort, l'excitation, l'état fébrile peuvent rendre visibles les battements de la carotide : tandis que ce phénomène est très apparent, alors que les artères sont athéromateuses ou sinueuses, ou dans une maladie comme le goitre exophtalmique. Dans l'insuffisance aortique non seulement il y a un pouls carotidien très marqué, mais on peut voir le pouls dans de nombreuses artères superficielles en diverses régions : dans la dégénérescence artérielle, on voit parfaitement l'état sinueux des artères superficielles.

EXAMEN DIGITAL DES ARTÈRES. — Dans la pratique journalière on examine le pouls en plaçant les extrémités de deux ou trois doigts sur l'artère radiale près du poignet ; les doigts placés sur l'artère parcourent l'artère en haut et en bas, d'abord légèrement, puis avec plus de pression : on se rend compte du volume de l'artère et de l'état de ses parois : on comprime progressivement l'artère pour oblitérer le pouls, et la force ainsi déployée donne une idée de la pression artérielle et du caractère de l'onde qui forme le pouls.

C'est une bonne chose que de faire l'examen digital du pouls en même temps qu'on prend le tracé : de cette manière, le doigt appréciera mieux le caractère du pouls.

L'état des parois. — On reconnaît la consistance molle des tuniques artérielles dans les artères saines. Dans le cas de dégénérescence, les parois peuvent être généralement épaissies, ou renfermer des plaques d'induration en chapelet comme dans l'athérome, ou bien l'artère peut être devenue un tube rigide comme dans la dégénérescence calcaire.

Le calibre de l'artère. — Les variations de volume dépendent entièrement du degré de relâchement de la tunique musculaire de l'artère. Une grosse artère n'implique pas nécessairement un pouls fort, ni une petite un pouls faible. Une augmentation du volume de l'artère fait souvent supposer une diminution de la résistance au travail du cœur. On peut parfois apprécier le volume d'une artère en la faisant rouler légèrement sous le doigt. D'autres fois, on ne peut en juger que lorsque, par une forte pression, on arrive à trouver le pouls par la pression au point où on s'attend à le rencontrer. On peut avoir la même difficulté, lorsqu'une artère d'un volume ordinaire est enfouie dans un poignet formé par un coussinet graisseux, ou lorsque l'artère est petite et contractée. Au déclin d'une maladie fébrile, on peut aisément reconnaître une notable diminution dans le volume d'une artère.

Caractères du pouls. — Jusqu'ici, c'est encore le doigt qui est le meilleur guide pour apprécier la pression au dedans d'une artère. C'est par une étude constante du pouls qu'on peut acquérir la connaissance nécessaire pour déterminer ce qui est normal et ce qui est anormal : avec le temps, l'extrémité des doigts devient tellement éduquée que l'on apprécie facilement la sensation transmise par la compression d'une artère.

La fréquence du pouls. — C'est à la fin de l'examen qu'on doit compter le pouls. S'il est anormalement rapide, il faut le compter à nouveau, quand le malade est revenu au calme : il vaut mieux le compter pendant deux demi-minutes séparées, pour s'assurer que les battements du cœur sont réguliers. Chez les enfants, à moins qu'ils ne soient endormis, on ne peut pas admettre une fréquence anormale, parce que la présence du médecin entretient une excitation continue du cœur. Si la fréquence du pouls indique à l'état normal le nombre de contractions du ventricule gauche, il arrive parfois que celles-ci sont si faibles que quelques-unes des ondes formant ce pouls ne sont pas perceptibles au doigt. Dans ces cas, le pouls est ordinairement ralenti ou irrégulier de rhythme. Pour apprécier la signification de la fréquence du pouls, il faut tenir compte de l'âge et des idiosyncrasies du malade, et de la maladie dont il souffre.

Le volume de l'onde formant le pouls. — Le doigt entraîné peut reconnaître une grande variété dans le volume apparent de l'onde elle-même. Quelques ondes semblent rouler sous le doigt, en disparaissant graduellement, tandis que d'autres passent rapidement ne donnant qu'une simple secousse au doigt.

Le choc de l'ondée pulsatile sur le doigt. — Il peut être

rapide et brusque, et l'ondée sanguine disparaît rapidement (*pulsus celer*) ; ou bien le choc peut se développer graduellement et disparaître de même (*pulsus tardus*). Bien que l'onde pulsatile ne dure qu'un court espace de temps, le doigt exercé arrive à reconnaître ces différents caractères.

Le rhythme du pouls. — Les battements se suivent habituellement l'un après l'autre, à intervalles réguliers, et doivent être d'égale force. Nombreuses sont les divergences du rhythme normal, et les termes habituels que l'on emploie pour les distinguer sont, à mon avis, trompeurs et insuffisants, mais nous reviendrons plus tard sur ce sujet. En appréciant le rhythme du pouls, toute l'attention doit être concentrée sur l'observation. Si on ne pense pas à autre chose, on sentira la moindre variation dans la fréquence et la force du pouls. Cela provient de ce qu'il ne faut pas le moindre défaut d'attention dans l'appréciation du pouls. Non seulement j'en ai fait l'expérience moi-même, mais dans des cas où il était important de noter ce fait, comme dans la pneumonie, j'ai vu des collègues signaler des irrégularités, alors qu'un examen attentif révélait un pouls parfaitement régulier.

Comparaison des deux pouls radiaux. — Enfin, on doit comparer les deux pouls radiaux et noter toute différence dans le caractère de leurs battements. Une différence dans la force des deux pouls peut être due soit à une distribution anormale des artères d'un côté, soit à un obstacle siégeant sur la lumière d'un vaisseau d'un autre côté. C'est seulement dans ce dernier cas qu'on constate habituellement une différence dans les caractères du pouls. Les deux causes les plus fréquentes de la modification du pouls d'un côté sont la présence d'un anévrisme ou d'une plaque athéromateuse, diminuant le calibre du vaisseau dans le voisinage du point où on examine le pouls.

La valeur d'un sphygmogramme. — Quoique le sphygmo-

gramme représente les variations de la pression artérielle et
qu'il puisse donner des renseignements à ce sujet, il y a cependant de si nombreuses causes d'erreur qu'on ne peut s'y fier
complètement. Il rend un très grand service en indiquant exactement les mouvements du ventricule gauche. Quelque éloquent
que puisse être un auteur, il ne peut donner une idée claire du
rhythme du cœur aussi bien qu'un simple tracé; et si les auteurs
avaient publié plus de tracés, leurs ouvrages auraient beaucoup
plus de valeur. C'est parce qu'il nous donne une relation exacte
et durable qu'un tracé du pouls artériel a une si grande valeur.
Lorsque nous tâchons de trouver la nature d'un mouvement cir-
latoire en le représentant par un tracé, le pouls artériel est l'indice le meilleur et le plus utile pour trouver sa position dans la
révolution cardiaque, comme nous le verrons plus loin.

DÉFINITION D'UN SPHYGMOGRAMME. — Quand le ressort d'un
sphygmographe est si exactement ajusté sur une artère qu'il ne
l'oblitère pas, lorsque la pression artérielle est minima, et qu'il
comprime encore légèrement l'artère, lorsque la pression est
maxima, ce ressort oscillera à chaque variation de la pression
à l'intérieur de l'artère. Cette oscillation se communiquant au
levier et étant inscrite sur le tracé, nous donne une série de
lignes ondulantes, qui représentent les variations de pression
à l'intérieur de l'artère. On peut donc définir un sphygmogramme comme la représentation diagrammatique des variations de la pression à l'intérieur d'une artère. Si nous connais-
sions exactement le degré de pression exercé par le ressort,
nous connaîtrions le volume de chaque mouvement : mais il y a
tant de causes d'erreur qu'il est inutile de tirer des conclusions
du degré supposé de pression. L'examen d'un tracé nous donne
des renseignements sur trois différents points : 1º la fréquence
des battements et le rhythme du cœur ; 2º la succession des
phénomènes qui se passent pendant une révolution cardiaque ;
3º l'état de la pression du sang à l'intérieur de l'artère.

PHÉNOMÈNES SURVENANT PENDANT UNE RÉVOLUTION CARDIAQUE, RÉVÉLÉS PAR LE SPHYGMOGRAMME. (Voir diagrammes fig. 47 et 50.) a) *Période systolique.* — Si on prend un sphygmogramme, on peut diviser le cycle cardiaque en deux périodes : une (E, fig. 41), pendant laquelle les valvules aortiques sont ouvertes et le ventricule chasse son contenu dans l'aorte, une autre (G, fig. 41), durant laquelle les valvules aortiques sont fermées et le ventricule est en diastole. Pour la commodité de la description du sphygmogramme, on donne ces deux périodes comme période systolique et diastolique, bien que dans l'espace G soient comprises les périodes présphygmiques et postsphygmiques de la systole ventriculaire (fig. 47). Les caractères de la période systolique varient beaucoup suivant les sujets, et ces variations dépendent surtout du degré de résistance offert par les artères à la systole ventriculaire. Dans un tracé comme celui de la figure 41, il y a d'abord une élévation brusque (p), puis une chute suivie par une continuation de l'onde (s) à peu près au même niveau. On décrit habituellement cette période comme divisée en deux : l'élévation brusque dite onde primaire ou persistante, et la dernière portion, onde de reflux ou prédicrotique (onde papillaire et onde restante de l'écoulement de Roy et Adami). Cette division a fait croire qu'il existait deux temps différents dans le pouls lui-même. En fait, l'élévation brusque p au-dessus du niveau de l'onde s est due à un défaut de l'instrument, et toute la période E est occupée par la pression exercée par le ventricule pour chasser le sang dans le système artériel, et correspond à la période E de la figure 47. Dans les cas où la pression artérielle est basse relativement à la force de la systole ventriculaire, ces deux ondes se confondent tellement ensemble, que ce que l'on appelle les ondes de percussion et de reflux ne peuvent plus se différencier (fig. 42). Toute la période E dans le tracé doit donc être considérée comme la période systolique, et l'onde s comme l'onde systolique, puisqu'elle représente la période de la systole ventriculaire, dans laquelle le ventricule et le système artériel communiquent librement.

b) *Période diastolique.* — Quand les valvules aortiques se
ferment, la pression artérielle tombe rapidement au fond de
l'encoche aortique (*n*, fig. 41 et 42). Dans les tracés, on voit
que cela se produit au début de la période diastolique. Cette

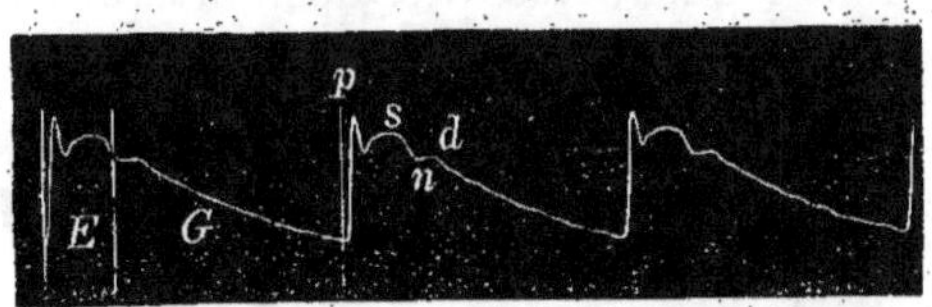

FIG. 41. — Sphygmogramme du pouls radial.

L'espace E est la période de la systole ventriculaire, quand les valvules aortiques sont
ouvertes : l'espace G, la période de la diastole ventriculaire ; *s*, est l'onde due à la systole ventriculaire ; *n*, l'encoche aortique ; *d*, l'onde dicrotique, et *p*, une onde due à un
défaut de l'instrument.

chute est interrompue par une élévation distincte dans la
pression représentée par l'onde dicrotique *d*. On a beaucoup
discuté sur la cause de cette onde dicrotique : l'explication

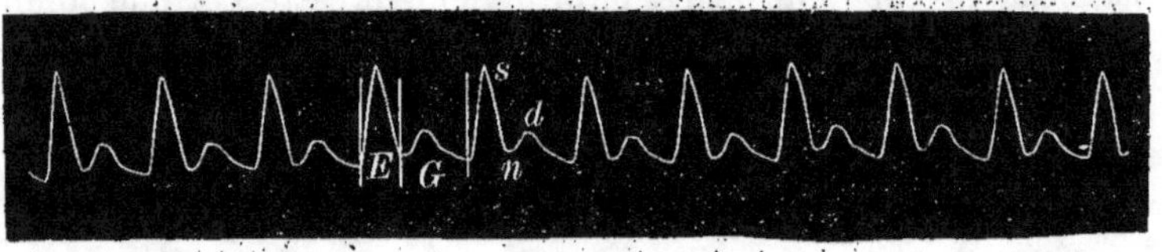

FIG. 42. — Les lettres ont la même signification que dans la figure 41.

suivante me semble la plus rationnelle. Les valvules semi-
lunaires sont si délicatement construites qu'elles réagissent
rapidement, dès que la pression d'un côté s'élève au-dessus de
celle de l'autre : aussitôt que la pression aortique dépasse la
pression ventriculaire, les valvules se ferment. Au moment où
cela arrive, les valvules reposent sur les parois ventriculaires
durcs et contractées : cette base de sustentation disparaît par
le relâchement subit de ces parois et cela tend à produire une
onde de pression négative dans le système artériel. Mais cette
onde négative est arrêtée par l'extension subite des valvules
aortiques, qui, en perdant leur support, ont alors à supporter

toute la résistance de la pression artérielle. Cet arrêt brusque
de l'onde négative est le point de départ d'une deuxième onde

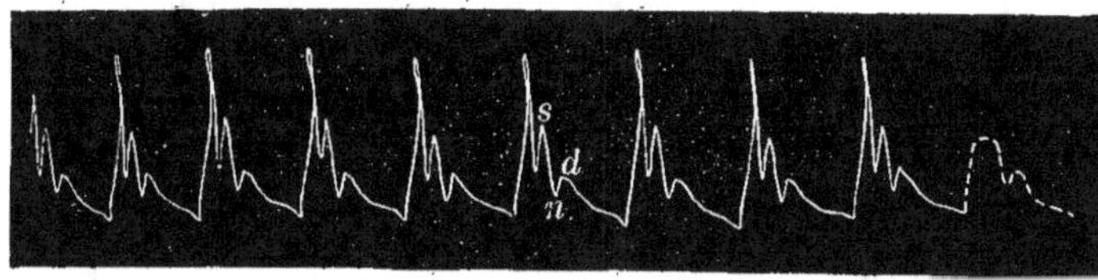

Fig. 43.

Une forte contraction du ventricule a projeté le levier en haut, bien au-dessus de la véritable onde systolique, et dans sa chute le levier a fait une encoche artificielle sur l'onde
systolique *s*. La véritable courbe du pouls est probablement représentée par le tracé en
pointillé.

positive qui se propage dans le système artériel comme onde
dicrotique. Après l'onde dicrotique, la courbe de la pression

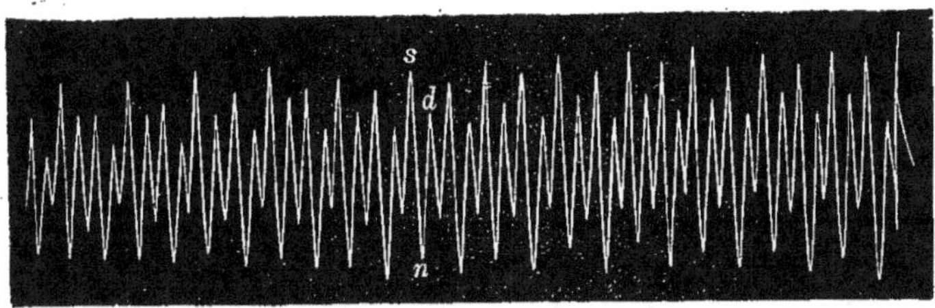

Fig. 44. — Les modifications énergiques de la pression ont exagéré la hauteur
et la profondeur de toutes les ondes.

artérielle descend graduellement. Parfois, il y a de légères
ondes dans la descente, mais elles sont d'une importance douteuse.

CARACTÈRES DU SPHYGMOGRAMME DUS A DES DÉFAUTS D'INSTRU-
MENT. — Dans l'étude des tracés sphygmographiques, il ne
faut pas oublier que certains caractères peuvent être dus à
l'instrument lui-même. D'une manière générale, ces caractères
d'origine instrumentale se produisent, quand il y a des modifications subites et énergiques de la pression artérielle : de tous
le plus fréquent, c'est la projection en haut du ressort par

l'onde elle-même, puis, la formation d'une encoche sur le tracé
systolique de l'onde, due au relâchement brusque du ressort,
après qu'il a été projeté en haut, comme dans la figure 43.
Parfois, on constate que l'encoche aortique est plus prononcée
par suite d'une diminution subite de la pression, comme dans
la figure 44.

CHAPITRE XX

PRESSION ARTÉRIELLE

Cause de la pression artérielle. — Méthodes de mensuration de la pression
sanguine. — Augmentation de la pression sanguine. — Hyperpiésis. — Effet
sur le cœur de l'accroissement de la résistance périphérique. — Augmentation de la pression artérielle et insuffisance cardiaque. — Pronostic de
l'hypertension. — Traitement de l'hypertension.

LA CAUSE DE LA PRESSION ARTÉRIELLE. — Quand le ventricule
gauche se contracte, il chasse le sang dans le système artériel :
l'écoulement du sang dans les artérioles et les capillaires est
retardé, de sorte que le sang continue à progresser, alors que
le ventricule a cessé de se contracter : comme conséquence de
cela, les artères sont légèrement distendues pendant la systole
ventriculaire et leurs tuniques élastiques compriment la colonne
sanguine à leur intérieur, après que la systole ventriculaire est
terminée, et maintiennent ainsi un degré de pression artérielle
pendant la période dans laquelle le ventricule n'agit pas. La
force ventriculaire est ainsi emmagasinée par la distension des
tuniques élastiques des artères, et mise en liberté pendant la
diastole ventriculaire.

Donc les principaux facteurs concourant à maintenir la
pression artérielle sont la systole ventriculaire, la résistance
périphérique et l'effort produit par la tunique élastique des
artères : la viscosité du sang est aussi un facteur de l'élévation
de la pression artérielle.

Méthodes de mensuration de la pression sanguine (1). —
Dans ces dernières années, on a inventé de nombreux instruments pour mesurer la pression artérielle. La majorité sont
construits sur le principe de la compression de l'artère humérale par un coussin, à air enveloppant le bras. L'air est pompé
dans les coussins et la pression se mesure par un manomètre à
mercure qui lui est relié. Lorsque la compression est suffisante
pour effacer le pouls radial, nous obtenons le seul réel indice
digne de confiance, et c'est à lui que je me reporte pour indiquer la pression sanguine ou artérielle. On a essayer de mesurer la pression systolique, moyenne, ou diastolique, en observant et en inscrivant les mouvements communiqués à la colonne
de mercure par l'artère comprimée. On constate que pendant la
compression graduelle de l'artère, il se produit dans le mercure
des oscillations dues au battement du pouls. Ces oscillations
commencent, puis atteignent graduellement un maximum, puis
diminuent progressivement, selon que la pression est élevée ou
diminuée. On a déduit de ces modifications des oscillations des
déductions importantes.

Comme la cause de ces oscillations n'est pas comprise, les
essais faits pour juger de la pression diastolique ou moyenne
ne donnent guère de résultats, et, au point de vue pratique, ils
tendraient à donner plutôt des renseignements erronés que
dignes de confiance. (V. le diagramme figure 45.)

La force nécessaire pour arrêter le pouls dans l'artère radiale
peut très facilement être déterminée, et on peut en déduire
quelques conclusions. Il est douteux qu'elle représente la pression artérielle existante à ce moment, car il peut y avoir une
fuite qui n'est pas perçue par le doigt, et certaines conditions
extérieures peuvent affecter la pression. Habituellement on

______

(1) Il est inutile d'essayer d'obtenir un tracé exact de la pression sanguine
dans les cas d'irrégularité des battements du cœur comme dans la fibrillation auriculaire. Le volume des battements varie constamment, et tout essai
pour obtenir une représentation même approximative de la pression sanguine est presque sans utilité, de sorte que les observations basées sur ces
résultats ne sont pas seulement sans valeur, mais absolument fausses.

suppose, par exemple, que la paroi artérielle et les tissus qui la recouvrent offrent une résistance qu'on peut négliger. Russell, d'un autre côté, affirme que l'épaississement et la contraction de l'artère peuvent avoir un effet très marqué, et que des artères épaisses, sclérosées et contractées peuvent offrir une résistance telle qu'une grande partie de la pression est dépensée à surmonter cet obstacle. Oliver a montré que la pression obtenue avec les instruments peut varier chez le même individu pour les différentes artères. Hill, Rowlands et d'autres ont montré que dans l'insuffisance aortique, la pression dans l'artère fémorale peut être plus élevée que dans l'humérale, dépassant même 100 millimètres de mercure.

Si on immerge le tronc dans de l'eau chaude, ces différences disparaissent. Cette remarquable différence est probablement due à quelque modification de la paroi artérielle, que je ne m'explique pas.

Très nombreux sont les instruments inventés pour prendre la pression artérielle. La plupart d'entre eux sont embarrassants et quelques malades

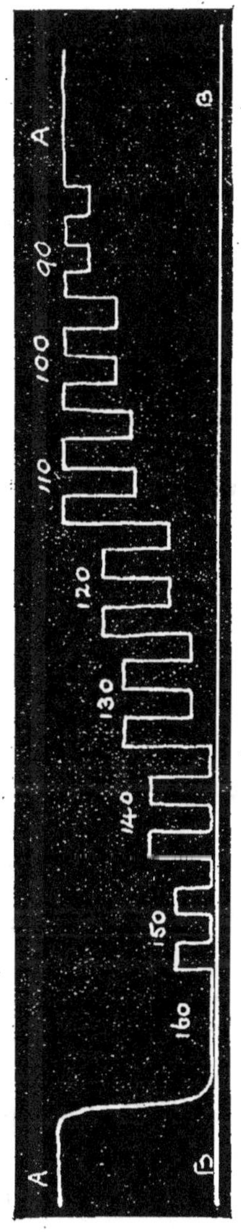

Fig. 45. — Diagramme montrant le caractère des oscillations de la colonne mercurielle dans l'estimation de la pression sanguine.

A et B représentent les parois de l'artère brachiale. A 160, la lumière de l'artère est oblitérée par la pression d'un coussinet à air, enveloppant le bras. Comme la pression diminue graduellement dans le coussinet, chaque battement de l'artère produit un mouvement du mercure dans le manomètre, les mouvements étant représentés par les lignes d'élévation dans le diagramme. Quand la pression diminue, il y a d'abord une augmentation graduelle dans l'amplitude du mouvement, suivie d'une diminution progressive jusqu'à ce que la pression dans le coussinet à air cesse de comprimer l'artère. On voit donc ainsi qu'il n'y a pas de période définie qui corresponde une pression sanguine systolique, moyenne, ou diastolique.

éprouvent une sensation désagréable par la compression du bras. Aussi ces méthodes ne peuvent-elles recevoir l'application générale qu'exige la recherche de la pression sanguine. L. Hill a récemment inventé une méthode extrêmement simple et pratique : au lieu d'une manchette autour du bras, il emploie un petit sac qui appuie sur l'artère radiale jusqu'à ce que le pouls disparaisse au-dessous du point de compression. Ce sac est relié avec un manomètre très simple que l'on transporte facilement dans sa poche de gilet.

Erlanger et Gibson ont inventé une méthode pour prendre des tracés de la pression sanguine : les tracés obtenus avec l'appareil de Gibson semblent très instructifs, mais je n'ai aucune expérience de l'emploi de son appareil.

On a beaucoup écrit sur la pression sanguine et sur la manière de l'apprécier dans la médecine pratique, mais il faut avouer que tout ce qui a été fait n'a pas grande valeur, et il sera nécessaire de faire, pendant plusieurs années, des observations soigneuses sur beaucoup de malades, avant que l'on obtienne un résultat sûr et certain. Les remarques que je fais sur ce sujet sont basées sur les observations faites sur de nombreux malades, afin d'essayer de déterminer quelque base certaine pour l'application de la méthode d'examen clinique des affections du cœur.

Augmentation de la pression sanguine. — Dans beaucoup de cas, l'observation à l'aide d'instruments vient corroborer ce que le doigt exercé a constaté, à savoir que la pression artérielle est accrue dans certaines affections, telles que le mal de Bright ou dans la vieillesse. Comme l'augmentation de pression due à l'âge est souvent associée à des altérations artérielles, il est difficile de savoir si c'est une cause ou un effet. D'un côté, les altérations vasculaires ont une tendance non douteuse à élever la pression sanguine, et d'autre part, on admet que ces altérations vasculaires sont produites par le sang lui-même, chargé d'ingrédients qui déterminent une contraction des artérioles, à la suite de laquelle se fait une hypertrophie des couches musculaires. Une élévation dans la pression paraît causer de la dégénérescence artérielle, et cette lésion détermine à son tour une élévation de la pression. Il n'est pas douteux que les altérations artérielles et l'élévation de la pression sanguine sont des phénomènes très fréquents à un âge avancé : ces altérations se produisent si insidieusement qu'on n'y prend garde que lorsqu'elles sont bien établies. On peut donc conclure que ces altérations surviennent à l'âge moyen de la vie, lorsque, par exemple, on constate l'existence d'une artère temporale sinueuse, mais il est rare que cet état donne lieu à aucune inquiétude jusqu'à ce qu'il soit tout à fait établi.

C'est une erreur, et elle se commet fréquemment, de commencer à soigner l'élévation de la pression sanguine, comme si c'était une maladie : heureusement tout ce qu'on fait dans ce but n'a que peu de valeur. Pour apprécier la signification d'une pression sanguine élevée, il faut examiner les causes qui la produisent : car je crois qu'elle a une signification particulière en dehors du fait d'être une manifestation de maladie.

J'ai déjà indiqué que la pression artérielle est maintenue surtout par l'énergie du ventricule gauche, la résistance périphérique et la constitution élastique des artères. Il est nécessaire pour la pression que le sang soit amené également et régulièrement aux organes et aux tissus. Il existe une association intime entre le cœur et les tissus, telle que l'apport du sang aux organes et aux tissus est réglé suivant leurs besoins, le cœur battant plus rapidement et avec plus d'énergie, et la résistance périphérique diminuant, lorsque cela est nécessaire, suivant l'activité des fonctions des organes. Avec l'âge, on voit trois grandes modifications dans les vaisseaux : l'élasticité des artères diminue, de sorte que la pression ne peut être maintenue au même niveau pendant la diastole. Les artères se rapprochent de l'état de tubes rigides, et l'énergie développée par le ventricule gauche n'est plus suffisamment maintenue par les tuniques élastiques pour pouvoir être mise en liberté pendant la diastole. La perte de cet adjuvant nécessite l'augmentation de l'énergie de la contraction ventriculaire, et par suite, il y a un accroissement de la pression pendant la systole ventriculaire. Dans les artérioles, il peut y avoir accroissement du tissu musculaire, ce qui implique une augmentation de l'activité fonctionnelle avec un accroissement de la résistance périphérique. Ce sont là les deux facteurs que l'on suppose généralement être la cause de l'élévation de la pression sanguine, mais il y en a un troisième qui n'a pas reçu toute la considération qu'il mérite, c'est la diminution de la circulation capillaire. On la reconnaît à différents signes, comme par exemple l'amincissement et l'atrophie de la peau et du tissu sous-cutané et l'absence de suintement dans les opérations chirurgicales : la façon dont elle élève la pression sanguine est simplement le résultat du rétrécissement du passage pour le courant circulatoire.

Hyperpiésis. — Dans l'examen journalier des malades, nous rencontrons parfois des sujets, ordinairement d'âge moyen, quelquefois jeunes, qui présentent de grandes fluctuations dans la pression sanguine. Des périodes avec l'élévation de la pression sanguine (hyperpiésis de Clifford Albutt), s'accompagnent de malaises, comme état mélancolique, maux de tête. Ces périodes peuvent être diminuées de durée par une purgation, un exercice corporel, ou bien elles disparaissent sans cause déterminée. Il est possible que ces sortes d'accès d'hypertension soient le résultat d'un métabolisme défectueux, mais ils reviennent en dépit de tout régime alimentaire. On a dit que ces périodes d'hypertension sont la cause de la dégénérescence artérielle, mais en raison de la connaissance imparfaite de tous les facteurs, nous ne sommes pas en mesure de décider.

Effet sur le cœur de l'accroissement de la résistance périphérique. — J'ai dit que les relations entre le cœur et les tissus sont si intimes que toute demande de la part des tissus correspond à une contraction plus énergique du cœur. Donc, si

une ou toutes les causes d'accroissement de la résistance périphérique sont en jeu, le cœur, pour fournir le sang aux tissus,
est obligé de déployer plus de force dans sa contraction. Il
s'adapte lui-même a tout excès d'effort, en faisant appel à sa
force de réserve, et la seule preuve qu'il a plus à faire est dans
la limitation du champ de son activité. On peut presque dire,
lorsqu'un individu sent qu'il ne peut gravir une pente avec la
facilité avec laquelle il était accoutumé do lo fairo, quo déjà son
cœur a lutté contre une résistance périphérique, et qu'il y a déjà
un léger épuisement de sa force de réserve. Nous savons que
c'est un processus à évolution graduelle et longue, qui débute
insidieusement vers la quatrième décade de la vie, et coïncide
avec l'époque où les athlètes abandonnent les exercices exigeant
de longs et grands efforts.

Comme les modifications qui accroissent la résistance périphérique ont une tendance à se développer lentement mais
sûrement, le travail du cœur devient de plus en plus grand, le
champ d'activité est plus limité jusqu'à ce que finalement
l'attention du sujet soit attirée par quelque sensation désagréable sur ce fait que son activité cardiaque est très limitée,
et nous arrivons ainsi à l'insuffisance cardiaque.

Mais ce n'est pas tout. Les altérations qui se sont produites
dans les parois artérielles à la périphérie ont en même temps
affocté les artères du cœur, avec ce résultat que les fibres
musculaires, imparfaitement nourries, dégénèrent. C'est dans
ces cas d'hypertension prolongée que nous trouvons la preuve
la plus frappante de la dégénérescence du muscle cardiaque
associée à la dégénérescence artérielle, et il est surprenant de
voir combien un cœur atteint de dégénérescence très marquée
peut maintenir une pression sanguine élevée.

Ces cas de dégénérescence artérielle et d'hypertension prolongée se terminent par la rupture d'une artère dégénérée, causant une apoplexie cérébrale, ou par de l'insuffisance cardiaque.
Cette dernière peut se présenter de différentes façons : par un
changement subit dans le début de la contraction du cœur —

car c'est dans ces cas que l'on constate souvent l'extra-systole
et la fibrillation auriculaire — par un épuisement graduel de la
contractilité, souvent avec angine de poitrine, et, dans de rares
occasions, par une rupture du cœur. Il peut survenir une chute
quelque peu brusque de la pression artérielle par dilatation du
cœur. Lorsque ce phénomène se produit, on observe un changement brusque dans le caractère des symptômes, dont j'ai
parlé avec beaucoup de détails dans le chapitre sur la dilatation
du cœur (chap. xxxviii).

HYPERTENSION ET INSUFFISANCE CARDIAQUE. — Il s'ensuit que
nous pouvons avoir de l'insuffisance cardiaque sans chute de la
pression sanguine, et cette considération fait ressortir ce fait
que l'insuffisance cardiaque dans ces cas est surtout une question d'épuisement de la force de réserve. Dans les cas de
maladie valvulaire, il peut y avoir une insuffisance cardiaque
marquée avec peu ou pas de chute de la pression sanguine, et
une amélioration peut se produire sans que la pression se
relève, ou qu'elle ne se relève que légèrement.

PRONOSTIC DE L'HYPERTENSION. — On a tellement dit et écrit
de sottises au sujet de l'hypertension que je suis obligé d'appeler
l'attention sur notre extrême ignorance de la cause et des conséquences de l'élévation de la pression sanguine. Bien que nous
ignorions totalement la cause, cela n'empêche pas beaucoup de
gens d'adopter des mesures héroïques pour la diminuer, sans
même rechercher si il est sage ou nécessaire de le faire.

On envisage rarement que ce soit là un processus physiologique utile pour l'organisme. Il ne serait pas exagéré de dire
qu'en l'état actuel de nos connaissances, il n'y a pas de faits
certains qui permettent d'établir un pronostic et une thérapeutique rationnelle. Dans quelques cas elle est associée avec des
maladies manifestes des artères ou des reins, et alors on peut
formuler avec certitude un pronostic grave : mais l'hypertension
est un fait, et les anciens médecins auraient pu formuler un pro-

nostic exact avant l'invention de l'instrument destiné à mesurer la pression sanguine.

Il ne faut pas oublier que ce n'est que dans ces dernières années que l'on a fait des observations se rapprochant de la vérité, et que personne n'a suivi les sujets assez longtemps pour connaître les variations de pression qui se produisent au cours d'une existence sans maladie. Lorsque chez un sujet, on a découvert ce qui a été considéré comme une tension augmentée, on l'a soumis à un traitement, et s'il a continué à vivre avec une santé normale, on l'a attribué aux mesures qui avaient été prises pour son hypertension. Constamment nous voyons des sujets qui vont faire une cure pour l'hypertension, et le médecin de la station les soumet à un régime sévère, et constatant une chute de la pression, il s'imagine que son traitement l'a sauvé de l'artériosclérose. J'ai souvent vu des cas pareils, et pris la pression sanguine avant d'aller faire la cure et à leur retour, sans que que j'ai découvert aucune différence, bien qu'ils aient rapporté quelque lettre du médecin disant la façon merveilleuse dont avait diminué la pression. On rencontre constamment des sujets qui ont suivi un traitement pendant des années, parce qu'on supposait que leur tension était élevée. L'inefficacité du traitement pour diminuer la pression a produit chez eux un état de dépression qui parfois frise la panique.

Je donne ici les bases sur lesquelles j'ai établi le pronostic dans ces cas : ces bases sont fragiles et insuffisantes, mais du fait que je les ai mises à l'épreuve, elles ont une certaine valeur.

Bien que depuis nombre d'années, j'aie étudié la pression sanguine en me servant de divers instruments, ce n'est qu'en 1905 que j'ai trouvé un instrument digne de confiance, le Riva-Rocci modifié par Martin. J'employai seulement la méthode qui indique la disparition du pouls radial, lorsque la pression du brassard arrête le pouls — ce que l'on appelle la pression systolique, sans que je sois certain qu'elle représente la pression systolique — néanmoins c'est un indice sûr pour mesurer les variations. J'ai pris les tracés chez grand nombre de sujets que je pouvais suivre. Chez quelques-uns, je trouvai que la pression est très variable, étant un jour à 180 millimètres et quelques jours plus tard à 120, sans pouvoir trouver de cause de ces variations. Chez quelques malades sujets à des accès d'angine de poitrine, la tendance aux accès était la même, que la pression fût élevée ou basse. Quelques-uns avec hypertension eurent de l'insuffisance cardiaque, ou une apoplexie et moururent : d'autres continuaient à mener la même existence avec leurs occupations sans présenter de limitation pendant les années où ils étaient sous mon observation. Quand j'ai voulu rechercher la différence entre ces types, j'ai constaté que chez les premiers il y avait des signes de maladie du cœur, des reins, ou des vaisseaux sanguins, maladies si accentuées qu'on aurait pu formuler un pronostic sûr sans tenir compte de la pression sanguine. D'un autre côté, ceux qui continuaient à avoir une vie normale, ne présentaient aucune lésion dans leurs organes, en dehors de celles qui étaient compatibles avec leur âge. Aussi, en formulant un pronostic, j'ai l'habitude d'étudier l'état des reins, celui des artères (en recherchant s'il n'y a pas eu d'hémorragie) et celui du cœur, particulièrement au point de vue de son volume et de son activité fonctionnelle. C'est à la suite de cet examen complet, que, connaissant la la pression sanguine, je formule mon pronostic : c'est-à-dire, si le volume du cœur est normal et l'énergie cardiaque est complète, alors le pronostic est favorable ; un pronostic moins bon est basé sur la limitation de l'énergie cardiaque, qui généralement s'accompagne d'un accroissement de volume du cœur.

TRAITEMENT DE L'HYPERTENSION. — Après de nombreuses observations que mes collègues et moi avons faites à l'hôpital Mont-Vernon sur l'effet des remèdes et du régime, nous avons été frappés de l'insuffisance des méthodes et des médicaments pour diminuer la pression sanguine. Les remèdes tels que les nitrites n'ont qu'un effet passager lorsqu'ils agissent sur la pression sanguine. Beaucoup de ces observations sur les nitrites ont été faites chez des sujets jeunes ayant des artères saines, et on en a appliqué les conclusions au traitement de sujets âgés avec des artères en état de dégénérescence. En fait, nous avons constaté que chez les gens âgés, la pression sanguine n'était souvent pas influencée par de fortes doses de nitrites.

Lorsqu'il existe de l'insuffisance cardiaque compliquée d'hypertension, le meilleur traitement est de diminuer l'effort et de donner du repos au cœur, pour qu'il puisse récupérer quelque provision de force de réserve. Il est inutile d'essayer de diminuer la pression en administrant des médicaments vaso-dilatateurs. Heureusement, l'administration de ces médicaments n'a guère d'effet, et par leur emploi, on n'obtient pas ou peu d'abaissement permanent de la tension. Il est évident que lorsqu'il y a des lésions des artères et que la circulation capillaire est ralentie par suite de l'altération des vaisseaux capillaires, il faut que la pression sanguine s'élève pour fournir le sang à l'organisme. S'il était possible de diminuer la pression du sang d'une manière permanente, chez un sujet qui pendant des années a eu une pression s'élevant à 180-200 millimètres de mercure, le résultat serait de déterminer une altération de la nutrition de l'organisme. Si l'on examine comment finissent ces malades, on verra souvent que la pression sanguine tombe à 150 ou 140 millimètres de mercure, et on voit immédiatement apparaître les signes de l'insuffisance cardiaque grave : anasarque, augmentation de volume du foie, œdème des poumons, etc. (cas 35). L'importance d'une chute de la pression chez les sujets atteints de cardio-sclérose, même avec angine de poitrine, est si capitale, que la chute persistante de la pression est une preuve de l'épuisement définitif du cœur, bien que les accès angineux puissent cesser.

Le mode de traitement qui me donne le meilleur résultat est de mettre le sujet dans des conditions qui donnent le moins de travail au cœur, en évitant soigneusement « les toniques cardiaques et les vaso-dilatateurs », en modérant l'alimentation, en empêchant la constipation et en ne permettant au malade que les exercices qu'il peut exécuter sans malaise, suivant les principes que j'ai posés dans le chapitre qui a trait au traitement (chapitre XLVI).

CHAPITRE XXI

LE POULS VEINEUX

Qu'indique le pouls veineux ? — Jusqu'ici l'étude que nous
avons faite de la circulation concernait surtout les effets de la
contraction du ventricule gauche. Lorsqu'on étudie le choc de
la pointe, ou que l'on analyse les caractères du pouls artériel,
notre attention est presque entièrement limitée aux phénomènes
qui se passent dans le ventricule gauche. Le pouls artériel, à
vrai dire, ne nous fait connaître ce qui se passe dans le ventricule gauche que pendant une partie de la révolution cardiaque,
c'est-à-dire, pendant la période durant laquelle sont ouvertes les
valvules aortiques. Une fois qu'elles sont fermées, nous ne
sommes plus directement renseignés sur ce qui se passe dans
le ventricule gauche. Nous arrivons maintenant à l'étude d'un
sujet qui nous renseigne beaucoup plus sur les phénomènes qui
se passent dans les cavités cardiaques. Avec l'étude du pouls
veineux, nous avons un moyen direct d'observer les effets
directs de la systole et de la diastole de l'oreillette droite et du
ventricule droit. Le pouls veineux présente par suite une grande

variété de caractères, qui peuvent encore être modifiés suivant la maladie, et que l'étude du pouls artériel ne peut nous révéler.

EXAMEN DU POULS JUGULAIRE. — Quand on veut examiner le pouls jugulaire chez un malade, il vaut mieux qu'il soit couché, bien que, dans quelques cas rares, quand les veines sont très distendues, on ne peut apercevoir la pulsation que si le malade est assis. Cette pulsation est ordinairement limitée aux veines jugulaires internes, et ces veines situées le long des carotides internes, ne sont jamais visibles, parce que, situées à la base du cou, elles sont recouvertes non seulement par la peau et le muscle sterno-cléido-mastoïdien, mais par une quantité variable de tissu adipeux : on ne reconnaît donc le pouls veineux que par le caractère des mouvements communiqués aux tissus qui recouvrent la veine. Dans cette forme du pouls veineux dans laquelle l'onde principale est due à la systole auriculaire, la rétraction soudaine des tissus recouvrant la veine est plus frappante que leur projection en dehors, et si on cherche à repérer exactement le moment de cette rétraction, on voit qu'elle est synchrone avec le pouls artériel. Le pouls dans la veine jugulaire interne est souvent pris à tort, même par des observateurs avisés, pour le battement des carotides. Mais le pouls carotidien est toujours brusque et subit dans la projection en dehors des tissus qui recouvrent les vaisseaux et sa rétraction est progressive. De plus, quand on constate un pouls radial petit et une pulsation bien marquée dans le cou, on peut conclure avec certitude que la pulsation du cou ne peut être celle de la carotide, sauf dans des cas exceptionnels (comme l'anévrisme). Quand la pulsation se fait dans les veines plus superficielles, comme la jugulaire externe, la faciale et les veines thoraciques superficielles, on reconnaît habituellement très facilement que le retrait de la veine est synchrone avec le pouls carotidien. Dans une autre forme de pouls veineux, quand la pulsation est due à la systole ventriculaire, l'engorgement des veines est habituellement si marqué, le pouls artériel si petit et la lésion cardiaque si évidente qu'il est comparativement facile de reconnaître le pouls veineux.

MÉTHODE POUR PRENDRE LE TRACÉ DU POULS JUGULAIRE. — Habituellement, pour prendre le mieux ce tracé, le malade est couché, les épaules légèrement relevées, la tête reposant confortablement sur un oreiller et tournée légèrement vers la droite, pour mettre le sterno-cléido-mastoïdien droit dans le relâchement. Le récepteur (E, fig. 14) est placé sur le bulbe jugulaire, immédiatement au-dessus de l'extrémité interne de la clavicule droite, avec une pression suffisante pour empêcher l'air extérieur de pénétrer à l'intérieur du récepteur. On peut avoir à déplacer le récepteur pour recueillir le meilleur mouvement. Les rapports du bulbe jugulaire avec les tissus voisins sont indiqués dans la figure 46, où le cercle au-dessus de la clavicule indique la position du récepteur.

Quelquefois on peut obtenir de meilleurs tracés sur une partie plus élevée du cou, ou sur le côté gauche. Lorsque les veines sont très engorgées, on ne peut quelquefois prendre un tracé que si le malade est assis : les mouvements continuels du sterno-mastoïdien, lorsque la respiration est pénible, peuvent empêcher de prendre le tracé du pouls jugulaire.

DÉTERMINATION DES TEMPS DANS LE POULS JUGULAIRE. — Il y a encore beaucoup de points obscurs dans les détails du pouls veineux, et nombre d'entre eux sont encore l'objet de controverses. Dans l'interprétation que je donne ci-dessous, je m'occupe des points saillants qui ont jeté le plus de lumière sur les caractères obscurs de l'activité cardiaque. Les mouvements du pouls veineux sont ordinairement plus nombreux que ceux du pouls artériel, et les tracés présentent de nombreuses ondes. Comme chacune d'elles indique une élévation de pression dans les veines, on ne peut interpréter exactement un tracé, que lorsqu'on connaît la force qui a produit chaque élévation, et pour cela, le moment exact d'apparition de chaque onde dans le cycle cardiaque doit être nettement établi.

On y arrive en prenant le tracé du pouls en même temps que

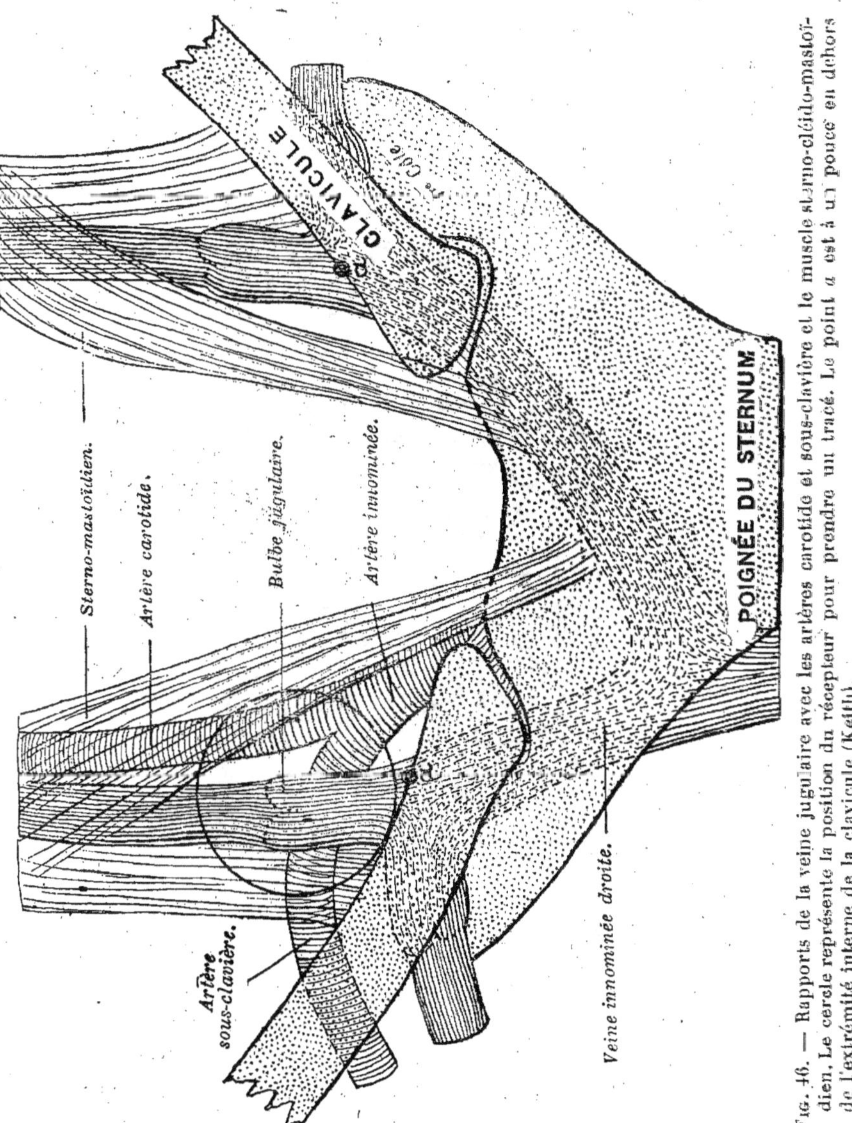

Fig. 46. — Rapports de la veine jugulaire avec les artères carotide et sous-clavière et le muscle sterno-cléido-mastoï-dien. Le cercle représente la position du récepteur pour prendre un tracé. Le point a est à un pouce en dehors de l'extrémité interne de la clavicule (Keith).

celui de quelque mouvement dont la position est bien définie dans le cycle cardiaque, et le pouls artériel, carotidien ou radial est le plus sûr. Le choc de la pointe est utile et peut aussi convenir, mais il y a des précautions à prendre pour l'emploi du choc de la pointe, comme on l'a déjà fait remarquer (p. 182).

DESCRIPTION DES TEMPS DANS UN CYCLE CARDIAQUE. — Le diagramme (fig. 47) représente une série de mouvements dus aux

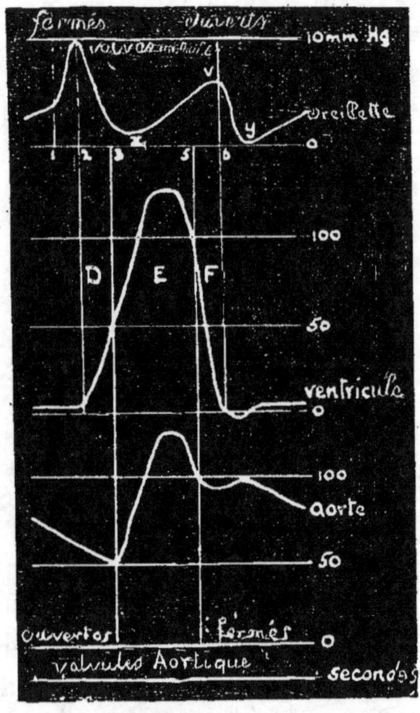

FIG. 47. — Représentation semi-diagrammatique des pressions auriculaire, ventriculaire et aortique pendant une révolution cardiaque.

D, période présphymique de la systole ventriculaire. — E, période sphymique ou du pouls. F, période postsphymique. Les chiffres 1, 2, 3, 5 et 6 ont la même signification que ceux de la fig. 50; les divisions au bas de la figure représentent des dixièmes de seconde. (D'après Frey.)

divers phénomènes d'une révolution cardiaque. Si on constate une onde dans la veine et ue son moment d'apparition soit déterminé en se reportant à la place qu'il occuperait dans ce diagramme, nous pouvons trouver sa cause en notant quelle est la force qui agit à ce moment. Il faut ajouter que si ce diagramme représente avec assez d'exactitude les principaux phénomènes d'une révolution cardiaque, on ne peut affirmer qu'il soit correct dans tous ses détails ; on discute encore sur beaucoup de petits points, mais il est suffisant pour le but que je poursuis.

Ce que nous avons représenté ici sont les courbes indiquant les variations de : 1° la pression à l'intérieur de l'oreillette ; 2° la pression à l'intérieur du ventricule ; 3° la pression à l'intérieur de l'aorte. Les espaces compris entre les lignes perpendiculaires représentent respectivement le temps pendant lequel les valvules semi-lunaires sont ouvertes (E), et les valvules auriculo-ventriculaires sont fermées (D.E.F.). J'appelle l'attention sur la période présphygmique D, alors que la pression ventriculaire s'élève, mais n'a pas encore ouvert les valvules aortiques, et sur la période postsphygmique F, quand la pression ventriculaire tombe après la fermeture des valvules aortiques. Les courbes qui indiquent la pression sont approximativement correctes, mais ici elles sont utilisées pour montrer les périodes pendant lesquelles il se fait des variations de pression. Quoique les temps de ce diagramme représentent ce qui se passe dans le côté gauche du cœur, il n'est pas douteux que ce doit être la même chose pour le côté droit.

Causes de la variation de pression dans l'oreillette et la veine jugulaire. — La pression auriculaire dans la figure 47 montre une série d'élévations et de descentes qui correspondent à celles du pouls veineux (fig. 48). Les forces qui produisent ces variations de la pression auriculaire sont les mêmes qui produisent le pouls jugulaire. (Les courbes de la pression auriculaire données par les physiologistes sont très embrouillées, quelques-unes donnant une élévation de durée variable, pendant la systole ventriculaire. Je choisis celles de Frey comme les plus simples et probablement les plus véridiques.)

L'onde auriculaire a et la ligne de descente x. — L'élévation *a* dans le pouls jugulaire, figure 48, correspond avec la première élévation brusque dans la courbe de pression auriculaire, figure 47, et toute deux sont dues à la systole de l'oreillette. Si l'on ne tient pas compte de l'onde *c* qui sera ultérieurement l'objet de discussion, la descente *x* dans ce pouls jugulaire correspond à la descente *x* dans la courbe de pression auriculaire, et se produit au moment où le ventricule est en systole. Cette descente est due à trois facteurs : 1° le relâchement de l'oreillette après sa systole ; 2° le tiraillement en bas de la cloison auriculo-ventriculaire par le muscle ventriculaire, ce qui agrandit la cavité auriculaire comme il l'a été décrit page 59 et figure 4 ; 3° la diminution de la pression intra-thoracique par suite de l'expul-

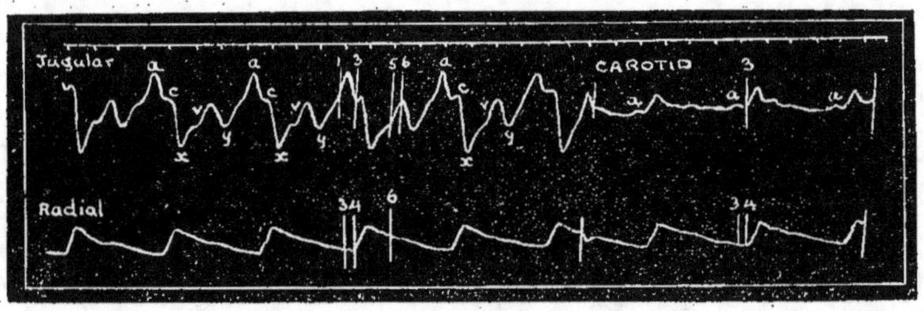

Fig. 48. — Tracés simultanés des pouls radial et jugulaire, de la carotide et de la radiale.

Les élévations *a* et *v*, et les descentes *x* et *y*, dans le tracé jugulaire, correspondent à celles des courbes de la pression auriculaire de la figure 47.

sion de la poitrine du contenu du ventricule gauche. Quand il y a un retard dans la contraction ventriculaire, il peut y avoir une dissociation des facteurs, comme dans la figure 153 page 385, où *x* est dû au 1er facteur et *x'* au 2e et au 3e facteurs.

L'onde ventriculaire (*v*). — L'élévation *v* après la descente *x* figure 48, est due à l'accumulation du sang dans l'oreillette pendant le temps de la systole ventriculaire, et correspond avec la 2e élévation *v* de la courbe de pression auriculaire de la figure 47. La terminaison de cette élévation dans les deux figures est brusque et due à l'ouverture des valvules auriculo-ventriculaires, *Tandis que le commencement de cette élévation est très variable, sa terminaison est un des temps les plus fixes de la révolution cardiaque, car il indique le moment d'ouverture des valvules tricuspides.* La variabilité dans son début est due à ce fait qu'elle doit son origine à la quantité de sang accumulé dans l'oreillette pendant la systole ventriculaire, et cela varie dans chaque cas individuel, et aussi chez le même individu suivant l'effort et la respiration. Le sang vient surtout

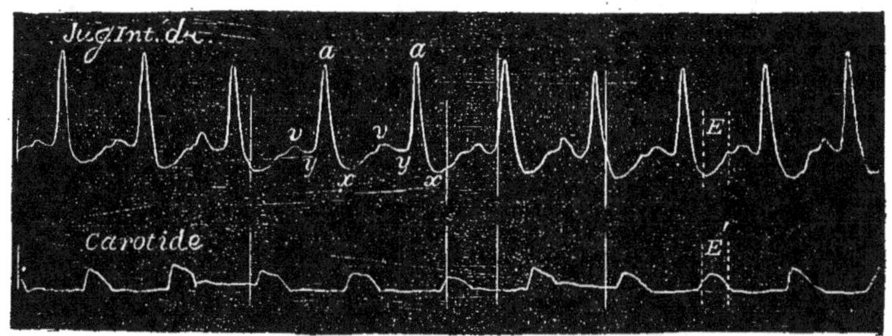

Fig. 49. — Tracés simultanés des pouls de la jugulaire et de la carotide montrant que les ondes dans la jugulaire correspondent pour leur moment d'apparition avec les ondes de la pression auriculaire augmentée dans la figure 43.

Chez ce malade, les valvules tricuspides étaient en partie détruites et l'orifice très insuffisant, de sorte qu'il y avait une vraie insuffisance. L'onde *v* est donc en partie due au retour du sang refluant du ventricule droit.

de la périphérie se déverser dans les oreillettes par les veines. Lorsque l'oreillette est remplie, le surplus distend la veine cave supérieure et la jugulaire, et apparaît ainsi comme une onde sur le tracé. D'autres fois, la variabilité est due au reflux par l'orifice tricuspide. Il est nécessaire de se rappeler comment le fait de ne pas reconnaître sur un tracé l'insuffisance tricuspide a conduit à une conception tout à fait erronée de la signification et de la nature de la forme ventriculaire du pouls veineux. On a supposé que dans l'insuffisance tricuspide, le sang refluant dans les veines apparaîtrait dans la jugulaire en même temps que dans la carotide. Dans cette hypothèse, on n'a pas tenu compte de l'oreillette dilatée entre le ventricule et les veines : de fait, ce qui arrive est simplement une augmentation de la quantité du sang qui s'accumule dans l'oreillette pendant la systole ventriculaire, et c'est là ce qui fait que l'onde *v* apparaît d'une manière prématurée. Ainsi par exemple la figure 49 pro-

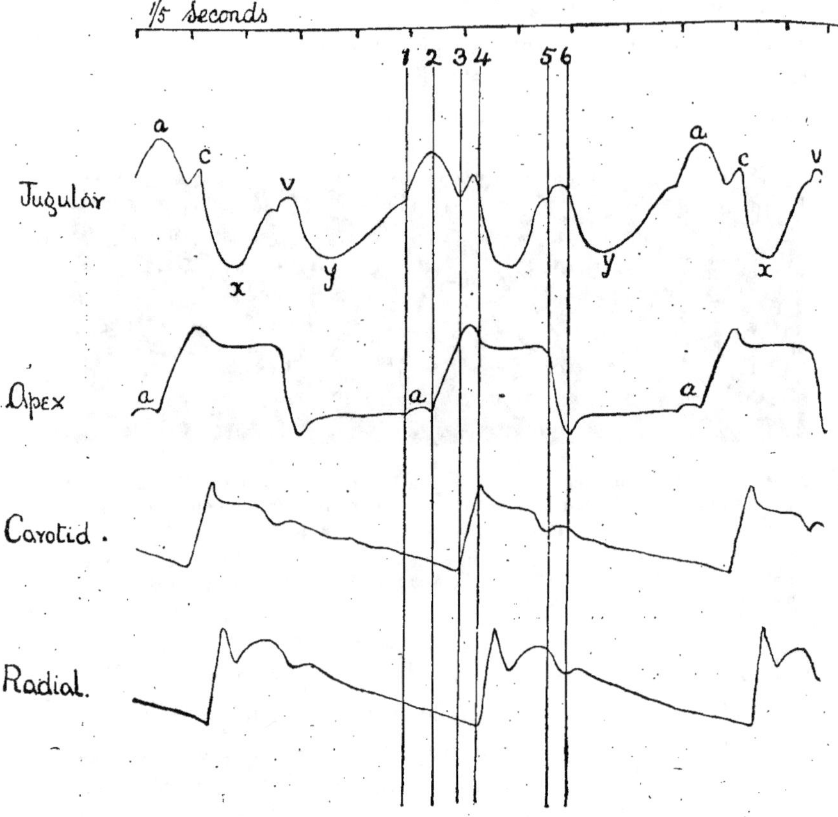

Fig. 50. — Tracés du pouls jugulaire, du choc de la pointe, des pouls carotidien et radial.

Les lignes perpendiculaires représentent le moment des phénomènes suivants : 1, début de la systole auriculaire ; 2, début de la systole ventriculaire ; 3, apparition du pouls dans la carotide ; 4, apparition du pouls dans la radiale ; 5, fermeture des valvules semi-lunaires ; 6, ouverture de la valvule tricuspide (comparez avec la fig. 47).

vient d'un cas dans lequel il y avait une valvule tricuspide endommagée, de sorte qu'il y avait insuffisance, et l'onde *v* paraît être de petite amplitude, et commence rapidement au début de la systole ventriculaire (période E).

J'appelle cette onde (*v*) l'onde ventriculaire à cause de son association avec la systole du ventricule droit : ainsi la fin de l'onde est due au relâchement du ventricule droit et à l'ouverture des valvules tricuspides ; elle est souvent formée par le sang refluant à travers l'orifice tricuspide insuffisant, grâce à la systole du ventricule droit : quoique cette onde puisse être petite et de courte durée dans la forme auriculaire du pouls veineux, elle devient d'une plus grande amplitude, et est la principale ou seulement la seule onde dans la forme ventriculaire du pouls veineux.

La descente *y* dans les figures 47 et 48 est due au sang qui a été accumulé dans l'oreillette pendant la systole ventriculaire et qui s'écoule dans le ventricule après l'ouverture des valvules tricuspides. Alors comme le ventricule est rempli, il se fait dans l'oreillette et les veines une stase, qui détermine l'élévation entre *y* et *a* (fig. 47 et 48) jusqu'à ce que l'oreillette se contracte de nouveau.

INDICES POUR INTERPRÉTER UN POULS JUGULAIRE. — Tels sont brièvement les principaux facteurs qui concourent à la production de la forme auriculaire du pouls veineux. Il est parfois difficile d'interpréter les tracés, aussi est-il nécessaire d'avoir des indices certains pour aider à déchiffrer certains caractères obscurs.

Dans la figure 50, j'ai placé au-dessous du pouls jugulaire des tracés représentant le choc de la pointe et les pouls radial et carotidien, pour montrer les rapports des temps de certains phénomènes dans ces divers mouvements. Les lignes perpendiculaires numérotées indiquent les phénomènes simultanés dans le pouls jugulaire, le choc de la pointe, le pouls de la carotide et de la radiale. Les lignes perpendiculaires facilitent la comparaison des tracés en des points définis dans le cycle, et ont la même signification dans les tracés suivants : 1, début de la systole auriculaire ; 2, début de la systole ventriculaire ; 3, ouverture des valvules semi-lunaires et apparition du pouls caroti-

dien ; 4, début du pouls radial ; 5, fermeture des valvules
semi-lunaires, et 6, ouverture des valvules tricuspides. Le
temps est rapporté en cinquième de seconde dans ce tracé et les
autres.

Quoique le pouls de la carotide et le choc de la pointe puissent parfois être utilement employés comme indices, on trouvera
que le pouls radial est, en somme, le plus pratique. Il y a une

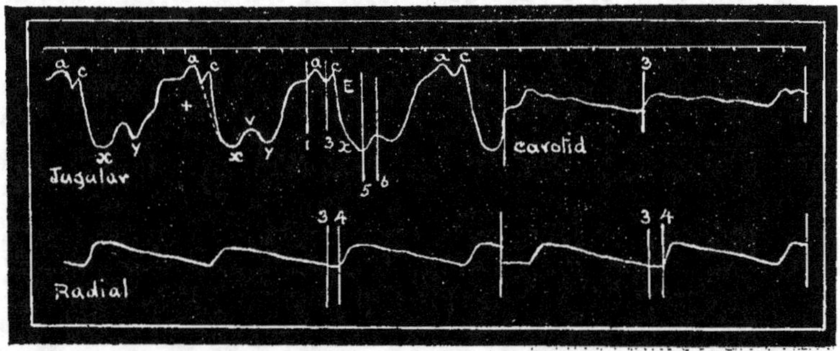

Fig. 51. — Tracés simultanés du pouls de la radiale et de la jugulaire dans la
première partie du tracé, de la carotide et de la radiale dans la dernière partie.
Le pouls jugulaire est du type auriculaire.

a, onde auriculaire ; c, onde carotidienne ; v, onde ventriculaire ; x, dépression auriculaire;
y, dépression ventriculaire. Ces lettres ont la même signification dans tous les autres
tracés, et les lignes perpendiculaires numérotées ont la même signification que celles de
la figure 50.

certaine perte de temps dans la transmission de l'onde au pouls
radial, et on peut s'en rendre compte en prenant simultanément
avec le pouls radial quelques battements de la carotide, comme
dans les figures 48 et 51, dans lesquelles l'espace entre 3 et 4
indique la perte de temps entre l'apparition du pouls radial et
du pouls carotidien. Cette perte étant admise, on peut toujours
trouver une période définie dans un tracé jugulaire qui correspond à quelque phénomène survenant au cou, dû à la systole
ventriculaire. Je me sers aussi d'une période très utile, à savoir,
cette partie de la systole ventriculaire pendant laquelle les valvules semi-lunaires sont ouvertes (période marquée E dans les
tracés). Sa durée peut se trouver sur le tracé radial et s'étend

du début de l'élévation jusqu'à près de l'extrémité inférieure de l'encoche du dicrotisme. Elle correspond au temps entre les perpendiculaires 3 et 5 dans tous les tracés rapportés ici de la carotide, de la jugulaire et de la pointe. Au cou, la période E débute avec le pouls carotidien. Il y a un léger retard entre l'ouverture des valvules aortiques et le pouls carotidien, mais il est si court (1/50e de seconde) qu'il peut être ignoré. L'espace E dans le tracé de la radiale commence environ un dixième de seconde après la même période au cou.

Un autre indice important est celui de l'ouverture des valvules tricuspides (perpendiculaire 6 dans tous les tracés), qui, dans les tracés jugulaires, est toujours indiquée par le début de la chute de l'onde v. Dans le tracé de la pointe, ce phénomène se produit au bas de la chute, après le plateau systolique comme dans les figures 29 et 50 et dans la radiale, au bas de l'encoche dicrotique.

ONDE CAROTIDIENNE. — Dans les tracés des figures 50, 51 et 52, outre les ondes v et a déjà décrites, il y a une autre onde marquée c. Dans la figure 46, on peut voir que les artères carotide et sous-clavière sont à grande proximité de la veine jugulaire, de sorte que le récepteur recouvre une partie de ces artères. Par suite, le choc de la pulsation artérielle affecte celui de la veine jugulaire et produit l'onde c que j'ai appelée l'onde carotidienne. On a beaucoup discuté sur la cause de cette onde c, mais si un observateur attentif veut prendre des tracés de plus en plus haut sur le cou, il reconnaîtra aisément sa nature, car elle prend progressivement le caractère d'un tracé de l'artère carotide. Si l'on reconnaît que c est dû à la carotide (ou carotide ou sous-clavière), on analysera plus facilement les tracés pris sur le cou, particulièrement, quand il y a un retard entre la systole auriculaire et ventriculaire, la durée de l'intervalle a-c étant la meilleure mesure de ce retard. (Des observations expérimentales montrent que de faibles ondes peuvent se produire dans les veines à peu près au moment de l'onde caroti-

dienne : elles sont produites d'une manière assez obscure par la
systole du ventricule, mais le choc de la carotide ou de la sous-
clavière est le plus important, et le seul qui, au point de vue
pratique, mérite d'être pris en considération.)

La véritable courbe veineuse suivrait la ligne ponctuée dans
la figure 51.

ENCOCHE DE L'ONDE VENTRICULAIRE. — Dans beaucoup de cas,
l'onde v présente une encoche juste avant sa terminaison

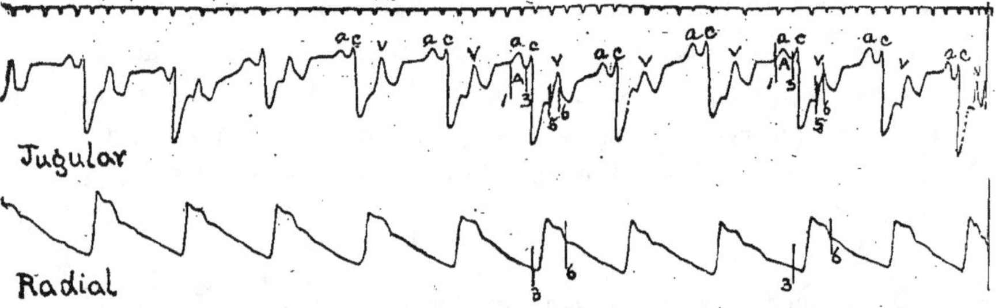

FIG. 52. — Tracés simultanés des pouls jugulaire et radial chez un homme sain.
Les lettres et les chiffres ont la même signification que dans la figure 50.

(ligne perpendiculaire 5 dans la figure 50). Elle correspond
pour son temps d'apparition à la fermeture des valvules semi-
lunaires, et l'élévation suivante en v se produit entre la fermeture des valvules semi-lunaires et l'ouverture des valvules tricuspides (intervalle postsphygmique F, fig. 47). La cause exacte
de cette encoche est encore un sujet de discussion, aucune
explication satisfaisante n'en ayant encore été donnée. Je m'en
suis servi souvent comme un guide utile pour mesurer la
période de fermeture des valvules semi-lunaires, et elle est
représentée par la ligne perpendiculaire 5 dans tous les
tracés.

ONDE DIASTOLIQUE. — Parfois on peut découvrir dans les
cœurs lents une onde qui apparaît bientôt après l'ouverture des
valvules tricuspides (h, fig. 53). A.-G. Gibson et Hirschfelder

la décrivent comme due à ce que le sang en se précipitant dans
le ventricule fait flotter les valvules et détermine une fermeture

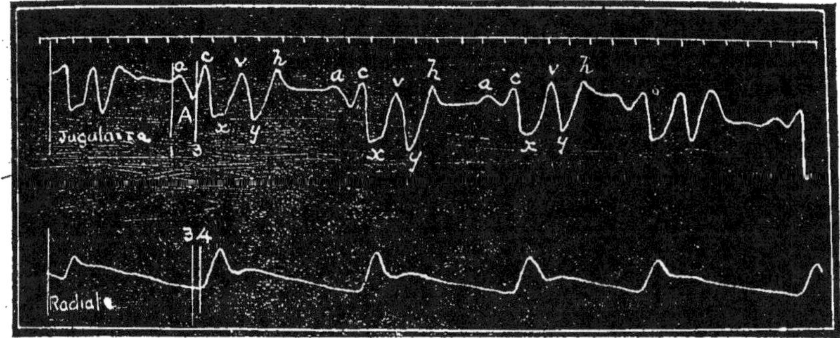

Fig. 53. — Une onde diastolique *h* dans le tracé jugulaire, Fréquence, 48.

passagère des valvules tricuspides. Thayer et Gibson ont
aussi signalé du souffle se produisant à ce moment.

Modifications dues a la variation dans la fréquence du
cœur. — Lorsque la fréquence des battements du cœur aug-

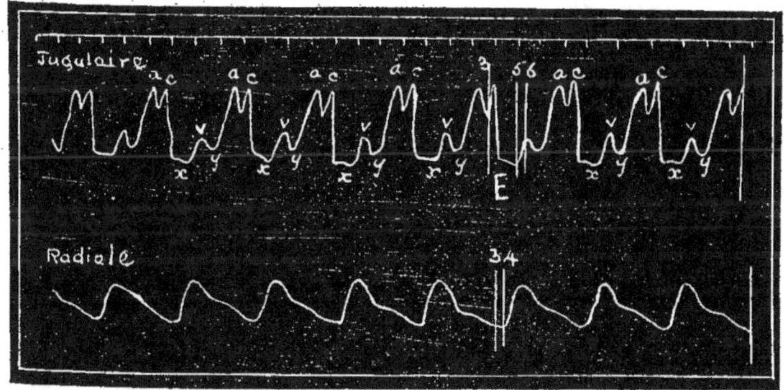

Fig. 54. — En accélérant les battements du cœur, la période entre *y* et *x* se raccourcit, de sorte que l'onde auriculaire *a* suit immédiatement *v* (comparer avec
fig. 52 et 53).

mente, il y a une diminution de durée de la révolution cardiaque
qui se fait surtout aux dépens de la période diastolique. Dans
le tracé veineux, le premier effet qui en résulte est la dispa-

rition de la période de stase, l'onde *a* suivant immédiatement l'onde *v* (fig. 54) ; si la fréquence augmente encore plus, *v* et *a* arrivent à se confondre (fig. 55).

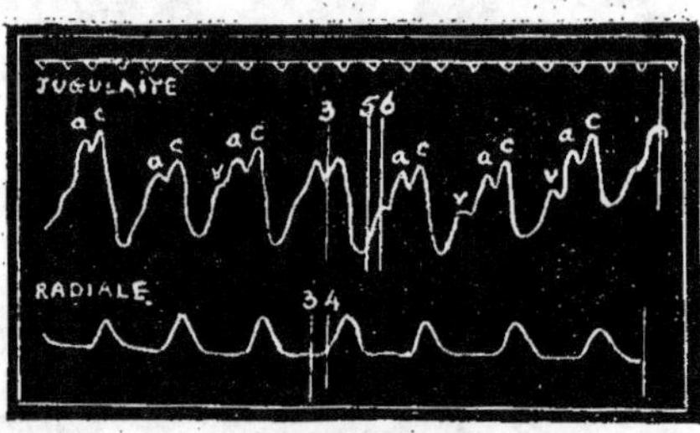

Fig. 55. — Avec une grande fréquence de battements, les ondes *v* et *a* arrivent à se confondre.

Dans la figure 56, on voit la variation du pouls jugulaire due à la variation de la fréquence. On verra que la chute y dispa-

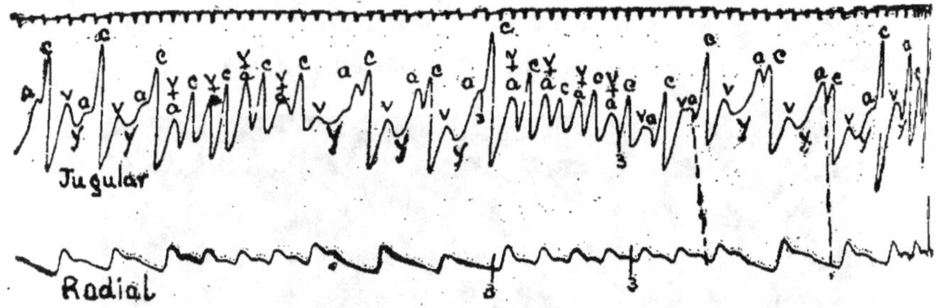

Fig. 56. — Pouls irrégulier du type de la jeunesse. Pendant la période de battements lents, les ondes *a* du pouls jugulaire sont séparées : quand les battements deviennent plus rapides, le raccourcissement des périodes diastoliques fait que les ondes *a* et *v* se confondent.

rait pendant la période rapide, tandis que les ondes *a* et *v* se confondent.

Méthodes d'analyse d'un tracé. — Dans les tracés donnés jusqu'ici, les ondes ont été distinctes et bien marquées. Il arrive parfois que le pouls jugulaire est extrêmement petit, de sorte que l'on n'a qu'un léger mouvement dû à l'oreillette, la

principale partie du tracé étant due à la carotide, comme dans
la figure 57. D'autres fois, les mouvements du cou ressemblent
à de simples vibrations de danse, et le tracé ainsi obtenu

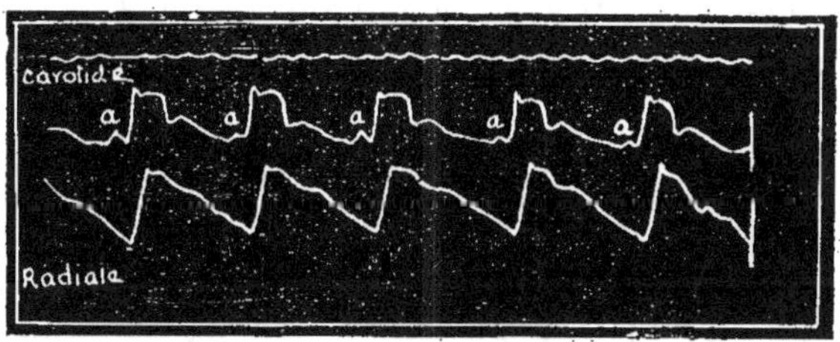

Fig. 57. — Dans les tracés pris sur le cou, la petite onde *a* due à la systole
auriculaire peut être le seul indice du pouls jugulaire.

présente une série de petites ondulations. Mais si on prend le
pouls radial comme indice, on peut nettement assigner chaque
ondulation à la force qui la produit. Ainsi dans la figure 58,

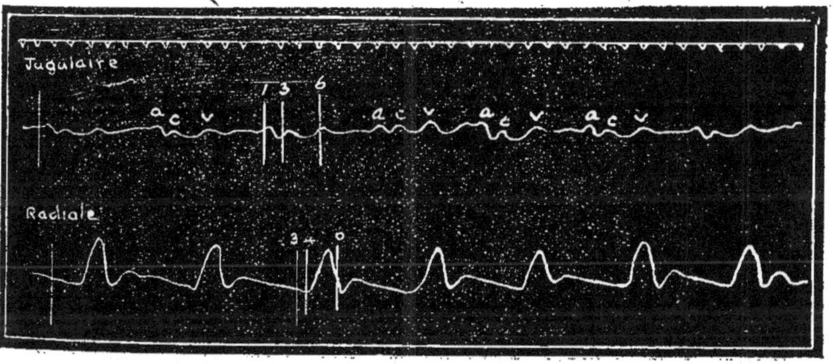

Fig. 58. — Les mouvements du cou semblaient être des vibrations de danse, mais
une analyse du tracé permet de rapporter chaque mouvement à une cause
définie.

nous pouvons analyser le tracé de la façon suivante : Tirez une
ligne descendante (4) parallèle à la ligne perpendiculaire du
commencement du tracé radial, au début d'un battement du
pouls radial. Comme le pouls carotidien apparaît environ un
dixième de seconde avant le radial, tracez la ligne perpendiculaire 3 un dixième de seconde en avant de 4. Mesurez la

distance entre la ligne perpendiculaire du tracé et 3. Tirez une ligne descendante dans le tracé jugulaire à la même distance de celle qui est au début. On constatera qu'elle tombe au début de la petite onde qui, par suite, doit avoir été due à la carotide, et alors marquez-la *c*. L'onde auriculaire se produit un cinquième de seconde en avant de *c*, et ainsi l'onde *a* ne peut être due qu'à la systole auriculaire. Dans la figure 50, p. 220, on montrait que l'ouverture des valves tricuspides (ligne perpendiculaire 6) coïncide souvent avec le fond de l'encoche dicrotique dans le tracé radial. Si maintenant, on tire une ligne perpendiculaire (6) à ce moment du tracé jugulaire, on trouvera qu'elle tombe à la fin de l'onde *v*, qui doit par suite être une onde ventriculaire.

Si l'on suit exactement la méthode que je viens d'indiquer, on ne rencontrera guère de difficultés pour analyser la grande majorité des tracés.

La forme ventriculaire du pouls veineux. — Les figures 59 et 60 représentent des tracés du pouls jugulaire. Au premier coup d'œil, il est facile de reconnaître qu'ils diffèrent totalement de la forme du pouls veineux que je viens de décrire. Les ondes *v* des figures 59 et 60 sont dues au sang qui reflue à travers l'orifice tricuspide dans les veines, par suite de la contraction du ventricule droit. Dans un sens, son origine est identique à l'onde *v* dans le pouls veineux auriculaire comme dans les figures 48 et 49, mais il apparaît plus tôt dans le cycle cardiaque (synchrone avec le pouls carotidien), parce qu'*il n'y a pas alors une oreillette dilatée interposée entre la veine et le ventricule*. Si nous venons à analyser les tracés du pouls veineux ventriculaire, en prenant un mouvement comme indice, comme dans la figure 59, nous découvrons qu'il n'y a pas de signe d'une onde auriculaire ni de chute correspondant à la chute *x* dans le pouls veineux auriculaire ; en d'autres termes, il y a une grosse onde (*v*) synchrone avec la systole ventriculaire et une grande chute (*y*) synchrone avec la diastole ventriculaire. Il faut aussi noter que fréquemment le rhythme est irrégulier, et que lorsqu'il y a une longue période diastolique, il y a une élévation dans le tracé, due à la veine qui se remplit, comme après les longues pauses de la figure 60.

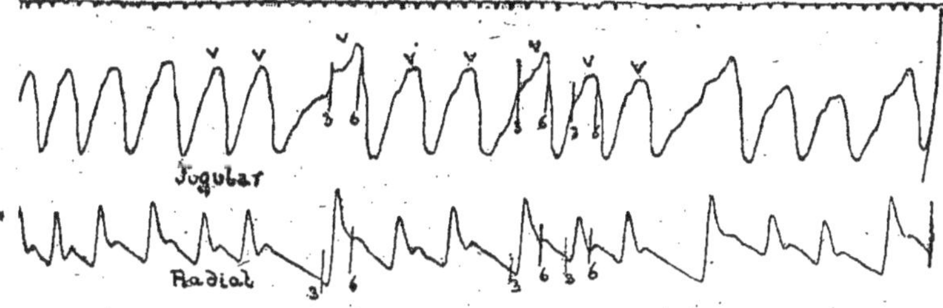

Fig. 59. — Tracés simultanés des pouls de la jugulaire et de la carotide, montrant une grosse onde v, synchrone avec et due à la systole ventriculaire, et une grande ligne de descente, y, synchrone avec et due à la diastole ventriculaire. Il n'y a pas de signe d'onde auriculaire : le pouls jugulaire est donc du type ventriculaire, et le rhythme du cœur est continuellement irrégulier.

Il y a trois conditions qui produisent la forme ventriculaire du pouls veineux.

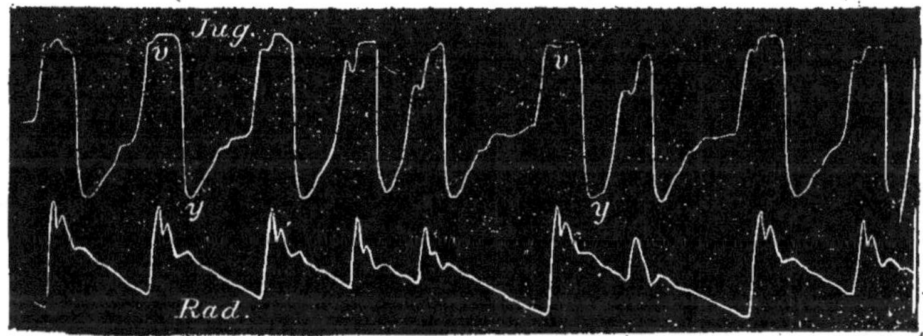

Fig. 60. — Tracés simultanés des pouls de la jugulaire et de la radiale, montrant le pouls jugulaire ventriculaire, c'est-à-dire une onde volumineuse v, synchrone et due à la systole ventriculaire, et une grande ligne de descente y due à la diastole ventriculaire. Le rhythme du cœur est continuellement irrégulier. Lorsqu'il y a de longues pauses, le tracé de la jugulaire s'élève progressivement avant l'onde volumineuse suivante, à cause de la stase dans les veines. Lorsque la pause est courte, il n'y a aucun signe de stase, ou seulement une petite onde, comme dans le second battement, où elle pourrait simuler une onde due à l'oreillette, mais la cause réelle est bien la stase dans les veines, quand la pause est plus longue.

1° Le début de la fibrillation auriculaire. C'est là de beaucoup la cause la plus fréquente du changement du pouls veineux du

type auriculaire au type ventriculaire. Dans la grande majorité
des cas, il s'accompagne d'une irrégularité complète des battements du cœur, comme on le voit dans les figures 59 et 60.

L'apparition de la forme ventriculaire du pouls veineux dans

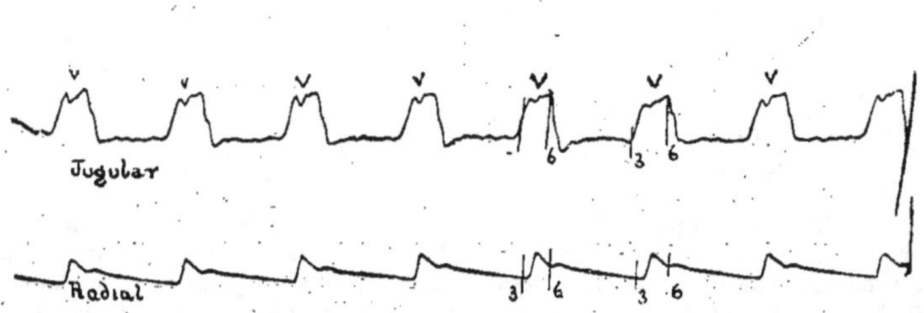

FIG. 61. — Tracés de la jugulaire et de la radiale dans un cas de fibrillation
auriculaire. Le pouls jugulaire est de la forme ventriculaire et le rythme est
tout à fait régulier.

la fibrillation auriculaire s'accompagne toujours d'une série
d'autres manifestations, qui seront décrites en détail au chapitre de la fibrillation auriculaire (chap. XXX). Occasionnelle-

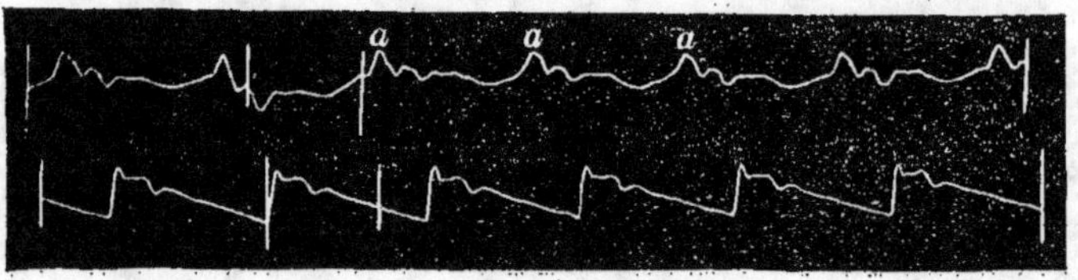

FIG. 62. — Tracés d'un léger mouvement de la veine jugulaire pris en même temps
que le pouls radial. L'onde *a* est due à la systole de l'oreillette droite.

ment le rhythme est tout à fait régulier, mais les battements
sont toujours lents, comme dans la figure 61.

2° Grande distension de l'oreillette droite. Ici le cœur droit
est très engorgé, de sorte que l'oreillette est gênée dans son
action, et l'onde *a* dans le pouls jugulaire diminue de volume
et disparaît, tandis que l'onde *v* augmenté de volume et occupe
toute la période de la systole ventriculaire. A mesure que s'établit
l'amélioration et que l'engorgement diminue, l'onde auriculaire

.réapparaît. Il est à noter que dans ces cas, le rhythme est tou-jours régulier. Ce mode de production du pouls veineux ventri-culaire est néanmoins, très rare, beaucoup moins que ne me l'avaient fait supposer mes premières observations, car la grande majorité des cas de pouls veineux ventriculaire est due à la fibrillation auriculaire.

4° Dans certains cas de tachycardie régulière, lorsque la contraction du cœur débute dans un foyer anormal. Dans ces cas, l'engorgement du cœur est si accentué, que chaque systole

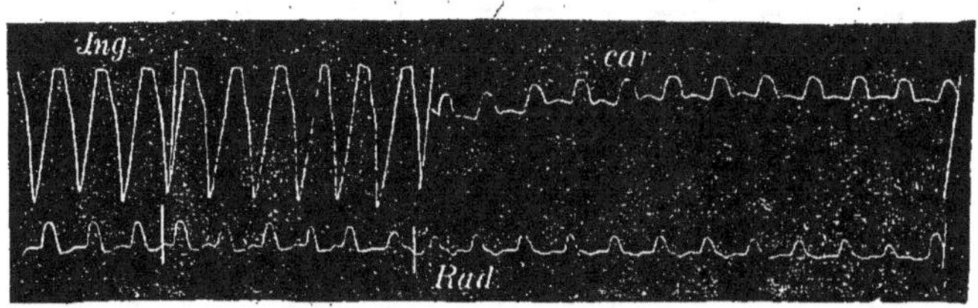

Fig. 63. — Tracés simultanés de la pulsation dans le bulbe jugulaire et à la radiale, et de la carotide et du pouls radial, pendant un accès de tachycardie paroxys-tique, dix-huit heures après le début de l'accès (cas 11).

ventriculaire refoule de grosses ondes de sang par l'oreillette dans les veines. Ces ondes peuvent être si fortes que parfois on les prend à tort pour le battement de la carotide (comparez fig. 62 et 63).

Formes anormales du pouls veineux. — Il n'est pas toujours facile de reconnaître les différents phénomènes dans le pouls jugulaire quand le cœur a des battements anormaux. Dans certains cas de fibrillation auriculaire, cette difficulté est très fréquente. Le tracé pris ou vu dans ces cas, comme l'indique la figure 64, montrait une grande variété dans le caractère des ondes. Ces variations sont quelquefois dues aux différences dans l'état de réplétion des veines, produite par la variation dans la fréquence et les phases de la respiration. Il y a une autre chose qui souvent cause tant de difficulté que je ne réussis pas à interpréter les ondes.

Dans la trémulation auriculaire et la tachycardie paroxystique, les variations des rapports entre le battement des oreillettes et des ventricules produisent une telle confusion dans les ondes, que souvent je n'ai pu interpréter d'une manière satisfaisante les tracés pris au niveau du cou (V. chap. XXXI).

ÉTAT DONNANT LIEU A UN POULS VEINEUX. — Même actuellement il ne nous est pas jusqu'ici possible d'expliquer tous les

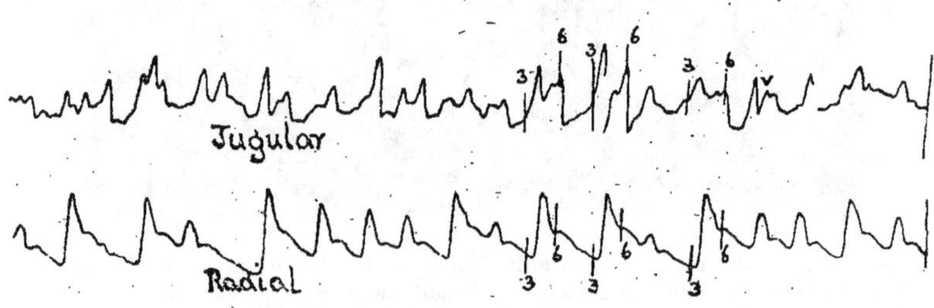

FIG. 64. — Variabilité du pouls jugulaire de la forme ventriculaire due à la respiration et à la variation de fréquence. Pris dans un cas de fibrillation auriculaire.

états qui donnent lieu à un pouls veineux. On le constate chez beaucoup de sujets en bonne santé, tandis qu'il peut manquer dans des cas accentués d'insuffisance cardiaque.

Quelques sujets, alors qu'ils sont en bonne santé, n'en présentent aucune trace, mais s'ils ont une cause d'affaiblissement même légère, on voit le pouls veineux apparaître au niveau du cou. Il manque souvent chez les sujets âgés bien portants d'autre part. Dans quelques cas d'anémie pernicieuse, le pouls veineux peut être un symptôme prédominant, tandis que dans d'autres, il n'apparaîtra jamais. Quelques femmes présentent du pouls veineux pendant la grossesse, d'autres au moment de l'accouchement ; d'autres enfin dans les mêmes conditions, n'en présentent pas le moindre signe. Dans les cas de battements irréguliers du cœur, il peut prendre, dans certains cas, un énorme développement. Dans d'autres cas, on n'en constate pas le

moindre signe : un sujet peut avoir du pouls veineux pendant
un accès d'insuffisance cardiaque, tandis qu'il n'en aura pas
dans un autre accès beaucoup plus grave.

J'ai essayé de trouver la raison de cette variabilité, mais
bien que, dans quelques cas, j'aie pu expliquer son apparition
et sa disparition par des altérations bien définies du cœur, c'est
en somme une question qui m'embarrasse encore beaucoup.

CHAPITRE XXII

AUGMENTATION DE VOLUME DU FOIE
ET POULS HÉPATIQUE

Symptômes réflexes ou de défense. — Signes de l'augmentation du volume
du foie. — Pouls hépatique. — Causes de l'augmentation du volume du
foie. — Ictère. — Différentes formes du mouvement du foie. — Diagnostic différentiel de l'augmentation de volume du foie. — Pronostic. — Traitement.

Les cliniciens attachent en général peu d'importance aux
symptômes liés à l'augmentation de volume du foie due à l'insuffisance cardiaque : souvent ils les méconnaissent ou ne les
comprennent pas. Jusqu'à un certain point, cela provient de ce
que cette augmentation de volume peut apparaître à une
période si avancée de l'insuffisance cardiaque, que le diagnostic et le traitement peuvent être établis, sans qu'on fasse particulièrement attention aux symptômes hépatiques. Graham
Steell range l'augmentation de volume du foie parmi les symptômes cardinaux de l'insuffisance cardiaque, et Salaman a donné
une analyse très intéressante des conditions pathologiques qui
les produisent, mais en général, les cliniciens négligent de
s'occuper de ce sujet. S'il est vrai que les causes qui déterminent ces troubles du foie font supposer une période avancée
d'insuffisance cardiaque, cependant dans beaucoup de cas, si
l'on reconnaît les symptômes, cela a beaucoup d'importance
pour le diagnostic et le traitement. Les symptômes liés aux
altérations de cet organe ne sont pas toujours faciles à comprendre, mais il n'y a aucune raison de les ignorer.

PHÉNOMÈNES RÉFLEXES OU DE DÉFENSE. — Habituellement, dans les périodes précoces de l'augmentation de volume du foie, nous trouvons des signes de l'intervention du mécanisme de défense (voir chap. XI, p. 92). Alors que le foie peut ne dépasser les côtes que d'un ou deux pouces, la paroi musculaire de la partie supérieure de la moitié droite de l'abdomen devient dure et sensible. Invariablement on attribue cette sensibilité au foie lui-même, et la manière dont on démontre habituellement cette « sensibilité » consiste à provoquer la douleur en comprimant avec le doigt l'abdomen du malade. Mais si l'on délimite la zone d'hyperalgésie et le volume du foie, on voit que la première est beaucoup plus étendue que celui-ci et que, parfois, elle gagne les côtes et va jusqu'aux muscles extenseurs de la colonne vertébrale. Dans quelques cas, la peau et le tissu sous-cutané deviennent aussi sensibles, mais rarement au même degré que les muscles. Parfois, il semble qu'il y a une sensibilité plus accusée, si on touche le foie, mais cela est dû à la compression plus prononcée du muscle entre le foie et le doigt. Il y a beaucoup d'autres moyens par lesquels un observateur avisé peut indiquer le tissu dans lequel siège la sensibilité.

La conséquence de cette hyperalgésie musculaire se manifeste de différentes manières. Si le malade peut marcher, il peut éprouver une vive douleur au niveau de la partie supérieure de l'abdomen, ou dans le dos, cela étant probablement dû à l'augmentation de volume du foie, ou à une douleur qu'avive l'exercice des muscles hyperalgésiés. Cette sensibilité et la rigidité de la paroi abdominale gênent la respiration du malade. Il ne peut respirer profondément, et tout essai qu'il en fait est douloureux, ce qui cause une respiration rapide et superficielle, d'où gêne accrue du cœur droit et tendance à la stase pulmonaire.

Si cette augmentation de volume persiste longtemps, tous les phénomènes douloureux disparaissent, la paroi abdominale se relâche et parfois on peut saisir le bord du foie.

SIGNES DE L'AUGMENTATION DE VOLUME DU FOIE. — Il n'est pas toujours facile de reconnaître l'augmentation de volume de cet organe. Les muscles contractés empêchent souvent la palpation, et la percussion n'est que d'un faible secours : l'ascite et la distension gazeuse viennent encore accroître la difficulté. Mais si l'on palpe légèrement avec soin, on peut vaincre la résistance des muscles. Même lorsqu'on ne peut reconnaître le bord du foie, la sensation particulière de résistance transmise à la main qui palpe peut révéler la présence du foie augmenté de volume. On peut employer d'autres méthodes, telles que de repousser le foie en avant avec une main, tandis qu'avec l'autre on explore la face antérieure. Lorsque les muscles sont relâchés et que l'hyperalgésie disparaît, il n'y a aucune difficulté à trouver l'augmentation de volume du foie, sauf dans les cas de grande distension de l'abdomen.

POULS HÉPATIQUE. — Il n'est pas rare de constater le pouls hépatique, quand le foie est augmenté de volume dans l'insuffisance cardiaque du cœur. Quand la paroi abdominale est relâchée, on le reconnaît facilement : si d'une main, on presse en arrière du foie et que l'autre soit placée sur sa face antérieure, on sent le foie soulevé en haut et en bas avec le pouls. Même lorsque la contraction musculaire est très développée, si on explore le bord du foie avec le récepteur spécial pour le foie, on constate souvent la pulsation (pp. 157 et 158).

Il y a deux formes de pouls hépatique, correspondant aux deux formes de pouls veineux, un auriculaire (fig. 65), et un ventriculaire (fig. 66). Lorsqu'un sujet présente en même temps un pouls hépatique et un pouls jugulaire, ils ont toujours la même forme. La figure 67 représente un tracé du pouls jugulaire auriculaire pris simultanément avec un tracé du pouls hépatique auriculaire. Dans la figure 68, le tracé du pouls jugulaire ventriculaire apparaît identique au pouls hépatique de la figure 66 : les deux tracés ont été pris chez le même sujet.

Causes de l'augmentation de volume du foie et du pouls
hépatique. — J'ai déjà fait remarquer la variété des causes du
pouls jugulaire, et il y a une difficulté analogue à comprendre

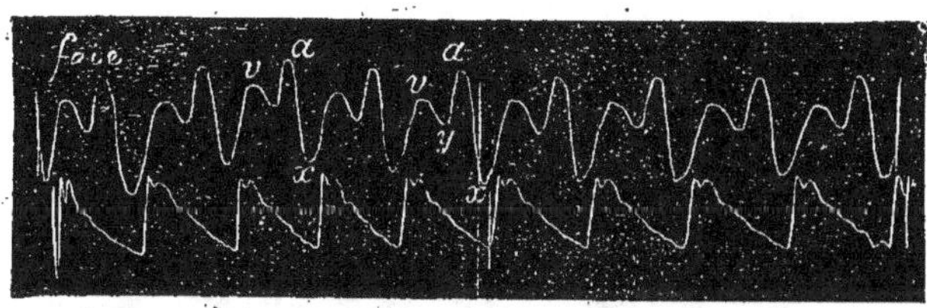

Fig. 65. — Pouls hépatique de forme auriculaire montrant une onde auriculaire
bien marquée, a.

les causes de l'augmentation de volume du foie. Des cas par
ailleurs identiques dans leurs symptômes, et présentant de l'insuffisance cardiaque due à la même cause peuvent présenter
des particularités, les uns avec augmentation de volume du foie,
les autres sans ce symptôme. De même, on ne sait pas toujours
pourquoi quelques foies présentent ce pouls, et d'autres ne l'ont
pas. Jusqu'à un certain point, je pense que cela est dû à l'état

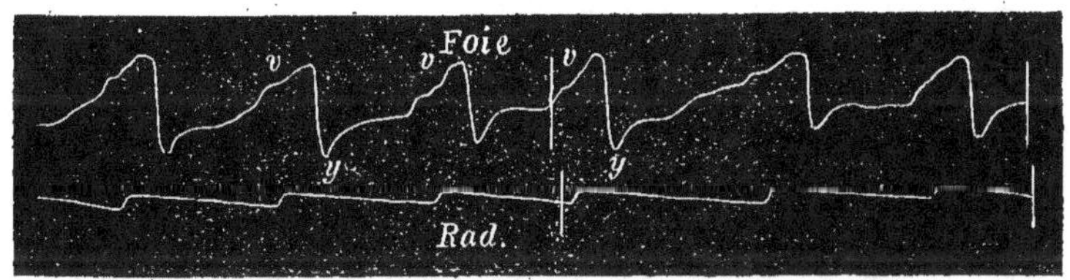

Fig. 66. — Pouls hépatique de forme ventriculaire sans onde auriculaire.

de l'oreillette droite. Il faut un certain effort pour distendre le
foie, et à l'état normal, l'oreillette droite n'a pas l'énergie suffisante, de sorte que aussi longtemps que l'oreillette droite se
contracte et se dilate à son moment normal dans le cycle cardiaque, elle empêche le ventricule d'exercer son action sur le
foie. Lorsque, cependant, l'oreillette ne se contracte pas normalement, le sang est chassé à travers l'orifice tricuspide insuffisant avec une telle force que le pouls hépatique se produit.

C'est dans les cas de fibrillation auriculaire que nous constatons surtout le pouls hépatique. Lorsque la fibrillation auriculaire ou certaines formes de tachycardie sont temporaires, le

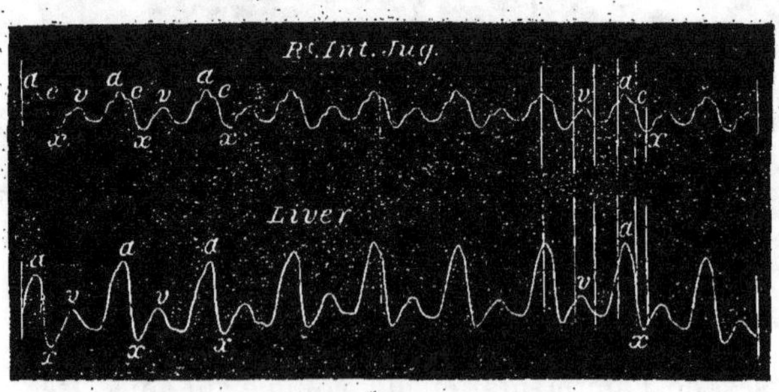

Fig. 67. — Tracés simultanés des pouls jugulaire et hépatique, montrant la correspondance entre les ondes *a* et *v*, et l'absence de l'onde carotidienne *c* sur le tracé du pouls hépatique.

foie peut être rapidement augmenté de volume et présenter le pouls hépatique, et avec la cessation de l'accès, il diminue de volume et cesse de battre, — le pouls hépatique étant de forme ventriculaire (fig. 69).

Par le raisonnement, je m'étais dit que pour produire le pouls

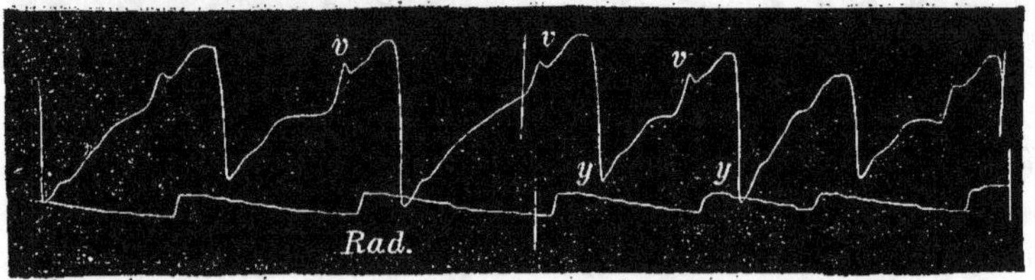

Fig. 68. — Tracés simultanés des pouls jugulaire et radial.
Le pouls jugulaire est de forme ventriculaire et est identique au pouls hépatique de la figure 66, les deux tracés ayant été pris chez la même malade.

hépatique, il faut que l'oreillette droite fasse un effort supérieur à celui qu'elle fait à l'état normal, et j'avais tout d'abord conclu qu'un pouls hépatique auriculaire indique l'hypertrophie de l'oreillette droite, et comme cela se produit d'une manière caractéristique dans les cas de rétrécissement tricuspidien, je

considérais le pouls hépatique auriculaire comme un signe diagnostique du rétrécissement tricuspidien. Tous les cas qui
avaient présenté ce pouls auriculaire hépatique pendant la vie
présentaient à l'autopsie un rétrécissement tricuspidien. Mais
j'ai maintenant un certain nombre de cas présentant cette forme
de pouls hépatique, dans lesquels il me paraît douteux que je
sois justifié à supposer un rétrécissement tricuspidien. Turnbull

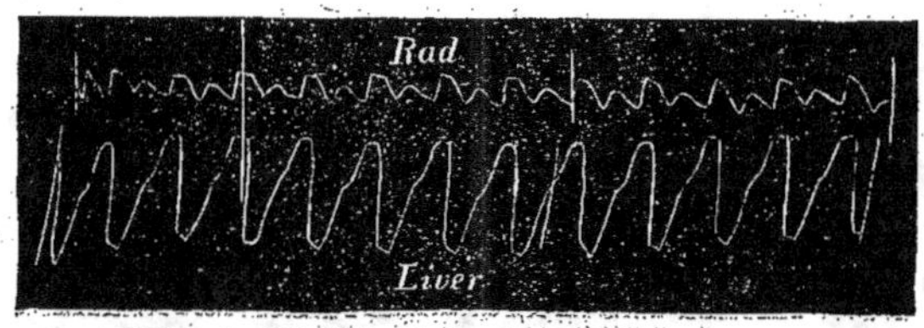

FIG. 69. — Tracés simultanés des pouls radial et hépatique pendant un accès
de tachycardie paroxystique vers la fin de la vie (Cas 72).

et Wied ont rapporté un cas de ma clinique, dans lequel il y
avait un pouls hépatique auriculaire et pas de rétrécissement
tricuspidien.

ICTÈRE. — L'ictère accompagne souvent l'augmentation de
volume du foie : quoique cela n'ait pas grande importance en
soi-même, il faut ne pas oublier qu'un léger ictère peut être
trompeur. Beaucoup de malades à une période avancée de l'insuffisance cardiaque et avec fibrillation auriculaire maigris-
sent rapidement. Chez eux le foie est quelquefois très augmenté de volume, si bien que l'amaigrissement du malade,
l'augmentation de volume du foie et la teinte ictérique présentent les caractères d'une affection maligne du foie, et j'ai vu des
cas de ce genre être l'objet d'erreurs de diagnostic.

DIFFÉRENTES FORMES DU MOUVEMENT DU FOIE. — Beaucoup
d'auteurs parlent de la « pulsation artérielle du foie », et je
me suis souvent demandé ce qu'ils voulaient dire, car ils ne
donnent pas de détails à ce sujet. Je n'ai jamais constaté d'état
qui corresponde à cette appellation, et je soupçonne que quel-

ques observateurs ont méconnu le mouvement du foie, lorsqu'il
est soulevé de haut en bas avec la systole et la diastole du
ventricule, et l'ont pris pour une pulsation, surtout que parfois
il est mentionné dans les cas d'insuffisance aortique. Toutes les
fois qu'il y a une augmentation de volume du cœur, il se produit un mouvement du foie. Même chez les sujets à cœur nor-

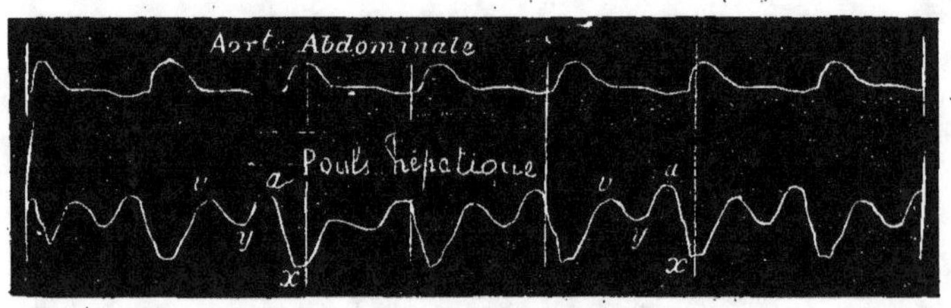

Fig. 70. — Tracé de l'aorte abdominale et du foie.
Le pouls hépatique est du type auriculaire.

mal, mais à paroi abdominale relâchée, on peut reconnaître ce
mouvement de haut en bas, et de bas en haut. Il en a déjà été
parlé page 180. Ici je n'ai besoin que de faire remarquer que les
conditions dans lesquelles il se produit sont généralement très
différentes de celles de l'insuffisance cardiaque, qui s'accompagne de véritable pouls hépatique. Un tracé de ce mouvement
fixe ce point, puisque la ligne de descente due à la systole ventriculaire ne commence qu'à l'ouverture des valvules aortiques,
et à l'expulsion du sang de la poitrine, qui pratiquement est
synchrone avec le pouls carotidien. Dans la forme ventriculaire du pouls hépatique, d'autre part, il y a une élévation
pendant la systole ventriculaire. Ce qui distingue un tracé du
mouvement du foie du pouls hépatique auriculaire, c'est que
dans ce dernier, la ligne de descente précède le pouls carotidien.

En général, il n'est pas difficile de distinguer la pulsation de
l'aorte abdominale de celle du pouls hépatique. Dans les cas de
pouls hépatique ventriculaire, il est très rare qu'on sente l'aorte
abdominale et on ne saurait confondre les caractères des tracés.

La forme auriculaire du pouls hépatique a des caractères

plus distincts que celui de l'aorte abdominale, comme on le voit dans la figure 70.

Diagnostics différentiels de l'augmentation de volume du foie. — Il y a parfois des cas avec œdème, ascite, augmentation de volume du foie qui ressemblent tellement à l'insuffisance cardiaque qu'on fait souvent erreur. Dans quelques cas que j'ai vus, mes soupçons se sont établis du fait de l'absence de tout signe de dilatation du cœur et du manque de dyspnée cardiaque. Une enquête approfondie sur les habitudes du sujet peut révéler un ancien alcoolisme. Avec une pareille histoire, on peut conclure à une cirrhrose hypertrophique du foie : en outre, ces foies ne présentent jamais de pulsation. Le foie augmenté de volume dans la fibrillation auriculaire avec ictère simulant le carcinome du foie, est étudié p. 452).

Pronostic. — L'augmentation de volume du foie avec pouls hépatique dans une affection cardiaque indique qu'il s'agit d'une période avancée d'insuffisance cardiaque. Dans le cas où l'insuffisance cardiaque est secondaire à une affection rhumatismale du cœur avec maladie mitrale, ces symptômes ne peuvent se montrer que pendant les accès d'insuffisance cardiaque auxquels le malade est sujet. Avec l'amélioration, l'augmentation de volume diminue, et si le cœur se remet suffisamment bien, le malade ne peut avoir aucun signe d'augmentation de volume du foie pendant plusieurs années. Quelques malades, ayant une fibrillation auriculaire secondaire à une affection rhumatismale du cœur, peuvent avoir pendant des années un gros foie avec pulsation (fig. 71) : chez d'autres, l'augmentation de volume du foie n'apparaît que pendant l'insuffisance passagère du cœur. Dans quelques-uns de ces cas, l'administration de la digitale peut faire diminuer le foie en deux jours. La figure 72 représente un tracé pris sur le foie d'un sujet chez qui la pulsation était perçue aussi bas que l'ombilic. En deux jours, on ne retrouva plus le foie dépassant les côtes. Lorsqu'au cours d'un

accès de tachycardie paroxystique, on voit se produire l'augmentation de volume du foie, c'est un symptôme grave qui in-

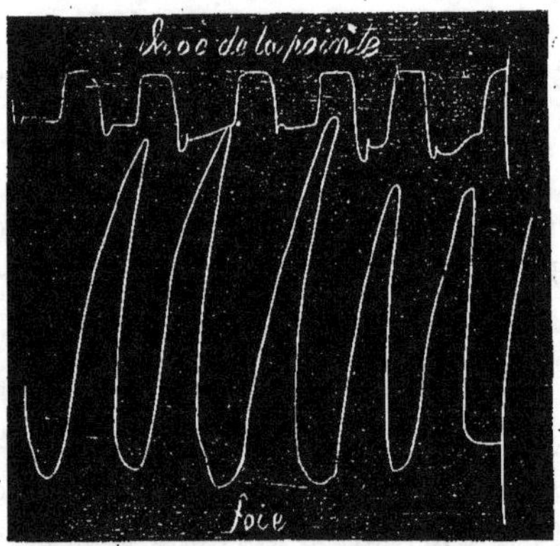

Fig. 71. — Tracés simultanés du choc de la pointe et du pouls hépatique.
Le bord du foie dépassait l'ombilic et les pulsations avaient une grande amplitude.

dique une dilatation du cœur très marquée. De même l'insuffisance cardiaque due à la sclérose cardiaque avec fibrillation
auriculaire permanente est un symptôme grave, montrant que

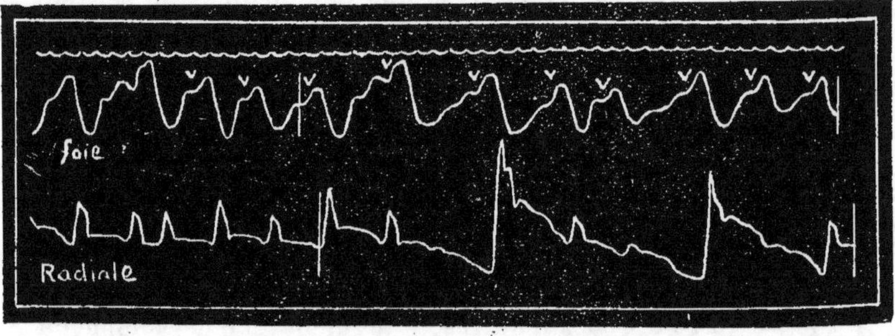

Fig. 72. — Tracés du foie et du pouls radial pendant un accès grave d'insuffisance
cardiaque (rythme nodal).

l'insuffisance cardiaque est due à une dégénérescence très
étendue du muscle cardiaque, et par suite ne répond plus à l'influence du repos et de la digitale. L'augmentation de volume du

foie avec atrophie musculaire dans l'alcoolisme chronique est un mauvais signe.

TRAITEMENT. — En réalité, il n'y a pas de traitement spécial de l'augmentation de volume du foie, mais il ne faut pas oublier que la contracture douloureuse des muscles crée un obstacle à la respiration : aussi doit-on tâcher de mettre le malade dans une position confortable qui lui permette de respirer aisément, et faut-il éviter tout effort qui provoque la douleur au niveau du foie augmenté de volume : souvent un bon purgatif mercuriel peut procurer un soulagement considérable.

CHAPITRE XXIII

AUGMENTATION DE LA FRÉQUENCE DES BATTEMENTS DU CŒUR

Le nombre normal des battements. — Classification des cas d augmentation de la fréquence. — Cas dans lesquels le cœur est brusquement excité à augmenter ses battements par une excitation mentale. — Cas qui répondent à un appel à l'énergie du cœur par une augmentation de fréquence. — Cas dans lesquels l'accélération est continue. — Cas dans lesquels l'accélération du cœur se produit par paroxysmes irréguliers. — Cause de l'accélération des battements du cœur. — Pronostic.

LE NOMBRE NORMAL DES BATTEMENTS. — Le nombre des battements du cœur varie considérablement suivant l'âge, le sexe et les particularités individuelles. A la naissance, le nombre varie de 130 à 140 par minute ; avec l'âge, le nombre diminue graduellement ; de 9 à 10 ans, la moyenne est de 90 ; à 20 ans, 74 ; à 30 ans, de 66 à 76 ; il reste à peu près à ce chiffre jusqu'au-dessus de cinquante ans, puis il commence à augmenter graduellement : à tout âge, on peut rencontrer de très grandes variations, et la table suivante, établie par W. A. Guy, dans *l'Encyclopédie* de Todd, donne une bonne idée de ces variations.

« La table suivante présente le nombre de pulsations à chaque période quinquennale pendant toute la vie. Les moyennes pour les huit premières périodes sont chacune basées sur 50 observations, moitié pour des hommes, moitié pour des femmes. La moyenne pour la période de 76 à 80 est déduite du même nombre de faits avec la même division : Pour la plupart des autres périodes, les moyennes sont basées sur 40 observations, 20 pour les hommes, 20 pour les femmes. Lorsque le nombre d'observations est moindre, il est indiqué en note. »

Age.	Maximum.	Minimum.	Moyenne.	Ecart.
2-5	128	80	105	48
5-10	124	72	93	52
10-15	120	68	88	52
15-20	108	50	77	32
20-25	124	56	78	68
25-30	100	53	74	47
30-35	94	58	73	36
35-40	100	56	73	44
40-45	104	50	75	54
45-50	100	49	71	51
50-55 (1)	88	55	74	33
55-60	108	48	74	60
60-65	100	48	74	60
65-70	96	52	73	44
70-75	104	54	74	50
75-80	94	50	72	44
80 et au-dessus (2)	98	63	79	35

La fréquence des battements du cœur est augmentée par l'effort, même chez les sujets très entraînés. Deane a trouvé le nombre des battements dépassant 200 par minute chez un danseur professionnel à la fin d'une danse : ils descendirent rapidement au chiffre normal. D'après Pembrey et Todd, l'augmentation du nombre des battements est un peu plus grande chez ceux qui sont entraînés que chez ceux qui ne le sont pas ; mais le retour au chiffre normal se fait plus rapidement chez ceux qui sont entraînés, quoiqu'il y ait beaucoup d'exceptions à cette règle, ce qui fait que cela n'a pas beaucoup d'utilité pour apprécier la force du cœur.

CLASSIFICATION DES CAS D'AUGMENTATION DE FRÉQUENCE. — Si l'on recherche les causes de l'accélération des battements du

1. 22 observations.
2. 29 observations.

cœur, on en trouve un si grand nombre qu'il est impossible de toutes les étudier. Je ne m'occuperai ici que de l'augmentation anormale des battements du cœur, et de certaines causes autres que la fièvre qui produisent l'accélération du pouls. Pour faciliter la discussion, on peut les diviser en quatre groupes : 1° les cas où le cœur est subitement excité à battre plus fréquemment à la suite d'une excitation mentale ; 2° ceux dans lesquels le cœur répond à un appel fait à son énergie par une accélération des battements ; 3° les cas dans lesquels l'accélération est continue ; 4° ceux dans lesquels les périodes d'accélération se font par accès paroxystiques irréguliers.

Cas dans lesquels le cœur est subitement excité a battre plus fréquemment a la suite d'une excitation mentale. — La susceptibilité du cœur en présence d'une excitation mentale est très variable, et dans beaucoup de cas, elle est si persistante qu'il est impossible au médecin d'avoir une idée exacte du nombre de battements pendant un examen, parce que sa présence agit comme cause excitante.

C'est là souvent une grande difficulté, lorsqu'on a quelque raison de soupçonner quelque lésion cardiaque. Les battements rapides feront déterminer un souffle ou de l'irrégularité, et on pourrait les prendre comme un signe de maladie. C'est dans des cas pareils que les cœurs sains à tous les autres points de vue peuvent présenter ces signes : aussi on ne doit formuler une opinion que lorsqu'on connaît ce que peut un cœur en face de l'effort. Dans la majorité des cas qui se présentent pour contracter une assurance sur la vie, ou pour faire partie des services administratifs, cette connaissance s'acquiert en tâchant de savoir comment ils se sont comportés en face d'un effort corporel.

Chez les gens jeunes, j'ai pu quelquefois reproduire de courtes périodes de ralentissement, en les faisant respirer lentement et profondément, et je considère ce fait comme un signe que le cœur est probablement sain suivant les idées émises à la page 273.

Cas qui répondent a un appel fait a l'énergie cardiaque par une accélération. — Les cas du premier groupe, ceux dans lesquels l'accélération des battements est liée à une action plus énergique du cœur, ne sont en réalité qu'une forme exagérée de l'état normal. Lorsque nous voyons un malade présentant des palpitations après avoir monté quelques marches, nous reconnaissons comme anomalie ce qui aurait été regardé comme normal chez un individu qui aurait couru pendant un mille avec toute la vitesse possible. En d'autres termes, cette accélération des battements est une preuve que le champ de l'activité cardiaque est limité en présence d'un effort. En observant ces malades, on peut encore établir une autre conclusion, à savoir que l'épuisement de la force de réserve augmente l'excitabilité de tout le cœur : car, non seulement le nombre des battements s'accroît, mais la contraction se répand dans le cœur avec une plus grande rapidité, et les systoles des cavités sont de moindre durée. Il faut rechercher quelle est la cause de cette accélération : les causes en sont trop nombreuses à énumérer, mais toutes indiquent en définitive un affaiblissement du muscle cardiaque. Dans toutes les maladies graves avec épuisement, et après la convalescence d'une affection débilitante comme la fièvre typhoïde, le nombre des battements du cœur s'accroît au moindre effort. Dans les diverses anémies (anémie pernicieuse, chlorose, cachexie maligne), l'accélération du cœur est souvent le premier symptôme qui attire l'attention du malade. Dans les affections organiques du cœur, comme les diverses formes de myocardite, dans la dégénérescence graisseuse du myocarde, et dans les affections valvulaires avec une faible provision de force de réserve dans le muscle, il est très fréquent de voir se produire l'augmentation de la rapidité du pouls au moindre effort. Beaucoup de ces malades dont les affections sont comprises dans les groupes précédents, lorsqu'ils sont au repos, ont le nombre de battements normal ou un peu plus élevé que la normale ; ainsi le cœur paraît être capable de satisfaire aux besoins de la circulation, mais il semble que pour exécuter son travail, il ne soit pas éloigné d'avoir recours à son énergie de réserve. Au moindre effort, cette réserve d'énergie s'épuise rapidement, et pour compenser son inaptitude à satisfaire aux demandes des tissus pour fournir plus de sang en donnant une contraction ventriculaire plus énergique, il est obligé de faire un plus grand nombre de contractions plus faibles et moins complètes.

L'accélération s'accompagne habituellement d'une respiration pénible et précipitée, et ce phénomène se produit, soit qu'un cœur fort soit fatigué par un grand effort, soit qu'un cœur faible le soit par un léger effort. Souvent chez les gens âgés, avant que les troubles de la respiration se développent, le malade est arrêté en faisant un effort par une sensation de poids ou d'oppression dans la poitrine, ou même par une vive douleur au niveau de la poitrine, quelquefois forte, quelquefois légère, mais qui, dans tous les cas, exige impérieusement la cessation de l'effort.

Il est impossible de dire avec quelque exactitude, quand le nombre des battements est anormal, quel devrait être, à la suite d'un effort modéré, le nombre normal des battements en pareille circonstance. L'augmentation est souvent si marquée qu'il n'y a pas la moindre difficulté à la reconnaître. Ainsi, en faisant asseoir un malade, en le faisant tourner dans son lit, une augmentation de 5 à 10 battements par minute ne mérite pas d'être prise en considération, mais s'il y a une accélération de 15 à 30 battements, c'est alors une preuve évidente que nous avons affaire à quelque cause qui épuise la force de réserve du cœur. Cette augmentation du nombre des battements au-dessus de la normale à la suite d'un effort modéré ne donne aucune indication sur la nature de la cause qui a diminué la force de réserve du cœur. Comme il a été déjà indiqué, ces causes sont si nombreuses qu'il faut examiner d'autres symptômes pour les découvrir.

Comme un exercice modéré occasionne souvent un remar-

quable accroissement des battements des cœurs sains (jusqu'à
120-140 par la marche), il ne faut pas considérer cet accroissement de l'accélération comme un signe de lésion. On constatera
que, lorsque l'accroissement est dû à l'affaiblissement cardiaque, il est augmenté par l'effort, et s'accompagne toujours
d'une sensation de douleur ou de malaise, et ce sont là les
meilleurs guides pour apprécier l'état du cœur.

CAS DANS LESQUELS L'ACCÉLÉRATION EST CONTINUE. — a. *Maladie valvulaire*. — Le deuxième groupe, dans lequel l'accélération des battements du cœur se maintient au delà des limites
que nous reconnaissons pour l'état de santé, comprend aussi
une grande variété d'états du cœur. Parmi eux, nous avons
toute la série des maladies valvulaires du cœur, avec épuisement du muscle, dû soit à la lutte contre l'obstacle provenant
de la lésion valvulaire, soit à la dégénérescence du muscle lui-
même. Ces cœurs non seulement répondent à l'effort par une
accélération des battements, mais même au repos, ils peuvent
battre avec une rapidité anormale, régulièrement ou irrégulièrement. Cela fournit un facteur très important pour amener à
estimer la force et l'état de l'organe. Les autres symptômes
existants de l'insuffisance cardiaque aident à indiquer la période à laquelle le malade est arrivé.

b. *Affections du myocarde*. — En dehors des malades
atteints d'une affection valvulaire manifeste du cœur, il y en
a beaucoup dont le pouls est rapide sans qu'on puisse découvrir
chez eux aucun signe d'affection cardiaque par les moyens physiques. La paroi thoracique peut être épaisse et grasse, ou bien
les poumons sont si volumineux qu'il n'est pas possible de définir exactement le volume de l'organe. Les bruits, quoique ne
s'accompagnant d'aucun souffle, peuvent être si légèrement
modifiés qu'on ne peut en déduire aucune conclusion. Ce n'est
qu'en surveillant l'évolution ultérieure de ces cas, qu'on peut
démontrer qu'il existe une altération importante. Si nous lais-

sons de côté pour le moment les cœurs nerveux et les cœurs au cours des infections, la cause de l'accélération dans tous ces cas est réellement liée à un manque de force de la paroi musculaire. Dans les maladies valvulaires, on dit en général qu'il s'agit d'un défaut de compensation. Dans la dégénérescence de la paroi, graisseuse ou fibreuse, l'affaiblissement de la paroi est directement dûe à cette dégénérescence. Dans la grande série des cœurs fatigués par des efforts excessifs, la faiblesse de la paroi est la cause principale de tous les symptômes associés à l'insuffisance cardiaque.

Par suite, en arrivant à estimer la valeur de l'accélération du pouls, il sera nécessaire de tenir compte des autres symptômes concomitants pour reconnaître quelle est la cause de l'accélération du pouls dans chaque cas particulier. Les circonstances, l'âge, l'état du malade aideront beaucoup à reconnaître l'accélération du pouls liée à la dégénérescence de la paroi cardiaque. Mais il y a une série de cas dans lesquels il est difficile d'expliquer l'accélération du pouls, surtout lorsqu'elle arrive chez des sujets présentant une apparence de forte santé, dans les premières années de la vie : dans ces cas, il y a généralement une histoire d'un travail très fatigant, ou des périodes d'efforts musculaires excessifs. Quelquefois cet état reçoit le nom de « cœur de soldat » : les médecins qui pratiquent dans le monde ouvrier, sujet à des efforts musculaires, voient fréquemment cette affection : le surmenage du cœur se voit surtout chez ceux qui ont une tendance à l'obésité et ceux qui abusent de l'alcool. Les principaux symptômes sont surtout un pouls accéléré et une brièveté de respiration à la suite de l'effort.

Les progrès récents faits dans la découverte de battements anormaux du cœur ont montré que beaucoup de cas rapportés comme surmenage sont dus à un début brusque de fibrillation auriculaire ou de quelque autre processus anormal. Comme probablement, ces rhythmes anormaux sont toujours le signe d'une affection des parois de l'oreillette, l'effort particulier que l'on supposait causer le surmenage n'était que le facteur qui mettait en jeu le rhythme anormal dans le cœur malade.

c. *Grossesse*. — Il faut noter que ces symptômes se présentent souvent chez les femmes enceintes, mais ici la cause est passagère et un certain degré d'amélioration suit l'accouchement : mais, d'après mon expérience, il persiste toujours un certain degré de faiblesse cardiaque qui indique la limitation du champ de l'activité cardiaque.

d. *États toxiques*. — Il y a un grand nombre d'agents qui peuvent agir sur le cœur, et, en outre d'autres lésions, déterminent une accélération des battements, tels que l'alcool, l'arsenic, les produits d'une infection bactérienne, dont on s'occupe dans le chapitre sur l'empoisonnement du cœur (chapitre XXXVI).

e. *Cas nerveux*. — Il y a tout un groupe de sujets qui présentent de l'accélération du pouls sans qu'on puisse découvrir de lésion cardiaque et dont l'histoire ultérieure montre qu'il n'existe pas de lésion cardiaque sérieuse. Ils présentent d'autres symptômes qui sont associés au système nerveux et qui sont décrits au chapitre XV.

f. *Maladies d'épuisement*. — Il ne faut pas oublier qu'une accélération persistante du pouls peut être le symptôme le plus précoce de quelque état d'épuisement (comme l'anémie pernicieuse), ou le début d'une affection maligne (comme le cancer).

g. *Goitre exophtalmique*. — Les caractères essentiels provenant de la circulation dans beaucoup de cas de goitre exophtalmique me paraissent être une dilatation anormale et persistante des artérioles, et un cœur luttant avec énergie contre la résistance qui lui est opposée. Ces symptômes se traduisent par un pouls rapide et énergique ressenti par le doigt et les pulsations visibles des artères superficielles et de la carotide. Les caractères sphygmographiques correspondant sont une ligne d'élévation très haute et une ligne de descente rapide, de sorte que l'encoche dicrotique se trouve près de la ligne de la base (figs. 73 et 74). Le nombre des pulsations peut être très accru jusqu'à 140-160 par minute. Les mêmes facteurs, la projection avec une énergie inaccoutumée du sang dans les

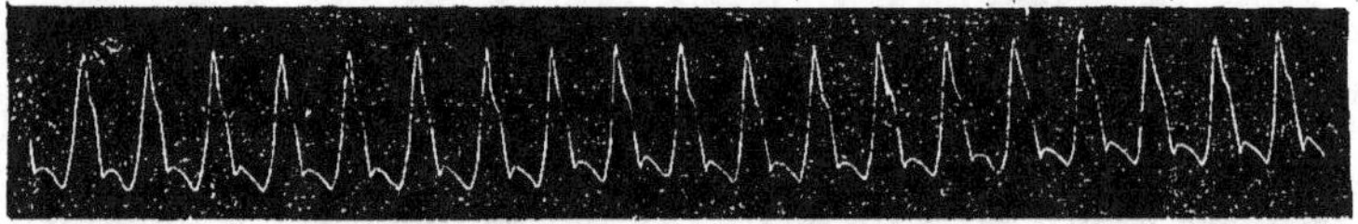

Fig. 73. — Tracé d'une femme âgée de 40 ans, atteinte de goitre exophtalmique.
Pouls : 120.

artères où le sang circule avec une basse pression, se retrouvent dans l'insuffisance aortique. Quoique le battement de la carotide soit dû aux mêmes causes dans les deux cas, la basse

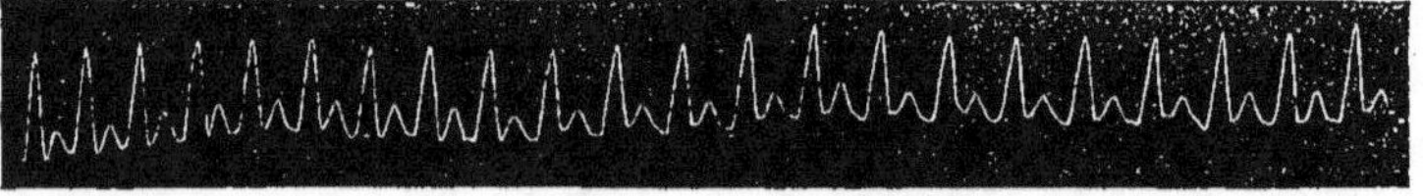

Fig. 74. — Tracé d'une femme âgée de 22 ans, atteinte de goitre exophtalmique.
Pouls : 120.

pression artérielle à la fin de la diastole est différente. Dans le goitre exophtalmique, la dilatation des artérioles et des capillaires est la seule cause, tandis que dans l'insuffisance aortique, il y a en outre le reflux du sang dans les ventricules, à travers les valvules insuffisantes. L'état de la circulation dans le goitre exophtalmique est aussi comparable à celui qui existe dans quelques formes de fièvre sthénique, où le cœur bat énergiquement et les artères sont en état de relâchement.

Une autre preuve du relâchement des artérioles se trouve dans la sensation subjective de chaleur que ressentent certains sujets atteints de goitre exophtalmique. Ils se plaignent rarement du froid en hiver, quelque légèrement vêtus qu'ils soient, et cela est souvent la cause de querelles entre époux, la femme malade a chaud dans son lit pendant l'hiver quoique étant peu couverte, alors que le mari bien portant ressent particulièrement le froid. Cette sensation de chaleur m'a fourni les indications du seul traitement que j'ai trouvé efficace pour cette classe de malades, à savoir, la stimulation périodique des nerfs vaso-moteurs par les bains froids. Toutes les fois que j'ai constaté cette sensation de chaleur, j'ai obtenu de bons résultats des bains froids, et lorsqu'il existe de la nervosité et du tremblement musculaire, l'administration du bromure d'ammonium rend de grands services.

Cas dans lesquels l'accélération du cœur se produit par paroxysmes irréguliers. — Cette classe comprend les cas de « palpitations » et de « tachycardie paroxystique ». On comprend dans ces dénominations un grand nombre d'états différents, et habituellement, on n'est pas clairement édifié sur ce qu'ils signifient. Une division utile et pratique peut être basée sur la façon dont débute la contraction du cœur. Dans la grande majorité des cas de battements de cœur rapides passagers, l'action du cœur est parfaitement normale : on appellera cette classe, accès de palpitations. Dans une autre classe de malades, la contraction du cœur ne débute pas à sa place normale : à cette classe, s'applique le terme de tachycardie paroxystique et les cas sont décrits aux chapitres de la fibrillation auriculaire (p. 338), de la trémulation auriculaire (p. 349) et de la tachycardie paroxystique (p. 369).

Dans la 1re classe, le nombre de pulsations dépasse rarement 170 par minute et le rhythme est régulier, sauf que parfois il y a une extra-systole : dans la dernière classe, le pouls peut dès le début dépasser 200 par minute et le rhythme est souvent irrégulier. La manière dont s'arrêtent les accès de palpitation et de tachycardie est, en général, très différente : pour les premiers, les battements diminuent graduellement, tandis que dans la tachycardie paroxystique, la fin est brusque et s'accompagne souvent d'un ou plus forts battements ralentis.

Lewis a indiqué une autre différence très importante au point de vue pratique. Il a montré que dans la tachycardie qui débute au point normal la fréquence des battements varie avec l'effort et le repos, tandis que dans les tachycardies qui ont leur ori-

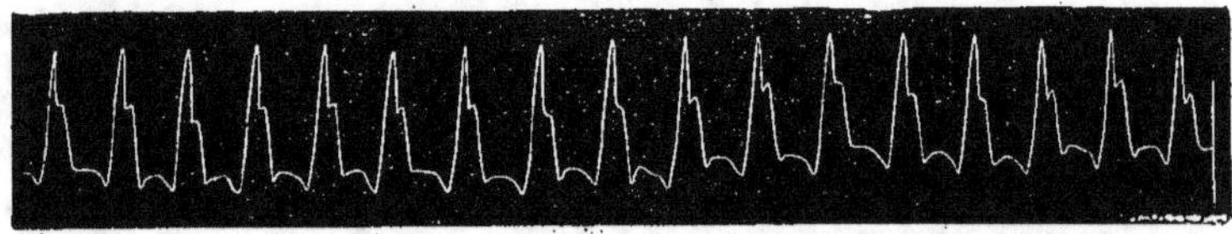

FIG. 75. — Pendant un accès de palpitations. Pouls : 105.

gine dans un foyer anormal, avec un rhythme régulier, cette différence n'existe pas.

Dans le paragraphe suivant, je décris sous le nom de palpitations les formes les plus communes de l'accélération passagère du cœur.

Palpitation. — On peut l'observer chez des sujets atteints de troubles très divers. Ordinairement le malade a conscience de la modification de l'activité du cœur : il sent les battements

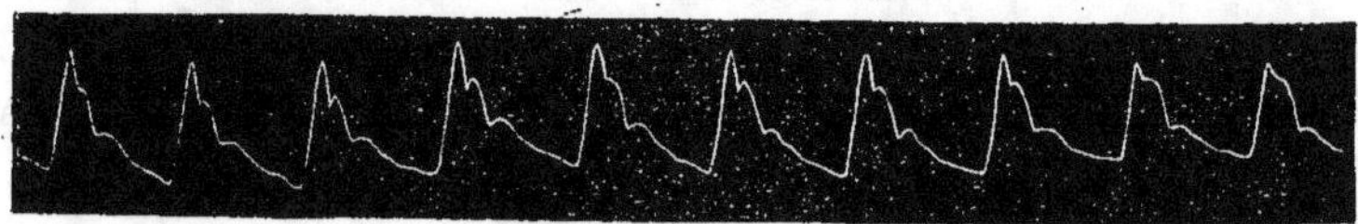

FIG. 76. — Tracé du pouls normal de la malade chez qui on avait pris le tracé de la figure 75. Pouls : 64.

précipités et les décrit quelquefois comme très doux, d'autres fois comme durs et donnant la sensation d'un coup de marteau. Ces dernières sensations peuvent se produire avec peu ou pas d'accélération.

Dans les cas d'affection valvulaire avec force de réserve limitée, le moindre effort physique ou la moindre excitation mentale peut facilement déterminer une attaque. Même chez les sujets bien portants, certains états psychiques peuvent produire un accès, tandis que lorsque par suite de maladie, le système nerveux est affaibli, la prédisposition aux accès est beaucoup augmentée. C'est chez certains sujets nerveux, particulièrement les femmes, que l'on voit ces phénomènes présenter les caractères les plus distincts. Il peut n'y avoir aucune affection organique du cœur, et quoique des accès fréquents puissent finalement épuiser la force de réserve, en général cependant, ils ne raccourcissent pas la durée de l'existence. Tout ce qui fait tressaillir le malade peut immédiatement déterminer un accès, que ce soit un bruit soudain, ou une perturbation psychique, quand il est éveillé, ou des rêves désagréables pendant le sommeil. Mais il peut aussi se produire par des causes plus obscures, évidemment dues à des réflexes émanant d'organes plus ou moins éloignés (estomac, utérus), ou encore par des causes qui échappent complètement. Lorsque survient un accès grave, le malade peut ressentir douloureusement les battements violents de son cœur. Le malade préfère se tenir debout, faire de profondes inspirations ; il se traîne avec peine d'un côté à l'autre, avec la main placée sur le cœur. Ces sensations s'accompagnent d'un sentiment de malaise, tel que de la suffocation et la crainte d'une mort imminente. A la fin de l'accès, le malade est épuisé.

Pendant l'accès, le pouls est ordinairement augmenté de fréquence : l'artère peut être de volume normal ; quelquefois cependant, elle est très petite. Le choc de l'onde pulsatile contre le doigt est brusque, dur, et très court. Le tracé (fig. 75) pris pendant un accès de palpitation montre une ligne d'ascension très élevée avec une ligne de descente très longue, de sorte que la pression artérielle au bas de l'encoche dicrotique tombe presque aussi bas qu'à la fin de la période diastolique, ce qui prouve que, outre l'excitation du cœur, il y a un grand relâchement de la paroi artérielle. La figure 76 provient du même sujet, alors que le cœur battait tranquillement.

On rencontre parfois des malades dont le pouls est extrême

ment rapide pendant une certaine période, quelquefois pendant quelques minutes, quelquefois pendant des heures, et ils n'éprouvent d'autre sensation qu'un sentiment d'épuisement, et l'attaque diminue très lentement (fig. 77). Les causes sont si obscures que ce serait une simple conjoncture, dans la majorité des cas, que de l'attribuer à une cause quelconque.

CAUSE DE L'ACCÉLÉRATION DES BATTEMENTS DU CŒUR. — En dehors des cas dus à l'excitation nerveuse et aux rhythmes anor-

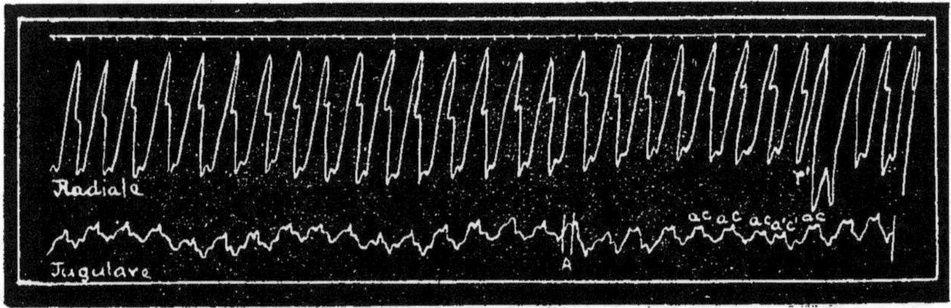

FIG. 77. — Tracés simultanés du pouls radial et jugulaire.
Le rhythme est normal, le pouls est 164 par minute. Il y a une extra-systole auriculaire
(a' et c' dans le tracé jugulaire et r' dans le tracé radial.)

maux, il est extrêmement difficile de donner une explication satisfaisante de cette accélération. Toutes les parties du cœur participent à l'excitabilité. Cela n'est pas simplement dû à la dilatation du cœur, car nous pouvons avoir des cœurs très dilatés qui ne présentent pas d'accélération, et il peut y avoir des cœurs de volume normal qui peuvent pendant longtemps battre avec une grande rapidité. En dehors des cas nerveux, on pourrait supposer qu'une intoxication du cœur ou un ralentissement dans la nutrition est la cause fondamentale qui rend le tissu plus irritable. Dans beaucoup de cas, la contraction plus rapide des cavités et la transmission accélérée du stimulus de l'oreillette au ventricule indiquent que ce n'est pas simplement le centre cardiomoteur, mais tout le tissu qui est atteint. Ainsi, dans la figure 77 le tracé montre un très petit intervalle a-c, alors que,

malgré la rapidité anormale des battements du cœur, l'excitabilité du muscle auriculaire était si accentuée qu'on voyait apparaître une systole auriculaire prématurée.

PRONOSTIC. — Beaucoup de sujets dont le cœur bat trop
rapidement ne présentent aucun signe de trouble cardiaque.
Nous jugeons de leur état d'après la force de réserve. En dehors
des cas ayant une histoire de rhumatisme dans leurs antécédents, ou quelque trouble sérieux du cœur, j'ai constaté que les
sujets ayant une accélération du cœur s'améliorent graduellement pour l'état du cœur, et même des cas de goitre exophtalmique peuvent progressivement s'atténuer et voir diminuer les
battements cardiaques. Si un alcoolique veut renoncer à ses
habitudes, avant que ses autres organes soient le siège de lésions organiques, le cœur peut se rétablir merveilleusement.
Évidemment, dans les autres affections, comme la tuberculose
et les affections malignes, l'évolution du cas est jusqu'à un
certain point indépendante de l'affection du cœur. Je redoute
l'accélération au-dessus de 90 continuelle dans les cas s'accompagnant de lésions valvulaires, surtout au niveau des valvules
aortiques, car elle est habituellement associée à un affaiblissement sérieux du myocarde ; et s'ils ne répondent pas au
traitement, généralement l'issue fatale n'est pas éloignée.

CHAPITRE XXIV

DIMINUTION DE LA FRÉQUENCE
DES BATTEMENTS DU CŒUR

Définition du terme « bradycardie ». — Bradycardie normale.

DÉFINITION DU TERME « BRADYCARDIE ». — Le terme « bradycardie » a été employé, lorsque le pouls artériel était ralenti, et
on a déduit de ce fait que les battements du cœur étaient ralentis. Le résultat de cela a été que l'on emploie ce terme dans
des cas tout à fait inappropriés. Ainsi on s'en sert communément dans l'état connu sous le nom de bloquage du cœur, état
dans lequel, comme on le verra plus tard, le ventricule seul bat
lentement, tandis que l'oreillette a des battements normaux ou
même accélérés.

Pour différencier les diverses formes de pouls ralenti, il est
nécessaire d'observer les mouvements des différentes cavités du
cœur. Si l'on agit ainsi, on verra que les cas de diminution de
fréquence du pouls peuvent se diviser en quatre classes : 1° ceux
dans lesquels toutes les cavités du cœur participent au ralentissement (bradycardie norma.e) ; 2° ceux dans lesquels le ralentissement du pouls est dû à un battement qui manque, le
ventricule s'étant contracté, l'onde pulsatile qui en résulte étant
trop faible pour atteindre le poignet (figs. 93 et 94) ; 3° certains cas de fibrillation auriculaire ; 4° lorsque le stimulus est
bloqué entre l'oreillette et le ventricule, de sorte que l'oreillette
bat à son rhythme normal (chap. XXXIV), ou lorsqu'il y a de la
trémulation auriculaire et que le ventricule ne répond pas à

toutes les systoles auriculaires (chap. XXXI) ; 5° lorsque le pneumogastrique détermine le ralentissement du cœur, amenant l'arrêt de tout le cœur pendant des intervalles irréguliers (chap. XXVI).

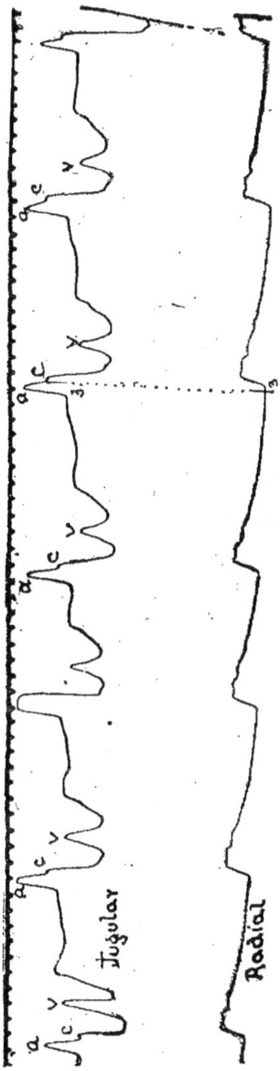

BRADYCARDIE NORMALE. — Ce phénomène ne se produit que lorsque toutes les cavités du cœur participent au ralentissement. La démonstration de ce mode de ralentissement se voit bien dans les tracés du pouls jugulaire avec le pouls radial (fig. 78) ou du choc de la pointe (fig. 79), où on voit l'oreillette battre à la même allure que le ventricule. Il y a un grand nombre de sujets, jouissant d'une parfaite santé, dont le pouls bat régulièrement à 50 par minute. Ceux dont j'ai conservé le souvenir étaient surtout des gens de taille élevée. Chez beaucoup de sujets d'aspect chétif, qui sont aussi atteints de la maladie X (p. 149), les battements du cœur peuvent descendre au-dessous de 50 par minute : chez quelques-uns d'entre eux, une élévation de température d'un ou deux degrés peut encore ralentir le pouls. D'autres états peuvent amener un ralentissement du pouls, tels que l'hypertension dans le mal de Bright et dans la goutte, et dans certains cas de dégénérescence artérielle. Dans la grossesse, le pouls

Jugular

Radial

FIG. 78. — Pouls lent chez un acrobate bien portant, fréquence 26-30 par minute. Le pouls jugulaire montre que toutes les cavités du cœur participent au ralentissement.

peut aussi être parfois ralenti. On a dit que l'ictère avait la propriété de ralentir le pouls, mais moi-même je ne l'ai jamais constaté.

Parfois, nous voyons des malades présentant de la perte de la mémoire, et on constate un grand ralentissement du pouls, de 40 à 50 battements par minute. En outre, le pouls peut aussi être ralenti dans certaines phases de respiration, et aussi à la suite de l'exposition au froid, ou de bains froids. D'après mes observations, je n'ai jamais constaté qu'un pareil ralentissement du cœur produise un inconvénient s érieux, et j'ai suivi pendant quinze à vingt ans, des sujets dont le cœur ne battait souvent que 50 fois par minute.

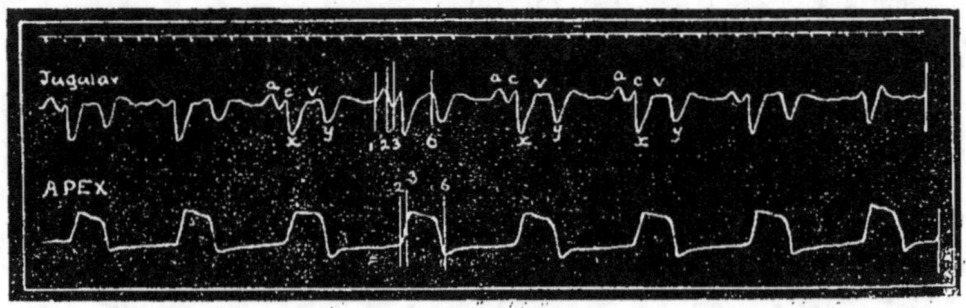

Fig. 79. — Tracés simultanés du pouls jugulaire et du choc de la pointe, montrant la participation de l'oreillette et des ventricules à la véritable bradycardie. Pouls : 50 par minute.

J'ai vu récemment deux cas avec chez l'un 36 battements par minute, et chez l'autre, quelquefois moins de 30 par minute. Ce dernier était un acrobate de 40 ans qui pendant 20 ans ignora qu'il présentait un tel ralentissement. C'est pendant la nuit que le chiffre tombait au minimum, et quelquefois en raison de la durée des pauses, il s'étonnait qu'il ne s'arrête pas complètement. Pendant la journée, les périodes du ralentissement variaient avec les périodes de battements augmentés, mais habituellement irréguliers, comme dans la figure 81. Le colonel Deane étudia ce sujet pendant qu'il travaillait et pendant le repos, et il rapporte qu'immédiatement après un exercice violent, le pouls montait à 140, pour tomber en deux minutes à 64, quand il cessait l'effort. Les tracés du pouls jugulaire (fig. 78) et les électro-cardiogrammes montraient que toutes les cavités du cœur participaient également à ce ralentissement. L'autre cas était un clergyman de 54 ans, qui se plaignait seulement de fatigue après une journée de dur travail.

CHAPITRE XXV

LES BATTEMENTS IRRÉGULIERS DU CŒUR

Signification des battements irréguliers du cœur. — Points où peut débuter la contraction du cœur. — Classification des irrégularités. — Irrégularités prenant naissance dans le nodule sino-auriculaire (irrégularités du sinus). — Extra-systoles. — L'irrégularité due à la fibrillation auriculaire. — Irrégularités dues à la trémulation auriculaire. — Irrégularités dues à la diminution de la propriété conductrice du faisceau auriculo-ventriculaire. — Le pouls alternant.

SIGNIFICATION DES BATTEMENTS IRRÉGULIERS DU CŒUR. — Les battements irréguliers du cœur sont très importants pour donner des indications sur le mécanisme du travail du cœur, et une connaissance exacte de ce mécanisme est essentielle pour faire un diagnostic exact des modifications pathologiques. Comme c'est là un sujet très complexe, je passerai en revue dans ce chapitre les points les plus importants concernant ce rhythme irrégulier, et je donnerai une classification des formes les plus communes.

Les irrégularités sont si fréquentes et leur présence est si facilement reconnue à la fois par le malade et le médecin qu'il est nécessaire de déterminer leur signification de la façon la plus claire. Jusqu'à il y a quelques années, leur nature était très obscure et par suite, le malade et le médecin étaient très embarrassés par cette sorte de mystère. Le fait que dans quelques cas l'irrégularité avait une importance sérieuse faisait supposer que toutes les irrégularités étaient le signe d'un trouble important. Aussi beaucoup de malades ont-ils des craintes inu tiles, les conduisant à suivre des méthodes de traitement très minutieuses et à s'imposer des privations fatigantes et inutiles.

Les progrès faits dans la connaissance de ce sujet dans ces dernières années constituent une véritable révolution. Grâce aux efforts combinés des cliniciens et des physiologistes expe-rimentateurs, ce qui était encore récemment un véritable mys-tère est maintenant un des points les mieux compris de la mé-decine. Non seulement le côté scientifique de la question a été complètement approfondi, mais en suivant des cas pendant des années, en notant les modifications qui se produisent avec les progrès de l'âge, et en observant comment les sujets à cœur irrégulier ont supporté les ennuis de l'existence, j'ai essayé d'obtenir une conception plus nette de l'influence des diffé-rentes irrégularités sur la santé ultérieure du malade.

POINTS OÙ PEUT DÉBUTER LA CONTRACTION DU CŒUR. — Le point de départ de la contraction du cœur est dans les restes du sinus veineux tels que le nodule de tissu décrit par Keith et Flack, à l'embouchure de la veine cave supérieure. En décrivant les fonctions du tube cardiaque primitif on a fait remarquer que toute partie du muscle était capable d'être le point de départ de la contraction, et que c'était parce que la terminai-son des veines qui était la plus excitable que le rhythme normal débutait à ce niveau. Lorsqu'une autre portion du muscle cardiaque devient, par une cause quelconque, plus exci-table que cette partie du sinus, la contraction commence alors au niveau de cette partie plus excitable, et il en résulte un rhythme anormal. Si une solution de continuité se produit dans le faisceau reliant l'oreillette au ventricule les deux parties du cœur battront séparément et d'une façon indépendante, comme on le voit dans la ligature de Stannius. Dans ce qu'on appelle « le bloquage du cœur », il se produit une séparation pareille, et l'oreillette et le ventricule battent suivant des rhythmes indépendants.

Classification des irrégularités. — 1. *Irrégularités du sinus.* — La contraction du cœur qui débute normalement dans le nodule sino-auriculaire se fait suivant un rhythme régulier. Le tissu du sinus peut être excité ou déprimé par une influence nerveuse, et il se produit alors des irrégularités. Cette forme d'irrégularité se caractérise par une longueur variable du cycle cardiaque, surtout de la période diastolique ; les battements du pouls sont égaux ou à peu près égaux, et ne présentent pas de « systoles imparfaites », ni de « battements manquants ». Les variations correspondent ordinairement avec certaines phases de la respiration : très fréquentes chez les jeunes sujets, elles peuvent parfois se rencontrer chez les adultes (voir chap. xxvi).

2. *Extra-systoles.* — Dans ce cas une systole auriculaire ou ventriculaire, ou toutes deux à la fois, peuvent débuter prématurément et indépendamment du rhythme du sinus. Elles se produisent parfois dans un cœur qui autrement est régulier : on sent un battement prématuré du pouls radial, puis suit une longue pause, ou bien il peut y avoir simplement une longue pause (pouls intermittent). Quelquefois ces extra-systoles peuvent se présenter avec une plus grande fréquence, même chaque deuxième battement étant de cette sorte (pouls bigéminé) ou bien quelques-unes peuvent se succéder très rapidement (extra-systoles multiples). Lorsqu'elles sont si petites que le doigt ne les perçoit pas, il semblerait que le cœur bat extrêmement lentement. A l'auscultation, on entend, synchrones avec le battement prématuré, deux bruits courts et brusques : le premier et le second bruit de la contraction prématurée ou extra-systolique. Ces bruits sont caractéristiques de cet état (chap. xxvii).

3. *L'irrégularité due à la fibrillation auriculaire.* — Des battements d'intensité variable se suivent à des intervalles variés :

quelquefois l'irrégularité est extrême ; quelquefois elle est à peine perceptible, mais une analyse minutieuse indiquera des variations dans la durée du cycle cardiaque. Cette irrégularité s'associe habituellement à une diminution marquée de la force du cœur, quelquefois elle est très accentuée ; dans d'autres cas, elle n'est indiquée que par une limitation du champ de l'activité cardiaque, lorsque le malade fait un effort. Elle peut exister à tout âge. En général, le nombre des battements du cœur est plus élevé qu'à l'état normal, et il peut être continuellement plus grand, ou seulement d'une manière temporaire (tachycardie paroxystique) : quand il est élevé d'une manière continue, il peut se ralentir et tomber de 70 à 90 par minute. Dans quelques cas, il est moins élevé qu'à l'état normal (chap. xxx).

4. *Irrégularités dues à la trémulation auriculaire.* — Dans certaines circonstances, l'oreillette peut avoir des battements très fréquents, 250 à 300 par minute, et le ventricule peut ne pas répondre à toutes les contractions auriculaires, de sorte que ses battements sont irréguliers. Les irrégularités de cette sorte sont extraordinairement variées : quelquefois le ventricule est rapide et régulier, et le pouls alternant peut apparaître (chap. xxxi).

5. *Irrégularités dues à la diminution de la propriété conductrice du faisceau auriculo-ventriculaire.* — Cette irrégularité provient de ce que la systole ventriculaire s'arrête par suite de ce que le stimulus pour la contraction n'arrive pas au ventricule. C'est un état rare, mais on peut parfois le constater dans l'influenza et d'autres maladies infectieuses, dans les cardiopathies rhumatismales récentes ou anciennes, surtout après l'emploi de la digitale et dans la cardio-sclérose. Le bloquage du cœur est une des formes les plus connues de cet état ; on doit y songer, quand il y a un arrêt complet du pouls radial, avec l'absence des bruits du cœur (chap. xxxiv).

6. *Le pouls alternant*. — L'irrégularité dans cette forme est due à la variabilité de la force des battements, un fort alternant avec un faible : le rhythme est ordinairement régulier ou seulement légèrement modifié (chap. XXXIII).

7. Il y a des formes d'irrégularité qu'on rencontre rarement, mais jusqu'ici on n'a pas publié un nombre suffisant de faits pour pouvoir en donner une description. Ils sont étudiés dans le chapitre XXVIII.

CHAPITRE XXVI

IRRÉGULARITÉS DU SINUS
(TYPE DE L'IRRÉGULARITÉ DE LA JEUNESSE)

Caractère de l'irrégularité. — Étiologie. — Symptômes. — Symptômes associés. — Signification diagnostique du type d'irrégularité de la jeunesse. —
Traitement.

CARACTÈRE DE L'IRRÉGULARITÉ. — Comme le nodule sino-
auriculaire, situé à l'embouchure de la veine cave supérieure possède à un degré plus élevé que toute autre partie, la propriété
de produire d'une façon rhythmique le stimulus pour la contraction, le rhythme de tout le cœur suit normalement la marche
qui a été mise en train par cette portion du tissu primitif. Bien
qu'à l'état normal ce rhythme soit parfaitement régulier, on
rencontre en pratique beaucoup de sujets qui présentent des variations plus ou moins marquées dans la durée du cycle cardiaque. La durée de la période systolique du cycle cardiaque
est plus constante que celle de la période diastolique. Avec l'accélération du pouls, le raccourcissement de la période du cycle
cardiaque se fait presque entièrement aux dépens de la portion diastolique. Dans les irrégularités du sinus, c'est la variation dans la longueur de la période diastolique qui est la principale caractéristique. Lorsque le pouls s'accélère, nous constatons une diminution de la période diastolique, de sorte que
avec l'accroissement des battements du pouls, cette irrégularité disparaît. D'autre part, lorsque le cœur se ralentit graduellement, cette forme d'irrégularité a de la tendance à se

produire, de sorte que nous la constatons surtout chez les jeunes sujets et chez quelques adultes après un accès fébrile ou pendant un ralentissement de la respiration. Les figures 80 et 81 donnent des exemples frappants de ces irrégularités du sinus. Dans la figure 80, on voit que l'irrégularité est due aux variations de longueur de la diastole du cœur (période G), la période systolique (E) restant constante. Les tracés jugulaires montrent que l'oreillette droite (*a*) et le ventricule (*v*) participent à la même irrégularité, comme le pouls radial.

Étiologie. — On admet généralement que cette irrégularité est due au pneumogastrique. A l'état normal, il y a un certain degré d'inhibition entretenu par ce nerf, mais son centre peut être le siège d'une réaction anormale à la suite d'excita-

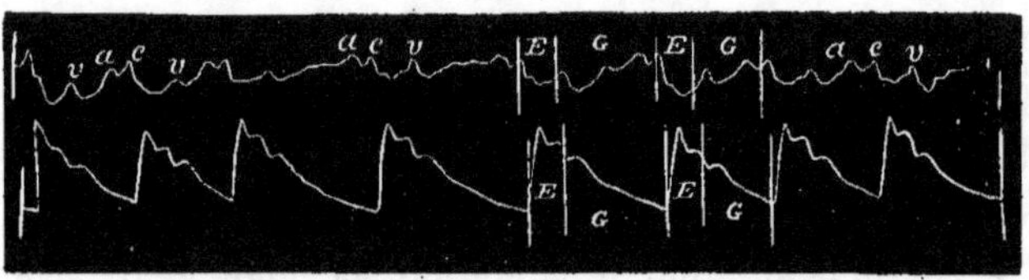

Fig. 80. — Tracés simultanés des pouls jugulaire et radial, montrant la concordance de rhythme entre l'oreillette et le ventricule droit (ondes *a* et *v*) avec le pouls radial, dans une forme d'irrégularité de sinus. On voit que cette irrégularité est due aux variations de la longueur de la période diastolique (espace G).

tions venues d'autres points, et elles sont transmises au cœur par voie réflexe. On le voit très bien dans quelques cas, où le pneumogastrique est plus excitable. Dans certains cas, la stimulation réflexe du pneumogastrique produira une modification des battements du cœur, par la respiration. Un exemple plus frappant de l'effet réflexe par la déglutition se trouve dans les figures 258 et 259, où non seulement il ralentissait le rhythme du sinus, mais affaiblissait la conductivité des fibres auriculo-ventriculaires, de sorte que l'excitation entre l'oreillette et le ventricule était parfois bloquée. Dans ces tracés, il faut encore noter que l'action du pneumogastrique ne se produit pas immédiatement, et ne passe pas rapidement, et que, au contraire, elle dure quelque temps. Ainsi, dans la figure 259, on

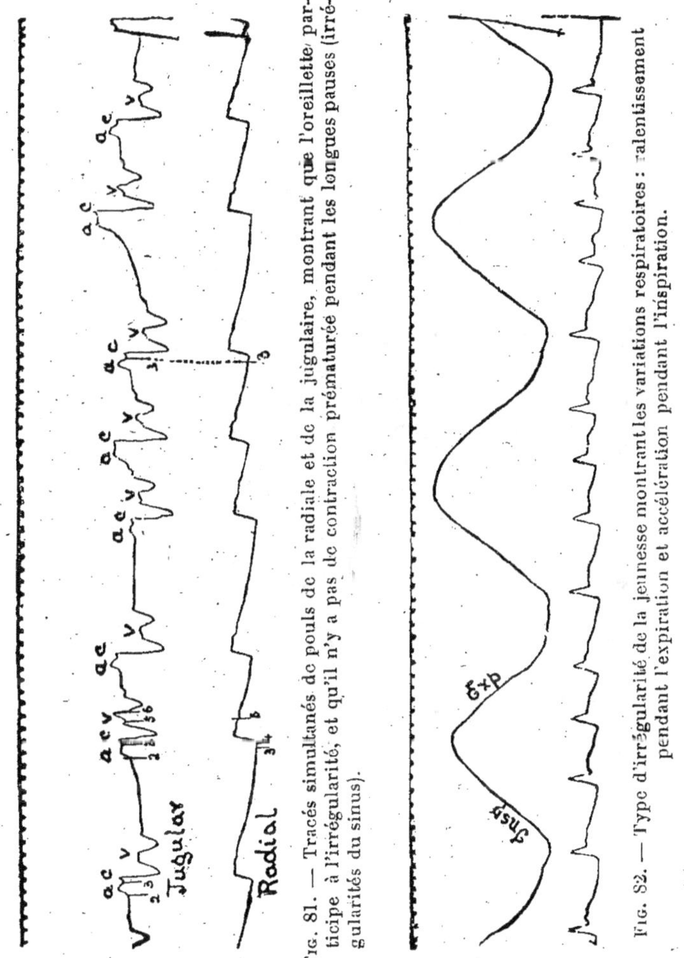

Fig. 81. — Tracés simultanés de pouls de la radiale et de la jugulaire, montrant que l'oreillette participe à l'irrégularité, et qu'il n'y a pas de contraction prématurée pendant les longues pauses (irrégularités du sinus).

Fig. 82. — Type d'irrégularité de la jeunesse montrant les variations respiratoires : ralentissement pendant l'expiration et accélération pendant l'inspiration.

voit un ralentissement secondaire quelques secondes après la déglutition. Si j'insiste sur ce point, c'est que cette arhythmie du sinus est souvent d'origine respiratoire, quoique les variations du pouls ne correspondent toujours pas à des phases identiques de la respiration (fig. 82).

Chez le chien, cette irrégularité est très fréquente, et disparaît par la section du pneumogastrique. Dans la figure 84, on voit une irrégularité identique à celle de la figure 83 due à la stimulation du pneumogastrique.

SYMPTÔMES. — Cette irrégularité se reconnaît facilement. Le

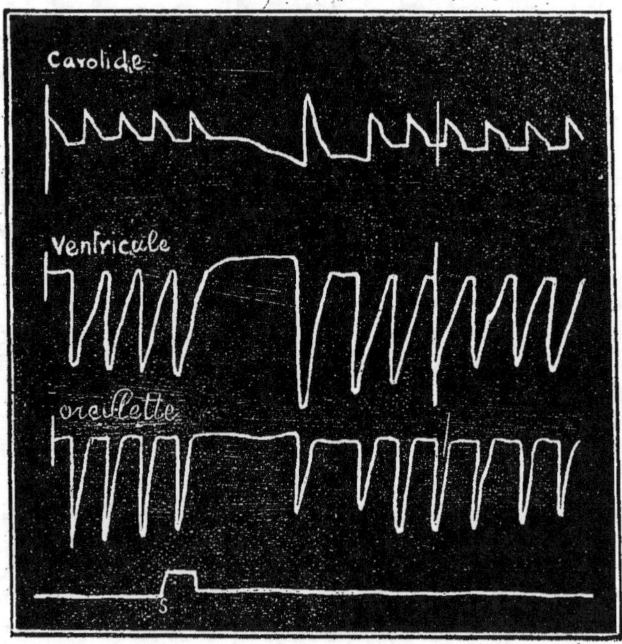

FIG. 83. — Effets de l'excitation du pneumogastrique sur le cœur du chien.

Les mouvements dirigés en bas dans le tracé de l'oreillette et du ventricule sont dus à la systole. Le pneumogastrique était excité en S, et produisait un arrêt de tout le cœur (Cushny).

doigt sent que la marche du pouls change continuellement, en général avec la respiration, et les battements ont tous la même force. A l'auscultation, on entend les bruits clairs et distincts, et il y a un intervalle constant entre le premier et le second bruit. Les différences variables de la période diastolique se perçoivent mieux à l'oreille que par le pouls. Dans quelques cas, le ralentissement peut survenir fréquemment à de rares intervalles et n'affecter qu'un ou deux battements, comme dans la figure 81, et il peut y avoir au début quelque difficulté à re-connaître la nature de l'irrégularité, mais, si l'on tient compte de l'état du malade à d'autres points de vue, on peut en déduire avec certitude la nature de l'irré gularité. Une telle irrégularité provenant de toute autre cause indiquerait quelque trouble sérieux du cœur (comme le blocage du cœur ou la fibrillation auriculaire), tandis que dans ces cas, il n'y a pas trace du moindre trouble cardiaque ou tout au moins d'un trouble très léger. Les tracés du pouls jugulaire indiquent immédiatement la nature de l'irrégularité, en montrant que l'oreillette est aussi soumise à la même influence.

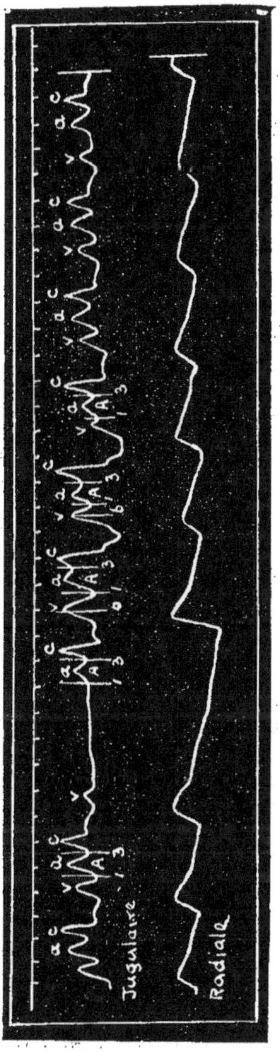

SYMPTÔMES ASSOCIÉS. — Ce sont de simples incidents, car l'irrégularité elle-même ne cause aucun symptôme subjectif. Lorsqu'il se produit quelque incident, comme une syncope, le médecin peut attribuer à l'irrégularité une importance qu'elle ne mérite pas. Beaucoup de jeunes sujets ont des accès de syncope, et cette irrégularité étant le seul symptôme anormal constaté par le médecin, est souvent la cause d'alarme et de traitement inutiles.

Quoique dans la grande majorité des cas, le ralentissement

Fig. 84. — Ralentissement occasionnel de tout le cœur dû à l'influence nerveuse inhibitrice sur le sinus. L'intervalle *a-c* (espace A) n'est pas affecté par les variations du nombre des battements. Comparez avec la fig. 83.

du cœur, probablement dû à l'action du pneumogastrique, ne donne lieu à aucun symptôme, particulièrement chez les jeunes sujets, et lorsqu'il est d'origine respiratoire, cependant la période d'arrêt peut parfois être assez longue pour retentir sur le cerveau. Le sujet qui a fourni le tracé de la figure 84 avait parfois des étourdissements, et les arrêts du cœur étaient souvent plus longs qu'ils ne sont présentés ici.

SIGNIFICATION DIAGNOSTIQUE DU TYPE D'IRRÉGULARITÉ DE LA JEUNESSE. — Grâce à l'électrocardiographe, Lewis a découvert cette irrégularité à la naissance, Nicholson l'a démontrée chez les enfants, Watson Williams chez des écoliers bien portants, et Deane chez des soldats qui étaient des athlètes : moi-même je l'ai constatée chez des sujets en bonne santé, de sorte qu'on peut la considérer comme un phénomène normal.

En voyant que le type d'irrégularité de la jeunesse se retrouve dans des cœurs parfaitement sains, je me suis posé la question : sa présence était-elle un indice d'un muscle sain ? L'importance de cette question s'est accrue pour moi du fait que j'ai fréquemment vu en consultation des jeunes gens confinés au lit et soumis à un traitement sévère à cause de l'existence de cette irrégularité. Lorsqu'elle apparaît après un accès fébrile, et surtout après une attaque de rhumatisme articulaire aigu, on l'a considérée comme un signe évident de quelque affection du cœur, surtout si elle s'accompagne d'un souffle systolique. On comprend bien que pendant longtemps après l'envahissement du cœur par une infection aiguë, comme cela arrive dans le rhumatisme articulaire aigu, une longue période de repos est nécessaire, de façon que le cœur enflammé ne soit pas exposé à la fatigue. Dans la symptomatologie confuse qui prévaut jusqu'ici, les irrégularités, surtout quand elles s'accompagnent de souffle, ont été considérées comme un signe d'un cœur enflammé. Contrairement à cette opinion, je suis arrivé à considérer la présence de cette irrégularité, comme une preuve que le cœur a échappé à l'infection, lorsque le nombre

de pulsations est tombé au-dessous de 70 par minute. La raison
de cette manière de voir est basée sur l'examen des conditions
dans lesquelles existe cette irrégularité, à savoir, lorsque le
cœur n'est soumis à aucune excitation. C'est à ces périodes que
l'effet du pneumogastrique qui détermine l'irrégularité est capable de se produire. Quand le cœur est excité, que ce soit à la
suite d'un effort, d'une excitation, d'un exercice corporel, de
la fièvre, ou d'une infection, à ce moment l'action du pneumogastrique disparaît. Par suite, lorsque, après la disparition
de la fièvre, le cœur se ralentit et cette irrégularité apparaît,
c'est une preuve que toutes les causes d'excitation (y compris
l'infection) ont disparu, et par suite, nous avons le droit de supposer que le cœur n'a pas été endommagé, et qu'il n'y a pas lieu
d'instituer un traitement de précaution qui n'est nécessaire que
lorsqu'on soupçonne une persistance de l'infection. Même la
présence d'un souffle systolique n'infirme pas cette opinion,
comme on le verra dans la discussion de la signification des
souffles (chap. XL). Depuis dix ans, j'ai adopté cette opinion,
et jusqu'ici dans chaque cas elle s'est montrée exacte, quoique
avec une plus longue observation elle pourrait être modifiée. J'ai
eu quelques cas dans lesquels, par suite du caractère des souffles et du volume du cœur, il est évident qu'il y a eu certainement une infection du cœur pendant un accès de rhumatisme
aigu, et quelques mois après, cette irrégularité existait. Dans
ces cas, les battements dépassaient 80 par minute, et des observations ultérieures, faites 2 ou 3 ans après, montraient que
le cœur s'était très amélioré. Lorsque le cœur a été touché, il
est possible que l'apparition de cette irrégularité peut montrer
que la période active de l'infection est terminée. En tout cas, je
n'ai jamais constaté cette irrégularité dans une infection aiguë
ou avec une lésion progressive du muscle cardiaque. Mais, comme
je l'ai déjà dit, c'est là un sujet qui demande de nouvelles observations, et je dirai même que c'est une question très intéressante
pour ceux qui voient beaucoup de cas de rhumatisme aigu. Elle
nécessitera, à vrai dire, de longues et patientes observations,

et il sera nécessaire de suivre les cas pendant de nombreuses années.

TRAITEMENT. — J'ai vu de nombreux cas traités de toutes espèces de façons pour cette irrégularité. De ce que je viens de dire, il faut conclure qu'elle ne nécessite aucun traitement, car sa présence indique que le cœur est sain.

CHAPITRE XXVII

L'EXTRA-SYSTOLE

Définition du terme « extra-systole ». — Le caractère de l'irrégularité. — Comment reconnaître une extra-systole. — Les différentes formes d'extra-systole. — L'extra-systole ventriculaire. — L'extra-systole interposée. — Développement simultané de la systole auriculaire normale et de l'extra-systole ventriculaire. — L'extra-systole auriculaire. — Les extra-systoles se développant dans le nodule auriculo-ventriculaire (extra-systole nodale). — États déterminant les extra-systoles. — Sensations produites par les extra-systoles. — Pronostic, dans les cas d'extra-systoles. — Traitement.

DÉFINITION DU TERME « EXTRA-SYSTOLE ». — Il y a tant d'états qui simulent les extra-systoles qu'il existe une grande

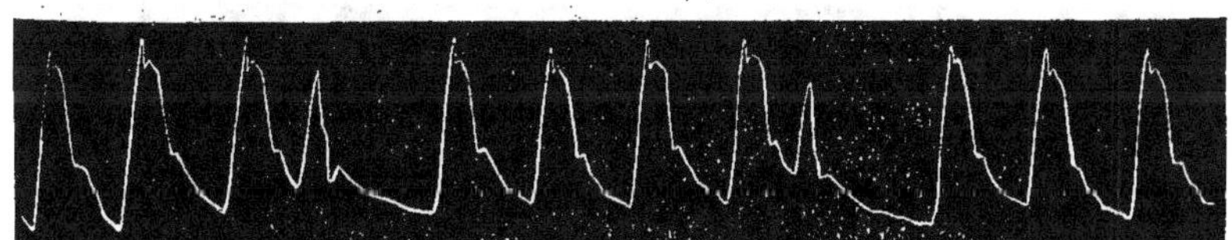

Fig. 85. — Les petits battements sont dus aux extra-systoles.

confusion à propos de ce qui constitue réellement une extra-systole, et il est donc nécessaire de donner une définition de ce terme. Comme le stimulus pour la contraction a normalement son point de départ au niveau du nodule sino-auriculaire, et que le stimulus se transmet de ce point à l'oreillette puis au ventricule, de sorte qu'il y a à l'état normal une succession de stimulation et de contraction du sinus, de l'oreillette et du ventricule, je proposerai que le terme d' « extra-systole » soit limité à ces contractions prématurées de l'oreillette ou du ventricule se produisant à la suite d'une excitation partie de quelque point

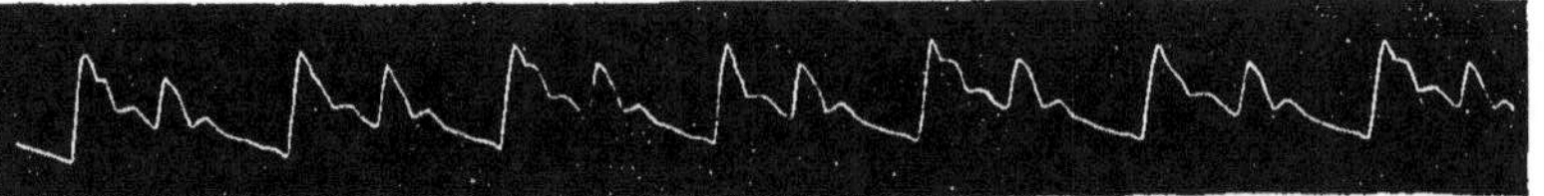

Fig. 86. — Pouls bigéminé dû à une extra-systole survenant après chaque battement normal.

de départ anormal du cœur, en même temps que le rhythme fondamental ou du sinus se continue.

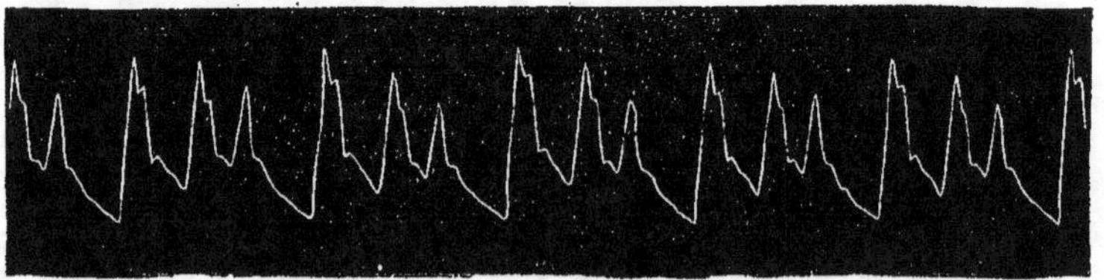

Fig. 87. — Extra-systole survenant après chaque 2e battement normal.

Lorsqu'un rhythme prédominant continu provient d'autres

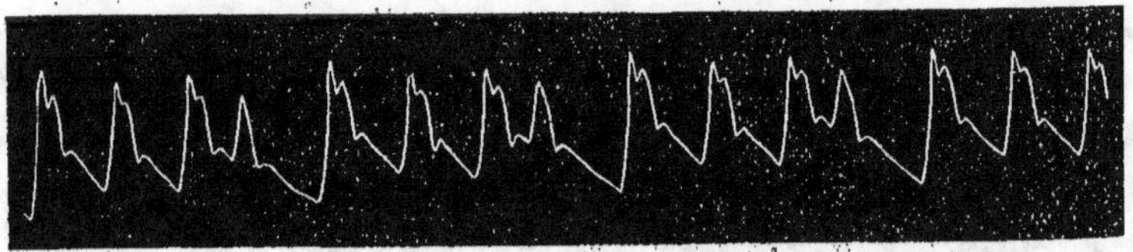

Fig. 88. — Extra-systole survenant après chaque 3e battement normal.

sources, comme dans le bloquage du cœur et la fibrillation au-

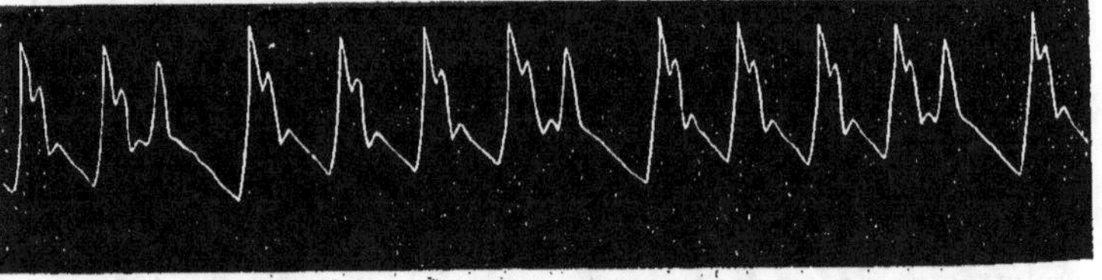

Fig. 89. — Extra-systole survenant après chaque 4e battement normal.

riculaire, des contractions prématurées peuvent survenir dans le ventricule, et celles-ci aussi peuvent être comprises parmi les extra-systoles.

LE CARACTÈRE DE L'IRRÉGULARITÉ. — L'extra-systole dans les cas de rhythme normal ou du sinus se reconnaît habituellement à l'apparition d'un battement prématuré dans le pouls radial, suivi par une pause anormalement longue, comme le montre la figure 85, où les deux petits battements sont des extra-systoles. Elle peut n'apparaître qu'à de rares intervalles, ou à des intervalles irréguliers, fréquents, ou régulièrement après chaque 1er, 2e 3e, 4e ou plus des battements normaux, comme dans les figures 86, 87, 88, 89. Quelquefois les périodes peuvent survenir à des intervalles réguliers, pendant lesquels plusieurs extra-systoles peuvent apparaître. La figure 90 montre une période pareille, pendant laquelle il y a trois battements de la radiale suivis par de longues pauses, mais le tracé jugulaire montre que pendant ces pauses, il se produisait une extra-systole qui n'affec-

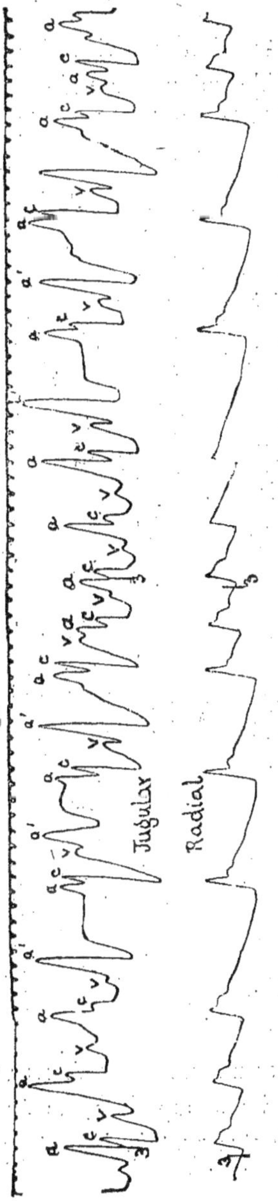

FIG. 90. — Période des battements normaux du cœur variant avec les périodes dans lesquelles se produisent les extra-systoles. Il y a deux périodes de battements irréguliers (3 battements à chaque période). Le pouls jugulaire montre que après chacune des pulsations; il y a une grosse onde a, due à une contraction prématurée de l'oreillette. En raison du volume de cette onde; on peut déduire que le ventricule était aussi en contraction, de sorte que le contenu de l'oreillette ne pouvait aller en avant dans le ventricule, mais était refoulé dans les veines.

tait pas le pouls radial. Dans ce cas, les périodes apparaissent après 4 ou 5 battements normaux au cours de l'examen.

La contraction ventriculaire, cause de l'extra-systole, peut être si faible qu'aucune onde ne soit perceptible au doigt placé sur la radiale, quoiqu'elle soit visible sur un tracé sphygmographique, comme dans les figures 91 et 92. Dans quelques cas, elle peut même ne pas apparaître sur le sphygmogramme, mais

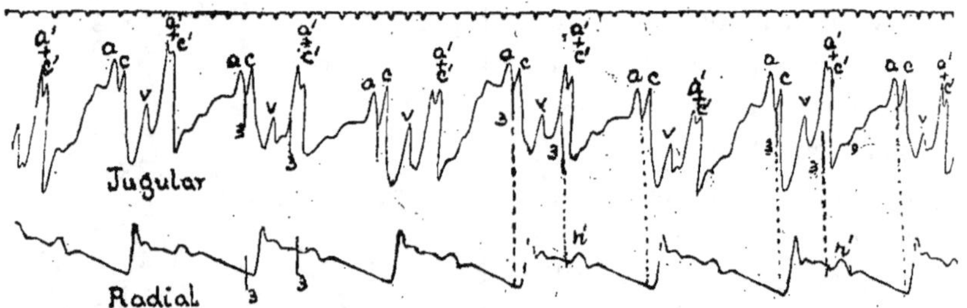

Fig. 91. — Le tracé radial montre un battement prématuré, ou extra-systole après chaque battement normal (pouls bigéminé). Le tracé jugulaire indique une grosse onde $a' + c'$ survenant en même temps que l'extra-systole ; indiquant que les oreillettes et les ventricules se contractaient en même temps.

les bruits du cœur ou un tracé du choc de la pointe au même moment, montrent que pendant la longue pause du pouls radial, le ventricule se contractait bien, mais avec une force insuffisante pour que l'onde arrive au pouls radial (figs 90, 93, 94).

Dans ces cas, le pouls est décrit comme « intermittent », ou si les extra-systoles apparaissent régulièrement après chaque battement normal, le pouls au poignet est extrêmement ralenti, et on peut croire qu'il s'agit de bradycardie ou de bloquage du cœur. On peut faire la différence soit par l'auscultation, soit par l'observation du pouls jugulaire ou du choc de la pointe.

COMMENT RECONNAITRE L'EXTRA-SYSTOLE. — Je trouve en pratique que beaucoup de gens éprouvent une difficulté à distinguer une extra-systole des autres formes d'irrégularité du cœur, et je désire insister sur la facilité que donne l'auscultation pour la reconnaître dans la grande majorité des cas. La succession régulière des bruits est interrompue par deux bruits courts, secs, suivis d'une longue pause, comme le représentent les dia-

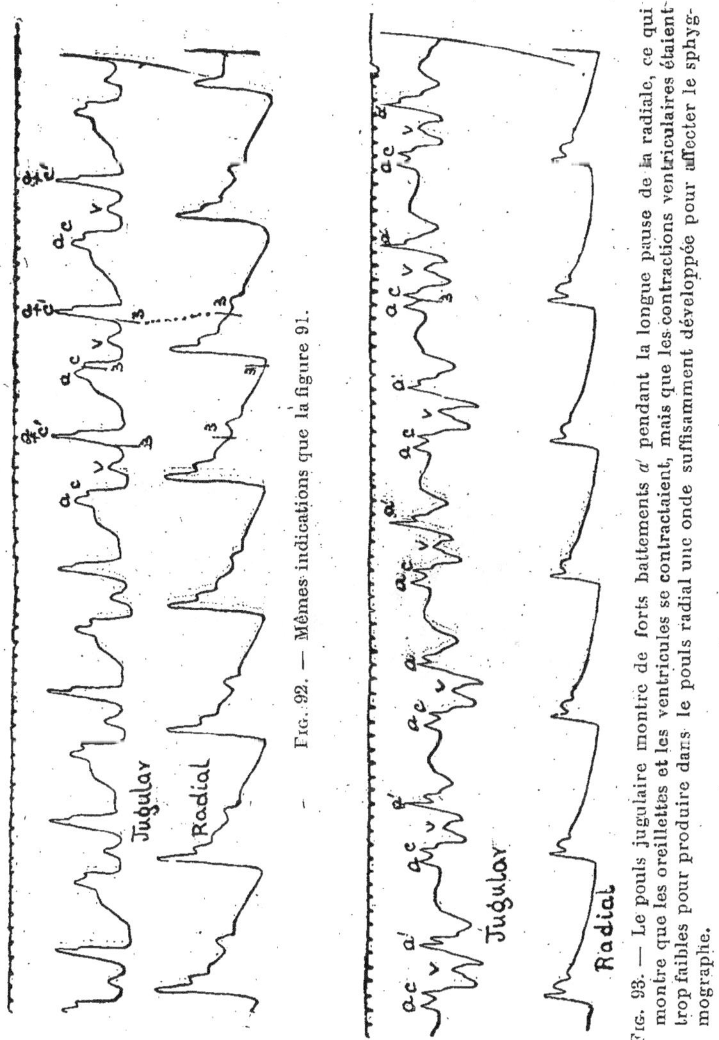

Fig. 92. — Mêmes indications que la figure 91.

Fig. 93. — Le pouls jugulaire montre de forts battements a' pendant la longue pause de la radiale, ce qui montre que les oreillettes et les ventricules se contractaient, mais que les contractions ventriculaires étaient trop faibles pour produire dans le pouls radial une onde suffisamment développée pour affecter le sphyg-mographie.

grammes (fig. 95 et 96). Parfois l'extra-systole est si peu pro-noncée que l'on ne perçoit qu'un faible bruit. On peut hardi-ment admettre que, lorsqu'on entend un bruit ou des bruits

pareils, pendant une intermittence du pouls, l'irrégularité est
due à la production d'une extra-systole. La seule exception est
un bloquage partiel avec rétrécissement mitral, ou, dans de très
rares occasions, un bruit dû à l'oreillette est perçu pendant la
pause. Cela n'arrive ordinairement qu'après l'administration de
la digitale et il existe toujours un souffle présystolique. Dans
beaucoup de cas, si la main est placée sur le cœur, on peut
percevoir les contractions courtes et prématurées de l'extra-
systole. Cette contraction extra-systolique peut être très forte,
et quelques auteurs se sont imaginés à tort que lorsque cela
arrivait, cela était dû au ventricule droit qui se contractait pendant que le gauche restait au repos.

LES DIFFÉRENTES FORMES D'EXTRA-SYSTOLE. — On a déjà dit
que si quelque partie du cœur devient plus excitable que le no-

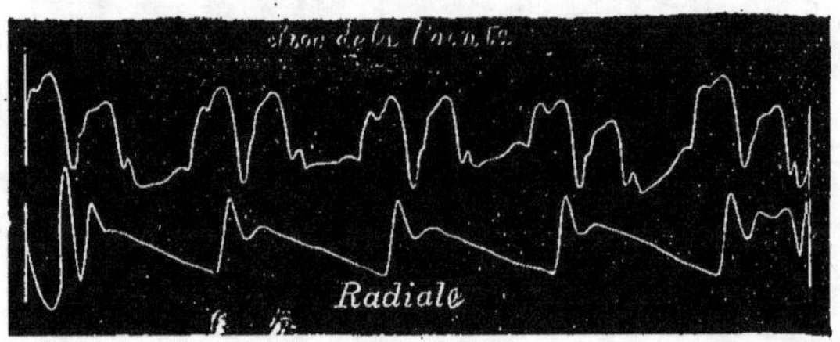

Fig. 94. — Tracés simultanés du choc de la pointe et du pouls radial. Il y a deux
battements de la pointe pour une pulsation radiale.

dule sino-auriculaire, la contraction cardiaque débutera en ce
point. Si ce point est continuellement excitable, on a alors un
rhythme anormal continu. S'il n'est excitable que d'une façon
passagère, on a alors des contractions prématurées simples,
dont la fréquence varie et dépend du degré d'excitabilité. Chez
l'homme, on peut reconnaître parfois si ces contractions prématurées prennent naissance dans l'oreillette ou le ventricule, ou
dans le faisceau ou le nodule auriculo-ventriculaire.

L'EXTRA-SYSTOLE VENTRICULAIRE. — La forme la plus simple
d'extra-systole est celle dans laquelle une contraction préma-

turée du ventricule s'interpose entre deux battements normaux. Cela se voit dans la figure 97, où le petit battement du tracé apparaît bientôt après le battement précédent : il est suivi par une longue pause, et l'étude du pouls jugulaire (tracé supérieur) en donne l'explication. Les ondes *a* sont dues à l'oreillette et se produisent avec une régularité parfaite. Elles sont toutes suivies

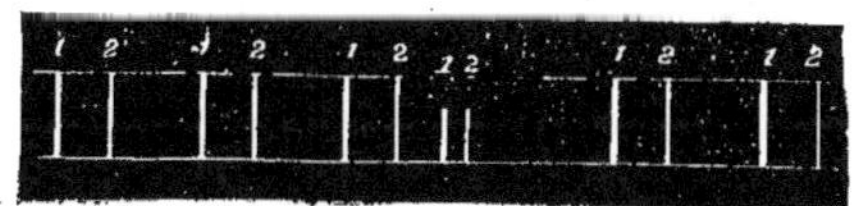

Fig. 95. — Diagramme représentant les bruits du cœur avec des extra-systoles occasionnelles.

par une onde *c*, due au pouls carotidien, excepté dans le cas de l'onde *a'* qui est précédée par une onde provenant de la carotide *c'*. Cette onde carotidienne *c'* correspond à la petite onde prématurée *r* du pouls radial et signifie que le pouls carotidien dans

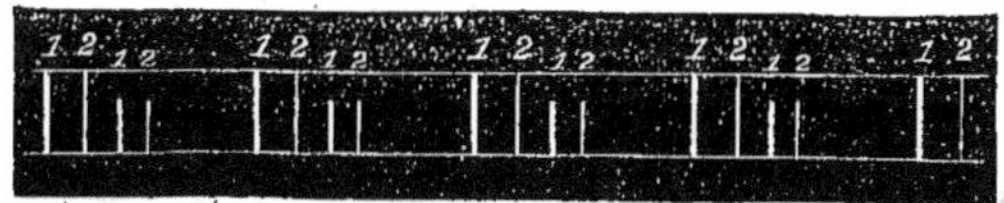

Fig. 96. — Représentation diagrammatique des bruits du cœur dans un cas de rhythme irrégulier, comme il est représenté dans les figures 91-94.

ce cas a précédé l'onde auriculaire dans le pouls jugulaire ; en d'autres termes, le ventricule s'est contracté avant l'oreillette. Cela se comprend facilement par la lecture du diagramme inscrit entre les tracés jugulaire et radial. On les voit survenir avec une régularité parfaite. Les lignes de descente dans le compartiment le plus inférieur représentent les systoles ventriculaires, et correspondent avec les ondes *c* et *c'* dans la jugulaire et avec les battements de la radiale. Les lignes couchées dans le compartiment moyen représentent le passage de l'excitation de l'oreillette au ventricule. On voit que la contraction du ventricule dépend de la contraction de l'oreillette, sauf dans le cas de contraction prématurée *c'*, lorsque le ventricule précède et est

indépendant de la systole auriculaire. La longue pause qui suit
le battement prématuré paraît être due au fait que le ventricule

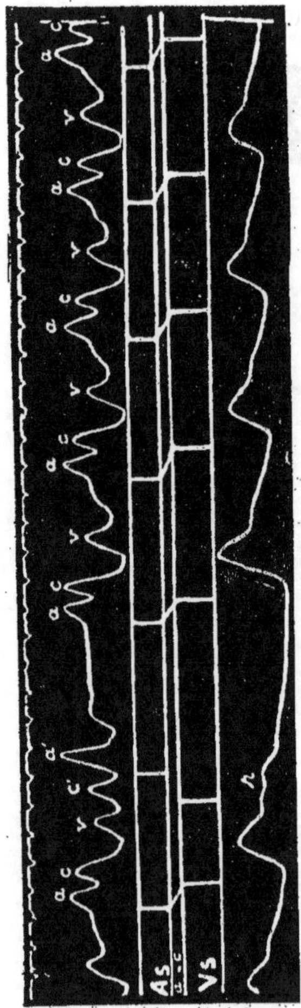

Fig. 97. — Forme commune de l'extra-systole ventriculaire. Il y a une longue pause après l'extrasystole (r) dans le tracé jugulaire et dans le diagramme, on voit que cela est dû au manque d'excitation de l'oreillette a' pour provoquer une contraction ventriculaire.

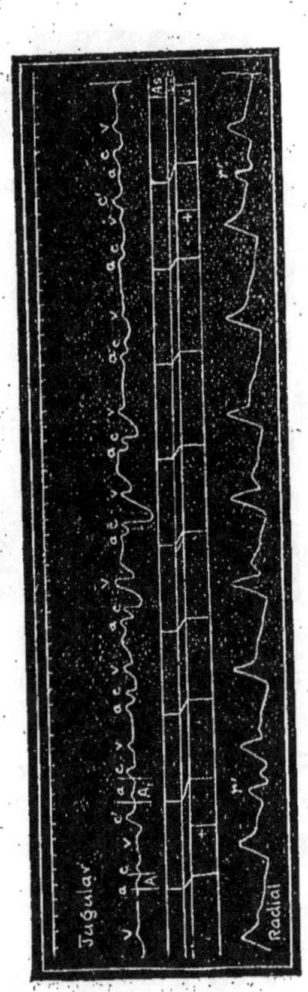

Fig. 98. — Tracé simultané des pouls jugulaire et radial, montrant l'interpolation des extra-systoles ventriculaires (c'c' et r'r'), représentées dans le diagramme par les lignes de descente ++. Les lignes descendantes dans l'espace As représentent les ondes auriculaires a dans le pouls jugulaire : les lignes descendantes dans l'espace Vs représentent les ondes carotidiennes c, et les lignes inclinées qui les relient représentent l'intervalle a-c.

reste au repos, jusqu'à ce que le battement auriculaire suivant
l'excite pour une nouvelle contraction.

L'EXTRA-SYSTOLE INTERCALÉE. — Telle est la façon ordinaire dont se produit l'extra-systole du ventricule. Mais dans quelques rares cas, le ventricule non seulement présente une contraction prématurée, mais répond également à la systole auriculaire suivante, et alors on a un battement ventriculaire au pouls radial (fig. 98), sans battement auriculaire correspondant dans la jugulaire. Le diagramme intercalé montre la manière dont se produisent ces battements.

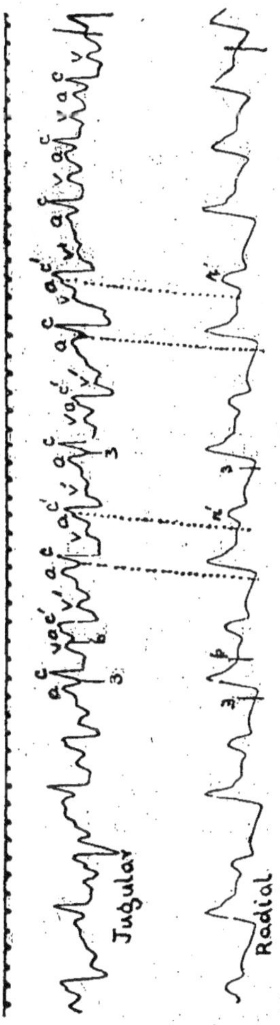

Dans les figures 97 et 98, l'extra-systole ventriculaire ou prématurée précédait la contraction auriculaire, comme l'indique l'onde c' précédant l'onde a'. Dans la figure 99, l'extra-systole c' suit à une courte distance l'onde auriculaire.

DÉVELOPPEMENT SIMULTANÉ DE LA SYSTOLE AURICULAIRE NORMALE ET DE L'EXTRA-SYSTOLE VENTRICULAIRE. — Dans les exemples que j'ai donnés de l'extra-systole ventriculaire (comme dans les figs 97 et 98), on voit dans le tracé jugulaire que l'onde carotidienne c' précédait l'onde auriculaire a'. Dans ces cas, le battement normal était plutôt ralenti. Dans beaucoup de cas, cependant, elles se produisent en même temps, la contraction auriculaire survenant pendant la contraction ventriculaire. Il en résulte que l'oreillette ne peut pas vider son contenu dans le

Fic. 99. — Tout second battement radial r' est petit et prématuré (pouls bigéminé) et est dû à une extra-systole. Dans le tracé jugulaire, on voit que l'onde e' survient après l'onde a, mais à une distance plus courte que l'intervalle a-e normal.

ventricule, aussi une grosse onde est parfois envoyée dans la jugulaire. Chez les sujets qui ont un pouls jugulaire très marqué, cela se reconnaît facilement à la vue. Dans d'autres cas, la pulsation jugulaire ne se voit que lorsque cette grosse onde est refoulée en arrière.

Dans la figure 100, les ondes a et a' sont dues à la systole auriculaire et se produisent à réguliers intervalles. Les ondes a'

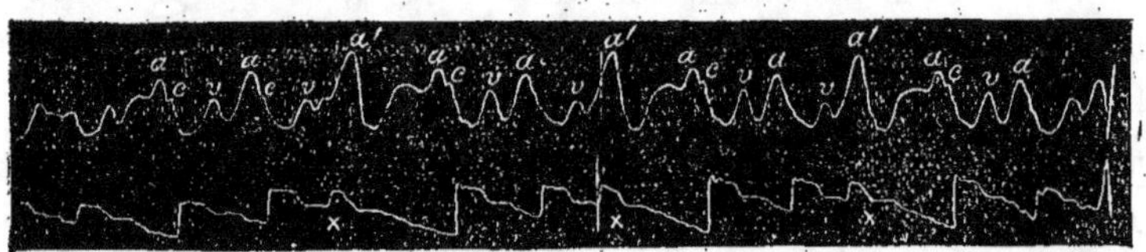

Fig. 100. — Tracés simultanés du pouls radial et jugulaire. Les petits battements xxx sont des extra-systoles. L'oreillette conserve son rhythme pendant les périodes irrégulières dans le pouls radial. L'onde a' est l'onde auriculaire pendant la contraction prématurée de ventricule gauche. L'absence de l'onde auriculaire v, après l'onde a', indique que le ventricule droit s'est contracté d'une façon précoce, évidemment synchrone avec la contraction prématurée du ventricule gauche, la grosse onde suivant a' étant due à la stase.

sont cependant plus volumineuses que les ondes a, et la raison de cette augmentation de volume se trouve dans ce fait que, à ce moment, le ventricule était aussi en systole, produisant l'extra-systole. Dans la figure 100, les tracés simultanés du choc de la pointe et du pouls jugulaire montrent la contraction prématurée du ventricule o, au même moment que la grosse onde auriculaire a', de sorte que nous avons une preuve de la contraction simultanée de l'oreillette et du ventricule pendant une extra-systole ventriculaire. Lorsqu'il existe un gros pouls jugulaire, l'accroissement de l'onde auriculaire survenant pendant l'extra-systole du ventricule peut ne pas être aussi marquée. On peut souvent reconnaître qu'une extra-systole du ventricule s'est produite, quand il n'y a pas de pulsation radiale, par l'augmentation de volume du battement auriculaire dans le pouls jugulaire.

L'EXTRA-SYSTOLE AURICULAIRE. — Quand une extra-systole se

développe dans l'oreillette, les bruits du cœur et le tracé radial présentent exactement les mêmes caractères que lors de la production d'une extra-systole ventriculaire, et c'est seulement par

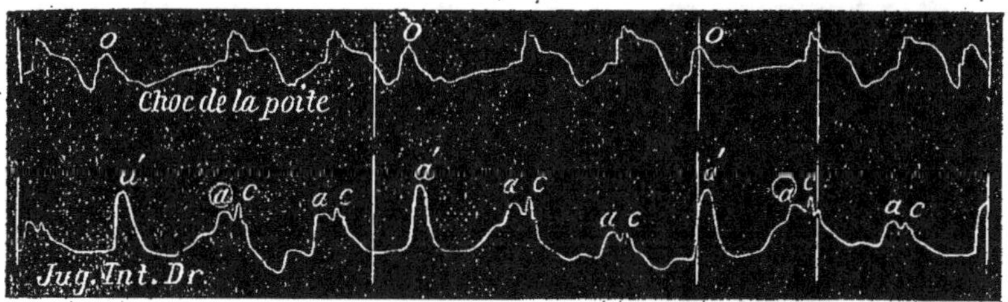

Fig. 101. — Tracés simultanés du choc de la pointe et du pouls jugulaire.

Tracés montrant l'apparence rhythmique de l'onde auriculaire pendant les périodes irrégulières dans le tracé de la pointe. Les petits battements o-o-o sont des extra-systoles du ventricule.

un tracé simultané du pouls jugulaire que l'un peut être différencié de l'autre. Dans les figures 102 et 103, le pouls radial présente des battements prématurés r' que l'on peut facilement identifier comme extrasystoles.

Dans les tracés jugulaires, l'onde carotidienne c' est précé-

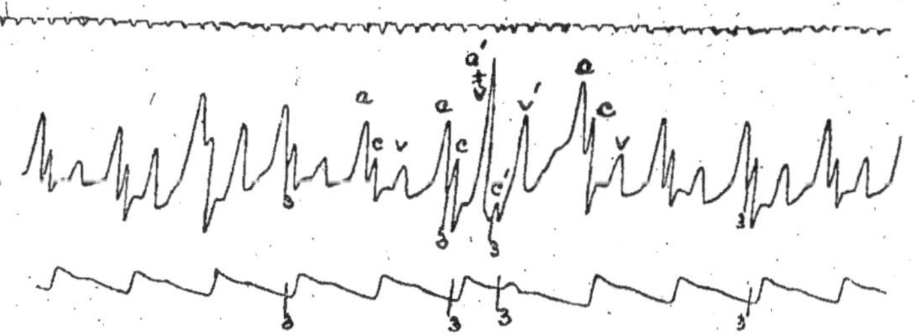

Fig. 102. — Extra-systole auriculaire, l'onde prématurée a' tombant sur l'onde v de la systole ventriculaire précédente.

dée par une onde auriculaire a', et la seule déduction qu'on en tire, est que a' est dû à une extra-systole de l'oreillette, qui est suivie par une extra-systole du ventricule, produisant les battements carotidien et radial c' et r'. Dans la figure 102, l'onde a' tombe sur l'onde v de la systole ventriculaire précédente et est, par suite, très volumineuse.

Dans les cas comme ceux-ci, l'oreillette est supposée se contracter en réponse au stimulus provenant d'une autre source que le sinus, et la longue pause après l'extra-systole est due à ce fait que, le stimulus provenant du sinus se produisant à son temps normal ne réussit pas à provoquer la contraction dans l'oreillette réfractaire. Cela est évident dans le diagramme intercalé dans la figure 103, dans lequel, au-dessus de l'espace supérieur, sont des flèches qui représentent le stimulus venant du sinus. On verra dans le diagramme qu'il n'y a pas de réponse au stimulus provenant du sinus après l'extra-systole, mais que l'oreillette et le ventricule restent au repos jusqu'à ce que le stimulus suivant provenant du sinus les excite à se contracter. Dans ces deux exemples, la période irrégulière est égale aux deux cycles cardiaques, comme le montre l'examen du diagramme de la figure 103. Dans la plupart des cas d'extra-systole auriculaire, la période irrégulière est moindre que deux cycles, comme l'indiquent les figures 104 et 105. La raison donnée par Cushny et Wenckeback, et généralement admise, est que le stimulus naissant dans l'oreillette retourne au sinus, et excite ce sinus, de telle sorte que toute sa provision d'énergie est épuisée et qu'il commence à rassembler à nouveau les

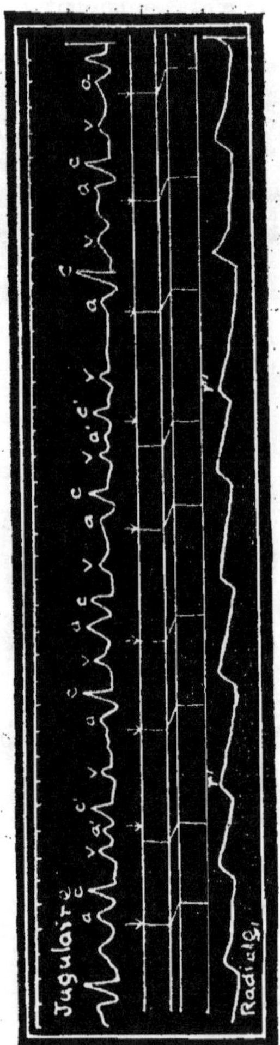

Fig. 103.

Extra-systoles auriculaire a' suivie par des contractions ventriculaires c' r'. Les flèches dans le diagramme représentent la stimulation du sinus, et on voit que les longues pauses après les extra-systoles sont dues à ce fait que l'oreillette n'a pas répondu au stimulus provenant du sinus

éléments nécessaires pour le stimulus. Dès qu'il a atteint le
degré d'excitabilité suffisant, il met en jeu la contraction. Ainsi
dans le diagramme (fig. 106), représentant les phénomènes de
la figure 105, le stimulus est représenté comme venant du sinus
à l'oreillette, mais à l'extra-systole (+), le stimulus est représenté par une flèche passant en arrière du sinus, de sorte que le
sinus répond à une stimulation rétrograde. Après cette excita-

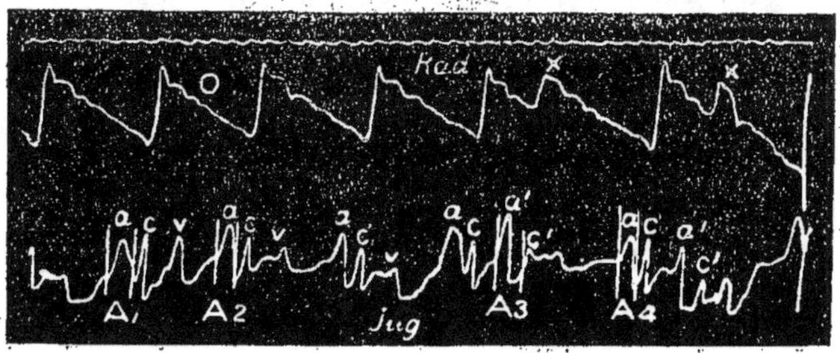

Fig. 104. — Deux battements prématurés ou extra-systoles d'origine auriculaire.
Les ondes c' dans le tracé jugulaire se produisent en même temps que les petits battements prématurés ✕ dans le tracé radial et sont donc dues à la carotide. Elles sont
précédées par des ondes prématurées a' dues à l'oreillette. L'intervalle a'-c' (espace A₃)
est plus grand que l'intervalle moyen a-c (A₂) et est beaucoup plus grand que l'intervalle suivant a-c (A₄).

tion prématurée, le sinus se repose pendant une période normale, et recommence de nouveau sa contraction au rhythme normal. Cette période irrégulière, due à l'extra-systole auriculaire,
est si souvent de moindre durée que deux battements normaux,
que l'on admet habituellement que c'est de cette manière qu'elle
se présente. Quoique cette explication semble plausible, on ne peut
dire qu'elle ait jamais été prouvée, et il y a d'autres hypothèses
à considérer avant de l'accepter définitivement. Mais comme
elles ne sont encore que spéculatives, il n'y a aucune nécessité de les discuter ici.

Extra-systoles naissant dans le nodule auriculo-ventriculaire (extra-systole nodale). — Jusqu'ici il a été relativement
facile de reconnaître les extra-systoles comme auriculaire ou
ventriculaire. Il y a une 3ᵉ classe qui jusqu'ici n'a pas été suf-

fisamment étudiée et qui, à mon avis, a reçu une interprétation
erronée. Le trait caractéristique de ces extra-systoles est que
l'oreillette et le ventricule se contractent en même temps et prématurément. Ainsi dans la figure 107, l'onde auriculaire *a* dans

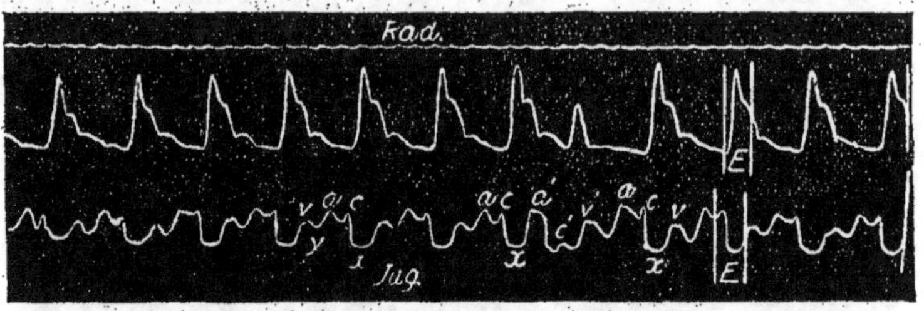

Fig. 105. — Extra-systole d'origine auriculaire à *a'*,
Le tracé est interprété dans le diagramme de la figure 106.

ce tracé jugulaire, apparaît prématurément, et masque l'apparition des ondes carotidiennes, le moment auquel ces dernières
devaient se produire étant déterminé en mesurant le temps

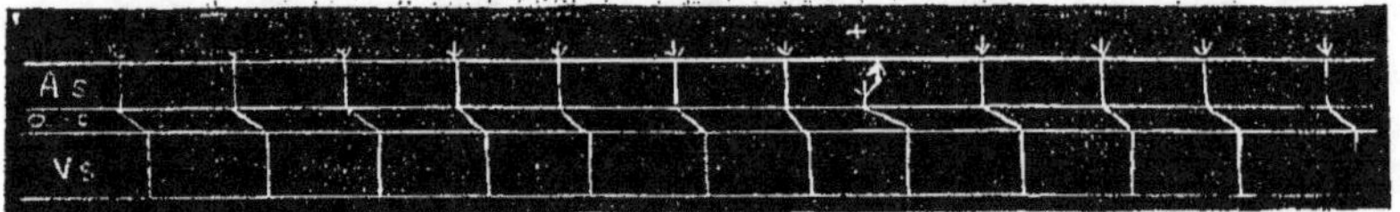

Fig. 106. — Diagramme représentant les phénomènes de la figure 105.
L'extrastimulation *a* + est représentée naissant dans l'oreillette, allant en arrière et
troublant le rhythme du sinus. Notez l'allongement de l'intervalle *a-c*, après l'extra-systole auriculaire.

entre l'extra-systole dans le pouls radial et le battement précédent. Que l'oreillette ne se contractait pas à son temps normal,
cela devient évident en raison de l'absence de toute onde au
moment représenté par la flèche dans le diagramme intercalé
pendant la période irrégulière, qui est le moment où elle
devait se produire. Ici, nous avons une preuve que tous
deux, oreillette et ventricule, se contractaient prématurément et simultanément. Dans les formes auriculaire et ventriculaire, il n'y a aucune difficulté à reconnaître que l'extrastimulation doit avoir affecté ou une cavité, ou l'autre, mais

dans cette forme, nous avons à rechercher où pourrait naître une excitation qui agirait en même temps sur les deux cavités.

En examinant toutes les possibilités, nous sommes arrivés par exclusion à attribuer l'origine de cette excitation au tissu qui unit l'oreillette et le ventricule, et d'une façon presque certaine, à cette partie décrite comme nodule auriculo-ventriculaire.

Il est probable que les extra-systoles qu'on voit se produire sur ce tracé jugulaire de la figure 93 sont aussi d'origine nodale.

ÉTATS DÉTERMINANT DES EXTRA-SYSTOLES. — Quand on examine attentivement des sujets jeunes et âgés, on est étonné de constater combien l'on découvre fréquemment l'extra-systole chez des gens robustes et bien portants. Moi-même j'en fus très surpris, lorsque je faisais des recherches sur les troubles circulatoires chez les femmes enceintes. J'avais l'habitude de prendre des tracés chez les femmes enceintes pendant et après la grossesse, et je le constatai si fréquemment que j'arrivai à le considérer comme un phénomène ordinaire. Leur production n'était pas limitée, sans aucun rapport avec la grossesse. M'étant mis à observer tous les cas, je recueillis des milliers de traces chez

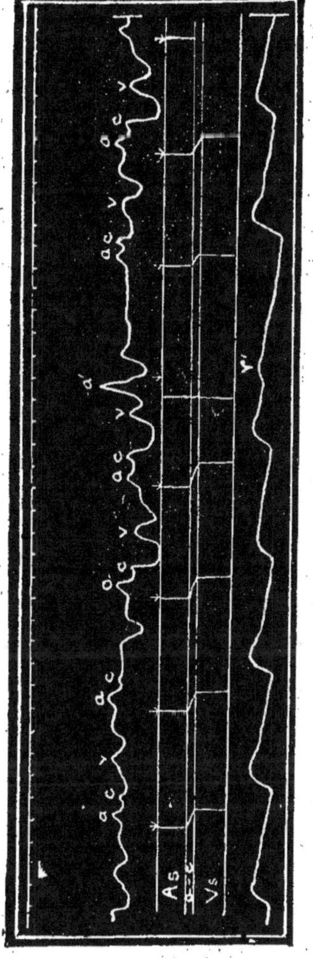

Fig. 107. — Une extra-systole nodale (a' et r') : les systoles auriculaires et ventriculaires sont simultanées et prématurées, comme l'indique le diagramme.

des individus qui présentent des extra-systoles, et je constatai des extra-systoles chez des sujets bien portants à tout âge au-dessus de l'enfance. Elles sont rares avant 20 ans, augmentent de fréquence jusqu'à 40 ans, sont très fréquentes entre 40 et 50 ans, et je fus amené à les rencontrer chez tous les sujets au-dessus de 60 ans. La grande majorité des gens n'ont nullement conscience de leur présence. Les légères altérations qui se produisent dans le muscle cardiaque avec l'âge sont la cause probable de cette plus grande fréquence chez les gens âgés.

Dans les affections rhumatismales du cœur, après la période aiguë pendant laquelle le muscle est affecté, il y a une grande tendance à l'apparition de l'extra-systole.

Il y a beaucoup d'agents qui peuvent provoquer des extra-systoles chez les sujets prédisposés. Souvent on découvre des extra-systoles au début d'un examen, lorsque le sujet est quelque peu excité. D'autres fois, elles surviennent quand le sujet est au lit, alors qu'il semblerait que le ralentissement des battements du cœur présente une occasion pour quelque partie excitable du cœur de mettre en train la contraction.

Des excès d'alimentation ou de boisson peuvent facilement provoquer des extra-systoles, aussi quelques sujets ne s'en plaignent qu'après des repas trop copieux, surtout s'ils ont été accompagnés de boissons alcooliques. Parfois elles ne surviennent qu'après quelque aliment particulier, comme le thé.

Dans quelques cas, le tabac les provoque facilement. Un de mes collègues, actuellement âgé de 50 ans, sentait ces extra-systoles dès qu'il avait fumé, depuis l'âge de 18 ans. Il avait été prévenu du danger du tabac pour les déterminer ; malgré cela, il a fumé beaucoup et est actuellement en parfaite santé.

La digitale les produit facilement chez quelques sujets, surtout lorsqu'elle ralentit le cœur dans la fibrillation auriculaire.

SENSATIONS PRODUITES PAR LES EXTRA-SYSTOLES. — La plupart des sujets ne sont pas conscients de leur présence, quelques-uns ressentent une trémulation passagère dans la poi-

trine, quand se produit une extra-systole, d'autres ressentent
la longue pause, comme si leur cœur s'était arrêté; d'autres
sentent le battement énergique qui suit la longue pause. L'effet
de ce battement énergique est si accusé que chez les sujets nerveux, il produit comme un choc qui est rapidement suivi d'une
sensation de grande fatigue : quelques-uns ont une sensation
de suffocation à la gorge, qui les fait tousser beaucoup. Beaucoup
de malades ne sont pas conscients de l'irrégularité due à l'extra-
systole jusqu'à ce que leur attention soit attirée par le médecin.
Comme le malade et le médecin ignorent leur origine, et comme
le propre de la nature humaine est d'associer l'inconnu à quelque
chose de mauvais, il arrive trop souvent qu'ils s'alarment trop
souvent inutilement. Lorsque les extra-systoles se produisent
en série, il est possible que la quantité de sang qui s'écoule du
cœur soit assez faible pour qu'il en résulte un étourdissement
ou une syncope.

Pronostic des cas avec extra-systoles. — Les extra-systoles ou intermittences, comme on les appelle quelquefois, se
rencontrent si fréquemment, et sont considérées par les médecins comme un symptôme si sérieux, qu'il est nécessaire d'indiquer leur influence sur l'avenir du sujet. Jusqu'ici leur cause
a été inconnue, et on n'a pas admis dans les services militaires,
naval et civil les sujets qui les présentent ; on leur a refusé de
les assurer sur la vie, ou bien on leur a demandé des primes
progressives : ils ont dû traîner une vie misérable à la suite
de vagues pronostics de danger, et ils ont été soumis à un traitement prolongé et tout à fait inutile.
Le fait que l'apparition d'une extra-systole est due à ce
qu'une partie du tissu cardiaque est passagèrement plus excitable que le point normal où doit débuter la contraction, a conduit à penser qu'elle est une preuve de quelque processus ma
ladif. Cette preuve est en partie confirmée par ce fait que des
sujets atteints d'une maladie de cœur non douteuse présentent
des extra-systoles, et que parfois on a constaté que des extra-

systoles ont précédé l'apparition de graves désordres du cœur, tels
que la fibrillation auriculaire (cas 51). Pour ces raisons, on a
eu tendance à considérer les extra-systoles comme des signes de
gravité. Néanmoins, si on étudie le sujet à ce point de vue
pratique plus étendu, on trouvera que en elles-mêmes les extra-
systoles ne sont pas un signe d'une lésion spécifique du cœur,
et on ne doit pas baser un pronostic grave sur leur apparition
en dehors de tout autre symptôme. J'ai suivi des individus pendant plus de vingt-cinq ans, qui ont présenté des extra-systoles,
parfois avec une plus grande fréquence qu'à un autre moment,
et ces sujets ont eu des existences très pénibles, sans jamais
montrer le moindre symptôme d'insuffisance cardiaque ou
quelque autre trouble cardiaque. J'ai observé les mêmes résultats chez des sujets qui ont présenté toutes les formes
d'extra-systoles, auriculaire, ventriculaire et nodale. J'ai
suivi des jeunes gens qui sont devenus des hommes et ont
mené une vie très fatigante. J'ai observé des gens âgés, au-
dessus de 80 ans, chez qui j'avais découvert des extra-systole
à l'âge de 60 ans et leur mort n'était pas due à de l'insuffisance
cardiaque. Il y a quelque temps, je fus consulté par un homme
de 60 ans, que je trouvai en parfait état de santé. Il présentait
des systoles auriculaires à de fréquents intervalles, et comme
je lui en faisais la remarque, il me dit qu'il les avait depuis
plus de 50 ans. A l'âge de 18 ans, il aurait dû aller aux Indes
pour occuper un poste auquel ses études l'avaient préparé, mais
il en fut empêché parce qu'en l'examinant, on constata des extra-
systoles, et les médecins déclaraient que son état de santé ne
lui permettait pas de partir. C'est en vain qu'il se présenta pour
d'autres situations, son irrégularité cardiaque lui ferma toutes
les portes. Il dut chercher d'autres moyens pour gagner sa vie,
moyens qui exigeaient de violents efforts corporels pendant des
années. Pendant longtemps, et à diverses reprises, il suivit,
sans résultat, des traitements pour guérir cette irrégularité.
Souvent il avait eu des accès de dépression à la suite des pronostics graves qu'on émettait sur son cas, et, jusqu'au moment où

je le vis, il vécut dans l'appréhension d'avoir quelque maladie du
cœur obscure qui aurait pu se terminer fatalement à tout instant.

Si l'on connaît ces faits, que des hommes ou des femmes en
bonne santé peuvent présenter cette irrégularité, on en déduira
que par elles-mêmes les extra-systoles n'ont aucune signification pour le fonctionnement du cœur. Lorsqu'il existe de l'insuffisance cardiaque, on trouvera constamment que d'autres
signes coexistent, et c'est sur ces signes et non sur la présence
de l'extra-systole qu'on doit baser le pronostic. Même dans les
cas où l'on suppose avec raison que quelque lésion cause de
fréquentes extra-systoles, ou dans les cas présentant des extra-
systoles en série qui peuvent gêner la circulation, il y a toujours d'autres signes qui, si on les estime à leur valeur, serviront de guide pour le pronostic.

On peut donc conclure que lorsque l'extra-systole est le seul
signe anormal, le pronostic est favorable, et lorsqu'il est assoc ié
à d'autres symptômes, c'est sur eux qu'on doit baser le pronostic.

TRAITEMENT. — Ordinairement le malade n'a pas conscience
de la présence de ces extra-systoles, et c'est le médecin qui peut
l'alarmer en lui disant qu'il a un pouls intermittent et irrégulier. Le malade peut avoir conscience de la pause et peut craindre
que son cœur ne s'arrête, et il sent douloureusement le fort battement consécutif. Comme ces extra-systoles surviennent surtout
la nuit, alors que les battements du cœur sont ralentis, les malades, surtout les nerveux, ressentent un grand malaise. Comme
la présence des extra-systoles, combinée à la conscience que le
malade en a déterminé une grande anxiété, il est toujours nécessaire dans le traitement de tenir grand compte de cet état
d'alarme, qui est souvent aggravé du fait que le médecin est
incapable de reconnaître la signification de l'irrégularité, qu'il
le soumet à un traitement prolongé ou l'envoie dans quelque
station qui a la réputation d'être un lieu de cure pour les affections
cardiaques. Comme toutes ces cures ne donnent aucun résultat,
beaucoup de sujets passent leur vie avec cette idée obsédante qu'ils

ont une affection grave du cœur. Le premier devoir du médecin est de reconnaître la nature de ce trouble et de calmer l'anxiété du malade au sujet de cette irrégularité. Il n'y a absolument aucune cause d'alarme. Je vois souvent des collègues très ennuyés parce qu'ils ont eux-mêmes constaté cette irrégularité. Ils ont consulté les manuels pour trouver l'explication de ce trouble, et ne rencontrent que de vagues indications ; ils sont très déprimés par le mystère de ce trouble, et dès qu'on leur a fait comprendre la nature de cette irrégularité, ils n'ont plus aucune crainte. Il est donc nécessaire que, si on connaît bien ce trouble, on rassure le malade sur son innocuité. Lorsque des troubles digestifs, ou que le tabac, le thé ou le café prédisposent aux extra-systoles, il faut modifier le régime ou proscrire ces substances nuisibles, ce qui souvent suffit pour les faire disparaître.

Chez les sujets nerveux, lorsque les extra-systoles causent du malaise, surtout pendant la nuit, généralement l'emploi de bromure d'ammonium à la dose de 1 gramme deux ou trois fois par jour soulage au bout de quelques jours. Dans la plus grande majorité des cas, les médicaments n'ont aucune action pour les faire cesser. Beaucoup de médicaments sont réputés pour les arrêter, même la digitale, qui en réalité les provoque facilement dans certains cas ; mais on constatera qu'il y a des périodes pendant lesquelles les extra-systoles sont très fréquentes, et de longs intervalles au cours desquels elles manquent, et dans ces cas la cessation des extra-systoles est tout à fait indépendante des médicaments. Quand elles persistent pendant des mois et des années, il n'y a aucune forme de traitement qui puisse les arrêter : dans ces cas persistants, j'ai essayé soigneusement beaucoup de médicaments, et j'ai eu des sujets qui avaient été soumis à toutes sortes de traitements, mais je n'ai trouvé aucun médicament, ni aucune méthode qui soit réellement efficace pour les faire cesser. Beaucoup de gens n'en ont point, s'ils prennent beaucoup d'exercice au grand air, mais ils les voient revenir s'ils ont une vie sédentaire, aussi il m'arrive fréquemment de prescrire beaucoup d'exercice en plein air.

CHAPITRE XXVIII

QUELQUES FORMES D'IRRÉGULARITÉ DU CŒUR

Bloquage sino-auriculaire. — Extra-systoles auriculaires bloquées. — Battements nodaux et battements ventriculaires manquants. — Extra-systoles multiples d'origine auriculaire. — Extra-systoles multiples d'origine ventriculaire. — Causes des extra-systoles multiples. — Pronostic.

En dehors des formes les plus communes d'irrégularité cardiaque décrites au chapitre xxv, il en existe quelques formes rares qui méritent une courte description.

BLOQUAGE SINO-AURICULAIRE. — On rencontre parfois des cas avec une pause dans la contraction à la fois de l'oreillette et du ventricule, pause qui a un caractère tel que l'on suppose que l'excitation a pris naissance dans le nodule sino-auriculaire, mais n'est pas arrivée à atteindre l'oreillette. Les méthodes polygraphiques et électro-cardiographiques le montrent très nettement par une ligne de chute dans le cycle cardiaque. Cette irrégularité n'a pas grande signification par rapport au fonctionnement cardiaque.

EXTRA-SYSTOLES AURICULAIRES BLOQUÉES. — En général, le ventricule répond aux extra-systoles auriculaires. Parfois l'excitation provenant de l'oreillette n'arrive pas au ventricule, lorsqu'il y a une extra-systole auriculaire. Dans ces cas, on peut constater un retard entre les systoles auriculaire et ventriculaire, comme dans la figure 108 quand l'intervalle $a'\text{-}c'$ (espace A′) après l'extra-systole auriculaire est beaucoup plus long que l'intervalle normal *a-c* (espace A). Dans d'autres cas, l'excitation n'arrive pas au ventricule et on a une pause dans le pouls radial. Lorsque l'extra-systole survient après chaque battement normal, le blocage de l'excitation peut produire des battements ventriculaires lents, ce qui explique le pouls lent vu dans la figure 109. Ici le mécanisme est différent de ce qui se passe dans le blocage partiel du cœur, dans lequel deux battements auriculaires normaux se produisent pour chaque battement ventriculaire, comme dans la figure 163. Dans ce dernier cas, le faisceau auriculo-ventriculaire est lésé, de sorte que chaque deuxième systole auriculaire normale ne se produit pas. Avec l'extra-systole auriculaire bloquée, il n'y a pas de raison de supposer que le faisceau est lésé, mais il est possible que le trouble déterminé par l'extra-systole a amené un affaiblissement de la conductibilité. La production d'extra-systoles auriculaires, dans lesquelles le ventricule répond à quelques-unes mais non à toutes, peut donner lieu à un rhythme très irrégulier, comme dans les figures 108, 109 et 110. Les tracés 108

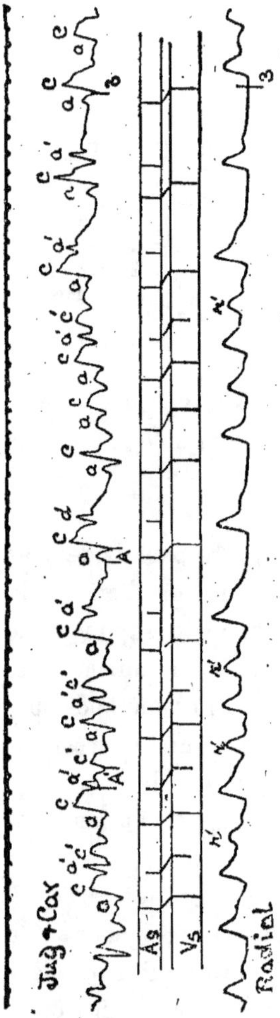

Fig. 108. — Tracés des pouls jugulaire et radial représentant la fréquente production des extra-systoles auriculaires (*a' c'* et *r'*). L'intervalle entre les contractions extra-systoliques auriculaire et ventriculaire (espace A') est beaucoup plus grand que l'intervalle normal *a-c* (espace A.) Quelques-unes des contractions auriculaires extra-systoliques n'arrivent pas à produire la contraction ventriculaire, et déterminent la longue pause dans le tracé radial. Dans le diagramme intercalé, les lignes raccourcies représentent les extra-systoles et montrent diagrammaticalement le bloc où la réponse retardée.

à 110 ont été pris chez un jeune homme bien portant qui n'avait aucune infirmité cardiaque.

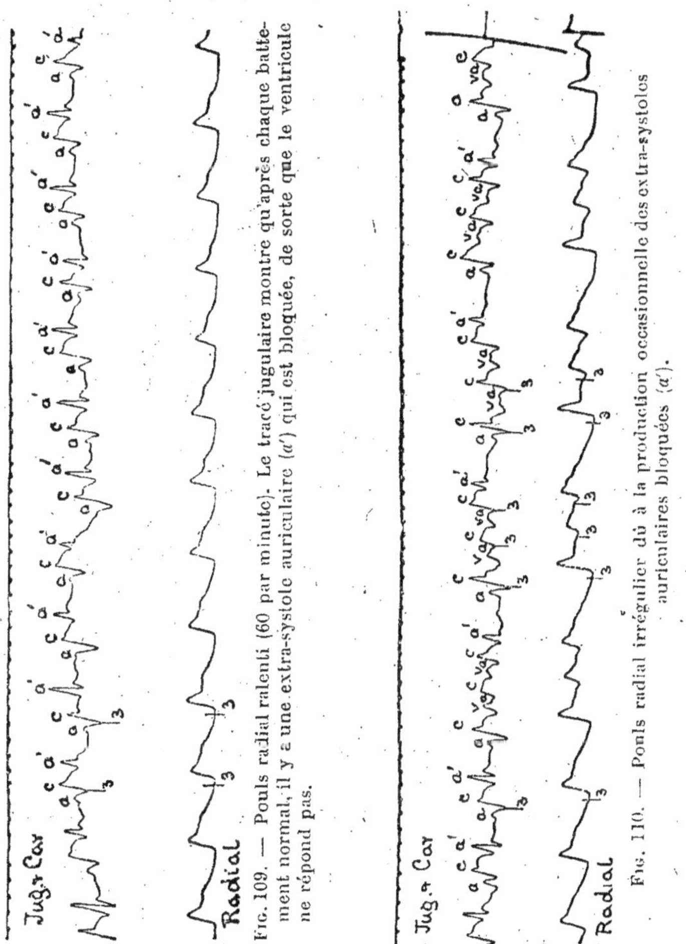

Fig. 109. — Pouls radial ralenti (60 par minute). Le tracé jugulaire montre qu'après chaque battement normal, il y a une extra-systole auriculaire (a') qui est bloquée, de sorte que le ventricule ne répond pas.

Fig. 110. — Pouls radial irrégulier dû à la production occasionnelle des extra-systoles auriculaires bloquées (a').

BATTEMENTS VENTRICULAIRES SAUTÉS ET BATTEMENTS NODAUX. — Dans quelques cas, j'ai observé des rhythmes particuliers dus à des battements prenant naissance quelque part près du nodule. Cela se voit bien dans les cas de bloquage partiel lorsqu'il survient ce qu'on appelle des « battements ventriculaires sautés ».

Ici, lorsque les pauses entre les battements ventriculaires sont
quelque peu prolongés, le ventricule tend à avoir des battements
indépendants. Cela se voit dans la figure 111, où il y a un bloquage partiel du cœur et une pulsation apparaît en même temps
que l'onde auriculaire dans la jugulaire. Dans la figure 261, il
il y a un arrêt de tout le cœur, et le battement ventriculaire
sauté se produit au même moment que les battements auriculaires. La figure 112 est un électro-cardiogramme d'un cas de

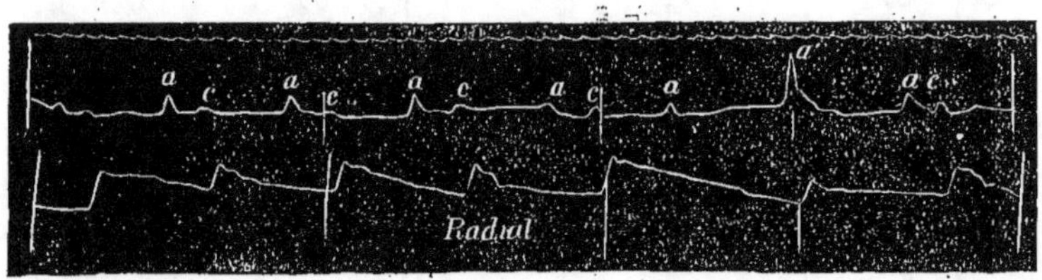

Fig. 111. — Tracé d'un cas de bloquage partiel du cœur, dû à l'influenza. La
grosse onde dans le tracé jugulaire est due à l'oreillette qui se contracte à sa
période normale au même moment où le ventricule a une contraction provenant
d'une autre source (battement ventriculaire sauté).

bloquage partiel, et il y a un battement ventriculaire sauté qui
se produit pendant la systole auriculaire. Le caractère du battement ventriculaire est le même que les autres battements normaux du cœur, de sorte que l'on peut en conclure que l'excitation pour la contraction a dû entrer dans le cœur par la voie
normale, et que l'excitation doit avoir pris naissance dans le
nodule ou le faisceau auriculo-ventriculaire.

Dans quelques rares occasions, j'ai constaté une curieuse
irrégularité pendant laquelle le rhythme auriculaire était irrégulier, et alors se produisaient des battements nodaux. La figure 113 est un tracé de cette sorte ; il présente quelques battements dans lesquels la distance entre l'oreillette et le ventricule est si faible qu'elle indique que la contraction ventriculaire
était indépendante de l'excitation venant de l'oreillette. La
figure 114 est un électro-cardiogramme d'un cas semblable :
elle montre que occasionnellement le ventricule se contractait
indépendamment de l'oreillette, et, comme la contraction ven-

triculaire donne un électro-cardiogramme normal, on peut conclure que l'excitation pour la contraction a pris naissance ici dans le nodule ou le faisceau auriculo-ventriculaire.

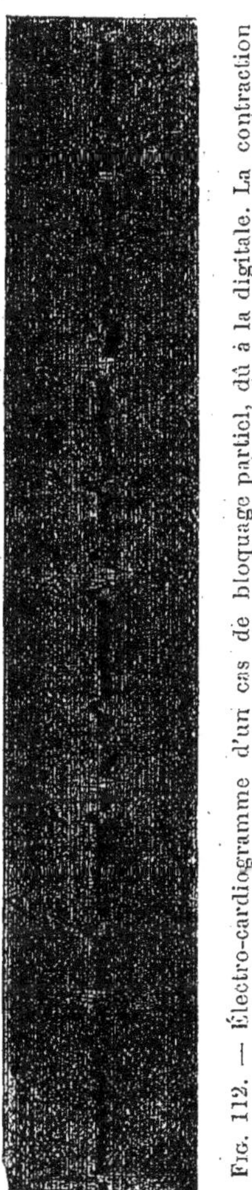

Fig. 112. — Électro-cardiogramme d'un cas de bloquage partiel, dû à la digitale. La contraction auriculaire détermine l'élévation P, et la contraction ventriculaire la ligne ascendante pointue R. Les trois ou quatre dernières contractions ventriculaires sont indépendantes des contractions auriculaires.

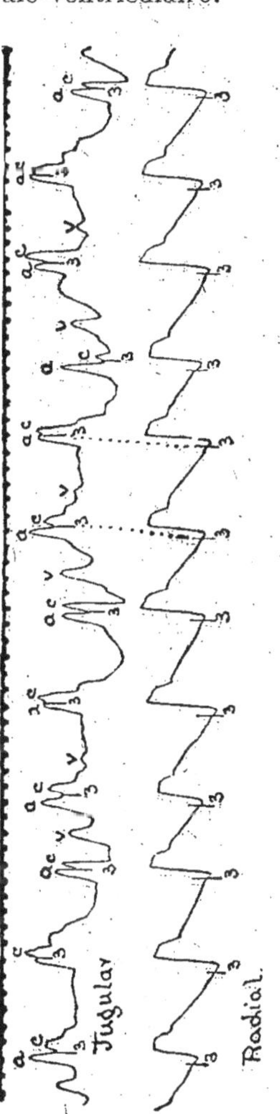

Fig. 113. — Pouls irrégulier dû à des contractions ventriculaires sautées, représenté par l'intervalle a-c raccourci.

EXTRA-SYSTOLES MULTIPLES D'ORIGINE AURICULAIRE. — Dans certains cas, on rencontre une irrégularité quelque peu confuse, ou de courtes périodes de tachycardie, qui sont dues à une série d'extra-systoles. Dans la figure 115, il y a dans la première partie du tracé un pouls bigéminé que le tracé jugulaire

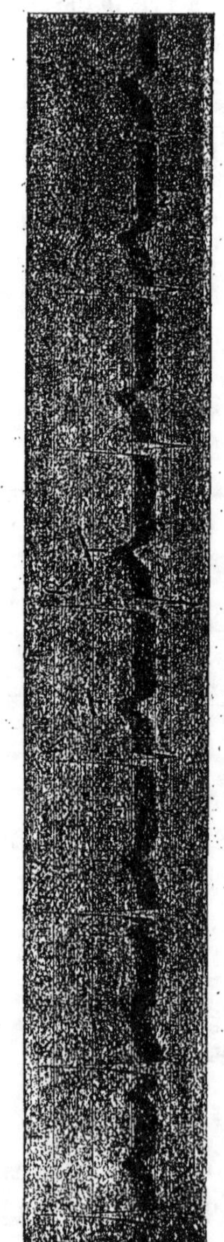

Fig. 114. — Électro-cardiogramme représentant une modification des battements du cœur après les deux premiers sbattements. Le sommet P est dû à la contraction auriculaire; et les sommets R et T sont dus au ventricule. Le troisième battement ventriculaire est indépendant de la contraction auriculaire. Après celui-ci, oreillette et ventricule se contractent ensemble (probablement un véritable rhythme nodal).

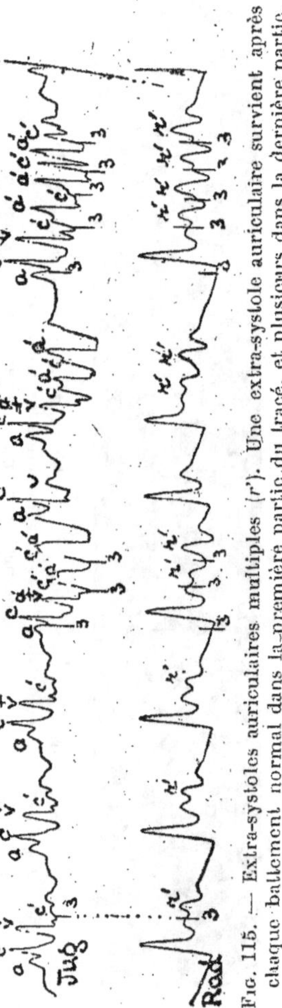

Fig. 115. — Extra-systoles auriculaires multiples (r'). Une extra-systole auriculaire survient après chaque battement normal dans la première partie du tracé, et plusieurs dans la dernière partie.

montre dû à une extra-systole auriculaire, alternant avec un battement normal. Cette partie du tracé fut prise pendant que le malade retenait sa respiration. Lorsqu'il respirait franche-

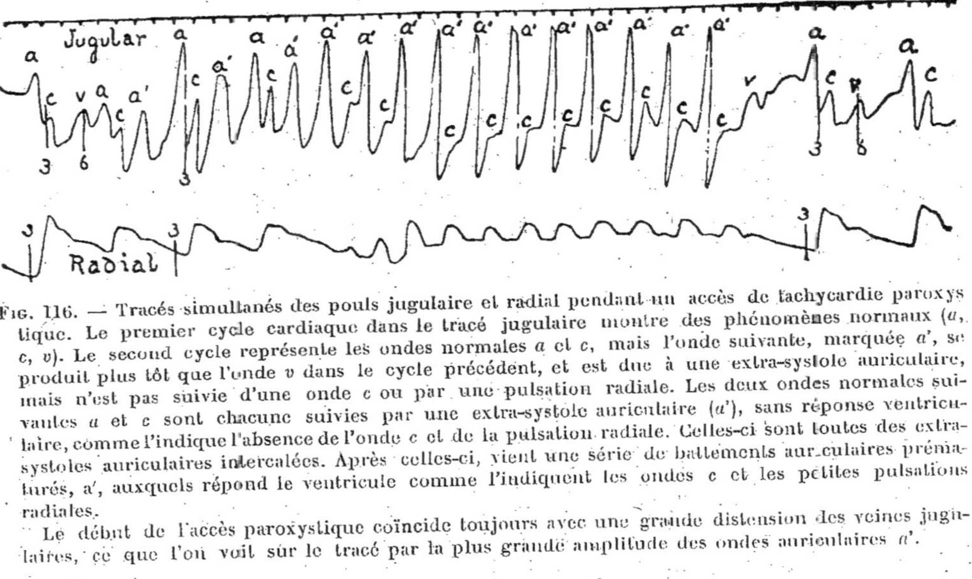

Fig. 116. — Tracés simultanés des pouls jugulaire et radial pendant un accès de tachycardie paroxystique. Le premier cycle cardiaque dans le tracé jugulaire montre des phénomènes normaux (a, c, v). Le second cycle représente les ondes normales a et c, mais l'onde suivante, marquée a', se produit plus tôt que l'onde v dans le cycle précédent, et est due à une extra-systole auriculaire, mais n'est pas suivie d'une onde c ou par une pulsation radiale. Les deux ondes normales suivantes a et c sont chacune suivies par une extra-systole auriculaire (a'), sans réponse ventriculaire, comme l'indique l'absence de l'onde c et de la pulsation radiale. Celles-ci sont toutes des extra-systoles auriculaires intercalées. Après celles-ci, vient une série de battements auriculaires prématurés, a', auxquels répond le ventricule comme l'indiquent les ondes c et les petites pulsations radiales.

Le début de l'accès paroxystique coïncide toujours avec une grande distension des veines jugulaires, ce que l'on voit sur le tracé par la plus grande amplitude des ondes auriculaires a'.

ment, à la place d'une extra-systole, deux, trois ou cinq se suivaient avant que se produisît un battement normal, comme cela se voit dans la dernière partie du tracé. On voit à peu près la même chose dans la figure 116, où une extra-systole auriculaire (a') survenait après deux battements normaux. Ces extra-systoles sont « bloquées », car elles n'ont pas de réponse de la part du ventricule. Elles sont suivies d'une série d'extra-systoles

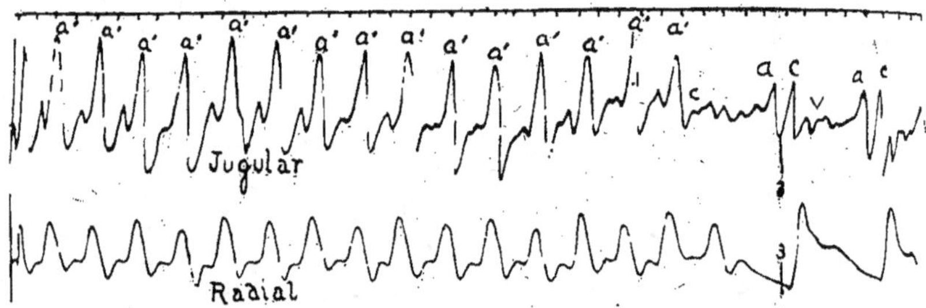

Fig. 117. — Même malade que dans la figure 116 ; à la fin d'un long accès paroxystique. Mêmes caractères que la figure 116, mais ici il y a une alternative bien marquée des pulsations radiales pendant le paroxysme.

auriculaires (a'), et le ventricule répond aux battements auriculaires anormaux, et la fin du tracé montre que le rhythme normal est repris. Chez ce malade, il survenait souvent des accès de

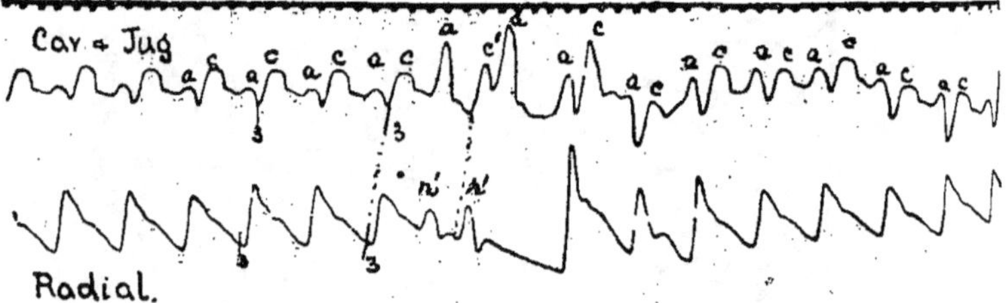

Fig. 118. — Dans ce tracé, on voit deux extra-systoles ventriculaires r' survenir en même temps.

tachycardie, durant plusieurs minutes et le pouls radial montrait alors du pouls alternant. La figure 117 représente la terminaison d'un de ces accès paroxystiques.

Extra-systoles multiples d'origine ventriculaire. — En général, il n'y a que quelques battements de cette sorte, comme dans la figure 118, où on voit que l'onde auriculaire a se produit régulièrement, pendant que deux pulsations radiales se font prématurément. Dans un cas (cas 80) avec fibrillation auricu-

laire et bloquage du cœur, des extra-systoles ventriculaires se
produisaient très fréquemment. Ce malade avait toujours conscience de leur présence, et quelquefois il sentait que quelques-
unes allaient se produire en série. Vers la fin de sa vie, il avait
des périodes pendant lesquelles les extra-systoles persistaient
pendant quelque temps, de sorte que les battements ventriculaires augmentaient subitement de 30 à 70 par minute. Lorsqu'ils
cessaient, le ventricule s'arrêtait pendant quelque temps, et à ce
moment le malade perdait connaissance et avait des convulsions.
Il sentait quand l'accès paroxystique était en train, et pouvait
nous dire quand une perte de connaissance était imminente.

Causes des extra-systoles multiples. — Jusqu'ici il n'est pas
possible de soupçonner la cause de ces extra-systoles multiples.
Il est possible qu'il y ait quelque foyer irritable dans le muscle
de l'oreillette ou du ventricule, qui soit leur point de départ. Pour
ce qui a trait aux cas ventriculaires, dans tous les cas que j'ai
observés, il y avait des signes évidents de maladie du myocarde.

Pronostic. — Dans les quelques cas de courtes attaques de
tachycardie d'origine auriculaire que j'ai vus, les sujets ne paraissent guère gênés par ce trouble particulier ; mais je n'en ai
pas vu un nombre assez grand, et je ne les ai pas suivis assez
longtemps pour formuler une opinion. Je serais tenté de considérer la forme ventriculaire comme un signe évident de dégénérescence du myocarde. Néanmoins, chaque cas doit être jugé
suivant ses particularités, et d'après les grands principes que
j'ai exposés pour l'estimation des signes obscures (chap. v).

CHAPITRE XXIX

RHYTHMES ANORMAUX

La cause des rhythmes anormaux. — Résultat du début ou de la fin d'un rhythme anormal. — L'influence des rhythmes anormaux sur le fonctionnement du cœur et leur réaction aux excitations et aux médicaments.

LA CAUSE DES RHYTHMES ANORMAUX. — Jusqu'ici nous avons considéré les irrégularités qui se produisent, quand le cœur a des battements normaux ou interrompus par intervalle par quelque battement prenant naissance en un point anormal. Comme il a été dit, différents points du muscle cardiaque ou des tissus contenus dans le muscle cardiaque peuvent être le point de départ d'une contraction ou d'une série de contractions. La raison pour laquelle ils n'exercent pas cette fonction à l'état de santé est que la rapidité de la formation de la matière excitante est plus grande au niveau du nodule sino-auriculaire qu'en tout autre point. Comme à chaque contraction, toute la matière est détruite pour un certain temps, chaque partie a à former une autre provision, et à l'état de santé, le nodule sino-auriculaire le fait très rapidement, et est par suite le point le plus excitable. Si pour une cause quelconque, quelque autre partie du cœur devient plus excitable, de telle façon qu'elle peut produire cette excitation pour la contraction plus rapidement que le nodule sino-auriculaire, c'est en cette partie que les contractions débuteront et produiront des battements occasionnels ou une série continue de battements, comme dans les extra-systoles ou la tachycardie paroxystique, ou bien si le nodule sino-auriculaire lui-même va trop lentement dans sa production d'excitation, alors quelque autre partie du cœur peut commencer avant lui

(comme dans l'extra-systole où dans les battements ventriculaires manquant), ou bien si l'excitation pour la contraction
n'arrive pas à toutes les parties du cœur, alors telle partie peut
se mettre à battre indépendamment du nodule sino-auriculaire,
comme dans le bloquage complet du cœur.

Comme nous l'avons vu, dans l'étude des extra-systoles, ces
battements anormaux peuvent naître indépendamment du nodule
sino-auriculaire, produisant des extra-systoles d'origine auriculaire, ventriculaire du nodule, et l'on a ainsi des rhythmes continus d'une origine semblable. Jusqu'à ces derniers temps, il
était impossible de reconnaître la nature d'un grand nombre des
formes de battements anormaux du cœur. Grâce aux méthodes
nouvelles et a une connaissance plus complète de la physiologie
du cœur, on peut reconnaître un nombre considérable de ces
battements anormaux, quoiqu'il en reste encore beaucoup que
nous ne pouvons encore comprendre.

RÉSULTATS DU DÉBUT OU DE LA FIN D'UN RHYTHME ANORMAL. —
Avant de décrire quelques-unes des formes les plus communes
des rhythmes anormaux continus, il convient d'attirer l'attention sur quelques-uns de leurs caractères qui ont une influence
pratique très importante sur leur aspect clinique.

Lorsqu'un rhythme cardiaque prend le pas sur un autre, si
le rhythme qui succède est plus ralenti, il y a une pause de
durée variable avant que débute le nouveau rhythme. Si, par
exemple, on prend un tracé d'un accès de tachycardie paroxystique au moment où l'accès cesse, un ou deux battements normaux seront plus lents que le rhythme normal qui est en train
(figs. 116 et 117). Dans les affections du faisceau auriculo-ventriculaire, à une certaine période, il y a simplement un retard
dans le passage de l'excitation, de l'oreillette au ventricule : à
une période plus avancée, le ventricule peut parfois ne pas répondre aux contractions auriculaires, et à la dernière période, le ventricule peut répondre seulement à chaque 2e, 4e ou 8e contraction
auriculaire. Habituellement vient un moment où l'excitation ven-

triculaire n'arrive pas à atteindre le ventricule, et le ventricule continue ces battements rares. Dès que la stimulation auriculaire n'atteint plus le ventricule, celui-ci s'arrête et cesse de se contracter pendant des périodes de durée variable. C'est à cette période que les accès de perte de connaissance et les convulsions épileptiformes sont le plus aptes à se produire (voir fig. 168).

Lorsqu'un rhythme anormal prend naissance dans le ventricule dans ce bloquage complet du cœur, la cessation du rhythme anormal est aussi suivie d'une pause, avant que le rhythme idioventriculaire soit repris (cas 80).

L'INFLUENCE DES RHYTHMES ANORMAUX SUR LE FONCTIONNEMENT DU CŒUR ET LEUR RÉACTION AUX EXCITATIONS ET AUX MÉDICAMENTS. — Bien qu'on s'occupe ici des rhythmes anormaux comme des états distincts, il faut se rappeler qu'ils sont toujours le signe d'une lésion du myocarde, et que l'avenir du malade dépend de la nature et de l'étendue de la lésion, et de la possibilité pour le cœur de maintenir l'intégrité de la circulation fixée par ce rhythme anormal. De plus, ce rhythme anormal réagit aux excitations différentes de la réaction d'un cœur anormal. Ainsi leur excitation, qui exige une plus grande activité, peut se rencontrer d'une façon différente suivant la nature du rhythme anormal, de sorte que l'on a des résultats variables chez les sujets avec la fibrillation auriculaire, la trémulation auriculaire et le bloquage du cœur. Non seulement le cœur affecté par un rhythme anormal peut répondre d'une manière différente de celle du cœur normal, mais les particularités individuelles sont si variées que l'on a quantité de réponses particulières. L'effet des rémèdes sur un cœur présentant des rhythmes anormaux est différent de celui pour le cœur normal, comme on le voit dans l'action de la digitale dans la fibrillation auriculaire, qui diffère encore de l'action de la digitale dans la trémulation auriculaire, alors que l'insensibilité du ventricule dans le bloquage du cœur, à toutes les formes d'excitations cardiaques, est un fait particulièrement remarquable.

CHAPITRE XXX

FIBRILLATION AURICULAIRE

L'importance qu'il y a a reconnaître la fibrillation auriculaire. — Le plus important des rhythmes anormaux continus est celui qui est dû à la fibrillation des oreillettes. Le fait de reconnaître cet état et les symptômes qui s'y associent est la découverte la plus importante qui ait été faite dans la pathologie fonctionnelle du cœur, et peu de médecins se rendent compte de sa signification. Les symptômes directement dus à la fibrillation auriculaire et les symptômes d'insuffisance cardiaque qu'elle détermine sont si nets et si clairs qu'il n'est pas difficile de reconnaître cet état comme une entité clinique. La reconnaître n'a pas simplement une importance académique, mais une très grande valeur pratique, car lorsqu'on reconnaît les principaux symptômes, cela nous fournit des bases pour un diagnostic certain, un pronostic formel et une ligne de thérapeu-

tique pour une grande proportion des cas d'insuffisance cardiaque grave. La grande fréquence avec laquelle elle se produit
exige que tout praticien connaisse ses symptômes, car 60 à 70
p. 100 des cas d'insuffisance cardiaque grave observés dans
la pratique, doivent l'insuffisance directement à cet état, ou
ont l'insuffisance aggravée par sa présence. Quelques-uns de ces
symptômes ont été méconnus dans le passé, tandis que d'autres n'ont pas suffisamment été pris en considération. De plus
la réponse des cœurs atteints de fibrillation auriculaire aux
remèdes diffère tellement des autres formes de fonctionnement
du cœur normal ou anormal, que le fait de reconnaître des signes
caractéristiques modifie les conceptions universellement adoptées concernant l'action des remèdes sur le cœur.

TYPE D'UN CAS PRÉSENTANT DE LA FIBRILLATION AURICULAIRE. —
Avant d'exposer en détail les traits caractéristiques de la
fibrillation auriculaire, il convient d'étudier l'espèce de cas qui
présente cet état. Le signe le plus commun est constitué par des
battements irréguliers et désordonnés du cœur. C'est cette
forme d'irrégularité constatée si fréquemment chez les personnes âgées, ou chez les sujets dont les cœurs avaient été lésés
par une infection rhumatismale antérieure. Dans cette dernière
classe, on a depuis longtemps reconnu l'association de battements irréguliers du cœur avec une sténose mitrale, et, en
raison de cette association, le pouls irrégulier est quelquefois
décrit comme le «pouls mitral» qui est bien connu des cliniciens.

Si les cœurs séniles ou rhumatismaux sont ceux qui le plus
souvent présentent cet état, il y a de nombreux cas dans lesquels la fibrillation auriculaire se produit, sans qu'il y ait d'histoire de rhumatisme, et à un âge où les altérations séniles n'existent pas à un degré marqué. La fibrillation auriculaire existe
dans la majorité des cas qui présentent de l'anasarque, ou de la
dyspnée due à de l'insuffisance cardiaque, et s'accompagnant
de pouls irrégulier. Ainsi dans le mémoire de Withering,
publié en 1784 où il rapporte les cas dans lesquels il avait ad-

ministré de la digitale avec succès, et où les symptômes d'insuffisance cardiaque étaient associés à un pouls irrégulier, dans lesquels la digitale avait agi d'une manière spéciale, il n'est pas douteux qu'il s'agit de cas avec fibrillation auriculaire. On a rapporté d'autres cas sous le nom de *delirium cordis*. Chez les sujets prédisposés à la fibrillation auriculaire, un effort violent peut la déterminer, et beaucoup de cas rapportés comme surmenage du cœur sont d'excellents exemples de fibrillation auriculaire et de l'insuffisance cardiaque qui l'accompagne.

EXPÉRIENCES PERSONNELLES POUR RECONNAITRE LA FIBRILLATION AURICULAIRE. — C'est environ vers 1890 que mon attention fut appelée pour la première fois sur ce syndrome comme entité net-

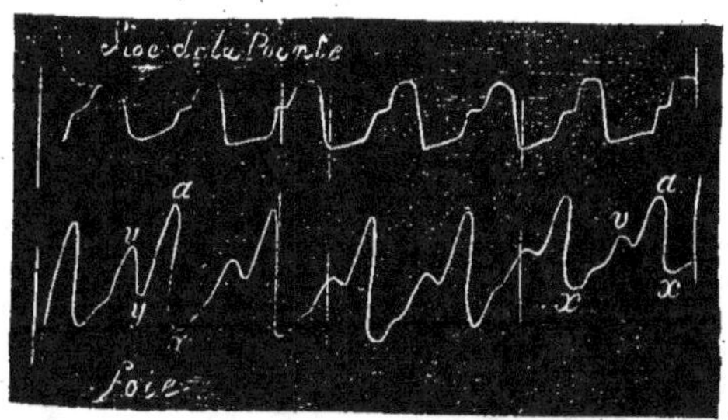

FIG. 119. — Le pouls hépatique montre une onde bien marquée (*a*) due à l'oreillette (cas 48, 1892).

tement définie. J'avais essayé de distinguer les différentes formes d'irrégularité du cœur, et je me mis à me servir du pouls jugulaire comme aide. Par ce moyen, je pus séparer la grande majorité des irrégularités en groupes définis, suivant le mécanisme de leur production, comme ils étaient révélés par les tracés des pouls jugulaire et radial. Il y avait un groupe qui se différenciait nettement de tous les autres par la présence de la forme ventriculaire du pouls veineux. Je ne pouvais arriver à comprendre la nature de ces battements du cœur dans ces cas, et comme je les constatais souvent chez des sujets qui avaient une histoire de rhumatisme, je pris le parti de surveiller les

cas individuels de cœurs rhumatismaux, pour voir quand cette
irrégularité se développait et quand le pouls veineux auriculaire se changeait en pouls veineux ventriculaire. Le sujet de
l'observation 48 fut soigné par moi en 1880, pour une attaque de rhumatisme aigu. Je l'examinai à divers intervalles

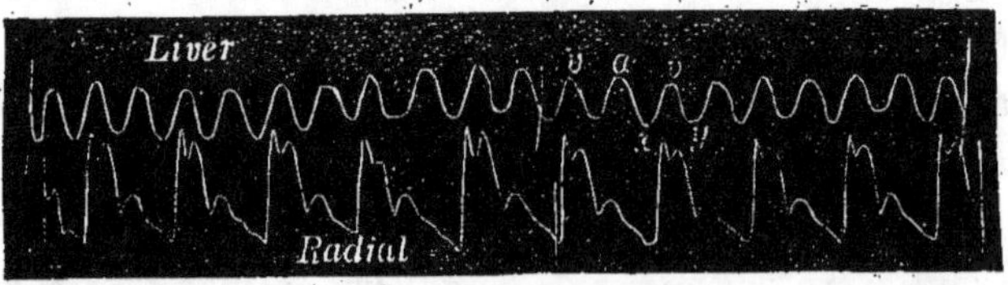

Fig. 120. — Il y a encore une onde très marquée dans l'oreillette.

jusqu'à sa mort en 1898. Jusqu'en 1897, son cœur était régulier, —sauf qu'il présentait parfois des extra-systoles ventriculaires. Ses pouls jugulaire et hépatique avaient toujours
la forme auriculaire (figs 119 et 120). Il y avait un souffle

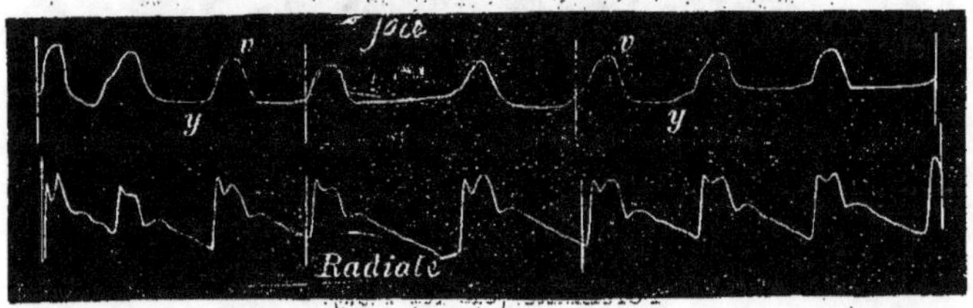

Fig. 121. — Rhythme irrégulier, caractéristique de la fibrillation auriculaire. Si
on compare avec les figures 119 et 120, on verra qu'il n'y a pas d'onde auriculaire dans le pouls hépatique et que les battements du cœur sont irréguliers
(cas 48, 1898).

présystolique très marqué. En 1897, elle devint très gravement malade avec un pouls rapide et irrégulier. Lorsque son
cœur se ralentit après une légère amélioration, je découvris que
les pouls jugulaire et hépatique avaient la forme ventriculaire
(fig. 121), que le souffle présystolique avait disparu et que le
cœur était irrégulier ; en d'autres termes, tous les signes d'activité de l'oreillette avaient disparu. Depuis cette époque, j'ai
pu confirmer ces observations, et ajouter d'autres cas qui pré-

sentaient des ondes dans les tracés de l'oreillette, de la jugulaire et de la pointe, avant que le cœur devienne irrégulier, pour
les voir disparaître au moment où se produisait l'irrégularité.
J'établis donc ainsi que tous les signes positifs de l'activité de
l'oreillette, pouvant se révéler par les méthodes cliniques, indiquaient la cessation de l'activité auriculaire dès le début de
cette irrégularité. Pendant de nombreuses années, je recherchai quelles pouvaient être les causes de la fibrillation auriculaire. Comme aux autopsies on trouvait l'oreillette distendue avec
des parois amincies, j'arrivai à conclure que la disparition des
signes de la systole auriculaire étaient dus à ce que l'oreillette
était devenue distendue, atrophiée et paralysée. J'exposai cette
opinion dans un livre sur le pouls que je publiai en 1902. Peu
après la publication de ce livre, j'eus une série de cas, dont
j'avais pu suivre une grande partie, et dans lesquels l'autopsie
montrait l'oreillette non pas amincie mais hypertrophiée. En
présence de ce fait, je vis que l'explication que j'avais donnée
n'était pas correcte, car le fait que les oreillettes étaient hyper-
trophiées indiquait qu'elles avaient dû se contracter pendant des
années au cours desquelles je suivais les malades, et alors qu'il
y avait un manque de tous les signes de l'activité auriculaire.
Comme il était évident que les oreillettes n'avaient pu se contracter pendant la période normale, c'est-à-dire immédiatement
avant la systole ventriculaire, la seule alternative était qu'elles
se contractaient pendant la période ventriculaire. Comme, dans
l'intervalle, j'avais étudié plusieurs centaines de cas, et que
j'avais vu cet état débuter dans des circonstances très variées,
particulièrement chez des sujets présentant de nombreuses
extra-systoles, j'émis l'opinion que les oreillettes et les ventricules se contractaient en même temps, et je supposai que l'excitation pour la contraction prenait naissance dans un point qui
affectait simultanément les oreillettes et les ventricules. Comme
à cette époque je ne pouvais concevoir d'autre possibilité pour
expliquer les faits, je pensai que l'excitation par la contraction
prenait naissance dans le nodule auriculo-ventriculaire et j'ap-

pelai cet état, le « rhythme nodal », et c'est sous cette étiquette que j'ai décrit les aspects cliniques de la fibrillation auriculaire dans les deux éditions précédentes de ce livre, la première datant de 1908.

Grâce à l'électro-cardiographie, on a eu une méthode plus précise pour reconnaître les contractions des cavités du cœur. Lorsqu'on eut pris des électro-cardiogrammes des cas que j'avais appelés rhythme nodal, mes observations cliniques furent vérifiées, tout au moins en ce qu'on ne constatait aucun signe de la systole auriculaire normale. Dans les cas où le cœur présentait des contractions désordonnées périodiques, et dans lesquels je pouvais démontrer qu'il existait une forme auriculaire de pouls veineux avec des battements réguliers du cœur, et avec la forme ventriculaire au moment des irrégularités, les électro-cardiogrammes montrèrent les signes d'une contraction auriculaire pendant la période normale des battements du cœur, et une disparition de la contraction normale de l'oreillette au moment de l'irrégularité, ce qui confirmait pleinement les observations que j'avais faites sur le rhythme nodal.

D'autres observateurs avaient eu aussi leur attention attirée sur les caractères cliniques de cet état. Ainsi Hering, en 1903, distingua parmi les autres irrégularités celle qui était particulière à la fibrillation auriculaire, et l'appela le *pouls irrégulier perpétuel*. Il était surtout frappé du côté physiologique de ce sujet, et il ne reconnut pas le vrai tableau clinique caractérisé par la disparition de tous les signes des battements des oreillettes. Beaucoup d'autres observateurs ont noté le pouls veineux « positif », et en l'attribuant simplement à l'insuffisance tricuspidienne, ils avaient méconnu sa réelle signification, et ne reconnurent pas ce que signifiait son apparition.

Bien que la disparition de la contraction auriculaire fût le fait qui m'embarrassait le plus, je compris que l'explication que j'en avais donnée, comme étant due à la contraction synchrone des ventricules et des oreillettes, n'était pas complètement exacte, et j'essayai d'intéresser à cette question d'autres observateurs, qui pourraient faire des recherches expérimentales et trouver, si possible, ce que faisait l'oreillette. Cushny fut le premier à supposer que la fibrillation auriculaire pouvait être un facteur clinique important : et avec Edmonds en 1906, il attira l'attention sur la ressemblance que présentent les tracés de la radiale dans un cas de tachycardie paroxystique chez l'homme avec les tracés, puis sur un chien chez lequel on avait produit expérimentalement la fibrillation auriculaire. En lisant cette communication, je fus frappé par cette idée, et en 1906, dans une visite que me fit le professeur Cushny à Burnley, nous discutâmes ensemble la probabilité que la fibrillation auriculaire soit la cause de l'irrégularité du cœur dans certains cas de « rhythme nodal », et il admit que certaines petites ondes que j'avais observées dans un cas de pouls jugulaire (fig. 122) étaient dues à la fibrillation de l'oreillette.

En 1907, je publiai des tracés en admettant cette explication, mais je ne saisis pas la réelle signification de ce qu'était la fibrillation auriculaire : je pensais que c'était là un phénomène passager, et je rejetai cette idée pendant plusieurs années que ce fût là l'explication à donner pour ces cas. Lewis avait poursuivi ses recherches cliniques et expérimentales sur la nature de l'irrégularité du cœur, et avait reproduit chez le chien la fibrillation expérimentale. En 1909, il prit des tracés des pouls artériels et veineux. Il constata que avec le début de la fibrillation, le pouls artériel devenait irrégulier, et que le pouls veineux passait de la forme auriculaire à la forme ventriculaire.

Poursuivant ses investigations plus loin, Lewis put découvrir dans l'électro-cardiogramme de la fibrillation produite expérimentalement certaines oscillations pendant la diastole ventriculaire, qui étaient produites par l'oreillette en état de fibrillation. En examinant avec plus de soin les électro-cardiogrammes des cas typiques de rhythme nodal que je lui avais envoyés, il trouva que ces oscillations étaient aussi indiquées, et démontra qu'elles correspondaient aux petites ondes que j'avais notées dans le pouls jugulaire.

Quand Lewis me communiqua ces faits, je n'hésitai pas à abandonner mes théories et à reconnaître que ces cas devaient leur irrégularité à la fibrillation auriculaire, et maintenant j'admets que la raison pour laquelle disparaissent ces signes de l'activité auriculaire, auxquels j'avais fait allusion, est que l'oreillette cesse d'agir comme cavité qui se contracte.

D'une façon tout à fait indépendante, en 1909, Rothberger et Winterberg avaient attiré l'attention sur ce fait que dans *le pouls irrégulier perpétuel* l'électro-cardiogramme correspondait à celui de la fibrillation auriculaire expérimentale.

Dans les recherches que j'avais poursuivies pendant de si nombreuses années, je ne m'étais pas simplement contenté de découvrir le mécanisme par lequel se produisaient les irrégularités, mais j'avais constamment en vue l'influence que cet état pouvait avoir sur l'état actuel et futur du sujet, et quelles indications en découlaient pour le traitement. Dans ce but, je notai soigneusement toutes les indications concomitantes, telles que l'histoire du malade, le volume du cœur, le degré de l'insuffisance cardiaque, la façon de répondre au traitement et l'évolution ultérieure du cas. Il en est résulté que, bien que je n'aie pas toujours réussi à reconnaître la nature essentielle de l'altération du rhythme cardiaque, grâce aux notes que j'ai prises sur mes nombreux malades, parmi lesquels il y en a que j'ai pu suivre pendant de nombreuses années, j'ai pu étudier beaucoup des signes caractéristiques de ce groupe et reconnaître les caractères cliniques.

Jusqu'en 1908, ces observations ont été prises dans ma clientèle. Depuis 1909, j'ai étudié à nouveau ce sujet d'abord à l'hôpital Mount Vernon, puis au London Hospital, avec l'assistance de mes collègues, et nous avons pu vérifier les principaux points que j'avais reconnus antérieurement, et nous avons étendu le champ de nos observations. Bien que nous puissions actuellement reconnaître beaucoup des caractères importants de cet état, il y a encore beaucoup à faire pour connaître exactement les modifications des battements du cœur liés à un nouveau ryhthme.

Qu'est-ce que la fibrillation auriculaire. — Le terme « fibrillation » s'applique à un état particulier des fibres musculaires cardiaques. Dans cet état, toutes les fibres musculaires, au lieu de se contracter simultanément et suivant un certain ordre pendant la systole, se contractent rapidement et indépendamment l'une de l'autre. Lorsque l'oreillette est en état de fibrillation, elle présente un aspect tout à fait différent de celui qu'elle a lorsqu'elle se contracte normalement.

« Les parois de l'oreillette sont dans la position diastolique : une systole soit complète, soit partielle, ne se fait jamais : la paroi, d'une façon générale, est à l'état de repos, mais à un examen attentif du muscle, on constate un état d'activité très prononcé : elle apparaît vivante avec un mouvement ; des secousses ténues, rapides et constantes ou des mouvements ondulatoires s'observent dans une multitude de petites zones à sa surface. » (Lewis.)

Lorsque le ventricule devient en état de fibrillation, la circulation s'arrête immédiatement, et Mc. William a supposé que c'est probablement là la cause de la mort subite chez l'homme. Lorsque l'oreillette devient en état de fibrillation, la mort ne s'ensuit pas, car la fibrillation ne peut pas passer à travers le faisceau qui relie l'oreillette au ventricule.

États déterminant la fibrillation auriculaire. — Expérimentalement, on produit la fibrillation auriculaire par une excitation électrique de la paroi des oreillettes. Dans le cœur humain, elle se produit dans des conditions variables et est probablement due à une altération de la nutrition du muscle. Ainsi, en 1892, je la constatai chez un sujet convalescent d'une longue attaque de rhumatisme aigu, et il n'y avait pas d'autre signe qui indiquât que le cœur soit affecté autrement. L'accès cessa au bout de quelques heures, et ce jeune homme a grandi

et est devenu un homme fait sans qu'il présente une lésion du
cœur. Je l'ai vu se produire dans le cœur dans la pneumonie,
soit pendant la maladie, soit pendant la convalescence, avec des
résultats désastreux dans les deux cas. Dans certains cas prédisposés, elle peut être produite par la digitale. Je l'ai vu survenir d'une façon intermittente dans un cas fatal d'endocardite
infectieuse. Price l'a vu se développer dans un cas fatal de
diphtérie, et G. A. Sutherland dans un accès grave de rhumatisme articulaire aigu.

Dans ces cas, l'autopsie démontrait l'existence de modifications inflammatoires très prononcées dans les parois de l'oreillette.

Un effort, parfois léger, parfois violent peut provoquer la
fibrillation auriculaire. Cela se voit surtout fréquemment chez
les sujets âgés ou d'âge moyen, ou chez ceux atteints d'une
affection rhumatismale ancienne. Ainsi, un de nos confrères,
vigoureux et bien portant, âgé de 50 ans, courut rapidement
pendant 200 mètres et fut pris d'un accès qui dura deux heures·
Cela se passait, il y a dix ans, et actuellement il se porte bien
et fait activement de la clientèle. Dans beaucoup de cas, ces
accès qui ne durent que peu de temps sont aptes à se reproduire avec une fréquence croissante jusqu'à ce qu'elles deviennent permanentes. Lorsqu'elles surviennent d'une façon intermittente, elles sont souvent provoquées par un effort, bien
que, souvent, elles se produisent sans cause apparente. Ainsi,
chez un sujet que je soignai à l'hôpital Mount Vernon, on pouvait constater que le cœur battait d'une façon irrégulière plusieurs fois par jour, pendant une période durant d'une demi-
·heure à deux heures. Cette irrégularité était due à la fibrillation
auriculaire, comme le montrèrent les tracés du polygraphe et
de l'électro-cardiographe. Le malade n'avait nullement conscience de cette irrégularité, et il n'y avait aucune cause connue
pour la déterminer.

Nous ne sommes pas encore en état de dire, avec une précision suffisante, la nature des lésions des parois cardiaques qui

favorisent le développement de la fibrillation auriculaire. Dans les cœurs que j'ai examinés et qui présentèrent de la fibrillation auriculaire pendant la vie, on a trouvé dans l'oreillette et le ventricule une augmentation du tissu fibreux et des cellules à noyaux dans les parois musculaires (voir les cas 48, 47 et 51).

Dans la plupart des cas, il y a probablement quelque lésion définie qui prédispose à cet état, et elle a besoin d'une excitation spéciale appropriée pour la provoquer. Cette excitation peut être d'espèce très variée ; si souvent le début peut être rapporté à un effort corporel violent, souvent elle se produit sans qu'il y ait eu un effort excessif. Actuellement on peut seulement dire qu'un état de prédisposition est dû à certaines lésions organiques de la paroi musculaire de l'oreillette.

Durée de la fibrillation auriculaire. — Dans la majorité des cas, lorsque la fibrillation auriculaire s'établit, elle continue pendant le reste de la vie de l'individu. J'ai suivi des cas pendant plus de 13 ans avec la fibrillation auriculaire persistante (voir cas 43). Dans beaucoup de cas, elle peut apparaître pour quelques heures, et peut ne jamais revenir, ou bien elle peut se reproduire à de rares intervalles pendant quelques semaines, des mois, puis disparaître. Beaucoup de cas de tachycardie paroxystique doivent leurs paroxysmes à la fibrillation auriculaire et, dans ces cas, elle peut durer quelques secondes, un jour ou deux ou même des mois (voir cas 51). En général, cependant, lorsque son apparition est intermittente, la tendance à se reproduire devient plus accentuée, jusqu'à ce que, finalement, elle s'établisse d'une façon définitive.

Effet sur les ventricules. — Dans la fibrillation de l'oreillette, l'excitation pour la contraction ne prend plus naissance dans le nodule sino-auriculaire, mais dans les fibres à l'état de fibrillation de l'oreillette, et est transmise au nodule auriculo-ventriculaire d'une façon irrégulière. Il est probable que la façon dont est affecté le ventricule dépend de la propriété que

possèdent le nodule et le faisceau de recevoir et de transmettre
les excitations auriculaires : car, dans quelques-uns de mes cas,
j'ai constaté que la fréquence des battements du ventricule était
très variable, ceux-ci étant quelquefois rapides et quelquefois
ralentis (voir les cas 44, 51 et 54). On pourrait supposer qu'avec
l'établissement de la fibrillation auriculaire, le ventricule prend
un rhythme qui lui est propre, et, à vrai dire, à une certaine
période de mes recherches, j'avais pensé à un rhythme idio-ven-
triculaire. Mais, dans l'expérimentation, lorsque la fibrillation
a été établie, si le faisceau vient à être sectionné, la fréquence
des battements ventriculaires est modifiée, et le ventricule
prend son rhythme particulier ralenti.

Fréquence des battements. — Au moment où s'établit la
fibrillation, on constate fréquemment des modifications dans
la fréquence des battements et le rhythme du ventricule, et
dans le volume du cœur. Dans de nombreux cas, j'ai découvert
ces modifications rapidement après le début de la fibrillation.
J'ai trouvé de très grandes différences dans le nombre des
battements, allant de 40 à 130 battements par minute. Ce n'est
que, très rarement, que l'on a l'occasion de voir le début de la
fibrillation auriculaire, car le plus souvent le malade n'a pas
conscience du changement du rhythme de son cœur, bien que,
quelquefois, quelques-uns éprouvent une sensation particulière de
trémulation. Le malade peut nous consulter pour des malaises qui
peuvent apparaître tôt ou tard, et habituellement, on constate
une notable accélération des battements du cœur, généralement de
110 à 140 par minute et au-dessus. J'ai vu quelques cas où, au
début de la fibrillation auriculaire, les battements étaient plus
lents. Lorsque la fibrillation est le résultat de l'administration
de la digitale, les battements sont ralentis (cas 92). Si la digitale ralentit le cœur en état de fibrillation grâce à son action
sur le nerf vague et sur le faisceau auriculo-ventriculaire, on
peut supposer que le ralentissement résulte de quelque affection du faisceau auriculo-ventriculaire. Pour confirmer cette

opinion, j'ai observé, pendant beaucoup d'années, un cas dans lequel il y avait d'une façon constante un accroissement de l'intervalle entre les systoles auriculaire et ventriculaire, et, à un moment donné, il y avait un bloquage partiel du cœur. Lorsque l'oreillette du malade commença à être en état de fibrillation, les battements ventriculaires tombèrent de 60 à 40 par minute, et cette allure persista pendant neuf ans. Les cas 80 et 81 montrent un ralentissement du pouls, mais dans ces cas, il y avait un bloquage complet du cœur. Dans les cas 79, les battements du cœur tombèrent subitement à 40 par minute et étaient tout à fait réguliers : ce ralentissement persista pendant quinze jours, puis subitement les battements s'accélérèrent et l'oreillette reprit ses contractions normales. Dans ce cas, pendant que les battements étaient normaux, il n'y avait aucun signe de bloquage du cœur.

RHYTHME. — Lorsque l'oreillette passe à l'état de fibrillation, les battements du ventricule deviennent habituellement irréguliers. La modification est subite, comme le montre non seulement l'expérimentation, mais les faits cliniques, dans les cas où j'ai constaté le changement des battements du cœur. La cessation de la fibrillation peut se reconnaître par le retour à un rhythme régulier : occasionnellement, le retour s'accompagne de quelques battements irréguliers, dus à des extra-systoles. Bien que beaucoup d'auteurs parlent de cet état comme du *pouls irrégulier perpétuel*, j'ai vu un grand nombre de cas où le rhythme du ventricule était régulier (fig. 61). Dans la majorité de ces cas, les battements étaient au-dessous de 50 par minute. Dans plusieurs observations, le ralentissement régulier avait été produit par la digitale. Dans un cas que j'ai observé récemment, sous l'influence de la digitale, les battements tombèrent de 110 à 70 par minute. Avant l'administration de la digitale, le rhythme était très irrégulier, mais lorsque les battements tombèrent à 70 par minute, ils étaient tout à fait réguliers. Le malade ne présentait pas de pouls jugulaire, mais par l'électrocardiographe, Lewis démontra la présence de la fibrillation auriculaire.

Le caractère de l'irrégularité, comme on le voit par le pouls, est d'être tout à fait désordonné, en ce sens que l'intervalle entre les battements est très variable, deux battements successifs étant rarement de la même amplitude. Quoique, en général, il y ait une relation distincte entre l'amplitude des battements et la longueur de la pause précédente, les pauses les plus longues étant suivies de battements plus forts, souvent il n'en est pas ainsi, de forts battements suivent des pauses très courtes.

Beaucoup d'autres états produisent des irrégularités continues, ainsi faut-il être très circonspect pour se former une opinion sur l'irrégularité par elle-même.

Le volume du cœur. — Dans la grande majorité des cas, à la suite de l'établissement de la fibrillation auriculaire, il se produit une augmentation de volume du cœur. Bien que souvent les oreillettes présentent une énorme distension, il est difficile de dire, par l'examen clinique, quelle part dans cette augmentation revient aux oreillettes et quelle part est due aux ventricules.

Quand la fibrillation s'établit, l'accroissement de volume ne se produit pas immédiatement, bien que, dans quelques cas de fibrillation périodique, j'ai vu le cœur augmenter de volume en quelques heures après le début, et cette augmentation disparaître quelques heures après la cessation de la fibrillation. En général, une petite modification de volume du cœur se produit tout d'abord, et si le cœur est en état de maintenir une circulation suffisante, ce n'est qu'en quelques années qu'on peut constater une légère augmentation de volume. Dans la majorité des cas, le cœur ne peut pas fonctionner normalement, de sorte que graduellement la force du cœur va en s'épuisant, et il en résulte une augmentation du volume. Par un traitement approprié, on peut voir se produire une diminution considérable mais cela n'est pas constant. J'ai été surpris de sa persistance dans

des cas de fibrillation auriculaire ancienne, dans lesquels une
amélioration frappante de l'état du cœur s'était produite à la
suite du traitement. Dans la plupart des cas que j'ai soigneusement étudiés à l'hôpital Mount Vernon et au London Hospital, je n'ai pas pu constater de diminution de volume du cœur
chez des malades qui avaient eu de l'insuffisance cardiaque
grave, et avaient été améliorés d'une manière étonnante.

LE POULS JUGULAIRE DANS LA FIBRILLATION AURICULAIRE. —
L'amplitude du pouls jugulaire est extrêmement variable, suivant les différents cas, et chez quelques sujets, à des moments
différents. Cela est en grande partie dû au degré de distension
du côté droit du cœur et des grosses veines, et aussi à la fréquence des battements du cœur. Dans quelques cœurs à battements ralentis, on voit de grosses ondes se propageant au cou
à chaque contraction du ventricule, et il n'est pas difficile de
reconnaître leur nature (figs 59 et 60). Dans d'autres cœurs
battant plus rapidement, ces ondes sont aussi évidentes ; on ne
peut pas toujours être sûr de leur nature par l'inspection seule,
mais sur un tracé, on reconnaît qu'elles ont la forme ventriculaire. Lorsque les veines sont moins engorgées et que les battements sont rapides, il est tout à fait impossible de différencier les ondes qui peuvent apparaître dans les veines. Même
sur un tracé, on peut éprouver quelque difficulté, mais si le
moment d'apparition des ondes est soigneusement répéré dans
le cycle cardiaque suivant la manière déjà indiquée (p. 226), en
général on peut reconnaître les caractères du tracé. Dans beaucoup de cas, le caractère des ondes ventriculaires présente une
différence curieuse. Ainsi quelques battements lents peuvent
présenter une onde très haute en même temps que le pouls carotidien (marqué *c* dans les tracés), et une grande ligne de descente au milieu de la systole du ventricule, avec une onde vers
la fin de la systole, qui se termine, comme toujours, avec l'ouverture des valves tricuspides (ligne perpendiculaire 6). Si les
battements sont plus rapides, la ligne de descente au milieu de

la systole disparaît, et on voit l'onde caractéristique du pouls
veineux ventriculaire. La ligne de descente est due au tiraillement du septum auriculo-ventriculaire pendant la systole ventriculaire.

Ondes de fibrillation. — Il y a un caractère additionnel
qui a de la valeur pour reconnaître la présence de la fibrillation

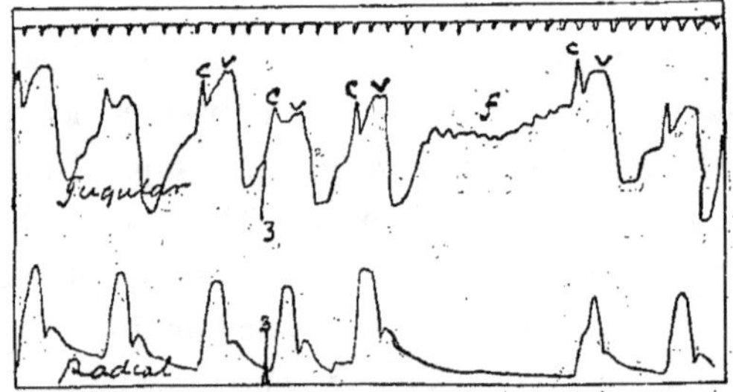

Fig. 122. — Tracé d'un malade présentant de la fibrillation auriculaire avec
de petites ondes fibrillaires (*f*) dans le tracé jugulaire « cas 44 ».

auriculaire, c'est la présence de petites ondes dues en quelque
sorte à l'oreillette en état de fibrillation. Elles n'existent pas
dans chaque cas, et elles ne sont pas toujours perceptibles dans

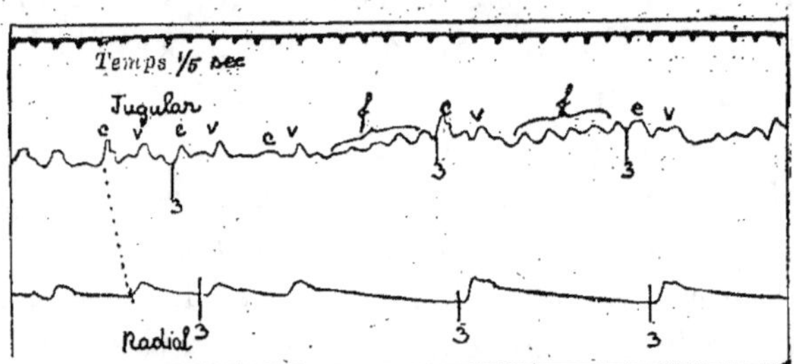

Fig. 123. — Le tracé jugulaire présente des ondes fibrillaires plus accentuées (*f*).

les cas où elles existent. Lorsqu'elles sont présentes, on les voit
surtout pendant ces longues pauses du ventricule, qui sont si
fréquentes dans la fibrillation auriculaire. Ces ondes de fibrillation sont de volume variable, quelquefois très peu prononcées,
comme dans la figure 122, et quelquefois très volumineuses,

comme dans la figure 123. Dans la figure 124, on verra qu'elles
varient de volume et de durée
suivant les divers moments.

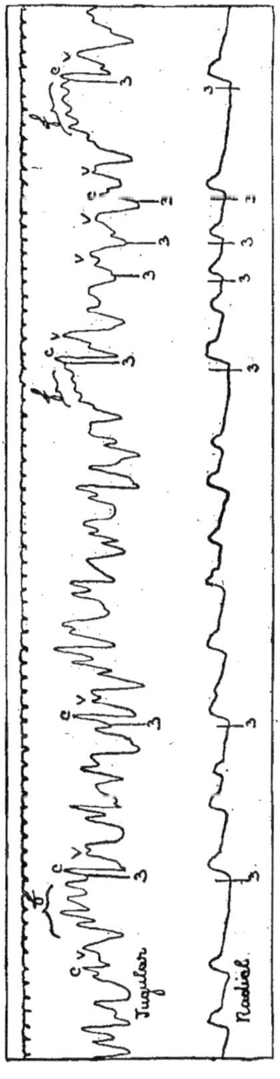

L'ÉLECTRO-CARDIOGRAMME DANS LA FIBRILLATION AURICULAIRE. —

Alors que l'électro-cardiogramme
normal présente des caractères
semblables à ceux de la figure 16,
on peut obtenir un grand nombre de différences, chacune due à
quelque anomalie de l'activité
cardiaque. En ce qui concerne l'é-
lectro-cardiogramme de la fibrillation auriculaire, outre les irrégularités de la contraction des ventricules, les tracés présentent quelques signes très caractéristiques,
dont le plus important est la disparition totale de l'élévation P,
due à l'oreillette (fig. 20).

Les variations R. et T. dues
au ventricule, conservent leur
forme caractéristique. Entre les
battements ventriculaires, les
tracés peuvent présenter une série
de petits mouvements que nous
savons maintenant reconnaître
comme dus à l'état de fibrillation
du muscle de la paroi auriculaire.
Cette absence de mouvements au-
riculaires et la présence des mouvements pendant la diastole
ventriculaire sont les signes qui nous permettent de reconnaître
la fibrillation auriculaire dans le tracé électro-cardiographique.
De plus, il y a le rhythme désordonné caractéristique.

FIG. 124. — Le tracé jugulaire montre des ondes fibrillaires (f) de dimension variable.

Le docteur Lewis me dit, que les petits mouvements indiqués sur l'électro-cardiogramme ne sont pas constants mais que dans chaque cas, ils apparaissent et disparaissent sans raison apparente. En cela, ils diffèrent de ceux de la trémulation auriculaire qui sont constants. Il semble qu'il existe quelque rapport entre ces mouvements et les ondes de fibrillation du tracé jugulaire, et comme celles-ci apparaissent et disparaissent, sans qu'on puisse se l'expliquer, il est probable que tous deux dépendent du même facteur.

MODIFICATIONS DES SOUFFLES CARDIAQUES. — J'ai déjà étudié les signes de l'activité auriculaire, obtenus par les méthodes graphiques et électro-cardiographiques. Les signes de l'activité auriculaire obtenus par l'examen clinique, en dehors des tracés du pouls jugulaire, sont limités au souffle de la sténose mitrale. Il ne faut pas oublier que la sténose de la valvule mitrale est un processus à évolution graduelle que l'on ne constate pas au début, et qui ne se reconnaît que lorsque s'est produit un certain degré de rétrécissement.

Ce rétrécissement empêche l'écoulement du sang de l'oreillette dans le ventricule, et donne lieu au souffle au moment de la contraction de l'oreillette. Un souffle présystolique est un signe de contraction de l'oreillette, et indique non seulement une obstruction du cours du sang de l'oreillette au ventricule, mais aussi une dégénérescence fibreuse progressive dans les valvules et autour de l'orifice mitral. Avec les progrès du rétrécissement, le souffle présystolique devient plus accentué et plus prolongé, en même temps qu'un nouveau souffle peut apparaître après le deuxième bruit. Ce souffle diastolique est dû à l'obstruction au cours du sang à travers l'orifice mitral à la fin de la systole ventriculaire. Au début il est faible et court, mais avec les progrès du rétrécissement, il s'allonge jusqu'à remplir une grande partie de la période diastolique de la révolution cardiaque et peut s'étendre jusqu'au souffle présystolique. Lorsqu'il en est ainsi, la période diastolique est entièrement occupée

par des souffles. Nous pouvons admettre que l'apparition de ce
souffle mitral diastolique est toujours un signe que le rétrécissement progressif de l'orifice mitral a atteint un stade avancé.
Mais les altérations fibreuses qui causent la sténose mitrale ne
sont pas limitées aux orifices valvulaires ; elles existent aussi
dans les parois musculaires du cœur. Ces altérations dans la
paroi de l'oreillette prédisposent à la fibrillation auriculaire, et
cela peut se produire à différentes périodes. Lorsque s'établit
la fibrillation, il se fait une modification dans le caractère des
souffles.

Si un souffle présystolique, dû à la systole auriculaire, existait avant le début de la fibrillation, il disparaît immédiatement,
lorsque le pouls devient irrégulier. Si un souffle diastolique,
dû au rétrécissement mitral a existé, il persiste parce qu'il est
causé, non pas par la systole de l'oreillette, mais par la pénétration du sang de l'oreillette dans le ventricule, lorsque le
ventricule se relâche après sa systole. Je tiens à insister sur
cette modification du caractère des souffles dans le rétrécissement mitral avec fibrillation auriculaire, car même ceux qui
ont constaté les symptômes cliniques de la fibrillation auriculaire ne semblent pas avoir compris la signification de la modification des souffles. J'ai étudié soigneusement un grand nombre de cas de rétrécissement mitral avec fibrillation auriculaire
et dans beaucoup, j'ai pu faire l'autopsie, et dans aucun d'eux,
je n'ai découvert un souffle présystolique du type crescendo.
Lorsqu'un souffle a précédé le premier bruit, il a rempli toute
la diastole, quand les battements étaient rapides. Lorsque les
battements du cœur sont rapides dans la fibrillation auriculaire,
ce souffle diastolique remplit tout l'espace entre le second et le
premier bruit, et il peut simuler et souvent il est pris pour un
souffle présystolique dû à la systole de l'oreillette : si, cependant, ce souffle est constaté pendant une des longues pauses,
qui surviennent souvent dans la plupart des cas, ou lorsque les
battements du cœur se ralentissent, on constatera que ce souffle suit le second bruit, mais qu'il s'arrête un peu avant le pre-

mier bruit, et il y a un silence immédiatement avant le premier
bruit, à la place où le souffle présystolique crescendo dû à
l'oreillette devrait apparaître.

Cela se voit dans la figure 125 sur le diagramme, où A et B
représentent les bruits et les souffles dans le rétrécissement

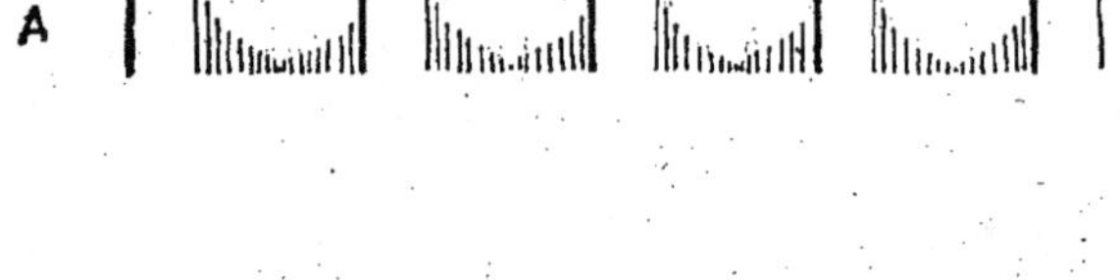

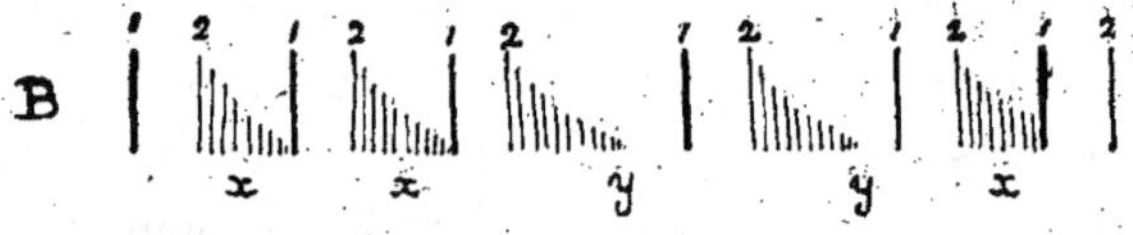

Fig. 125. — Diagramme montrant la modification des souffles dans la sténose
mitrale au moment où apparaît la fibrillation auriculaire. Les lignes perpendiculaires 1 et 2 représentent le premier et le second bruit du cœur, et l'espace
ombré entre le premier et le second bruit représente les souffles diastolique
et présystolique avec un rhythme régulier (A). En B, la fibrillation auriculaire
a déterminé l'irrégularité du rhythme, et lorsque la période diastolique est
courte comme à x, x, x, le souffle diastolique remplit tout l'intervalle. Mais
si la période diastolique est prolongée comme en y, y, le souffle diastolique ne
remplit pas toute la période, et il y a alors un silence avant le premier bruit,
alors qu'on entendait un souffle présystolique avant que la fibrillation auriculaire se soit établie.

mitral, avant et après la fibrillation auriculaire. En B, on voit
qu'il n'y a pas de souffle présystolique crescendo, et que le souffle diastolique remplit tout l'espace entre le premier et le
deuxième bruit du cœur, lorsque l'intervalle est court ($x\ x$) ;
mais lorsque l'intervalle est long ($y\ y$), le souffle diastolique
cesse avant ce premier bruit, et il y a un silence avant lui.

De ces considérations, nous pouvons, dans la grande majorité
des cas, conclure que la fibrillation auriculaire existe, lorsque
il y a un souffle mitral diastolique sans souffle présystolique.
En général, les battements irréguliers du cœur sont aussi sug-
gestifs, mais dans beaucoup de cas de rétrécissement mitral
avec fibrillation auriculaire, lorsque le malade est sous l'in-

fluence de la digitale, le cœur se ralentit et devient même tout
à fait régulier.

C'est en 1897 que je trouvai cette explication, à la suite de
l'étude du cas 48 : depuis cette époque, j'ai continué les observations et ai fréquemment vérifié le bien fondé de cette explication, mais j'ai eu de grandes difficultés à convaincre les médecins de ces faits cliniques. Le souffle qui remplit l'intervalle
entre le second et le premier bruit est toujours considéré comme
présystolique, tandis que le long souffle diastolique qui existe,
lorsque le cœur bat lentement (voir fig. 192), est souvent pris
pour un souffle aortique. Dans diverses occasions, j'ai entendu
des médecins exprimer leur surprise qu'à l'autopsie il n'y avait
pas de lésion aortique, mais un rétrécissement mitral dans les
cas s'accompagnant d'un souffle diastolique prolongé. Tout récemment, le docteur Lewis a pris, au moyen de l'électro-phono-
graphe, des tracés de cas de fibrillation auriculaire, et ses observations ont confirmé la justesse de l'explication donnée ci-
dessus.

Fibrillation auriculaire et digitale. — Les éclaircisse-
ments sur l'action des médicaments du groupe de la digitale est
un des résultats importants qu'a donnés la découverte du moyen
de reconnaître la fibrillation auriculaire comme entité clinique.
Je ne peux que brièvement rapporter quelques points que j'ai pu
élucider. Je crois que tous ceux qui ont étudié attentivement les
effets de la digitale sur le cœur humain ne peuvent pas ne pas
être frappés du désaccord des divers auteurs sur son mode d'action, son dosage, et la meilleure préparation. Dans quelques
cas, une réaction particulière que l'observateur peut avoir notée
est considérée comme un effet caractéristique de la digitale,
sans que le mécanisme de cette réaction ait pu être compris. Il
y a longtemps que j'ai été frappé des réactions variées que
j'obtenais de l'emploi de la digitale. J'ai recueilli un grand
nombre de cas : dans quelques-uns, j'ai obtenu une réaction très
nette sur le cœur, alors que dans d'autres, je n'en ai obtenu

aucune. Lorsque j'établissais des groupes dans ces cas, j'ai vu
que les raisons probables pour cette différence des réactions
avec le cœur humain, étaient que la digitale donne une réaction
variable suivant la nature des lésions que présente le cœur. Il
faut observer que si cette remarque est exacte, on peut immédiatement comprendre comment le physiologiste et le pharma-
cologue expérimentateur ont méconnu les effets les plus importants de la digitale, car, en ce qui concerne l'expérimentation
sur le cœur, on ne peut pas reproduire les états dans lesquels le
médecin doit employer le médicament.

Ce n'est pas seulement dans la fibrillation auriculaire que la
digitale donne de bons résultats, car il y a beaucoup d'autres
états dans lesquels les résultats sont aussi favorables; mais les
cas de fibrillation auriculaire sont dans une situation toute particulière pour ce qui a trait à l'action favorable de la digitale.
Tous les cas de fibrillation auriculaire ne répondent pas également : car il y a d'autres facteurs qui rendent le cœur incapable
de répondre, comme la présence d'un état fébrile, ou d'une dégénérescence fibreuse très prononcée. C'est dans certains cas,
où il persiste une grande quantité de tissu sain que l'on voit
une action vraiment spécifique. C'est depuis dix ans environ
que j'ai constaté cette réponse particulière à la digitale. Lorsque
j'ai été nommé à l'hôpital Mount Vernon et au London Hospital,
j'ai saisi l'occasion de commencer une série d'observations dans
des conditions qui permettaient de suivre cette étude avec un
soin qu'on ne peut obtenir dans la pratique ordinaire. Dans ces
observations, je donnai la même dose et le même médicament à
des malades avec ou sans fibrillation auriculaire. Sauf de rares
exceptions tous les cas qui présentaient un effet marqué sur le
cœur étaient des cas de fibrillation auriculaire : car, bien que les
autres cas montraient quelque amélioration par l'emploi du
médicament, ils ne présentaient jamais la même tendance au
ralentissement les battements du cœur.

Les effets ralentissants de la digitale se voient d'une manière frappante dans ces cas de fibrillation auriculaire, où l'in-

suffisance cardiaque s'établit avec une notable accélération des battements du cœur. La figure 126 est un excellent exemple de ces types. Le malade, chez qui ce tracé a été pris, avait une insuffisance cardiaque très prononcée ; son cœur irrégulier, battait 140 fois par minute. On lui donna 4 grammes de teinture de digitale par jour, et au bout de cinq jours, les pulsations diminuèrent comme l'indique le tableau. En même temps, le malade présenta une amélioration notable de son état général.

Le tableau de la figure 127 représente bien la différence de réaction des cœurs atteints de fibrillation auriculaire, avec ceux qui ont un rhythme normal. Dans ce tableau, on peut comparer la moyenne des battements de six cas de rétrécissement mitral avec fibrillation auriculaire avec celle de six cas de rétrécissement mitral avec le rhythme normal. Le tracé est pris un jour avant l'administration du médicament, et on voit que le nombre des battements dans les cas de fibrillation auriculaire est plus élevé que celui des cas qui ont le rhythme normal. Soit dit en passant, cette remarque a quelque intérêt : car les cas d'insuffisance cardiaque avec rétrécissement mitral et rhythme normal, ont rarement un pouls aussi rapide que ceux qui ont un rétrécissement mitral avec fibrillation auriculaire.

Dans chaque cas, on donne la teinture de digitale, à la dose de 4 grammes par jour jusqu'à production de nausée ou de vomissement.

Dans quelques cas, la digitale détermine la fibrillation auriculaire. Lorsque cela se produit, le nombre des battements du ventricule est très diminué (voir cas 92).

Effets sur l'activité du cœur. — Beaucoup de malades, chez qui s'est établie la fibrillation auriculaire, avaient des lésions du cœur qui diminuaient son activité. Chez tous l'apparition de la fibrillation auriculaire accentuait cette diminution, et les symptômes de l'insuffisance cardiaque étaient augmentés. Chez d'autres, lorsqu'il n'y avait qu'une légère diminution de

l'activité du cœur, l'installation de la fibrillation auriculaire
déterminait rapidement des symptômes très graves d'insuffisance
cardiaque tandis, que chez d'autres, on n'observait qu'une faible
différence. Ce n'est que dans peu de cas que la fibrillation auriculaire provoquait un peu de gêne dans le travail du cœur.

Les symptômes de l'insuffisance cardiaque se développent

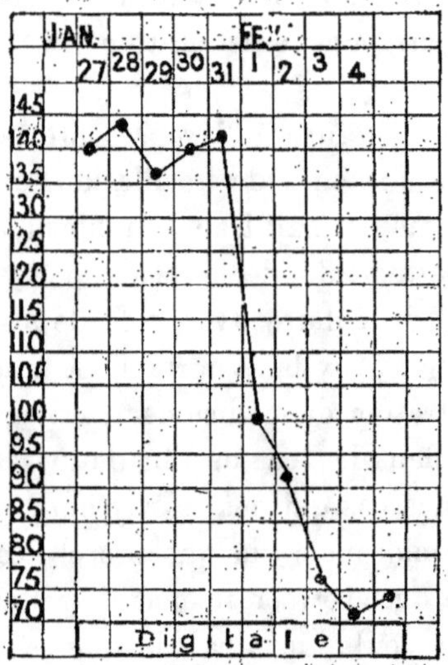

Fig. 126. — Tableau montrant une réaction typique de la digitale dans un cas
de fibrillation auriculaire avec insuffisance cardiaque grave. L'administration
de la digitale commença le 27 janvier, à la dose de 15 gouttes 4 fois par jour.

surtout dans les cas où la modification des battements de l'oreillette a affecté le ventricule, surtout en augmentant le nombre de
ses battements. Dans peu de cas, on observe une limitation de
l'action du cœur en réponse à l'effort, avec des battements du
cœur relativement lents.

Les symptômes d'insuffisance cardiaque, qui se produisent
habituellement, sont de la même espèce que ceux qui se développent dans l'insuffisance cardiaque provenant d'autres causes :
par exemple, la brièveté de la respiration par l'effort, et la
conscience des battements du cœur, particulièrement lorsqu'on
fait un effort. Si l'insuffisance cardiaque augmente, il se pro-

duit de l'œdème des jambes et des poumons ; la face devient cyanosée, le malade ne peut rester étendu dans son lit et a besoin d'être maintenu assis ; le foie augmente de volume, les

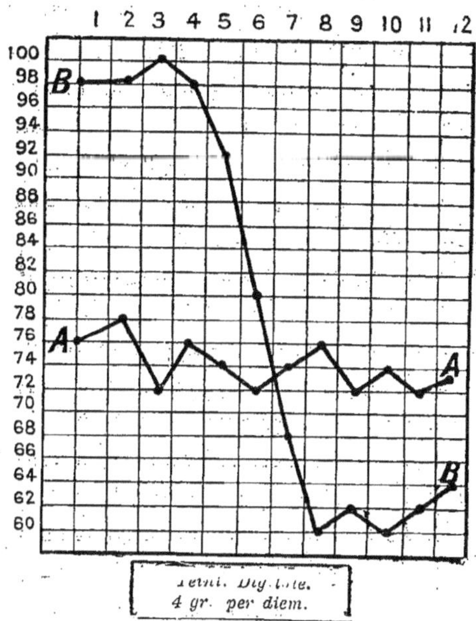

Fig. 127. — Tableau représentant les effets de mêmes doses de teinture de digitale dans six cas de rétrécissement mitral avec le rhythme normal (A), et six cas de rétrécissement mitral avec fibrillation auriculaire (B). Les chiffres sur le côté indiquent le nombre des battements du cœur : à la partie supérieure, les jours. Dans chaque cas, la digitale fut continuée jusqu'à que le cœur soit ralenti, ou jusqu'à production de nausée ou de vomissement. La quantité moyenne avant d'obtenir un effet fut de 28 grammes (4 grammes par jour). Cette dose n'avait que peu ou pas d'effet sur les battements du cœur chez les malades avec le rhythme normal (A), tandis qu'il y avait une diminution rapide du nombre des battements chez les sujets ayant de la fibrillation auriculaire (B).

veines du cou sont engorgées et présentent une pulsation très marquée. En même temps que ces modifications, on peut constater de la dilatation du cœur et une augmentation accentuée des battements du cœur. En général, ces symptômes s'établissent lentement et graduellement ; parfois ils peuvent se développer rapidement, et ils disparaissent vite, si le cœur revient à son rhythme normal.

CAUSES DE L'INSUFFISANCE CARDIAQUE DANS LA FIBRILLATION AU-
RICULAIRE. — Quelle que soit la manière dont s'établit la fibrillation auriculaire, elle détermine une gêne pour le ventricule
dans son travail, et vraisemblablement, le degré d'insuffisance
cardiaque qui en résulte dépend de l'étendue de la lésion concomitante du ventricule, et de la proportion de la gêne due à la
lésion valvulaire qui peut exister. Il n'est pas douteux que l'action normale de l'oreillette, en réglant la quantité de sang à
envoyer au ventricule, et en lui transmettant l'excitation normale, détermine une action plus efficace du ventricule qu'une
excitation variable et irrégulière à la contraction. Lorsque le
ventricule reçoit une excitation rapide et irrégulière à la contraction, il se produit un épuisement graduel de la force du ventricule, et il se développe des signes d'insuffisance cardiaque.
Dans les cas qui se sont aggravés et ont abouti à la mort, où
j'ai pu faire l'autopsie, on a trouvé une dégénérescence fibreuse
très prononcée du muscle cardiaque (cas 49 et 51). D'un autre
côté, j'ai vu tant de sujets avec de la fibrillation auriculaire qui
ont mené une vie très active, se livrant à des travaux pénibles
que j'en conclus que chez eux le muscle du ventricule n'avait pas
été sérieusement endommagé (cas 44).

CARACTÈRES CLINIQUES. L'HISTOIRE DU MALADE. — Très variables
sont les états qui déterminent la fibrillation auriculaire ; mais
il y a deux classes parmi lesquelles elle est très fréquente ; à
savoir, les malades avec une affection cardiaque consécutive à
du rhumatisme articulaire aigu (souvent associé à du rétrécissement mitral), et les sujets âgés avec de la dégénérescence,
dite « sénile ». On peut la constater chez les sujets jeunes et
d'âge moyen, n'ayant aucune histoire d'infection. C'est l'habitude, dans les cas de cœur rhumatisant, de ne tenir compte
que des lésions valvulaires, alors que en réalité, l'élément vraiment sérieux est la lésion lente et insidieuse qui a débuté
dans le muscle au cours de l'accès aigu de rhumatisme, et qui,
finalement, provoque la fibrillation auriculaire.

LES SENSATIONS DES MALADES. — Beaucoup de sujets sentent leur cœur, lorsqu'il n'a plus son rhythme normal. Ainsi les extra-systoles sont quelquefois perçues par la sensation que donne la longue pause ou par le fort battement qui suit la pause. Les malades exposés à avoir des accès de tachycardie pa-roxystique sentent l'accès par la sensation de trémulation dans la poitrine. Lorsque les accès de tachycardie sont dus à la fibrillation auriculaire, cette trémulation existe aussi ; mais habituellement, ce n'est pas une sensation continue de trémula-tion, mais elle est interrompue par des sensations de choc vio-lent, dues au développement occasionnel de forts battements. Dans les cas de fibrillation auriculaire, on a souvent conscience des battements du cœur, et le malade sent la trémulation et les battements irréguliers. Dans beaucoup de cas, lorsque le cœur bat régulièrement et efficacement, les sensations ne sont pas perçues, à moins que le cœur soit soumis à un effort ou qu'il commence à fléchir.

CARACTÈRE DU POULS. — C'est par le pouls que le clinicien peut le plus facilement reconnaître cet état : le pouls est en effet irrégulier, et d'une irrégularité désordonnée. Les irrégu-larités, en dehors de celles dues à la fibrillation auriculaire, ont un caractère distinctif, comme l'irrégularité du cœur chez les jeunes sujets où les variations coïncident avec les phases de la respiration, comme le pouls intermittent, ou le cœur irrégulier par extra-systoles, l'irrégularité se terminant par un pouls ré-gulier autrement, sauf s'il alterne avec un battement normal. Dans la fibrillation auriculaire, en général, les pauses entre les battements varient continuellement ; deux battements successifs sont rarement de la même force, ou bien les pauses entre les battements n'ont jamais la même durée. Le caractère de ces irré-gularités se voit encore mieux sur les tracés de la radiale dans les figures 59, 60, 64, 122, 123 et 124.

SYMPTÔMES D'INSUFFISANCE CARDIAQUE. — Le signe qui habituellement attire l'attention sur la fibrillation auriculaire est la sensation que le malade éprouve de la limitation de son activité cardiaque. Les signes de limitation ne sont cependant pas particuliers ou caractéristiques de la fibrillation auriculaire, mais ils sont communs à l'insuffisance cardiaque produite par d'autres états. Ces signes d'insuffisance cardiaque peuvent varier depuis une légère dyspnée d'effort à une dyspnée très accentuée s'accompagnant d'anasarque, d'augmentation de volume du foie et des autres symptômes d'insuffisance cardiaque grave.

En général, le début des symptômes d'insuffisance cardiaque est lent et graduel, dû jusqu'à un certain point à ce que le sujet continue à mener la même existence, bien que son cœur soit gêné dans son activité normale. D'autre part, le début de l'insuffisance cardiaque peut être très rapide. En quelques heures après le début de la fibrillation auriculaire, le malaise du malade peut être très accentué, sa physionomie indique sa souffrance, le cœur est dilaté, il a de l'orthopnée et il a un sentiment d'être très fatigué. J'ai vu ces phénomènes se développer rapidement dans des cas où la fibrillation se développait d'une façon intermittente, et l'amélioration éprouvée par le malade, lorsque le cœur reprenait son rhythme normal, était aussi remarquable et frappante que le début de son malaise. Immédiatement le malade se rend compte que les battements du cœur se modifient : il respire plus facilement et le sentiment de malaise disparaît. En quelques heures le cœur et le foie diminuent de volume, la cyanose de la face a disparu et la sensibilité douloureuse de la paroi thoracique et de la région du foie disparaît.

Dans beaucoup de cas, la persistance de l'insuffisance cardiaque s'accompagne d'amaigrissement, le malade perd parfois beaucoup de poids en quelques mois. En outre, il y a souvent un peu de rougeur des pommettes, rougeur généralement foncée, et parfois une légère teinte subictérique. Ces symptômes, quand ils s'accompagnent d'une augmentation de volume du foie, peuvent être pris pour un sarcome du foie.

Fibrillation auriculaire et angine de poitrine. — Parmi les signes les plus communs de l'insuffisance cardiaque, il en est un que j'ai rarement constaté, c'est de véritables accès d'angine de poitrine. Comme je l'ai déjà dit, la douleur et l'hyperalgésie sont fréquentes dans l'insuffisance cardiaque associée à la fibrillation auriculaire, et ce n'est que dans peu de cas que j'ai observé des accès typiques d'angine de poitrine. Dans un certain nombre de cas où le malade avait eu de l'angine de poitrine, les accès cessaient quand s'établissait la fibrillation auriculaire. Il est inutile d'ajouter que dans ces cas, l'installation de la fibrillation auriculaire amenait une gêne telle dans le travail du cœur, que l'état des malades allait en empirant et qu'ils ne survivaient que quelques mois. Le début de la fibrillation peut être associée à l'angine de poitrine (cas 50).

Pronostic. — Il faut se rappeler que la fibrillation auriculaire est en réalité un symptôme d'une lésion du myocarde, et que pour être logique, on ne doit la considérer qu'au point de vue d'une affection du myocarde. Actuellement nous connaissons si peu les maladies du myocarde que nous sommes obligés de considérer un symptôme comme s'il était la maladie elle-même. Aussi illogique qu'elle paraisse, cette considération a cependant son importance, car le développement de la fibrillation auriculaire amène un tel changement dans l'action du cœur, troublant son activité, réagissant sur le ventricule, et modifiant sa manière d'être vis-à-vis des médicaments que nous sommes obligés de la considérer comme un état spécial. Si l'on considère la variation des états qui déterminent la fibrillation auriculaire, il est difficile de discuter brièvement sa signification pronostique. En énumérant les lésions pathologiques qui lui sont associées, j'ai montré qu'elles étaient de diverse nature et de degré varié. C'est très probablement le degré de ces lésions pathologiques qui détermine le pronostic de la fibrillation auriculaire, et on doit essayer d'en déterminer l'étendue. Si on considère le développement d'un nouveau rhythme comme gênant par lui-même le travail du cœur, le maintien d'une circulation normale dépend du fait que le cœur est en état de faire son travail, alors même qu'il est gêné par ce nouveau rhythme. On verra que c'est là une question fondamentale, quand on étudiera l'effet de la fibrillation chez certains sujets. J'ai souvent vu des malades chez qui la fibrillation survenait pendant une courte période de temps, et chez qui l'insuffisance cardiaque se développait avec une rapidité extraordinaire, le malade présentant de la dyspnée, devant être assis sur son lit, la face se cyanosant, le cœur se dilatant, le foie augmentant de volume, tout cela en quelques heures après le début de la fibrillation. Dès que le rhythme normal se rétablissait, tous ces symptômes disparaissaient rapidement. Quand la fibrillation devenait permanente chez de tels sujets, les signes de l'insuffisance cardiaque persistaient quelque temps, malgré toutes sortes de traitements, jusqu'à ce que la mort survienne en quelques semaines ou quelques mois (cas 51, 52 et 53).

D'un autre côté, j'ai vu souvent la fibrillation s'établir sans que le sujet s'en rende compte. Ces cas peuvent se prolonger pendant des années sans aucun inconvénient : mais la majorité, au bout de quelques années, présentent des signes de limitation du champ de la réponse cardiaque, et leur avenir dépend de la façon dont ils répondent au traitement, et de leur possibilité de diminuer la somme du travail corporel et de mener une vie compatible avec les limites de la force cardiaque (cas 43, 44 et 45).

Bien plus souvent, il existe une limitation accentuée de la faculté du cœur à répondre à l'effort : et si les sujets continuent à mener leur existence habituelle sans suivre un traitement approprié, leur cœur a une grande tendance à s'affaiblir. Il n'est pas douteux que le développement de la fibrillation peut aboutir directement à une terminaison fatale ou plutôt, peut se combiner à des états qui amènent la mort. Ainsi un de mes malades mourut subitement quelques jours après le début de la fibrillation auriculaire ; un autre succomba en un instant six mois après le début. J'ai vu beaucoup d'autres malades mourir subitement, après avoir eu de la fibrillation auriculaire, mais quelques-uns d'entre eux avaient eu une insuffisance cardiaque très prononcée. Il m'a semblé que dans ces cas, le ventricule avait passé à l'état de fibrillation, comme l'a supposé M⁰ William. Cette conception est rendue probable par ce fait que les lésions histologiques du ventricule ressemblaient à celles de l'oreillette dans quelques-uns des cas de mort subite.

Le mode habituel de terminaison fatale dans la fibrillation auriculaire est une évolution progressive de l'insuffisance cardiaque, comme l'indiquent la dyspnée d'effort, l'orthopnée, l'œdème, l'augmentation de volume du foie, etc., s'accompagnant quelquefois de l'insuccès complet de toute forme de traitement. Ainsi j'ai vu la mort se produire de cette façon quelques semaines après le début de la fibrillation (cas 52), d'autres cas ont traîné quelques mois (cas 50 et 51), tandis que d'autres ont mené pendant quelques années une existence gênée, et rarement faite pour prendre beaucoup d'exercice corporel.

Si l'on veut donner un pronostic dans les cas de fibrillation auriculaire, il est nécessaire d'envisager beaucoup d'autres points, en dehors de la simple présence de la fibrillation. Il faut se faire une opinion sur l'étendue des lésions qui ont déterminé la fibrillation, et dans beaucoup de cas, rechercher depuis combien de temps ces lésions sont en évolution, quel était l'état du malade avant le début de la fibrillation ; si, par exemple, il était sujet à des accès d'insuffisance cardiaque, et dans ce cas, ces accès indiquent une tendance à l'épuisement qui peut être aggravé par la fibrillation. Parmi les lésions valvulaires, celles des valvules aortiques sont particulièrement importantes, lorsque, avant la fibrillation, il y avait eu des signes d'insuffisance. Le caractère des souffles qui existent dans ce rétrécissement mitral donnera une explication sur le progrès de la maladie, comme je l'ai décrit. Lorsque la fibrillation auriculaire s'établit, il est nécessaire d'observer les modifications qui se font dans le cœur, et la façon dont il maintient la circulation. Ainsi une aug-

MACKENZIE. — Cœur.   12

mentation du volume du cœur, ou un nombre de battements dépassant 120 par minute détermine un épuisement rapide de la force du cœur. J'ai souvent vu des malades avec 100 à 120 battements par minute sans augmentation de volume du cœur qui ne ressentaient que peu de malaises : mais en général, une allure dépassant 90 battements par minute a une tendance à déterminer de la dilatation et un épuisement consécutif. D'un autre côté, quand le nombre des battements est peu augmenté ou même lorsque les battements sont plus lents qu'à l'état normal, et que la réponse à l'effort est bonne, le pronostic est en général très favorable.

Chez ceux qui ont des signes évidents d'insuffisance cardiaque, le pronostic dépend surtout de la façon dont agit le traitement. J'ai déjà décrit l'action des médicaments du groupe de la digitale chez les sujets atteints de fibrillation, et plus loin, j'exposerai avec plus de détails, l'action des autres médicaments dans ces cas, et leur influence sur le cœur, et enfin l'importance que ces données fournissent pour le pronostic.

J'ai déjà dit qu'un grand nombre de sujets présentant de la fibrillation continuent à mener une existence active et leur capacité de travail n'est pas ou n'est que fort peu diminuée par ce nouveau rhythme. Dans ces cas, le pronostic est éminemment favorable.

Il y a, cependant, de si nombreuses exceptions à cette règle qu'il faut tâcher d'avoir des données plus nettes, en examinant chaque cas à un point de vue plus général, en voyant comment le cœur répond à l'effort, sans cependant ignorer les détails, mais en leur donnant l'importance qu'ils méritent. C'est en estimant cette force de réserve que l'on peut avoir des renseignements exacts. On peut admettre que si l'effort détermine du malaise, tant que l'effort persiste, cet état finira par aboutir à une insuffisance cardiaque grave. D'un autre côté, lorsque des sujets atteints de fibrillation sont en état de faire le même effort qu'une autre personne bien portante, cela indique un muscle cardiaque sain, une absence de lésion valvulaire ou musculaire, ce qui permet de formuler un bon pronostic

Cependant on peut observer des degrés si variés d'épuisement, qu'il faut pouvoir apprécier quel est ce degré, quoiqu'il soit bien difficile d'estimer exactement ce qu'il peut être. Même avec une limitation nette de la puissance cardiaque, comme l'indique la réponse à l'effort, le pronostic peut encore être favorable, tant que le malade mène une vie qui n'excède pas les limites de sa puissance, et qu'il évite tout effort pouvant déterminer du malaise ou de l'épuisement.

Dans les accès passagers de fibrillation auriculaire, les attaques ont une tendance à devenir plus fréquentes, jusqu'à ce que la fibrillation auriculaire s'installe d'une façon permanente. Dans ces cas, le pronostic dépend de la façon dont se maintient la circulation, ce que l'on peut reconnaître de la manière que j'ai déjà indiquée. Les accès passagers peuvent apparaître pendant une courte période, puis disparaître totalement. Dans deux de mes cas, j'ai constaté un accès passager de fibrillation auriculaire, il y a 20 ans, et ces malades mènent encore une existence très active. En présence de pareils cas, on peut conclure que la fibrillation auriculaire n'est pas nécessairement un symptôme d'une extrême gravité.

Un adjuvant très important pour le pronostic peut être trouvé dans l'observation de la façon dont le malade répond au traitement.

Dans les attaques subites d'insuffisance cardiaque grave, lorsque les battements du cœur dépassent 120 par minute, il est bon de suspendre son jugement jusqu'à ce que l'on sache quelle est la réaction à la digitale. Beaucoup de ces cas répondent rapidement à la digitale, et en même temps que les battements du cœur diminuent de fréquence, il se fait une amélioration remarquable, de sorte que le malade peut se livrer à un travail fatigant, tant que la fréquence des battements est diminuée par la digitale. Cela indiquerait que l'épuisement est surtout dû à ce que le ventricule est excité à un trop haut degré, et que le ralentissement permet au ventricule d'avoir plus de repos et de recouvrer une partie de sa force. Il résulte de cela que nous pouvons aussi conclure que le muscle ventriculaire doit être en très bon état, et nous pouvons, jusqu'à un certain point estimer la quantité de muscle resté sain par le degré d'amélioration

TRAITEMENT GÉNÉRAL. — Losqu'un sujet atteint d'insuffisance cardiaque vient pour être traité, on peut admettre qu'il a fait des efforts plus considérables que ceux que pouvait supporter son cœur sans présenter un épuisement exagéré. Donc, en premier lieu, l'épuisement de la force du cœur a été causé par du surmenage. Il est possible que ce surcroît de travail ait été minime, si on le compare à celui que peut faire un cœur sain, mais lorsqu'un cœur est gêné par quelque lésion ou quelque trouble, tel que la fibrillation auriculaire et les lésions organiques musculaires ou valvulaires qui l'accompagnent si souvent, le cœur n'est souvent capable que d'un très léger effort. Si l'on admet cette conception de la cause de l'insuffisance cardiaque, le premier soin évident est de faciliter le travail du cœur. Pour cela, il faut faire des distinctions, et faire une enquête approfondie sur le mode de vie du malade pour savoir quelles sont les causes, telles que le surmenage, l'insomnie, les troubles digestifs, la douleur, le travail, qui peuvent avoir provoqué ou aggravé l'insuffisance cardiaque. Chacune de ces causes doit être traitée dans chaque cas, et le soulagement peut être parfois obtenu immédiatement si on arrive à faire disparaître cette cause de trouble ou d'épuisement.

L'emploi de la digitale. — S'il est important de soigner spécialement les cas d'insuffisance cardiaque avec fibrillation auriculaire, comme les autres formes, il y a des circonstances dans les cas d'insuffisance cardiaque avec fibrillation, qui, lorsqu'on les reconnaît, sont d'un grand secours non seulement pour la restauration de la force du cœur, mais encore pour prévenir l'insuffisance cardiaque. J'ai déjà étudié la réaction des cœurs atteints de fibrillation auriculaire vis-à-vis de la digitale au point de vue physiologique ; c'est dans le traitement de la fibrillation auriculaire que l'on peut se rendre compte de la grande valeur de ce médicament, et je ne saurais assez insister sur son action thérapeutique.

Il est bien rare que j'aie pu dire avoir sauvé un malade d'un grand danger par l'emploi de médicaments : mais je peux affirmer hautement que j'ai vu souvent par l'emploi judicieux de la digitale des malades échapper rapidement à un grand danger de mort, et recouvrer la santé au point de pouvoir se livrer à un certain travail. Son mode d'administration nécessite, il est vrai, une attention soigneuse, car c'est un médicament qui a besoin d'être donné suivant des règles définies, si l'on veut obtenir un résultat complet de son emploi. Je crois nécessaire d'insister sur ce point, car les méthodes quelque peu « routinières » de son administration ne permettent pas d'obtenir tout le bénéfice qu'on est en droit d'attendre de ce médicament.

Pour comprendre l'action de la digitale, il est nécessaire d'envisager le mode d'évolution de l'insuffisance cardiaque dans les cas de fibrillation auriculaire, et la façon dont elle est arrêtée par la digitale. On peut considérer comme admis que, lorsqu'un malade atteint de fibrillation auriculaire a des pulsations ou pour être plus précis, a des battements ventriculaires dépassant 90 par minute, il perdra peu à peu ses forces, son cœur deviendra plus faible, et les signes d'insuffisance cardiaque iront en s'accentuant. Ce processus peut être très graduel, mais il est inévitable. D'un autre côté, l'insuffisance cardiaque peut s'établir rapidement, surtout lorsque les battements du cœur dépassent 120 et 140 par minute. La gravité de l'insuffisance cardiaque, quelle que soit la façon dont elle est produite, oblige le malade à rechercher le repos, et en général, on trouve les malades au lit, assis, et respirant avec difficulté, éprouvant un très grand malaise, le cœur habituellement dilaté, la face cyanosée, et souvent avec de l'œdème et le foie congestionné. Dans tous ces cas, l'administration rapide de la digitale est indiquée d'une manière urgente, et, si on la donne à doses suffisantes, on obtient en peu de jours une amélioration notable, qui s'accompagne d'un ralentissement marqué des battements du

cœur. Lorsque ce résultat est obtenu, ou qu'il y a des signes
nets d'amélioration, on suspend la digitale pendant quelques
jours, puis on y revient en prescrivant de petites doses lorsque
le nombre des battements commence à se relever. Il faut surveiller le nombre des battements et chercher la dose utile pour
maintenir le pouls à 70 battements, par minute. Il est bien rare
que l'on maintienne le nombre de battements, au-dessous de
50 par minute, quoique parfois le malade se sent beaucoup
mieux quand les battements restent à ce nombre. Pour cela le
meilleur guide est fourni par les sensations du malade, et
la façon dont il répond à l'effort.

Même lorsque les malades ne présentent qu'un degré modéré
d'insuffisance cardiaque et peuvent aller et venir, il est sage
de leur donner de la digitale si leur pouls dépasse 90 et même
80 battements par minute. Dans ces cas, habituellement, je surveille tout ce qui peut aggraver l'insuffisance cardiaque, et je
donne alors de la digitale jusqu'à ce que le nombre de battements soit diminué. Si l'insuffisance paraît présenter quelque
gravité, je le fais mettre au lit, jusqu'à ce qu'on obtienne le
résultat voulu, mais si elle n'est pas très accentuée, je le laisse
vaquer à ses affaires.

Dans tous les cas où les battements du cœur ont suffisamment diminué de fréquence, je cherche à déterminer la dose
nécessaire pour maintenir le cœur à l'allure à laquelle il peut
exécuter son travail avec le plus de régularité. Dans cette manière de faire, les sensations éprouvées par le malade sont d'un
grand secours, qu'il soit confiné au lit ou qu'il fasse ses affaires.
Il se rend compte rapidement des modifications dans la réponse
à l'effort, et on peut considérer un symptôme tel que la sensation d'une action pénible du cœur, ou de la dyspnée, comme
une indication que la force du cœur est épuisée. Une fois que le
malade comprend la signification de ces sensations, il se rend
compte facilement de ce que fait pour lui la digitale, et on peut
sans crainte lui laisser le soin de se l'administrer. D'après ces
règles, j'ai souvent vu des sujets continuer à mener une exis-

tence affairée pendant nombre d'années sans aucun malaise, sauf lorsqu'ils n'avaient pas pris le médicament en doses suffisantes pour maintenir le nombre de battements au taux nécessaire.

Ce mode de traitement est surtout applicable aux cas dans lesquels la fibrillation auriculaire s'est développée récemment, ou lorsque l'insuffisance cardiaque est de date récente. Dans les cas plus avancés, lorsque l'état des lésions a déterminé de temps en temps des crises d'insuffisance cardiaque, et qu'on voit apparaître les modifications qui indiquent une affection cardiaque chronique, telle qu'un essoufflement continu, une augmentation de volume du foie, un œdème plus ou moins accusé, la persistance dans l'emploi de la digitale peut encore jusqu'à un certain point restaurer la force du cœur et apporter un soulagement, qui permet au sujet de mener une existence utile, quoique à un degré moindre, pour une période indéfinie de temps.

Dans les recherches que j'ai faites pour le traitement des cas datant de longtemps, j'ai employé nombre de méthodes et beaucoup de médicaments, souvent avec ou peu de résultat, mais dans une certaine proportion de cas semblant désespérés, j'ai vu des effets extraordinaires par l'emploi de la digitale poussée jusqu'à ce qu'on ait une réaction, puis suspendue quelque temps, puis reprise à nouveau, et cela de temps en temps.

Souvent, après qu'il avait semblé inutile de continuer ce médicament, j'ai vu les sujets recouvrer de la force beaucoup plus qu'on ne s'y attendait.

Comme les états qui précèdent et déterminent la fibrillation auriculaire sont tous dus à des altérations du muscle cardiaque évoluant d'une façon progressive, il est facile de reconnaître que la force du cœur peut toujours être récupérée et que, à mesure que la proportion du muscle sain devient de plus en plus réduite, ou arrive à une période où aucune méthode de traitement ne peut donner de résultat.

Méthode d'administration. — Les opinions les plus diverses ont été émises sur la forme sous laquelle doit être donnée la

digitale et aussi sur ses doses. Pour ce que je sais sur le sujet
de la fibrillation auriculaire, je n'ai aucune raison de donner la
préférence à une préparation particulière. La façon la meilleure
et la plus sûre dans les cas d'insuffisance accentuée, est de
donner des doses suffisantes, quelle que soit la forme employée,
jusqu'à ce qu'on observe une réaction. Ordinairement, le système digestif est le premier affecté, perte d'appétit, nausées,
vomissements, ou diarrhée se produisent, en même temps que
le malade se sent déprimé et fatigué. Si la digitale a une
action sur le cœur, on observe en général un ralentissement
marqué du pouls en même temps, parfois même avant l'apparition des troubles digestifs. Dans quelques cas, un ralentissement
du pouls est le premier signe de l'efficacité de la digitale.
Lorsque ce résultat est obtenu, je suspends toujours l'administration du médicament pendant quelques jours. Au bout d'un jour
ou deux, le malade se sent bien, et s'il existait de la nausée,
elle disparaît. On observe soigneusement le nombre des battements du cœur, et lorsqu'il a tendance à s'élever, on donne des
demi-doses du médicament, et on augmente ou diminue les
doses suivant la manière dont le nombre des pulsations est affecté, le seul objectif étant de donner la quantité exacte qui permet au cœur d'exécuter sa tâche avec toute l'efficacité voulue.
Comme je l'ai déjà dit, le malade par ses sensations se rend
un compte exact de la quantité de médicament qui lui est nécessaire, et en se basant sur sa propre expérience, il arrivera rapidement à connaître la petite dose qui lui est nécessaire pour
obtenir les meilleurs résultats.

La plus grande partie de mes recherches a été faite avec la
teinture de digitale, et je puis dire que depuis plus de trente
ans, j'ai employé cette préparation et je n'ai jamais trouvé de
préparation inefficace, ayant toujours expérimenté sa réaction
chez les sujets qui y étaient très sensibles. Le professeur Cushny
a vérifié expérimentalement un grand nombre de spécimens de
l'hôpital Mont-Vernon et du London Hospital, et les a toujours
trouvés très efficaces.

Habituellement, lorsque l'insuffisance est très nette, je commence par 4 grammes de teinture par jour, aux doses de 15 à 20 gouttes. On augmente rapidement cette dose jusqu'à ce qu'on obtienne une réaction ; puis on la suspend et on l'emploie de la façon qui a été décrite. En général, on obtient une réaction au bout d'une semaine, parfois après quelques jours. Lorsqu'il y a un malaise qui réclame un traitement urgent, je donne jusqu'à 8 grammes par jour, et j'obtiens une réaction en un ou deux jours.

J'ai souvent employé les granules de digitale de Nativelle et les ai trouvés aussi très efficaces : j'ai constaté qu'un de ces granules équivaut à 15 gouttes de la teinture.

D'autres médicaments, comme le strophantus et la scille ont le même effet que la digitale, et parfois ils déterminent moins de troubles digestifs ; mais, dans la majorité des cas, quand la digitale n'agit pas, ils n'ont pas davantage d'action. Dans beaucoup de cas, les effets de la digitale sont moins désagréables que ces autres médicaments.

Dans quelques cas urgents, il peut être nécessaire de produire une réaction plus rapide, bien que j'aie rarement manqué d'obtenir un résultat en temps voulu par la digitale en ingestion. Si l'on veut obtenir une action plus prompte, on peut injecter dans les veines de la strophantine ou du strophantone. Dans une série d'observations poursuivies à l'hôpital Mont-Vernon et au London Hsopital, on a constaté que dans la fibrillation auriculaire avec un pouls dépassant 140 par minute, des injections intraveineuses de strophantine (deux milligrammes) peuvent diminuer le nombre des battements, et donner du soulagement en 5 à 8 heures, mais je crois qu'il ne faut employer cette méthode que dans des cas urgents exceptionnels.

Danger de l'administration de la digitale. — Pendant longtemps, je n'ai pu arriver à saisir pourquoi des médecins autorisés parlaient du danger de la mort subite par l'administration de la digitale. Dans ces dernières années, j'ai compris qu'elle

pouvait être la cause de la mort subite. On m'a montré des
tracés de pouls ralenti avec battements couplés caractéristiques
qui surviennent du fait de la digitale dans la fibrillation auriculaire, et on me dit que le malade était mort subitement. En faisant une enquête, je constatai que malgré des signes que l'action
désirée était obtenue, on avait continué à donner de hautes doses
de digitale. Une fois, j'ai été appelé à voir un homme que l'on
disait mourant d'insuffisance cardiaque. Il était obligé de rester
assis sur son lit, très dyspnéique et la face cyanosée : il avait
de l'œdème, le foie augmenté de volume et un gros cœur irrégulier avec 130 à 140 battements par minute (fibrillation auriculaire). Je conseillai à son médecin d'augmenter la dose de digitale jusqu'à ce qu'il constate des signes évidents de son
efficacité, soit par le ralentissement du cœur, ou des nausées,
et alors, de le suspendre. Après cinq jours, il me téléphona que
son malade n'avait plus de malaise, pouvait rester étendu dans
son lit, avait une teinte normale et que l'œdème avait presque
totalement disparu, les pulsations variant de 70 à 80. Je lui
conseillai de suspendre la digitale pendant quelques jours, et si
le nombre des pulsations augmentait, de donner de plus petites
doses, en tâchant de trouver la quantité exacte qui maintenait
les battements du cœur à environ 80. Trois jours après il me
téléphonait que le malade était allé bien, et que, ce matin
même, pendant la visite du médecin, il était mort subitement.
Ayant demandé au médecin, s'il avait suspendu la digitale, il
me répondit négativement, ajoutant que comme ce médicament
lui avait fait beaucoup de bien, il l'avait continué, malgré mon
avis.

En faisant une enquête sur quelques autres cas de mort subite,
je n'ai pas eu de peine à reconnaître que c'était des cas de fibrillation auriculaire, dans lesquels on avait continué la digitale
après qu'elle avait produit l'effet voulu. En voyant que depuis
15 ans, j'ai suivi cette méthode de traitement qui consiste à
donner ce médicament jusqu'à ce que j'observe des signes nets
de son efficacité, puis de le suspendre, puis de le reprendre plus

tard, sans jamais avoir eu de mort subite, je suis disposé à croire que de même que nous savons qu'il y a du danger à donner du chloroforme au delà d'une certaine mesure, de même il y a péril à continuer la digitale trop longtemps, si on ne suit pas les indications que j'ai données, sans quoi on s'expose à une catastrophe comme la mort subite.

CHAPITRE XXXI

TRÉMULATION AURICULAIRE

Définition du terme «trémulation auriculaire». — Trémulation auriculaire
considérée comme phénomène clinique. — Etats donnant lieu à la trémulation auriculaire. — La symptomatologie de la trémulation auriculaire. —
Pouls jugulaire avec trémulation auriculaire. — Pouls radial dans la trémulation auriculaire. — Trémulation auriculaire et fibrillation. — Trémulation auriculaire et tachycardie paroxystique. — Trémulation auriculaire
et digitale. — Pronostic. — Traitement.

Définition du terme « trémulation auriculaire ». — Le terme
« trémulation auriculaire » fut employé la première fois par Mac
William pour décrire un mode de contraction de l'oreillette à la
suite d'une excitation électrique. Mac William montra que si on
appliquait un faible courant à l'oreillette d'un chien ou d'un chat,
le nombre des contractions de l'oreillette augmentait considérablement, atteignant une vitessse de 300 à 400 par minute. Il
donna le nom de trémulation à ces rapides contractions. Si la
force du courant était augmentée, l'oreillette passait à l'état de
fibrillation. Le rapport étroit entre la trémulation et la fibrillation, démontrée par l'expérimentation, se retrouvait chez l'homme
comme résultat de la maladie. Le terme « trémulation » fut d'abord
adopté au point de vue clinique par Jolly et Ritchie dans la description d'un cas de bloquage complet du cœur, où les battements de l'oreillette atteignaient 300 par minute. Différents cas
de cet état ont été décrits, en particulier par Hertz et Goodhart
dans un cas que j'ai eu l'occasion de voir, et dont la figure 128
représente le tracé, mais ce n'est que tout récemment qu'il fut
reconnu comme une entité clinique.

Trémulation auriculaire considérée comme un phénomène clinique. — Je n'ai reconnu ce phénomène comme entité clinique qu'à la suite d'observations faites avec l'électrocardiographe par le docteur Lewis sur une série de cas que je lui avais envoyés. Ces cas présentent certains phénomènes que je ne pouvais pas m'expliquer par l'examen physique ni par les tracés des pouls de la radiale et de la jugulaire. Le docteur Lewis a publié quelques-uns de ces cas dans un mémoire récent, et sa description, comme celle de Rihl et de Ritchie, est tellement nette avec les tracés électrocardiographiques qu'on peut considérer ce phénomène comme une entité clinique bien établie. Il est cependant indispensable que, pour la reconnaître, on ait d'autres signes que ceux fournis par l'électrocardiographe, car dans la grande majorité des cas, on n'a pas cette méthode à sa disposition. J'ai examiné une série de plus de trente cas pour tâcher de reconnaître les caractères cliniques les plus nets ; je donne une série de 15 cas dans lesquels le diagnostic fut confirmé par l'électrocardiographe, et les autres cas ne laissent non plus aucun doute sur leur nature. Si je jette un coup d'œil rétrospectif sur mes notes et les tracés de beaucoup de cas, je trouve un groupe considérable de cas dans lesquels cet état existait. Quelques-uns ont été méconnus pour de la fibrillation auriculaire ; d'autres ont été mis de côté comme insolubles.

Etats donnant lieu a la trémulation auriculaire. — Il est encore trop tôt de parler d'un état morbide qui détermine la trémulation auriculaire. Qu'elle soit due à quelque lésion, aboutissant à une irritation fibreuse de l'oreillette, semblable à ce qui arrive dans la fibrillation auriculaire, cela semble très probable, surtout que ces deux états peuvent alterner entre eux. Il est probable qu'on peut le constater à la suite des affections rhumatismales du cœur, car il est certain que quelques cas des accès de tachycardie paroxystique avec rhythme régulier qui surviennent chez des sujets ayant une histoire de rhumatisme, sont réellement dus à la trémulation auriculaire. Comme dans la fibrillation auriculaire, il y a une tendance au développement de la trémulation auriculaire chez les gens âgés, particulièrement ceux qui ont une dégénérescence fibreuse très étendue du muscle cardiaque, en même temps qu'il semble qu'elle ne doit pas être rare comme processus terminal dans beaucoup de maladies du cœur. Il est possible aussi qu'elle se développe à la suite d'une infection aiguë du cœur, comme dans le cas 64.

LA SYMPTOMATOLOGIE DE LA TRÉMULATION AURICULAIRE. — Les symptômes déterminés par cet état sont extraordinairement variés, et je doute qu'il y ait une autre affection du cœur qui se présente sous un aspect aussi protéiforme. Ce n'est que dans de rares cas que les mouvements de l'oreillette peuvent être reconnus sans le secours de quelque moyen mécanique, et alors c'est en voyant les mouvements rapides des veines du cou. Grâce aux tracés graphiques, on peut enregistrer ces mouvements, mais ici encore on est souvent embarrassé par les curieux résultats présentés par ces tracés. Comme ceux-ci ne sont souvent que le seul moyen qui permette de reconnaître cet état, je me propose d'étudier en détail l'interprétation de quelques-unes des formes anormales que peuvent donner les tracés. La méthode la plus exacte est l'électrocardiographique, mais il est évident qu'il n'y a qu'un petit nombre de cas qui peuvent être examinés par cette méthode, les sujets étant trop malades pour être conduits vers cet instrument. Aussi sommes-nous obligés d'étudier les tracés ordinaires, que l'on prend généralement plus aisément.

Les contractions ventriculaires dépendent de la faculté que possède le faisceau de recevoir et de transmettre l'excitation, et comme cela est parfois très variable, certaines particularités du rhythme du pouls se présentent, qui, en l'absence d'autres signes, peuvent indiquer la présence de la trémulation auriculaire.

En dehors du signe évident de trémulation auriculaire qui est indiqué par les mouvements de la veine jugulaire, on a d'autres symptômes qui dépendent de la diminution de l'écoulement du sang par le cœur. Ce phénomène peut conduire non seulement à des signes très nets d'insuffisance cardiaque, comme la brièveté de la respiration, mais dans beaucoup de cas à un apport insuffisant du sang au cerveau, déterminant certains symptômes cérébraux, qui, joints aux autres signes présents, peuvent permettre de reconnaître cet état.

D'après ce que nous venons de dire, on peut voir que cet état peut durer de nombreuses années, ou bien il peut apparaître, comme mode de terminaison dans certaines maladies du cœur. Il semblerait aussi qu'avant qu'il soit établi d'une façon permanente, il peut apparaître d'une manière intermittente, comme des accès de tachycardie paroxystique. Lorsque je relis mes notes et étudie les tracés, je trouve un nombre considérable de cas qui avaient des accès de battements précipités passagers du cœur, que j'avais pris pour de la fibrillation auriculaire, et que maintenant je crois être de la trémulation auriculaire. Quelques-uns avaient des pertes de connaissance, d'autres n'éprouvaient aucun malaise, d'autres ne ressentaient rien d'anormal au moment de l'accès (cas 61).

Lorsqu'ils présentent de la trémulation auriculaire, les malades se plaignent habituellement d'une limitation très nette de leurs efforts. Dans beaucoup de cas, ils ont conscience de son début par la nature particulière de l'action de leur cœur, et cette constatation peut avoir une influence déprimante sur leur esprit. Ils ont aussi conscience de sa terminaison, et éprouvent une sensation de soulagement quand elle se produit, comme cela arrive dans les accès de tachycardie paroxystique dus à d'autres causes.

Lorsque l'accès persiste, il se produit un épuisement graduel de la force du cœur, et le malade a conscience de l'accroissement de la limitation de l'effort. La diminution de la force du cœur peut aller jusqu'à mettre en danger la vie du sujet, et il existe alors tous les signes de l'insuffisance cardiaque grave tels que orthopnée, œdème, augmentation de volume et pulsation du foie.

Des symptômes particuliers peuvent se développer, dépendant, jusqu'à un certain point, de la façon dont le ventricule répond à l'oreillette. En général, le ventricule ne répond pas à chaque contraction auriculaire, quoiqu'il puisse avoir des battements accélérés et atteindre jusqu'à 150 et même davantage de battements, le ventricule répondant alors à chaque second battement de l'oreillette. Dans beaucoup de cas, le ventricule répond à un nombre variable de battements auriculaires, et on a alors un rhythme de pouls très varié.

L'obstacle à l'apport du sang aux organes produit certains symptômes particuliers. Si le ventricule répondait à chaque battement auriculaire, l'écoulement du sang du cœur serait en quantité si faible que l'apport du sang au cerveau serait si minime que le malade perdrait connaissance. D'après les observations rapportées, on peut voir que les accès de perte de connaissance ne sont pas rares dans cet état. Quelquefois les accès ne produisent pas de perte de connaissance, mais un état vertigineux très accentué. Chez un malade que je voyais et dont le ventricule avait une vitesse d'environ 300 battements par minute, il y avait un état de collapsus extrême voisin de la perte de connaissance. Il était difficile de décrire la sensation qu'il éprouvait, mais il redoutait énormément ces accès, que, à certains moments, pouvait produire un léger effort comme le fait d'aller à la selle, ou des rêves désagréables.

Un symptôme fréquent est une respiration de Cheyne Stokes, qu'accompagne habituellement une certaine torpeur mentale. Cela ne se produit qu'autant que l'état a existé depuis quelque temps. Si le cœur revient à son rhythme normal, le cerveau ne tarde pas à se dégager et la respiration de Cheyne Stokes disparaît.

Pouls jugulaire avec trémulation auriculaire — Le pouls jugulaire est la seule source directe d'information que l'on ait sur les contractions de l'oreillette droite dans cet état. Dans quelques cas, on peut constater la présence d'ondes successives très rapides dans les veines jugulaires, ou dans la distension curieuse du bulbe jugulaire, lorsque les valvules de la jugulaire sont à l'état d'occlusion pendant certaines phases de la systole ventriculaire. En analysant les ondes qu'on voit alors, ou lorsqu'elle sont inscrites sur un tracé, il est nécessaire de reconnaître les variations de pression, auxquelles est soumis le sang veineux au voisinage du cœur. Pour comprendre ces résultats extrêmement variés, il faut se rappeler que la pression veineuse est particulièrement inconstante, non seulement chez les divers sujets, mais encore chez le même sujet dans différentes circonstances.

Avec la méthode ordinaire de prendre les tracés, lorsque le récepteur est placé à la base du cou au niveau de l'extrémité interne de la clavicule, il recouvre non reulement la veine mais encore une partie de la carotide et les artères sous-clavières (voir fig. 46). Dans les cœurs normaux, si la veine est très vide, le seul tracé qu'on obtient est celui du pouls artériel : si la veine est légèrement remplie, on peut constater une petite onde due à l'oreillette précédant ce pouls artériel (fig. 57) : si, au contraire, la veine est très remplie, les ondes présentes peuvent être toutes ou presque toutes dues aux variations dans la veine jugulaire, et ces variations peuvent aussi bien être dues à l'oreillette qu'au ventricule, d'autant plus qu'avec un engorgement veineux très marqué et une insuffisance tricuspide accentuée, il n'y a qu'une onde due à la systole ventriculaire qui puisse être constatée.

La forme la plus simple et la plus démonstrative du pouls jugulaire avec trémulation auriculaire est celle où le ventricule bat lentement, et où les ondes auriculaires sont très marquées dans les veines, comme dans la figure 128. Dans la figure 129, le battement *carotidien* est distinct et est précédé par une série d'ondes dues à l'oreillette *a*. Ici, les battements de l'oreillette atteignent 275 par minute, et ceux du ventricule sont à 32 (cas 62). On voit les mêmes phénomènes dans la figure 130, où le ventricule bat lentement et irrégulièrement, entre 30 et 40 fois, alors que les ondes auriculaires se montrent à l'allure de 250 par minute. L'onde *c* au niveau de la ligne de descente 3 correspond au battement radial. Ici, on peut voir que après *c*, le tracé n'est pas régulier, mais après une ascension brusque

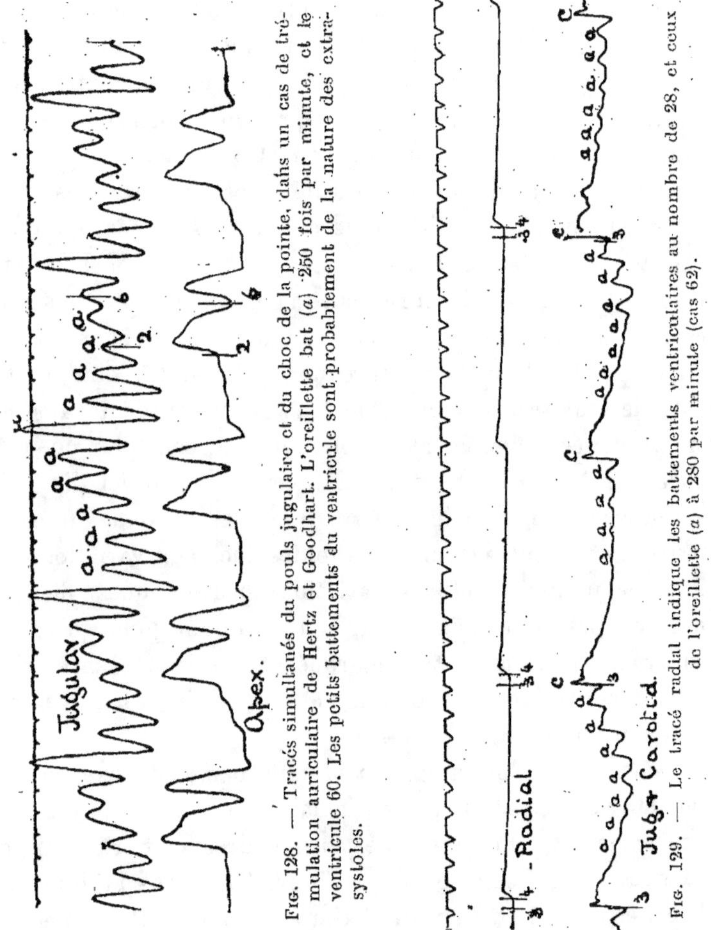

Fig. 128. — Tracés simultanés du pouls jugulaire et du choc de la pointe, dans un cas de trémulation auriculaire de Hertz et Goodhart. L'oreillette bat (*a*) 250 fois par minute, et le ventricule 60. Les petits battements du ventricule sont probablement de la nature des extrasystoles.

Fig. 129. — Le tracé radial indique les battements ventriculaires au nombre de 28, et ceux de l'oreillette (*a*) à 280 par minute (cas 62).

il y a une chute soudaine, alors que l'onde est à peine perceptible. Il est important de comprendre comment des courbes se produisent pour pouvoir apprécier les variations qui se produisent dans d'autres tracés. Si l'on examine un tracé normal pris au niveau du cou, comme dans la figure 52, on verra qu'après *c* il y a une chute très prononcée, qui est due à la dilatation de l'oreillette droite qui vide la veine jugulaire.

Cette dilatation dans un cas normal, comme dans la figure 52, est due au relâchement de l'oreillette après sa systole, mais plus particulièrement à la traction en bas du septum inter-auriculo-ventriculaire, alors que le ventricule lui-même se vide de son contenu. Lorsque les contractions de l'oreillette sont très rapides, les contractions pendant cette période ne parviennentpas, ou seulement très peu, à influencer le sang dans les veines jugulaires, d'où l'absence ou seulement une faible trace de l'onde *a* pendant cette période. Dans la figure 130, on notera qu'il y a un accroissement de volume de l'onde marquée $v + a$, qui apparaît à la fin de la systole ventriculaire. Cette onde est une onde complexe due à ce que la contraction de l'oreillette se fait en même temps que l'onde normale *v*.

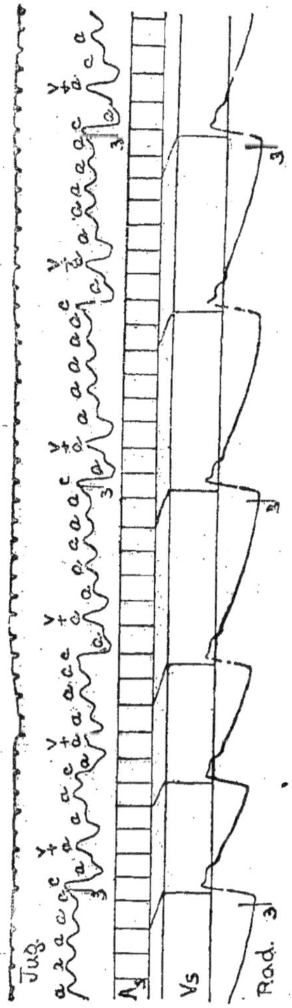

Si l'on admet que ces divers facteurs modifient la pression dans les veines jugulaires, en se rappelant que la méthode pour prendre un tracé est influencée par la présence des artères carotide et sous-clavière, on peut analyser et se rendre compte de tracés qui paraissent très confus,

Fig. 130. — Battements auriculaires au nombre de 220 (*a*). Irrégularité du pouls radial, due à ce que le ventricule répond à un nombre variable d'excitations provenant de l'oreillette, comme l'indique le diagramme intercalé.

comme celui de la figure 131, surtout si on se rappelle que l'aspiration des tissus à la base du cou pendant l'inspiration est un phénomène qui modifie le volume des ondes.

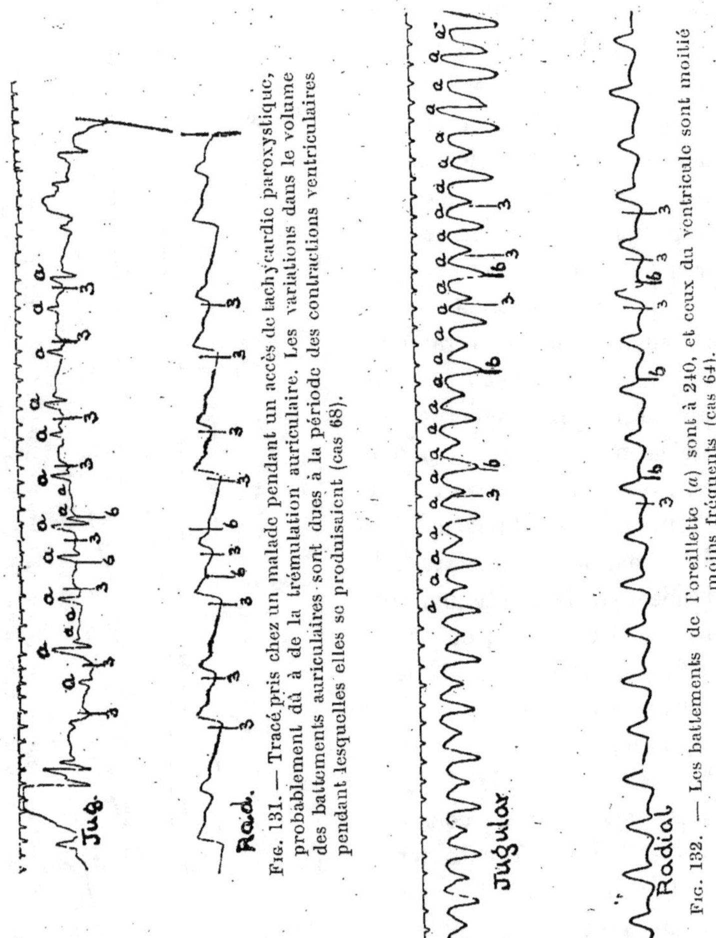

Fig. 131. — Tracé pris chez un malade pendant un accès de tachycardie paroxystique, probablement dû à de la trémulation auriculaire. Les variations dans le volume des battements auriculaires sont dues à la période des contractions ventriculaires pendant lesquelles elles se produisaient (cas 68).

Fig. 132. — Les battements de l'oreillette (a) sont à 240, et ceux du ventricule sont moitié moins fréquents (cas 64).

Si le côté droit du cœur est très engorgé et que les veines sont très pleines, on n'obtient aucun effet direct, sauf ceux dus aux contractions auriculaires légèrement modifiées par les effets d'une systole ventriculaire. Cela se voit dans la figure 128, où les ondes auriculaires sont légèrement modifiées par la systole ventriculaire. Dans la figure 132, il y a deux battements auriculaires pour un ventriculaire, et on constate une chute plus marquée à

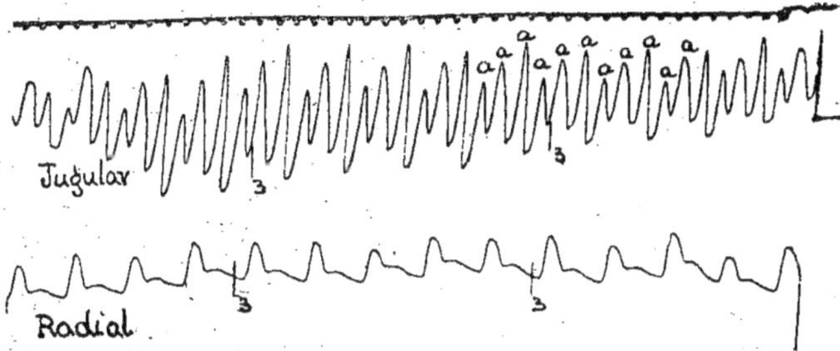

Fig. 133. — Les battements auriculaires sont trois fois plus nombreux que ceux du ventricule, o = 270 : v = 90 (cas 62).

la fin de la ligne de descente 6, car c'est là la période de relâchement ventriculaire, immédiatement après la systole, quand le sang commence à passer dans le ventricule. Dans la figure 133, le nombre des battements de l'oreillette est de 270, et de 90

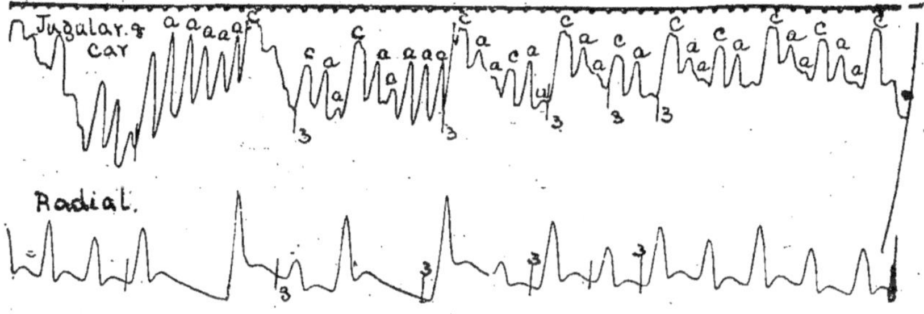

Fig. 134. — Pouls radial irrégulier au cours de la trémulation auriculaire. Les ondes auriculaires (a) ne sont perceptibles que pendant les longues pauses ventriculaires (cas 62).

pour le ventricule. Les grosses ondes dans la jugulaire se produisent pendant la systole ventriculaire, de sorte que non seulement la pénétration du sang dans le ventricule a cessé, mais la contraction de l'oreillette à ce moment fait refluer tout le sang dans les veines. On reconnaît que ces ondes sont d'origine auriculaire par ce fait qu'elles se continuent d'une façon ininter**ompue pendant la période des contractions irrégulières du ventricule, comme dans la figure 134. Les figures 129, 133 et 134 proviennent du même malade à différentes époques, et leur interprétation a été vérifiée par l'électro-cardiographe.

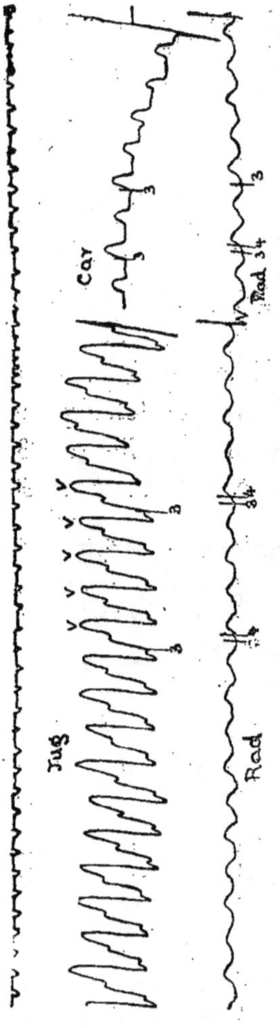

Lorsqu'il y a une insuffisance tricuspide très marquée et que la systole ventriculaire refoule de grosses ondes de sang dans l'oreillette, on ne voit plus d'ondes auriculaires, et on n'a que la forme ventriculaire du pouls dans la jugulaire et dans le foie comme dans les figures 135 et 136. Ce malade (cas 68) avait de fréquents accès de tachycardie paroxystique, et, pendant un long paroxysme, j'ai pu obtenir un grand nombre de tracés. Il pouvait modifier l'allure du ventricule en avalant ou en faisant des éructations, ce qui évidemment excitait le nerf vague. Dans la figure 131, on peut voir cette modification des battements du ventricule. Une analyse des tracés montre que, pendant la période régulière et rapide, le pouls jugulaire et le pouls hépatique étaient de forme ventriculaire (figs. 135 et 136), tandis que pendant la période de ralentissement et d'irrégularité (figs 131), les ondes auriculaires apparaissaient dans la jugulaire, mais avec une modification de volume, suivant la phase de la systole ventriculaire, pendant lesquelles elles se produisaient.

Fig. 135. — Tracé pris pendant un accès de tachycardie paroxystique. Le pouls jugulaire est de forme ventriculaire. Comparez avec la figure 131 (cas 68).

La figure 137 représente un pouls radial irrégulier avec la forme ventriculaire du pouls veineux : le tracé laisse supposer qu'il existait de la fibrillation auriculaire, mais l'électro-cardio-

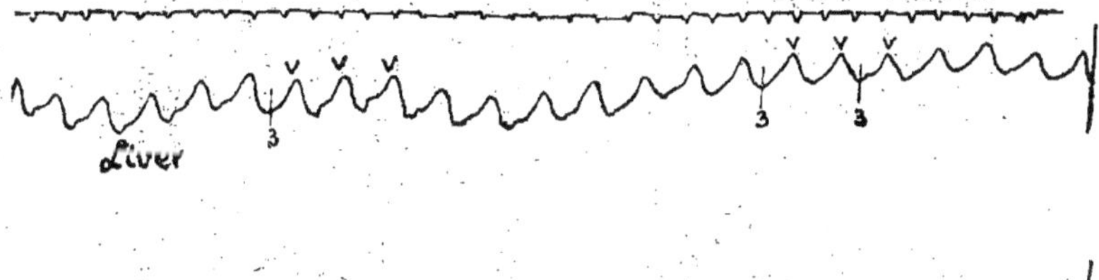

Fig. 136. — Tracés des pouls radial et hépatique pendant un accès de tachycardie paroxystique (cas 68).

gramme (fig. 138) montre qu'il y avait de la trémulation auriculaire.

Dans beaucoup de cas, il est presque impossible de reconnaitre clairement les facteurs individuels qui modifient le pouls

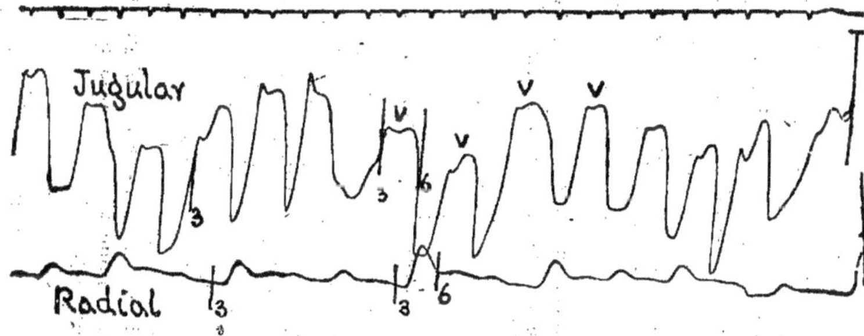

Fig. 137. — Tracé des pouls radial et jugulaire pendant un accès de tachycardie paroxystique, due à une trémulation auriculaire comme l'indique l'électro-cardiogramme (voir fig. 138). Le pouls veineux est de forme ventriculaire.

jugulaire, et on peut obtenir des séries de mouvements des plus confus, comme dans la figure 139 (cas 58). Ce tracé montre un pouls régulier avec des variations rhythmiques, quand un fort battement est toujours suivi par un plus petit : ce tracé pris au cou montre une série d'ondes que je ne puis arriver à expliquer, quoique j'aie marqué a par certaines d'entre elles. L'électro-cardiogramme, pris le même jour chez ce malade, indiquait qu'il y avait deux battements auriculaires pour un ventriculaire.

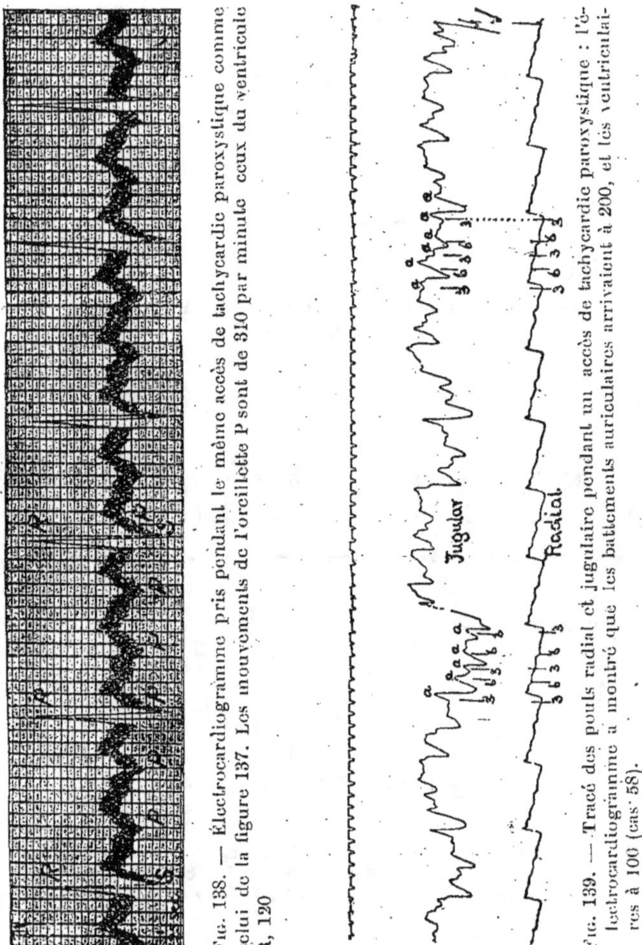

Fig. 138. — Électrocardiogramme pris pendant le même accès de tachycardie paroxystique comme celui de la figure 137. Les mouvements de l'oreillette P sont de 310 par minute ceux du ventricule R, 120

Fig. 139. — Tracé des pouls radial et jugulaire pendant un accès de tachycardie paroxystique : l'électrocardiogramme a montré que les battements auriculaires arrivaient à 200, et les ventriculaires à 100 (cas 58).

LE POULS RADIAL DANS LA TRÉMULATION AURICULAIRE. — Lorsque le ventricule répond à chaque battement auriculaire, on obtient des pulsations excessivement rapides que l'on ne peut compter que par la méthode graphique. Le pouls devient en même temps extrêmement faible, et s'accompagne de signes de diminution d'apport du sang au cerveau. Les figures 140 et 141 représentent un nombre de pulsations très augmenté.

Dans la grande majorité des cas, le ventricule ne répond pas à chaque battement auriculaire, et aussi, on obtient des rhythmes extraordinairement variés : dans beaucoup de cas, le rhythme irrégulier paraît si désordonné qu'il échappe à toute interprétation raisonnable. Mais si l'on connaît tous ces facteurs, il se fait alors de l'ordre dans ce chaos, et on peut souvent reconnaître nettement un arrangement très net dans un tracé qui semble des plus confus.

Il y a certaines particularités qui modifient le volume du battement radial. On a déjà insisté sur ce fait qu'une certaine période de repos est nécessaire après une contraction, avant que le ventricule soit en état de se contracter avec toute son énergie.

Si le ventricule est excité trop prématurément, il en résulte une contraction faible, comme quand le ventricule se contracte très rapidement en réponse aux excitations venant de l'oreillette. S'il y a un délai variable dans la contraction ventriculaire, alors, dans certaines limites, les battements ventriculaires varieront de force, suivant la longueur de la pause précédente.

Mais il est un autre facteur qui modifie la force des battements, facteur dont nous ignorons encore l'origine, quoique plusieurs explications en aient été proposées, c'est le facteur qui donne lieu au pouls alternant. Ultérieurement j'exposerai sa signification avec le rhythme normal et son association fréquente avec la dégénérescence du muscle cardiaque. Depuis longtemps on sait que c'est un phénomène fréquent dans la tachycardie paroxystique d'origine anormale, tandis qu'il est rare avec les battements très rapides avec rhythme normal. Sa présence dans les tachycardies de rhythme anormal peut ne pas être nécessairement associée à de la dégénérescence du muscle cardiaque, tout au moins dans une forte proportion. Mais la tendance qu'il a à apparaître modifie le caractère du pouls, comme l'indiquent les tracés des figures 139 et 142, et lorsqu'il est associé au rhythme irrégulier, il introduit un élément de confusion dans l'interprétation.

Le rhythme irrégulier des battements est presque entièrement dû à la variation de la transmission de l'excitation de l'oreillette au ventricule. Sauf dans les rares cas où il y a un

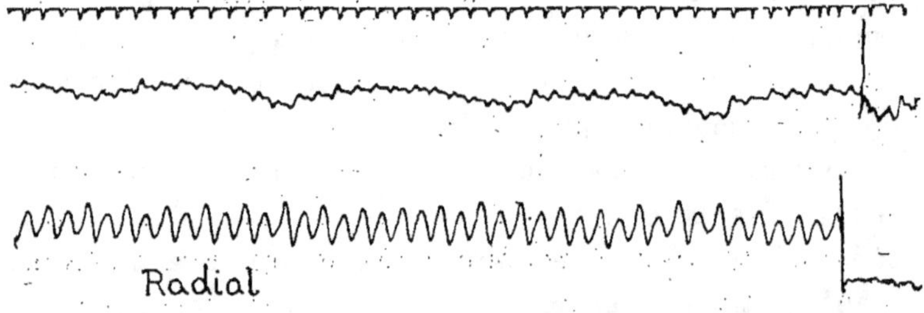

Fig. 140. — Tracé du pouls radial et de la pulsation au niveau du cou (probablement carotide) pendant un accès de trémulation auriculaire. L'électrocardiogramme révélait que l'oreillette battait 200 à 300 fois par minute, tandis que les contractions ventriculaires n'atteignaient que la moitié de ce chiffre. Occasionnellement pendant de courtes périodes, les battements ventriculaires étaient égaux à ceux de l'oreillette, et le tracé a été pris pendant une de ces périodes. Notez le pouls alternant dans le tracé radial (cas 55).

bloquage complet dû à une maladie du faisceau auriculo-ventriculaire, les contractions ventriculaires se produisent en réponse à l'excitation de l'oreillette. La transmission de l'excitation peut être si constante que le ventricule répond à chaque deuxième battement auriculaire, ou à chaque quatrième, lorsque l'on a un pouls à rhythme régulier. Mais souvent la transmission varie d'une façon tout à fait inexplicable, de sorte que l'on a des contractions ventriculaires et des pulsations présentant des irrégularités les plus variées, comme on peut le voir dans les tracés de la radiale donnés dans ce chapitre.

Ces variations dans la réponse du ventricule à l'oreillette sont dues à quelque cause inconnue. Si la maladie du faisceau peut entrer en ligne de compte pour beaucoup de cas où la transmission est retardée, l'étude de quelques cas montre qu'il doit y avoir d'autres facteurs jouant un rôle en dehors de celui du processus morbide. On voit quelquefois des cas de bloquage complet, qui sont subitement améliorés, et la contraction du cœur redevient normal pour nombre d'années. Dans un cas, j'ai constaté un bloquage partiel qui s'est développé

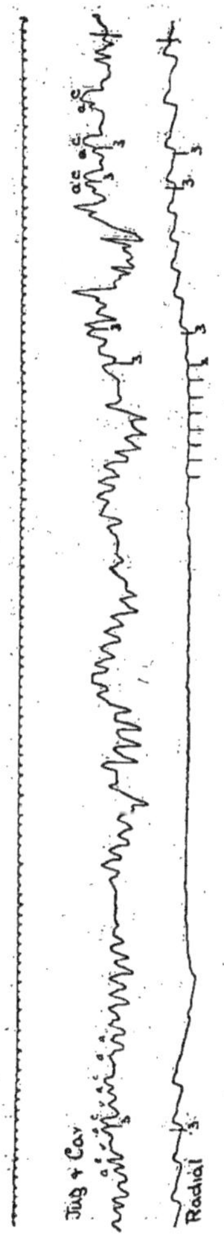

Fig. 141. — Tracé pris pendant un court accès de trémulation auriculaire au cours duquel le malade perdit connaissance. Par les caractères du tracé radial, on peut conclure que le ventricule se contractait à l'allure de 200 fois, mais la quantité de sang qui s'écoulait était si faible qu'elle n'arrivait pas à produire le pouls radial. (Théodore Thompson.)

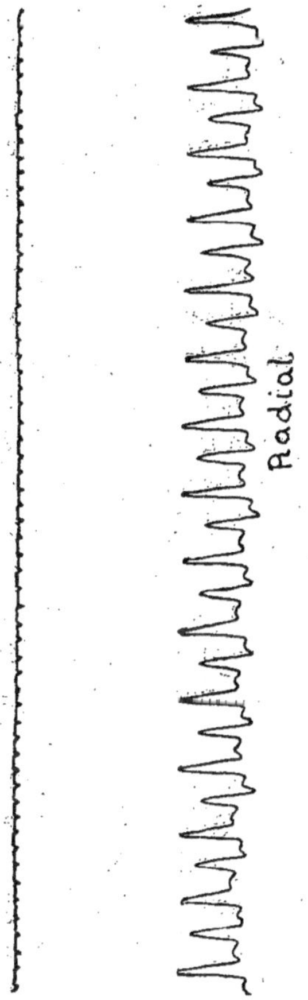

Fig. 142. — Pouls alternant pendant un accès de trémulation auriculaire. L'électrocardiogramme pris sur la connexion II de la figure 143 l'a été pendant que l'accès était en évolution (cas 61).

seulement après une extra-systole. Dans la trémulation auriculaire, il doit y avoir quelque influence agissant pour produire, dans le même cas, de telles remarquables variations de l'excitation que nous pouvons constater à un examen.

TRÉMULATION AURICULAIRE ET FIBRILLATION. — J'ai déjà fait remarquer le rapport étroit entre la trémulation auriculaire et la fibrillation au point de vue expérimental. On constate ce même rapport en clinique. Ainsi j'ai vu un malade avec de la trémulation auriculaire qui finit par avoir de la fibrillation. Sous l'influence de la digitale, comme je le montrerai plus loin, la trémulation peut se transformer en fibrillation : ainsi dans un cas, j'ai vu les contractions du cœur varier à chaque instant allant de l'état normal à la fibrillation, puis revenant à la normale, puis allant à la trémulation (cas 61, figs. 142, 143, 144).

TRÉMULATION AURICULAIRE ET TACHYCARDIE PAROXYSTIQUE. — En lisant les observations rapportées dans l'appendice, on verra que les accès de trémulation auriculaire sont en réalité la cause de ce qu'on appelle la tachycardie paroxystique. J'en arrive à conclure que la grande majorité des cas de tachycardie paroxystique avec un rhythme régulier ou avec le pouls alternant, sont en réalité dus à de la trémulation auriculaire. A l'appui de cette opinion, je renvoie le lecteur aux cas 55 et 61. Qu'il n'en soit pas ainsi dans tous les cas, on le voit dans le chapitre xxiv, ou une tachycardie due à des contractions auriculaires rapides peut se développer d'une manière différente de la trémulation.

TRÉMULATION AURICULAIRE ET DIGITALE. — En étudiant les effets de la digitale sur le cœur humain, j'avais constaté la susceptibilité particulière à la digitale des cas de fibrillation auriculaire. Parmi les cas que j'ai réunis comme fibrillation auriculaire (ou rhythme nodal, comme j'appelais alors cet état) j'en trouve quelques-uns qui, avec une connaissance plus complète ultérieurement, étaient des cas de trémulation auriculaire. Dans quelques observations publiées en 1904, j'ai inclus un cas où le cœur qui était rapide, devint ralenti et régulier, avec toutes les caractéristiques de la fibrillation auriculaire. Lorsque la digitale fut suspendue, le cœur devint rapide et régulier, et au bout de quelque temps le rhythme normal se rétablit (cas 69).

Depuis cette époque, j'ai eu des cas analogues et en 1911, j'ai publié une autre observation (cas 55). Ce cas est maintenant reconnu comme étant au début de la trémulation auriculaire, et

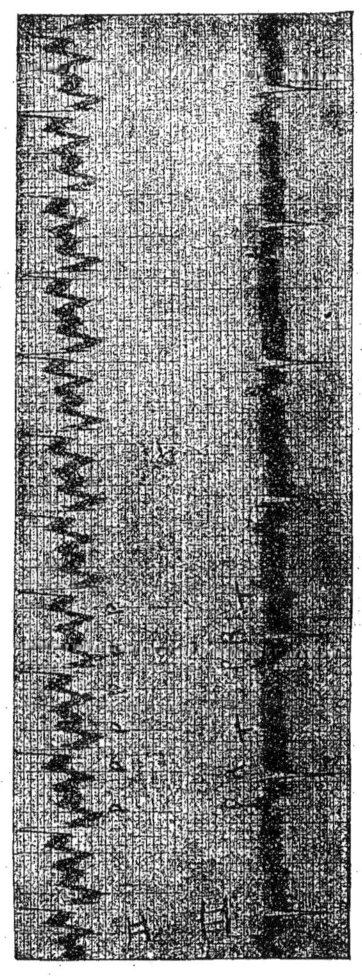

Fig. 143. — Lorsque le tracé supérieur (connexion II) fut pris, il existait de la fibrillation auriculaire, l'oreillette P, se contractant à l'allure de 300 fois par minute, et le ventricule à une allure moitié moindre (fig. 142). Quelques minutes après, le tracé inférieur fut pris (connexion III), et le cœur avait alors son allure normale : les battements auriculaires et ventriculaires étant de 96 (cas 61).

l'oreillette, tant qu'elle était sous l'influence de la digitale passait à l'état de fibrillation, puis avec la cessation de la digitale, revenait à son rhythme normal. Turnbull a publié un cas analogue avec beaucoup de détails (cas 56).

Quand on a commencé à reconnaître les cas de trémulation auriculaire, on s'est demandé, si on pouvait les guérir en donnant de la digitale suivant un principe défini. Dans beaucoup de cas, on l'a essayé, et on a obtenu les résultats les plus variés.

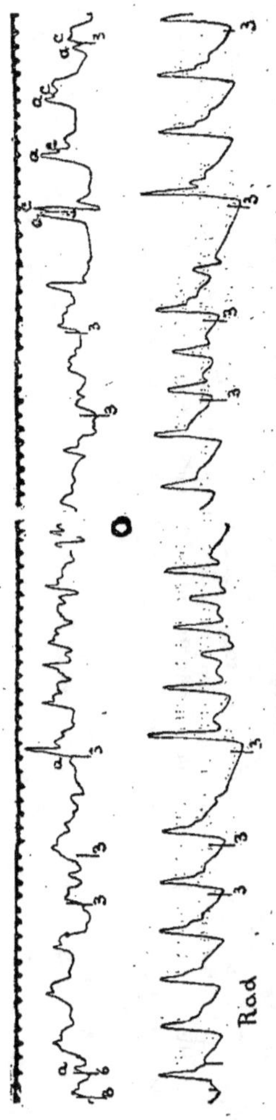

Chez un autre de mes malades, on a appliqué ce traitement, et le docteur Lewis en a soigneusement étudié les effets par des tracés graphiques et électrocardiographiques. Le résultat en fut que, après une période préliminaire dans laquelle les battements ventriculaires étaient ralentis par un accroissement de bloquage du cœur, l'oreillette passa à la fibrillation, et, lorsque le médicament fut suspendu, le cœur reprit son rhythme normal.

La même expérience fut faite dans le cas 57, mais avec ce seul effet que le bloquage du cœur fut augmenté. Lewis rapporte deux autres cas dans lesquels sous l'influence de la digitale, il se produisit de la fibrillation auriculaire qui fut remplacée par le rhythme normal.

Dans un cas que j'ai observé récemment, la trémulation auriculaire se changea en fibrillation après dix granules de digitaline et semble établie d'une façon permanente.

Fig. 144. — Tracé du pouls radial et de la pulsation du cou, montrant le début et la fin d'un court accès de tachycardie paroxystique, due à une fibrillation auriculaire. Les six premiers battements et les trois derniers dans la radiale sont réguliers et dus à une contraction normale du cœur. Les battements intermédiaires se produisent pendant une période de fibrillation auriculaire. À O, une partie du tracé a été coupée. Ces accès duraient 20 secondes et en o une période de 15 secondes a été coupée. Ces accès variaient avec des périodes de trémulation auriculaire (fig. 142 et 143) (cas 61).

Pronostic. — La lecture des cas rapportés dans l'appendice concernant cet état montre que le pronostic est aussi variable que la symptomatologie. Néanmoins, on peut admettre cette conclusion que la trémulation auriculaire, bien qu'elle puisse être une gêne pour le travail du cœur, n'est pas *par elle-même* un état dangereux. Il y a du danger, lorsque le cœur est déjà le siège d'une affection quelque peu étendue, surtout si elle atteint le ventricule, ou lorsqu'il s'agit d'une lésion valvulaire qui gêne le fonctionnement des ventricules. Donc le cœur déjà affaibli ne peut supporter le trouble qui est lié à un rhythme anormal. Pour formuler un pronostic, chaque cas doit être soigneusement étudié en particulier : on doit tenir compte de l'état du ventricule et des lésions valvulaires, surtout de la manière dont se fait la circulation, avant et après l'établissement du rhythme normal, et la façon de répondre à la digitale. Il y a du danger, lorsque se produisent des pertes de connaissance, dues à des battements rapides et inefficaces du ventricule avec des signes graves d'insuffisance cardiaque. Un de mes malades avait eu un accès avec de la congestion des poumons, il mourut 24 heures plus tard au cours d'un second accès.

Traitement. — Le traitement des accès passagers est exposé au chapitre de la tachycardie paroxystique (p. 373).

Lorsque cet état est établi d'une façon permanente ou persiste pendant un certain temps, il faut essayer la digitale, en augmentant les doses de la manière déjà décrite dans le chapitre de la fibrillation auriculaire, et on doit l'arrêter dès qu'il y a un signe indiquant que le résultat est obtenu, ce qu'indique le ralentissement du pouls ou la nausée. Le ralentissement du pouls peut être dû à un accroissement du bloquage du cœur, et avec la cessation de la digitale, le nombre des battements ne peut augmenter que graduellement. Si cela est possible, il faut trouver la dose qui maintient une allure modérée des battements du ventricule (70 à 90 par minute) et ne donner le médicament que lorsque cela est nécessaire. Si l'on adopte cette méthode de traitement, non seulement on peut maintenir l'amélioration du malade, mais elle peut aboutir à la fibrillation auriculaire et à la restauration du rhythme normal, tandis que s'il existe une insuffisance cardiaque grave, elle peut rétablir une circulation plus normale.

Lorsqu'il existe de la trémulation auriculaire et que le ventricule a une tendance à répondre à chaque contraction auriculaire, plus le malade sera tranquille, mieux cela vaudra. On donnera des sédatifs et des bromures pour assurer le sommeil et prévenir les troubles mentaux, les rêves et les excitations (cas 55). Comme pour la fibrillation auriculaire, on ne connaît aucun remède qui puisse avec certitude faire cesser ce rhythme anormal.

CHAPITRE XXXII

TACHYCARDIE PAROXYSTIQUE

DÉFINITION. — A mesure que nous comprenons mieux le mécanisme du fonctionnement du cœur, nous pouvons mieux identifier la nature d'un cas donné qu'on avait coutume d'englober sous un terme général. La tachycardie paroxystique est un terme qui sert à désigner des contractions cardiaques débutant en un point anormal, avec un accroissement subit du nombre des battements, et une cessation brusque de ces battements rapides au moment où recommence le rhythme normal. Une analyse d'un grand nombre de cas montre que la cause de ces accès, dans la majorité des faits, est due à une fibrillation passagère de l'oreillette quand le rhythme est irrégulier, ou à des contractions auriculaires provenant d'une source anormale, et se faisant avec une grande rapidité, de 150 à 300 par minute, lorsque le rhythme est régulier. Dans l'appendice, je rapporte une série de cas qui montrent quelle diversité de conditions peut donner lieu à ce fonctionnement anormal du cœur. Ainsi, j'ai vu un grand nombre de cas dans lesquels le rhythme auriculaire anormal allait de quelques battements de ce que nous admettons comme extra-systoles auriculaires multiples à de courts paroxysmes (fig. 115), ou à de longues périodes durant des heures et des jours (fig. 116). Dans ces cas, le nombre des battements variait de 150 à 300 par minute. C'est très rarement que les battements ventriculaires sont aussi fréquents que les auriculaires : en général, ils ne répondent qu'à chaque deuxième contraction auriculaire. On comprend ainsi qu'il y a des cas de contractions auriculaires anormales par leur rapidité qu'il est impossible de distinguer de la trémulation auriculaire, qui est décrite dans le chapitre xxxi. Il y a cependant des cas où il n'est pas possible d'établir avec certitude la nature des accès. La cause qui les provoque est trop obscure pour être découverte, bien qu'un effort, de l'excitation mentale, ou une intoxication provenant des intestins ou de quelque foyer d'infection puisse déterminer des accès chez les sujets prédisposés.

SYMPTÔMES. — Le cœur se met subitement à battre rapidement : cela peut durer pour quelques battements, ou bien persister pendant des minutes, des heures, des jours et des semaines. Lorsque l'accès cesse, il le fait subitement et non graduellement, comme dans la palpitation. En général le nombre des battements est augmenté, quelquefois considérablement. Parfois le nombre des battements n'est pas très accru. Un sujet peut n'avoir qu'un accès, ou bien les accès peuvent ne survenir qu'à de fréquents intervalles pendant 10 ou 20 ans, ou ils peuvent être très fréquents, se renouvelant après quelques semaines ou quelques jours, ou encore il peut se produire plusieurs accès en un seul jour. Après un ou deux accès, le cœur peut présenter d'une façon permanente de la fibrillation de l'oreillette ou de la trémulation auriculaire.

La sensation éprouvée par le malade lorsque débute ce rhythme peut être si légère qu'elle passe inaperçue. Habituellement, le malade a conscience d'une sensation de trémulation dans le côté gauche de la poitrine. Cette sensation est très caractéristique et tout à fait pathognomonique. Les malades la décrivent d'une façon qui varie suivant leur bagage littéraire, mais le caractère essentiel est d'être produite par des mouvements doux, qui ne sont pas rhythmiques, mais qui varient d'intensité, présentant ainsi un contraste frappant avec les sensations qui peuvent se développer par l'excitation du cœur pendant un rhythme normal, comme dans la palpitation. Souvent cette sensation est si trou-

blante que le malade s'arrête ou marche avec la plus grande
précaution. En même temps, le malade constate une limitation
très nette du champ de la réponse cardiaque, l'effort qu'il était
accoutumé de faire, produisant facilement alors de la dyspnée.

L'insuffisance cardiaque qui y est associée peut être si prononcée que, en quelques jours ou même en quelques heures, on
peut constater des signes de péril imminent. Le malade est
obligé de rester au lit, la dyspnée étant si accentuée qu'il ne
peut rester couché sur le dos et doit être assis sur le lit. Si le
malade survit, il se fait rapidement de l'œdème des jambes,
les lèvres deviennent cyanosées et la face œdématiée. Le pouls
est petit, rapide et quelquefois irrégulier, la force des battements variant considérablement. Les veines du cou sont souvent
pleines et présentent des pulsations très rapides : le cœur se dilate en quelques heures, atteignant parfois jusqu'à deux pouces
dans le sens transversal ; les bruits se modifient ; ils deviennent
secs et courts, et si les battements du cœur sont rapides, souvent on n'entend aucun souffle ; le foie augmente de volume, et
on peut sentir sa pulsation à deux ou trois pouces au-dessous
des côtes ; les tissus qui recouvrent le cœur et le foie deviennent
excessivement sensibles à la pression.

Avec le retour brusque du rhythme à la normale, le changement dans l'état du malade est encore plus remarquable que le
rapide début des symptômes d'insuffisance cardiaque. Le malade pousse immédiatement un soupir de soulagement, et en très
peu de temps, dans l'espace d'une demi-heure, tous les symptômes anormaux au niveau des lèvres, de la face et du foie disparaissent, en même temps qu'en quelques heures, on constate
que ce cœur bat dans ses limites normales.

Chez d'autres malades, la tachycardie paroxystique peut
exister pendant un jour ou deux, sans modification marquée du
volume du cœur. Alors, en général, le malade a conscience que
son cœur fonctionne d'une manière anormale, et instinctivement,
il évite tout effort, soit qu'il reste au lit ou sur une chaise, ou
qu'il ne marche qu'avec beaucoup de précaution. L'accès ne

dure habituellement que quelques heures, mais il peut parfois se prolonger plusieurs heures ou même un ou deux jours. A la fin de cette période, on ne peut découvrir aucune modification du volume du cœur, il n'y a aucun signe d'œdème ou d'augmentation de volume du foie. Cet état peut être constaté à tout âge au-dessus de 10 ans.

Lewis a appelé l'attention sur un caractère qui permet de distinguer la tachycardie paroxystique due à un fonctionnement anormal du cœur de l'état dû à des battements rapides du cœur, comme cela arrive dans les palpitations ou à la suite d'une excitation temporaire, à savoir que l'effort n'a aucune action sur l'allure dans la tachycardie paroxystique, tandis que les battements augmentent de nombre sous l'influence de l'effort dans les autres états.

Pronostic. — Dans ces cas, le pronostic est excessivement difficile. Au cours de l'accès, les symptômes peuvent être assez alarmants, pour qu'un médecin inexpérimenté considère le malade comme perdu. Je me rappelle avoir été appelé une nuit auprès d'une femme de 80 ans, que je trouvai avec un cœur extrêmement rapide et irrégulier, la face tuméfiée et cyanosée, et une respiration excessivement laborieuse. Je dis à ses amis que je la considérais comme perdue, et le lendemain matin en allant la voir, je la rencontrai qui marchait dans la rue. En suite elle eut plusieurs accès, et finit par mourir au cours de l'un d'eux. J'ai pu suivre pendant plusieurs années, d'autres malades, qui n'avaient point des symptômes aussi accusés, ne présentant qu'un léger malaise dans la poitrine : chez eux, le cœur n'était pas dilaté, quoique le nombre des battements ait presque atteint 200 par minute. D'autres n'avaient eu qu'un accès, et je les ai suivis pendant plus de 20 ans, sans qu'ils en présentent d'autres.

Chez d'autres, le changement au lieu d'être transitoire devient permanent, et c'est là un danger. Si la forme grave d'insuffisance cardiaque persiste, et qu'on n'arrive pas à réduire le volume du cœur, le malade finit progressivement par mourir (cas 51-67 et 72).

Le pronostic dépend aussi du degré de dilatation. Si le cœur n'augmente pas de volume et les accès sont passagers, alors le pronostic d'une manière générale est favorable, quoique dans beaucoup de cas l'existence du malade est troublée, en raison de ce que les accès se reproduisent en dépit de tout traitement. Lorsqu'il existe de la dilatation avec des symptômes d'œdème et de foie augmenté de volume, le pronostic est très mauvais.

Ttaitement. — Pendant l'accès le repos absolu est indispensable : c'est là un conseil qui est rarement nécessaire, car le malade recherche lui-même le repos, bien qu'il puisse faire quelques pas en éprouvant du malaise. La littérature médicale contient un grand nombre de conseils pour arrêter ces accès. Comme généralement ces accès ne sont que passagers, quelque médication employée au moment opportun semble à un médecin inexpérimenté rendre au cœur son fonctionnement normal. Quelques malades ont un moyen futile qui semble avoir pour effet de modifier le rhythme. On peut parfois arrêter des accès en faisant de profondes inspirations, en frappant la poitrine, en appliquant de l'eau froide sur la paroi thoracique, ou en provoquant des vomissements (voir cas 68). On a indiqué les médicaments les plus variés comme capables d'arrêter les accès, tels la nitroglycérine et l'adrénaline. Dans les premiers temps de ma pratique, moi aussi je savais comment arrêter les accès : mais une expérience plus étendue m'a montré que lorsqu'ils s'arrêtaient, cela provenait de quelque cause que je ne connaissais pas, et tout à fait indépendante du moyen que j'employais. J'ai essayé, sans succès, des injections intra-veineuses de strophantine.

Lorsque apparaissent des signes d'insuffisance cardiaque et que le rhythme anormal devient permanent et que l'on peut le rattacher à la fibrillation auriculaire ou à la trémulation auriculaire, il faut alors employer le traitement, tel qu'il a été décrit dans les chapitres xxx et xxxi.

CHAPITRE XXXIII

LE POULS ALTERNANT

Différentes formes d'alternance. — Etats produisant le pouls alternant. — Cause du pouls alternant. — Diagnostic différentiel. — Pronostic. — Traitement.

Ce terme s'applique à une irrégularité qui est due à une variation dans la force des battements du pouls, chaque deuxième battement ayant une force variable, un battement fort alternant avec un faible. Néanmoins le rhythme du pouls est parfaitement régulier (fig. 145). Dans la grande majorité des cas, on ne peut le reconnaître que sur un tracé du pouls radial. En général, la variation dans la force du battement est trop faible pour être constatée au doigt : ce n'est que rarement que le doigt peut percevoir cette variation. De même ce n'est que rarement que l'on peut observer une différence dans l'intensité des bruits du cœur, quoique cependant, lorsqu'il existe un souffle systolique, surtout s'il est musical, la différence d'intensité est très nette. Jusqu'à ces dernières années, on comprenait sous cette dénomination différentes formes d'irrégularité, mais c'est surtout grâce à Wenckeback que l'on réserve cette appellation à une forme unique, à savoir, lorsque le pouls a un rhythme parfaitement réguliers mais où chaque battement alternatif varie de force, un fort battement alternant avec un battement faible. Dans les formes les plus typique de cette irrégularité, toutes les cavités du cœur fonctionnent normalement tout au moins en ce qui concerne l'ordre de succession, et ce n'est

que par les effets de la systole ventriculaire gauche sur le pouls
radial qu'on peut la découvrir.

DIFFÉRENTES FORMES D'ALTERNANCE. — Lorsqu'on examine un
grand nombre de cas qui présentent de l'alternance, on constate que les états qui la déterminent ne sont pas toujours les
mêmes. J'ai dit que dans les formes les plus typiques, les cavités du cœur fonctionnent normalement, mais il y a d'autres
formes de pouls alternant où il n'en est pas de même. Dans la

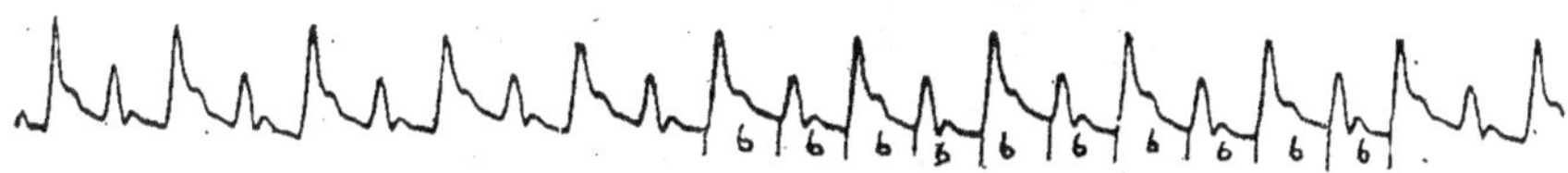

FIG. 145. — Tracé radial représentant le pouls alternant. Chaque période est
exactement de la même durée (6/10ᵉ de seconde).

tachycardie paroxystique, le début de la contraction du cœur se
fait en un point autre qu'à l'état normal. Ainsi dans les accès
de tachycardie comme dans les figures 117, 140 et 142, la contraction du cœur se fait d'une manière anormale.

Dans les cas de trémulation auriculaire (décrits au chapitre XXXI), le pouls alternant est très apte à apparaître quand
le nombre des battements ventriculaires est accru, et il semble qu'il y a quelque chose dans le mécanisme de l'état qui
prédispose à la production du pouls alternant (fig. 142). La
constatation d'un pouls alternant dans un cas sans fièvre avec
un pouls de 100 ou au-dessus par minute, devrait toujours faire
soupçonner que l'on a affaire à un rhythme anormal tel que la
trémulation auriculaire.

ÉTATS PRODUISANT LE POULS ALTERNANT. — Si on laisse de
côté le pouls alternant qui se développe à la suite d'un fonction-

nement anormal du cœur, on trouve que la grande majorité des cas se rencontrent dans les faits de dégénérescence du muscle

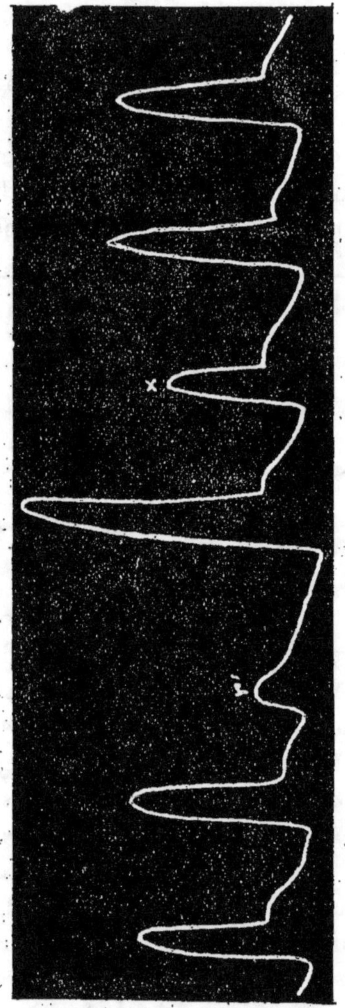

Fig. 146. — Tracé pris sur l'artère carotide d'un chien. Le cœur était mis à nu, et on excitait directement le ventricule pour produire l'extra-systole r'. La longue pause après l'extra-systole est suivie d'un fort battement auquel succède un battement (x) plus faible que les autres. Son petit volume indique un grand épuisement du pouvoir contractile du ventricule gauche. Comparez avec la figure 147 (Cushny.)

cardiaque. Cela se voit très fréquemment chez les personnes d'âge avancé. On le rencontre parfois chez des sujets plus jeunes avec des signes d'un grand épuisement du muscle cardiaque, bien que je n'aie pas eu l'occasion d'examiner le muscle.

cardiaque dans les cas terminés par la mort que j'ai observés chez les sujets jeunes. Il peut exister dans un cœur épuisé avec lésion valvulaire chronique, mais les cas les plus typiques que

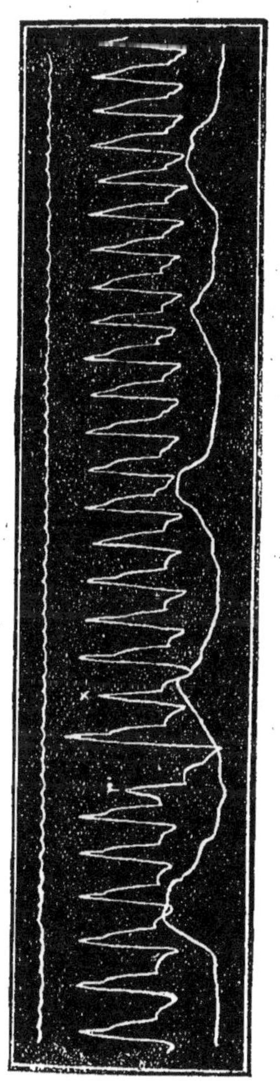

Fig. 147. — La longue pause après l'extra-systole (r') est suivie par un fort battement : ce dernier à son tour est suivi par un petit battement (x) auquel succèdent des battements plus forts. Le battement faible (x) est une preuve que la contractilité du cœur était très épuisée. Comparez avec la figure 146. (Tiré d'un cas avancé de cardio-sclérose.)

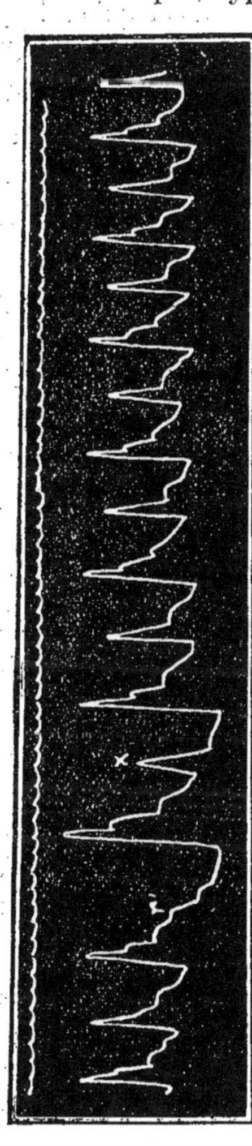

Fig. 148. — Le caractère alternant du pouls s'exagère après la longue pause qui suit l'extra-systole (r') : le second battement (x) qui suit la pause apparaît à son intervalle normal, mais est d'un volume très réduit. (Tiré d'un cas de cardiosclérose avancée.)

j'ai vus n'avaient pas d'affections valvulaires, ou seulement des lésions sans importance. Je l'ai parfois constaté dans des cas de pneumonie grave, et il est possible qu'il existe dans d'autres maladies aiguës avec épuisement.

Ce n'est que dans des circonstances spéciales que l'on peut mettre en évidence le pouls alternant. Ainsi il peut disparaître complètement quand le sujet est au repos, et c'est peut-être pour cette raison qu'on le constate plus souvent dans le cabinet de consultation qu'à l'hôpital. Lorsqu'il a de la tendance à se produire, un léger effort corporel suffit pour le déterminer : ou bien il se développe à la suite de quelque variation dans le rhythme du cœur, comme quand on le constate après une extra-systole (figs. 146 et 147). A la suite d'une extra-systole, il y a ordinairement une longue pause, qui est suivie d'une série de battements normaux. Après la pause, l'alternance peut se produire et se continuer pendant une période variable. Quelquefois, il n'y a qu'un petit battement (fig. 147) : d'autres fois, l'alternance durera pour quelques battements, les battements augmentant progressivement et l'alternance disparaissant. Si le pouls alternant est constant, il devient plus marqué après une extra-systole (fig. 148). Lorsqu'il y a de fréquentes extra-systoles, on peut découvrir une arythmie très confuse formé par des extra-systoles et du pouls alternant, surtout après de l'exercice. On lira avec grand intérêt le mémoire de Windle sur ce sujet, où il étudie d'autres particularités cliniques concernant le pouls alternant.

CAUSE DU POULS ALTERNANT. — F.-B. Hoffmann attribuait la production de l'alternance à un affaiblissement de la fonction de contractilité, les contractions qui produisent le fort battement étant si longues qu'elles empiètent sur la période de repos du battement suivant. En raison de cette période plus courte de repos, le second battement est plus faible et d'une durée plus courte, de sorte que le repos précédant le battement suivant est long, et c'est ainsi que se continue l'alternance. Muskens, Hering et d'autres ont supposé que toutes les fibres musculaires ne se contractent pas pour produire le petit battement, et qu'il y a un bloquage intermusculaire de sorte que quelques fibres ne se contractent qu'avec chaque second battement. Einthoven et

Lewis, en étudiant les causes de l'alternance au moyen de l'électrocardiographe, n'ont trouvé aucun signe d'une variation de la
durée de la systole, ni aucune modification dans la décharge

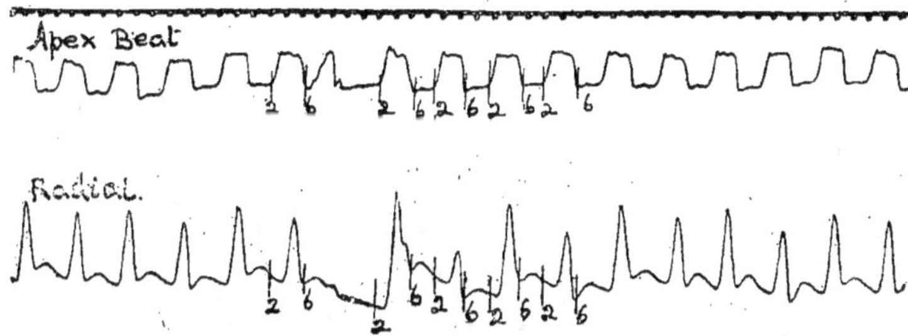

Fig. 149. — Tracés simultanés de la pointe et de la radiale. Après une extra-
systole, le caractère alternant du pouls radial est plus marqué. Malgré la différence accentuée dans le volume des battements de la radiale dus à l'alternance, il n'y a pas de différence dans le volume ou la durée des battements
de la pointe : contraste frappant avec le battement de la pointe causé par
l'extra-systole.

électrique qui indiquerait une différence dans la quantité des
fibres musculaires participant à la contraction. De plus, des
tracés du choc de la pointe n'indiquent aucune différence dans

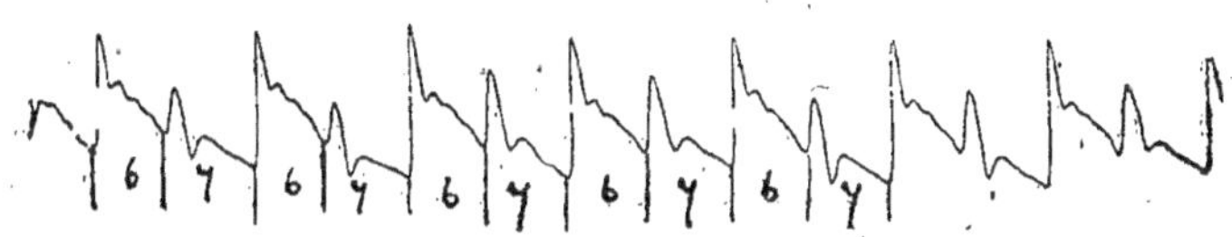

Fig. 150. — Tracé du pouls bigéminé dû aux extra-systoles. La période entre le
battement fort et le petit est de 6/10° de seconde, et la période entre le petit
battement et le fort est de 7/10° de seconde. (Comparez avec fig. 145).

le caractère ou la durée des battements (fig. 149). Il semblerait
donc en réalité que jusqu'ici la véritable cause de cette irrégularité est inconnue.

Diagnostic différentiel. — Il y a quelques formes du pouls
qui présentent une ressemblance étonnante avec le pouls alternant. Celle avec laquelle on le confond le plus souvent est le

pouls bigéminé, déjà décrit au chapitre xxvii. Dans cette forme,
le battement le plus petit est dû à une extra-systole, et est toujours prématuré, puis est suivi d'une pause prolongée. La différence se voit bien en comparant la figure 145 et la figure 150.
Dans la figure 150, l'intervalle entre le fort battement et le
faible est de 6/10e de seconde, tandis que entre le petit batte-

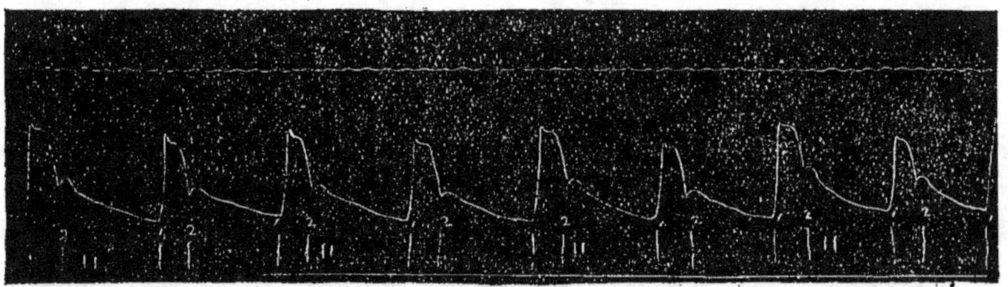

Fig. 151. — Tracé radial simulant le pouls alternant. A l'auscultation on entendait
deux bruits secs et courts caractéristiques des extra-systoles après un fort battement, mais non après le petit. Ces bruits sont représentés sur le tracé par
de petits traits.

ment et le fort battement il est de 7/10e de seconde. Dans le
pouls alternant dans la figure 145, l'intervalle entre le fort battement et le petit est le même qu'entre le petit et le fort battement. La figure 151 représente une autre forme rare de ressemblance. Ce tracé a été pris chez un homme vigoureux et bien
portant de 50 ans, qui se plaignait de quelques troubles dys-
peptiques. Je le connaissais depuis 20 ans, il avait un pouls
ralenti, et je fus surpris en prenant son tracé de voir le caractère du pouls qui semblait alternant. Écoutant son cœur, je
découvris après chaque battement fort, deux bruits secs et courts,
caractéristiques d'une extra-systole, et l'explication en était donc
qu'une extrasystole se produisait après chaque second battement
normal, mais d'une telle faiblesse qu'aucune onde n'arrivait à
la radiale. Mais l'apparition de l'extra-systole avait déterminé
jusqu'à un certain point un affaiblissement du battement normal suivant. Wardrop Griffith a rapporté un cas à peu près
analogue.

PRONOSTIC. — Avant de formuler un pronostic pour les cas
présentant du pouls alternant, nous devons connaître nettement
l'état qui le produit. S'il survient au cours d'une tachycardie
paroxystique ou permanente, il ne semble pas avoir beaucoup
d'importance. Ainsi le tracé de la figure 117 fut pris il y a
quatre ans chez un sujet qui avait de fréquents accès, et cependant il a pu continuer son métier de charpentier pendant les
années qui se sont écoulées, et il ne présente aucun signe d'insuffisance cardiaque.

C'est dans les cas où il se développe, alors que le fonctionnement du cœur est normal, qu'il a le plus de signification. Il
est toujours associé à quelque degré d'épuisement du cœur, et
cet épuisement est toujours très accentué. Dans la majorité des
cas, l'épuisement est l'expression d'une telle dégénérescence
du muscle cardiaque et d'un tel affaiblissement qu'on doit le
considérer comme ayant une signification grave. Il en est surtout ainsi, lorsqu'il existe des accès d'angine de poitrine et
de la respiration de Cheyne-Stokes : la combinaison de pareils
phénomènes est toujours associée à un épuisement du cœur tel
qu'une issue fatale peut se produire à tout instant.

Le pouls alternant peut apparaître dans des cas moins avancés, et par un traitement approprié, surtout le repos, il peut se
produire une amélioration très notable, et le malade peut continuer à mener une existence utile pendant nombre d'années.
Mais ces sujets sont toujours en danger, car une légère attaque
de fièvre peut produire sur ce cœur un effort supérieur à celui
qu'il peut supporter.

Le pouls alternant n'a pas besoin d'exister à un degré accentué, car quelques-uns des cas les plus rapidement fatals ne
l'ont présenté que pour un ou deux battements après une extra-
systole.

C'est dans la circonstance suivante que j'ai été amené à
reconnaître la gravité du pronostic pour le pouls alternant. En
différenciant les différentes formes d'irrégularité, j'avais placé
dans un groupe un certain nombre de cas où le rhythme était

régulier, mais le volume du battement variait d'une façon régulière, et j'ai publié un certain nombre de ces tracés dans mon
livre paru en 1902. En 1905, Wenckeback appela l'attention
sur ces tracés, en faisant remarquer combien ils différaient des
autres formes d'irrégularité. Lorsque je lus ce mémoire, je me
mis à examiner à nouveau tous les cas (environ une douzaine)
qui avaient présenté cet état, et je constatai que tous étaient
morts. Depuis cette époque, j'ai conservé des observations
plus détaillées de tous ceux qui avaient présenté cette irrégularité,
et actuellement, je possède plus de 100 observations, et c'est
sur les résultats de ces cas que j'ai basé le pronostic que j'ai
donné. Dans une communication récente, Windle a décrit la
façon dont il suivait les cas de pouls alternant, et pour la
majorité, ils sont morts dans l'espace de deux ans, après qu'il
avait été constaté, et ses observations confirment les miennes.

Traitement. — Comme le pouls alternant n'est qu'un symptôme associé à d'autres états, c'est sur ces derniers que doit
se baser le traitement. Lorsqu'il n'est pas associé à un rhythme
anormal, l'indication capitale est de veiller soigneusement à ce
que le malade mène une existence qui soit en rapport avec les
limites de la force de son cœur.

CHAPITRE XXXIV

AFFECTIONS DES FONCTIONS CONDUCTRICES DU FAISCEAU AURICULO-VENTRICULAIRE (BLOQUAGE DU CŒUR, MALADIE DE STOKES-ADAMS, RHYTHME VENTRICULAIRE).

Définition. — Méthodes pour reconnaître la diminution de la conductibilité
La période intersystolique (intervalle *a-c*). — Diminution de la conductibilité
sans arythmie. — Intermittences dues à la diminution de la conductibilité.
— Rhythme ventriculaire indépendant dû au bloquage du cœur. — Effet
de la contraction auriculaire sur le pouls radial. — Etiologie. — Signification des formes atténuées de diminution de la conductibilité. — Symptômes associés au bloquage du cœur. — Pronostic. — Traitement.

DÉFINITION. — Les différentes formes des battements irréguliers du cœur, décrites dans les chapitres précédents étaient
dues à ce que la contraction du cœur débutait en un point autre
que la partie normale qui règle l'allure (le nodule sino-auriculaire).

Dans ce chapitre, on s'occupe du fonctionnement anormal
dû à ce que l'excitation partant des points régulateurs de l'allure n'atteint pas le ventricule. L'excitation pour la contraction
atteint le ventricule en venant de l'oreillette en passant par le
faisceau qui relie l'oreillette au ventricule (fig. 2 et 3). Ce faisceau peut être lésé de sorte que : 1° l'excitation est retardée ; 2° l'excitation ne peut plus passer par moments ; 3° l'excitation peut être complètement bloquée au delà du nodule auriculo-ventriculaire, et alors le ventricule se contracte en
réponse à l'excitation qui naît dans les restes non lésés du
faisceau auriculo-ventriculaire (bloquage du cœur, rhythme ventriculaire).

MÉTHODES POUR RECONNAITRE LA DIMINUTION DE LA CONDUCTI-
BILITÉ. — En dehors des tracés appropriés, les signes cliniques
se limitent à reconnaître qu'il y a un ralentissement du pouls
radial, ou mieux, un ralentissement des contractions ventriculaires, en même temps que les veines du cou ont des pulsations
plus fréquentes grâce à ce que les contractions de l'oreillette
continuent à se faire normalement. Si les contractions ventriculaires dépassent 36 par minute, elles peuvent avoir une relation distincte avec les ondes auriculaires dans le pouls jugulaire, le ventricule répondant à toutes les deuxième, troisième
ou quatrième contractions de l'oreillette. Lorsque les contractions ventriculaires sont à environ 30 ou au-dessous, elles sont
probablement indépendantes de celles de l'oreillette, et l'oreillette et le ventricule battent d'une manière indépendante, en
réponse à des excitations indépendantes. Dans beaucoup de cas
les battements ventriculaires peuvent être considérablement
augmentés (fig. 165).

Lorsqu'il y a plus de retard dans la réponse du ventricule
à l'excitation provenant de l'oreillette, il n'y a que peu de signes
évidents, en dehors des tracés graphiques. Cependant dans des
cas de rétrécissement mitral, j'ai pu reconnaître ce retard
grâce à un léger intervalle entre le souffle présystolique et le
premier bruit du cœur, ce que l'on appelle souffle médio-diastolique. Parfois des battements manquants ou des intermittences sont dus à ce que l'excitation auriculaire n'arrive pas à
provoquer une contraction ventriculaire, et on est amené à
soupçonner cette irrégularité, si on observe que, pendant la
pause, les bruits ventriculaires manquent : c'est ce qui la distingue de la plupart des cas d'extra-systole, dans lesquels,
comme on l'a déjà décrit, on entend généralement deux bruits
brefs, secs, qui résultent d'une contraction affaiblie, courte et
prématurée du ventricule. Comme, cependant, des extra-systoles peuvent se produire sans que l'on n'entende aucun bruit,
il ne faut pas trop se fier à cette distinction. Dans les tracés du
pouls radial seul, Wenckeback pouvait reconnaître la nature

de l'irrégularité par une méthode de mesure très ingénieuse. En règle générale, il n'y a aucune difficulté, quand les tracés du pouls radial ou du choc de la pointe sont pris en même temps que les tracés du pouls jugulaire. Les formes légères de

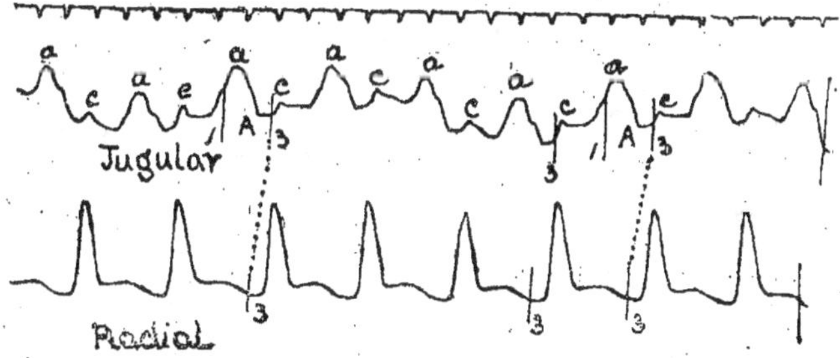

Fig. 152. — Tracés simultanés des pouls radial et jugulaire, représentant un long intervalle *a-c* (espace A), dû à la cardio-sclérose sénile.

cette affection se reconnaissent au retard qui se produit entre les systoles auriculaire et ventriculaire. Dans les tracés jugu-

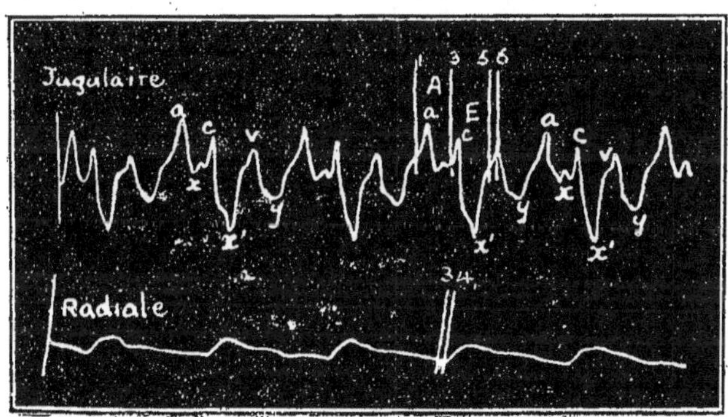

Fig. 153. — Grande augmentation de l'intervalle *a-c* (espace A), due à un retard dans le passage de l'excitation de l'oreillette au ventricule (cas 44, pris en 1892).

laires, comme on l'a déjà montré, il y a habituellement une onde due à la systole auriculaire (*a*), suivie à un court intervalle par l'onde carotidienne (*c*). Cet intervalle entre *a* et *c* a une grande valeur pour apprécier l'état de la conductibilité dans le tissu primitif.

La période intersystolique (intervalle a-c). — Cet intervalle est occupé par trois phénomènes, à savoir : 1º la systole

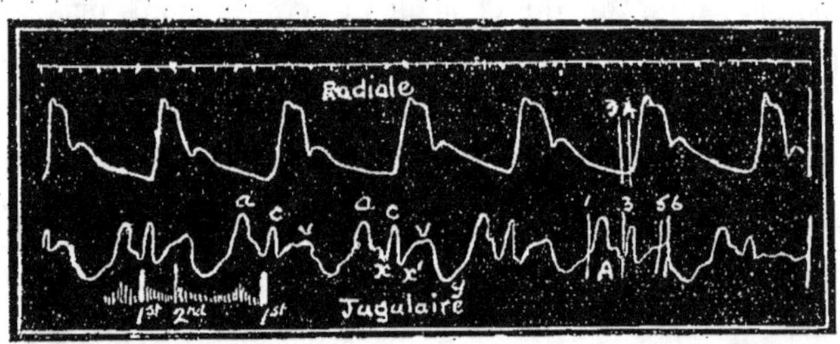

Fig. 153 A. — Augmentation de l'intervalle a-c, d'environ 2/5ᵉ de seconde de durée (espace A). La partie ombrée indique la position des souffles ; un souffle court dû à la systole auriculaire, dont la partie la plus bruyante est séparée du premier bruit par un court intervalle, un souffle suivant le premier bruit, et un autre suivant le second bruit en se poursuivant jusqu'au souffle présystolique (ou auriculaire systolique) (cas 44, pris en 1903).

de l'oreillette ; 2º la transmission de l'excitation de l'oreillette au ventricule : 3º une petite portion de temps pendant laquelle la

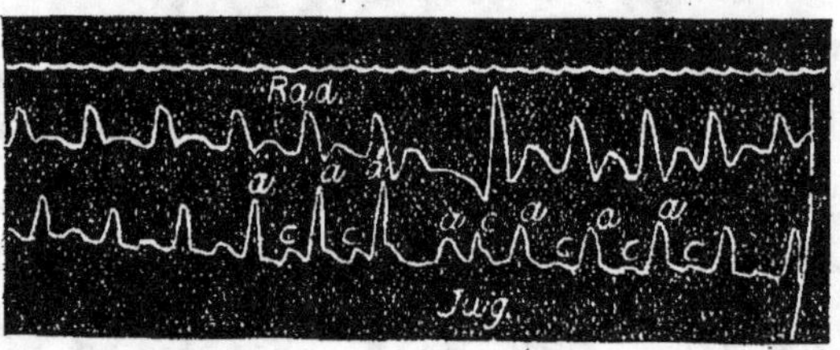

Fig. 154. — Allongement graduel de l'intervalle a-c, jusqu'à ce que l'excitation provenant de l'oreillette a-a' atteint le faisceau auriculo-ventriculaire avant que ce dernier se soit remis de l'excitation précédente et le trouve réfractaire. Par suite, le ventricule ne répond pas à cette excitation, mais reste au repos jusqu'à ce que la prochaine excitation physiologique vienne de l'oreillette, et que la conductibilité étant rétablie, le battement ventriculaire (c) suit l'onde auriculaire à un intervalle plus court. Cela est dû à ce que la systole auriculaire tombe en même temps que la systole ventriculaire précédente, de sorte que le contenu de l'oreillette ne peut être envoyé dans le ventricule, et une onde plus considérable reflue dans les veines.

pression ventriculaire s'élève avant l'ouverture des valvules semi-lunaires (*Anspannungzeit* ou intervalle présphygmique). Comme au point de vue pratique 3 est constant, on peut pour les besoins de nôtre enquête, ne pas en tenir compte, et en sup-

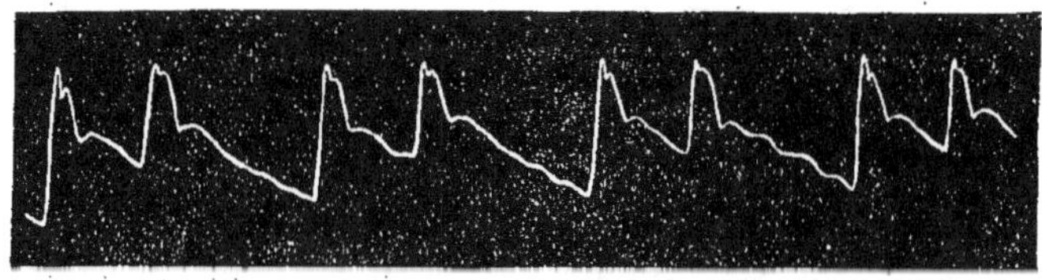

Fig. 155. — Pouls intermittent régulier dû à la diminution de la conductibilité,
comment cela se produit (1).

posant que l'excitation pour la contraction prend naissance sur
son trajet vers le ventricule au début de la systole auriculaire,

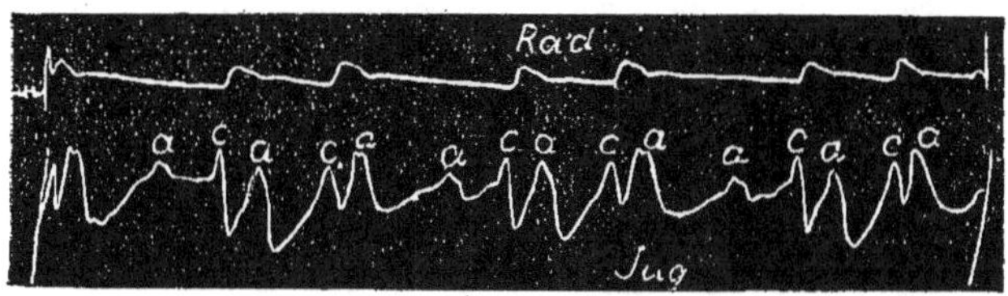

Fig. 156. — Prise à la même visite que la figure 155, et montrant le pouls veineux pendant l'arythmie. L'onde *a* est tout à fait régulière pour le moment ou
elle apparaît. Pour l'interprétation de ce tracé, voir le diagramme, fig. 157.

toute variation dans la longueur de l'intervalle *a-c* est due à la
variation de l'allure du stimulus.

(1) Il y a ici un retard constant dans la conduction de l'excitation, l'intervalle *a-c* se prolongeant d'une manière exagérée. Avant l'intermittence, il y a
un léger mais graduel accroissement de l'intervalle *a-c*. A la suite de l'onde
auriculaire *a'*, il n'y a pas d'onde carotidienne *c*, ni de pulsation à la radiale.
La raison en est manifestement que la systole auriculaire *a'*, s'était produite trop tôt après la systole ventriculaire précédente (comme l'indique
l'onde carotidienne *c* immédiatement avant *a'*) il n'y avait pas un temps
suffisant pour le rétablissement de la fonction de la conduction de l'excitation dans le faisceau auriculo-ventriculaire, et par suite, l'excitation n'est
pas arrivée à atteindre le ventricule, et un battement a manqué. De cette
façon un repos plus long s'est produit pour ces fibres, et lorsque la prochaine excitation vient de l'oreillette, le repos plus long a permis un tel
rétablissement de la fonction de conductibilité, que l'intervalle *a-c*, suivant
la pause, est plus court que la moyenne. Ce manque des battements ventriculaires peut se produire à des intervalles réguliers. La figure 155 a été
prise en 1898 chez le malade qui a fourni les figures 153 et 153 A. Pendant
nombre d'années, les tracés de ce malade indiquèrent une diminution constante de la conductibilité. Pour une raison quelconque, en 1898, la conductibilité fut encore davantage diminuée, de sorte que, à de réguliers intervalles, un battement ventriculaire manquait (fig. 155).

Dans les cœurs normaux, j'ai trouvé que l'intervalle *a-c* est très constant, et d'une durée habituelle de 1/5ᵉ de seconde (comme dans la figure 52). Il est un peu plus court lorsque le cœur bat plus vite

DIMINUTION DE LA CONDUCTIBILITÉ SANS ARYTHMIE. — Si l'intervalle *a-c* est considéré comme normal, quand il ne dépasse pas un

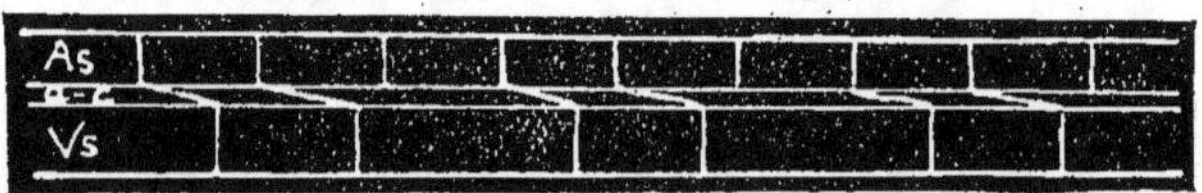

FIG. 157. — Diagramme établi pour montrer que l'irrégularité dans les figures 155 et 156 est dû au bloquage de la conductibilité dans les fibres unissant l'oreillette et le ventricule. Notez l'accroissement de longueur de l'intervalle *a-c* avant la pause dans l'espace Vs.

cinquième de seconde, cet intervalle peut être considérablement augmenté sans qu'il y ait de trouble du rhythme cardiaque.

Dans la figure 152, le tracé jugulaire a été pris en même

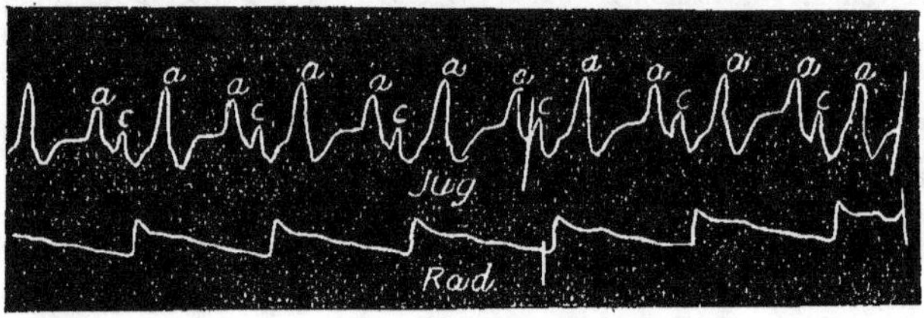

FIG. 158. — Le ventricule ne répond qu'à chaque systole auriculaire alternée. Battements ventriculaires 48, battements auriculaires 96.

temps que le tracé radial : celui-ci montre un rhythme parfaitement régulier, tandis que le tracé du cou présente une grande augmentation de l'intervalle *a-c* (espace A). Le cœur peut continuer à battre très régulièrement pendant des années avec une conductibilité troublée à ce degré. Ainsi la figure 153 *A* a été prise en 1903 chez le même malade qui a fourni en 1892 la figure 153, et le tracé jugulaire montre la même augmentation de l'intervalle *a-c* (espace A). Sauf pendant une courte période en 1898, le pouls du malade a été très régulier jusqu'en 1904.

Une arythmie très marquée se développe quand la conductibilité est très gênée à ce point que parfois, ou souvent, l'excitation ne parvient pas à traverser la jonction auriculo-ventriculaire. La figure 154 l'indique clairement (voir la note de la p. 387). La véritable nature de cette arythmie se voit dans le

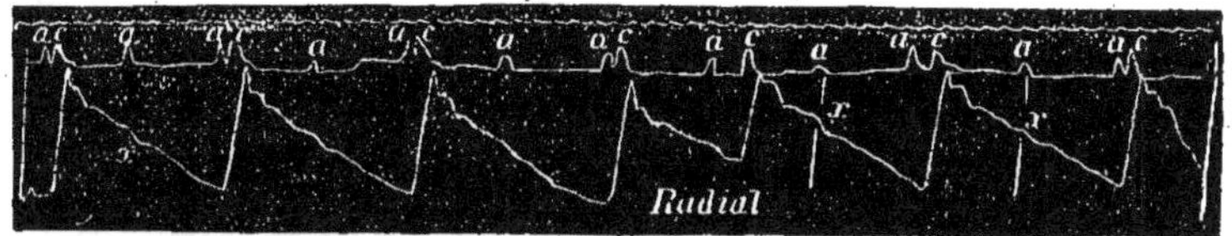

Fig. 159. — C'est un pouls lent, irrégulier après l'influenza, et le tracé de la jugulaire montre que le ralentissement du pouls est dû à ce que le ventricule ne répond pas à l'excitation venant de l'oreillette. Remarquez qu'après la période de pouls courte à la radiale, l'intervalle *a-c* est beaucoup plus long qu'aux autres périodes. C'est parce que les fibres ont eu un court repos, et par suite la conductibilité n'a pas été complètement restaurée. Remarquez en *x* une légère dépression dans le tracé radial, due à ce que la systole de l'oreillette gauche affecte la colonne artérielle.

tracé jugulaire (fig. 156) où on voit que l'oreillette se contracte régulièrement (onde *a*), tandis que le ventricule ne répond pas à toutes les troisièmes systoles auriculaires. Pour en donner une

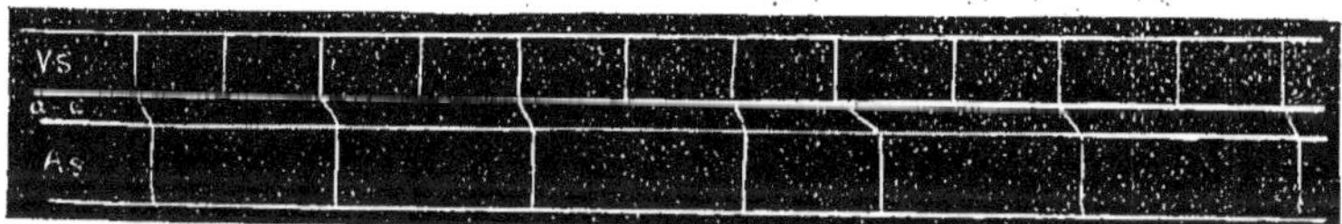

Fig. 160. — Diagramme de la figure 159, montrant le bloquage de l'excitation après chaque deuxième systole auriculaire, excepté dans un cas où elle se produit complètement avec un intervalle *a-c* allongé.

démonstration plus claire, j'ai reconstruit la figure 156 sous forme d'un diagramme (fig. 157). Les lignes verticales dans la division du haut représentent la systole auriculaire *As* ; celles de la division du bas les systoles ventriculaires *vs*, et correspondent aux pouls radial et carotidien dans les figures 155 et 156. Les lignes couchées représentent l'intervalle *a-c*. On verra qu'un battement ventriculaire manque régulièrement après chaque troisième systole auriculaire.

BATTEMENTS MANQUANTS DUS A UNE DIMINUTION DE LA CONDUC-
TIBILITÉ. — Gaskell dit qu'en plaçant une pince à pression
autour du sillon auriculo-ventriculaire du cœur d'une grenouille, « suivant le degré de constriction de la pince, on peut
faire que le ventricule batte d'une manière synchrone avec les
oreillettes pour répondre à toutes les deux contractions de
l'oreillette, ou à toutes les trois, quatre, ou autres contractions,

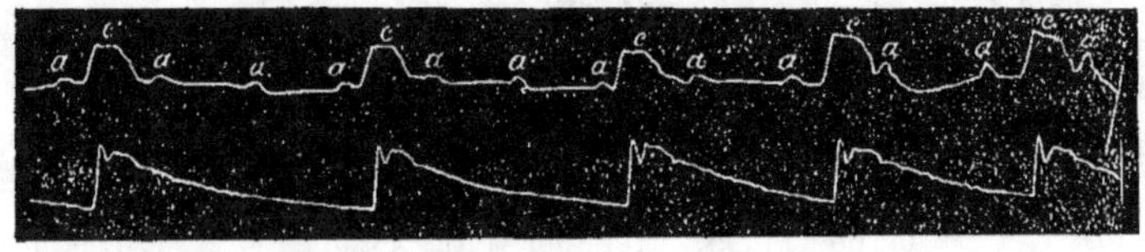

Fig. 161. — Ici le tracé pris au cou montre parfois trois ondes auriculaires (*a*)
pour une onde carotidienne *c*. Dans les deux dernières périodes, il n'y a cependant que deux ondes auriculaires, et l'intervalle *a-c* est plus long que dans les
périodes où il y a trois ondes auriculaires, parce que dans le premier cas, la
conductibilité n'a pas eu un temps assez long pour se restaurer.

ou rester au repos ». Hering et Erlanger ont reproduit les
mêmes phénomènes dans le cœur des mammifères : on peut
démontrer que ces mêmes résultats variables peuvent se produire dans le cœur humain.

Dans la figure 154, on voit que la systole ventriculaire mar-
que à de rares intervalles : dans la figure 156, la systole ventriculaire fait défaut après chaque troisième systole auriculaire
(rhythmes 3, 2) ; dans la figure 158, après chaque deuxième
(rhythme 2 : 1) ; dans la figure 159, la systole ventriculaire fait
habituellement défaut après chaque deuxième systole auriculaire ; mais il y a une courte période de pouls, et ici l'intervalle
a-c est beaucoup plus long que les périodes *a-c* après les périodes plus longues, l'allongement étant une preuve que la propriété
conductrice des fibres auriculo-ventriculaires n'a pas eu le temps
de se restaurer aussi complètement qu'après les plus longues
périodes de pouls (voir diagramme fig. 160). Dans la figure 161,
il y a trois contractions auriculaires pour un ventriculaire
(rhythme 3 : 1), excepté pendant les deux dernières périodes arté-

rielles du pouls, lorsqu'il n'y a plus que deux ondes auriculaires, et après la seconde de celles-ci, l'intervalle *a-c* est plus long que les autres intervalles *a-c* dans ce tracé.

Dans la figure 162, il y a 4 battements auriculaires pour

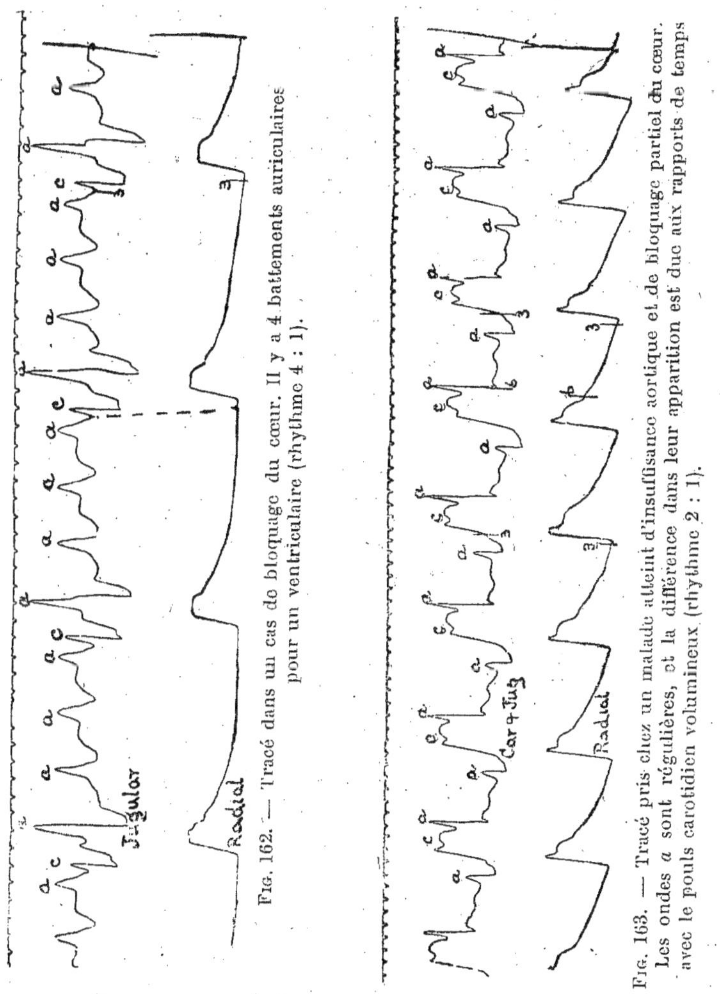

Fig. 162. — Tracé dans un cas de bloquage du cœur. Il y a 4 battements auriculaires pour un ventriculaire (rhythme 4 : 1).

Fig. 163. — Tracé pris chez un malade atteint d'insuffisance aortique et de bloquage partiel du cœur. Les ondes *a* sont régulières, et la différence dans leur apparition est due aux rapports de temps avec le pouls carotidien volumineux (rhythme 2 : 1).

1 ventriculaire : ce bloquage peut être si prononcé que l'oreillette peut battre 10 ou 12 fois, et le ventricule reste au repos.

Dans les tracés donnés jusqu'ici, il n'a pas été difficile de

découvrir la caractéristique du tracé pris au cou. Lorsqu'il y a
un pouls carotidien volumineux, comme dans l'insuffisance aortique, le caractère du tracé peut être quelque peu difficile à
interpréter, comme dans la figure 163, qui montre 2 battements auriculaires pour 1 carotidien, la position différente de
l'onde *a*, dépendant de la période du mouvement dans l'artère
carotide.

Rhythme ventriculaire indépendant dû au bloquage du cœur.
— Dans les tracés donnés jusqu'ici, on pouvait voir que lors-

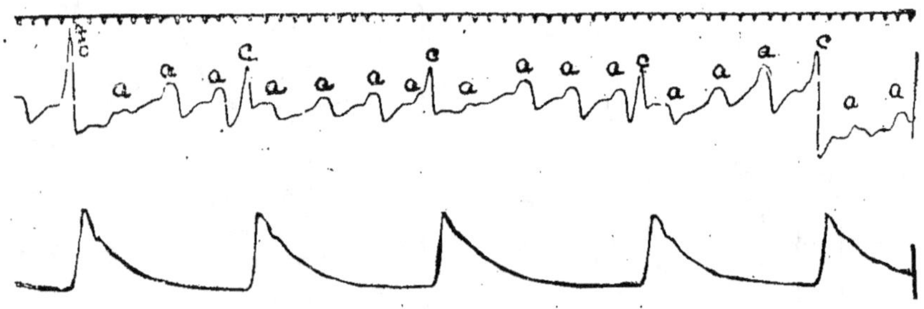

Fig. 164. — Tracé pris chez un malade atteint de bloquage complet du cœur.
Les ondes auriculaires *a* montrent un rapport variable avec les ondes carotidiennes *c* et le pouls radial, ce qui est dû à ce que les oreillettes battent suivant un rhythme et les ventricules suivant un autre (cas 78).

que le ventricule se contracte, c'est en réponse à l'excitation
partie de l'oreillette. Si l'on place une ligature sur le sillon
auriculo-ventriculaire d'une grenouille, de façon que l'excitation
ne soit pas transmise de l'oreillette au ventricule, ce dernier
bat, au bout de quelque temps, avec un rhythme différent et
indépendant de celui de l'oreillette (bloquage complet du cœur).
Wooldridge et Tigerstedt reproduisaient l'indépendance complète des rhythmes auriculaires et ventriculaires, en séparant
physiologiquement les oreillettes des ventricules, et His junior
Hering et Erlanger ont obtenu le même résultat par la compression du faisceau auriculo-ventriculaire. Erlanger a reproduit
expérimentalement un bloquage complet du cœur chez les chiens,
et ceux-ci ont survécu plusieurs mois avec des symptômes iden-

tiques à ceux qu'on constate chez les sujets humains présentant du bloquage du cœur. On peut démontrer que ce rhythme indé-

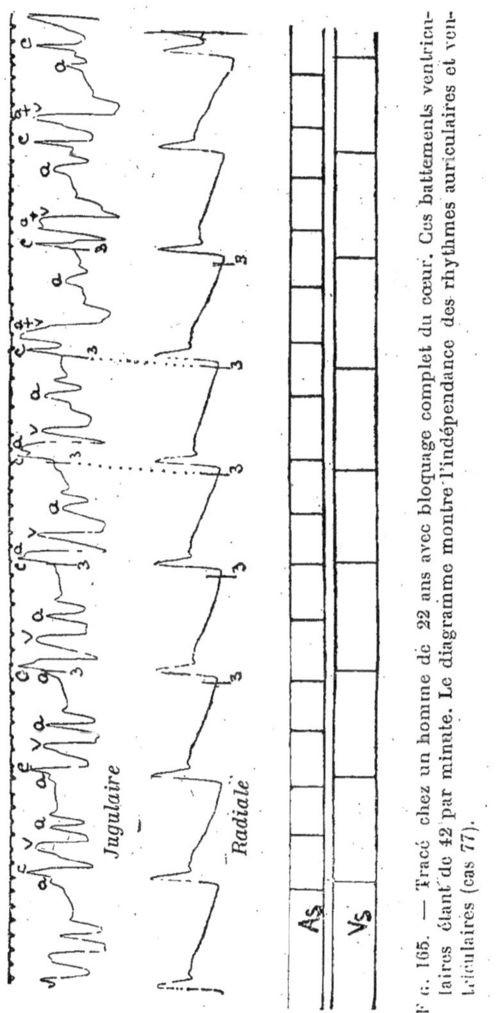

Fig. 165. — Tracé chez un homme de 22 ans avec bloquage complet du cœur. Ces battements ventriculaires étant de 42 par minute. Le diagramme montre l'indépendance des rythmes auriculaires et ventriculaires (cas 77).

pendant est la cause de certaines formes de pouls lent chez l'homme. La figure 164 est un tracé de la radiale pris en même temps que la pulsation dans le cou due à la jugulaire et à la carotide. Les petites ondes a sont dues à l'oreillette droite, et il

y a un nombre variable de ces ondes auriculaires pour un battement de la carotide ou de la radiale. Si on analyse soigneusement leurs rapports, on constate que la relation de la systole
auriculaire à la systole ventriculaire varie constamment, quelquefois à une distance, puis graduellement, elles se rapprochent pour arriver à être synchrones. En général, dans le blo-

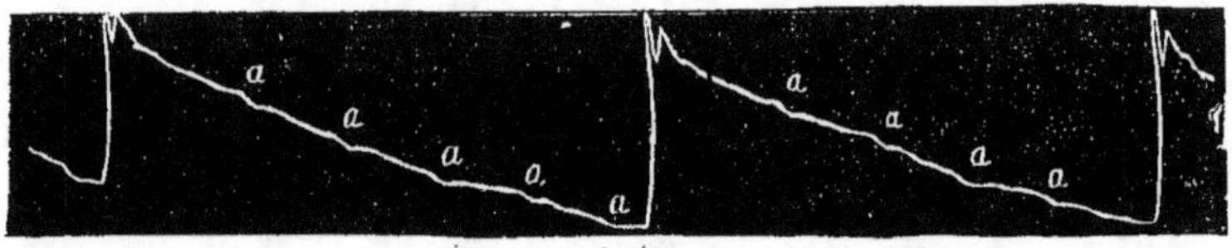

Fig. 166 — Cas de bloquage du cœur de Webster, représentant dans la ligne de
descente du tracé radial une série d'interruptions (a) dues à l'oreillette
gauche.

quage complet du cœur comme le montre la figure 164, les
battements dépassent rarement 32 par minute, mais il y a actuellement un nombre d'observations publiées dans lesquelles le
nombre des battements ventriculaires atteint 60 par minute.
Dans la figure 165, le nombre des battements est de 42 par
minute (cas 77).

Effets de la contraction auriculaire sur le pouls radial.
— Les systoles auriculaires peuvent parfois être reconnues
d'une autre façon sur les tracés du pouls radial : pendant une
longue pause ventriculaire, on peut apercevoir une série d'encoches, survenant à intervalles réguliers, sur la ligne de descente
du tracé radial, comme dans la figure 166. Si on prend en
même temps un tracé de la jugulaire, on constatera que ces battements auriculaires se produisent exactement au même moment que les encoches, comme on le voit dans les figures 159
et 167. Aussi je suppose que ces encoches dans la figure 166
sont dues au mouvement de l'oreillette gauche, la systole de
l'oreillette gauche pressant contre les valvules aortiques, ce qui
agit passagèrement sur la colonne artérielle. La cessation

brusque de cette pression détermine une chute légère mais brusque dans la pression aortique, ce qui produit les encoches dans le tracé radial.

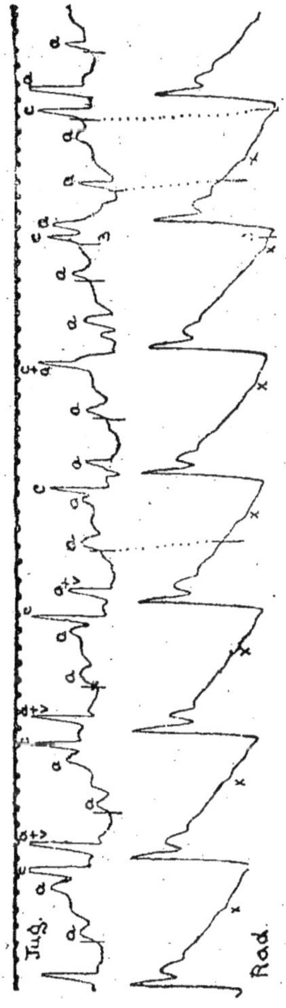

ÉTIOLOGIE. — Excepté dans les cas de bloquage complet du cœur, les lésions anatomiques n'ont pas été complètement étudiées. Dans la majorité de ces cas de bloquage complet du cœur examinés à l'autopsie, on a trouvé des lésions du faisceau auriculo-ventriculaire au niveau ou au delà du nodule auriculo-ventriculaire, dues à des lésions inflammatoires aiguës ou à des lésions de sclérose, ou à la présence de gommes. Dans les cas atténués, on ne peut que soupçonner la cause. Par les expériences de Gaskell, nous savons que si le pont musculaire reliant l'oreillette au ventricule vient à être rétréci, l'excitation met plus de temps à passer. Nous savons aussi que dans les affections rhumatismales du cœur, il se fait de nombreux dépôts de cellules dans la substance musculaire. Comme c'est dans les cas de rhumatisme du cœur ou de

Fig. 167. — Tracé d'un malade avec bloquage complet du cœur, montrant les effets de la systole auriculaire sur le pouls radial (x).

cardio-sclérose que j'ai trouvé le plus grand nombre de formes atténuées de diminution de la conductibilité, cas 44, 91 et 92, j'en conclus que lorsqu'il se fait de faibles dépôts ou qu'il se fait une petite cicatrisation, le faisceau est lésé et la fonction de conductibilité est ainsi amoindrie. Dans d'autres affections aiguës du cœur, nous avons des preuves de la participation de ce faisceau au processus morbide. De plus en plus, on connaît des faits de bloquage complet dans les affections fébriles du cœur, et on a rapporté des cas de bloquage partiel ou complet du cœur dans les affections telles que influenza, pneumonie, rhumatisme articulaire aigu. Dans la cardio-sclérose, on peut observer des signes de diminution de la conductibilité et même de bloquage du cœur chez un sujet qui a présenté des extra-systoles et de la fibrillation auriculaire.

On a publié plusieurs observations dans lesquelles la lésion du faisceau auriculo-ventriculaire était due à des gommes, et la guérison d'autres cas sous l'influence du traitement anti-syphilitique indique que la syphilis peut être cause de la production du bloquage complet du cœur : et dans le chapitre XXXVII, je rapporte des faits d'envahissement du faisceau dans le rhumatisme subaigu, et je donne des exemples démonstratifs, (cas 85-9).

Dans le bloquage complet du cœur, le nodule auriculo-ventriculaire peut être soit détruit, soit séparé du reste du faisceau auriculo-ventriculaire. Dans un cas décrit par Keith, dans lequel le bloquage du cœur avait persisté pendant dix-huit ans, il a constaté que les restes du faisceau dans le ventricule au delà du nodule auriculo-ventriculaire étaient parfaitement normaux. Étant donné que le faisceau était sain, il doit avoir rempli quelque fonction pendant la vie, et comme il ne transmettait plus l'excitation de l'oreillette au ventricule, il doit avoir eu quelque autre fonction qui, je suppose, était la production de l'excitation et le maintien du ralentissement du battement ventriculaire. Cette conception est basée sur le fait que l'électrocardiographe montre que l'excitation pour la contraction pénètre dans le cœur par la voie normale.

Il y a de grandes lacunes dans nos connaissances sur les causes qui déterminent le bloquage du cœur. Avant que le ralentissement ventriculaire devienne permanent, chez beaucoup de sujets, il y a des périodes, dans lesquelles souvent l'intervalle *a-c* est augmenté, quoique le rhythme du cœur soit normal : parfois les systoles ventriculaires manquent à des intervalles plus ou moins réguliers. Quelques sujets peuvent avoir des accès de vertige, ou de légères pertes de connaissance à la suite d'un effort, dues à un bloquage passager, dans les périodes précoces de cette maladie.

Le docteur Lewis a appelé mon attention sur un état particulier présenté par des malades que je lui avais envoyés pour l'électrocardiographie, chez lesquels il avait constaté un retard dans la transmission de l'excitation de l'oreillette au ventricule. D'après le tracé électrocardiographique, il constata que la contraction du ventricule gauche avait précédé celle du droit (à l'état normal, la contraction du ventricule droit débute avant celle du gauche). De ce fait, il concluait que la branche droite du faisceau était détruite. Lorsqu'il me demanda des explications sur les signes cliniques, je lui dis que j'avais observé un redoublement du premier bruit et un allongement de l'intervalle *a-c*.

Il faut songer à la possibilité de la participation d'une excitation du vague prenant part à la production du bloquage du cœur. L'excitation du nerf vague peut produire un phénomène similaire du côté du cœur, comme Chauveau l'a fait remarquer. Je donne des tracés (fig. 258 et 259) dans lesquels une forme atténuée de bloquage du cœur se produisait par une excitation réflexe du nerf vague due à la déglutition (cas 91). La digitale peut également le produire (voir p. 551).

SIGNIFICATION DES FORMES ATTÉNUÉES DE LA DIMINUTION DE CONDUCTIBILITÉ. — Il ne faudrait pas croire que les faits précédents n'ont simplement qu'un intérêt académique. Si on les constate et qu'on apprécie leur valeur, on dissipe beaucoup de points obscurs concernant les maladies du cœur, et ils ont une importance pratique pour le traitement. Comme on le verra, dans les affections aiguës du cœur, la présence d'une irrégularité due à cette cause indique que le muscle est envahi par la maladie.

Lorsque cela se produit sans aucune irrégularité, l'allongement de l'intervalle *a-c* est très important pour l'administration de médicaments tels que la digitale. Dans de pareils cas, j'ai rarement eu des insuccès en prescrivant de la digitale pour augmenter l'intervalle *a-c*, et pour produire le manque de systole ventriculaire, et il est très important de reconnaître cette forme d'irrégularité produite par la digitale, c'est une indication qu'on a pris une dose suffisante de ce médicament. Mais il ne faut pas supposer qu'en produisant ce léger allongement dans le bloquage du cœur, il s'est développé un danger ou que le bloquage du cœur est une contre-indication à l'emploi de la digitale.

SYMPTÔMES ASSOCIÉS AU BLOQUAGE DU CŒUR. — En dehors de l'irrégularité caractéristique, et du ralentissement du rhythme ventriculaire avec les accès syncopaux qui lui sont associés, il n'y a pas de signes typiques. Des malades avec un pouls battant 30 ou 40 fois par minute peuvent vaquer à leurs affaires, mais avec précaution, le champ de leur activité cardiaque étant limité. Cette limitation est variable : chez quelques-uns, c'est un sentiment de faiblesse ; chez d'autres, c'est de la dyspnée à la suite d'un effort, avec sensation de pieds lourds et de genoux raides ; chez d'autres, l'effort détermine du vertige. Ces symptômes sont dus à ce que le ventricule ne répond pas à l'effort, comme cela a déjà été expliqué, et par suite, il ne lance pas suffisamment de sang pour fournir aux organes. La description que donne feu sir W. T. Gairdner de ses propres malaises est très caractéristique dans quelques cas. Quatre ans après qu'avait commencé le ralentissement du rhythme, et deux ans avant sa mort survenue à l'âge de 82 ans, alors que son pouls battait 32 fois par minute, il m'écrivait : « C'est étonnant que je ne ressente aucun des symptômes qui accompagnent habituellement les maladies organiques du cœur. Mon sommeil est presque toujours parfait, et je dors beaucoup jour et nuit, ni je n'ai le moindre signe de dyspnée grave, d'œdème ou d'un accident quelconque que l'on observe habituellement dans les maladies cardiaques chroniques. » Il m'écrivait plus tard : « Bien que ma démarche soit un peu hésitante, je puis aller d'une chambre à une autre, ou même monter un escalier, en y mettant le temps et en m'aidant de la rampe : mais depuis ces deux dernières années au moins, si ce n'est plus, sauf quelques rares exceptions, j'ai toujours gardé la position couchée ou assise, et tous les essais répétés que j'ai faits m'ont montré qu'il m'est impossible de traverser la rue, ou d'aller au jardin situé en face de la maison sauf dans une chaise roulante, et, en même temps, j'éprouve un sentiment continuel de fatigue qui ne me quitte jamais, même après le sommeil le meilleur, et qui ne peut s'expliquer par aucun malaise ni aucune douleur, quoique en lui-même, il ait une tendance à déterminer des accès de bâillement et même à me faire pousser des exclamations qui pourraient faire croire aux autres que j'ai quelque souffrance interne. »

A la page 49, j'ai décrit les attaques syncopales ou épileptiformes dues à l'anémie cérébrale que produisent le ralentissement ou l'arrêt temporaire des contractions ventriculaires (syndrome de Stokes-Adam). Cette tendance au ralentissement peut apparaître dans les affections du faisceau à deux périodes, à savoir : avant l'établissement permanent du rhythme ventriculaire indépendant et après. Lorsqu'il y a des périodes intermittentes de bloquage passager du cœur, il y a une certaine tendance à ces attaques syncopales, et voici quelle en est la raison, à ce qu'il me paraît. Après que l'on a placé une ligature de Stannius entre l'oreillette et le ventricule, le ventricule s'arrête pendant une période plus ou moins longue, avant qu'il recommence à se contracter suivant son rhythme. La raison en est que lorsqu'un rhythme rapide cesse, et est remplacé par un rhythme plus lent et d'une origine différente, le rhythme plus lent reste tranquille pendant une plus ou moins longue période avant qu'il prenne le rhythme qui lui est propre (voir chap. XXIX). Dans certains cas de bloquage du cœur, l'excitation à la contraction allant de l'oreillette au ventricule peut s'arrêter subitement, et le ventricule s'arrête pendant une courte période avant qu'il recommence à se contracter. C'est pendant cette période que surviennent les attaques syncopales. Ainsi T. W Gairdner remarquait que ces attaques venaient toujours au moment où le pouls s'arrêtait : « Ces attaques cardiaques et cérébrales étaient si fréquentes à un moment donné qu'on pouvait en compter de 20 à 30 par vingt-quatre heures. » Son pouls qui battait 70 fois par minute descendait toujours après l'attaque syncopale à 30, ou au-dessous de 30. Lorsque le pouls s'abaissait d'une manière permanente à une allure de 20 à 30 par minute, les attaques cérébrales disparaissaient. Je m'explique ces phénomènes de la façon suivante : tant que le bloquage était partiel, l'excitation provenant de l'oreillette était parfois tout entière transmise, et le nombre des pulsations s'élevait à 70, alors l'excitation cessait subitement de se transmettre complètement, et le ventricule s'arrêtait pendant une courte période, comme il le fait quand on place une ligature de Stannius, il en résultait une anémie du cerveau, et le malade avait une syncope. Lorsque le ventricule recommençait à reprendre son rhythme, la circulation cérébrale se rétablissait, et le malade reprenant connaissance, trouvait que son pouls battait 30 fois par minute, mais, lorsque le bloquage devenait permanent, le ventricule se contractait lentement, d'une manière indépendante, sans aucune pause, et par suite, sans attaque syncopale. En général, avant que le bloquage soit complet et que le ventricule reprenne son rhythme propre, il y a une période de bloquage partiel, pendant laquelle le ventricule peut manquer de répondre à plusieurs battements auriculaires. Ainsi dans la figure 168, il y a une longue pause ventriculaire pendant laquelle il y a sept battements auriculaires. Avant cela, il n'y avait eu aucun accès, ni de perte de connaissance, et je prévenais le médecin de la malade qu'ils pourraient se produire : deux jours plus tard, elle tomba sans connaissance dans la rue. Quelquefois les accès se développent avec une fréquence plus grande que celle qui est mentionnée dans les observations de sir W. Gairdner. Un malade, par exemple, avait des accès pendant dix jours survenant toutes les quelques minutes. Ainsi, j'étais assis à côté de lui prenant des tracés continus pendant une heure et demie, et pendant ce temps, il eut cinquante accès de perte de connaissance et quinze légers accès épileptiformes. Lorsque le ventricule restait au repos pendant environ dix minutes, il perdait connaissance, et quand il ne s'arrêtait que pendant 15 secondes, il avait des mouvements convulsifs. Le repos ne dépassait que rarement 20 secondes chaque fois.

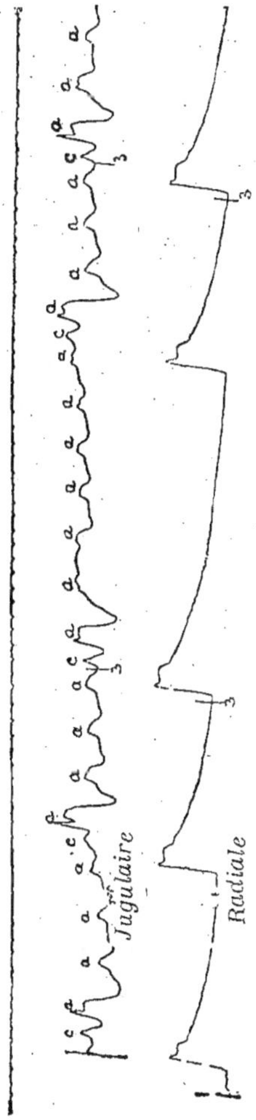

Pendant l'évolution de ces attaques, l'état du malade était tout à fait caractéristique. Il était en train de causer tranquillement, lorsqu'il s'arrêtait subitement, fermait ses yeux, et la respiration s'arrêtait. Lorsque le pouls réapparaissait, il reprenait connaissance, avec un léger état de confusion, et il reprenait la conversation. Si le ventricule s'arrêtait un peu plus longtemps, les muscles de la face commençaient à présenter des secousses, puis les bras, il se mettait à respirer difficilement, de sorte qu'avec l'arrêt antérieur de la respiration, puis la respiration difficile qui lui succédait, il semblait se produire une sorte de Cheyne-Stokes. Si le ventricule se remettait à battre après 18 secondes, le malade reprenait de suite connaissance et semblait avoir un peu de confusion. Lorsqu'il revenait à l'état normal après les accès convulsifs, il avait conscience des secousses de sa face.

Fig. 168. — Bloquage partiel avec un repos prolongé du ventricule. Le tracé a été pris deux jours avant que le malade ait eu son premier accès de perte de connaissance.

Des accès syncopaux peuvent apparaître, lorsque le nombre des battements reste constamment à 30 et au-dessous. Dans de pareils cas, il peut y avoir des battements cardiaques beaucoup plus rares, le nombre tombe parfois à 5 par minute, ou bien il peut y avoir des extra-systoles multiples pendant une période au cours de laquelle la quantité de sang qui est chassée du ventricule est insuffisante pour maintenir la connaissance. Pendant ce temps, les convulsions peuvent se succéder d'une manière continue, la face devient cyanosée, et si le ventricule s'arrête trop longtemps, les malades meurent.

Au sujet des sensations éprouvées par le malade pendant l'attaque, je cite la lettre suivante que m'a écrite un vieil ami qui présentait un syndrome de Stokes-Adam dû à la fibrillation auriculaire et un bloquage partiel, et dont le pouls habituel est de 30 par minute (cas 81) : « Suivant votre demande, j'essaye de vous donner une description d'un évanouissement extraordinaire que j'ai eu, quand je souffrais de troubles cardiaques. Cela m'arriva vers le milieu de la nuit. Je me réveillai d'un sommeil très tranquille avec une sensation très curieuse, toutes mes fonctions semblaient s'être arrêtées, et devant moi, à environ deux pieds du plancher, apparut une lumière circulaire d'environ deux pouces de diamètre et jetant un éclat dépassant tout ce que j'avais jamais vu auparavant. Je croyais le moment de ma mort venu ; j'étais parfaitement calme, et je commençais à me demander si je devais réveiller ma femme (je ne sais si j'en aurais eu la force, et, à ce moment je n'étais pas tourné vers elle) qui n'aurait pas manqué d'être effrayée, ou si je devais laisser les choses suivre leur cours. Avant que j'aie pu prendre une décision, la lumière se mit à se contracter, et lorsqu'elle fut arrivée à peu près à la moitié de sa grandeur originelle, elle s'évanouit, mais avant de perdre entièrement connaissance, j'eus un sentiment de calme et de quiétude, comme je n'en n'avais jamais eu auparavant, et j'eus juste le temps de me dire : il n'y a certainement pas d'autre existence après la vie.

« Je ne sais naturellement pas combien de temps je restai

dans cet état, mais, lorsque je revins à moi, il me fut absolument impossible de faire aucun mouvement ; j'aurais pu être une image de plomb, tel était le poids que je ressentais. Pendant longtemps, j'essayai de remuer un membre, puis je finis par ressentir un peu de vie dans un de mes pieds, et peu à peu, je repris l'usage de mes membres. »

La respiration de Cheyne-Stokes peut se présenter chez les malades atteints de bloquage du cœur.

Un caractère curieux dans le bloquage du cœur est que tout ce qui ordinairement a une action sur la rapidité des battements du cœur n'a que peu d'effet sur le rhythme ventriculaire indépendant. Les causes d'excitation, et l'administration d'alcool ou de chloroforme ont un très léger effet ou pas du tout sur l'action du ventricule, bien que sous leur influence les contractions auriculaires peuvent être rendues beaucoup plus fréquentes.

PRONOSTIC. — Dans les formes atténuées, quand il y a un retard dans le passage de l'excitation de l'oreillette au ventricule, ou lorsqu'il peut y avoir de temps en temps l'irrégularité caractéristique due au manque de la contraction ventriculaire, il n'y a pas de gravité. Si on le constate cependant, cela doit nous faire penser qu'il y a des lésions du myocarde, et le pronostic doit être basé sur d'autres signes de dégénérescence du myocarde, et principalement sur son mode de fonctionnement. En lui-même, le bloquage partiel du cœur a peu d'influence sur le fonctionnement cardiaque (voir cas 44). Des malades présentant une forme légère de bloquage du cœur, même lorsque leur pouls bat continuellement à 30, peuvent mener une existence tranquille sans secousse, pendant dix ou vingt ans. Mais dans ces cas, on peut avec vraisemblance admettre que le reste du muscle cardiaque est en bon état. Lorsque avant le début du bloquage du cœur, il y a une gêne sérieuse dans le fonctionnement du cœur, alors le pronostic devient grave. Lorsqu'il y a une tendance aux accès de syncope, dans la période entre le bloquage partiel et le bloquage complet du cœur, le danger dû à un arrêt prolongé n'est pas grand, à moins qu'il y ait un état avancé de dégénérescence du muscle cardiaque. Si dans le blocage complet du cœur, il y a des accès récidivants de syncope, alors l'existence du malade est très précaire, car de tels malades succombent au cours d'une de ces attaques, souven on les trouve morts dans leur lit ou ailleurs. La mort peut provenir d'une cessation de la contraction musculaire en rapport avec la dégénérescence du muscle cardiaque, cet arrêt étant précédé par les symptômes objectifs de l'insuffisance cardiaque, comme l'œdème des poumons et l'anasarque. L'état du muscle cardiaque, qui est indiqué par le fonctionnement du cœur, est l'élément principal de pronostic. Le cas 78 avait un champ très limité de réponse cardiaque.

TRAITEMENT. — Nous rencontrons parfois des cas dans lesquels, après des attaques répétées de syncope, et un pouls lent datant de longtemps, la propriété de conductibilité se restaure et le nombre des pulsations redevient normal. Mais si l'on réfléchit aux lésions pathologiques qui produisent ces cas, on comprend combien il est inutile, sauf dans les cas de syphilis, d'essayer de donner des remèdes pour guérir. Souvent un blocage partiel de degré variable peut exister dans des affections aiguës et subaiguës, et il peut disparaître complètement quand le malade guérit de cette affection (cas 87). Dans les cas chroniques, comme les formes atténuées de blocage du cœur impliquent des lésions de dégénérescence du muscle cardiaque, le traitement se base plus sur cet état que sur la lésion qui existe dans le faisceau. Lorsque le blocage du cœur commence à être un obstacle au fonctionnement du cœur, alors il faut avoir soin de ne pas soumettre le cœur à un trop grand effort. Quand apparaissent les accès syncopaux, le malade doit être tenu au repos complet jusqu'à ce que la tendance disparaisse, et tant qu'avec le temps on n'a pas constaté qu'elles ont cessé, le malade ne doit jamais sortir sans être accompagné de quelqu'un. Dans quelques cas, les attaques semblent être provoquées par une excitation du nerf vague et alors on peut employer l'atropine (en injections hypodermiques de un milligramme) pour diminuer leur fréquence. Nous devons avouer notre impuissance, en général, pour empêcher les accès de perte de connaissance pendant cette période où ils reviennent fréquemment, et pour faire revenir à lui un malade pendant l'accès. Pendant des années, j'ai essayé de trouver des moyens pour augmenter le nombre des battements ventriculaires dans le bloquage du cœur, ou pour diminuer la tendance aux accès, mais je n'ai pas réussi. Parfois je me suis imaginé que tantôt une chose, tantôt l'autre rendait service, mais en l'étudiant avec soin, j'ai constaté que je ne pouvais me fier à ces moyens, de sorte que lorsque les attaques cessent, leur cessation est due à des circonstances qui échappent à notre contrôle. J'insiste sur ce manque de moyens pour que l'on continue les recherches dans le but de trouver un remède qui, dans le bloquage du cœur, pourra faire contracter le ventricule.

S'il y a une histoire de syphilis et que la réaction de Wassermann est positive, il faut alors essayer un traitement antisyphilitique des plus énergiques.

Lorsque le bloquage du cœur devient permanent, le muscle cardiaque peut fonctionner assez bien pour permettre au malade une longue survie, et il faut conseiller à ces malades de mener une existence en rapport avec leurs forces, en se guidant sur la somme d'efforts qu'ils sont capables de donner. L'insuffisance cardiaque avec anasarque peut se produire, et dans ce cas, il faut se conformer au traitement indiqué dans le chapitre consacré à cette question. Je puis dire ici que le bloquage du cœur n'est pas une contre-indication aux médicaments du groupe de la digitale. Ceux-ci sont plutôt indiqués, car ils agissent en fortifiant le muscle et sans ralentir le nombre des battements ventriculaires.

(Des cas de fibrillation auriculaire et de bloquage du cœur paraissent être fréquents, et j'en rapporte toute une série de cas dans l'appendice (cas 79, 80 et 81). Le rapport entre la trémulation auriculaire et le bloquage du cœur a été exposé au chapitre xxxi.)

CHAPITRE XXXV

AFFECTIONS FÉBRILES AIGUËS DU CŒUR

Comment le cœur est touché dans la fièvre. — Le cœur fébrile. — Affections fébriles aiguës du cœur. — Symptômes de myocardite. — Symptômes d'endocardite. — Symptômes de péricardite. — Le cœur dans le rhumatisme articulaire aigu. — Le cœur dans la pneumonie. — Le cœur dans la diphtérie. — Le cœur dans les infections septiques. — Pronostic. — Traitement.

COMMENT LE CŒUR EST TOUCHÉ DANS LA FIÈVRE. — Si l'on envisage l'état de la circulation dans l'état fébrile, il est nécessaire de se rappeler trois faits, à savoir que l'activité du cœur est modifiée par une augmentation de température, que le cœur réagit différemment suivant les toxines produites par l'agent causal de la fièvre, et enfin que le cœur lui-même peut être le siège de troubles causant la fièvre. Les recherches récentes ont démontré d'une manière péremptoire que le cœur peut être envahi par des organismes spécifiques dans le rhumatisme articulaire aigu, la pneumonie, la fièvre typhoïde, la diphtérie, l'érysipèle, l'influenza et diverses infections septiques. Cet envahissement se traduit par le développement de l'endocardite, de la myocardite et de la péricardite. Les symptômes résultant de ces envahissements ne sont pas toujours très distincts, et peuvent simuler ceux produits dans le cœur par un état fébrile seul, ou par des toxines provenant d'une autre origine dans le corps. J'insiste sur cela, parce qu'on doit toujours tâcher dans un état fébrile de voir exactement quelle est son action sur le cœur. On ne peut s'empêcher d'être frappé, par exemple, du fait que des sujets ayant des cœurs qui ont été sérieusement lésés antérieurement peuvent sortir indemnes d'attaques graves de pneumonie ou de fièvre typhoïde, tandis que des gens jeunes et vigoureux succombent après quelques jours de maladie, parce qu'il y a eu des complications cardiaques au cours de la maladie.

Un autre point à ne pas oublier est que, dans l'envahissement du cœur, l'organisme spécifique ne se localise pas dans un seul tissu. Pour être exacts et méthodiques, les auteurs décrivent ordinairement d'une façon séparée les symptômes d'endocardite, myocardite et péricardite. Mais si l'on réfléchit à la nature des symptômes, tels que l'état du pouls, sa force, son allure et son rhythme, le volume du cœur et le malaise précordial, — symptômes qui rentrent ordinairement dans la description de l'endocardite et la péricardite, — on comprendra qu'en réalité ils ne sont pas les manifestations de l'endocardite et de la péricardite, mais les signes d'une affection myocardique. Il faut étudier soigneusement les souffles qui naissent au cours d'une attaque fébrile, même dans le rhumatisme articulaire aigü : car la présence d'un souffle ne signifie pas nécessairement que les valvules mitrales sont envahies par le processus inflammatoire, mais il peut être dû à la défaillance de la tonicité du muscle cardiaque intoxiqué et donnant lieu à l'insuffisance de l'orifice mitral : — il est donc dû non pas à une affection de l'endocarde, mais du myocarde. — L'endocardite et la péricardite, les formes aiguës comme les formes chroniques, ont une très grande importance dans la littérature médicale, simplement parce qu'un bruit anormal fait plus d'impression sur l'esprit qu'un signe anormal perceptible par les autres sens, et en reconnaissant aisément le souffle valvulaire et le bruit de frottement, on a été conduit à attribuer à la même lésion ces symptômes associés.

Le cœur fébrile. — Par cette dénomination, j'entends les altérations produites par l'élévation de température. Tout l'appareil circulatoire est extrêmement sensible aux variations de température, qu'elles proviennent de sources extérieures ou qu'elles se produisent dans le corps. L'exemple le plus frappant est la modification de l'allure du cœur ; celle-ci étant augmentée par une élévation de température et diminuant par l'abaissement. Dans les affections fébriles les plus simples, il y a une certaine correspondance entre le degré élevé de la température et la vitesse des contractions du cœur. D'une manière générale, il y a un accroissement de 8 à 10 battements pour une élévation de température d'un degré Fahrenheit. Cette règle n'est pas absolue, et toute exception à cette règle doit toujours attirer l'attention, et faire penser à quelque complication, comme l'envahissement du cœur par l'infection.

Dans le cœur fébrile simple, l'artère radiale augmente de volume, le pouls reste assez fort, surtout pendant la phase diastolique du cycle cardiaque. Le cœur lui-même ne présente pas de grande modification au début, sauf que son allure s'accélère d'une façon anormale à la suite de l'effort. Les bruits sont clairs et distincts, et son volume n'est pas augmenté ; si la fièvre persiste longtemps, il se développe un certain degré de dilatation. Cela se produit surtout au côté droit du cœur, particulièrement quand la circulation pulmonaire est entravée, comme par une pneumonie ou par un épanchement pleural, ou par un décubitus dorsal prolongé, comme dans la fièvre typhoïde. Les bruits peuvent s'affaiblir, ou bien des souffles systoliques se développent aux orifices mitral et tricuspide, et la pulsation caractéristique du cœur droit à l'épigastre devient visible (fig. 33). Dans beaucoup d'accès fébriles moins accentués, l'évolution se modifie suivant la nature des toxines qui se sont produites. Une élévation de quelques degrés de température peut déterminer une accélération excessive 120-140, et à mesure que la température s'abaisse, le nombre des battements revient au chiffre normal sans laisser d'effets fâcheux. Une légère élévation de température peut même s'accompagner d'un abaissement du nombre des pulsations ; et quelquefois, lorsque le pouls du malade est naturellement ralenti, il peut descendre au-dessous de 50 par minute. J'ai constaté de remarquables variations de nombre avec la même température à différents moments, chez le même individu, dues probablement à la différence de l'agent causal de la fièvre. Les effets produits par des agents autres que l'élévation de température ne peuvent peut-être pas être mieux démontrés que par ceux qui se produisent pendant un accès de fièvre intermittente ; ici, en vingt-quatre heures, avec une température élevée continue, nous avons une remarquable série de changements dans le pouls. Pendant la période de froid, le pouls devient petit et à peine perceptible, en raison de la contraction des artères périphériques. Le sang chassé de la surface et du système artériel s'accumule dans le système veineux et dans les organes internes : alors les lèvres et les doigts sont cyanosés, et la congestion des organes internes peut atteindre un degré tel qu'il s'y produit des hémorragies capillaires. Dans l'espace de quelques heures, la température étant encore élevée, les artérioles se relâchent, les artères deviennent plus volumineuses, et le pouls lui-même présente plus d'énergie.

Affections fébriles aiguës du cœur. — La lésion déterminée par l'envahissement du cœur par les organismes spécifiques est rarement limitée à un tissu, de sorte qu'il serait mieux d'employer l'expression de cardite plutôt que de se servir des termes trompeurs, tels que endocardite et péricardite. Cela sera mieux mis en lumière, si l'on analyse les symptômes que l'on constate dans un cas donné, et j'essayerai d'indiquer brièvement les symptômes et de les répartir dans les tissus atteints. Je fais cela ici, parce que, par une juste appréciation de la nature de la lésion primitive, on comprendra mieux les états que l'on constate plusieurs années après, alors que le processus de cicatrisation a produit d'autres altérations.

Symptômes de myocardite. — L'allure et le rhythme sont reconnus très facilement. Puisqu'une élévation de température seule peut déterminer une augmentation de fréquence, il est impossible de faire la part de son influence relative et celle de l'infection du myocarde. Mais beaucoup de cas de fièvre modérée présentent une grande accélération du cœur, et nous pouvons en conclure qu'il y a en jeu un autre facteur que l'élévation de température. Il serait très intéressant de savoir par quel mécanisme les lésions myocardiques agissent sur l'accélération, si c'est par une excitation nerveuse réflexe provenant du tissu enflammé, ou si c'est par l'augmentation de l'irritabilité du muscle, particulièrement du tissu dans lequel naît le stimulus pour la contraction ; mais ce ne serait qu'une enquête spéculative.

Les modifications de rhythme se font d'après une différente catégorie, et dans l'irrégularité, nous avons souvent une indication pour les modifications qui se passent dans le muscle. L'arythmie d'influence purement nerveuse disparaît généralement pendant l'excitation du cœur par la fièvre — il n'y a qu'une exception importante, c'est l'arythmie due à l'excitation du pneumogastrique dans les affections du cerveau (comme dans la méningite tuberculeuse).

Les irrégularités du myocarde n'ont pas été aussi soigneusement étudiées dans les états aigus que leur importance le demande, et le petit progrès que j'ai fait faire à l'étude de cette question montre toute sa valeur capitale quand l'on veut comprendre la pathologie du cœur pendant la vie.

Le signe le plus caractéristique du dommage causé au muscle cardiaque est l'irrégularité ou l'intermittence du pouls, dues à l'absence des systoles ventriculaires, par suite de la lésion faite au faisceau auriculo-ventriculaire. Il y a actuellement de publiés un grand nombre de cas, dans lesquels la lésion du faisceau a été reconnue au cours de beaucoup de formes d'infection aiguë (rhumatisme articulaire, diphtérie, influenza, septicémie).

Dans les affections aiguës du cœur, les auteurs se contentent ordinairement de mentionner l'irrégularité comme un des nom-breux symptômes, mais les exemples cités ont montré que si on prenait tous les tracés, on trouverait que cet état est très commun.

Vers les dernières périodes d'une pneumonie fatale, j'ai

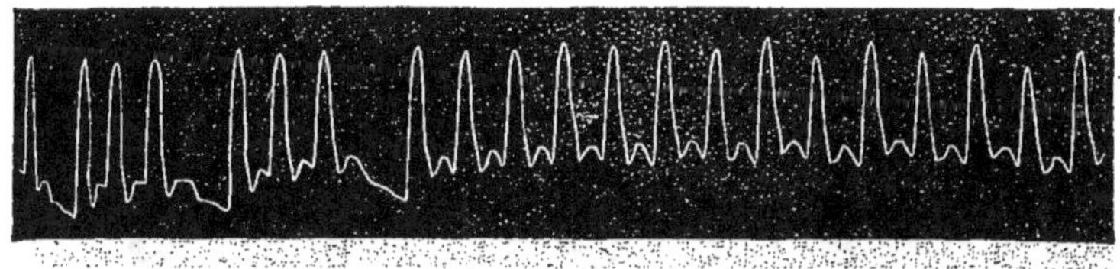

Fig. 169. — Pouls irrégulier dans le cours d'une pneumonie, présentant le poul alternant dans la dernière moitié du tracé : les intermittences peuvent être dues aussi à une défaillance de la contractilité.

constaté souvent une irrégularité ou un battement manquant. L'analyse d'un grand nombre de ces cas a montré que ces phé-nomènes sont probablement dus à une défaillance du pouvoir

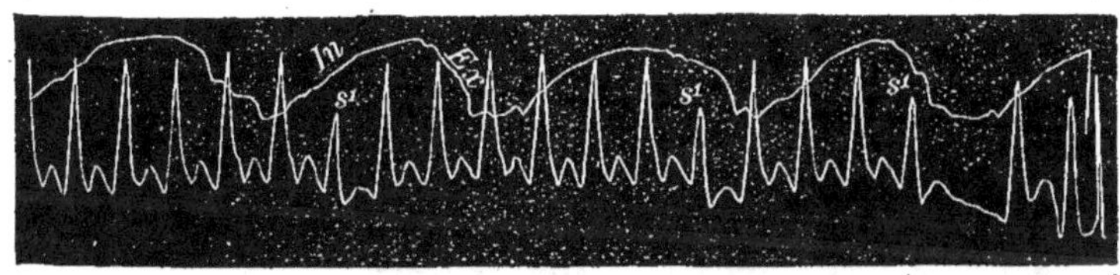

Fig. 170. — Tracé de la courbe respiratoire et du pouls irrégulier dans le cours d'une pneumonie fatale.

Les petits battements s' sont probablement dus à l'épuisement de la contractilité.

de contraction. Ainsi un exemple typique se voit dans la fi-gure 169, où vers la fin du tracé, on aperçoit nettement le pouls alternant : les battements qui manquent dans la première partie du tracé sont, je pense, dus à ce que la contraction a été si faible qu'elle n'a pas réussi à chasser l'onde jusque dans les artères. On voit ainsi dans la figure 170, provenant d'un autre cas de pneumonie, comment les petits battements s' se produisent à l'intervalle normal, mais l'épuisement du cœur est si accentué qu'il ne chasse qu'une petite quantité de sang, et après le dernier petit battement, il défaille complètement et ne peut plus envoyer d'onde. J'ai toujours constaté que ces signes apparaissant au cours d'une pneumonie sont d'une extrême gravité. John Hay a publié une arythmie semblable chez un malade atteint de septicémie.

On constate rarement des extra-systoles dans les infections fébriles graves du cœur ; cependant la figure 171 montre des extra-systoles survenant au cours d'un accès fatal de rhumatisme articulaire aigu. Comme il n'y a pas de pause de com-

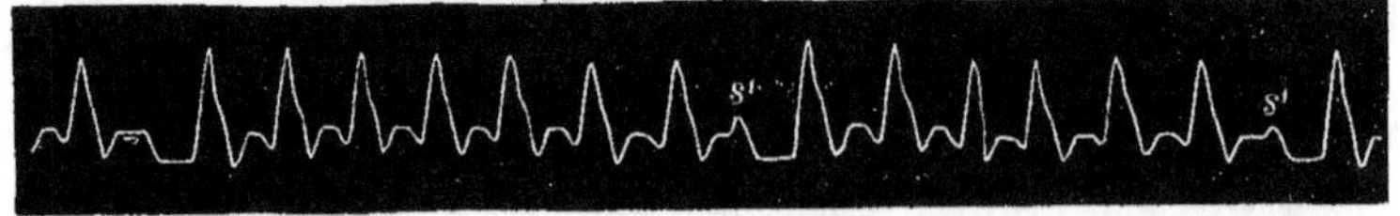

Fig. 171. — Extra-systole survenant au cours d'une attaque fatale de rhumatisme articulaire aigu.

pensation, le battement prématuré est probablement d'origine auriculaire.

J'ai vu dans plusieurs cas l'établissement brusque de la fibrillation auriculaire dans la pneumonie, et toujours il en est résulté des désastres. Chez un malade que je voyais en consultation, tout semblait marcher favorablement, mais pendant que je causais avec le médecin traitant, nous fûmes soudainement rappelés près du lit du malade, pour trouver que, dans l'intervalle qui s'était écoulé depuis que nous l'avions vu, le cœur avait pris ce rhythme anormal et que le pouls était devenu rapide et irrégulier : le malade mourut quelques heures plus tard. Dans une autre consultation, le médecin me dit que le malade s'était bien tiré d'une pneumonie terminée par une crise. Le jour qui suivit la chute de la température, le malade eut soudainement des malaises et de l'affaiblissement, et le médecin, appelé en toute hâte, le trouva dans un grand état d'affaissement. Je le vis peu après et constatai qu'il existait de la fibrillation auriculaire : son médecin m'assurait qu'il avait eu une pneumonie pendant laquelle le pouls avait été bon et régulier : il mourut aussi quelques heures après.

G. A. Sutherland m'a montré les tracés d'un cas de rhumatisme articulaire aigu chez un enfant de cinq ans qui présentait de la fibrillation auriculaire. L'enfant mourut, et, à l'examen de son cœur, Carey Coombs constata de vastes lésions
inflammatoires dans les muscles de l'oreillette. Dans un cas de
diphtérie, F. W. Price recueillit des tracés indiquant l'existence de la fibrillation auriculaire et du bloquage du cœur, et
à l'autopsie, Ivy Mackenzie trouva des lésions inflammatoires
étendues au niveau de l'oreillette et du faisceau auriculo-ventriculaire. L'observation du cas 64 montre que la trémulation
auriculaire peut se développer au cours des affections aiguës
du cœur.

Les signes des affections du myocarde peuvent aussi se trouver
dans les modifications de volume du cœur. Dans le chapitre XXXVIII, on a décrit en détail les symptômes de la dilatation, mais il faut se rappeler que le volume du cœur peut augmenter rapidement au cours d'une affection fébrile du cœur,
comme dans le rhumatisme articulaire aigu, la diphtérie, etc.
Dans ces cas, les bruits deviennent souvent très sourds, et il
peut se produire aux orifices mitral et tricuspide des souffles
doux qui simulent les lésions valvulaires.

SYMPTÔMES DE L'ENDOCARDITE. — Le seul signe évident d'une
endocardite aiguë est la présence d'un souffle à l'un ou l'autre
orifice du cœur. Au point de vue pratique, nous n'avons ici à
étudier que deux souffles, un souffle systolique mitral, et un
diastolique aortique. Il n'est pas toujours facile de dire si l'apparition d'un souffle au cours d'un accès fébrile est dû à l'envahissement de la valvule mitrale par le processus endocardi-
tique, ou au relâchement du muscle qui maintient l'orifice. Un
souffle diastolique aortique est en général l'indice d'une lésion
destructive de la valvule aortique. Au début, ce souffle est si
léger qu'on est simplement conscient du fait que le bruit ne se
termine pas avec une brusquerie suffisante. Peu à peu, cependant, il se transforme en un souffle très doux et court à la

fin du second bruit, augmentant. d'intensité de jour en jour.

Dans la grande majorité des cas, les souffles dus à l'endo-cardite ne sont nettement perceptibles que quelque temps après la disparition de la fièvre, lorsque s'établit la sclérose. Cela est particulièrement le cas pour les souffles présystoliques mitraux, que l'on ne peut jamais reconnaître pendant la période aiguë qui détermine la lésion, à moins qu'il n'y ait un rétré-cissement de l'orifice mitral par suite d'une végétation. Le développement de végétations aux orifices aortiques et mitral peut donner lieu à des souffles que l'on ne peut distinguer de ceux dus à la destruction des croissants des valvules. La pré-sence d'un souffle musical peut être généralement supposée, surtout dans les cas aigus, être due à une végétation. Une attaque d'hémiplégie pendant un état fébrile aigu, peut être généralement attribuée à un infarctus provenant d'une végéta-tion valvulaire, et cette même cause peut expliquer les infarc-tus des autres organes.

Symptômes de la péricardite. — Jusqu'à l'introduction de l'auscultation, la péricardite sèche était une trouvaille d'autop-sie. Le seul signe que nous avons de sa présence est le souf-fle en va-et-vient superficiel caractéristique, produit par les mouvements du cœur. En général, c'est par hasard qu'on le découvre, quand on examine le cœur par routine. Il n'y a au-cun autre signe distinctif associé avec lui, et, en contraste mar-qué avec la pleurésie sèche, c'est une affection tout à fait in-dolore. Lorsqu'on constate des douleurs qui accompagnent ce symptôme, c'est une preuve de la coexistence d'une affection du myocarde. Cette curieuse absence de douleur dans la péri-cardite par comparaison avec la pleurésie m'a longtemps em-barrassé et je n'ai qu'une idée confuse de la façon dont cela se produit. J'appelle simplement l'attention sur ce fait en pas-sant.

La péricardite peut se développer au cours de nombre d'af-fections chroniques, comme le diabète, le mal de Bright, ou au cours d'une maladie aiguë, comme la pneumonie ou le rhumatisme articulaire aigu. Quelquefois, c'est tout accidentellement qu'on s'en aperçoit : le malade ne se sentant pas très bien, consulte son médecin, et c'est au cours de l'examen qu'on la découvre. De tels malades peuvent vaquer à leurs affaires pendant des semaines avec un souffle en va-et-vient très accentué, sans éprouver aucun malaise.

Lorsqu'il se fait un épanchement dans le sac péricardique, la zone de matité cardiaque est accrue, et prend une forme caractéristique. Elle atteint ou dépasse la deuxième côte, et si on essaye de la dessiner, elle a quelque peu la forme d'une poire. On ne peut plus percevoir les mouvements du cœur dans la partie inférieure gauche, et ce symptôme doit toujours faire soupçonner un épanchement, quand il y a un accroissement de la matité cardiaque. Ewart décrit une petite zone de matité en arrière à la base du poumon gauche. C'est là un point important à se rappeler, car une augmentation de cette zone peut faire qu'un épanchement péricardique abondant fasse croire à la présence de liquide dans la cavité pleurale. J'ai ponctionné un épanchement péricardique purulent que, par erreur, j'avais pris pour un empyème, et mon erreur était due à ce que je n'avais pas déterminé la position des mouvements du cœur. S'il s'était agi d'un épanchement pleural, j'aurais trouvé que le cœur battait à droite du sternum ; mais il y avait de la matité dans tout le côté gauche de la poitrine, et l'idée d'une péricardite ne m'était pas venue à l'esprit.

La question de la gêne du travail du cœur par suite d'un épanchement péricardite s'est posée à cause des résultats expérimentaux de distension du sac péricardique avec un liquide. Je n'ai jamais constaté de gêne sérieuse du cœur liée à un épanchement péricardique très prononcé, probablement parce que, si le péricarde normal est un sac plus ou moins rigide, quand il est enflammé, il devient extensible, et peut ainsi contenir une énorme quantité de liquide sans trop gêner le cœur.

LE CŒUR DANS LE RHUMATISME ARTICULAIRE AIGU. — La véritable nature des altérations qui se produisent dans les affections aiguës du cœur se révèle peu à peu, et il est maintenant possible de rattacher quelques-uns des signes obscurs observés pendant la vie au processus morbide du cœur. Beaucoup d'auteurs ont contribué à accroître nos connaissances, mais la description suivante est surtout tirée des observations de Cowan et de Poynton et Paine, qui ont réussi jusqu'à un certain degré, à faire cadrer leurs trouvailles pathologiques avec des faits cliniques et expérimentaux. Ces observations ont été surtout faites. avec soin dans les affections rhumatismales du cœur, mais les mêmes lésions ont été trouvées dans d'autres affections aiguës, comme la pneumonie, la diphtérie, l'influenza et la septicémie.

D'après Poynton et Paine, le trouble cardiaque débute avec l'envahissement du cœur par l'organisme spécifique du rhumatisme articulaire aigu — le Diplocoque rhumatismal — (ultérieurement, beaucoup d'auteurs n'ont pas réussi à isoler cet organisme). Ils disent avoir isolé cet organisme des végétations trouvées sur les valvules du cœur et le péricarde dans le rhumatisme aigu, l'avoir cultivé et avoir déterminé chez des animaux des lésions identiques à celles de l'endocardite, la péricardite et la myocardite rhumatismale. L'envahissement de l'endocarde débute d'abord ordinairement à la base des valvules, et produit du gonflement et de l'infiltration de leurs bords. Ceux-ci tuméfiés peuvent dégénérer et s'ulcérer, ou bien il se forme des végétations. L'évolution de la maladie varie beaucoup, depuis l'endocardite simple qui guérit, jusqu'à l'ulcération étendue des valvules, qui s'accompagne des symptômes plus caractéristiques de l'endocardite maligne.

Le myocarde y échappe rarement, et ses altérations ont une grande importance, à la fois pour l'état aigu et pour l'intégrité consécutive du muscle cardiaque. La dégénérescence graisseuse et la dissociation des fibres musculaires sont très communes, alors que l'organisme spécifique est toujours accompagné par une infiltration cellulaire. Il peut y avoir une congestion des vaisseaux sanguins, exsudation de leucocytes et gonflement du tissu conjonctif. Aschoff décrite le développement de nombreux foyers cellulaires.

Pendant l'attaque aiguë, il peut survenir une énorme dilatation due probablement à l'empoisonnement toxémique du muscle du cœur, sans que l'on ne découvre rien au microscope. Cet empoisonnement est probablement aussi la cause de l'extrême faiblesse et de l'irritabilité du cœur, qui persiste quelque temps après la disparition de la fièvre. Le péricarde peut avoir été envahi, et ici, les altérations peuvent varier depuis une légère péricardite passagère jusqu'à une inflammation très marquée, qui ne disparaît pas entièrement, mais traîne et détermine des adhérences avec le tissu en dehors du péricarde, et pénétrant dans le cœur lui-même.

Consécutivement il se fait un processus de cicatrisation lente produisant des altérations dans les valvules, le muscle cardiaque et le péricarde, qui, après nombre d'années, peuvent gêner sérieusement le cœur dans son travail.

Symptômes. — Des attaques de rhumatisme articulaire aigu peuvent évoluer sans que le cœur soit touché. Dans quelques cas, le cœur est lésé, et cette lésion ne se traduit par aucun signe, mais ce ne peut être qu'après des mois et des années qu'un souffle ou des battements irréguliers indiquent qu'il doit y avoir eu quelque affection du cœur, que les symptômes du processus sclérosant consécutif ont révélée.

Cependant, en général, on peut reconnaître quelques modifications dans l'état du cœur, surtout dans son accroissement de volume et la présence d'un souffle. Ces lésions cardiaques peuvent évoluer avec une très légère élévation de température, et sans trace de trouble articulaire. Quelquefois dans ces cas atténués, j'ai découvert des preuves de lésion du faisceau auriculo-ventriculaire par des signes indiquant qu'il y avait un obstacle à son pouvoir de transmettre l'excitation de l'oreillette au ventricule.

Lorsque les phénomènes sont plus accentués, la dilatation

du cœur peut être très marquée, et l'on peut faire l'erreur de la confondre avec un épanchement péricardique.

Au début, on peut ne pas se rendre compte du degré d'augmentation, parce qu'il peut être partiellement masqué par le poumon. Si le poumon est repoussé par côté, on reconnaît facilement l'énorme augmentation de volume du cœur. Le nombre des battements du cœur est très accru, dépassant ce qu'on pouvait attendre d'une simple élévation de température. Le pouls devient mou et compressible, et parfois présente des irrégularités, dont je n'ai pu déterminer la nature dans tous les cas. Une fois la fièvre diminuée, le malade fait une lente et longue convalescence. D'autres cas n'ont pas une terminaison aussi favorable, surtout si le cœur a été lésé dans une attaque antérieure : des complications, comme la pneumonie, peuvent se développer. Dans les cas graves, les malades peuvent avoir à se plaindre d'une douleur précordiale très accentuée : la respiration devient superficielle et rapide. Le malade se sent plus à son aise quand ses épaules sont très relevées ; la face prend un teint brunâtre, les lèvres rouge foncé, le sommeil est entrecoupé et capricieux, et le malade change sans cesse de position ; le cerveau divague et il y a des hallucinations.

Un sujet jeune, à une première attaque peut se rétablir d'un pareil état, mais chez un sujet âgé, le cas est très sérieux. Il peut survenir des syncopes, et le malade peut mourir au cours de l'une d'elles. Souvent ils déclinent graduellement en dépit de tout traitement et meurent.

Dans les récidives de rhumatisme articulaire aigu, cette question d'une lésion antérieure du cœur est très importante. Des malades atteints de lésions des valvules aortiques et mitrales peuvent sortir indemnes d'accès graves de rhumatisme articulaire aigu, probablement parce que dans ceux-ci, le cœur n'est pas atteint. Mais, si le processus morbide se localise sur le cœur, l'existence du malade est très compromise et après une période de grande souffrance, la lutte se termine souvent par la mort.

Si la description ci-dessus donne brièvement les points principaux des affections du cœur dans le rhumatisme articulaire

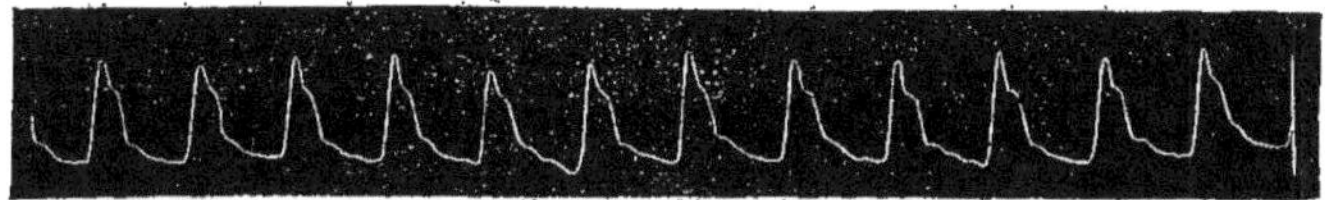

Fig. 172. — Pouls fébrile avec pression artérielle basse. T. 40°5, P. 116, R. 36.
Ce tracé a été pris huit heures après le frisson au commencement de la pneumonie.
Ce tracé et les quatre suivants représentent un type de pouls asthénique.

aigu, elle s'applique aussi à l'état du cœur dans les autres maladies infectieuses, en dehors des récidives. Mais, comme

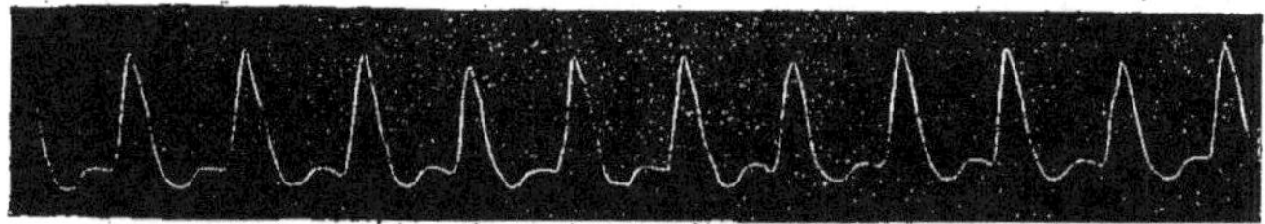

Fig. 173. — T. 39°5, P. 96, R. 28. — Deuxième jour.

la présence d'autres lésions modifie l'évolution de la maladie, il est indispensable de s'y reporter. Malheureusement, dans

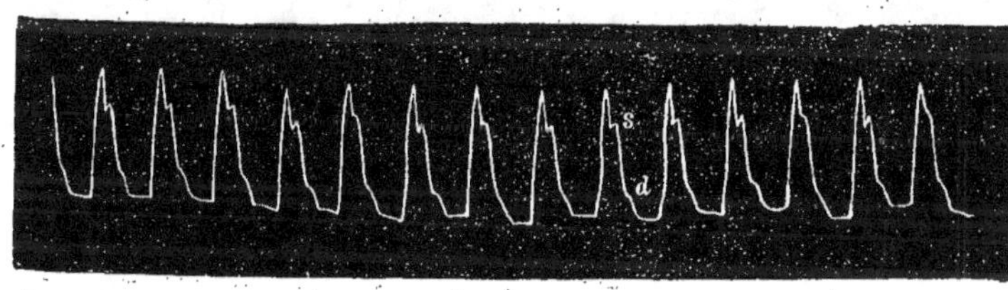

Fig. 174. — Type asthénique de pouls avec une onde systolique s bien marquée et seulement une légère indication du dicrotisme d, au troisième jour.

ces cas, les symptômes n'ont été analysés que très imparfaitement, et on ne peut avoir que des renseignements en général insuffisants.

LE CŒUR DANS LA PNEUMONIE. — L'organisme envahisseur peut attaquer le cœur aussi bien que les poumons, et l'évolu-

tion de la maladie peut être grave et rapide. Il est difficile de
faire une distinction entre les altérations liées à l'envahissement du cœur et celles dues à l'infection générale. Dans les
cas graves, les signes de la lésion cardiaque sont très évidents. En quelques heures après le frisson initial, et avant

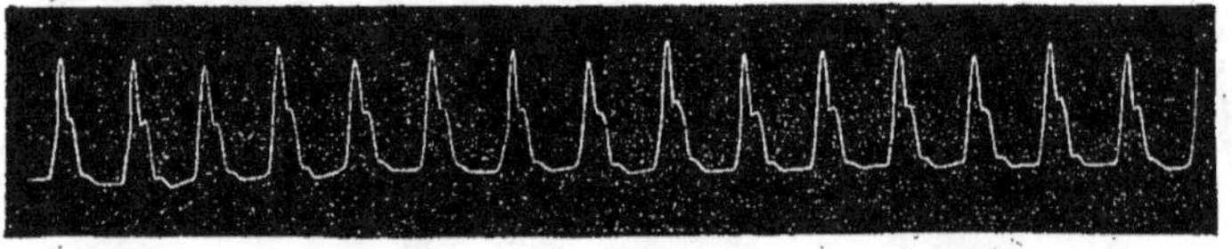

Fig. 175. — T. 41° P. 124, R. 48. — Quatrième jour.

qu'on ne perçoive aucun signe pulmonaire, on peut constater
manifestement les troubles cardiaques. Le malade peut être un
sujet jeune, qui, avant son attaque, était un type de santé et
de vigueur. Quelques heures après le frisson, la température
peut dépasser 39°. Le pouls est le meilleur guide pour juger

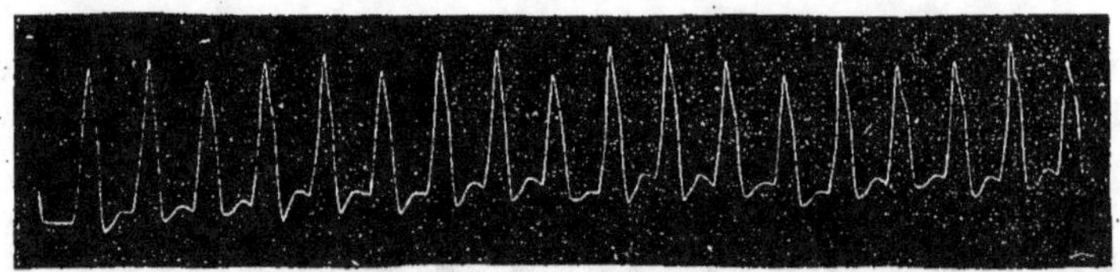

Fig. 176. — T. 40°, 5, P. 148, R. 52. L'irrégularité et la rapidité du pouls présa-
geaient l'issue fatale le cinquième jour.

de l'état du cœur à cette période, et il présente des signes qui
font présager ce qui va suivre. Les battements sont très accélérés, 115-130 par minute. Il est mou et compressible, n'offrant
aucune résistance entre les battements. La façon particulière
dont il vient frapper contre le doigt — choc brusque, bref, puis
s'éteignant rapidement, indiquant un manque de pression sou-
tenue — est toujours pour moi un signe sérieux. Il s'accompagne généralement d'un relâchement considérable des artères,
et un sphygmogramme ne montre que peu ou pas de dicrotisme (fig. 172-6), ce qui est l'indice d'une grande baisse de

pression pendant la diastole du cœur. Le cœur lui-même ne présente que peu de signes nets : les bruits sont brefs et brusques d'abord, puis plus tard deviennent quelque peu voilés. Il se fait un certain degré de dilatation qu'on observe plus particulièrement à droite du sternum. Habituellement dans ces cas, la fin arrive avec une rapidité tragique : le pouls s'accélère encore, des irrégularités apparaissent et le malade succombe trois ou quatre heures après le frisson initial. La figure 172-6 donnent les traits caractéristiques du pouls dans un cas fatal de pneumonie chez un adulte jeune, fort et bien portant antérieurement,

Il y a deux phénomènes que je suis arrivé à considérer comme signes de complications graves dans la pneumonie, l'apparition d'une irrégularité occasionnelle avant la crise et une accélération du pouls dépassant 140 par minute. Aucun d'eux n'est pas nécessairement un symptôme fatal. J'ai indiqué cela dans mon livre sur le pouls, et John Hay, analysant 200 cas de pneumonie, a trouvé que parmi ceux qui avaient présenté une irrégularité avant la crise, il n'y en avait qu'un petit nombre qui avaient guéri. J'étudiais donc plus à fond la question, et j'ai trouvé que l'irrégularité occasionnelle pouvait être due à deux causes plutôt qu'une, et dans tous mes cas avec issue fatale, l'irrégularité était due à l'épuisement de la contractilité, comme on le voit dans les figures 169 et 170, mais cette question a besoin de nouvelles recherches.

LE CŒUR DANS LA DIPHTÉRIE. — Ici les complications sont si variées que le danger peut provenir de différentes sources. Le muscle cardiaque lui-même peut être le siège d'altérations graves, les symptômes ressemblant quelque peu à ceux du rhumatisme articulaire aigu. Mais dans la diphtérie plus que dans toute autre maladie aiguë, il y a une tendance à une syncope fatale, et je ne comprends pas comment elle peut se produire.

INFECTIONS SEPTIQUES. — Il y a un grand nombre d'infections septiques qui lèsent le cœur, soit par la toxhémie, soit par l'organisme spécifique qui envahit le cœur. Dans ce dernier cas, l'endocarde est fréquemment touché, et on décrit alors la maladie sous le nom d'endocardite septique. Dans ces cas le myocarde est aussi lésé, et c'est le grand affaiblissement du muscle cardiaque qui est alors le symptôme grave.

Sur un total de 150 cas d'endocardite infectieuse, Horder prétend que dans 90 p. 100 des cas, on obtient une culture d'un organisme pathogène. Le tableau suivant donne le résultat de 40 hémo-cultures pendant la vie.

MICRO-ORGANISMES ISOLÉS	NOMBRE DE CAS
Streptocoque	26
Bacille de l'influenza	5
Pneumocoque	5
Gonocoque	2
Staphylocoque blanc	2
Non classé	1

La maladie dans ces cas commence généralement d'une façon insidieuse, et peut au début être prise pour quelque accès fébrile sans importance, ou pour l'influenza. Bientôt cependant, la grande prostration du malade, les frissons répétés, et la sensation de malaise éprouvé par le malade montrent que la situation est plus grave. Habituellement aussi, il y a des sueurs excessives. Si on surveille le cœur, on constate qu'il se dilate et qu'il apparaît un souffle systolique : la véritable nature de cet état peut n'être révélée que lorsqu'un fragment de végétation vient produire une hémiplégie, ou bien qu'il se fait un infarctus dans la rate, le rein, ou ailleurs, et la mort peut survenir rapidement (endocardite maligne).

D'autres cas peuvent traîner avec des accès fébriles indéfinis, le malade est pâle, anémié, et la cause de la maladie reste un mystère. Dans quelques-uns de ces cas, l'état du cœur est peu modifié. J'ai vu un cas, qui, après un accouchement, eut une fièvre peu élevée qui dura neuf semaines, sans modification du volume du cœur, le pouls battant environ 80 par minute : le seul signe anormal était un souffle mitral systolique râpeux, jusqu'à ce qu'une hémiplégie vint montrer que ce souffle rude était dû à des végétations sur les valvules. Osler a récemment publié un mémoire renfermant dix cas d'endocardite infectieuse : en dehors de l'irrégularité de la fièvre, voici quels sont les signes qu'il donne pour aider à identifier la nature de la maladie : 1º La connaissance de l'existence d'un trouble valvulaire ancien ; 2º l'apparition de signes d'embolies, gonflement subit de la rate, accès aigu d'hématurie, embolie des artères de la rétine, hémiplégie, bloquage de la circulation dans un vaisseau d'un des membres ; 3º apparition de symptômes cutanés spéciaux, purpura et plus particulièrement, nodules érythémateux douloureux, dus vraisemblablement à de petites embolies ; 4º lésions cardiaques progressives, l'augmentation graduelle de la dilatation du cœur, les altérations marquées du caractère du souffle mitral, le développement d'un souffle tricuspide râpeux éclatant, ou d'un bruit diastolique aortique.

Dans l'infection purulente et la septicémie puerpérale, nous avons des états très graves dus à certains organismes : dans ces cas, le pouls donne les renseignements les plus sûrs : il est petit, mou, facilement compressible, non nécessairement très rapide, et la température n'est pas forcément très élevée 38º, 39º. Au niveau du cœur, les symptômes sont peu accusés, sauf que les bruits sont affaiblis, le malade est somnolent, la face est légèrement jaune pâle et amaigrie. Cet aspect du malade, avec l'allure de son pouls, est un auxiliaire précieux pour faire le diagnostic. J'insiste sur ce point, parce que, heureusement, quelques jeunes membres de la profession n'ont pas grande expérience des formes dangereuses de la fièvre puerpérale, mais, ayant entendu parler des craintes qu'elles suscitent, sont souvent à tort effrayés d'une élévation de température de peu d'importance survenant après l'accouchement, tandis que d'autres méconnaissent la signification des symptômes cardiaques, lorsque la situation devient dangereuse.

Pronostic. — La nature et l'intensité de l'infection com-

mandent le pronostic dans les affections aiguës. Pour le rhumatisme, ce n'est qu'après la cessation des phénomènes aigus
qu'on peut formuler un pronostic, alors qu'il est possible de se
rendre compte des conséquences des lésions. La présence du
type d'irrégularité de la jeunesse ou la constatation d'un cœur
normal sont en faveur d'un pronostic favorable.

TRAITEMENT. — Lorsque l'on envisage la réelle nature du
trouble dans les affections aiguës du cœur, on se rend compte
du peu d'action que nous avons pour modifier le processus
morbide. La sérothérapie ou la vaccine nous font entrevoir pour
chaque cas un remède spécifique pour lutter contre l'organisme
spécial qui a causé tout le mal : mais jusqu'ici, nos efforts
n'ont guère été couronnés de succès. Horder dit que sur 39 cas
traités par cette méthode, un seul cas a guéri, et malheureusement, on n'a pas constaté de microorganisme dans le sang. Il
ajoute : « J'ai essayé consciencieusement ce traitement dans
beaucoup de cas graves, et ce n'est qu'occasionnellement que
j'ai constaté une amélioration temporaire, mais jamais de vrai
résultat permanent. »

Dans le rhumatisme articulaire aigu, les salicylates semblent
avoir une action indubitable sur l'évolution de la maladie dans
beaucoup de cas, et il est possible que ce médicament puisse
avoir un effet sur l'affection cardiaque. Son emploi est d'un
usage si fréquent qu'on doit toujours l'essayer, et le donner à
doses suffisantes pour obtenir une réaction physiologique.

En dehors de l'action probablement spécifique du salicylate
dans les cas de rhumatisme, l'emploi des médicaments cardiaques ou autres n'a que peu d'avantage. Le cœur est déjà
intoxiqué par un poison de beaucoup plus actif que les médicaments qui sont à notre disposition, et ceux-ci aux doses médicinales n'ont aucun effet. Mais, il ne faudrait pas pour cette
raison supposer que tout traitement est inutile : cela doit au
contraire nous inciter à envisager d'autres moyens thérapeutiques. L'homme qui met toute sa confiance dans les médicaments néglige trop souvent les méthodes les plus utiles. Si l'on

constate que le muscle cardiaque est très gêné dans son travail, on doit essayer de restreindre ce travail autant que possible et de lui éviter toutes les causes d'irritation : en un mot, il faut le mettre dans un état de repos, autant que le repos est possible pour un organe aussi actif que le cœur. Dans ce but, il faut étudier soigneusement l'état général du malade : il faut le mettre dans la position qui donne au cœur le moins de travail : l'alimentation doit être réglée de façon que tout en le nourrissant, elle ne détermine pas de distension abdominale ; ses intestins doivent être régularisés de façon à agir facilement sans effort. Comme les excitations et l'agitation entretiennent l'irritabilité et l'irrégularité du cœur, tout doit avoir pour but de trouver une position confortable : il faut pour cela arranger les oreillers et les draps, et prendre ces mille petits soins qu'une garde intelligente et adroite peut imaginer. Par-dessus tout, l'insomnie qui est si fréquente, où le sommeil entrecoupé et troublé méritent toute l'attention du médecin qui prescrira les hypnotiques appropriés décrits au chapitre XLVI.

Lorsqu'on a quelque raison de soupçonner que le muscle cardiaque a été touché par la maladie, il faut avoir grand soin pendant la convalescence de donner au muscle cardiaque le temps nécessaire pour se rétablir. Il faut éviter toute cause, effort ou excitation qui accélère les battements du cœur, et ne permettre l'exercice que lorsque la dilatation a disparu, et que lorsque l'effort ne procure plus de sensation désagréable. Il est possible que des semaines et des mois soient nécessaires après la fièvre, avant que le muscle cardiaque retrouve son intégrité.

CHAPITRE XXXVI

CŒURS INTOXIQUÉS

Symptômes. — Symptômes associés. — Pronostic. — Traitement.

Il y a un autre groupe de cas d'affection du muscle qui est de grande importance. Nous avons déjà vu qu'il peut se développer des processus aigus, subaigus et chroniques, qui, en altérant les tissus du cœur, provoquent des lésions définies. Le muscle du cœur peut être lésé par des agents qui l'affectent à la manière d'un poison, sans déterminer de lésion de ses tissus à moins que l'intoxication soit de longue durée, et alors son action persistant peut produire de vraies lésions.

Il y a de nombreuses particularités dans la réaction à certains agents qui peuvent altérer l'organisme et que nous pouvons appeler poisons. Le même toxique et la même quantité de ce toxique produisent souvent des phénomènes différents chez deux individus. En ce qui concerne le cœur, divers sujets peuvent présenter les réactions les plus variées. Un exemple frappant est fourni par les différents effets du tabac et de l'alcool chez divers sujets. Mon attention a été appelée sur les effets d'un autre poison du cœur pendant un certain nombre d'années avant 1894, lorsque dans certains districts du Lancashire la bière était contaminée par l'arsenic dans sa fabrication. Pendant cette période, la névrite périphérique était très fréquente chez les buveurs de bière. On voyait un assez grand nombre de cas d'insuffisance cardiaque, et Graham Stell faisait remarquer que ces cas étaient surtout dus à la dégénérescence du muscle. Lorsqu'on eut découvert la cause et que l'on eut empêché la contamination par l'arsenic, tous ces cas disparurent et je ne vis plus cette forme d'insuffisance cardiaque.

Mais dans ces dernières années, j'ai eu l'occasion de voir d'autres cas qui présentaient des caractères semblables à ceux que j'avais constatés dans l'alcoolisme ou l'empoisonnement arsenical, associés à des infections microbiennes, en dehors des infections du cœur lui-même, et maintenant je les attribue aux agents toxiques produits par le microbe (voir cas 83 et 84).

Beaucoup de sujets présentant quelque trouble de l'appareil digestif (dilatation de l'estomac ou de quelque autre partie du tube digestif (ulcère gastrique, entéro-côlite) ont souvent des signes de gêne du fonctionnement du cœur, ou d'un rhythme anormal, comme des extra-systoles ou des accès de tachycardie paroxystique, et la guérison de leurs troubles digestifs est souvent suivie de la disparition de tous les signes de trouble cardiaque.

Symptômes. — a) *Sensations subjectives*. — Dans les cas d'intoxication du cœur, on constate toujours ces sensations que j'ai déjà décrites comme dues à l'épuisement du muscle cardiaque ; les plus fréquentes sont une sensation d'épuisement et de la dyspnée au moindre effort. Les malades se plaignent souvent d'avoir conscience que l'augmentation du nombre des battements de leur cœur leur fait éprouver une sensation désagréable. Si parfois ces sensations de malaises sont provoquées pendant l'effort, d'autres fois elles n'apparaissent que quelques heures plus tard. Ainsi un jeune homme qui souffrait de stase intestinale pouvait faire un effort considérable et n'éprouvait de malaise que deux à trois heures après la cessation de l'effort ; les battements du cœur s'accéléraient, en même temps qu'il éprouvait une sensation d'épuisement très désagréable. La sensation cardiaque peut être accompagnée de sensations qu'on peut rapporter à d'autres organes, telles que l'état nauséeux du matin, la sensation d'effondrement, et la perte d'appétit de l'alcoolique.

b) *Accélération des battements.* — Lorsqu'il y a une accélération persistante des battements du cœur, en l'absence de fièvre et de maladie apparente, telle que le goitre exophtalmique ou l'anémie pernicieuse (et même dans ces cas la cause probable de l'accélération est d'origine toxique), il faut toujours orienter l'examen du côté de la recherche d'un poison possible. La cause peut être si obscure qu'il faut des mois avant qu'on découvre sa nature, et à vrai dire, dans beaucoup de cas, on ne peut arriver à découvrir la source réelle. Un des premiers cas que j'ai vu a trait à une femme qui se plaignait de grande faiblesse et de dyspnée d'effort. Des examens répétés et une consultation avec un médecin distingué ne révélèrent qu'une accélération persistante des battements du cœur, allant de 90 à 120 par minute. Quelques mois après elle eut une hémoptysie grave et mourut en quelques semaines de granulie. Un autre cas est celui d'une jeune fille de 15 ans et demi qui présentait les mêmes symptômes, sensation de faiblesse et dyspnée d'effort ; et je ne lui découvris rien d'anormal sauf des battements du cœur s'élevant de 130 à 140 par minute. J'essayai beaucoup de remèdes pour diminuer cette accélération ; à deux reprises je donnai la digitale assez longtemps pour qu'il se produisît un état nauséeux et des vomissements. Après plusieurs mois de traitement sans résultat, la véritable cause me fut révélée par la découverte d'un abcès du psoas. D'autres infections, telle que celle du *Bacillus coli*, peuvent exciter le cœur et le faire battre très vite, avec peu ou pas d'augmentation de volume du cœur.

c) *Dilatation du cœur.* — Dans quelques cas, la paroi musculaire est si profondément atteinte par le poison que le cœur se dilate. Dans ces cas, il y a toujours accélération des battements du cœur, et un grand épuisement de la force du cœur. Cela se voit fréquemment chez les sujets qui pendant plusieurs semaines consécutives s'adonnent à la boisson (voir cas 82 et 83).

d) *Engorgement veineux et hépatique.* — Outre l'augmen·

tation de volume du cœur et l'accélération des battements, les
veines jugulaires peuvent être considérablement distendues,
et animées de pulsations ; le foie peut augmenter de volume, et
les tissus qui le recouvrent être très sensibles à la percussion.
Les cas 83 et 84 sont des exemples de cet état ; dans un cas,
l'empoisonnement était dû à l'arsenic et à la bière, l'autre était
une infection streptococcique.

SYMPTÔMES ASSOCIÉS. — Jusqu'ici je ne me suis occupé que
de l'état du cœur, mais presque toujours, il existe des phénomènes dus à l'empoisonnement. Souvent il y a une décolora-
tion de la peau dans l'aisselle, au niveau de l'abdomen, à la
face, surtout chez ceux qui font de la toxémie intestinale. Ils se
plaignent aussi d'une faiblesse générale, qui, lorsqu'elle s'accompagne de palpitations ou d'irrégularités du cœur, est souvent prise pour une affection cardiaque. Dans ces cas, l'épuisement se rapporte au type décrit page 143 ; il est d'origine
vaso-motrice, et il est généralisé plus ou moins à tout le corps,
se distinguant ainsi des symptômes définis liés à l'épuisement
cardiaque pur et simple. On peut voir survenir de curieux
accès, évidemment d'origine vaso-motrice, lorsque le malade
éprouve une sensation de froid et que ses mains et ses pieds
sont froids, et qu'il se développe un frisson, quelquefois avec
une perte partielle de connaissance ou des accès d'angine de
poitrine.

PRONOSTIC. — Il est évident que le pronostic dépend en
réalité de la cause de l'infection et de la persistance de l'empoisonnement. Si l'alcoolique veut modifier à temps sa façon
de vivre, il peut éviter une maladie, mais s'il persiste dans ses
fâcheuses habitudes, il peut se développer des lésions organiques (cas 82). Mais quelle que soit la gravité de l'insuffisance cardiaque, la faculté du cœur pour se remettre est extraordinaire, si l'on cesse l'usage du poison (cas 84). De sorte que le
pronostic dépend plus de la nature de l'agent toxique et de son

action sur l'organisme tout entier que de son action spécifique
sur le cœur lui-même. L'action sur le cœur peut parfois mettre
sur la voie du diagnostic, comme l'accélération persistante des
battements du cœur dans les cas d'infection tuberculeuse.

TRAITEMENT. — La véritable indication est de se débarrasser
du poison. Bien que cette proposition semble des plus simples,
il est étonnant de voir comme souvent on la néglige, et combien nombreux sont les essais tentés pour guérir l'état du
cœur, comme s'il était possible de le soigner séparément sans
tenir compte de l'intoxication. Ainsi chez une femme qui présentait depuis plusieurs années une infection par le *Bacillus coli*,
les battements du cœur étaient accrus, et elle avait facilement de
l'épuisement cardiaque. Pendant six mois, elle fut soumise à
diverses méthodes de traitement rigoureux : cures sur cures de
bains de Nauheim, mouvements et exercices, digitale et strophantus et injections hypodermiques de strychnine ; tout cela
sans le moindre résultat. Tous les troubles cardiaques cessèrent dix-huit mois plus tard quand, sous l'influence de vac-
cins, disparut l'infection par le coli. Le cas 84 me fut adressé
par Sir Almroth Wright, en raison du degré accentué d'insuffisance cardiaque ; je le lui renvoyai en lui déclarant que si
sa méthode pour le débarrasser du poison était sans résultat,
moi-même je ne pouvais y réussir. Cette opinion était basée
sur une longue investigation que j'avais faite soit dans les
hôpitaux, soit dans ma pratique privée, sur les effets des
remèdes cardiaques sur les cœurs atteints par une infection
aiguë ou par un agent toxique. J'avais constaté que ces cas
étaient rebelles aux médicaments et aux méthodes qui pouvaient avoir de l'influence sur le cœur quand il n'était pas
affecté par de pareilles causes.

Cette même résistance à toute thérapeutique existe chez les
alcooliques, comme l'indique l'histoire suivante. Il y a quelques
années, visitant une ville d'eau renommée pour les bons résultats obtenus dans le traitement de toutes sortes de troubles

cardiaques, un des médecins me dit qu'il pouvait guérir la tachycardie. Lui ayant demandé quelle forme de tachycardie, il me répondit qu'il désirait me montrer un cas. C'est ce qu'il fit, et le malade confirma son dire qu'il était venu l'année précédente avec un pouls battant à 140 ; sous l'influence du traitement, le nombre des pulsations était descendu au chiffre normal, mais comme il avait eu une récidive, il était revenu pour une nouvelle cure, et son pouls était descendu de 140 à 110 pulsations par minute. Rencontrant ce malade quelque temps après dans le parc, il continua à me raconter ses misères, jusqu'à ce que je l'interrompe et lui demande de me dire la vérité sur la cause de son trouble cardiaque. Après quelque hésitation, il m'avoua qu'il ne présenterait rien d'anormal du côté de son cœur, s'il pouvait cesser de prendre du whisky. Chez lui, il en prenait toute la journée, et il était venu dans la ville d'eau pour échapper à la tentation ; il avait honte de donner la vraie raison et disait que c'était pour guérir son cœur. « Le docteur croit qu'il me guérit avec ses soins et ses exercices, je me suis déjà guéri très souvent par l'abstinence de whisky. »

CHAPITRE XXXVII

AFFECTIONS DU MYOCARDE

Introduction. — Signes de la gêne de fonctionnement du myocarde. — Affections aiguës du myocarde. — Affections subaiguës du myocarde. — Evolution de la maladie du myocarde.

Introduction. — J'ai déjà signalé l'importance capitale à ce que le muscle cardiaque soit sain pour maintenir le fonctionnement de la circulation. Si l'on vient à étudier les états qui déterminent le fonctionnement défectueux du muscle cardiaque, on en constate une telle variété que, dans beaucoup de cas, il est fort difficile de connaître la cause réelle de cette gêne, que ce soit une infection microbienne, une nutrition défectueuse, une intoxication, des lésions organiques liées à la dégénérescence fibreuse ou graisseuse, le résultat d'infections anciennes, ou des altérations dites séniles, ou une maladie artérielle, toutes ces causes ont une tendance à gêner le fonctionnement de l'organe. Comme tous les symptômes provoqués par ces différents états sont simplement ceux d'un muscle gêné dans son fonctionnement, on ne peut retirer de grand secours de l'étude de la différenciation de ces symptômes. Les signes cliniques se bornent à des modifications de volume, de nombre de battements, de rhythme cardiaque, ou aux phénomènes résultant du fonctionnement défectueux. Ce n'est que dans ces dernières années que nos méthodes d'investigation nous ont permis de reconnaître ces rhythmes anormaux, en même temps que les signes de la gêne du fonctionnement ont été jusqu'ici tout à fait ignorés.

Étant donné que les symptômes produits par les affections du myocarde sont communes à beaucoup de formes de maladies, nous devons rechercher quelle est la nature de la gêne fonctionnelle due à d'autres sources.

En étudiant les principes de l'insuffisance cardiaque, on a déjà insisté sur l'importance du muscle cardiaque, dont l'intégrité est en rapport avec un fonctionnemont normal de la circulation. On a décrit la façon dont se développait l'épuisement et la nature des symptômes par lesquels il se traduisait (chap. IV). Dans ce chapitre, je m'occuperai des causes les plus communes qui produisent un fonctionnement défectueux du muscle cardiaque, et je me baserai sur les principes de l'insuffisance cardiaque pour rattacher les symptômes à l'état morbide. Mais avant de commencer, je dois reconnaître que j'ai à m'occuper d'un sujet mal connu et dont la connaissance se fait plus par des conclusions que par une démonstration. Quelque limitée que soit notre connaissance, néanmoins c'est un élément utile, si l'on reconnaît cette limitation, parce que, quand on sait que l'on ignore une question, on a ainsi un sujet qui exige des observations et des recherches nouvelles. Cette limitation est en partie due à ce que la grande majorité des cas de fonctionnement défectueux du myocarde ne succombent pas dans les périodes précoces, de sorte que l'on n'a pas l'occasion de constater la nature des lésions qui en sont la cause. De plus, à l'époque où survient la mort, les lésions originelles se sont beaucoup modifiées, soit par leur développement progressif, ou par l'adjonction de lésions surajoutées, de sorte qu'il faudrait plutôt pouvoir deviner l'état qui existait dans les périodes précoces de l'insuffisance cardiaque. En outre, les lésions grossières constatées à l'autopsie ne donnent que peu d'indications sur les troubles fonctionnels observés pendant la vie.

Signes de gène du fonctionnement du myocarde. — Il est évident que toute gêne éprouvée par un organe doit aboutir à quelque degré de trouble fonctionnel. Dans le cas d'un organe musculaire comme le cœur, tout défaut de fonctionnement se traduira par une insuffisance d'apport du sang à certains organes, et ceux-ci traduiront le mauvais fonctionnement du cœur par des phénomènes particuliers. Dans le chapitre VI, on a exposé les principes de ce fonctionnement défectueux, et ici je fais simplement remarquer que ce défaut de fonctionnement se traduit en premier lieu par une limitation du champ de la réponse cardiaque, et que les signes en sont purement subjectifs.

Nombre de battements. — L'allure du cœur dans les affections du myocarde est extrêmement variable, et comme la variation de l'allure dépend de si nombreux facteurs, il n'est pas toujours facile de reconnaître quel est le facteur dans un cas donné. Dans quelques cas avec fièvre, une accélération persistante peut être prise comme indiquant la présence de quelque agent qui affaiblit le myocarde par traumatisme (comme les lésions fibreuses dans les affections rhumatismales, ou l'intoxication (comme l'alcool et les toxines des maladies infectieuses). Dans l'épuisement prononcé, l'accélération est très fréquente, mais il est possible que ce soit cet épuisement qui cause l'accélération. Avec une dégénérescence extrême du cœur, le nombre des battements du cœur peut n'être pas modifié.

Rhythme. — On a déjà décrit les différents rhythmes anormaux et leur relation avec les maladies du myocarde. Qu'il suffise de dire ici que des extra-systoles, de la fibrillation auriculaire, de la trémulation auriculaire, des irrégularités et des rhythmes anormaux, dus à une lésion du système de conductibilité, et le pouls alternant, peuvent toutes être l'expression d'un myocarde altéré ou gêné dans son fonctionnement.

Le volume du cœur. — Lorsque le cœur est hypertrophié, on peut supposer que quelque facteur existe qui a augmenté le travail du cœur, et naturellement la signification de l'hypertrophie dépend de la nature de ce facteur, et de la possibilité pour le cœur de surmonter l'obstacle qui gêne son travail. On peut admettre qu'un cœur hypertrophié est toujours un cœur à fonctionnement fini, et quelque complète que soit l'hypertrophie compensatrice, on constatera toujours une limitation dans le champ de réponse.

Le signe de l'hypertrophie est principalement l'exagération du choc de la pointe. Mais quoique souvent ce soit un signe bien évident, on rencontre souvent un choc de la pointe exagéré dans des cœurs à fonctionnement défectueux avec une dégénérescence très accentuée du ventricule gauche. L'électrocardiographe présente des modifications de forme des tracés, lorsqu'il existe de l'hypertrophie des différentes cavités.

Dilatation du cœur. — C'est là un signe très frappant d'une affection purement musculaire, et particulièrement d'origine fonctionnelle. Dans les états aigus, elle est due à une intoxication du muscle, frappant la fonction de tonicité. Cela peut être aussi le cas dans les affections chroniques. Comme la dilatation s'accompagne si fréquemment d'autres signes, dépendant de la dilatation et du fonctionnement défectueux qu'elle détermine, ce sujet est exposé en détail dans le chapitre XXXVIII.

AFFECTIONS AIGUËS DU MYOCARDE. — Les maladies aiguës ne peuvent guère exister sans que les autres tissus du cœur soient atteints, ou sans que le cœur soit enflammé par suite de la fièvre; aussi sont-elles étudiées dans le chapitre consacré aux affections aiguës fébriles du cœur. (chapitre XXXV).

AFFECTIONS SUBAIGUËS DU MYOCARDE. — Il existe beaucoup d'obscurité au sujet des symptômes produits par des affections moins aiguës du myocarde. Dans les cas aigus fébriles d'origine infectieuse, on a fait quelques progrès, car l'occasion de les étudier pendant la vie et de comparer les symptômes avec les résultats constatés à l'autopsie est malheureusement fréquente. Mais dans les affections atténuées d'un caractère moins grave, les symptômes sont moins nets et souvent passent inaperçus, étant donné qu'il n'y a pas d'occasion d'étudier la lésion, puisque la mort survient si longtemps après le début de la maladie qu'il n'est pas possible d'établir une corrélation des symptômes pendant la vie avec l'affection causale. Nous voyons constamment des sujets atteints de quelque affection cardiaque sérieuse, mais en l'absence de toute manifestation caractéristique, il n'est pas possible de reconnaître la nature du trouble cardiaque. Parmi un grand nombre de ces états si obscurs, j'ai pu en distinguer quelques-uns qui présentaient tous certains caractères, qui m'ont permis de les séparer en groupes distincts. L'étude minutieuse des symptômes qui existent permet d'établir des points de repère pour reconnaître la nature de la lésion, et tout au moins le siège d'une partie de cette lésion : quand ce point est connu, on peut rapporter d'autres phénomènes, avec une certitude approximative, à une origine myocardique.

Je rapporte cinq cas où il existait nettement une affection subaiguë du myocarde (cas 85-9). J'ai vu beaucoup d'autres cas présentant les mêmes symptômes et la même histoire, mais dans ces cas, il n'y avait pas de signes de lésion du faisceau.

Quatre si ce n'est pas cinq des cas cités souffraient de « rhumatisme musculaire », qui se traduisait par de la raideur et de la douleur ou mouvement de certains muscles (comme dans le lumbago). Stockman et d'autres ont tout récemment étudié en détail ce sujet. Stockman a découvert dans les muscles affectés de petits nodules douloureux : après les avoir excisés, il a constaté qu'ils sont formés surtout de tissu fibreux avec cellules proliférantes qui donnent naissance au développement de tissu fibreux dans les gaines des muscles, des nerfs et des tendons. Chez beaucoup de ces sujets qui ont souffert de cette forme de rhumatisme, j'ai constaté souvent des signes évidents de quelque trouble cardiaque concomitant. L'analyse des symptômes présentés par ces malades révèle des phénomènes qui donnent une indication très nette de la nature et de la situation d'une partie de la lésion : car dans tous ces cas, il y avait des indices très clairs d'une lésion du faisceau auriculo-ventriculaire. Ceux-ci se traduisaient chez quelques-uns par un retard dans la transmission de l'excitation de l'oreillette au ventricule ; chez d'autres par l'absence de quelques contractions ventriculaires. Ce signe ne laisse aucun doute sur l'envahissement du cœur par l'affection rhumatismale, et sur ce que, suivant toute probabilité une lésion semblable à celle qui a atteint les muscles du squelette a aussi touché les muscles cardiaques. Si cette supposition est exacte, nous pouvons admettre avec certitude l'origine des autres symptômes qui existaient. Les symptômes présentés dans ces cas subaigus sont en premier lieu purement subjectifs : le sujet a conscience de sa limitation par des sensations de malaise, lorsqu'il entreprend un effort que jusqu'ici il était habitué à faire sans difficulté. Quelques-unes de ces sensations pouvaient être rapportées au cœur lui-même, comme le battement violent du cœur s'accompagnant de dyspnée et de douleur. Parfois ces sensations peuvent se produire sans qu'ils fassent le moindre effort corporel. La facilité avec laquelle se produit le malaise indique jusqu'à un certain point la gravité de l'affection. Dans les cas rapportés, il y avait des malaises à divers degrés comme le développement de palpitations à l'occasion de l'effort, de violents accès pendant le repos et quelquefois une très violente douleur.

Dans tous ces cinq cas, il y avait un degré variable de blocage du cœur, un simple retard dans la transmission de l'excitation de l'oreillette au ventricule, l'absence de battements à de rares intervalles, le manque de chaque troisième battement ventriculaire 3 : 2, bloquage du cœur, le manque de chaque second battement 2 : 1, bloquage du cœur.

Un autre point digne d'être noté est que quatre de ces cas guérirent : dans quatre cas, la guérison sembla complète et dans un, il persista un peu de fonctionnement défectueux du cœur (cas 86). Le traitement qui parut le plus efficace était le repos. Dans quelques-uns de ces cas, diverses formes de traitement furent mises en œuvre : des médicaments variés, les eaux de Buxton, Harrogate et Nauheim ne donnèrent aucun résultat.

ÉVOLUTION DE LA MALADIE DU MYOCARDE. — Après la disparition des symptômes provoqués par le processus aigu ou subaigu, il peut s'écouler une longue période de calme, et le sujet peut mener une vie des plus actives sans aucun signe net de diminution de ses capacités. Dans certains cas, on peut découvrir des signes de lésion bien avant l'apparition de l'insuffisance cardiaque, comme la persistance d'un long intervalle $a\text{-}c$, signe d'une affection du myocarde qui a atteint le faisceau auriculo-ventriculaire (cas 44). La lésion subie par les valvules dans une endocardite aiguë est souvent progressive, comme l'indiquent les modifications graduelles des souffles dans l'insuffisance aortique et le rétrécissement mitral. Dans beaucoup de ces cas, le myocarde est touché en même temps, et là aussi la lésion n'est pas stationnaire, mais elle est progressive. Probablement dans chaque cas d'affection du myocarde, il y a dès le début, une légère gêne du fonctionnement du cœur, comme l'indique la limitation dans la réponse à l'effort. Ignorant cette gêne, l'individu essaye de mener la vie d'une personne bien portante, et les symptômes précoces d'épuisement passent inaperçus. La facilité croissante avec laquelle ces symptômes se produisent appellent enfin l'attention sur la gêne du cœur. Ce n'est que longtemps après l'établissement de la lésion qu'on reconnaît cette gêne, l'époque de son apparition dépendant naturellement du degré de la lésion et de la rapidité de sa progression, et de la somme d'effort à laquelle est exposé le sujet. Outre ces modifications dues aux affections aiguës, il y a une série de cas dont nous pouvons reconnaître l'origine, mais que nous trouvons associés à d'autres états, tels que l'hypertension, une maladie des reins, quelquefois l'alcoolisme ou la syphilis. Ces cas ont la même évolution et se traduisent par les mêmes phénomènes.

Il est presque universellement admis que des cas de maladies du cœur avec lésions valvulaires, consécutifs à une infection, telles que le rhumatisme articulaire aigu, deviennent des cas de maladie valvulaire chronique, et ceux-ci doivent être distingués des cas d'insuffisance cardiaque sans souffles ni histoire d'infection, que l'on décrit ordinairement sous le nom de myocardite chronique. Cette distinction n'est guère justifiée.

Les états morbides le plus fréquemment rencontrés dans les lésions du cœur sont des altérations fibreuses, affectant surtout le ventricule gauche. En compulsant les notes de beaucoup de cas que j'ai suivis pendant de longues périodes, et où j'ai vu le début graduel de l'insuffisance cardiaque et le résultat final, je trouve une remarquable analogie entre les symptômes de ces cas qui sont habituellement décrits comme maladie valvulaire chronique, et ceux dans lesquels il n'existe pas d'affection valvulaire. De même l'autopsie révélait une remarquable ressemblance dans l'état du myocarde dans les cas de maladie valvulaire, avec les cas sans affection valvulaire (comparez cas 22, 24, 35, 49, 51).

Ces cas sont des types des états les plus ordinaires constatés à l'autopsie, lorsque l'insuffisance cardiaque a été la cause originelle de la mort. Parfois on trouve des altérations similaires dans des cœurs de gens âgés qui peuvent mourir de maladies intercurrentes. On peut trouver d'autres états morbides que la dégénérescence fibreuse, tels qu'une dégénérescence graisseuse très étendue, ou des lésions d'atrophie dans les parois du cœur, dus à quelque maladie artérielle obscure ou à quelque oblitération d'une artère. Toutes ces lésions peuvent se rencontrer dans les cœurs de personnes âgées, et comme nous ne connaissons pas grand'chose sur leur origine, c'est l'habitude de les appeler « lésions du cœur sénile ».

CHAPITRE XXXVIII

AFFECTIONS DU MYOCARDE (*suite*)
DILATATION DU CŒUR

La cause de la dilatation du cœur. — La fonction de tonicité. — Les symptômes de la diminution de tonicité. — Signe de dilatation du cœur. — Souffles fonctionnels et dilatation du cœur. — Les effets de la dilatation du cœur et comment ils sont provoqués. — Anasarque. — Anasarque et dilatation du cœur. — Augmentation de volume du foie. — Œdème pulmonaire. — Symptômes urinaires. — Pronostic. — Traitement.

Quoique la question du « tonus » du cœur soit souvent présente à l'esprit des médecins, je ne peux néanmoins m'empêcher de douter qu'elle ne soit jamais plus qu'une conception vague. Quelques auteurs ont décrit certains états ayant rapport avec ce « tonus », mais ce sujet n'a pas encore reçu toute la considération que mérite son importance ; si on arrive à reconnaître la diminution de la tonicité, on verra que cela rendra un très grand service pour apprécier la nature de l'insuffisance cardiaque, et connaître les remèdes appropriés pour rétablir la force du cœur. Depuis quelques années, je me suis occupé de cette fonction, et bien que beaucoup de faits m'aient été révélés, je suis encore loin de comprendre toute sa signification.

La cause de la dilatation du cœur. — Avant d'étudier les symptômes dus à la diminution de tonicité, il est nécessaire d'apprécier la cause du symptôme le plus proéminent, à savoir, la dilatation du cœur, et on ne peut manquer d'être frappé de l'imperfection de l'explication que l'on en donne habituellement. L'idée prédominante semble être qu'elle est due à une augmentation de pression dans les cavités qui repousse les parois en dehors. Mais si l'on demande : D'où vient cette force de distension ? l'imperfection de cette explication devient immédiatement manifeste. Pendant la systole, l'augmentation de pression dans la cavité est produite par la contraction de la paroi elle-même, et on comprend difficilement comment se produit la dilatation dans ce processus de contraction. Il est vrai que la dilatation d'une oreillette pourrait se produire par le reflux forcé du sang chassé par un ventricule se contractant énergiquement, mais pareille chose ne peut arriver que lorsqu'il y a une lésion des valvules auriculo-ventriculaires. En dehors de la lésion valvulaire, l'insuffisance ne peut se produire qu'après que les fibres musculaires entourant les orifices auriculo-ventriculaires se sont relâchées, c'est-à-dire que la dilatation de l'oreillette due à une cause pareille ne se produirait qu'après la dilatation du ventricule.

Si l'on étudie soigneusement l'état de certains cœurs, il devient évident que ce n'est ni la résistance opposée à une cavité pendant la systole, ni la force de distension pendant la diastole, qui sont la cause de la dilatation. Ainsi des cœurs à parois amincies et avec des fibres musculaires dégénérées, peuvent continuer à lutter contre une pression artérielle anormalement élevée, et ne jamais présenter aucun signe de dilatation. En fait, la paroi du ventricule gauche peut être si amincie qu'elle peut véritablement éclater dans l'effort qu'elle fait pour vaincre la pression aortique, et cependant les parois ne présentent aucun signe de dilatation. Le professeur Keith, qui s'est spécialement occupé de cette question des ruptures du cœur, me dit que ces sortes de cœurs ne présentent aucune augmentation de de leurs cavités. Chez un malade que j'ai eu à soigner, le cœur était tellement affaibli qu'il pouvait à peine marcher cinquante mètres sans voir arriver un accès d'angine de poitrine, mais on ne put constater aucune augmentation du cœur. Il mourut subitement d'une rupture du cœur, et je trouvai qu'une partie de la paroi cardiaque était si amincie qu'elle n'était formée que d'une faible couche de tissu en dehors de l'endocarde et du péricarde, et malgré cet affaiblissement de la paroi cardiaque, il n'y avait aucun signe de dilatation de la cavité.

La dilatation du ventricule gauche peut se produire alors même que la force diastolique qui fait que le ventricule se remplit est beaucoup diminuée, comme dans les cas de rétrécissement mitral pur. Ici la quantité de sang qui va dans le ventricule et la force avec laquelle il y pénètre sont tellement diminuées que nous devons rechercher quelque autre cause pour la dilatation du ventricule gauche qu'on constate dans les cas avancés de rétrécissement mitral.

Si l'on admet que la dilatation est due à une diminution de la fonction de tonicité, on a vu par des expériences que certaines substances modifient l'activité de cette fonction. On sait que l'antiarine et la digitale augmentent le tonus, tandis que l'acide lactique et la muscarine ont une tendance à diminuer cette fonction et à causer la dilatation. Divers agents sont connus pour avoir cette action sur le cœur humain, tels sont l'arsenic, l'alcool et la toxine des microbes infectieux. Il est donc nécessaire, dans un cas donné de dilatation du cœur, en l'absence d'affection organique, de rechercher la possibilité d'une intoxication. Dans tous les cas d'intoxication que j'ai vus, il y avait toujours des signes évidents d'une gêne fonctionnelle accompagnant la dilatation.

LA FONCTION DE TONICITÉ. — A défaut de cette explication mécanique, il nous faut nous adresser aux fonctions du cœur normal pour rechercher ce qui maintient les fibres saines dans un état qui ne va pas jusqu'à leur extrême relâchement. De cette façon nous pouvons réussir à mieux comprendre ce qui se passe dans la dilatation, même si nous n'arrivons pas à élucider complètement son étiologie.

Cette propriété de garder un état qui ne va pas jusqu'au relâchement extrême n'est pas particulier au muscle cardiaque, mais se rencontre aussi dans les fibres ordinaires des muscles du squelette, et dans les deux cas, elle est due à la propriété de tonicité que possèdent ces fibres.

LES SYMPTÔMES DE LA DIMINUTION DE LA TONICITÉ. — Ces symptômes sont de trois ordres : 1° ceux dus directement aux altérations du cœur, c'est-à-dire, augmentation du volume du cœur, modifications de la position et du caractère des mouvements du cœur, et présence de souffles ; 2° ceux dus au défaut de circulation dans les organes et les tissus éloignés, comme l'œdème, l'augmentation du foie et de la dyspnée ; 3° certains symptômes sensitifs réflexes, présentés par les zones d'hyperalgésie affectant la peau, les seins et les muscles du creux axillaire et du côté gauche de la paroi thoracique, et quelquefois aussi les muscles trapèze et sterno-mastoïdien du côté gauche.

SIGNES DE DILATATION DU CŒUR. — C'est en délimitant sur la paroi thoracique l'augmentation de volume du cœur qu'on fait la preuve de la dilatation du cœur. Point n'est besoin d'insister sur la façon dont on peut le faire, car les méthodes pour reconnaître l'étendue de la matité par la percussion sont suffisamment décrites dans tous les manuels de diagnostic physique. Au point de vue pratique, la matité transversale au niveau du 4e espace intercostal donne la meilleure idée du volume du cœur. Dans des cas exceptionnels, toute la zone de matité profonde peut être délimitée avec avantage, comme lorsqu'on constate que la matité s'étend à gauche au-dessus de la 3e côte. Dans ces cas, il faut penser à la possibilité d'un épanchement péricardique.

Il est très difficile de dire avec certitude quelle part chaque cavité prend dans la production de l'augmentation de volume, en raison du déplacement de tout l'organe. La manière dont le cœur est fixé en haut par l'aorte, l'artère pulmonaire et les veines, et la veine cave supérieure, et en bas par la veine cave inférieure, maintient fixé un axe sur lequel le cœur présente jusqu'à un certain point un mouvement de rotation dans l'augmentation de ses diverses cavités. Lorsque le ventricule droit se dilate, la tendance du cœur est de repousser le ventricule gauche à gauche et en arrière, avec ce résultat que dans la grande majorité des cas, nous constatons les signes de l'extension de la matité vers la gauche. Lorsque l'oreillette droite devient très distendue, elle peut venir se placer elle-même au-devant de la poitrine, et comme le montrent les dissections de Keith, comprimer le ventricule droit à un degré extrême. Lorsque la zone de matité s'étend au delà du bord droit du sternum, on peut avec certitude l'attribuer à l'oreillette droite, sauf dans les cas d'anévrisme ou d'autre tumeur intra-thoracique.

Dans les figures 177 et 178, on voit parfaitement comment le cœur droit est repoussé vers la gauche. Ce sont des exemples typiques de dilatation secondaire au rétrécissement mitral. Si on compare avec la situation des cavités dans le cœur normal (fig. 22), on verra que l'augmentation vers le côté droit, malgré la grande dilatation du cœur droit, est très légère, tandis que le grand accroissement dans le volume du cœur est vers la gauche, quelquefois avec seulement une légère dépression de la pointe (fig. 177), quelquefois avec une dépression très marquée (fig. 178). Remarquez aussi comment l'oreillette droite s'avance dans le deuxième espace intercostal gauche. Tant que les poumons recouvrent une portion du cœur, les mouvements perceptibles seront entièrement dus au ventricule droit : mais lorsque le poumon est repoussé au devant du cœur, alors la pointe sera trouvée à l'extrême gauche.

Lorsque l'on recherche la cause de l'augmentation de la matité, il faut toujours étudier le caractère de l'impulsion, non seulement pour déterminer la nature de l'augmentation de volume du cœur, mais encore pour la distinguer d'avec les épanchements péricardiques et le déplacement du cœur à la suite de différentes affections telles que anévrisme, épanchement pleural, etc. Un autre point qu'il ne faut pas oublier, c'est que, à la période de début d'augmentation de volume du cœur, le poumon peut encore recouvrir une partie de son bord gauche, mais si l'augmentation de volume persiste, le poumon est comprimé, et s'il n'y a pas

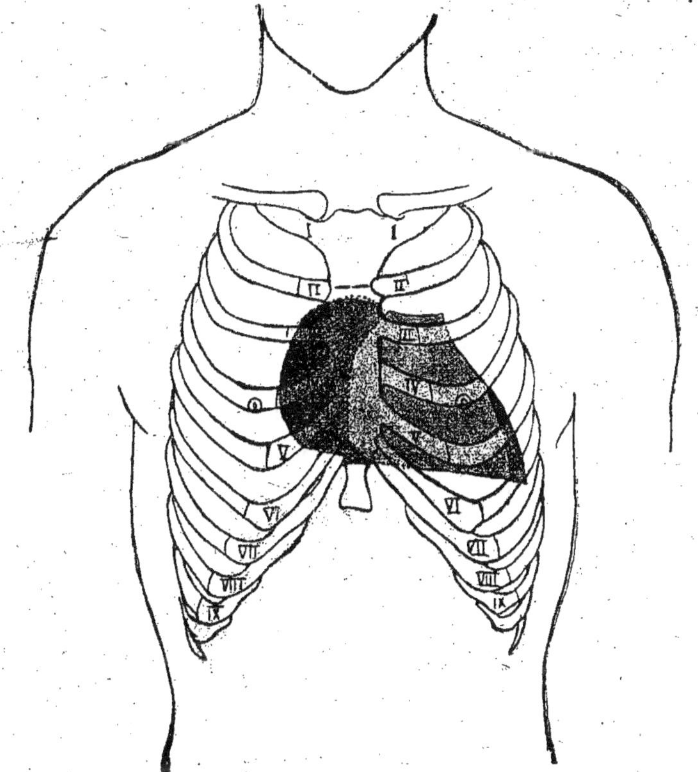

Fig. 177. — Situation des cavités cardiaques dans la dilatation très marquée, comme à la dernière période du rétrécissement mitral.

La partie du cœur à droite du sternum, très ombrée comme celle qui est derrière le sternum jusqu'a la ligne pointillée, représente l'oreillette droite, tandis que la petite bande ombrée à gauche représente le ventricule gauche. Entre ces deux zones ombrées, la partie représentée est le ventricule droit (Harris).

d'adhérences, il s'écarte de la surface antérieure du cœur, modifiant complètement le caractère des mouvements de la pointe.

Le large et diffus choc de la pointe, avec la projection et l'impulsion pendant la systole ventriculaire est caractéristique de l'hypertrophie du ventricule gauche. Lorsque la pointe est diffuse et que la projection ou l'impulsion se fait pendant la période diastolique, elle est alors due au ventricule droit et indique une notable augmentation de volume, habituellement une dila-

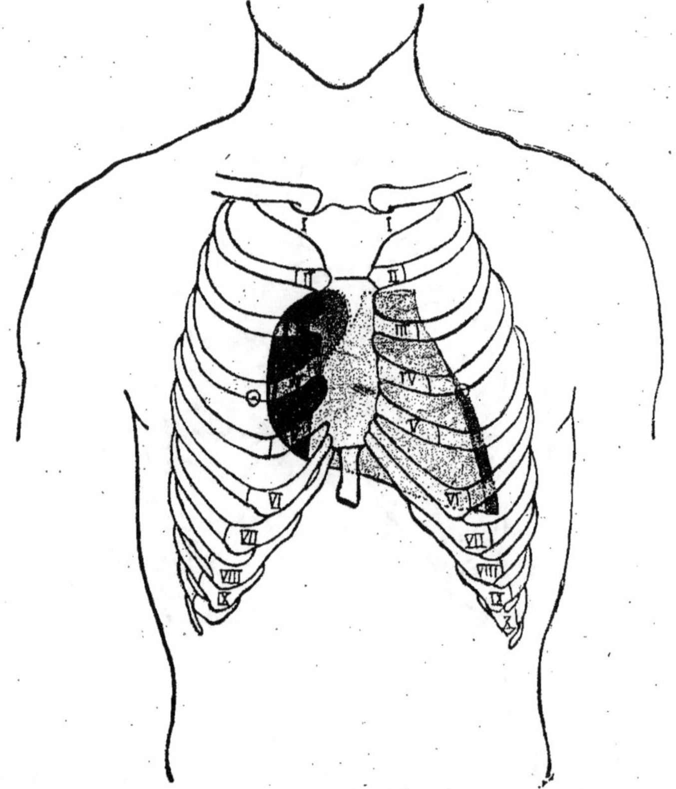

Fig. 178. — Dilatation du cœur avec déplacement en bas de la pointe. La partie ombrée est la même que dans la figure précédente.

tation du ventricule droit (voir fig. 30). Cela se voit très bien sur les figures 177 et 178, où la petite portion du ventricule gauche qui est en avant peut à peine être apparente pendant la vie, et surtout, si elle est recouverte par les poumons.

SOUFFLES FONCTIONNELS ET DILATATION DU CŒUR. — Jusqu'ici on a regardé les souffles fonctionnels comme une conséquence d'une

simple dilatation du cœur, mais cette explication est loin d'être
suffisante. Ainsi on peut avoir une énorme dilatation du cœur
sans souffle. De même, on peut avoir une très petite dilatation
s'accompagnant de souffles systoliques accentués à la pointe et
à la base, et avec une énorme régurgitation dans les veines.
Ces anomalies apparentes semblent s'expliquer par l'état de
muscles qui ferment l'orifice auriculo-ventriculaire. Si leur tonicité diminue, il s'ensuit une régurgitation qui donne lieu à des
souffles fonctionnels, mais il peut se développer des souffles
fonctionnels en dehors de la dilatation.

LES CONSÉQUENCES DE LA DILATATION DU CŒUR ET COMMENT ELLES
SONT AMENÉES. — Avant de décrire en détail les conséquences de
la dilatation du cœur, il est nécessaire d'examiner comment ces
symptômes de l'insuffisance cardiaque sont produits. La circulation se fait grâce à la force contractile du cœur, et normalement,
les facteurs qui y président sont si bien équilibrés que tout est
disposé pour faciliter le travail du cœur. On peut donc supposer avec raison que les cavités du cœur ont à l'état normal
un volume qui leur permet de se contracter avec efficacité : la
dilatation de ces cavités sera donc pour le muscle cardiaque,
une gêne qui s'accompagnera du résultat habituel, une limitation de la force de réserve. Au début, cette limitation peut ne
causer des symptômes désagréables que lorsqu'elle est épuisée,
l'épuisement se produisant plutôt qu'à l'état normal : le degré
d'épuisement dépend de l'intégrité du muscle cardiaque. Si la
force contractile est gênée par des altérations de la paroi musculaire ou quelque autre cause, comme des battements irréguliers ou des lésions valvulaires, alors l'insuffisance cardiaque
correspond au degré de la gêne et de l'inaptitude du muscle à
en triompher. C'est pour cela que nous trouvons tous les degrés
de l'insuffisance cardiaque associés à la dilatation. Dans les cas
les plus légers, on ne constate que des symptômes subjectifs de
dyspnée, palpitation et fatigue. Dans les cas plus graves, l'œdème
plus ou moins étendu, la diminution de la sécrétion urinaire, les

épanchements dans les cavités séreuses, l'augmentation de volume
du foie, la cyanose de la face peuvent se rencontrer. Il me paraît qu'on peut expliquer le développement de cette insuffisance
cardiaque grave de la façon suivante. Tant que la force contractile du cœur peut maintenir un degré de pression artérielle
suffisant pour fournir aux besoins des organes et des tissus,
l'insuffisance cardiaque ne s'accompagnera que des symptômes
subjectifs produits par une grande diminution de la force de
réserve : le malade se trouve bien, quand il est au repos, car
alors le cœur peut entretenir la circulation, mais il éprouve du
malaise à la suite du moindre effort, car le cœur a si peu de
force de réserve, qu'il ne lui est pas possible de satisfaire à
une demande dépassant le besoin normal. Lorsque la force du
cœur n'est plus à même de maintenir la pression artérielle au
niveau nécessaire pour les tissus, alors on a les symptômes dans
les organes et les tissus éloignés (œdème, ascite, augmentation de volume du foie, etc.) Dans certains cas d'insuffisance
cardiaque grave, surtout avec fibrillation auriculaire, l'onde de
reflux renvoyé par le ventricule droit distend le foie et est
cause des pulsations qu'il présente.

J'ai essayé de différentes façons de démontrer le rapport entre
la dilatation du cœur et ces signes de grande insuffisance
cardiaque, et je donne ici quelques exemples où l'association de ces symptômes avec la dilatation du cœur est très
marquée.

Dans les cas avancés de cardio-sclérose avec une pression
sanguine continuellement élevée, entre 180 millimètres et
200 millimètres de mercure, le cœur peut avoir son volume normal, ou être seulement légèrement augmenté de volume : il peut
y avoir une grande limitation du champ de réponse, l'effort produisant facilement un accès d'angine de poitrine ou de la dyspnée.
On peut aussi voir survenir de la respiration de Cheyne-Stokes ou
des attaques d'asthénie cardiaque ou de dyspnée nocturne. Il
peut y avoir de violentes pulsations dans les veines du cou,
mais pas d'œdème : les malades s'affaiblissent graduellement

et meurent sans que le volume du cœur soit changé. D'un autre côté, en un jour ou deux, on peut être frappé du grand changement qui se produit : le malade semble plus à son aise, la pression sanguine est tombée à 150 millimètres, ou plus bas, les accès d'angine de poitrine, l'asthme cardiaque et le Cheyne-Stokes disparaissent : mais les jambes commencent à enfler, l'urine devient rare, le pouls jugulaire disparaît, la respiration devient accélérée d'une façon continue, et on est obligé d'étayer le malade par des coussins dans son lit. Il peut commencer à cracher du mucus sanguinolent, et on constate des signes d'œdème à la base du poumon. L'examen du cœur révèle qu'il s'étend à un ou deux pouces en dehors vers la gauche, et il se peut qu'un souffle mitral se soit développé.

Encore plus frappants, parce que plus soudains et plus violents, sont les changements qui se produisent dans certains cas de tachycardie paroxystique. En décrivant cet état (chap. xxxii, j'ai montré que les symptômes variaient chez les malades suivant l'état de la tonicité. Si le volume du cœur ne se modifiait pas au cours de l'accès, les symptômes étaient moins marqués, et la situation moins grave que si le cœur se dilatait. Dans les cas rapportés dans l'appendice (cas 51, et 72), le cœur s'était dilaté et en quelques heures, des symptômes graves d'insuffisance cardiaque s'établissaient. J'ai eu l'occasion de voir des cas pareils quelque temps avant un accès, et j'ai pu suivre la marche des changements. Les cœurs avaient un volume presque normal, mais en trois heures, le diamètre transversal avait augmenté de deux pouces, la face se cyanosait et les lèvres étaient tuméfiées. Les veines du cou qui n'avaient présenté que de faibles mouvements, avaient des pulsations très volumineuses. Dans l'espace de vingt-quatre heures apparaissait l'œdème des jambes, le foie augmentait de volume et dans un cas, il présentait une pulsation. Au bout de quelques jours, l'œdème envahissait toutes les jambes, l'abdomen se distendait et l'urine devenait rare et peu abondante. Avec la cessation de l'accès de tachycardie paroxystique, les malades éprouvaient immédiatement du soulagement, et en quelques heures, toute trace d'insuffisance cardiaque avait disparu, le cœur reprenait son volume et son rhythme normal. Je donne ces exemples, parce que, en raison de ces changements subits d'aspect, on pouvait expliquer parfaitement ces symptômes. Avec des variantes, ces symptômes se retrouveront associés avec l'insuffisance cardiaque grave à la suite de toutes les formes de maladie cardiaque. J'ai vu beaucoup de cas dans lesquels l'établissement de la fibrillation auriculaire était suivi de ces changements, et lorsqu'il persistait, il ne se faisait qu'une amélioration partielle, Dans certains cœurs alcooliques surtout ceux du groupe de « défaillance musculaire » de Graham Steell, ces phénomènes peuvent aussi être reconnus, aussi bien que dans d'autres états.

Œdème. — L'œdème du tissu sous-cutané est un symptôme fréquent dans l'insuffisance du cœur avec dilatation. Ce n'est pas dans mes intentions de discuter les diverses théories proposées pour expliquer son développement : il suffit d'indiquer ici que son apparition est souvent un signe certain de dilatation du cœur, et que sa disparition est également un symptôme certain du rétablissement du tonus du cœur. Il commence d'abord dans les parties les plus déclives ; chez les sujets qui ne gardent pas le lit, c'est au niveau des chevilles : chez ceux qui restent couchés, c'est au sacrum. Chez quelques sujets, il peut rester localisé aux pieds pendant des années, plus accusé le soir et moins prononcé le matin. Dans les cas graves, il envahit les cuisses et la paroi abdominale. Le tissu cellulaire mou du scrotum, du pénis et de la vulve s'infiltrent et ces parties peuvent atteindre un volume énorme. Avant qu'un épanchement notable se fasse dans l'abdomen, les intestins présentent souvent une énorme distension. L'œdème peut finir par envahir les cavités pleurales et produire l'hydrothorax. La distension de l'abdomen et l'hydrothorax viennent encore augmenter la gêne respiratoire. Si le malade reste couché plus sur un côté que sur un autre, dans les cas graves, le bras et la joue de ce côté peuvent devenir très œdématiés.

En général en même temps que l'œdème, il y a diminution de la sécrétion urinaire, et lorsque l'œdème disparaît, il y a toujours coïncidence d'une abondante émission d'urine.

La signification de l'œdème est très variable. Beaucoup de gens âgés, surtout s'ils sont obèses, peuvent avoir pendant des années leurs pieds plus ou moins enflés, même si leur cœur ne présente rien d'anormal en dehors d'une légère dilatation, quoique cependant il se rencontre plus chez ceux qui présentent la fibrillation auriculaire. Il peut exister dans les accès de l'insuffisance cardiaque à un très haut degré, avec ascite et hydrothorax, et néanmoins le malade peut avoir une amélioration sérieuse et durable. Cela s'observe surtout dans les cas d'affection rhumatismale du cœur de quelque durée, et commence quand s'installe la fibrillation auriculaire. Lorsque le cœur revient à son rhythme normal, la disparition de l'œdème se fait plus rapidement que son début. Si le cœur réagit à la digitale, la disparition de l'œdème s'ajoute aux autres heureux effets du médicament. Quand toutes les tentatives pour rétablir le cœur échouent, l'œdème augmente, gêne le cœur et la respiration par les épanchements qui se font dans les cavités séreuses, et ajoute beaucoup aux souffrances du malade, qui s'achemine vers une issue fatale.

Dans les cas d'insuffisance cardiaque grave, on peut constater un œdème localisé d'un bras, qui est dû à ce que le malade se couche sur ce côté. Si ce n'est pas du côté où le malade se couche, il provient alors d'une thrombose de la veine cave supérieure. Le caillot peut être assez volumineux pour se prolonger jusque dans la veine jugulaire, et par la veine sous-clavière jusque dans la veine humérale. Dans ces cas, il n'y a pas de pouls jugulaire de ce côté, tandis qu'il est très marqué du côté opposé.

ŒDÈME ET DILATATION DU CŒUR. — Une des raisons qui m'engage à comprendre l'œdème dans les symptômes de dilatation

du cœur, est que je doute qu'il soit possible à l'œdème de
se produire sans dilatation du cœur. Je vois assez souvent
des cas d'œdème et d'augmentation de volume du foie diagnostiqués et traités comme insuffisance cardiaque, parce
qu'il y a un souffle valvulaire. Dans ces cas, il n'y a pas d'augmentation de volume du cœur, et par suite, j'ai supposé que
l'œdème n'était pas d'origine cardiaque. L'évolution ultérieure
de ces cas montrait qu'il y avait d'autres causes pour l'œdème
(comme une cirrhose du foie, du myxœdème).

AUGMENTATION DE VOLUME DU FOIE. — Un autre résultat du
trouble de la circulation secondaire à la dilatation du cœur est le
gonflement du foie par congestion passive (chap. XXII). Il peut
ne pas apparaître dans les stades les plus précoces à une première atteinte, mais lorsqu'une fois un sujet s'est remis d'un
accès d'insuffisance cardiaque avec augmentation de volume du
foie, toutes les attaques subséquentes déterminent ce symptôme,
quelquefois même avant tout signe d'œdème.

Parfois il existe un certain degré d'ictère associé au gonflement du foie, et lorsque avec la combinaison de l'ictère et de
l'augmentation de volume du foie, on constate de l'amaigrissement qui souvent accompagne les insuffisances cardiaques pro-
longées, on serait en droit de soupçonner quelque affection
maligne du foie. La dilatation ou les battements irréguliers
du cœur appelleront l'attention sur la réelle nature de ce
trouble.

Il peut y avoir une douleur vive et du malaise associé à l'augmentation de volume du foie, et souvent la respiration peut être
gênée du fait des muscles contractés douloureux.

ŒDÈME DES POUMONS. — L'auscultation soigneuse de la base
des poumons peut fournir un symptôme très important dans les
cas menacés d'une des formes d'insuffisance cardiaque. Pendant
quelques années, j'ai observé toutes sortes de sujets, les uns
bien portants, les autres avec des cœurs défaillants à la suite de

toute espèce de causes, et j'ai pu prévoir des accès d'insuffisance cardiaque dans un grand nombre de cas. Si systématiquement on examine les bases du poumon chez des gens âgés qui sont confinés au lit par force, comme à la suite d'une opération ou d'une fracture de jambe, dans une certaine proportion, le symptôme le plus précoce de l'insuffisance cardiaque se traduira par l'apparition de fines crépitations aux bases du poumon. On fait la même observation chez les malades confinés au lit à la suite de quelque maladie débilitante, surtout si le muscle cardiaque a été touché pendant la maladie, comme dans la fièvre typhoïde. Beaucoup de sujets atteints de lésions mitrales n'ont pas d'œdème, mais ont de graves attaques d'insuffisance cardiaque avec beaucoup de dyspnée. Dans ces cas, on trouvera à la base des poumons des signes d'œdème aux périodes précoces de la défaillance de l'organisme.

J'ai eu l'habitude dans ces cas de commencer l'examen du malade, en lui demandant quel est le côté sur lequel il se couche, puis de le faire asseoir et, pendant que j'ausculte la base du poumon du côté où il a l'habitude de se coucher, je lui demande de faire une profonde et complète inspiration. Cette manœuvre ouvre les alvéoles de la base, et s'il y a quelque liquide anormal, cela se traduit par de nombreux râles crépitants fins. Les sujets bien portants ne présentent jamais un pareil symptôme. Les cœurs un peu affaiblis peuvent présenter ce signe seulement à la première inspiration profonde : s'il y a un véritable affaiblissement cardiaque, les crépitations au lieu de disparaître d'abord, persistent. J'ai vu des cas dans lesquels le premier signe était la crépitation pendant la première inspiration profonde, et graduellement les râles crépitants devenaient plus persistants jusqu'à ce que la résonance des bases du poumon était diminuée, allant même jusqu'à la matité complète, sans murmure respiratoire, et, à l'autopsie, on trouvait les bases compactes et non aérées. Dans quelques cas, il y avait des noyaux inflammatoires (pneumonie catarrhale, la pneumonie hypostatique des affaiblis).

J'ai vu aussi cette congestion hypostatique disparaître, et à mesure que le malade s'améliorait, les râles crépitants disparaissaient progressivement, le dernier signe étant la crépitation au moment de la première inspiration profonde.

J'ai trouvé que cette méthode d'observation avait une grande utilité pratique. Chez les gens âgés, elle indique la position que doit prendre le malade, couché ou assis et étayé par des oreillers.

Dans la fièvre typhoïde, c'est un signe pronostic de grande valeur, l'absence d'œdème indiquant que le cœur a échappé à l'infection : sa présence et son augmentation progressive sont un signe de la plus haute gravité. Dans les maladies du cœur, c'est également une indication de l'état du cœur, et dans la complication de grossesse et de maladie du cœur, c'est un des guides les plus importants pour le traitement de ces cas.

Ce n'est pas d'une moindre importance pour le traitement, comme on s'en fait une idée, lorsque l'on comprend la raison de son apparition. Invariablement, il accompagne la dilatation du cœur droit, et il se produit de la manière suivante : les facteurs qui font circuler le sang à travers le poumon sont au nombre de deux : le premier et le plus important est le ventricule droit; le second, les mouvements respiratoires. Dans les cœurs sains, le premier est si puissant que l'on n'a pas à tenir compte du second. Mais, si le ventricule droit est affaibli, l'aide des mouvements respiratoires devient nécessaire. Lorsque le malade reste couché dans son lit sur un côté, la pression des côtes sur le matelas diminue leurs mouvements, de sorte que le courant sanguin à travers cette partie du poumon est retardé, et il en résulte de l'œdème. Cela peut se voir dans les périodes précoces, car lorsque le malade respire profondément, tous les râles crépitants peuvent disparaître.

De cet exposé, on se rendra compte du rôle que peut jouer dans les cas favorables, le fait de placer les malades dans une position qui leur permet de respirer facilement, d'éviter la gêne exercée par la pression sur les côtes, de faire faire de profondes inspirations au malade. De plus, on voit bien ici quelle importance il y a à reconnaître la nature des symptômes dus à l'augmentation de volume du foie, alors que non seulement les muscles abdominaux mais encore les intercostaux peuvent être sensibles et contractés. Ils cessent ainsi d'agir comme agents respiratoires et en remplissant leur fonction primitive de protection, ces muscles contractés viennent encore augmenter la gêne du travail du cœur.

Symptômes urinaires. — Je doute que jamais on puisse observer les symptômes urinaires caractéristiques de l'insuffisance cardiaque, quand il n'y a pas de dilatation du cœur : ces symptômes sont une sécrétion rare, une densité plus élevée, et souvent la présence d'albumine. Lorsque la quantité de sang arrivant aux reins diminue, ce fait peut produire l'apparition d'une grande quantité d'albumine dans l'urine rare, comme on l'observe dans le bloquage du cœur, lorsque les battements du cœur sont très ralentis. La diminution de quantité marche habituellement de pair avec l'œdème : la cause principale est une chute dans la pression artérielle et une élévation dans la pression veineuse, qui conséquemment s'accompagne de stase veineuse dans les reins. D'autres causes peuvent s'ajouter, telles que la constitution chimique du liquide dans les tissus, et les altérations des cellules sécrétoires du rein. Il est souvent difficile de déterminer si l'albumine a préexisté, ou si elle est due à la stase veineuse et aux altérations inflammatoires consécutives dans les reins. L'histoire du malade donnera des renseignements, et la présence d'artério-sclérose et de rétinite indique une maladie de Bright préexistante. Il peut être nécessaire de ne pas donner d'opinion, avant qu'une amélioration de la tonicité du cœur rétablisse la circulation, puisque avec l'augmentation de la quantité d'urine, l'albumine peut disparaître entièrement.

Il est souvent utile d'appeler l'attention du malade sur la sécrétion urinaire, puisque sa diminution peut être le premier symptôme de l'imminence d'une défaillance de l'organisme, et que l'augmentation de l'excrétion est souvent le premier signe de rétablissement de l'énergie cardiaque.

Pronostic. — C'est une croyance admise que la dilatation du cœur est un phénomène fréquent chez les sujets sains, qui ont pu être soumis à un effort corporel très violent : on la suppose très commune chez les jeunes gens qui se livrent à des jeux nécessitant de violents efforts. On croit que c'est une dilatation de nature grave, et beaucoup de médecins font présager un très sombre avenir, à moins que des traitements énergiques soient mis en œuvre pour combattre cette dilatation. C'est même un fait curieux que, dans la dilatation avec un muscle sain, on n'ait pas rapporté un seul cas malheureux par suite de ce qu'on ait négligé cet état, même s'il a été reconnu et qu'on n'ait pas suivi un traitement qui aurait été proposé. Tout en reconnaissant que le volume du cœur surtout chez les sujets jeunes, peut légèrement varier de temps à autre, je suis parfaitement certain que la variation n'a aucune signification, que c'est un phénomène parfaitement normal, ne nécessitant aucun traitement. J'ai vu dans quelque cas, comme après une orgie d'alcool, ou après le début d'une tachycardie paroxystique ou de la fibrillation auriculaire, une dilatation très marquée, accompagnée de signes d'insuffisance cardiaque : mais dans ces cas, le cœur était le siège d'une intoxication ou présentait quelque maladie. D'après mon expérience, je sais que c'est une croyance très répandue que la dilatation du cœur est une affection très commune, et je n'hésite guère à dire qu'il n'y a rien de justifié dans cette croyance, et qu'elle est surtout due à une erreur de diagnostic. On parle, par exemple, de cas dans lesquels le cœur était découvert même au niveau de l'aisselle, alors que le malade n'avait conscience que d'une légère limitation de son fonctionnement, et qu'après quelques bains ou quelque exercice extraordinaire, il y avait un retour rapide du cœur à ses limites normales.

Pendant quelques années, avec mes collègues à l'hôpital

Mount Vernon et au London Hospital, nous avons soigneusement recherché les moindres changements du cœur au cours de l'insuffisance cardiaque et après sa guérison. Dans beaucoup de cas, les cœurs présentaient une énorme augmentation de volume. Beaucoup de ces malades, au moment où ils venaient demander nos soins avaient une insuffisance cardiaque très prononcée. Un grand nombre se rétablit suffisamment pour pouvoir se livrer ensuite à de pénibles occupations, sans que, dans la majorité des cas, nous ayons pu observer de différence appréciable dans le volume du cœur.

Le pronostic ne doit donc pas se baser sur la constatation de l'augmentation de volume du cœur, mais sur d'autres signes. Même avec la présence de signes objectifs d'insuffisance cardiaque, comme l'œdème ou l'augmentation de volume du foie, le pronostic dépendra de l'état qui a amené la dilatation, et dans tous les cas, il faut suspendre le pronostic jusqu'à ce qu'on ait suivi le traitement, et surtout jusqu'à ce qu'on ait observé l'effet de la digitale.

Traitement. — Comme la dilatation du cœur est toujours secondaire à quelque autre trouble cardiaque, le traitement a à tenir compte d'autres facteurs. Je peux dire que, sauf dans les états fébriles aigus, la dilatation est une indication pour prescrire la digitale dans toutes les cardiopathies rhumatismales. Dans les autres états, il faut l'essayer, surtout s'il y a œdème et diminution de la sécrétion urinaire. Le traitement de ces deux derniers symptômes associés consistera à essayer de rendre de la force au cœur. Lorsque l'œdème devient une cause de malaise, on a à employer des moyens spéciaux pour le faire disparaître. C'est une diurèse abondante qui est le meilleur moyen pour s'en débarrasser, et de nombreux moyens ont été proposés pour atteindre ce résultat. Les vertus de beaucoup de prescriptions sont basées sur l'observation de cas typiques dans lesquels une extraordinaire émission d'urine et une rapide disparition de tout œdème ont été constatées à la suite de leur usage. Ces préparations varient depuis des potions renfermant toute sorte de médicaments que l'on suppose doués de propriétés diurétiques jusqu'à toute préparation récente synthétique. Ce qui est certain, c'est que, dans beaucoup de cas, l'activité sécrétoire des reins semble être temporairement arrêtée, et que quelque léger aide adventice lui donne le stimulus nécessaire. Si l'on se sert de cette aide efficace en même temps qu'on administre le médicament, il se produit une diurèse abondante. Cette aide n'est pas nécessairement un médicament. J'ai vu un malade qui avait été obligé de rester assis sur un fauteuil pendant trois semaines à cause de sa dyspnée, qui devint très œdématié et ne passait que très peu d'urine. Le simple fait de se remettre au lit fut suivi immédiatement d'une diurèse abondante et de la rapide disparition de l'œdème. Il est cependant nécessaire, dans beaucoup de cas, d'avoir recours à des agents variés, et heureusement le groupe des préparations digitaliques est le plus efficace ; la combinaison de la digitale, de la scille et du calomel sont particulièrement utiles, non seulement de par leur action sur le cœur et les reins, mais encore de par leur effet sur les intestins. Lorsque ces médicaments échouent, on peut en trouver d'autres qui agissent, tels que le salicylate de soude et la théobromine (diurétine), ou l'acétate de soude théocine. Dans quelques cas, l'œdème peut disparaître plus aisément, si l'on supprime le sel commun de l'alimentation. Dans tous les cas d'œdème, il faut toujours veiller au bon fonctionnement de l'intestin.

Il est souvent nécessaire d'employer des moyens spéciaux pour procurer du soulagement. Dans certains cas, quand les malades peuvent marcher, le port d'un bandage élastique bien appliqué peut être très utile, surtout chez ceux dont la peau des jambes est dure et œdématiée et menace d'éclater : le massage peut aussi rendre service. Lorsque les jambes ou les bourses sont très tuméfiées, des ponctions profondes avec une aiguille peuvent souvent donner lieu à un écoulement abondant de sérosité, et par suite à une grande diminution de l'œdème. Si l'on fait usage de ce procédé, il est indispensable de prendre de grandes précautions de propreté. L'emploi des tubes de Southey, fixés à demeure dans les jambes, ou dans la cavité abdominale, facilitera souvent l'écoulement d'une grande quantité de ce liquide. Il peut être nécessaire de faire des ponctions des cavités thoracique et abdominale, ponctions qui toujours procurent un soulagement passager. Dans quelques cas avancés, lorsque le pénis est très tuméfié (corne de bélier), il peut y avoir une grande gêne pour l'émission de l'urine. Si l'on se sert d'un cathéter, il est quelquefois difficile de trouver le méat, le gland étant comme enfoui dans le scrotum, au-dessus du prépuce tuméfié. Si la peau superficielle tuméfiée peut être saisie à la fois délicatement et d'une manière ferme et comprimée, le liquide est chassé, et on peut apercevoir le gland.

L'emploi d'exercices respiratoires bien compris dans l'œdème du poumon est souvent très utile : le malade assis respire lentement et profondément. Dans les cas graves, au début, on ne fait que quelques mouvements. Si le malade supporte bien cet exercice, on peut faire faire ces respirations profondes à des intervalles réguliers, toutes les deux ou trois heures quand le malade est réveillé. Dans l'intervalle, le malade doit être assis haut que possible et étayé par des oreillers, dans la position la plus confortable possible.

Lorsque le liquide s'accumule dans les cavités thoracique et abdominale dans des quantités telles qu'il devient une gêne pour la respiration, si on n'arrive pas à le faire diminuer par dès médicaments, il faut l'extraire par ponction.

CHAPITRE XXXIX

LE CŒUR SÉNILE

Introduction. — Causes provoquant les lésions dégénératives du système artériel. — Oblitération des capillaires. — Symptômes. — Pronostic. — Traitement.

INTRODUCTION. — Il y a certaines lésions que nous savons accompagner et donner lieu aux symptômes caractéristiques de l'âge avancé. On peut les découvrir dans tous les tissus et organes du corps, et on les reconnaît dans la calvitie, la canitie et la sinuosité des artères. Les lésions des artères et des capillaires peuvent modifier la structure et les fonctions des divers organes, mais pas de tous les organes au même degré. La dégénérescence artérielle peut être plus avancée chez un sujet dans le cerveau, chez un autre dans les reins, chez un autre dans les membres, chez un autre dans le cœur. Chez beaucoup, ces lésions sont simplement celles qui sont dues à l'âge avancé, et donnent lieu à ce que nous reconnaissons comme lésions séniles. Quand elles affectent le cœur, elles s'accompagnent habituellement de lésions fibreuses ou graisseuses du muscle cardiaque. Quand ces lésions atteignent un degré très marqué, nous constatons toute une série de symptômes que nous savons dus à des altérations séniles.

Il y a deux causes principales qui provoquent des altérations dégénératives (fibreuse et graisseuse) dans le cœur, à savoir, les lésions cicatricielles consécutives aux affections aiguës, comme après le rhumatisme articulaire aigu, et les lésions qui accompagnent la dégénérescence artérielle. Ces deux causes affectent les tissus musculaires aussi bien que les valvules, et l'insuffisance cardiaque qui en résulte est souvent l'expression de l'envahissement des deux tissus par le processus de sclé-rose. Bien que, pour se conformer à l'usage, on doive décrire séparément les affections valvulaires, il ne faut pas oublier que, dans les cas graves, il y a une cause générale dont la lésion val-vulaire n'est qu'une partie.

Les lésions dues au rhumatisme articulaire aigu ressemblent à celles dues à la dégénérescence artérielle. Dans les deux cas, le tissu musculaire est remplacé par du tissu fibreux, l'appareil valvulaire se ratatine, et comme conséquence, ces deux états présentent des symptômes identiques. Bien qu'il existe une res-semblance dans l'évolution et les symptômes, il y a d'autres différences qui ont une influence importante sur le pronostic et le traitement.

Dans les chapitres consacrés aux affections valvulaires, on a étudié les formes rhumatismales et inflammatoires de la sclé-rose. Ici, je veux appeler l'attention sur les lésions du cœur, qui sont associées à la dégénérescence artérielle et aux altéra-tions séniles. Les causes de la dégénérescence artérielle ne sont pas encore très nettes, et il est difficile de dire, à propos des complications dans un cas donné de dégénérescence artérielle, quelle est la cause et quelle est la conséquence. Clifford Albutt proteste avec raison contre l'habitude de considérer l'artério-sclérose comme une maladie : c'est l'expression d'un processus que nous comprenons imparfaitement, et qui peut se développer comme résultat d'une hypertension, de causes toxiques ou d'alté-rations séniles. Pour l'instant, je n'entreprendrai pas de chercher à distinguer les causes des altérations du système artériel. Une part de vérité peut exister dans chacune des nombreuses théories qui sont actuellement en vogue, mais aucune d'elles ne peut être considérée comme convaincante et tout à fait satisfaisante.

En attendant, le fait d'apprécier les lésions dans leur manière d'affecter le cœur nous est d'un grand secours dans le traite-ment de nos malades.

CAUSES PROVOQUANT LES ALTÉRATIONS DÉGÉNÉRATIVES DU SYS-
TÈME ARTÉRIEL. — C'est l'habitude d'attribuer les altérations à
quelque processus plus précoce qui a lésé le sang ou les artères,
et la maladie des reins, la syphilis, le surmenage en sont les
exemples les plus frappants. Mais on constatera souvent qu'une
dégénérescence artérielle très prononcée peut exister sans qu'on
puisse en trouver une cause définie.

Il n'est pas douteux que les maladies des reins ont une tendance à provoquer ces altérations. Mais chez beaucoup de sujets,
les lésions du rein sont sans doute secondaires, et les malades
peuvent présenter une dégénérescence artérielle très marquée
et très étendue, pendant des années, avant qu'il y ait le moindre
signe de trouble du côté des reins. En pareil cas, il est naturel de
supposer que la dégénérescence des reins, comme celle du cœur
ou du cerveau, est secondaire à la dégénérescence artérielle.

OBLITÉRATION DES CAPILLAIRES. — Une des altérations les
plus frappantes qui se produisent dans la dégénérescence artérielle progressive, est la diminution du champ capillaire. Cette
oblitération des capillaires doit être probablement considérée
comme de la plus grande importance, non-seulement pour la dégénérescence qui se produit dans le cœur lui-même, mais encore,
parce qu'en diminuant la communication entre le système veineux
et le système artériel, elle augmente le travail du cœur pour chasser le sang dans la zone qui est le siège de cette constriction.

Si l'on observe les lésions de la peau qui surviennent avec
l'âge, comme elle perd son aspect velouté et comme elle diminue
d'épaisseur, devient mince et se recroqueville, de sorte qu'à un
état avancé, le cuir chevelu est dépourvu de cheveux et comme
collé aux os sous-jacents, on peut apprécier, jusqu'à un certain
point, l'étendue de la diminution du champ capillaire. Un
exemple encore plus frappant de cette diminution chez les gens
âgés est l'absence d'écoulement sanguin dans les plaies fraîches.
Chez les jeunes sujets, l'écoulement abondant de sang rouge vif
est une source de satisfaction pour le chirurgien, car c'est pour

lui un indice de la santé du sujet et de sa faculté de récupérer :
cela est en contraste frappant avec l'écoulement provenant d'une
blessure chez les gens âgés, chez qui le sang qui s'écoule vient
d'une veine sectionnée, ou est fourni par la persistance du jail-
lissement d'une artère dégénérée, ce qui indique l'appauvrissement de la quantité de sang nécessaire à la nutrition, d'où processus de guérison plus difficile.

La diminution du champ capillaire, que l'on reconnaît si aisément sur le tégument externe, peut aussi se produire dans le
cœur, et les résultats se traduisent de différentes manières.
Elle conduit à une mauvaise nutrition des tissus et à la dégénérescence du muscle cardiaque. Le caractère de la dégénérescence
varie suivant le tissu affecté, mais toujours il conduit à la
diminution de la fonction. Les tissus qui sont les premiers à
présenter des symptômes de l'oblitération capillaire sont ceux
pour qui la quantité de sang nécessaire à leur nutrition est la
plus petite, et c'est en partie pour cette raison, qu'on la constate
surtout dans la cornée (arc sénile), dans les valvules du cœur
et dans les parois artérielles.

Dans le muscle cardiaque, l'effet de ces altérations dans les
artères et les capillaires se traduit par une dégénérescence,
fibreuse ou graisseuse. Dans la production de cette dégénérescence du myocarde, la diminution du champ des capillaires
vient compliquer les conséquences de la dégénérescence artérielle, dégénérescence parfois si accusée, qu'il n'y a que très peu
de sang qui pénètre dans les artères coronaires et leurs branches. Si l'on réfléchit à quel point le tissu musculaire du cœur
est influencé par un appauvrissement prononcé du sang, on
comprendra facilement que de pareilles altérations doivent avoir
un effet très marqué sur le travail de cet organe.

A côté de la dégénérescence artérielle, il se fait une augmentation de la tunique musculaire des petites artères. Cette hypertrophie implique pendant la vie, la production d'une contraction
anormale (hypertonicité de Russell), qui a pour effet d'élever la
pression sanguine et de gêner le cœur.

La diminution du réseau capillaire détermine probablement
aussi encore une autre complication en ce qu'elle crée un obstacle à la contraction du cœur. Le rétrécissement des vaisseaux
nécessite une plus grande énergie pour chasser le sang dans
les tissus : en conséquence, le ventricule doit se contracter plus
énergiquement pour élever la pression artérielle, et produit ainsi
une nouvelle gêne pour le cœur dégénéré.

Symptômes. — Très variables et à première vue très confus
sont les symptômes provenant de ces altérations, mais il y a de
bonnes raisons pour s'attendre à ce qu'une connaissance plus
exacte des fonctions des différentes parties du cœur permette
de mieux apprécier tous les symptômes, et, en même temps,
une meilleure compréhension des symptômes observés pendant
la vie guidera le pathologiste dans ses examens nécropsiques.
J'ai fait examiner par le professeur Keith un grand nombre de
cœurs, présentant des lésions d'artério-sclérose, provenant de
malades dont l'âge variait de quarante-deux à soixante-dix-sept
ans, et dans tous les cas, les lésions constatées à l'autopsie
avaient une si étroite ressemblance, qu'on aurait été en droit
de supposer que pendant la vie les symptômes auraient été identiques. En étudiant ces symptômes, on voyait cependant qu'ils
étaient des plus variés : quelques-uns souffraient d'angine de
poitrine ; les autres ne ressentaient aucune douleur : d'autres présentaient de l'asthme cardiaque très accentué ; d'autres n'avaient
aucun trouble respiratoire ; les uns avaient des battements très
irréguliers, d'autres des extra-systoles plus ou moins fréquentes,
d'autres avaient du pouls alternant très marqué, et d'autres
avaient le cœur parfaitement régulier jusqu'à leur mort. Chez
quelques-uns, il y avait de l'œdème, et chez d'autres pas la
moindre trace. Quelques-uns avaient des souffles aortiques ou
mitraux, d'autres n'avaient aucun souffle. On voit ainsi que les
symptômes d'une cardio-sclérose avérée présentent toutes les
phases des symptômes cardiaques, et l'observateur superficiel
pourrait croire que chaque cas présentait une forme différente

de maladie du cœur. Au lieu de cela, si la lésion fondamentale ou organique est la même, la variété des symptômes est due à ce que ce sont des parties différentes ou des fonctions différentes qui sont affectées.

Le résultat le plus précoce de la cardio-sclérose est la diminution de la force de réserve du cœur, qui se traduit par une limitation du champ de la réaction cardiaque. Il est rare que le malade vienne consulter le médecin avant que cet épuisement de la force de réserve ait déterminé quelque symptôme douloureux, qui peut être de la dyspnée, de l'asthme cardiaque, de l'angine de poitrine, ou de la bronchite. On constatera que dans chaque cas il y a des symptômes de diminution croissante du champ de la réaction cardiaque. Au début, le sujet ne reconnaît pas que ses forces sont amoindries — et même le malade peut être très fier de sa virilité — mais on peut admettre comme un fait certain que, lorsqu'un homme d'âge moyen se vante de sa force, c'est qu'il essaye de dissimuler aux autres le sentiment qu'il a de la limitation de ses facultés. S'il continue à travailler avec la même énergie qu'auparavant, ces lésions de dégénérescence font leur apparition, l'épuisement de la force de réserve, si légère et à peine perceptible qu'elle soit au début, finit par atteindre un degré auquel les souffrances et les malaises qu'il éprouve obligent le malade à consulter son médecin. Mais à ce moment, les lésions du cœur et des vaisseaux sanguins sont bien établies. La peau des mains a perdu déjà son velouté et est devenue plus fine, et les artères présentent un degré variable d'altérations, comme de la sinuosité ou un épaississement plus ou moins accentué de la radiale ; quelquefois on peut constater des parties particulièrement dures, fines et granuleuses, ou bien des zones en grain de chapelet, ou bien l'artère peut être épaissie et simuler le tuyau de pipe caractéristique avec une surface légèrement noueuse.

Si même on ne constate aucun de ces signes dans les artères superficielles, on ne peut en déduire que ce processus de dégénérescence n'existe pas dans les artères viscérales. La dégéné-

rescence artérielle est souvent distribuée d'une manière très irrégulière, siégeant en différents points chez divers malades.
C'est pour cette raison que dans cette affection, les signes de
sa progression peuvent être plus marqués, tantôt dans les artères cérébrales, donnant lieu à l'apoplexie cérébrale, tantôt
dans les artères des membres inférieurs, où ils déterminent de
la gangrène, tantôt dans les artères du cœur où ils se traduisent
par les symptômes que nous décrivons ici.

La mensuration de la pression sanguine indique dans beaucoup de cas qu'elle est élevée. Dans les phases précoces, lorsqu'on voit les malades pour la première fois, il est rare que le
cœur soit très hypertrophié, à moins qu'il n'existe un mal de
Bright d'ancienne date. En général, la matité cardiaque ne dépasse pas la ligne mamelonnaire. Les bruits du cœur peuvent
être nets et bien frappés, souvent avec une accentuation du second bruit. Dans quelques cas, il peut exister un souffle aortique,
le plus souvent systolique comme temps, quoique parfois on
puisse aussi constater un souffle diastolique, généralement
très bref. Les battements du cœur, quoique souvent parfaitement réguliers jusqu'à la fin, peuvent présenter des irrégularités, parmi lesquelles l'extra-systole est la plus fréquente.
Dans les cas avancés, on peut constater de beaux types de
pouls alternant. Le cœur peut être constamment irrégulier (fibrillation auriculaire), et quelquefois battre avec une grande
rapidité. Souvent cette irrégularité continuelle, avec ou sans
battements précipités, vient sous forme d'attaques intermittentes
durant quelques minutes, quelques heures ou quelques jours
(tachycardie paroxystique). Dans quelques rares cas, le processus de dégénérescence peut affecter le faisceau auriculo-ventriculaire et donner lieu au bloquage du cœur.

Les symptômes subjectifs sont très variables. Au début, on
ne constate d'autre symptôme qu'une limitation du champ de la
réaction cardiaque, qui se traduit par de la dyspnée d'effort. A
une période plus avancée, on peut éprouver une légère constriction de la poitrine à la suite de l'effort, ou quand on va à

l'air froid, ou si on passe d'une pièce chauffée à une chambre à coucher froide, ou si l'on va à l'air froid par une matinée d'hiver. Cette sensation passe généralement inaperçue jusqu'à ce qu'elle s'accompagne de douleur, quelquefois assez vive pour être prise pour un accès d'angine de poitrine. Dans des cas rares, cette douleur peut ne jamais se produire, mais la sensation de griffe ressentie au niveau de la poitrine peut être assez vive pour que le malade ait la sensation que sa poitrine est immobilisée, qu'il doive s'arrêter et faire plusieurs profondes inspirations avant qu'il soit soulagé de ce spasme.

Dans beaucoup de cas, c'est la dyspnée d'effort qui arrête le malade : la respiration devient courte et haletante pour un effort qu'il faisait habituellement sans malaise. Dans les cas graves, le simple mouvement pour se tourner dans le lit détermine une accélération de la respiration : il peut avoir des accès de dyspnée au milieu de la nuit, sous forme d'accès d'asthme cardiaque, ou il peut se produire de la respiration de Cheyne-Stokes.

Les symptômes décrits jusqu'ici proviennent du cœur, alors que sa tonicité est encore bonne : dans un grand nombre de cas, il arrive une période où le cœur se dilate. Outre l'augmentation de volume du cœur, plusieurs symptômes disparaissent, tandis que d'autres viennent prédominer : il y a une chute de la pression artérielle, l'œdème s'établit, il se fait de l'œdème des poumons, quelquefois avec une expectoration sanglante ou teintée de sang, en somme tous les symptômes déjà décrits dans les cas d'insuffisance de tonicité (chapitre XXXVIII).

L'appréciation de la cause des symptômes de la cardio-sclérose aide à comprendre la grande variété des phénomènes qu'on observe dans cette affection, variété liée très vraisemblablement aux points envahis par le processus de dégénérescence. De même que la présence ou l'absence de souffles aortiques est liée à une lésion des valvules aortiques, de même la présence ou l'existence des diverses irrégularités (sauf le pouls alternant) dépend de l'invasion du myocarde. L'étendue de l'envahissement explique si elle aboutit à la fibrillation auriculaire ou au bloquage du cœur. De même le degré d'épuisement de la fonction de contractilité détermine la nature des phénomènes subjectifs, la dyspnée, les symptômes angineux et l'asthme cardiaque. D'un autre côté, l'épuisement de la tonicité produit la modification du caractère des symptômes, qui aboutissent à la dilatation du cœur, l'enflure, l'œdème pulmonaire, etc.

PRONOSTIC. — Le pronostic dépend en grande partie de la nature des symptômes, et de la façon dont le cœur répond au traitement. Si, par exemple, un malade a un pouls irrégulier dû à une extra-systole, alors que d'autre part, la manière dont se comporte le cœur en face d'un effort est celle à laquelle on doit s'attendre comme normale pour ce moment de la vie, le pronostic, en l'absence d'autres symptômes de la maladie, est très favorable. Lorsqu'il existe des symptômes plus graves, comme la sensation de constriction de la poitrine, des accès douloureux légers ou intenses, si on relève dans les antécédents du malade des chagrins, de l'insomnie, du surmenage, alors le pronostic doit rester en suspens jusqu'à ce que l'on ait vu comment il réagit au traitement : si ces signes disparaissent rapidement par le traitement, le pronostic est favorable ; d'un autre côté, le pronostic est d'autant plus grave que les symptômes ne cèdent pas au traitement. Mais même ici, le malade peut avoir une existence relativement sans souffrance, si la vie qu'il mène ne l'oblige qu'à de faibles efforts, et beaucoup de malades peuvent avoir pendant des années une existence dans laquelle, quoique infirmes, ils peuvent se rendre utiles.

Lorsqu'il existe des accès nocturnes d'asthme cardiaque ou des attaques de respiration de Cheyne-Stokes, ou lorsque l'on constate du pouls alternant, la situation doit être considérée comme très grave, et quoique le malade puisse vivre des mois et même quelques années, c'est toujours dans un état de santé très précaire, et il est exposé à une défaillance de l'organisme à tout instant. Si le pouls est continuellement irrégulier, le pronostic dépend de la façon dont le cœur maintient la circulation.

Si l'œdème survient et augmente progressivement, il n'est pas influencé par le traitement à l'opposé de ce qu'on observe dans la sclérose rhumatismale. Mais à part cela, beaucoup de malades peuvent mener une existence assez active avec la fibrillation auriculaire pendant de nombreuses années, mais ils sont exposés à de fréquentes bronchites.

Il faut se rappeler que l'établissement brusque de la fibrillation auriculaire est souvent la cause directe de la mort chez les cardio-scléreux âgés.

La dilatation plutôt rapide du cœur, s'accompagnant d'œdème, est généralement un signe de mort prochaine.

Je doute que la mesure de la pression sanguine puisse servir beaucoup comme guide dans le pronostic.

J'ai suivi pendant des années des sujets qui arrivaient insensiblement après soixante-dix ans à avoir une pression sanguine de 180 à 200 millimètres de mercure, et je n'ai pas vu que leur état en soit beaucoup aggravé.

TRAITEMENT. — Quand on a à traiter les affections chroniques du myocarde, il faut bien savoir que c'est une affection progressive, et nous ne pouvons pas arrêter son évolution, parce que ce sont des altérations qui se développent toujours avec l'âge. Généralement la marche en est lente, de sorte qu'un homme peut présenter des symptômes de dégénérescence artérielle et d'irrégularité du cœur depuis l'âge de cinquante à soixante ans, et il peut cependant jouir d'une bonne santé pendant encore plus de vingt ans, pour mourir sans présenter à la fin d'insuffisance cardiaque notable. Les phases du début se reconnaissent alors qu'on examine le malade à un tout autre point de vue, et on constate les signes distinctifs de la sinuosité des artères, de l'hypertension et de la présence occasionnelle d'une extra-systole. Les médecins essayent souvent de combattre ces symptômes par quelque traitement plus ou moins énergique, et comme beaucoup de gens s'effrayent facilement des manifestations de l'âge avancé, ils n'hésitent pas à accepter les propositions de traitement qu'ils supposent devoir arrêter les inconvénients de l'âge : de là la grande variété de médicaments, de méthodes et de genres de vie que l'on trouve indiqués partout.

Il est rare que l'on ait à traiter les petits symptômes chez un ouvrier, non pas qu'ils n'existent pas souvent chez lui, mais parce qu'il n'a pas le temps de s'arrêter à ces malaises, et qu'il ne semble pas souffrir en aucune façon de les négliger. C'est surtout les gens fortunés qui remarquent quelque symptôme insignifiant en rapport avec ces lésions, et lorsque leur attention est appelée sur un symptôme tel qu'une extra-systole, soit par la sensation qu'ils ont éprouvée, soit par leur médecin, ils s'imaginent qu'ils sont menacés de quelque calamité, et ils se soumettent facilement à tous les moyens qui peuvent leur promettre de retarder l'issue fatale.

Lorsqu'un malade sait que son cœur est irrégulier, et que par l'examen on ne constate pas d'autres lésions en dehors de celles qu'on s'attend à trouver à son âge, on doit le rassurer beaucoup et lui affirmer que l'irrégularité est un symptôme insignifiant et sans importance. Lorsque les symptômes s'accompagnent de malaises, et s'aggravent par son genre de vie — par exemple, une trop grande application à une occupation sédentaire — il est nécessaire de lui donner quelques conseils au sujet de sa manière de vivre.

Dans les cas qui ne présentent que des signes atténués, il n'y a pas de traitement nécessaire, sauf qu'il faut insister pour que le malade mène une vie très régulière, sans excès de table ni de boisson, et fasse de l'exercice au grand air autant que cela sera raisonnablement possible. Quelques symptômes, comme l'extra-systole, peuvent exister pendant une certaine période, puis disparaître pendant des intervalles plus ou moins longs. Dans ces cas, j'ai vu des malades retirer un grand bénéfice d'un séjour à la campagne et de l'exercice au grand air. Plusieurs de mes malades, par exemple, reconnaissaient l'apparition des extra-systoles, et lorsqu'ils les ressentaient, ils allaient jouer au golf deux ou trois après-midi par semaine, ou ils prenaient quelques jours de vacances pour aller jouer au golf, et ils en éprouvaient invariablement du soulagement. De la même manière, les promenades à pied avec ascension de petites pentes rendent grand service. Dans quelques cas, l'exercice corporel peut au début augmenter la fréquence des extra-systoles, mais il ne faut pas pour cela supprimer l'exercice : il vaut mieux le continuer avec modération, jusqu'à ce que par entraînement, on ait récupéré la force de réserve, et que l'on voie les irrégularités devenir moins fréquentes et disparaître.

Le degré d'amélioration dépend de la période qu'a atteinte la dégénérescence du muscle cardiaque. Nous ne connaissons aucune méthode qui puisse fournir les éléments d'une meilleure nutrition pour faire disparaître la dégénérescence artérielle, et sans cela, il est impossible d'arriver à trouver un moyen qui puisse refaire le muscle cardiaque dégénéré : aussi quand on est arrivé à un certain degré d'amélioration, il est ridicule de s'imaginer qu'on a obtenu ce bon résultat, parce que par ce traitement les fibres musculaires ont été régénérées. Tout ce que l'on peut dire dans ces cas, c'est que le traitement a augmenté la quantité de force de réserve des fibres musculaires. Amélioration signifie la conservation d'un certain nombre de fibres musculaires en état d'activité, et plus l'amélioration est prononcée, moindre est la dégénérescence, et moins sombre est le pronostic pour le malade.

Le sommeil est un autre facteur très important dans le traitement de tous ces cas. Beaucoup de malades souffrent d'avoir un sommeil troublé et entrecoupé, et quand ils commencent à présenter des accès d'insuffisance cardiaque, les nuits d'insomnie augmentent invariablement l'épuisement. Des accès d'angine de poitrine peuvent résulter directement de ce manque de sommeil réparateur, et peuvent être arrêtés par les moyens propres à ramener le sommeil, les meilleurs de ces moyens variant avec chaque sujet. Chez les uns, l'insomnie résulte d'anciennes mauvaises habitudes concernant leur alimentation

et qui ne sont plus appropriées à leur état actuel ; parfois il
leur suffit de prendre une alimentation très légère, comme du
lait ou du biscuit, en se mettant au lit ou pendant la nuit, pour
obtenir un sommeil reposant. D'autres ont besoin de recourir
à quelque hypnotique, et les bromures, 1 gramme trois fois
par jour, par exemple, peuvent déterminer un certain degré
d'assoupissement qui est très utile. De même, des hypnotiques
plus sûrs, comme le véronal ou le sulfonal, rendent de grands
services dans les cas légers. Mais si les nuits sont troublées par
des accès de dyspnée, l'oxygène est très utile dans certains cas,
et dans d'autres, il faut avoir recours aux opiacés ou au chloral. Pour moi, c'est le chloral que je préfère : mais les cas
sont si variables, que quelquefois un médicament est plus efficace qu'un autre : aussi vaut-il mieux essayer chacun d'eux,
ou une combinaison de deux d'entre eux. Pour ce qui est des
contre-indications, je ne prescris jamais d'opiacés quand il
existe un catarrhe bronchique avec face cyanosée : car j'en ai
vu des inconvénients sérieux, probablement du fait que la
sécrétion n'étant pas tarie, déterminait ainsi un certain degré
de suffocation, qui ne faisait que contribuer à affaiblir le cœur.

On admet généralement que l'iodure de potassium soulage
les symptômes atténués de la dégénérescence artérielle : chez
beaucoup de sujets, les symptômes ne sont pas constants, mais
se traduisent occasionnellement par des accès de vertige, des
maux de tête avec lourdeur, de l'impossibilité de marcher comme
d'habitude à cause de l'oppression, des accès plus ou moins
violents d'angine de poitrine : tous ces symptômes semblent
heureusement influencés par l'iodure de potassium. Ce médicament m'a été également très utile dans les attaques de bronchite si fréquentes dans certaines classes de la société pendant
les mois d'hiver ou de printemps. Je ne suis pas parfaitement
sûr que les bons résultats attribués à l'iodure n'ont pas été
plutôt dus aux modifications concomitantes du régime et du
genre de vie. L'action de l'iodure est encore inconnue.

CHAPITRE XL

BRUITS ET SOUFFLES NORMAUX ET ANORMAUX

Introduction. — L'attitude de la profession vis-à-vis des souffles anormaux.
— Variations des bruits du cœur. — La cause des souffles fonctionnels.
— La quantité de sang refluant en arrière nécessaire pour produire un
souffle. — La différenciation des souffles organiques et fonctionnels. — La
signification des souffles fonctionnels. — La signification des souffles
organiques.

Introduction. — Avant d'aborder l'étude des affections valvulaires, il est nécessaire, pour comprendre la signification des souffles, d'envisager les faits cliniques suivants :

1º Des souffles peuvent se développer dans des cœurs sans lésion des valvules (souffles fonctionnels), et dans des cœurs avec lésions des valvules (souffles organiques).

2º Des sujets présentant des souffles fonctionnels peuvent être en parfaite santé, et mener des existences très actives, sans présenter jamais le moindre signe d'insuffisance cardiaque. De ce fait, on peut conclure que les souffles peuvent être un phénomène normal et physiologique, qui n'indiquent pas une gêne dans le fonctionnement du cœur et ne font pas présager le développement de l'insuffisance cardiaque. Des souffles fonctionnels peuvent exister chez des sujets débilités, et chez eux, le souffle n'est pas nécessairement une indication de maladie; l'insuffisance des valvules n'est pas non plus la cause de la débilité.

3º Des souffles fonctionnels peuvent coexister avec de l'insuffisance cardiaque grave. Dans ces cas, on constatera que, quoique le souffle soit associé à l'insuffisance cardiaque, l'insuffisance valvulaire n'est pas la cause de l'insuffisance cardiaque, mais est une des altérations qui se sont développées à la suite de la gêne du fonctionnement du muscle cardiaque.

4° Des sujets présentant des souffles organiques résultant de lésions valvulaires, peuvent mener une existence avec des occupations très pénibles et ne jamais présenter de signes d'insuffisance cardiaque. De ce fait, on peut conclure : *a*) que les lésions valvulaires par elles-mêmes n'ont pas nécessairement de sérieuses significations, *b*) que la lésion qui est cause de la lésion valvulaire a cessé de progresser, *c*) que la gêne plus ou moins accusée du cœur résulte de la lésion valvulaire, *d*) et qu'il n'est pas survenu dans le muscle cardiaque de lésion coïncidente, ou tout au moins assez peu marquée pour ne pas gêner son fonctionnement.

5° Des souffles cardiaques peuvent être associés à de l'insuffisance cardiaque.

L'ATTITUDE DE LA PROFESSION VIS-A-VIS DES SOUFFLES ANORMAUX. — En général, plus un symptôme est frappant, plus il impressionne l'esprit de l'observateur, et on y attache beaucoup plus d'importance qu'à des phénomènes moins objectifs. Cela se remarque surtout pour les signes qui sont découverts par l'auscultation. Pour l'esprit humain, des bruits provenant de cause obscure ont toujours été une source de mystère, et l'imagination humaine, quand elle a affaire à quelque chose de mystérieux, a toujours coutume de l'associer a quelque chose de malin. Cet état particulier d'esprit se voit bien dans l'attitude des membres de notre profession en face des souffles et des bruits anormaux du cœur. Dans les quelques années qui ont suivi la découverte du stéthoscope, on constatait que les gens qui mouraient d'insuffisance cardiaque présentaient souvent des souffles de diverses espèces, et par suite les médecins de cette époque croyaient que les souffles étaient des manifestations de maladies graves. Cette notion était enseignée à une période où l'on connaissait mal la cause des bruits du cœur, et encore moins celle des souffles. Avec le temps, lorsque les recherches sur les bruits du cœur aboutirent à faire connaître la vraie cause de quelques-uns d'entre eux, les investigations sur la cause des différents souffles furent continuées, et on arriva à établir peu à peu leur origine aux différents orifices. Peu à peu, des médecins purent montrer à quel orifice se produisait un souffle et l'autopsie démontra souvent la réalité de leurs assertions. On en arriva à considérer dans la profession médicale que les souffles étaient un signe de maladie des valvules. Mais, cependant, comme beaucoup de sujets présentaient des souffles pendant la vie, surtout des souffles systoliques, et que l'autopsie démontrait que les valvules étaient intactes, on reconnut l'existence du souffle « fonctionnel ». Mais quoique ces souffles fonctionnels n'étaient pas considérés comme un signe de maladie, on arriva à les envisager comme l'indice d'une gêne du fonctionnement du cœur, et dans cette conception, à poser les indications d'un traitement et de la réglementation de l'existence de l'individu.

Les souffles ont fait sur l'esprit des membres de la profession une impression si profonde qu'un grand nombre les considèrent toujours comme un signe d'un cœur malade : il en résulte que l'on trouve que chaque forme de souffle est jugée comme un signe de gêne, et même de maladie. Il est vrai que beaucoup de médecins reconnaissent et admettent que quelques souffles fonctionnels sont sans importance, mais si dans leurs écrits, ils s'occupent de ce problème, leurs termes donnent une impression si confuse, qu'il est évident qu'ils n'ont eu qu'une conception vague de la manière avec laquelle un souffle fonctionnel inoffensif doit être distingué d'un souffle qui peut être un indice ou qui est associé à l'insuffisance cardiaque.

Variations des bruits du cœur. — Le premier bruit est produit par deux facteurs, la contraction du muscle ventriculaire, et le retrait brusque des valvules mitrale et tricuspide. Étant formé par ces deux éléments, il est sujet à beaucoup de modifications, suivant les lésions du muscle ou des valvules. Par conséquent, une modification dans le caractère de ce bruit est fréquente, et on ne voit pas d'explications satisfaisantes de ces modifications. De plus, l'expérience nous a montré qu'on ne peut guère interpréter ces modifications seules, et alors qu'on les constate, le véritable état du cœur doit être basé sur d'autres signes, qui ne font jamais défaut. Un certain nombre de modifications de ce premier bruit se sont fait une place dans la terminologie des affections cardiaques, et nécessitent donc de brèves explications.

Un affaiblissement ou une absence du premier bruit peut indiquer un épuisement extrême du muscle cardiaque, en présence d'autres signes d'épuisement. Un premier bruit comme un battement d'ailes est souvent décrit comme l'indice d'un ventricule à parois amincies, mais on doit être très circonspect pour admettre un pareil signe.

Un redoublement du premier bruit peut être dû à une légère différence du moment de contraction des deux ventricules, ou tout au moins à une différence minime entre l'instant de la fermeture des valvules mitrale et tricuspide. Récemment on a trouvé qu'un redoublement du premier bruit peut indiquer une lésion de la branche du faisceau auriculo-ventriculaire aboutissant au ventricule droit, produisant ainsi un défaut de synchronisme dans le moment de contraction des deux ventricules.

Le deuxième bruit est d'origine valvulaire. Une accentuation du bruit aortique se produit quand la pression est élevée, et le second bruit pulmonaire peut être légèrement plus fort, lorsque les poumons sont congestionnés, et cela est probablement dû à une augmentation de pression dans l'artère pulmonaire.

Le redoublement du deuxième bruit est ordinairement plus retentissant dans la zone de la mitrale. On ne sait comment cela se produit, mais on le voit si souvent dans le rétrécissement mitral que sa constatation doit toujours faire soupçonner la sténose de la valvule mitrale en l'absence de signes plus certains.

On constate une modification curieuse des bruits du cœur quand apparaît un troisième bruit, interposé entre le premier et le second. On a beaucoup discuté sur ces trois bruits du cœur, ou rhythme de galop. Il semble que plusieurs causes peuvent le produire : l'une d'elles est le redoublement du premier bruit, qui vient d'être décrit et qui est dû à une lésion de la branche droite du faisceau auriculo-ventriculaire. On l'a regardé comme un signe grave, et il n'est pas douteux qu'il se produit vers la fin de l'insuffisance cardiaque dans des états morbides comme la maladie des reins ; mais je l'ai constaté chez des sujets qui n'avaient aucune lésion cardiaque et qui avaient vécu de nombreuses années sans signe d'insuffisance cardiaque.

Des bruits sourds n'ont pas grande signification : quelquefois ils se transforment en souffles.

La cause des souffles fonctionnels. — Il y a quelques souffles dont la nature est si obscure qu'ils sont encore l'objet de discussions. La majorité des souffles peut actuellement, avec un certain degré de certitude, être rapportée à des orifices définis du cœur. Les souffles organiques sont dus à des lésions atteignant les valvules, et celles-ci peuvent être identifiées grâce à certaines particularités des souffles. Il y a, cependant, des souffles qui se produisent sans qu'il y ait de lésion des valvules : on les appelle souffles fonctionnels. Si on entend un souffle ayant son maximum à la pointe, on suppose qu'il est d'origine mitrale : si le maximum siège à la partie moyenne du sternum, on admet qu'il est d'origine tricuspide. Ces souffles ont souvent leur maximum à la base du cœur, et il est difficile de déterminer dans quelle région particulière, aortique, tricuspide ou pulmonaire, ce maximum s'entend, et on a même supposé qu'ils ont une origine cardio-pulmonaire. En tout cas, il n'est pas possible de les distinguer des souffles organiques. On a beaucoup recherché si le souffle mitral fonctionnel ne pouvait pas être différencié du souffle organique, à cause de son caractère et des

régions où il se propage. Alors que beaucoup de souffles organiques présentent des signes caractéristiques, d'autres ressemblent tellement aux souffles fonctionnels qu'il n'est pas toujours
possible d'en parler avec certitude.

Les souffles fonctionnels sont habituellement attribués à la
dilatation du cœur qui élargit tellement les orifices que les
valvules n'arrivent pas à les obturer. Cela n'est pas tout à fait
correct, car s'il est vrai que l'on peut constater un souffle
avec de la dilatation du cœur, on peut souvent avoir une grande
dilatation sans souffle. De plus, on observe des souffles qui
vont et viennent quand il n'y a pas de modification per+cepti-
ble du volume du cœur, les souffles apparaissant seulement
lorsque le cœur est excité ou que le sujet est debout, et disparaissant quand le cœur se calme et que le malade est au repos.
En outre, des souffles constatés lorsque le cœur bat lentement
pendant que le corps est au repos peuvent disparaître sous l'influence de l'effort ou de l'excitation.

On peut donc conclure qu'il existe quelque mécanisme spécial, indépendant de celui qu'explique la dilatation de l'oreillette et du ventricule en général, et ce mécanisme obscur varie
suivant des circonstances que nous ne pouvons pas apprécier.
L'importance de ce fait se voit dans ce qui se passe pour le
cœur des sujets jeunes, où il est probable que le cœur possède
une faculté particulière d'adaptation qui disparaît progressivement dans l'âge adulte. Il faut aussi se rappeler qu'il peut se
produire une vraie insuffisance des orifices mitral et tricuspide
sans souffle. On observe souvent une insuffisance tricuspide
très marquée dans les veines du cou et dans le foie, sans aucun
souffle tricuspide.

LA QUANTITÉ DE SANG REFLUANT EN ARRIÈRE NÉCESSAIRE POUR
PRODUIRE UN SOUFFLE. — Si l'on admet que le point capital pour
des souffles d'insuffisance est qu'ils sont des signes que le sang
est refoulé en arrière en provenance des cavités qui se contractent, et que l'insuffisance a été supposée être le facteur prin-

cipal dans la production de l'insuffisance cardiaque, suivant la théorie de la pression en retour, il est indispensable de se faire une idée de la quantité du sang qui reflue. Malheureusement, sur ce sujet, il n'y a pas de points précis, et c'est par des méthodes indirectes qu'on peut juger de cette quantité. Il m'a été donné d'observer, pendant vingt à trente ans, des sujets présentant des souffles mitraux systoliques, râpeux et retentissants, et qui avaient une histoire de rhumatisme articulaire aigu, si bien que je pouvais conclure avec certitude que les souffles étaient dus à quelque lésion de la valvule mitrale. Ces malades ne présentèrent jamais d'insuffisance cardiaque, et je ne crains pas de conclure que chez eux, la lésion était peu prononcée et l'échappement du sang était minime, de sorte que jusqu'à un certain point, on peut dire que pour les souffles de la mitrale, plus l'orifice est petit, plus le souffle est bruyant. Lorsqu'il existe des souffles fonctionnels, la fuite du liquide, si elle existe, qui en est la cause, est peu prononcée et ne gêne pas les oreillettes dans leur travail, sauf dans les cas où le muscle cardiaque lui-même est sérieusement endommagé. La petite quantité de sang qui est refoulée ne modifie pas d'une manière appréciable le volume de l'oreillette, car on constate souvent des souffles dans des cœurs de volume normal. Une meilleure méthode pour apprécier la quantité de sang qui est refoulée dans l'insuffisance tricuspide est de mesurer la grandeur de l'onde v dans les cas qui présentent la forme auriculaire du pouls veineux. J'ai cherché des signes indiquant cette quantité dans un grand nombre de cas de souffles systoliques tricuspides, sans trouver une augmentation perceptible de la grandeur de l'onde v. Si cette insuffisance avait été très prononcée, l'apparition de ces ondes aurait été plus précoce dans la période de la systole ventriculaire. J'ai observé leur grandeur sur des cas particuliers, que le souffle tricuspide systolique existe ou non, sans pouvoir constater de changement de la grandeur de l'onde.

On peut admettre que j'ai été dans l'erreur en pensant que ce souffle était d'origine tricuspide, car beaucoup de gens ont l'impression que l'insuffisance tricuspide ne se produit qu'à la dernière période de l'insuffisance cardiaque, notion erronée qui est l'expression de la pression en retour de l'insuffisance cardiaque. J'ai examiné des cas avec lésion de la valvule tricuspide, de sorte qu'on devait s'attendre à voir se produire une insuffisance tricuspide, et même dans ces cas, l'onde v n'était pas plus grande que celle que l'on constate dans un cœur normal (fig. 49).

Il ne semble pas davantage que le retentissement du souffle diastolique soit une mesure de la quantité du sang qui est refoulé. J'ai suivi pendant des années des malades présentant un souffle aortique très prononcé, et ils n'ont jamais présenté aucun signe d'insuffisance cardiaque qui puisse être rapporté aux effets de l'insuffisance. De plus, les expériences de Henderson ont montré qu'une petite lésion de la valvule, permettant l'écoulement de quelques gouttes de sang détermine un souffle diastolique prononcé et un affaissement du pouls.

Dans l'insuffisance aortique, les petites-artères sont souvent très dilatées, et on en conclut que l'affaissement du pouls n'est pas entièrement dû à l'insuffisance, mais qu'il est dû en partie tout au moins, à quelque réflexe causant une dilatation des artérioles et des capillaires, qui a lieu lorsque l'aorte est endommagée.

LA DIFFÉRENCIATION DES SOUFFLES FONCTIONNELS ET ORGANIQUES. — Il n'est pas toujours facile de distinguer un souffle fonctionnel d'un souffle organique. En général, les souffles fonctionnels sont systoliques et se produisent habituellement à l'orifice mitral ou tricuspide. Ils sont généralement doux et soufflant, mais ces caractères ne sauraient les distinguer des souffles organiques. On a beaucoup écrit pour établir leurs différences ; mais tandis que le caractère du souffle organique peut souvent être très net, les souffles organiques, à la fois par leurs caractères et leur mode de propagation, ressemblent si étroitement aux souffles fonctionnels qu'il n'est pas possible de les différencier dans tous les cas. Un souffle très rude surtout s'il s'accompagne de frémissement externe ou d'un son musical, est souvent l'indice d'une lésion valvulaire. Cependant, dans les périodes précoces d'une endocardite, le souffle est ordinairement doux et soufflant, et ressemble à un souffle fonctionnel. Il est nécessaire de distinguer entre ces deux souffles et, pour cela, il faut examiner toutes les données concomitantes. En premier lieu, il faut se rappeler qu'un souffle peut être un phénomène normal. Si on constate un souffle se développant chez un sujet à santé robuste, et si l'on peut avec certitude supposer qu'il est fonctionnel, on peut considérer qu'il n'est l'indice ni d'une gêne, ni d'une maladie. D'un autre côté, lorsque l'on constate un souffle chez des sujets débilités, il faut rechercher qu'elles peuvent être les causes de la débilité, telles que l'anémie, nutrition défectueuse et repos, ou maladie de quelque organe. Il est important de différencier ces souffles dans les affections fébriles, ou après la disparition d'une attaque aiguë fébrile, comme après le rhumatisme aigu. La question se pose alors de savoir si le cœur a été touché par le processus morbide. Ici, il ne faut point oublier que la fièvre par elle seule peut produire des modifications dans le fonctionnement du cœur, telles qu'un accroissement de volume, une accentuation des souffles, de sorte que au cours de la période fébrile d'une semblable maladie aiguë, il faut suspendre toute appréciation jusqu'à ce que l'on constate des signes plus nets d'une lésion organique. La persistance d'un souffle après une attaque fébrile, ou son apparition, doit être envisagée en même temps que les autres signes. Ainsi, après la cessation de la fièvre, si les battements du cœur se ralentissent et qu'il se développe le type de l'irrégularité de la jeunesse, on peut supposer que le cœur a échappé à l'infection, et que le souffle est simplement fonctionnel (chap. XXVI). Si d'un autre côté, les battements du cœur continuent à être fréquents, il est à craindre que le cœur ait été le siège d'une infection et que des lésions soient en évolution. Dans le chapitre XXVI, j'ai beaucoup insisté sur l'importance de ce sujet.

LA SIGNIFICATION DES SOUFFLES FONCTIONNELS. — Si l'on admet
que les sujets présentant des souffles fonctionnels peuvent être
en état de parfaite santé, pouvant mener une existence très
active, sans jamais présenter de signe d'insuffisance cardiaque,
on peut en conclure que les souffles peuvent être un signe normal et physiologique, qui n'indique pas de gêne du cœur et ne
fait pas présager la possibilité de l'insuffisance cardiaque.

Je tiens à insister sur ce fait, car la possibilité qu'un cœur
sain soit le siège d'un souffle est tellement opposée aux conceptions d'un grand nombre de membres de la profession, professeurs et praticiens, que l'on fait beaucoup de mal aux gens qui
viennent se faire examiner soit pour des assurances, soit pour
entrer dans certains services administratifs. Je base mon opinion sur ce fait que j'ai suivi un grand nombre de personnes
jeunes, présentant un pareil souffle, qui sont arrivées à l'âge
adulte et ont mené des existences très pénibles, sans jamais présenter le plus léger signe d'insuffisance cardiaque. De plus, si
on réfléchit sur le peu que l'on connaît de la cause de ces
souffles, on comprendra combien on est peu justifié à vouloir
les traiter comme des phénomènes anormaux. Même s'ils étaient
dus à une insuffisance, il est parfaitement concevable que l'insuffisance puisse être essentielle pour un bon fonctionnement du
cœur. Voici comment on peut l'expliquer. Une cavité cardiaque
se contracte d'autant plus facilement qu'elle est arrivée à un
certain degré de distension. S'il se produit des cas, comme dans
l'effort, où la cavité est surdistendue, les conditions ne seraient
pas favorables pour une bonne contraction. Mais si il existe un
mécanisme permettant de venir en aide à la cavité qui est distendue, il peut se produire une légère insuffisance, un petit
souffle, et dans ces conditions, la contraction est efficace. J'ai
déjà fait remarquer que la crainte de l'insuffisance a été ancrée
dans l'esprit des médecins; de plus, j'ai aussi montré que même
avec une affection organique, le degré d'insuffisance nécessaire
pour produire un souffle est très faible. Des souffles fonctionnels
peuvent exister chez des sujets débilités, et dans ces cas, le

souffle n'est pas nécessairement une indication de maladie ou
de gêne, pas plus que l'insuffisance valvulaire n'indique la cause
de la débilité. Évidemment, le souffle n'est qu'un des nombreux
symptômes présentés par le malade, et le diagnostic de tels cas
exigera une enquête pour d'autres signes qui éclaireront sur la
cause de la débilité. Un souffle fonctionnel peut exister dans
des cas d'insuffisance cardiaque grave, mais alors le souffle
n'est qu'un symptôme associé, car l'insuffisance valvulaire n'est
pas la cause de l'insuffisance cardiaque, mais elle n'est que
simplement une des altérations qui se sont produites par suite
de la gêne du fonctionnement du muscle cardiaque.

La signification des souffles organiques. — Les souffles
organiques ont une signification variée, et il est nécessaire de
se pénétrer de cette idée que, quoique les souffles soient associés à l'insuffisance cardiaque, les lésions valvulaires qu'ils indiquent n'en sont pas la cause. Il faut aussi se rappeler que
des sujets qui ont des souffles dus à des lésions valvulaires,
résultant de quelque maladie infectieuse, comme le rhumatisme
articulaire aigu, peuvent mener des existences actives avec des
occupations pénibles, sans jamais présenter de signes d'insuffisance cardiaque. De ce fait, on peut conclure que des lésions
valvulaires par elles-mêmes n'ont pas nécessairement une signification sérieuse. Comme cependant, des souffles s'associent
souvent à de l'insuffisance cardiaque, la présence de souffles
organiques doit être envisagée aux points de vue suivants :
1° comme une indication que le cœur a été envahi par un processus morbide ; 2° si la lésion occasionnée par la maladie est
stationnaire ou lentement progressive ; 3° si le processus morbide a affecté et gêne, ce muscle cardiaque en même temps, et
4° si la lésion valvulaire est telle qu'elle est un obstacle pour le
travail du cœur, au point de gêner le muscle pour troubler son
fonctionnement. Dans les affections aiguës, il ne sera pas possible de répondre à ces questions, car dans ce cas la question
importante concerne les affections aiguës. Dans les cas chroni-

ques, c'est-à-dire ceux qu'on appelle maladies valvulaires chroniques, il est absolument nécessaire que ces questions soient envisagées et qu'on leur donne une réponse, si on veut avoir une
conclusion rationnelle. La façon d'obtenir la connaissance nécessaire pour répondre à ces questions sera l'objet de la description des différentes lésions valvulaires.

Pour saisir la signification d'un souffle fonctionnel, il ne faut
pas se baser sur le souffle lui-même, mais sur le mode de fonctionnement du cœur, et sur la présence ou l'absence d'autres
signes d'affection cardiaque (volume, allure et rhythme). Si nous
constatons dans un cœur de volume normal et avec un rhythme
normal (ou avec le type d'irrégularité de la jeunesse) un souffle
systolique, avec l'absence de tout signe qui indiquerait qu'il a
une origine nettement organique et avec un organe fonctionnant
bien, on peut alors conclure que le cœur est parfaitement normal. S'il y a des signes de faiblesse ou d'autres signes d'états
anormaux, alors l'opinion doit être basée sur ces autres signes
et non sur le souffle.

CHAPITRE XLI

LÉSIONS VALVULAIRES

Manière d'être de l'insuffisance cardiaque avec lésions valvulaires. — Rétrécissement mitral. — Causes de l'insuffisance cardiaque dans le rétrécissement mitral. — Souffles existant dans le rétrécissement mitral. — Evolution et symptômes du rétrécissement mitral. — Symptômes occasionnels.
— Insuffisance mitrale. — Souffles dus à l'insuffisance mitrale. — Causes
de l'insuffisance cardiaque dans l'insuffisance mitrale.

MANIÈRE D'ÊTRE DE L'INSUFFISANCE CARDIAQUE AVEC LÉSIONS VAL-
VULAIRES. — Il est évident que les lésions valvulaires peuvent
gêner le travail du cœur de deux façons : 1° en rétrécissant
l'orifice et créant ainsi un obstacle à l'écoulement du sang ;
2° par une occlusion imparfaite, de sorte qu'il y a une fuite de
liquide.

Au point de vue clinique, les lésions se reconnaissent surtout
par la présence des souffles, mais il ne faut pas croire que l'absence de souffles indique l'intégrité de l'appareil valvulaire, car
un grand élargissement d'un orifice, et une grande insuffisance
peuvent exister sans qu'on découvre aucun souffle. Comme les
lésions valvulaires sont produites par des causes très variées, il
eût été plus logique de les étudier suivant ces diverses causes.
Mais comme nous les constatons à un moment où tous les symptômes immédiats liés à leur cause sont peu marqués, il convient
mieux de les décrire au moment où les modifications cardiaques
évoquent des symptômes de fatigue. Des années peuvent
s'écouler après que les valvules ont été lésées, avant qu'il se
produise des symptômes qui appellent l'attention sur le trouble

cardiaque. Lorsque la lésion valvulaire se produit au cours d'un
état aigu, la question se présente sous un aspect entièrement
différent, car il y a alors prédominance de l'état fébrile et des
symptômes qui accompagnent la fièvre. Dans les affections valvulaires chroniques, les symptômes n'apparaissent que lorsque
commence l'épuisement du cœur. Les symptômes d'épuisement
se montrent à des époques variables après que les valvules ont
été lésées, et le moment d'apparition de ces symptômes dépend
du degré de la gêne causée au travail du cœur par la valvule
endommagée, de l'état de la paroi musculaire, et de tous les
facteurs accessoires qui favorisent l'épuisement, comme le surmenage, l'abus de la nourriture et de la boisson, etc.

Dans les lésions organiques des valvules, il faut toujours se
rappeler que le processus sclérosant qui cause les lésions peut
avoir une marche progressive, et qu'il peut aussi exister des altérations avancées dans le muscle cardiaque.

D'une façon générale, les symptômes d'insuffisance cardiaque
n'ont rien de spécial pour indiquer que les valvules sont lésées.
Dans les lésions des valvules aortiques, les phénomènes réflexes
sensitifs prédominent, et la teinte pâle de la face est quelquefois
caractéristique. Dans les cas de lésion mitrale, les phénomènes
pulmonaires prédominent généralement, et la face peut être colorée en rouge sombre. Sauf cette différence, il y a une grande similitude dans les symptômes d'insuffisance cardiaque produits
par toutes sortes de lésions.

RÉTRÉCISSEMENT MITRAL

CAUSES DE L'INSUFFISANCE CARDIAQUE DANS LE RÉTRÉCISSEMENT
MITRAL. — C'est là la lésion valvulaire à laquelle s'associe le
plus fréquemment l'insuffisance cardiaque. Elle se développe
généralement à la suite d'une endocardite rhumatismale, quoiqu'on puisse la constater chez des sujets sans antécédents de
rhumatisme, mais un érysipèle antérieur ou quelque affection
fébrile peut expliquer son origine.

On ne peut jamais constater cet état pendant le processus aigù qui le détermine, parce que son existence ne peut être reconnue que lorsque le processus de cicatrisation consécutif à l'inflammation rétrécit l'orifice, et en raison de son développement par formation de cicatrice, c'est souvent une lésion progressive. Une fois que la sténose est établie, elle peut rester peu accentuée, et causer si peu de gêne au cœur que les malades peuvent atteindre un âge avancé sans présenter d'insuffisance cardiaque. En règle générale, cependant, le processus de cicatrisation se fait avec une rapidité variable, jusqu'à ce que parfois l'orifice mitral soit réduit à une simple fente, et les valvules ressemblent à un diaphragme calcaire épaissi. Il est important de ne pas oublier le caractère progressif de la lésion, car il explique la variabilité des symptômes. Il faut se rappeler aussi que le processus de cicatrisation peut continuer dans les muscles et déterminer une rétraction des cordages tendineux, diminuant en d'autres points l'activité fonctionnelle du muscle cardiaque et affectant le faisceau auriculo-ventriculaire, diminuant la conductibilité ou produisant la fibrillation auriculaire, et modifiant ainsi profondément la nature du rhythme cardiaque.

Tout ce que nous venons de dire explique que la manière dont peut se développer l'insuffisance cardiaque est quelque peu compliquée. Parfois la gêne ne se produit que lorsque le rétrécissement de l'orifice est devenu très prononcé. Dans d'autres cas, il peut y avoir une issue fatale, alors que le rétrécissement est encore très modéré, et dans ces cas, on constatera inévitablement une altération de la paroi musculaire.

LES SOUFFLES DU RÉTRÉCISSEMENT MITRAL. — *Le souffle présystolique.* — Le souffle présystolique, — souffle systolique auriculaire de Gairdner — est dû à la contraction de l'oreillette gauche chassant le sang à travers l'orifice mitral rétréci. A mesure que se fait la cicatrisation, les modifications varient, et les souffles du rétrécissement mitral se modifient et présentent des particularités qui n'ont pas été suffisamment appréciées jusqu'ici. Dans les stades très précoces, quelques années avant l'apparition d'un souffle, j'ai constaté un léger frémissement présystolique. Le premier souffle à apparaître précède et se prolonge pour sembler se terminer dans le premier bruit, et est perceptible dans une petite zone autour de la pointe. Au début, il n'existe pas toujours. Ce souffle peut avoir une durée variable ; il est habituellement court et brusque : parfois il commence plus tôt et est un peu prolongé : il va crescendo jusqu'à un maximum où il se termine par le premier bruit.

Le souffle médio-diastolique. — Bien que ce soit là la position habituelle de ce souffle dans le cycle cardiaque, j'ai rencontré quelques cas dans lesquels il ne se terminait pas brusquement par le premier bruit, mais il en était séparé par un court intervalle (voir cas 44 et 92). Dans quelques-uns de mes cas, j'avais demandé à plusieurs de mes collègues de marquer sur un tracé du pouls radial la position exacte du souffle dans le cycle cardiaque, et tous, sans hésitation, ont indiqué le point où la partie la plus accentuée du souffle est séparée du premier bruit par un petit intervalle. Lorsqu'on prenait un tracé de la jugulaire ou de la pointe, on voyait que la position correspondait à celle de la systole auriculaire. En d'autres termes, il y avait un retard dans la transmission du stimulus pour la contraction entre l'oreillette et le ventricule. Ce retard peut quelquefois être accru par la digitale, et la position de ce souffle par rapport au premier bruit se déplace de la même manière. C'est un tel souffle qui a été décrit jusqu'ici comme *médio-diastolique.*

Je mentionne ce fait non seulement pour faire ressortir davantage les signes de modifications dans le faisceau auriculo-ventriculaire au cours du rétrécissement mitral, mais parce que beaucoup de cliniciens n'admettent pas que la systole de l'oreillette est la cause du souffle présystolique dans le rétrécissement mitral.

Le souffle diastolique. — A mesure que le rétrécissement fait des progrès, apparaît un autre souffle, celui qui se produit immédiatement après le second bruit, et que l'on entend dans le voisinage immédiat du choc de la pointe. Au début, il est très léger et inconstant, mais habituellement, il augmente de durée jusqu'à arriver à remplir toute la période diastolique. Ce souffle mitral diastolique diminue d'intensité depuis qu'il commence : il diffère ainsi par ce caractère de diminution, du souffle présystolique. Souvent on peut constater pendant la diastole du cœur un souffle continu, commençant bruyamment, diminuant, puis augmentant d'intensité. La première partie de ce souffle qui va en diminuant est le souffle diastolique mitral, tandis que la partie terminale qui va crescendo est le souffle présystolique. La cause de ce souffle mitral qui va en diminuant est due à l'écoulement du sang qui s'est accumulé dans l'oreillette pendant la systole ventriculaire à travers l'orifice mitral rétréci : il commence dès que les valvules mitrales s'ouvrent, c'est-à-dire, quand la pression dans le ventricule tombe au-dessous de celle qui existe dans l'oreillette.

La disparition du souffle présystolique. — La modification suivante dans le caractère de ces souffles est la disparition brusque du souffle mitral qui va crescendo, en même temps que le souffle diastolique persiste. Habituellement, cette modification survient quand apparaissent les symptômes graves d'insuffisance cardiaque, les battements du cœur devenant rapides et irréguliers. D'autres fois, cette modification ne s'accompagne d'aucun symptôme sérieux, mais invariablement, le cœur s'accélère et devient irrégulier. J'ai expliqué cela tout au long dans le chapitre xxx, en montrant que c'était dû à ce fait que le rhythme du cœur ne débute plus par une systole auriculaire efficace, mais que l'oreillette reste immobile dans cet état que nous appelons fibrillation.

Quand le cœur bat lentement, rien n'est plus facile de reconnaître le souffle diastolique et l'absence du souffle présystolique. Le souffle diastolique est parfois d'une longue durée, débutant immédiatement après le deuxième bruit, et lorsque le cœur bat rapidement, ce souffle diastolique peut remplir toute la pause diastolique, et on pourrait inconsidérément supposer

que le souffle était présystolique. Mais si on ausculte attentivement, on constate qu'il ne va pas en augmentant : lorsqu'il
y a une pause plus longue, on constatera que le souffle cesse
un peu avant le premier bruit, de sorte qu'il y a un silence
entre la fin du souffle et le premier bruit (voir fig. 125). Dans
ces cas, les pouls jugulaire et hépatique sont invariablement de
la forme ventriculaire.

ÉVOLUTION ET SYMPTÔMES DU RÉTRÉCISSEMENT MITRAL. — Étant
donnée la nature progressive des lésions dans les valvules et
dans le muscle cardiaque, on comprend que les symptômes sont
variables.

C'est surtout dans le jeune âge, ou à l'âge adulte moyen,
que le malade commence à éprouver des troubles qui appellent
l'attention, tels que dyspnée, sentiment de suffocation et palpitations à la suite de l'exercice. Chez quelques-uns la face est
rouge, d'une teinte plus foncée que ne le comporte la physionomie d'une robuste santé, chez d'autres, il y a de la pâleur.
A cette période, il n'y a pas ou il y a peu d'augmentation du
volume du cœur et pas d'œdème ; habituellement, on peut
constater un souffle présystolique. Le malade peut ne se plaindre que du seul signe que nous possédons de l'insuffisance
cardiaque, c'est-à-dire l'épuisement de la force contractile
de réserve. Après une période de repos, cet épuisement peut
disparaître, et le malade peut continuer son existence pendant des années en ne présentant que des troubles très légers.
Cependant, quelques malades, après un certain temps, ont une
rechute, et les symptômes dont ils se plaignent peuvent être de
la même nature. Mais souvent on constate un changement dans
le caractère des souffles : on entend habituellement un souffle
diastolique, et il y a quelquefois une plus longue durée du frémissement, ces signes étant la preuve de l'augmentation du
rétrécissement de l'orifice. D'un autre côté, chez ceux chez
lesquels le rétrécissement ne s'accroît pas, le souffle ne change
pas et le malade peut continuer à vivre pendant beaucoup d'an-

nées, et si c'est une femme, elle peut avoir des enfants, sans qu'elle ait de récidive. Dans ces cas, nous admettons qu'il n'y a pas de progrès dans la sclérose des muscles et des valvules. Lorsque l'orifice se rétrécit davantage, comme l'indique l'apparition du souffle mitral diastolique, le cœur devient très gêné, les symptômes plus pénibles, et finalement, la dilatation du cœur (défaut de tonicité) s'établit. Mais même sans que le rétrécissement augmente, la dilatation peut apparaître de bonne heure, et l'on peut en déduire avec certitude que le processus rhumatismal a lésé le muscle cardiaque d'une manière définitive.

Le rhythme du cœur peut présenter des irrégularités continuelles, provenant de ce que le processus cicatriciel a frappé le faisceau auriculo-ventriculaire, et avec l'établissement de la fibrillation, il se crée une nouvelle gêne, comme cela a été décrit au chapitre xxx. Si avec la fibrillation auriculaire, il n'y a pas de modification du volume du cœur, ni d'accélération de ses battements, l'insuffisance cardiaque peut être très légère, mais si le cœur devient dilaté, surtout si son allure s'accélère, alors les symptômes les plus graves de l'insuffisance cardiaque s'ensuivent (œdème, augmentation de volume du foie, etc.).

Dans la grande majorité des cas, le cœur se remet de son premier accès et des accès suivants. A vrai dire, après une attaque, j'ai connu des malades qui ont vécu vingt ans et davantage sans d'autre trouble qu'une légère limitation du champ de réponse à l'effort.

Après des attaques répétées, l'existence du malade devient très précaire. L'avenir dépend souvent de la rapidité des progrès du processus sclérosant des valvules et du muscle cardiaque. Si les progrès sont lents et que le cœur soit influencé par le traitement, le malade peut encore pendant des années traîner une existence d'impotent. Parfois, à l'autopsie, on trouve chez des jeunes gens d'une vingtaine d'années, l'orifice mitral réduit à l'état de fente. Chez d'autres, l'orifice mitral n'est pas très contracté mais la paroi du cœur est dilatée, et on constate que le muscle est transformé en tissu fibreux. On voit ainsi que

les progrès dans ces cas dépendent beaucoup du degré d'altération dans les muscles aussi bien que dans les valvules. L'issue fatale est généralement due au grand développement de
l'œdème et à l'épuisement.

Beaucoup de complications peuvent se produire.

SYMPTÔMES OCCASIONNELS. — *Tachycardie paroxystique.* —
Au lieu de la fibrillation auriculaire établie d'une façon permanente, elle peut apparaître d'une manière intermittente, sous
forme d'accès de tachycardie paroxystique, ces accès peuvent
aussi être produits par d'autres causes, comme la trémulation
auriculaire. Ces accès sont d'importance variable. Quelques
malades peuvent les avoir pendant plus de vingt ans, sans que
leur état paraisse beaucoup s'empirer. D'autres peuvent les
avoir par occasion, et alors le cœur reste avec un rhythme altéré d'une manière permanente. Dans ces cas, le pronostic
dépend, comme on l'a déjà décrit, de ce que le cœur se ralentit ou de ce qu'il reste à une allure très accélérée.

Hémoptysie. — A différentes périodes, le malade peut présenter des hémorragies pulmonaires. Sans doute, la cause en
est la pression en retour dans la circulation pulmonaire et la
rupture de vaisseaux sanguins. C'est en général un signe de
gravité, le malade mourant parfois rapidement après une attaque,
quoique dans la fibrillation auriculaire, le malade peut obtenir une
réelle amélioration, surtout si le cœur répond à la digitale.

Embolie cérébrale. — Des végétations peuvent exister sur
les valvules mitrales sans aucun signe certain de leur présence
jusqu'à ce qu'une particule se détache et vienne obstruer un
vaisseau, et donner lieu à une attaque d'hémiplégie ou à une
attaque d'aphasie. En général, la guérison se fait rapidement
et est permanente, mais on a aussi publié des cas dans lesquels
l'aphasie et l'hémiplégie sont restées complètes pendant beaucoup d'années. Un caillot peut se développer dans l'appendice
de l'oreillette au cours de la fibrillation auriculaire, et être la
source d'une embolie.

Attaques d'angine de poitrine. — Quoique très rares, on peut cependant en observer dans le rétrécissement mitral. Dans les quelques cas où je les ai constatées, elles étaient toutes consécutives à un exercice excessif, et les malades n'avaient eu qu'une ou deux attaques, sans qu'ils les voient réapparaître dans les années ultérieures.

INSUFFISANCE MITRALE

L'insuffisance mitrale peut être le résultat de la lésion des valvules, ou de la dilatation de l'orifice par suite du manque de tonicité des muscles sur lesquels reposent les valvules.

SOUFFLES DE L'INSUFFISANCE MITRALE. — Ce souffle est systolique comme temps et s'entend le mieux à la pointe. Il peut être doux et soufflant, ou peu intense, ou n'être entendu que dans une zone très limitée, ou se propager dans l'aisselle, ou bien il peut être râpeux et bruyant, s'entendant dans toute la région du cœur et jusque dans le dos. Il n'est pas toujours facile de dire s'il est dû à la dilatation de l'orifice ou à une lésion des valvules. Lorsque le souffle est râpeux et de haute tonalité, s'accompagnant de frémissement, c'est toujours un signe de lésion valvulaire.

CAUSES DE L'INSUFFISANCE CARDIAQUE DANS L'INSUFFISANCE MITRALE. — Lorsque le muscle est en bon état, la lésion des valvules mitrales ne produit que peu ou pas de troubles. Même lorsque l'insuffisance est due à une dilatation « fonctionnelle » de l'orifice par défaut de tonicité, la propriété contractile du muscle peut maintenir une bonne circulation. Le trouble vraiment sérieux lié à l'insuffisance mitrale se produit lorsque le muscle est altéré, et l'insuffisance est due à une complication produisant une dilatation de l'orifice et aux altérations valvulaires : les accidents ultérieurs dépendent du degré d'épuisement du muscle cardiaque. La pression en retour provenant de l'insuffisance gêne l'oreillette gauche ; l'épuisement affecte aussi le ventricule droit et détermine ainsi une gêne de plus pour la circulation pulmonaire. Si la pression en retour est un facteur important et peut être une cause prédisposante, encore ne produit-elle que peu de symptômes jusqu'à ce que la tonicité diminue, ce qui se traduit par la dilatation du cœur. On regarde généralement la dilatation comme le résultat de l'insuffisance, la pression en retour finissant par produire un relâchement des parois du cœur droit. Cela n'est pas tout à fait exact, car longtemps avant qu'il n'y ait de la pression en retour, on peut trouver des signes de dilatation du cœur droit. Si on examine soigneusement l'état du cœur, lorsque les valvules ont été lésées par l'endocardite rhumatismale, pendant une des légères attaques d'insuffisance cardiaque, qui peuvent survenir à la suite d'un grand effort, on peut trouver le cœur légèrement dilaté, le ventricule droit étant en avant, de sorte que le ventricule gauche est repoussé à gauche, derrière le poumon : le choc de la pointe est alors dû au ventricule droit, ce qui donne un cardiogramme négatif (fig. 38). Au bout de quelques jours de repos et de traitement, le cœur droit peut se retirer et le choc de la pointe est alors dû au ventricule gauche, et alors le cardiogramme présente les caractères normaux, s'élevant pendant la systole. Dans ces cas, il n'y a pas la moindre trace d'engorgement pulmonaire et de pression en retour. En fait, dans la majorité des cas, comme dit Graham Steell, « la lésion valvulaire est tout à fait incapable d'expliquer l'insuffisance vraie qui existait pendant la vie, et la dilatation désastreuse du cœur. Il faut donc supposer que le facteur de faiblesse musculaire était essentiel. »

La lésion des valvules est le plus communément le résultat d'une endocardite rhumatismale, et comme nous l'avons vu, le processus est rarement limité à l'endocarde, mais il envahit aussi le myocarde. Une endocardite septique peut aussi produire des lésions valvulaires. Dans tous les cas de rétrécissement mitral, il y a de l'insuffisance mitrale, mais le degré de l'insuffisance n'est jamais assez marqué pour être un facteur important.

Dans les dernières périodes de beaucoup de maladies, surtout les affections rénales et la cardio-sclérose, on voit se produire une insuffisance importante à travers l'orifice mitral, sans que les valvules soient lésées. Ici cet état se produit parce que le muscle n'est plus en état de maintenir l'orifice, et cela est trop souvent le signe de l'épuisement fatal et final du muscle cardiaque.

On voit donc que les symptômes produits par l'insuffisance mitrale n'ont de gravité que s'ils s'accompagnent de défaillance du muscle, et cette question a été traitée en détail au chapitre consacré à la *Dilatation du cœur* (chap. XXXVIII).

CHAPITRE XLII

LÉSIONS VALVULAIRES (*suite*).

Affections des valvules tricuspides. — Insuffisance tricuspidienne. — Rétrécissement tricuspidien. — Affection des valvules aortiques. — Étiologie. — Rétrécissement aortique. — Insuffisance aortique. — Pronostic des affections valvulaires. — Traitement.

AFFECTIONS DES VALVULES TRICUSPIDES

Les lésions des valvules tricuspides sont rares, et presque toujours associées à des lésions similaires des valvules mitrales et aortiques. L'insuffisance cardiaque liée à ces lésions n'est jamais due à la lésion tricuspidienne seule.

INSUFFISANCE TRICUSPIDE. — Quoique la lésion réelle des valvules soit rare, l'insuffisance de l'orifice tricuspide est très commun, si commun, à vrai dire, que je suis porté à croire que ces valvules ne sont pas capables de fermer parfaitement l'orifice. Cette conception est basée sur l'observation de beaucoup de malades, chez qui j'ai pu constater un souffle systolique tricuspidien, sans qu'il y ait une augmentation appréciable du volume du cœur. Le souffle dans beaucoup de cas est très fugitif : on l'entend dans les quelques premières minutes de l'examen, puis il disparaît, quand le cœur devient plus calme. En considérant la circonférence de l'orifice et la surface des valvules. John Hunter était arrivé à douter qu'elles soient capables de déterminer l'occlusion, et Mayo déclarait que les valvules tricuspides n'obturent jamais parfaitement l'orifice. Expérimentalement, on a constaté l'impossibilité d'élever la pression dans le ventricule droit, à cause de la facilité avec laquelle il se fait un reflux par l'orifice tricuspide.

Les formes légères de souffle tricuspidien sont limitées à une petite zone, au niveau de la partie moyenne du sternum. A mesure que s'accroît le volume du cœur droit, on peut l'entendre dans toute la surface antérieure du cœur. Elles sont souvent associées aux souffles systoliques mitraux, mais habituellement, on peut constater une différence de timbre du souffle mitral entendu au delà de la ligne mamelonnaire gauche et dans l'aisselle, d'avec le souffle tricuspidien perçu au niveau de la partie moyenne du sternum.

Il ne faudrait jamais conclure à l'absence d'insuffisance, parce qu'on n'entend pas de souffle, car il arrive fréquemment de constater des signes d'insuffisance tricuspidienne dans le caractère des pouls jugulaire et hépatique (forme ventriculaire), et dans l'orifice très élargi constaté à l'autopsie, alors que pendant la vie, il n'y avait pas de souffle systolique tricuspidien. Une paroi musculaire affaiblie et un large orifice peuvent ne donner lieu à aucun souffle.

J'insiste un peu longuement sur cette question, non pas que l'insuffisance tricuspidienne ait beaucoup d'importance, mais parce que si on méconnaît ses symptômes, on est amené à une interprétation erronée des effets de l'insuffisance tricuspide, et à ne pas comprendre la véritable signification de la forme ventriculaire du pouls veineux et du pouls hépatique. J'ai déjà montré qu'une légère insuffisance dans un cœur normal augmenterait l'accumulation du sang dans l'oreillette droite pendant la systole ventriculaire, et serait ainsi un facteur de production de l'onde v dans le pouls jugulaire. Actuellement, beaucoup d'auteurs méconnaissent le fait qu'une oreillette pouvant se dilater est interposée entre le ventricule et la jugulaire, et ont supposé que, aussitôt que se fait l'insuffisance tricuspide, une onde apparaît dans la jugulaire au début de la systole ventriculaire. Ils ont donc regardé la forme ventriculaire du pouls veineux comme n'étant qu'un signe d'insuffisance tricuspide, et ont méconnu la réelle signification de ce symptôme très important. Il n'y a aucun doute que ce soit un signe d'insuffisance tricuspide, mais c'est un signe d'une signification beaucoup plus importante, à savoir, que l'oreillette ne précède pas le ventricule dans le cycle cardiaque.

RÉTRÉCISSEMENT TRICUSPIDIEN. — Dans la majorité des cas, le rétrécissement tricuspidien n'est pas reconnu pendant la vie, car les symptômes qui le traduisent ne sont pas toujours très nets. Ce n'est que très rarement qu'on entend un souffle présystolique tricuspidien : je ne l'ai entendu que dans trois cas, où on pouvait le percevoir dans une zone limitée au niveau de la partie moyenne du sternum. Il y a habituellement en même temps un souffle présystolique mitral à la pointe, mais comme chaque souffle est confiné dans des zones limitées, je n'ai eu aucune difficulté à les distinguer. Dans un cas, l'oreillette était devenue si hypertrophiée qu'elle faisait refluer une grosse onde dans la jugulaire, et cela avec une telle énergie, qu'elle faisait que les valvules dans la jugulaire et les veines sous-clavières se fermaient en produisant un claquement que l'on entendait au niveau de ces veines comme un bruit sec, net, précédant le premier bruit.

Comme résultat du rétrécissement de l'orifice tricuspide, l'oreillette droite s'hypertrophie, et conséquemment fait refluer une onde dans la veine avec une telle force, qu'elle distend le foie et par suite, je considère la pulsation du foie avec une onde très marquée due à l'oreillette, comme une preuve d'un rétrécissement tricuspidien possible.

AFFECTIONS DES VALVULES AORTIQUES. ÉTIOLOGIE. — Le plus grand nombre des cas d'affection des valvules aortiques doivent leurs lésions primitives à une des deux causes : l'endocardite rhumatismale et le processus de sclérose qui accompagne la dégénérescence artérielle. Dans de rares circonstances, les

valvules peuvent se rompre, mais en général, il y a eu antérieurement quelque affection de la valvule. Des malformations
congénitales donnent lieu dans de rares cas à une grande gêne
du cœur.

Ce sont les lésions produites par les deux causes sus-indi-

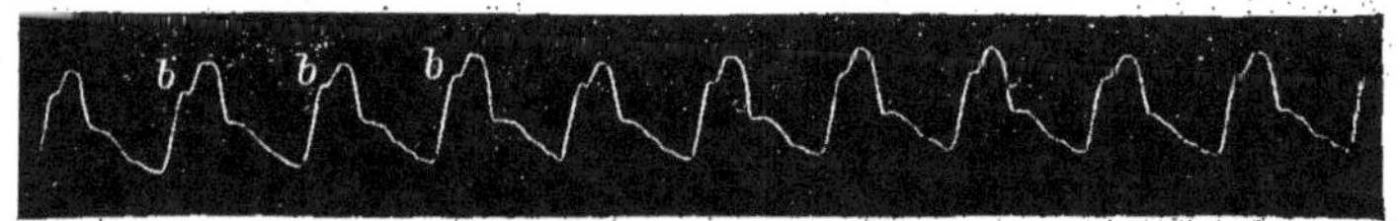

Fig. 179. — Pouls anacrote, dans un cas de rétrécissement aortique.

quées qui méritent surtout d'être envisagées. Dans les deux
cas, la cause est habituellement bien établie avant qu'on la
constate. Dans beaucoup de cas, l'existence de lésions aortiques
est découverte accidentellement, lorsqu'on a fait un examen

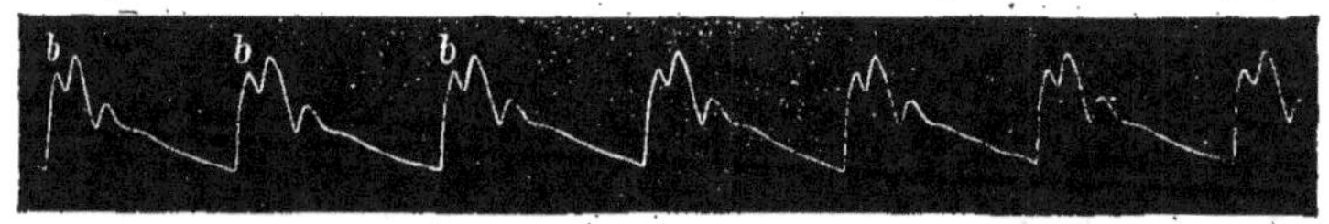

Fig. 180. — Pouls à double battement, dans un cas de rétrécissement aortique.

systématique à propos d'autres malaises, ou pour une assurance
sur la vie, ou pour un certificat de santé.

L'insuffisance cardiaque dans les affections valvulaires aortiques est rarement due à cette cause unique. Dans la majorité
des cas, des altérations modifiant l'état des muscles se sont développées en même temps que celles qui ont déterminé les
lésions valvulaires. Dans les cas de rhumatisme, il y a souvent
une complication d'une lésion de la valvule mitrale.

Lorsque la lésion valvulaire, par l'étendue qu'elle présente,
crée un obstacle au travail du cœur, comme par une large insuffisance et que d'autre part, le muscle cardiaque est sain, ce
dernier résiste à l'obstacle opposé à son jeu par de l'hypertrophie, et celle-ci peut atteindre un degré énorme, donnant lieu

au plus volumineux des cœurs humains, cœur de bœuf (*cor bovinum*).

RÉTRÉCISSEMENT AORTIQUE. — Le rétrécissement aortique accompagne souvent l'insuffisance, et ce sont les symptômes de cette dernière qui généralement prédom'nent. Lorsqu'il y a peu ou pas d'insuffisance, les symptômes du rétrécissement aortique, étant moins saillants, ne sont souvent découverts qu'à l'occasion de l'examen accidentel du malade.

Le signe le plus caractéristique du rétrécissement aortique est un souffle systolique, comme temps de la révolution cardiaque, que l'on entend très accusé au niveau du deuxième cartilage costal droit, et se propageant dans les carotides. Il peut être très léger, une simple bouffée, ou il peut être prolongé et s'accompagne d'un frémissement perceptible à la partie supérieure de la poitrine. Les battements du cœur sont souvent ralentis entre 50 et 60 par minute. Le pouls radial est parfois très caractéristique. Il frappe contre le doigt d'une manière lente et traînante, et sur un tracé sphygmographique, on voit une ligne d'élévation inclinée avec une petite interruption près du sommet (pouls anacrote, fig. 179) ou même une double onde au sommet (pouls à deux battements, fig. 180). Graham Steel et Lewis prétendent qu'ils ont pu percevoir ce double battement par le doigt, et Graham Steell dit ne l'avoir perçu que d'un côté seulement. Sa réelle nature est encore obscure.

En dehors de ces signes, il n'y a que peu de chose de caractéristique dans le rétrécissement aortique. Il peut y avoir des symptômes d'angine de poitrine, mais ils sont dus à des lésions concomitantes du muscle cardiaque, et d'autres signes de cardioplégie peuvent être rapportés à la même cause.

INSUFFISANCE AORTIQUE. — Lorsqu'en se contractant les valvules aortiques ne peuvent plus retenir la colonne de sang artériel pendant la diastole, mais laissent refluer le sang dans le cœur, alors on constate certaines modifications dans les caractères du deuxième bruit et du pouls artériel. La fermeture des valvules ne s'accompagne plus du claquement caractéristique du deuxième bruit, mais celui-ci se termine par un souffle aspiratif, quelquefois si court qu'il est à peine perceptible, comme si le deuxième bruit ne se terminait pas brusquement, mais par un léger soupir. Le souffle diastolique se propage habituellement vers la partie inférieure du sternum, mais quelquefois on l'entend beaucoup plus fort vers la pointe. Foster a supposé que cette variation dans la direction de propagation du souffle dépend de la direction donnée au liquide qui reflue par suite de la position de la valvule rétractée. Cette explication semble plausible, mais je n'ai pu la vérifier, et elle n'est pas signalée dans les traités récents.

Le souffle d'insuffisance est habituellement accompagné du souffle du rétrécissement aortique, et on a ainsi le double souffle aortique caractéristique (souffle en soufflet). Il y a souvent dilatation des plus petites artères, et cela, combiné à l'effet de l'insuffisance sur le pouls artériel, fait que l'artère se vide plus que d'habitude vers la fin de la diastole. Cela indique une chute de pression, et afin de maintenir une pression moyenne normale, le cœur augmente l'énergie de ses contractions pour élever la pression pendant la systole, de sorte qu'il y a une grande augmentation dans la pression systolique, et un grand abaissement pendant la diastole, ce qui donne lieu au pouls s'affaissant caractéristique (pouls de Corrigan, pouls marteau d'eau), figures 181, 182, 183. On peut amplifier cette caractéristique du pouls de s'affaisser, en élevant le bras au-dessus de la tête. Parfois le pouls artériel est transmis par les capillaires aux veines et G. Gibson a réussi à obtenir un tracé de cette pulsation des veines du dos de la main. Si on frictionne le front de façon à produire de la rougeur, on voit celle-ci s'accroître et décroître avec chaque battement du cœur (pouls capillaire).

Le double souffle aortique peut être découvert sans qu'il y ait aucune histoire de maladie du cœur. Dans beaucoup de cas, il peut y avoir peu ou pas de dilatation, et le sujet peut, sans

éprouver de malaise, se livrer à des jeux ou à des occupations
qui demandent beaucoup d'efforts. Dans ces cas, on peut supposer avec certitude que la lésion des valvules a été légère, et

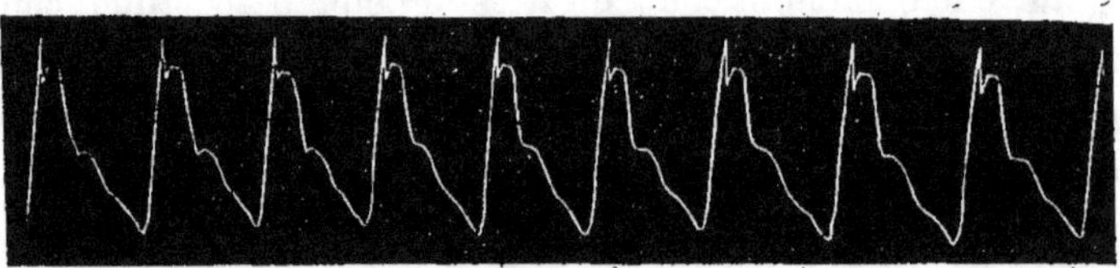

Fig. 181. — Pouls dans une légère insuffisance aortique avec bon état du muscle
cardiaque.

que le muscle cardiaque n'a pas été sérieusement endommagé.
Dans d'autres cas, le cœur est très augmenté de volume et le

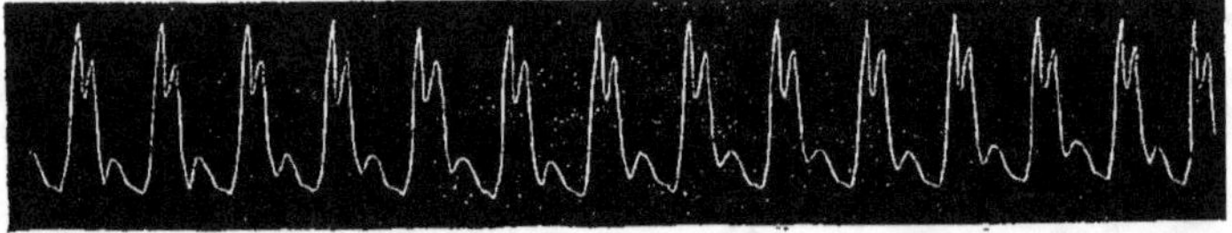

Fig. 182. — Pouls dans une légère insuffisance aortique avec grosse cardioplégie.

choc de la pointe est diffus et énergique. La systole et la diastole du cœur peuvent déterminer des mouvements du foie, qui

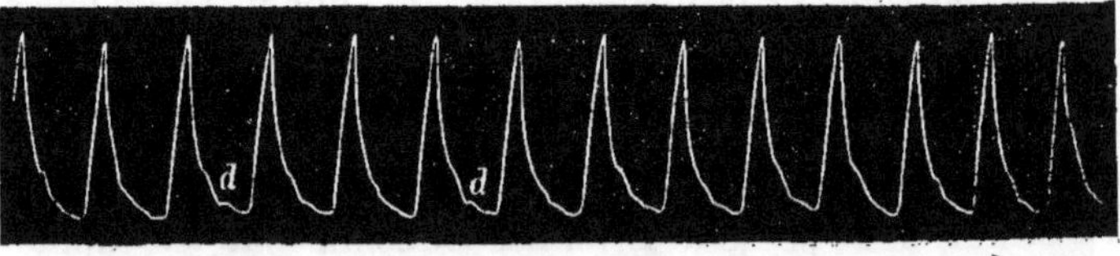

Fig. 183. — Pouls d'une insuffisance aortique très prononcée avec grosse
cardioplégie.

simulent la pulsation de cet organe, mais si l'on étudie soigneusement le tracé graphique de ces cas, on voit que c'est simplement le tiraillement en haut et en bas du foie, dû aux modifications du volume du cœur (figs 31, 32). Même dans un semblable

état, le sujet peut pendant des années mener une vie active, mais il est toujours sujet à des attaques d'insuffisance cardiaque. L'insuffisance aortique est souvent associée à une affection des valvules mitrales, et cela est un des facteurs qui participent à la production de l'insuffisance cardiaque qui termine ces cas.

C'est souvent à l'âge moyen de la vie que l'on est atteint d'affection des valvules aortiques : le processus de sclérose s'est développé graduellement, et on a négligé de prendre garde aux premiers symptômes d'épuisement de la force de réserve, jusqu'à ce que des malaises plus sérieux appellent l'attention. Il peut y avoir une histoire de rhumatisme, d'excès de boisson, d'exercices corporels excessifs, de syphilis, mais, d'un autre côté, il arrive aussi qu'on ne découvre aucune cause. L'aspect de la figure est souvent gris pâle (physionomie terreuse), quoique chez d'autres malades, la face soit rouge et congestionnée. Les symptômes sont très variés, dyspnée d'effort, violents battements du cou, accès de douleur sternale à la suite d'efforts, tels sont les symptômes qu'accuse le malade dans le premier cas. Pendant une période variable, grâce à un traitement approprié, il peut se faire une certaine provision de force de réserve, et le malade peut, pendant des mois et des années, vaquer à ses occupations, parfois assez aisément, mais habituellement, son existence est toujours plus ou moins misérable.

Un trait caractéristique de l'insuffisance aortique est la susceptibilité à la stimulation nerveuse. Le cœur et les vaisseaux sanguins sont facilement excitables, le premier, pour avoir des battements rapides, les seconds pour présenter une variation dans leur calibre. Il est important de reconnaître cette particularité : car j'ai souvent vu des sujets chez qui le cœur se mettait à battre rapidement, ce qui produisait facilement de l'épuisement, quand on leur annonçait pour la première fois qu'ils avaient une affection du cœur. En outre, ces cas sont très sensibles à une excitation mentale qui peut augmenter le nombre des battements et aussi, par l'élévation de la pression, déterminer

des accès d'angine de poitrine (cas 38 et 42). On a déjà étudié
(p. 203) la différence de pression dans les artères du bras, et
celles de la jambe et aussi (p. 106) la susceptibilité aux accès de
douleur.

Chez ces malades, la mort survient de différentes façons.
Beaucoup d'aortiques ont un épuisement très marqué, d'autres
ne présentent aucun signe d'insuffisance cardiaque tels que de
l'œdème. Lorsqu'il y a de la dilatation et de l'œdème, c'est généralement parce qu'il existe quelque maladie de la paroi musculaire, comme l'indique la présence de la fibrillation auriculaire. Quelques-uns des cas les plus intraitables de fibrillation
auriculaire sont ceux où il existe aussi de l'insuffisance aortique, aussi je considère l'apparition de la fibrillation auriculaire
dans les lésions aortiques comme une complication grave, beaucoup plus que lorsqu'elle survient dans le rétrécissement mitral.
Ceux qui ont de l'angine de poitrine peuvent mourir subitement.
J'ai vu quelques cas succomber pendant un accès subit de
dyspnée de grande intensité.

Pronostic des affections valvulaires. — Que l'on n'oublie
pas que souvent des cœurs sains peuvent présenter un souffle,
et que, par suite, il est nécessaire de rechercher d'autres signes
pour baser un pronostic. L'insuffisance cardiaque que l'on constate peut dépendre de causes si nombreuses et si variées, comme
l'étendue de la lésion valvulaire, sa nature progressive en rapport avec le processus de cicatrisation des valvules, les lésions
concomitantes du muscle et du faisceau auriculo-ventriculaire,
les conditions d'existence du sujet, qu'il est difficile d'établir une
règle applicable à tous les cas. Si cependant, on veut essayer
d'apprécier la valeur des symptômes qui existent, en se basant
sur les principes que j'ai exposés, on peut arriver à poser un
pronostic vrai pour chaque cas. Il n'y a qu'un point sur lequel
je désire insister, c'est de ne jamais prendre un symptôme isolé
pour baser un pronostic. A cet égard, la constatation d'un
souffle a tellement impressionné le public médical que conti-

nuellement, on fait beaucoup de mal aux malades en prenant trop au sérieux la signification pronostique de ce signe. Dans ces cas, le champ de la réponse cardiaque est le seul vrai guide. Même si à un moment donné, il est limité, il faut suspendre tout jugement, jusqu'à ce qu'on ait une occasion de reconnaître jusqu'à quel degré le muscle cardiaque est à même de récupérer une provision de force de réserve.

TRAITEMENT. — Comme l'insuffisance cardiaque avec lésions valvulaires comporte toutes les phases du sujet, la question du traitement doit être envisagée sous un aspect très général. Les chapitres spéciaux consacrés au traitement renferment donc une étude très complète de cette question.

CHAPITRE XLIII

MÉDIASTINO-PÉRICARDITE ADHÉSIVE

Étiologie. — Symptômes. — Pronostic. — Traitement.

Étiologie. — Les adhérences péricardiques secondaires à la
péricardite rhumatismale se révèlent rarement par quelque symptôme. Dans ces cas le péricarde n'a aucune adhérence avec les
tissus voisins du cœur. D'un autre côté, certaines affections inflammatoires mal définies, probablement de nature tuberculeuse,
comme pour ce qui arrive dans « la polysérosite », donnent lieu
à des phénomènes très marqués. Le processus inflammatoire
s'étend à tous les tissus du médiastin, soudant ensemble le cœur
et le péricarde, et les rattachant d'une manière très ferme à tous
les tissus environnants. Le cœur est fixé à la colonne vertébrale en arrière et à la paroi thoracique en avant. Comme la
colonne vertébrale est inextensible, le cœur au moment où il se
contracte, tire sur les côtes en avant, et comme elles peuvent céder à un degré plus ou moins accentué, on voit les côtes s'enfoncer
en dedans pendant la systole et revenir en avant pendant la diastole. Cette gêne du cœur dans son travail amène son augmentation de volume, et c'est dans cette affection qu'on a constaté les
cœurs les plus volumineux.

Symptômes. — Les malades ont toujours la respiration très
courte, et généralement sont obligés de rester assis sur leur lit,
étayés par des oreillers. En général, ils n'ont que peu ou pas
de douleur ; cependant dans un cas, j'ai observé que des accès

graves. d'angine de poitrine étaient facilement provoqués. Un
léger effort déterminait un accès, surtout si le malade riait. On
pouvait parfois produire un accès en pinçant la peau au-dessous du sein gauche, ou par la simple application du stéthoscope.

L'adhérence du cœur aux poumons, aux vaisseaux sanguins
et aux autres tissus voisins détermine de nombreux symptômes
variés, dont la cause pour beaucoup n'est pas nette. Les symptômes principaux sont une énorme augmentation de volume du
cœur, si accentuée parfois qu'elle produit une différence marquée entre les deux côtés de la poitrine, et une rétraction des
tissus qui entourent le cœur pendant la systole ventriculaire.
La rétraction systolique seule n'est pas nette, puisque j'ai montré
qu'elle se fait quand la surface antérieure du cœur est formée
par le ventricule droit (fig. 37). Pendant la systole ventriculaire.
il y a souvent une rétraction de l'espace intercostal inférieur
gauche en arrière (signe de Broadbent (fig. 184). Tallant et
Cooper ont montré que ce symptôme peut se produire dans l'hypertrophie du cœur (avec compression des poumons), sans qu'il
y ait d'adhérences péricardiques. Dans ces cas, cependant, les
espaces intercostaux atteints varient avec les mouvements respiratoires, et Cooper croit que lorsqu'on ne constate pas cette
variation dans les mouvements respiratoires, le signe est, comme
le dit Broadbent, une preuve d'adhérences péricardiques. Quand
la paroi thoracique est mince et que le cœur n'est pas recouvert
par le poumon, la rétraction systolique des différents espaces
intercostaux peut se révéler par un rhythme particulier ressemblant au va-et-vient d'une vague.

Si parfois on entend divers souffles et des modifications de
bruits, il arrive aussi que l'auscultation ne révèle aucun signe.
Quelquefois on observe un gonflement des veines du cou pendant l'inspiration. Un symptôme très curieux est l'affaissement brusque de ces veines au début de la diastole. Friedreich
l'a expliqué par le brusque ressaut des côtes, après que la systole ventriculaire les a attirées en dedans, la cavité du thorax

s'augmentant ainsi brusquement et chassant le courant sanguin des veines qui ont été très gorgées. Cela se voit parfaitement dans le tracé jugulaire de la figure 185, où la dépression z est due à l'expansion diastolique de la poitrine.

Le pouls radial peut présenter une diminution d'amplitude

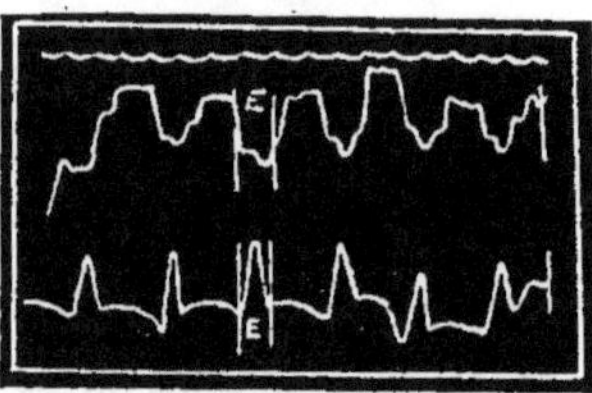

Fig. 184. — Le tracé supérieur a été pris au niveau du 9⁰ espace intercostal gauche en arrière dans un cas d'adhérences du médiastin, et présente le signe de Broadbent, qui se traduit par une rétraction de l'espace intercostal pendant la systole ventriculaire (Espace E).

pendant l'inspiration (pouls paradoxal). On sait bien qu'une variation respiratoire du pouls peut se produire dans un grand nombre de cas, mais je crois que dans la médiastine adhésive,

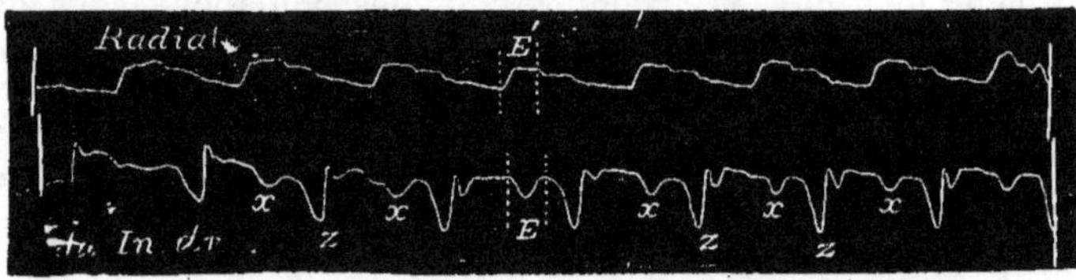

Fig. 185. — Tracés simultanés des pouls jugulaire et radial, montrant une grande dépression z se produisant pendant la diastole ventriculaire (Tiré d'un cas de médiastinite adhésive.)

elle présente des caractères particuliers. Il est assez curieux qu'on n'ait publié aucun tracé, autant que je sache, montrant le pouls paradoxal dans la médiastinite adhésive en même temps que le tracé des mouvements respiratoires, excepté dans deux cas où ils avaient été pris par Nicholson, dans les cas de Gibson. L'étude de ces tracés, comparés avec ceux que j'ai pris, me conduit à croire que ces variations relèvent de causes très différentes. Cependant, comme mes observations sont très peu nombreuses, je n'aborde pas ce sujet, mais j'appelle l'attention sur cette question qui demande de nouvelles recherches.

Habituellement en même temps que ces signes, on observe une augmentation de volume du foie et du pouls hépatique, qui dans le cas de Wenckebach était du type auriculaire. La rate peut aussi être très hypertrophiée, et il peut y avoir un œdème considérable.

PRONOSTIC. — Le pronostic de ces cas n'est pas favorable, quoique parfois ils présentent des phases pendant lesquelles ils évoluent vers une amélioration après avoir présenté des symptômes de haute gravité. Mais cette amélioration n'est que temporaire, et graduellement les symptômes aboutissent à une issue fatale.

TRAITEMENT. — Jusqu'ici le traitement n'a guère donné de résultats, et on ne peut que donner les indications du traitement de l'insuffisance cardiaque grave. On a essayé, suivant les conseils de Brauer, de libérer le cœur en réséquant les côtes : cette méthode a été employée dans plusieurs cas, et Wenckebach a publié un cas qui a été très amélioré à la suite de cette opération.

CHAPITRE XLIV

AFFECTIONS CONGÉNITALES DU CŒUR

Étiologie. — Symptômes. — Pronostic. — Traitement.

Étiologie. — Les affections congénitales du cœur sont dues à la persistance de certaines formes fœtales de la circulation, telles que la persistance de l'ouverture de la fosse ovale ou du conduit artériel, ou à quelque arrêt dans le développement déterminant une déformation des valvules, ou un rétrécissement ou une oblitération des gros troncs artériels. Elles peuvent aussi résulter d'une endocardite fœtale, et souvent ces états ne sont pas compatibles avec l'existence.

Ce n'est que dans de rares cas que les symptômes permettent de reconnaître la nature de la lésion cardiaque.

Symptômes. — Le symptôme le plus caractéristique est la cyanose que l'on constate chez un grand nombre de malades, et qui s'accompagne fréquemment d'une déformation en marteau de l'extrémité des doigts. Le volume du cœur est souvent très augmenté, et cela peut être dû à l'hypertrophie du ventricule gauche, lorsqu'il existe un obstacle à l'écoulement du sang à travers l'aorte, ou à une dilatation du cœur droit, lorsqu'il y a une gêne apportée à la circulation pulmonaire, ou que persiste l'ouverture de la fosse ovale. On entend généralement des souffles, presque toujours systoliques comme temps de la révolution cardiaque, mais leur origine est souvent difficile à découvrir, sauf lorsqu'il y a persistance de l'ouverture du canal. Dans ce cas, il persiste une communication entre l'aorte et l'artère pulmonaire, et comme la pression est beaucoup plus élevée dans l'aorte, un courant sanguin passe continuellement pendant toute la révolution cardiaque, de l'aorte dans l'artère pulmonaire, et comme l'a fait remarquer Gibson, cela produit un souffle qui, commençant avec un timbre très élevé au moment de la systole ventriculaire, se prolonge pendant toute la systole ventriculaire jusqu'à la diastole, pour s'éteindre vers la fin de la diastole. Ce souffle est beaucoup plus marqué au niveau des 2e et 3e espaces intercostaux, et là aussi, on peut aussi percevoir un frémissement synchrone avec ce souffle.

PRONOSTIC. — S'il n'y a pas de cyanose, si le cœur est peu ou pas augmenté de volume, si le développement de l'enfant se fait normalement, avec un bon champ de réaction cardiaque, alors le pronostic est favorable : autrement, le pronostic est sombre quand bien même l'enfant peut avoir pendant nombre d'années une existence d'infirme.

TRAITEMENT. — Si le cœur est à même de maintenir une bonne circulation, aucun traitement n'est nécessaire. Dans les cas plus graves, en dehors des soins nécessités pour le régime et le bien-être de l'enfant, il n'y a guère de traitement spécial pour le cœur, et la digitale est rarement indiquée, sauf dans les cas s'accompagnant d'œdème.

CHAPITRE XLV

PRONOSTIC

Responsabilité du public médical. — Bases du pronostic.

RESPONSABILITÉ DU PUBLIC MÉDICAL. — Une fois que l'on a reconnu la signification d'un signe anormal ou d'un symptôme, il faut en outre essayer de connaître l'influence qu'il peut avoir sur l'histoire pathologique ultérieure du malade. Pour arriver à acquérir cette connaissance, il faut voir comment les malades qui présentent cette anomalie se comportent dans les moments pénibles de l'existence. Cela a fait l'objet de mes études sur le cœur depuis plus d'un quart de siècle, et dans les remarques suivantes, je n'ai qu'à faire le choix dans mes observations personnelles, et toute conclusion que je formule est basée sur des faits que j'ai présents dans la mémoire.

Je crains que le corps médical ne se rende pas suffisamment compte de sa responsabilité, quand il y a à faire un pronostic. Lorsqu'un sujet vient demander un avis sur sa santé, il le fait avec une confiance si aveugle, que le verdict prononcé peut modifier tout son genre d'existence pour l'avenir. Il peut, par exemple, chercher à embrasser une profession, lorsqu'un examen médical préliminaire révèle ce que le médecin prend pour une anomalie. Si l'on connaît imparfaitement sa nature, et malheureusement, cela arrive souvent, on peut être conduit à la considérer comme étant le présage de graves conséquences, et le candidat est refusé. Il est ainsi privé de l'espoir de suivre la carrière qu'il a choisie, et, connaissant la raison de son refus, il

traîne une existence misérable avec le sentiment qu'il est toujours menacé de quelque catastrophe, alors que cette anomalie
supposée peut être un signe de peu ou pas d'importance.

Si nous regardons un contrat d'assurance, nous voyons toutes
les questions difficiles auxquelles doit répondre le candidat. Le
pouls est-il régulier ? Les bruits sont-ils bien frappés ? Si on répond négativement à l'une ou l'autre de ces questions, le candidat est soit refusé, soit condamné à payer, sa vie durant, une
prime plus élevée et, en outre, il a le souci constant d'être atteint
d'une infirmité.

J'insiste sur ce sujet, parce que j'ai vu dans beaucoup de cas
se commettre de graves injustices au préjudice de certains individus, non seulement au point de vue pécuniaire, mais parce
qu'on les a obligés à faire de grandes dépenses, à suivre des traitements inutiles, et on les a plongés dans l'inquiétude, parce
qu'on a fait une erreur de pronostic à l'occasion de quelque
simple souffle, ou d'une extra-systole. Je me demande quelquefois si l'emploi de l'auscultation n'a pas été un moyen qui a fait
plus de mal que de bien. Il est malheureusement trop évident
que cela n'est pas un bienfait sans mélange, car non seulement
on a tiré des conclusions tout à fait erronées sur l'influence des
souffles pour l'avenir du malade, mais on a perdu tant de temps
à rechercher les causes physiques de leur production, que
l'on a perdu de vue des points plus importants. Un souffle
se reconnaît si facilement que l'on néglige trop souvent quelques autres signes moins évidents, mais beaucoup plus signifi-
catifs.

Tout praticien a sa responsabilité sérieusement engagée,
quand il a à donner son avis sur d'autres questions : un individu doit-il abandonner ses affaires ? Voilà une question sur
laquelle on est constamment consulté, et que le sujet soit un
homme d'État ou un ouvrier, la réponse doit toujours être for-
mulée avec précaution. Une femme atteinte d'une maladie de
cœur doit-elle se marier ? ou bien si elle est enceinte, doit-on
laisser continuer la grossesse jusqu'au bout ? Voilà des pro-

blèmes que tout praticien a à résoudre un jour ou l'autre, et si pour se faire une opinion, il consulte les traités, il trouve simplement des données générales qui ne peuvent s'appliquer à chaque cas individuel. Ce fait seul doit attirer l'attention du public médical, et lui faire comprendre combien l'enseignement des maladies du cœur a été insuffisant.

Bases du pronostic. — Un pronostic rationnel doit se baser sur une compréhension nette de la manière dont se produit un symptôme donné quelconque. La connaissance de la signification exacte des symptômes des affections du cœur a dissipé, mieux que dans toutes les autres maladies, l'obscurité angoissante qui existait à leur sujet. Public et médecins sont si impressionnés par la brusquerie avec laquelle la mort peut survenir, qu'une crainte exagérée les saisit, quand le cœur présente quelque signe anormal, de peur que ce soit là la chose qui tue. C'est à cause de cela que je suis entré dans des explications si détaillées pour de si nombreux symptômes. J'avoue qu'il y en a beaucoup que je ne comprends pas, mais j'ai essayé de rechercher leur valeur en suivant de près les individus qui les présentaient, et de trouver une base qui permette d'estimer leur valeur.

Pour apprécier l'importance d'un signe anormal quelconque, ou pour déterminer l'état du cœur, le guide le plus sûr est la manière dont le cœur répond à l'effort, et encore cela ne peut être qu'une tentative pour juger de la quantité de la force de réserve. Si un sujet peut facilement faire des efforts comme ceux auxquels on peut s'attendre à son âge, l'anomalie peut être considérée avec certitude comme de peu ou pas d'importance.

S'il y a une défaillance complète de l'organisme, on ne prendra pas de décision, avant que le temps ait montré jusqu'à quel degré peut se produire l'amélioration. C'est ce degré d'amélioration qui permet de juger de l'état du muscle cardiaque, car c'est de sa possibilité de renouveler sa force de réserve dont dépend l'avenir du malade. Un axiome, applicable à beaucoup de cas, est que les malades se remettent habituellement de leur premier accès d'insuffisance cardiaque, quelque grave qu'il ait pu être. La raison en est que pendant longtemps le malade a fait travailler un cœur infirme bien plus qu'il ne le pouvait, de sorte qu'une période de repos est suffisante pour rendre au muscle épuisé la force dont il a besoin.

Même des cas qui ne présentent pas une amélioration aussi marquée, et dans lesquels des attaques d'insuffisance cardiaque sont fréquentes, peuvent continuer à vivre et à mener parfois des existences très utiles, quoique, avec le temps, les lésions vont en s'accentuant tellement, ou bien le muscle est si épuisé, qu'on ne peut plus songer à la possibilité d'une amélioration même passagère.

Chez les sujets qui présentent une limitation très nette du champ de la réaction cardiaque, il faut en rechercher minutieusement la cause. Il faut se rappeler que si le cœur ne fait pas son travail régulier, son champ de réaction se raccourcit de plus en plus. Ainsi un sujet qui pendant longtemps mène une vie sédentaire est souvent étonné du fait qu'il est facilement oppressé s'il essaye de faire un effort qu'il était habitué à faire sans malaise quelques années auparavant, mais par un entraînement méthodique, il recupérera bientôt une quantité suffisante de force de réserve pour être à même de faire cet effort sans éprouver de malaise. Donc dans tous les cas, même lorsqu'il y a un symptôme anormal, comme un souffle ou une irrégularité, il ne faut pas oublier cette question de la nature de l'épuisement. Il faut aussi se rappeler que cette anomalie supposée peut n'avoir rien à faire avec les symptômes d'épuisement. C'est là particulièrement le cas chez les sujets jeunes, qui présentent souvent des attaques syncopales. J'ai maintes fois vu des parents très alarmés, parce qu'un jeune garçon ou une jeune fille avait eu une syncope avec un pouls irrégulier alors qu'ils étaient au lit. Cette irrégularité a été du type de la jeunesse, et si elle a eu quelque rapport avec les attaques syncopales, c'était simplement par hasard, et cela n'ajoutait aucune gravité à cette affection insignifiante.

S'il est facile de reconnaître les grandes lignes qui servent à baser un pronostic pour les affections ordinaires du cœur, on rencontre parfois des malades présentant des symptômes dont la nature est trop obscure pour qu'on puisse les identifier. Souvent dans ces cas, on demande un pronostic qu'il est difficile de formuler. J'ai pris pour habitude d'exclure la possibilité d'une dégénérescence musculaire en analysant l'état du muscle cardiaque, et particulièrement sa capacité fonctionnelle, comme elle a été étudiée dans le chapitre v. Il faut aussi toujours envisager jusqu'à quel point les malaises peuvent être d'origine nerveuse : quand j'ai eu la satisfaction de constater que le muscle est sain, je donne un pronostic favorable, tout en indiquant que le cas est obscur : si je fais ainsi, c'est que l'expérience m'a appris que ces cas exceptionnels, surtout chez les jeunes gens, ont toujours une tendance à s'améliorer plus ou moins. Cette méthode n'est malheureusement pas adoptée généralement, car trop souvent on considère quelques signes comme d'autant plus graves qu'ils sont plus obscurs. Dans beaucoup de cas, le médecin doit se préparer à défendre son opinion tout en prenant une grande responsabilité. Par exemple j'ai vu maintes fois des malades confinés au lit et soumis aux traitements les plus compliqués à la suite d'une affection telle que l'influenza. Les malades s'étaient plaints de quelques symptômes peu nets qui les avaient alarmés, et on constatait quelques anomalies, comme de la fréquence du pouls ou des extra-systoles. Après avoir reconnu à ma grande satisfaction qu'il n'existait pas de trouble grave, je n'hésitais pas à faire lever les malades et à leur faire reprendre leur vie ordinaire, même lorsque le médecin ordinaire dégageait toute sa responsabilité. Je n'ai jamais eu à regretter d'avoir agi ainsi, et il vaut mieux courir un petit risque dans un cas rare, que de laisser un malade devenir un invalide à cause de notre ignorance et de la crainte d'une responsabilité.

CHAPITRE XLVI

TRAITEMENT

Que doit-on traiter — Difficulté d'appréciation des effets des médicaments. Principes de traitement. — Médication — Repos. — Régime.]— Exercices. — Massage. — Saignée. — Bains. — Eaux minérales. — Traitement de Nauheim. — Cause de l'efficácité du traitement par les eaux minérales.

Que doit-on traiter ? — Avant d'aborder l'étude du traitement des maladies du cœur, il est nécessaire d'avoir une idée nette du but que l'on poursuit pour le traitement d'un cas particulier. Cela est surtout nécessaire, si l'on désire traiter le malade suivant une manière rationnelle : car on verra que l'analyse soigneuse des symptômes dans chaque cas, et des circonstances qui ont amené l'insuffisance cardiaque sont tellement variables que jamais deux malades ne présentent les mêmes conditions, chaque malade devant être traité suivant son cas particulier. De plus, il y a beaucoup de phénomènes dont la nature est obscure et qui, néanmoins, sont l'objet du traitement, quand bien même par eux-mêmes ces phénomènes ne sont pas des signes de maladie et ne présentent pas d'indications pour le traitement. Nous devons donc poser des principes généraux qui nous serviront de guide pour apprécier les particularités de chaque cas individuel, et rechercher ce qu'il y a à faire pour tout symptôme donné dont nous ne pouvons pas comprendre la nature.

Avant d'exposer les indications pour reconnaître les significations des symptômes et leur rapport avec l'insuffisance car-

diaque et le traitement, il est nécessaire de faire remarquer
comment se sont modifiées beaucoup d'idées qui prévalaient
sur la nécessité du traitement. Jusqu'à ces dernières années,
on connaissait si peu le mécanisme par lequel se produisaient
beaucoup de phénomènes cardiaques, et leur influence sur le
fonctionnement du cœur, qu'on ne comprenait pas bien l'insuffisance cardiaque et la manière dont elle se produit. Comme
praticiens, on voit beaucoup de malades soumis à un vigoureux
et fastidieux traitement à cause de la présence de quelque symptôme qui, considéré comme anormal, devient par suite une indication appropriée contre laquelle est dirigé un traitement, mais
qui, en réalité, peut n'avoir aucun inconvénient pour le présent,
ni faire présager quelque danger pour l'avenir : tandis que, dans
quelques cas, les phénomènes anormaux supposés peuvent avoir
présenté à ce moment tous les indices d'un cœur normal et sain.

En raison de pareilles considérations, il a été nécessaire de
suivre pendant des années des sujets pour déterminer la signification de beaucoup de symptômes cardiaques et pour reconnaître l'importance des symptômes anormaux (que leur mécanisme soit expliqué ou non) pour l'avenir du malade, et quelles
indications ils peuvent donner pour le traitement. Aussi la
détermination de la valeur des symptômes joue un rôle important pour rechercher quelque principe défini sur lequel doit être
basé le traitement. Afin de donner une idée nette de ce que
peut être ce principe, il est nécessaire de comprendre ce qu'est
l'insuffisance cardiaque, en admettant que dans beaucoup de
cas la nécessité du traitement est due au fait que le cœur ne
peut pas maintenir une circulation efficace. Je renvoie à ce que
j'ai dit de l'insuffisance cardiaque dans le chapitre ii, car ce
n'est qu'en comprenant bien ce qu'est l'insuffisance cardiaque
qu'on peut instituer une thérapeutique rationnelle.

DIFFICULTÉ D'APPRÉCIATION DES EFFETS DES REMÈDES. — Comme
le chapitre ii est consacré à la description de la défaillance
réelle du cœur, il est nécessaire de reconnaître le fait que la

majorité des « cardiaques » que le médecin a à traiter ressentent peu et même pas du tout l'insuffisance du cœur. Il peut se produire des sensations désagréables dues ou associées à quelque trouble circulatoire, tel que palpitations, battements irréguliers, sensation de faiblesse et évanouissement, ou sensations nerveuses de toute sorte. On peut constater une certaine limitation du champ de la réponse cardiaque avec quelque trouble cardiaque anormal plus ou moins net, comme un souffle, des battements irréguliers ou un accroissement de volume, et par suite, le cœur est considéré comme l'organe fautif, et on prend des mesures énergiques pour y remédier. Les moyens médicamenteux peuvent aboutir à rétablir un meilleur état du malade avec la disparition des sensations désagréables. Si on n'a pas soin de reconnaître la nature du malaise et le rôle joué par les divers moyens mis en œuvre, il peut se faire qu'on attribue à quelque agent une valeur dans le traitement de toute sorte d'affections du cœur. Il est donc nécessaire, avant d'étudier en détail les agents employés dans le traitement des états cardiaques, de jeter un rapide coup d'œil sur certains facteurs qui peuvent avoir une influence sur les médecins et les malades dans le choix des remèdes cardiaques.

Le plus puissant de ces facteurs est la suggestion, qui a une action si subtile que ni le médecin ni le malade ne peuvent comprendre son mode d'action. J'ai précisément fait allusion au fait que, dans beaucoup de cas, les symptômes de l'affection cardiaque supposée dépendent de l'état du système nerveux du malade, et le traitement, en améliorant la santé du malade, fait disparaître ces symptômes. Au cours du traitement, la façon de vivre du malade peut être modifiée d'une façon matérielle, en lui restreignant son régime et ses habitudes de vivre, ou en modérant la somme d'effort, ou en cherchant à le faire changer de milieu, etc. A ces modifications, on peut ajouter quelque médicament, de l'exercice, des bains, et l'amélioration qui en résulte est attribuée à ces moyens. C'est de cette façon que de nombreux agents spéciaux ont gagné la réputation d'être effi-

caces pour le traitement. Mais, en addition à cette source douteuse pour obtenir des moyens qui servent de remède, il s'en
produit une autre, due à l'état nerveux du malade. Il y a beaucoup de gens qui s'imaginent qu'ils sont atteints d'une affection cardiaque, et ont une appréhension particulière, et tout ce
qui contribue à faire disparaître cette appréhension procurera
un soulagement immédiat au malade ; mais si en même temps,
on administre quelque médicament, le malade se figure que
l'amélioration a été obtenue par l'action spécifique de l'agent
sur ce trouble. Il est extrêmement difficile de distinguer la réalité de l'apparence, surtout lorsqu'il y a un certain degré d'insuffisance cardiaque due à quelque lésion organique du cœur.
On a dit, avec beaucoup de véracité, que le cardiopathe a une
tendance à devenir un névropathe. Et c'est ce fait qui, étant
actuellement admis, fait que les membres de la profession se
méprennent sur la valeur des remèdes.

Comme exemple je puis citer le cas suivant : J'ai vu, de
temps en temps, un malade intelligent atteint de cardio-sclérose avancée et qui avait de fréquents accès d'angine de poitrine. Ces accès étaient toujours soulagés avec une faible dose
de nitro-glycérine. Il avait aussi parfois des accès de dyspnée
qui étaient plutôt pénibles. Il me disait que la nitro-glycérine
lui soulageait aussi ses accès de dyspnée, bien que ce médicament mît une demi-heure pour agir. J'avais remarqué que ces
accès de dyspnée pouvaient s'arrêter quelquefois, s'il était
vivement intéressé par quelque sujet ou s'il causait. Je fis
part à ce malade que je doutais que la nitro-glycérine lui pro-
curât du soulagement; car si ce médicament devait le soulager rapidement, on aurait observé ce soulagement quelques minutes après son ingestion. Néanmoins, il était si
sûr de son bon effet qu'il me promit de me faire un journal
de ses accès de dyspnée. J'ai devant moi ce journal, et il
n'a pas manqué de noter la production de deux accès, qui
furent parfaitement soulagés une demi-heure après avoir pris
la nitro-glycérine. Ensuite il mentionnait un troisième accès

pour lequel il lui suffit de prendre un comprimé de menthe pour qu'en un quart d'heure il obtienne du soulagement. Lorsque je vis ensuite le malade et qu'il me raconta son observation, il me fit remarquer qu'i avait une grande confiance dans l'efficacité de la menthe. Il me paraît inutile de faire remarquer que cette quantité infinitésimale de menthe ne pouvait avoir eu d'action que par la confiance qu'il avait eue dans son efficacité.

On admet bien cet effet sur le malade des moyens combinés à la confiance, mais on n'en tient pas suffisamment compte, et même, on peut affirmer que les médecins partagent trop souvent le même scepticisme inconscient. J'ai été étonné que des gens, adonnés à l'étude des sciences exactes et qui ont un raisonnement logique, semblent perdre tout bon sens quand ils s'occupent de remèdes qui sont supposés agir sur l'organisme. La facilité avec laquelle on a accepté ces données, et l'absence complète de sens critique ont laissé s'introduire tant de remèdes dits cardiaques, qu'un individu ne peut déterminer l'efficacité que d'un petit nombre. Lorsqu'on considère les signes sur lesquels se base la réputation d'un remède, on constate qu'il est impossible de les soumettre à une expérience. Si l'on recherche une preuve, on constate que celle-ci dépend des conclusions basées sur l'amélioration de certains malades, lorsqu'on a employé le remède. Le lecteur attentif peut rarement dire la nature exacte des plaintes faites par le malade, et souvent, on constatera qu'en même temps on a employé d'autres moyens ou que le sujet était susceptible d'être suggestionné. Si, par exemple, nous considérons l'administration d'un médicament tel que la digitale, dont l'efficacité ne peut être niée, et dont on peut mesurer soigneusement l'action sur le cœur et les vaisseaux sanguins par divers moyens mécaniques, nous constatons que ce médicament est donné à de si faibles doses qu'on ne peut observer aucune preuve de son action. On administre la digitale sous la forme de teinture à la dose de 2 à 5 gouttes, et on dit que le résultat de son action est constaté par quelques personnes au bout de quelques minutes et par d'autres après plusieurs heures. Si l'on fait remarquer que de pareilles doses n'ont aucune action ni sur l'allure ni sur le rhythme, ni sur le volume du cœur, ni sur la pression sanguine, on dira que le doigt peut constater une modification dans le caractère du pouls ou de l'état de l'artère. On ne peut pas constater ce signe qui est purement personnel, car l'observateur se targue d'avoir une délicatesse de perception qui n'est pas donnée à tout le monde. De même, la strychnine, le camphre, la caféine ont été tellement recommandés dans ces dernières années, que la croyance dans leur efficacité en arrive à la superstition. Cependant, donnés à doses médicinales, ces médicaments sont sans effet notable sur le cœur ou les vaisseaux sanguins, soit expérimentalement, soit sur le cœur humain. Ces croyances n'auraient pas causé grand mal, si elles n'avaient pas abouti à perpétuer des méthodes de traitement qui sont variées et sans valeur. Il peut positivement se produire une aggravation, car, dans les cas d'insuffisance cardiaque grave, la croyance dans ces remèdes inefficaces conduit à les employer et à négliger des moyens plus sûrs, de sorte que l'existence du malade peut être mise en danger, et parfois même sacrifiée. J'ai souvent été appelé à voir des malades *in extremis* par insuffisance cardiaque, consécutive à de la fibrillation auriculaire, à qui on avait donné pendant longtemps de petites doses de digitale sans effet ou des injections répétées de strychnine. En administrant immédiatement des doses efficaces de digitale, dans beaucoup de cas, il s'est produit une amélioration de l'état du malade, au point qu'en quelques jours, il n'était plus en danger. Je reviendrai sur ce sujet en parlant de la valeur des médicaments.

Cette question présente une grande importance en ce qu'elle concerne les progrès à faire dans le traitement des maladies du cœur. Il y a beaucoup de formes de maladie du cœur pour lesquelles nos méthodes actuelles n'ont aucune valeur, mais, jusqu'à un certain point, les membres de notre profession ne se rendent pas compte de cette lacune, parce qu'ils ont confiance dans des procédés inefficaces, de sorte que, au lieu d'admettre que nos connaissances sont limitées et de tâcher de perfectionner nos méthodes, les auteurs se contentent trop souvent de récapituler une série de méthodes et de remèdes que le praticien, dans l'essai qu'il fait pour les employer, trouve absolument inutiles. Si les membres de notre profession se rendaient mieux compte de leur inefficacité, on pourrait espérer plus de progrès dans le traitement.

PRINCIPES DE TRAITEMENT. — Si l'on se rappelle ce fait que l'insuffisance cardiaque débute par un épuisement de la force de réserve, et qu'on ne la constate que quand on fait un effort qui dépasse celui que peut faire le cœur, la première indication du traitement est de rechercher quelles ont été les causes de l'insuffisance cardiaque. Pour cela, il faut faire une enquête sur l'état du malade pour trouver quand il a eu pour la première fois conscience de la limitation du champ de la réponse cardiaque, puis rechercher les circonstances qui ont précédé cette période, s'enquérir du surmenage, du chagrin, de l'insomnie, d'une possibilité d'une infection. Il faut ensuite procéder à l'examen du système circulatoire, et rechercher tous les troubles qui peuvent être la cause de la gêne du cœur dans son travail, et voir si la défaillance cardiaque a été due à un affaiblissement graduel du cœur par cette cause. Si le médecin est assez avisé pour se rappeler qu'un signe normal n'est pas nécessairement un symptôme de la maladie et que ce n'est pas ce signe que l'on doit traiter, mais que le but essentiel du traitement de l'insuffisance cardiaque est la restauration de la force de réserve du muscle cardiaque, alors on aura un guide sûr pour appliquer le traitement à ces divers états, même si on ne s'explique pas complètement tous les symptômes. Avant de procéder au traitement du malade, il faut essayer d'apprécier la valeur de ses symptômes subjectifs et objectifs. Lorsque l'on constate quelque phénomène anormal, par l'examen physique, il faut envisager son influence sur les sensations subjectives suivant les principes déjà établis, et il faut prendre en considération toutes les circonstances concomitantes qui ont pu contribuer à l'insuffisance cardiaque. Si l'on constate quelque trouble cardiaque très net, et si l'on reconnaît que c'est à lui qu'est due certainement l'insuffisance cardiaque, alors, s'il n'est pas possible de faire disparaître cette lésion, le traitement doit avoir pour objet de restaurer le muscle épuisé et de mettre le malade en état de mener une existence utile et sans trop de malaise, quoiqu'elle puisse être gênée par l'obstacle qui s'oppose au fonctionnement parfait du cœur. Il ne faut jamais perdre de vue que le cœur est gêné et que c'est en vain que l'on essayera de remédier à ce qui est irrémédiable. Cette opinion est si évidente par elle-même qu'il paraît inutile de la faire remarquer, et encore moins d'insister ; mais au point de vue pratique, il me paraît nécessaire d'y revenir, car des malades atteints d'une affection cardiaque incurable sont constamment soumis à un traitement, toutes les fois qu'ils consultent un médecin, et tous les ans, on les voit aller dans les lieux de cure, avec cette impression que d'une façon, ou d'une autre leur lésion a besoin d'être traitée. Si le malade avait une jointure ankylosée ou une jambe de bois, on reconnaîtrait que des bains ou des remèdes ne peuvent pas grand'chose pour lui, mais des bords épaissis d'une valvule mitrale semblent avoir besoin d'un traitement constant. L'objet du traitement ne serait pas d'essayer de faire disparaître ce qui ne peut être guéri, mais de tâcher de tirer le meilleur partie du reste d'énergie que possède le cœur. La nature des choses fait qu'on ne peut espérer qu'une restauration partielle du cœur, et si l'on reconnaît que l'on a gagné tout ce qui était possible, il est judicieux de donner au malade des conseils pour qu'à l'avenir il mène une vie moins active, il est vrai, mais encore utile et intéressante, et son existence sera prolongée jusqu'à la limite qui lui a été assignée. Beaucoup de sujets n'ayant qu'une force de réserve limitée en raison de lésions existant dans leurs cœurs, peuvent ne jamais présenter d'insuffisance cardiaque de gravité quelconque, et si la lésion n'est pas progressive, ils n'éprouveront jamais grand malaise, pourvu que eux-mêmes et leurs conseillers médicaux connaissent bien quelle est la limite de leurs efforts. C'est dans ces cas que le conseil d'un médecin avisé peut rendre grand service. Pour reconnaître ce dont est capable un individu et pour lui permettre de faire ce que comporte sa force de réserve sans amener d'épuisement, on ne peut le savoir qu'en pesant soigneusement tous les symptômes individuels. On peut causer beaucoup de tort à un malade en prenant trop au sérieux sa lésion cardiaque, en réglementant trop son existence, en l'empêchant de travailler et en le déprimant avec l'idée que son état est grave. D'un autre côté si chez un sujet dont le cœur est malade, par une lésion grave, on fait trop souvent appel même d'une manière perceptible, à la force de réserve, et que la période de repos soit insuffisante, il se fait peu à peu un épuisement de la force de réserve qui aboutit à une insuffisance cardiaque plus ou moins grave. Dans la plupart des professions, l'homme exécute une certaine somme de travail, pour laquelle l'effort dépensé est proportionnel à la force moyenne d'un homme sain. L'homme qui a une lésion cardiaque est handicapé dans sa course, et si l'effort à faire est trop considérable, tout essai qu'il fait pour se maintenir à sa place est fait aux dépens de la force de son cœur. Le résultat inévitable est un épuisement de la force de réserve, qui se fait lentement mais sûrement.

Si je donne ces détails et si j'y mets quelque insistance, c'est que, si le médecin guide le malade dans son travail, il peut assurer son existence et donner de l'espoir à ceux qui sont frappés. Ainsi, dans le jeune âge, en cas de lésion cardiaque, à la suite de rhumatisme articulaire aigu ou d'autre maladie infectieuse, le choix d'une profession dans laquelle il n'y aurait jamais d'effet corporel considérable à faire, peut permettre à un sujet ainsi taré de mener une existence utile et satisfaisante.

A une époque plus avancée de la vie, s'il reconnaît ce début de quelque lésion progressive, comme la cardio-sclérose, le médecin peut conseiller au malade d'éviter certaines influences nocives dans son travail ou dans sa manière de vivre, et ces moyens peuvent diminuer l'épuisement progressif de sa force de réserve et le mettre en état de mener une existence utile et confortable pendant un nombre indéfini d'années. Il en est de même dans beaucoup de circonstances, dans lesquelle un trouble cardiaque peut gâter la vie d'un malade, comme par exemple, la question de la grossesse et de ses rapports avec un trouble cardiaque, sujet, à vrai dire, de première importance, et malheureusement trop peu étudié.

On pourrait demander avec raison : sur quelles indications le médecin doit-il se baser pour conseiller de mener une vie moins active ? Il n'est pas possible pour chaque cas de donner une réponse bien définie. C'est en cela qu'il est nécessaire d'avoir beaucoup de jugement. Beaucoup de symptômes ont une origine si obscure, et il y a dans l'esprit humain une tendance si accusée à voir de la malignité dans tout ce que l'on ne comprend pas, qu'il est indispensable d'avoir soin de ne pas attacher une signification trop grave à un signe ou symptôme quelconque. Dans les divers chapitres appropriés, on s'est occupé des formes les plus communes de ces signes du symptôme : ici je veux seulement poser cette proposition générale de ne pas prendre un signe anormal en lui-même comme une raison pour formuler un pronostic ou soumettre un malade à un traitement. Il faut rechercher soigneusement les symptômes concomitants, faire une enquête approfondie sur l'état de la force de réserve, et les raisons pour un épuisement quelconque, et ne prendre une décision définitive que si elle est basée sur le résultat de cet examen.

Lorsque la lésion cardiaque n'est pas progressive, le meilleur conseil à donner est que le malade doit continuer à exercer sa profession, aussi longtemps qu'elle n'exige pas un épuisement de la force de réserve, et de faire tout l'exercice qu'il est capable de faire facilement, en évitant tout effort qui amène du

malaise. S'il doit absolument faire un effort démesuré, il doit
être suivi d'une période de repos suffisante pour permettre la
récupération complète. En suivant cette ligne de conduite, le
cœur bénéficiera lui-même par un exercice judicieux de ses fonctions, et le malade n'aura pas à mener une existence d'invalide.

MÉDICATIONS. — Lorsque l'insuffisance cardiaque persiste
en dépit de la restriction de l'effort et de la suppression des
influences nocives, il faut employer d'autres moyens, augmenter la durée du repos et administrer des remèdes qui puissent fortifier le cœur : il faut s'adresser aux médicaments
du groupe de la digitale. Dans les cas aigus avec fièvre, la
digitale ne donne aucun résultat : le traitement doit s'adresser
à la cause de la fièvre, en donnant au cœur le moins possible à
faire. De même, lorsqu'il y a un signe de lésion progressive du
cœur, la somme d'effort doit être réduite à son minimum possible. Lorsque l'insuffisance cardiaque est très prononcée, que
la force de réserve est épuisée, comme le démontre la persistance des symptômes objectifs de l'insuffisance cardiaque, tels
que œdème, dyspnée, etc., alors le repos absolu est indiqué ; il
faut donner la digitale à des doses assez élevées pour que l'effet
physiologique soit produit, et il faut traiter les symptômes spéciaux par des remèdes appropriés. L'insomnie doit être com-
battue par l'opium ou le choral, si cela est nécessaire, et si les
hypnotiques moins actifs échouent. Il faut soigneusement régle-
menter l'alimentation, surveiller le fonctionnement des intestins en donnant des purgatifs ou des lavements, quand cela
sera nécessaire. Lorsque le foie est congestionné et qu'il y a de
l'œdème, il est indiqué de donner un purgatif mercuriel. Si
cependant le fonctionnement trop marqué de l'intestin amène
de l'épuisement, il vaut mieux laisser les choses en l'état, pour
le moment tout au moins.

REPOS. — Il pourrait paraître inutile d'insister sur un moyen aussi efficace que le repos dans le traitement des affections cardiaques, si ce n'était que ses effets sont souvent bien méconnus. Dans un grand nombre de systèmes de traitement, le repos est le seul des facteurs employés : le bénéfice qui en résulte est rarement attribué au repos, mais à quelque autre moyen employé en même temps tel que bains, massage, médicaments, mouvements, changement de résidence. Toutes les fois que l'on reconnaît la valeur du repos corporel et moral, on a des chances de moins entendre vanter des guérisons par des méthodes spéciales.

Si l'on étudie très attentivement le cœur, comme avec les tracés graphiques, on ne peut pas s'empêcher d'être frappé de la grande différence de vigueur avec laquelle fonctionne le cœur suivant la somme de repos qui a précédé son fonctionnement. On a déjà insisté sur ce qu'après une contraction du cœur, la facilite de se contracter est abolie pour le cœur. Lorsque cette faculté se rétablit, la contraction qui en résulte est au début extrêmement faible, mais à mesure que le retard s'accroît, il y a une augmentation de la force de la contraction. Comme cela est vrai pour les cœurs sains comme pour les cœurs malades, on peut le démontrer beaucoup plus facilement dans le cœur humain, quand il y a un certain degré d'épuisement.

Dans beaucoup de cas, lorsque le cœur a des irrégularités continuelles, on constate que la force des battements a un rapport défini avec la pause qui précède. Les qualités restauratrices du repos peuvent aussi être démontrées dans le cas de l'allure du passage de l'excitation de l'oreillette au ventricule. Dans beaucoup de cas alors que la fonction de conductivité est affaiblie, le moindre ralentissement de l'allure du cœur raccourcit l'intervalle entre les systoles auriculaires et ventriculaire. Il est probable que la merveilleuse action due aux médicaments du groupe de la digitale est, en quelque sorte, due au fait qu'elles produisent un ralentissement marqué de l'action du cœur, de sorte qu'on gagne ainsi un repos plus long pour le muscle épuisé.

Lorsqu'un cœur fonctionne jusqu'à épuisement de sa force
de réserve, il est indispensable qu'une période de repos suive,
période assez longue pour permettre la restauration de cette
force de réserve. Si le repos est insuffisant, l'épuisement va en
augmentant, et les signes d'insuffisance cardiaque deviennent
de plus en plus évidents. Si l'on admet l'importance du repos
pour maintenir la faculté de travail du cœur, on comprendra
acilement son influence heureuse dans le traitement de l'épuisement. Il faut donc rechercher quelle est la meilleure façon
d'obtenir ce repos. Dans beaucoup de cas, la diminution de la
somme du travail quotidien permet d'obtenir une plus longue
période de repos qui suffit à la restauration du cœur épuisé. On
peut encore obtenir du repos pour le cœur en le soustrayant à
toute cause de forte excitation. Un effort corporel n'est pas la
seule cause qui amène l'épuisement, chez beaucoup de sujets une
cause d'irritation mécanique agissant sur le cœur détermine une
réaction qui est particulièrement épuisante. Chez beaucoup de
gens très nerveux, la rapidité avec laquelle le cœur répond à
l'excitation constitue la vraie source du trouble, et avec le temps
aboutit à l'épuisement très marqué, surtout si le cœur est atteint
de quelque lésion organique. Dans quelques cas, on peut rendre
plus de services en traitant l'élément nerveux d'un cas, en dé-
couvrant et en éloignant la cause de l'excitabilité, ou en plaçant
le malade dans un milieu qui lui est plus sympathique, comme
un séjour où il sera intéressé sans être excité, ou en calmant
le système nerveux avec des médicaments tels que les bromures.

Le chagrin, les soucis d'affaires ou domestiques jouent un rôle
important pour déprimer le fonctionnement du cœur, et lorsqu'il
n'est pas possible de les faire disparaître, il faut prendre des mesures pour les atténuer autant que possible. Il faut aussi rechercher les autres formes d'excitation mentale et les traiter. L'insomnie, un mauvais sommeil, des rêves désagréables ont une
grande influence pour retarder la guérison d'un malade et
aggraver l'insuffisance cardiaque. On peut dire avec certitude
qu'aucun cœur ne peut récupérer sa force complète, si on n'ob-

tient pas un sommeil suffisant. Nous étudierons plus loin les divers remèdes à employer pour obtenir le sommeil.

Toutes ces considérations ont trait au repos, tel qu'il doit être appliqué aux formes bénignes d'insuffisance cardiaque. Le repos a encore beaucoup plus de valeur dans les cas d'insuffisance cardiaque grave, alors que la force de réserve est pratiquement épuisée et que l'action du repos n'est plus aussi complète, c'est-à-dire que l'épuisement est tellement prononcé que les symptômes ne cèdent pas lorsque le malade est mis au lit. Alors que cet état exige l'emploi de remèdes autres que le repos, celui-ci est néanmoins encore très nécessaire. Dans ces cas graves, il n'est pas toujours facile de trouver la position la plus confortable à donner au corps. En général, les sensations des malades sont le meilleur guide. Il est possible qu'en restant étendu dans son lit, cette position produise un malaise tel que le malade n'est pas à son aise, à moins qu'il ne trouve quelque position qui fait disparaître le malaise, comme d'être assis sur une chaise, ou d'être penché en avant sur un appui. De pareils malades doivent être autorisés à prendre la position dans laquelle ils se trouvent le mieux, ou tout au moins, dans laquelle ils ont le moins de malaise, pour qu'elle favorise la circulation dans des régions qui causent ce malaise comme dans le cerveau ou les poumons, bien que cette position soit souvent désavantageuse pour la circulation dans les autres régions comme les jambes. Lorsque dans des cas pareils l'œdème tend à augmenter, il faut changer la position, élever les jambes aussi haut que possible, les entourer d'un bandage bien fait, les masser, tous moyens qui diminuent le gonflement, en même temps qu'un autre traitement s'adresse directement à l'œdème et à l'état du cœur. Lorsque l'insuffisance cardiaque n'est pas aussi grave, et en particulier quand il y a de l'œdème, le repos complet au lit rend très grand service, et beaucoup de cas guérissent sans avoir recours à d'autres moyens. S'il est nécessaire, les épaules peuvent être relevées par des oreillers ou un coussin à une hauteur telle qu'elle empêche les accès de dyspnée de se

produire pendant le sommeil. Dans tous les cas, graves ou légers, il faut veiller à éviter toute cause de malaise provenant
d'une autre région, tel que affection irritante de la peau, hémorroïdes et pollakiurie.

Régime. — Dans tous les cas graves d'insuffisance cardiaque,
la question du régime se pose plus particulièrement. C'est un
sujet que chaque médecin doit envisager scrupuleusement, et
nombre d'entre eux ont imaginé des systèmes spéciaux. Beaucoup de régimes sont basés sur des considérations théoriques,
ou sur l'expérience personnelle de chaque médecin. Si l'on se
rappelle notre ignorance sur les facteurs du métabolisme et que,
malgré des assertions dogmatiques, tout régime diététique doit
être basé sur une connaissance imparfaite des processus digestifs complexes, il serait imprudent de baser notre pratique sur
quelque diététique spéciale. De plus il faut être encore plus
circonspect pour tirer des conclusions de notre expérience personnelle. Constamment on dit au malade d'éviter tel ou tel
article du régime en se basant seulement sur ce fait qu'il n'est
pas goûté du médecin. Il est curieux de voir comme beaucoup
de gens s'imaginent que leurs organes digestifs sont un type
de perfection.

En prescrivant un régime, on doit être guidé par le bon sens
et la conscience que l'on a de ses limitations. En défendant certains mets, on peut produire des effets autres que ceux que l'on
imagine. Ainsi, quand des médecins croient s'opposer aux
lésions séniles en éliminant les substances calcaires ou le sel
ordinaire de l'alimentation du malade, ils doivent songer non
seulement au résultat douteux de cette prescription, mais aussi
à l'effet que cela peut avoir sur l'esprit du malade. Ainsi, pour
remplir les instructions pour avoir un régime déchloruré, l'alimentation de toute la famille doit être rendue fade, car beaucoup
de mets cuits sans sel perdent leur saveur. De plus, à chaque
repas, le malade songe à son trouble cardiaque, et, s'il voyage,
il peut être obligé de prendre des mets dans lesquels le sel

entre comme ingrédient, et il a alors une véritable anxiété morbide sur ce qui peut en résulter. Évidemment, il est absurde pour le malade d'avoir pris ces instructions à la lettre, mais le médecin ne se rend que rarement compte de l'effet de ses remarques sur l'esprit d'un malade que son trouble cardiaque a rendu très nerveux. Si je fais ces remarques, c'est parce que j'ai constamment vu des malades et leurs amis désespérés à cause de la non-observation de ces restrictions.

Dans les cas d'insuffisance cardiaque, des erreurs d'alimentation peuvent faire le plus grand mal. Il faut se rappeler que dans les cas d'insuffisance cardiaque grave et dans les cas fébriles, les fonctions digestives sont aussi très affaiblies, et que mettre de la nourriture dans un estomac affaibli n'est pas seulement ajouter au malaise du malade, mais peut produire une distension gazeuse de l'estomac et des intestins, qui, pressant sur le diaphragme, gêne le cœur et la respiration. La faiblesse manifeste du malade est souvent prise comme une indication d'augmenter l'alimentation pour restaurer la force, et on éprouve une grande satisfaction pendant tout le temps qu'on voit le liquide disparaître dans l'intérieur du malade. C'est curieux de voir comme prévaut cette coutume de donner plus de travail à l'estomac alors qu'il est affaibli. L'alimentation est préparée de cette façon que l'on se passe de l'assistance de la bouche, et qu'on donne plus de travail à l'estomac. Le pain avec du lait, qui est une alimentation très en vogue, est préparé de telle façon que la mastication n'est pas nécessaire, et l'estomac a toute la charge du travail à faire pour se débarrasser de ce poids. On ne tient pas assez compte de l'importance de la digestion buccale. Non seulement le processus de mastication excite par de nombreuses voies les glandes digestives des autres organes, mais les sucs provenant de la cavité buccale se mélangent si bien avec les aliments que non seulement ils aident la digestion, mais empêchent la flatulence, qui est si fréquemment une cause de troubles dans la digestion affaiblie qui accompagne l'insuffisance cardiaque.

Dans les cas graves d'insuffisance cardiaque, avec œdème, il ne faut donner qu'une alimentation très restreinte ; en général, de petites quantités de lait, données à fréquents intervalles, et dans les cas graves, ne pas dépasser un demi-litre par jour. Il faut encourager le malade à prendre un peu de biscuit, ou un léger sandwich avec de la conserve de viande fraîche, qu'il mâchera très soigneusement surtout s'il a de la dyspnée. Dans les cas fébriles, ou lorsque la langue a une tendance à être très chargée, il faut faire des lavages très soigneux et donner immédiatement après un peu de nourriture solide qu'on mastiquera avec soin.

Dans les cas moins graves, l'alimentation doit être plus variée, mais on ne doit jamais insister pour faire manger le malade. La quantité qu'il peut mastiquer est souvent un très bon guide, parce que s'il n'est pas tenté de mastiquer une grande quantité, il est évident que ses fonctions digestives sont défectueuses, et c'est une très mauvaise pratique, dans ces cas, de faire avaler du bouillon de bœuf et d'autres liquides qui s'éliminent facilement. On doit se guider sur ces principes qu'il faut une nourriture qui plaît, qui doit être très mastiquée, prendre peu de liquide et qu'il faut donner surtout du lait, par petites quantités et à de fréquents intervalles, ceux-ci variant suivant la quantité qu'il est capable de prendre. Quant à l'espèce de nourriture, ce doit être celle qu'il préfère, à condition qu'il la supporte bien. Il ne faut jamais insister pour une alimentation qui cause des malaises ou du dégoût au malade. Le médecin doit faire attention de ne pas prescrire un régime que lui-même préfère, mais il ne doit pas oublier que ce qui ne plaît pas à lui-même peut convenir au malade. Une intelligente maîtresse de maison peut donner d'excellents conseils, quand il s'agit de formuler un régime.

Les sujets atteints de troubles cardiaques, mais qui peuvent aller et venir, doivent éviter tout excès et être très sobres. Les repas doivent être très peu copieux et fréquemment répétés pour éviter toute défaillance. Il arrive souvent qu'ils ont des défaillances pendant la nuit, ou le matin de bonne heure, puisqu'ils sont à jeun depuis le repas du soir. Un biscuit sec ou une petite tasse de lait au moment de se mettre au lit, ou le matin de bonne heure, empêcheront que se produisent ces sensations désagréables.

Une classe de gens pour qui on a proposé beaucoup de régimes sont ceux qui avec l'âge présentent des symptômes de décrépitude. Il se peut que, pendant la période de leur vigoureux âge viril, ils aient été doués d'un excellent appétit et aient apprécié la bonne nourriture, mais avec les progrès de l'âge, les plaisirs de la table ne les tentent plus. Ils peuvent présenter des signes d'insuffisance cardiaque, ce qui les fait réfléchir et les engage à demander conseil. De tels malades deviennent facilement victimes d'un engouement pour un régime : ils sont tout disposés à mener un genre de vie qui puisse arrêter la marche des années. Il m'a été donné de suivre pendant beaucoup d'années des malades de cette catégorie, et je suis convaincu que les régimes que j'ai prescrits ou que j'ai vu conseiller par d'autres n'ont jamais réussi à retarder la marche de la vieillesse. Avec l'âge, l'appétit diminue en général, et c'est heureux, puisque le processus d'assimilation s'affaiblit aussi. Si la modération en tout est une bonne chose, il est cependant difficile de fixer ses limites.

Chez quelques-uns de mes malades cardio-scléreux, l'appétit s'est conservé d'une manière remarquable. J'ai vu de ces malades devenir de vrais infirmes à la suite de l'insuffisance cardiaque, avec la fibrillation auriculaire de l'hypertension, et de l'œdème des jambes. J'ai essayé de réfréner leur appétit et de diminuer leur alimentation, mais je n'ai réussi qu'à augmenter leur faiblesse et à les rendre plus misérables. Si on les remettait à leur régime ordinaire, on les voyait s'améliorer et ils arrivaient à vivre jusqu'à soixante-dix et même quatre-vingts ans, avant de succomber avec peu de souffrances. La vie d'un ascète peut paraître au dyspeptique une noble croyance, mais comme médecin praticien, faisant de mon mieux pour mes malades, je crois que j'aimerais mieux voir mes malades passer leurs dernières années d'existence dans un certain bien-être, même si les plaisirs de la table sont leur seule joie, que de les voir traîner une existence ennuyeuse et sans intérêt, en les privant de ce qui peut leur procurer du plaisir, avec l'espoir d'augmenter de quelques mois la durée de leur vie.

EXERCICES. — On peut poser comme règle générale que tout organe du corps bénéficie de l'exercice de ses fonctions. Le bénéfice ne s'accroît pas simplement par l'exercice fait légèrement, mais par des périodes d'effort croissant suivies de périodes de repos. Cela se voit bien pour tous les organes musculaires, où, dans la nature des choses, l'effort est intermittent. Alors que beaucoup d'organes musculaires ont des périodes de repos absolu, il n'existe pas de possibilité pareille pour le cœur, il doit se contenter de périodes d'un certain repos. Néanmoins il suit cette loi que des périodes d'un travail augmenté sont un avantage pour qu'il s'en trouve bien. Le bénéfice résulte non seulement de l'exercice des fonctions qui lui sont inhérentes, mais aussi du fait qu'un travail plus énergique augmente l'afflux du sang dans tout l'organe. Il n'y a pas d'agent aussi puissant que l'exercice pour produire aussi rapidement et complètement une réaction sur le cœur. Cette réaction, lorsqu'elle arrive à l'excès peut être nuisible, mais si elle est employée judicieusement, elle est un auxiliaire excellent et extrêmement utile pour le traitement.

Si l'on admet que l'insuffisance cardiaque se produit par la disproportion entre le travail du cœur et sa période de repos, il paraît, à première vue, paradoxal que l'exercice soit un agent capable de restaurer la force du cœur. Si cependant on se rappelle qu'il y a des limites qu'il ne faut pas dépasser, et qu'il y a des états dans lesquels l'exercice est contre-indiqué, de même qu'il y en a où il est tout à fait indiqué, on peut déterminer quels sont les cas qui ont besoin de cette méthode de traitement, et quels sont ceux dans lesquels il n'en est pas besoin. Les

états dans lesquels l'exercice est contre-indiqué comme traitement sont les lésions aiguës et progressives du cœur, et ceux
dans lesquels l'insuffisance cardiaque est si prononcée que la
force de réserve est épuisée. Dans tous les autres cas, il y a
avantage à faire un exercice judicieux, et il ne faut tenir compte
d'aucun signe anormal pour défendre l'exercice, à moins qu'il
ne s'accompagne d'un épuisement progressif.

La manière d'employer cet agent thérapeutique si puissant
dépend de la nature du cas. Il est évident que la même somme
d'exercice et la même forme ne sont pas applicables à tous les
cas, et il n'y a non plus aucune nécessité d'employer les savantes
méthodes qui ont été proposées, car aucune d'elles ne possède
de vertus spéciales malgré l'affirmation de leurs inventeurs. Il
n'y a probablement aucun inconvénient à s'en servir, mais la
croyance qu'il n'y a que certaines méthodes qui sont efficaces,
tend à limiter l'emploi des exercices comme méthode générale
de traitement.

Lorsque les malades peuvent sortir, ils doivent faire de l'exercice en plein air, même s'il se limite à certains mouvements de
gymnastique. S'ils peuvent se promener doucement, exercice
pouvant suffire en lui-même, et s'ils peuvent faire des promenades systématiques, ils finiront par acquérir une grande quantité de force de réserve. En général, on retire plus d'avantages
de l'exercice quand il a un but, en dehors des besoins médicaux.
Par conséquent, si à l'exercice on ajoute l'intérêt d'un jeu ou
l'étude de choses intéressantes telles que l'architecture, la bota-
nique, etc., ce sera un gros appoint à l'efficacité de l'exercice.
Il faut donc s'enquérir des goûts particuliers à chaque malade,
et prescrire la forme d'exercice, qui combinera l'intérêt personnel
au côté thérapeutique.

Quand les malades doivent rester chez eux ou sont confinés
au lit, des exercices modérés des muscles seront utiles, à condition qu'ils ne soient pas une gêne pour le cœur. Dans ce but,
on peut faire divers mouvements et de la gymnastique.

Dans la grande majorité des cas d'insuffisance cardiaque

grave, même après que l'amélioration s'est établie, l'emploi judicieux de l'exercice rend service. Il peut être très difficile de déterminer si les cas les plus sérieux sont justiciables de l'exercice, et s'il en est ainsi, jusqu'à quel degré. Il y a une règle très simple que depuis nombre d'années je suis avec la plus grande satisfaction : c'est de laisser le malade employer la forme d'exercice musculaire qui ne provoque aucun malaise. Par malaise, je veux dire les signes divers que présente le cœur, lorsque sa force de réserve est épuisée : dyspnée, palpitations, sensation d'épuisement et douleur. On ne doit fixer aucune quantité d'exercice, car telle quantité qui un jour épuise un malade peut être faite le lendemain avec facilité. Si l'on suit la règle que la somme d'effort doit être déterminée par la facilité avec laquelle on l'exécute, il n'y aura aucun danger provenant d'un effort plus considérable, parce que ce sera pour le cœur une occasion de regagner toute son énergie. On peut éprouver au début, du malaise dans les muscles soumis à l'exercice, lorsque certains groupes de muscles sont en particulier mis en œuvre, comme certains muscles de la cuisse dans l'ascension, et certains muscles du bras dans le jeu de golf, ce qui indique plus un besoin d'entraînement de ces muscles qu'un épuisement du cœur. Cette forme de malaise ne doit pas empêcher de faire de nouveau de l'exercice.

Massage. — Pour certains malades, qui forcément sont confinés au lit mais pour qui le repos absolu n'est pas absolument nécessaire, le massage peut rendre service. Il est particulièrement utile pour les malades que l'on s'attend à voir regagner une force suffisante pour être capables de reprendre une vie active, comme dans la convalescence d'affections fébriles, après que les symptômes les plus aigus ont disparu, dans toutes les formes de l'insuffisance cardiaque grave, chez les malades atteints d'angine de poitrine dont l'épuisement cardiaque est allé assez loin pour exiger un repos complet. Dans les cas d'œdème, un massage à la fois doux et ferme des jambes peut empêcher

l'œdème d'arriver à nu degré trop accusé, et dans quelques cas,
il accélère sa disparition.

Il est inutile que le massage soit fait par une personne
experte, car ce serait empêcher qu'il soit employé par la majorité des malades : la pression douce et ferme, appliquée d'une
manière intermittente sur les muscles, et faite d'une façon systématique, est ordinairement tout à fait suffisante.

Saignée. — Dans un certain nombre de cas, la soustraction
de sang au malade produit un soulagement très marqué. Malheureusement ce soulagement n'est que passager, et dans les
cas graves ne fait que retarder l'issue fatale. Bien que j'aie
pratiqué la saignée dans les cas les plus variés, je ne puis pas
dire que je l'aie vu amener un mieux durable. Les indications de
son emploi qui m'ont guidé ont été la gêne respiratoire par suite
de l'énorme distension du cœur droit. Ce symptôme se reconnaît par l'augmentation de la zone de matité cardiaque vers la
droite. Dans les cas d'hypertension (cardio-sclérose), il a été
parfois difficile de constater une grosse augmentation de volume du cœur, et la seule indication a été dans l'état des veines
du bras qui sont gorgées et très tendues. J'ai pratiqué la saignée au point habituel, au pli du coude, et ai retiré environ
6 à 900 grammes de sang : le soulagement immédiat apporté au
malade est très frappant, surtout dans les cas de fibrillation
auriculaire, les cas d'hypertension et d'insuffisance cardiaque
grave.

Bains. — L'immersion du corps dans l'eau peut exercer une
action très puissante sur la circulation ; elle peut agir de différentes façons, mais son action dépend surtout de la température. On a vanté l'efficacité thérapeutique de certaines eaux,
mais il est douteux que les ingrédients contenus dans ces eaux
aient quelque effet sur le cœur, en dehors de leur action stimulante sur la peau. Mon expérience personnelle a été limitée à
l'observation des malades qui revenaient de faire une cure dans

diverses stations d'eaux minérales, et je n'ai jamais vu chez eux
des résultats assez bons, pour me faire considérer l'hydrothé-
rapie comme un des bons moyens de traitement des maladies de
cœur. Les meilleurs résultats que j'ai constatés étaient chez des
malades qui avaient pris des bains en pleine mer. Lorsque j'ai
eu des malades atteints des maladies du cœur qui aimaient les
bains de mer, je leur ai permis d'en prendre à condition de s'observer et de les cesser s'ils déterminaient quelque malaise. Dans
beaucoup de cas, le résultat a été extrêmement satisfaisant, tout
leur organisme avait été vivifié, et ils rentraient chez eux très
améliorés par leur séjour aux bords de la mer.

Eaux minérales. — Les bains de mer n'ont après tout qu'une
utilité limitée, et beaucoup de malades obtiennent de bons résultats de leur cure dans les stations minérales, et chacune de
celles-ci vante ses eaux pour quelque vertu spéciale. Si l'on veut
être fixé sur la justesse de ces prétentions, il faut se rappeler
comment on obtient un résultat dans ces diverses stations. La
grande majorité des malades vont dans des stations d'eaux minérales autant pour prendre des vacances que pour faire un traitement, et lorsqu'on y envoie un malade, c'est souvent parce
que, outre ses malaises, il a été très occupé dans ses affaires,
ce qui a aggravé ses troubles cardiaques : ou si un malade est
convalescent, un changement d'air, de milieu, de genre de vie
est souvent suivi d'un bon résultat. Comme les diverses stations
s'appliquent à pourvoir à tout ce qui rend l'existence agréable,
elles attirent un grand nombre de malades, qui naturellement
désirent profiter des avantages réputés des eaux et les boivent
avec enthousiasme, et s'ils ne peuvent les boire, ils prennent au
moins des bains avec ces eaux. On voit ainsi que les bons résultats obtenus dans de telles stations proviennent de la variété
des sources, et c'est le propre de la nature humaine d'attribuer
le bénéfice obtenu aux facteurs qui ont fait le plus d'impression
sur l'imagination, tels que des sources gazeuses chaudes émanant du centre de la terre. Tout praticien ayant de l'expérience

reconnaîtra avec moi qu'un grand nombre de sujets atteints d'affection cardiaque reviennent de leurs vacances avec une grande amélioration : celle-ci ne se voit pas seulement chez ceux qui sont allés dans une station particulière, mais aussi chez ceux qui ont pris leurs vacances dans un endroit quelconque, bord de la mer, séjour de montagne, stations d'eaux minérales, croisières en mer ou sur des lacs. Il est évident que les résultats ainsi obtenus ne peuvent être dus à la composition spéciale des eaux d'une station quelconque.

Les bains de Nauheim. — Lorsque j'ai commencé à écrire ce livre, mon but était de donner un compte rendu exact de ma propre expérience. Ce n'était point dans mon intention d'aborder des questions controversées, et dans les sujets discutés, j'ai simplement exprimé ma manière de voir personnelle. Mais je crois que ce serait une faute, si je passais sous silence une méthode de traitement qui a acquis une réputation mondiale, et que je considère comme hors de proportion avec ses mérites. Quoique je n'aborde ce sujet qu'à regret, j'estime que c'est un devoir pour moi d'exposer mes idées sur cette méthode de traitement, surtout que je suis très frappé du mal qu'a fait aux malades la réputation imméritée des bains de Nauheim dans le public médical. On a créé des instituts pour l'exploitation financière des eaux de Nauheim, et je dois avouer que j'éprouve un sentiment de honte pour ma profession, quand je considère la manière dont elle lui a été imposée. On peut lire dans les journaux médicaux anglais sérieux des récits de guérisons qui ressemblent aux boniments des remèdes empiriques. Un auteur dira comment un malade qui n'avait obtenu aucun résultat par son traitement fut guéri par une cure à Nauheim. Un autre raconte qu'il a vu les malades entrer dans la salle de bains, faibles, chancelants, livides, et ils en sortaient redressés, fringants, avec tout l'éclat de la santé sur la physionomie. Il n'y a guère à s'étonner que le praticien qui ne sort pas de chez lui soit impressionné par ces louanges dithyrambiques. Le douloureux exemple suivant est le résultat direct de ces louanges aveugles des eaux de Nauheim. Je voyais en consultation un homme dont voici l'histoire : il avait été pris de symptômes d'insuffisance cardiaque, et ne s'améliorant pas comme il le désirait, son médecin lui conseilla d'aller à Nauheim. Un médecin éminent consulté plus tard recommanda vivement Nauheim. Dans un voyage qu'il faisait dans une autre partie du pays, il tomba malade, et le docteur qu'il vit conseilla aussi d'aller à Nauheim. Il fut tellement impressionné de voir que trois médecins lui avaient donné, sans se connaître, le même conseil, qu'il décida de le suivre et d'aller à Nauheim. Il avait une position telle qu'il devait abandonner ses affaires et dépenser une somme d'argent qui dépassait ses ressources. Il ne put aller à Nauheim que par étapes, et il mit trois jours pour y arriver brisé et épuisé. On le soumit au traitement habituel des bains, et en outre, on lui prescrivit de la digitale. Il revint en Angleterre dans un état pire qu'avant son départ, quoiqu'il fût porteur d'une lettre du médecin de Nauheim disant qu'il était très amélioré par sa cure. Le malade lui-même avait la finesse de remarquer que, arrivant complètement éreinté de son voyage, il aurait été surprenant s'il n'avait pas eu un peu d'amélioration par le repos, mais quant à son état, non seulement son voyage ne l'avait pas amélioré, mais au contraire il l'avait fait empirer. Lorsque je le vis après son retour, je constatai que c'était un cas non douteux de cardio-sclérose avancée avec un grand épuisement du muscle cardiaque. Les lésions organiques étaient irrémédiables, et les efforts qu'il avait dû faire pour aller et revenir de Nauheim avaient produit de l'épuisement de son cœur, et sans doute ont hâté la fin du malade, sans compter que ses ressources financières avaient été épuisées, ce ce dont tous ses parents eurent à souffrir.

Cette histoire n'est pas un cas exceptionnel, et un médecin qui a une grande expérience me dit que, chaque année, il est appelé à soigner un certain nombre « d'épaves de Nauheim » comme il les appelle, à leur retour. Mais qu'on n'aille pas croire que je condamne une méthode sans raison ; aussi je veux brièvement raconter ce qui m'est arrivé quand j'ai essayé de juger par moi-même des vertus curatives des méthodes de Nauheim.

En arrivant à Nauheim, après avoir demandé à plusieurs des médecins comment on pouvait expliquer l'efficacité de la cure, je découvris que dans les cas sérieux, aucun médecin ne croyait que les eaux possèdent des propriétés curatives suffisantes, mais qu'il fallait employer des moyens accessoires, quand on désirait obtenir un bon résultat. Je ne pus pas davantage trouver chez ces praticiens un accord quelconque sur ce qu'ils considéraient comme les meilleurs moyens accessoires. L'un disait que les eaux avaient de l'efficacité, à la condition qu'on leur vienne en aide par les mouvements pratiqués à l'Institut de mécanothérapie Zander ; un autre trouvait ridicule l'emploi des machines de l'Institut Zander, et disait que les meilleurs résultats s'obtenaient par les bains combinés avec la méthode spéciale d'exercice qu'il avait inventée ; un troisième prétendait que les méthodes des deux confrères précédents avaient peu de valeur, et qu'on obtenait les meilleurs résultats en ajoutant aux bains quelque chose d'extra, comme un courant électrique. Comme toutes ces méthodes et ces bains avaient peu d'action, chaque médecin prescrivait en outre des médicaments du groupe de la digitale. Il devenait inutile pour moi de chercher à m'expliquer l'efficacité d'un bain ou d'une méthode quelconque, puisqu'on ajoutait un traitement médicamenteux, aussi je n'insistai pas pour comprendre l'influence des bains.

Je constatai qu'il y a dix ou vingt ans, lorsqu'il était admis partout que pour avoir un bon cœur, il faut avoir un pouls fort, ces bains avaient un effet remarquable pour fortifier le pouls et élever la pression artérielle de 20, 30 et 40 millimètres de mercure. Mais actuellement qu'il est à la mode de rendre le pouls plus mou, on a découvert que ces eaux avaient la remarquable propriété de faire baisser la pression artérielle. Ces eaux sont donc bien extraordinaires, puisqu'on prétend qu'elles élèvent la pression, quand elle est basse, et qu'elles la font baisser quand elle est élevée.

Je vis aussi que l'on pouvait modifier ces bains de façon à ce qu'ils aient une force différente, et on me dit qu'on donnait des bains différents suivant la nature du trouble cardiaque. Mais je ne pus trouver aucun signe indiquant qu'on suive une règle quelconque. Je vis que des sujets n'ayant rien au cœur prenaient les mêmes bains que ceux qui présentaient des affections graves du cœur : je constatai aussi que des malades ayant un pouls faible et rapide avaient les mêmes bains que ceux avec un pouls dur et ralenti.

Je n'ai rien vu qui, même avec un grand effort d'imagination, pouvait confirmer ce que l'on dit des malades qui arrivent aux bains courbés et défaits et qui en sortent forts et droits. Chez les malades que j'ai observés pendant qu'ils étaient dans leurs bains, je n'ai pu constater aucune amélioration du fait de la simple immersion. Certains effets sur le cœur, comme le ralentissement de ses battements, se produisaient dans beaucoup de cas, surtout dans les cœurs sains, comme dans mon propre cas et dans celui d'un de mes amis que j'observais. C'était dans un bain concentré de Sprudel dont la température était à 34°. Mais il m'a semblé que c'était un effet de la température, et cela me fut confirmé par le fait qu'à mon retour à la maison, je trouvai que mes pulsations et celles de mon ami s'étaient ralenties de la même manière après avoir pris un bain du robinet d'eau ordinaire à la même température. Cette expérience a été confirmée dans une série d'observations faites soigneusement par Reissner et Grote, qui comparaient les effets des eaux de ces sources avec ceux de l'eau ordinaire à la même température, et trouvaient que le ralentissement du cœur ne dépendait que de la température. En pratique, on ne tient pas compte de cet effet de la température, et on l'attribue à l'effet spécifique des eaux sur la peau. Ainsi quand on est étendu dans le bain, l'eau étant chargée d'acide carbonique, ce gaz s'échappe en d'innombrables petites bulles qui semblent adhérer à la peau. En même temps, la peau devient rouge. Ces phénomènes très simples sont signalés comme déterminant d'une façon quelconque une stimulation réflexe du cœur.

Cause de l'efficacité des cures d'eaux. — On peut dire et en toute vérité, que de grandes quantités de gens accourent en foule à Nauheim, et que beaucoup d'entre eux obtiennent un excellent résultat du traitement. C'est un fait que je reconnais, et j'ai soigneusement essayé de trouver la raison du succès des méthodes de Nauheim. Quand les cas sont améliorés, si on analyse minutieusement la cause de leur amélioration, on trouvera qu'à Nauheim, ce que j'appelle les principes essentiels du traitement sont suivis de la manière la plus parfaite. Tout est disposé pour faire reposer complètement le malade. C'est un endroit agréable, ensoleillé et bien ombragé, avec de beaux jardins et une excellente musique. Les gens surmenés par leurs occupations et leurs ennuis trouvent là le repos essentiel à l'amélioration du cœur. Un très grand nombre d'entre eux sont quelque peu névropathes, et il y a ainsi un élément mental très susceptible qui peut être influencé. Le malade vient à Nauheim encouragé par la réputation de cet endroit. Quand il consulte un médecin, on lui assure que le traitement lui fera du bien. Dans un grand nombre de cas, l'amélioration est déjà à moitié obtenue.

Des cures merveilleuses, je n'en ai vu aucune. Pratiquant dans une ville manufacturière éloignée, lorsque je lisais des récits des cures merveilleuses qui se faisaient dans des stations comme Nauheim, je m'imaginais que c'était pour la classe de cas que je ne pouvais réussir à améliorer. Quelle ne fut pas ma surprise de constater à Nauheim que les soi-disant cures merveilleuses qui s'y faisaient étaient identiques à celles que tout praticien peut obtenir chez lui !

J'ai constaté à Nauheim ce que j'avais déjà observé dans d'autres stations, que les médecins qui y pratiquaient savaient rarement ce dont le cœur humain est capable. Ceux qui, comme moi, ont eu une grande pratique dans la meilleure classe ouvrière, savent que le cœur possède une grande capacité de pouvoir s'améliorer. Beaucoup de malaises que j'ai vus à Nauheim n'empêcheraient pas un ouvrier ou une ouvrière de faire son travail, et là ils suivraient des méthodes compliquées de traitement. Je dois avouer franchement qu'à Nauheim, je n'ai vu aucun malade obtenir un résultat qu'il n'aurait pas pu obtenir partout ailleurs.

Un des grands arguments employés est que des cas qui ont été traités sans succès ailleurs, ont obtenu un résultat à Nauheim. Quel est le médecin ayant une grande expérience qui ne peut en dire autant ? J'ai souvent soigné des malades qui avaient été traités par d'autres médecins et qui ont été améliorés : mais je ne suis pas assez sot pour m'imaginer que leur amélioration était due à mon talent. Dans beaucoup d'affections du cœur, les progrès de l'amélioration sont très lents dans les premières périodes, et souvent il se produit un mieux très marqué, si on fait une légère modification dans le traitement, et on se hâte trop vite de conclure que c'est cette modification récente qui a produit l'amélioration, alors que la force du cœur s'est rétablie lentement par suite du traitement mis en œuvre antérieurement.

J'ai insisté sur le traitement de Nauheim un peu longuement, de sorte que le lecteur peut apprécier la force ou la faiblesse de mon argumentation, mais je désire que tout praticien envisage dans chaque cas la responsabilité à laquelle il s'expose avant de recommander un traitement compliqué et dispendieux. S'agit-il d'un sujet fortuné et n'ayant pas grand'chose ? bien, Nauheim est un endroit aussi bon qu'un autre où on peut l'envoyer ; mais s'il faut entamer les ressources d'un malade, soit en lui faisant faire une dépense exagérée, soit en lui faisant cesser son travail, celui qui donne ce conseil encourt une grave responsabilité.

Dans le cas d'enfants dans la période de croissance, je crois que Nauheim et les différentes méthodes sont nettement nuisibles, quand la faiblesse du cœur est purement fonctionnelle et que les symptômes consistent en évanouissements occasionnels, un peu d'augmentation supposée de volume du cœur et quelques irrégularités. On envoie souvent cette classe de malades à Nauheim, et là, par suite de ces méthodes rituelles, ils ont la notion qu'il doit y avoir quelque chose de sérieux, et ils passent leur vie à croire qu'ils ont un cœur faible, avec toutes les conséquences qu'on voit dans le Malade imaginaire. J'ai vu nombre de ces malades suivant toutes ces méthodes compliquées, que j'aurais envoyés jouer en plein air.

La réunion des gens nerveux entre eux est une mauvaise chose. Ils aiment beaucoup à se raconter entre eux le détail des malaises qu'ils ressentent, et ils prennent ainsi l'habitude de s'analyser minutieusement. Si cette analyse était faite d'une manière raisonnable, le résultat serait excellent, mais souvent elle rend le sujet trop conscient des petites infirmités dont il souffre, de sorte que je préfère envoyer mes malades atteints d'affection du cœur avec un élément nerveux, là où ils rencontreront autant que possible des gens bien portants, dont les goûts et les occupations ne les portent pas à s'analyser continuellement.

CHAPITRE XLVII

TRAITEMENT (*suite*).

Médicaments. — Digitale. — Préparations et modes d'administration. —
Strophantus. — Scille. — Les nitrites. — Iodure de potassium. — Sédatifs.
— Oxygène. — Aconit. — Atropine. — Autres médicaments.

MÉDICAMENTS. — En abordant cette partie du sujet du traitement des maladies du cœur, on trouve un grand nombre de médicaments, pour lesquels on a tellement vanté leurs bons effets
qu'il n'est pas possible à quelqu'un d'évaluer la valeur de chacun d'eux. Si, cependant, un chercheur de vérité essaie de trouver
sur quelles bases est fondée la réputation d'un grand nombre de
ces remèdes, il trouve un tel manque de signes de valeur que
beaucoup d'eux ne méritent pas ou peu que l'on s'y arrête. Si
l'on adopte cette manière de faire, on pourrait dire que c'est volontairement qu'on ignore tout signe, mais nous devons étudier
ce que vaut un signe. Pour ce qui concerne le cœur, on constate une preuve tellement irréfutable des effets des médicaments,
qu'il est facile d'obtenir une preuve pour un médicament actif
quelconque. La façon dont un médicament peut modifier le
fonctionnement du cœur, son rhythme, et la pression sanguine
peut être si facilement enregistrée, qu'il est facile de démontrer
l'action spécifique d'un médicament quelconque sur le cœur ou
les vaisseaux sanguins. De plus, d'autres phénomènes, comme
la réponse à l'effort, la modification du volume du cœur vont de
pair avec des effets plus démontrables, de sorte qu'en somme
nous possédons beaucoup de manières de démontrer l'action des

remèdes sur le cœur humain. De nos jours, l'assertion d'une autorité quelconque, quelque éminente qu'elle soit, ne compterait pas beaucoup, à moins qu'il soit à même de donner des preuves plus nettes pour la confiance qui est en lui que son *ipse dixit*. Nous n'avons pas besoin d'insister sur l'idée à répandre que la strychnine, le camphre et la caféine sont des médicaments cardiaques de valeur et actifs. Et cependant, il n'y a pas une seule observation, clinique ou expérimentale, de la moindre valeur, pour montrer que ces médicaments à doses médicinales ont quelque effet sur le cœur et les vaisseaux sanguins. Toutes les preuves sont basées sur des conclusions tirées de quelques expériences très douteuses, et sur le fait que des malades se sont imaginés qu'ils allaient mieux après leur emploi. Je me suis déjà occupé de cette sorte de preuve. La règle des méthodes cliniques pour apprécier la valeur des médicaments si largement employés, conduit à des résultats si malheureux et si peu précis qu'il m'a paru, avec les grands progrès faits dans ces dernières années dans les méthodes de diagnostic et avec la connaissance plus exacte des phénomènes cardiaques les plus communs, qu'il était à désirer que ces progrès servent à l'étude des médicaments qui ont une action sur le cœur.

Pendant de nombreuses années, dans ma clientèle, j'ai fait des recherches suivant ces données, et j'ai obtenu des résultats aussi frappants qu'instructifs. Le sujet est très vaste et nécessitait des méthodes plus exactes que celles que l'on peut employer dans la pratique. Lorsque j'ai été chargé du service des maladies du cœur au London Hospital et à l'hôpital Mount Vernon, où, dans ce dernier, j'étais assisté du professeur Cushny, nous avons fait des séries d'observations sur toutes sortes de médicaments cardiaques. Comme par-dessus tout, nous désirions faire des observations qui pourraient être utiles au praticien, nous nous sommes servis des remèdes les plus communément employés dans la pratique générale. Nous avons commencé avec les médicaments s'administrant par la bouche, car ce serait folie de penser qu'un praticien occupé peut donner ses médicaments par la voie hypodermique ou intra-veineuse. Par conséquent, la description qui suit des effets des remèdes est basée sur les résultats qui ont été obtenus de cette façon. Il est inutile de dire qu'ici je ne parle pas des nombreux résultats négatifs qui ont été obtenus.

Lorsque les malades arrivaient dans nos salles, on les mettait au lit, et on leur laissait une liberté limitée, suivant le degré de l'insuffisance cardiaque. On remédiait à tout incident qu'ils pouvaient présenter, tels que flatulence, constipation, insomnie. On observait avec soin quelles étaient leurs facultés de répondre à l'effort, en évaluant la force de réserve de leur cœur par la façon dont ils exécutaient un effort servant de type. On notait soigneusement l'allure du cœur, le rhythme, le volume, les mouvements dans les artères et les veines jugulaires, l'état des poumons et de la respiration, la pression sanguine, l'état du foie, l'étendue de l'œdème, et les autres signes de l'insuffisance cardiaque. On notait avec soin l'évolution quotidienne du cas, en observant ces divers phénomènes. Lorsqu'il y avait urgence, on donnait immédiatement des médicaments, et lorsqu'il n'y avait pas urgence, on voyait quel était l'effet du repos, et tant que l'amélioration se continuait, on ne donnait aucun médicament. Lorsqu'il ne se faisait plus de progrès, on administrait au malade un médicament qui semblait améliorer son état, et on en augmentait les doses jusqu'à ce qu'on constatât quelque effet physiologique. Le médicament était alors suspendu ou diminué, suivant ce qu'exigeait l'état du malade. Si le résultat n'était pas satisfaisant, on attendait que le malade ne fût plus sous l'influence du médicament, et on substituait un autre remède que l'on employait de la même façon. Le professeur Cushny prit des échantillons des différents médicaments employés, les soumit à des essais physiologiques, en même temps que le docteur Lewis examinait à l'électrocardiographe les malades qui présentaient quelque phénomène douteux ou obscur. On comprendra que cette méthode d'observation était très laborieuse, et demandait beaucoup de temps et qu'elle ne peut être entreprise que par ceux qui ont l'habitude d'employer les divers moyens mécaniques en usage pour l'étude clinique du cœur, et sont capables d'interpréter exactement les résultats. En même temps que ceux-ci sont capables d'être améliorés, ils sont un adjuvant essentiel pour ce mode d'observation.

La description du cas 90 est un exemple de la manière avec laquelle nous avons rapporté nos observations.

Digitale. — Les médicaments cardiaques les plus efficaces que nous possédons appartiennent à la série qui comprend la digitale, le strophantus et la scille. Ces médicaments ont une grande similitude dans leur action sur le cœur. C'est parmi eux la digitale qui est le plus utile, et on constatera que si la digitale échoue, les autres ne réussissent guère mieux. Malheureusement, chez quelques sujets, outre l'action sur le cœur, elle produit d'autres effets si désagréables qu'on est obligé d'en suspendre l'emploi. Dans ces circonstances, on peut obtenir la même réaction cardiaque par le strophantus ou la scille qui ont des effets moins désagréables sur les organes.

Un caractère particulier de l'action de la digitale est la différence de ses effets suivant les individus. Chez quelques-uns, il se développe rapidement une intolérance du médicament, en raison de nausées, vomissements, céphalée grave et diarrhée. Chez d'autres, elle agit rapidement sur le cœur, et produit des résultats variables chez les différents individus. Chez beaucoup, il se produit en même temps des effets sur le système digestif et sur l'appareil circulatoire, le premier signe de nausée s'accompagnant d'une réaction sur le cœur. Chez d'autres, de fortes doses peuvent être prises indéfiniment avec peu ou pas d'effet sur le malade, la préparation employée étant exactement identique à celle qui produisait une réaction chez d'autres sujets. Cette inconstance d'effet est bien connue et a été attribuée à des variations dans la puissance de la préparation employée ou à la nature capricieuse du médicament. Comme expression d'observations soigneuses sur ces réactions variées, je n'hésite pas à dire que la variabilité n'est pas due au médicament, mais, soit aux différences dans la susceptibilité des sujets, soit à la nature des lésions dont ils sont atteints.

Avant de prescrire un médicament tel que la digitale, nous

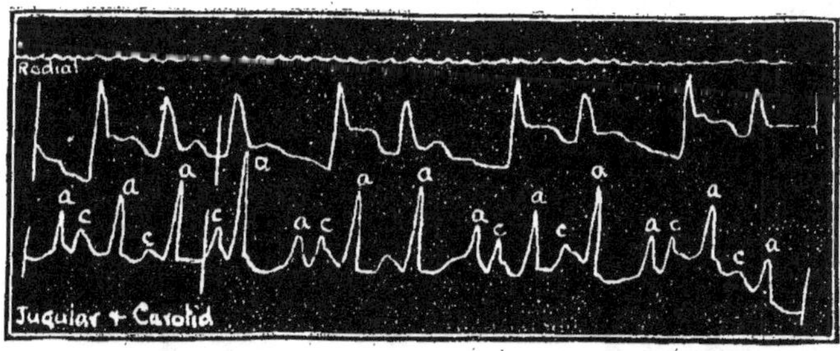

Fig. 186. — Absence d'une systole ventriculaire à intervalles fréquents par suite du retard de la transmission de l'excitation venant de l'oreillette. On notera que l'onde *a* est parfaitement régulière pour le moment de son apparition et que son rapport avec la carotide et la radiale est variable (effet de la digitale). Notez l'accroissement graduel du volume de l'onde auriculaire *a* avant l'intermittence. Cela est dû à l'augmentation graduelle de la largeur de l'intervalle *a-c* jusqu'à ce que se produise la contraction auriculaire avant que la systole ventriculaire précédente soit complète (voir aussi figs. 252, 253 et 257).

devons avoir une idée nette de ce que nous voulons obtenir. Chez un grand nombre de sujets, il peut exister des symptômes que

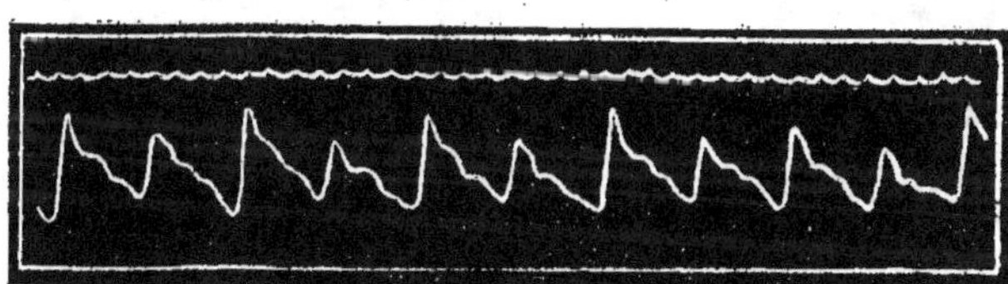

Fig. 187. — Pouls alternant typique dû à la digitale. (Cas 52).

l'on rapporte au cœur, tels qu'un sentiment de faiblesse ou des palpitations, et on peut constater au niveau du cœur quelque signe anormal comme un souffle ou une irrégularité, et par suite, la digitale paraît indiquée; on prescrira de petites doses (1 à 5 gouttes de teinture de digitale), et tout bon effet que l'on constate sera attribué aux petites doses de digitale. Bien loin de moi de dire que la digitale n'a pas eu quelque utilité dans des cas pareils, mais cependant je puis affirmer avec certitude que je n'ai jamais vu de signe caractéristique de l'action du médicament donné

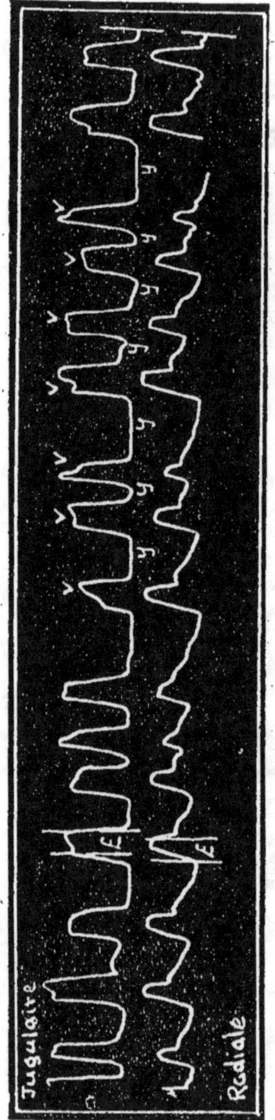

Fig. 188. — Tracé d'un ancien cas de rhumatisme avec fibrillation auriculaire, montrant l'irrégularité caractéristique et le pouls veineux ventriculaire. A l'autopsie on constata à la fois un rétrécissement mitral et tricupidien. Avant la digitale. (La figure 189 provient du même malade.)

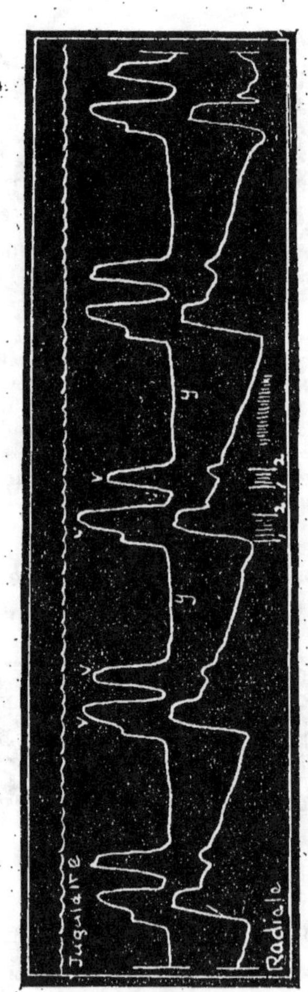

Fig. 189. — Effet caractéristique de la digitale dans de vieux cœurs de rhumatisme avec fibrillation auriculaire. Les chiffres 1 et 2 représentent le premier et le second bruit du cœur, et la partie ombréé indique les souffles.

à petites doses, jusqu'à ce qu'une quantité considérable ait été accumulée dans l'organisme. Même dans les cas graves d'insuffisance cardiaque, où l'on ordonne en même temps le repos, le bon effet des petites doses qui ont été données a très probablement été obtenu par le repos et les soins pris pour éviter toute excitation au cœur. Cette conclusion s'est imposée à

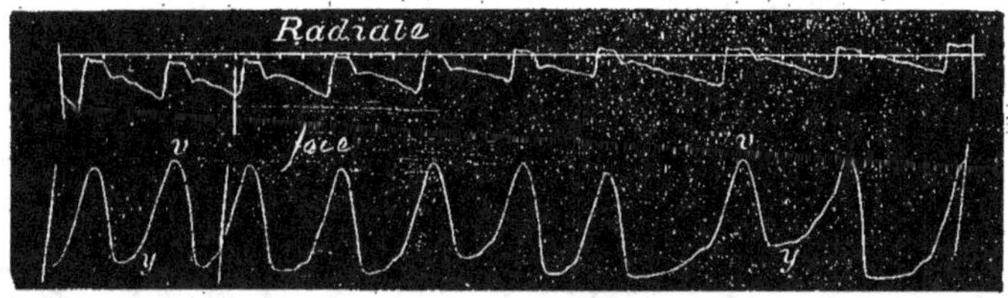

Fig. 190. — Tracés des pouls hépatique et radial avant l'administration de la digitale dans un vieux cœur rhumatisant, avec une grande dilatation : l'autopsie démontra les valves de la mitrale très ratatinées. La figure 190 a été prise chez le malade après l'administration de la digitale.

moi par l'observation soigneuse du repos et des petites doses, et il est inutile d'insister sur ce point pour la raison que la confiance dans les petites doses est si répandue chez les médecins,

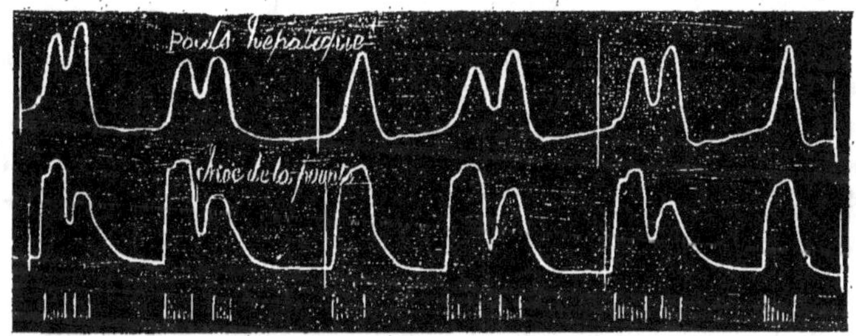

Fig. 190 A. — Tracés simultanés du pouls hépatique et du choc de la pointe montrant l'harmonie complète du rhythme des deux ventricules. Les bruits et les souffles qui existaient sont représentés diagrammatiquement. Après la digitale.

qu'on fait beaucoup de mal en ne donnant pas des doses suffisamment fortes dans les cas réellement graves.

Lorsqu'il y a des signes nets d'insuffisance cardiaque, tels que la dyspnée d'effort, l'œdème, les battements rapides du cœur, si la digitale est indiquée, elle doit être donnée à doses assez élevées jusqu'à ce qu'il se produise une réaction physiologique. Celle-ci varie suivant les différents sujets et chez quelques-uns sa nature dépend du caractère de la lésion cardiaque.

Le signe le plus fréquent qui indique que la dose est suffisante est une nausée ou même un vomissement. Dans beaucoup de

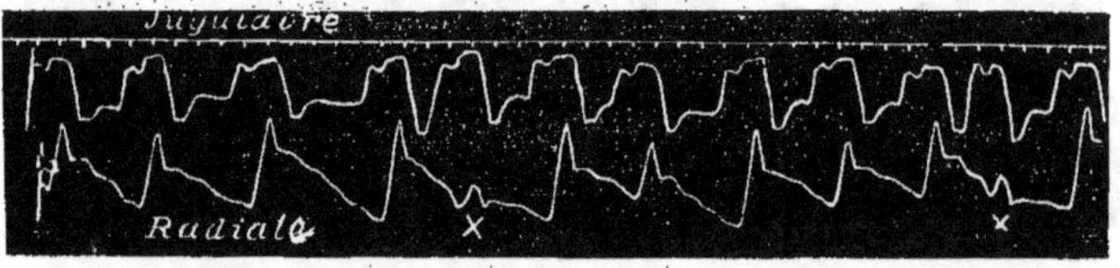

FIG. 191. — Tracés simultanés du pouls radial et jugulaire. Le pouls jugulaire est du type ventriculaire, et le tracé montre l'accord parfait du rhythme entre le ventricule droit et le ventricule gauche. C'est un cœur d'un ancien rhumatisant dont l'autopsie montra un rétrécissement très étroit de l'orifice mitral. Avant la digitale. La figure 192 a été prise chez le même malade.

cas, aussitôt que ce signe apparaît, le cœur sera affecté, ordinairement il y aura un ralentissement de ses battements, soit continu, soit par intervalle, en même temps qu'il peut y avoir

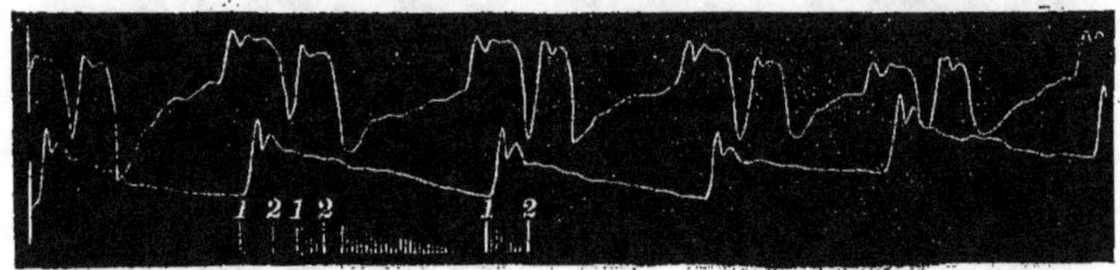

FIG. 192. — Tracés simultanés du choc de la pointe et du pouls radial dans un cas de rétrécissement mitral. Les battements couplés se voient bien dans le tracé de la pointe. La partie ombrée au-dessous représente le moment des souffles. Après la digitale.

un manque des systoles ventriculaires (figs. 186, 252, 253 et 257), ou la production d'extra-systoles (figs. 254 et 264) ou bien le pouls alternant (figs. 187 et 254). Dans la fibrillation auriculaire, le ralentissement du cœur peut être très marqué, le nombre des battements tombant de 130 ou 140 à 60 ou 70, quelquefois avec des battements couplés (figs. 188-192). Lorsqu'on arrive à cette phase, le médicament doit être suspendu pour un jour ou deux, ou jusqu'à ce que la nausée ait disparu. Il arrive souvent

qu'aussitôt que la nausée cesse, le malade se trouve très bien
et peut faire un effort avec moins de malaise, et il faut s'en tenir au point où le cœur a un nombre de battements tel que le
malade se trouve bien. Cela s'obtient en donnant la moitié de la
dose d'abord et en surveillant si le pouls se modifie, puis il faut
augmenter ou diminuer les doses suivant que le nombre des
battements augmente ou diminue. Au bout d'un certain temps,
le malade peut dire d'après ses propres sensations s'il en a eu
assez ou s'il en a besoin de davantage : j'ai constaté que ces
sensations sont un excellent guide, et permettent dans beaucoup
de cas de laisser au malade le soin de prendre le médicament
quand il en sent le besoin. C'est particulièrement le cas, lorsque
les malades ont d'anciennes affections rhumatismales, ou lorsque
s'est produite la fibrillation auriculaire. J'ai suivi des malades
qui s'administraient la digitale durant de longues périodes, pendant douze ans et même davantage, et qui n'ont jamais vu que
de bons résultats. La tendance à la nausée ou à un ralentissement moyen du cœur doit être un signal pour suspendre et pour
empêcher ainsi de prendre une trop forte dose.

Quand j'ai suivi des cas pour la première fois sous l'influence
de la digitale, et lorsque le malade peut aller et venir et sortir
de son lit, j'ai constaté que les premiers effets de la digitale
peuvent être découverts en observant le nombre des battements
et le rhythme du cœur à la suite d'un effort. Un malade fait
un effort, comme pour se promener autour de sa chambre ou
monter une ou plusieurs marches d'escalier, suivant sa force
et son état. On le fait alors coucher, et on prend les tracés
pour connaître le nombre de battements et le rhythme de son
cœur, ou bien on ausculte son cœur. Après qu'a disparu la
rapidité des battements consécutive à l'effort, si le cœur est
sous l'influence de la digitale, on constatera qu'il est plus ralenti
qu'il ne l'était avant de faire l'effort. Le ralentissement survient
souvent d'une façon périodique, les périodes de ralentissement
étant séparées l'une de l'autre par 10 ou 20 battements. Pendant la période de ralentissement, il peut se produire des

extra-systoles et, dans certains cas, du bloquage du cœur. Cette réaction ne survient que lorsqu'il existe le rhythme normal, c'est-à-dire quand la systole auriculaire normale est suivie d'une systole ventriculaire normale. Dans la fibrillation auriculaire, il n'y a qu'un ralentissement marqué du pouls, quelquefois avec des battements couplés, et quelquefois avec de longues pauses.

En discutant l'action physiologique de la digitale, on s'est beaucoup trop basé jusqu'ici sur les résultats expérimentaux : on supposait qu'on aurait des effets similaires sur le cœur humain, en ne tenant que peu ou pas compte que le cœur humain à qui on administre de la digitale est le siège d'un processus morbide, qui, en modifiant la physiologie du cœur, comme en déterminant un nouveau rhythme, peut changer profondément le fonctionnement du cœur et sa susceptibilité aux médicaments, et par suite produire des résultats que l'on ne peut obtenir expérimentalement. Tout le monde admet par exemple que, comme la digitale a une action sur la paroi musculaire des artères, elle élève la pression artérielle et est contre-indiquée dans les cas d'hypertension. Dans toutes nos observations faites à l'hôpital Mount Vernon ou au London Hospital, aussi bien que dans celles de notre pratique privée, nous n'avons trouvé que quelques rares cas où la pression sanguine était élevée d'une façon notable, et un grand nombre dans lesquels elle était abaissée.

Le ralentissement des battements du cœur produit d'excellents résultats. J'ai déjà montré ce fait qu'une pause très courte dans la diastole du cœur suffit pour augmenter considérablement la force de la systole suivante ; le ralentissement par la digitale agit probablement par l'excitation du vague, et toutes les cavités du cœur prennent part à ce ralentissement. Outre ce ralentissement du cœur d'une façon générale, on constate quelquefois de plus un ralentissement du ventricule, dû au fait que l'excitation n'arrive pas à gagner le ventricule après que l'oreillette s'est contractée (bloquage partiel du cœur). Dans beaucoup de cas, lorsque cela se produit, on constatera dans le tracé jugulaire une augmentation dans l'intervalle entre les ondes dues à l'oreillette et les ondes dues à la carotide (un large intervalle *a-c*, fig. 256). On peut, avec certitude, admettre dans ces cas qu'il y a quelque lésion du faisceau auriculo-ventriculaire, et c'est là un des exemples où la réaction due à la digitale dépond de la lésion du cœur.

J'ai toujours constaté que, lorsque la digitale ralentissait le cœur de cette façon, soit en ralentissant le cœur en entier, soit en produisant un bloquage partiel du cœur, le malade se trouvait beaucoup mieux, respirait plus aisément, et faisait plus facilement des efforts ; et au cours du traitement, la digitale ne doit pas être employée au delà de cette phase. Si on continue l'emploi du médicament au delà de cette période, il se produit des sensations désagréables, telles qu'un sentiment d'oppression, de malaise, de nausée, quelquefois accompagné d'une dépression mentale très marquée. Il faut suspendre les médicaments avant que ces sensations se produisent. Je le cesse en général un jour ou deux, puis je le reprends à doses plus petites mais assez fortes pour maintenir le ralentissement, et je me guide aussi sur les sensations d'amélioration du malade.

Alors que la digitale est employée dans différentes formes de lésion du cœur, c'est dans les cas qui s'accompagnent de fibrillation auriculaire qu'elle agit avec une véritable efficacité spécifique. Toutes les fois que la digitale a été donnée aux malades atteints d'insuffisance cardiaque grave, quand le malade a sa vie en péril et qu'en quelques jours il se fait un grand changement, dans tous ces cas, il s'agit de ceux que j'avais jusqu'ici décrits sous le nom de rhythme nodal, et qu'actuellement on reconnaît comme dus à une fibrillation auriculaire. En consultant la littérature sur les bons effets de la digitale, je suis certain que c'est chez les malades ayant de la fibrillation auriculaire, souvent si elle succède à un rhumatisme articulaire aigu, qu'on a obtenu des résultats vraiment extraordinaires.

Si on lit attentivement les observations rapportées par Whitering dans son premier mémoire important de 1785, quoique il ne l'employait que comme diurétique, il en avait cependant observé les bons effets sur le cœur, et plusieurs des cas où il avait eu des succès étaient certainement des cas de fibrillation auriculaire.

Phéparation et mode d'administration. — En me basant sur ma pratique, je préfère donner des doses de digitale assez fortes pour produire une réaction physiologique, telle que nausée, diarrhée ou ralentissement du cœur. Je suis absolument certain que si l'on surveille l'apparition de ces signes, il n'y a pas à redouter l'intoxication ou quelque autre effet nuisible. Par suite, la dose dans un cas donné dépend en partie de la nature du cas. Si on donne à un adulte de la teinture à la dose de 15 à 20 gouttes trois fois par jour, elle produit habituellement de l'effet au bout de 3 à 5 jours. Si la dyspnée est très prononcée et le pouls rapide, on peut sans crainte donner une quantité double, et on voit l'effet physiologique se produire après 24 ou 48 heures.

La forme de préparation que j'ai employée comme type est la teinture que je n'ai jamais vu ne pas réussir. Si on ne peut pas se procurer une préparation d'une force garantie, on peut rapidement se rendre compte si elle est active. J'emploie la teinture parce qu'elle est facile à manier et qu'elle est bon marché, ce qui est une considération très importante pour le praticien qui a sa clientèle dans le milieu ouvrier. On peut employer une préparation plus élégante, et j'ai fait un grand nombre d'observations avec la digitaline (granules de Nativelle). Chacun de ces granules contient environ 3/10 de milligramme, et a le même effet que 15 gouttes de teinture. Beaucoup de malades achètent eux-mêmes des feuilles de digitale et en font une infusion de force variable, mais il faut qu'ils se rendent compte de l'effet physiologique pour se traiter eux-mêmes. Un homme que j'ai suivi pendant treize ans avec de la fibrillation auriculaire avait comme indice le degré de gonflement de ses jambes, alors qu'il ne pouvait lacer aisément ses souliers, et c'était pour lui le moment de prendre l'infusion de digitale qu'il faisait chez lui.

D'après ce que j'ai vu, il n'y a pas de vertu spéciale dans les différents extraits tirés des feuilles de digitale, et je ne vois aucune raison pour leur accorder une préférence sur une préparation comme la teinture qui comprend tous les différents glucosides.

Dans l'œdème persistant dû à l'insuffisance cardiaque, on a tout avantage à combiner le mercure et la scille avec la digitale (comme par exemple : pilules mercurielles 0,10, poudre de feuilles de digitale 0,03 cgr., scille 0,05 cgr.). Cette combinaison réussit souvent alors que la digitale elle-même n'a aucun effet. Une de mes malades fut très soulagée par cette préparation, mais elle eut une telle salivation mercurielle, que l'on ne put pas employer cette médication suffisamment longtemps. Un grand nombre d'autres préparations de digitale et de strophantus furent employées sans résultat. Enfin, la malade prit les pilules en même temps que ses aliments et pour une raison inconnue, elle n'eut pas de salivation et put arrêter l'œdème.

On a l'habitude de rechercher une action plus rapide par les injections hypodermiques de digitaline ; dans de nombreux cas, nous avons essayé cette méthode sans en obtenir jamais aucun effet. Malheureusement, on emploie trop souvent cette méthode, lorsque les malades sont mourants d'une affection grave, comme la pneumonie, et cela, comme moyen suprême, probablement plus pour avoir l'air de faire quelque chose que pour s'attendre à en obtenir un résultat. Je n'ai jamais vu grand résultat de l'administration de la digitale dans les affections fébriles aiguës. Les facteurs qui excitent le cœur, comme une température élevée, des toxines ou l'envahissement du cœur par des organismes spécifiques exercent sur le cœur une influence que la digitale ne peut pas contrecarrer. Je crois nécessaire de signaler ce fait, car c'est une perte de temps d'employer des médicaments qui n'ont aucun effet dans les cas urgents, tandis que si on reconnaît qu'ils sont inutiles, on peut chercher des moyens plus efficaces.

Lorsqu'on ordonne la digitale, on indique habituellement les dangers qui peuvent résulter de son emploi. Il serait bien désirable que les auteurs disent exactement quels sont ces dangers qui les effrayent. Toutes les fois que l'on dit vaguement que tel médicament doit être employé avec précaution, ou peut provoquer une mort subite, le lecteur a toujours une crainte qui est d'autant plus prononcée que la nature de l'avertissement est mal définie. Si les auteurs voulaient même indiquer les raisons qui les ont engagés à donner ces avertissements, on pourrait apprécier la valeur de leurs assertions, mais lorsqu'ils se limitent à des données vagues, ils agissent sur la faiblesse caractéristique de la nature humaine, car tout ce qui est mystérieux et inconnu provoque des craintes, tandis que s'ils exposaient simplement leurs expériences, ils enlèveraient à leurs assertions tout ce qu'il y a de mystérieux et ce qui détermine les craintes. Je suis certain que si dans chaque cas on se conforme aux indications que j'ai données, il n'y aura aucun danger. Je m'imagine qu'il y aurait péril à augmenter les doses au delà des limites indiquées par les premiers signes de sa réaction physiologique, et je puis dire que pendant plus de trente ans où j'ai constamment employé ce médicament, je n'ai jamais vu aucun inconvénient résulter de son emploi fait suivant la manière que j'ai indiquée. J'ai vu de graves inconvénients résulter de doses excessives, lorsque les médecins qui les ont données ont méconnu les symptômes de la saturation. J'ai déjà indiqué une source de danger dans la fibrillation auriculaire (p. 315).

En recommandant l'emploi du médicament, je me suis conformé aux résultats de ma propre observation et de celle de quelques autres observateurs. Mais il est juste de dire qu'il y a des auteurs qui recommandent de donner la digitale à doses beaucoup plus faibles, même dans les cas graves : quelques-uns trouvent une preuve de ses bons effets au bout de quelques minutes, d'autres après quelques heures, mais j'avoue que je n'ai jamais pu constater ces symptômes favorables.

STROPHANTUS. — Comme pour la digitale, il semble qu'il y a une différence entre les résultats expérimentaux et thérapeutiques quand il s'agit des êtres humains.

« Le strophantus agit comme un stimulant sur le muscle cardiaque et ses ganglions, mais il ne ralentit pas le pouls par son action sur le vague comme le fait la digitale » (Hare). D'après mon expérience dans ma pratique privée et dans les recherches faites au London Hospital et au Mount Vernon Hospital, on ne peut faire aucune différence entre la réaction de ces médicaments. Les malades dont les cœurs sont affectés d'une manière particulière par la digitale, le sont de la même façon par le strophantus. Le ralentissement qui est attribué à l'action sur le nerf vague s'obtient avec les deux médicaments, de sorte que tout ce que j'ai écrit pour la digitale s'applique aussi au strophantus.

Dans quelques cas, il n'y avait pas un effet aussi marqué sur l'appareil digestif, et dans d'autres cas, la réaction était aussi prononcée. Le mal de tête fut aussi produit par les deux médicaments chez le même individu.

En se servant de la teinture de la pharmacopée britannique comme étalon, on a constaté dans la plupart des cas qu'il fallait deux fois autant de teinture de strophantus pour produire le même effet que celle de la digitale. Lorsque le professeur Cushny étudiait les deux teintures au point de vue physiologique, il trouva que sur le cœur mis à nu de la grenouille, la teinture de strophantus était trente fois plus active que celle de digitale. De cela, on peut conclure qu'il y a un obstacle à l'absorption de la teinture de strophantus par le tube digestif.

La différence dans l'action relative des deux médicaments me fut révélée il y a quelques années chez un jeune homme que

je vis en consultation. Il avait au cœur une lésion rhumatismale, du rétrécissement mitral et de la fibrillation auriculaire.
Pendant des années, il avait pu maintenir le bon état de son
cœur en prenant de la digitale. A ma demande s'il avait essayé
le strophantus, il répondit qu'il en avait pris pendant un temps
deux fois plus long pour obtenir un aussi bon résultat.

Dans quelques cas urgents de vieux cœurs de rhumatisants,
avec fibrillation, j'ai vu de merveilleux résultats obtenus avec de
fortes doses de teinture de strophantus, jusqu'à 12 grammes
par jour. Au bout de 36 heures, les malades avaient des nausées
et des vomissements mais en même temps, les battements du
cœur s'étaient ralentis et l'état général du malade était amélioré.

Quand on prescrit de la teinture de strophantus, il ne faut
pas l'ajouter à une solution contenant de l'eau, car le professeur
Cushny a constaté qu'avec un pareil mélange la préparation devenait inerte au bout de peu de jours.

Au Mount Vernon Hospital et au London Hospital, on a fait
une série d'observations sur l'injection hypodermique de digitaline et l'injection intra-veineuse de strophantine. Voici sommai-
rement le résultat tel qu'il découle de la plupart des observations faites par le docteur Rowland.

On fit des recherches sur la valeur relative de la digitaline
et de la strophantine, comme remèdes cardiaques à action
rapide. Le but de ces recherches était de comparer les méthodes
hypodermiques et intra-veineuses d'administration, et de trouver
aussi les types des cas qui répondaient ou non à ces médicaments. Pendant deux ou trois heures après leur administration,
on prenait des tracés continus du pouls et de la respiration;
toutes les 5 minutes, pendant la même période, on mesurait la
pression sanguine dans les cas d'insuffisance cardiaque, avec
rhythme régulier.

On constata que la digitale, administrée par la voie hypodér-
mique, n'avait aucune action sur le pouls et la respiration dans
n'importe quelle forme de l'insuffisance cardiaque, pas plus que
sur la pression sanguine dans les cas d'insuffisance cardiaque

avec rhythme régulier. L'action de la strophantine, administrée par voie hypodermique, était également sans effet. La strophantine, par la voie intra-veineuse, avait une action plus efficace dans certains cas d'insuffisance cardiaque, surtout ceux avec fibrillation auriculaire, s'accompagnant de pouls très rapide.

Dans ces cas, environ une demi-heure après l'administration, le nombre des battements du pouls est diminué, et l'état général est très amélioré. Le fait suivant peut être cité comme exemple de ce qui se passait dans beaucoup de cas. Une femme avec fibrillation auriculaire, pouls 120-130 par minute, dyspnée très marquée. De la digitale aux doses de 0,00065, 0,0013, 0,0026, et de la strophantine à 0,00065 par voie hypodermique n'avaient aucun effet pendant les trois heures qui suivaient l'administration ni sur le pouls, ni sur la respiration, ni sur l'état général. La strophantine à la dose de 0,00065 en injection intra-veineuse faisait tomber le pouls de 122 à 68 par minute en une demi-heure et déterminait une amélioration marquée de l'état général. La strophantine agit par excitation des extrémités terminales du nerf vague, car son action peut être annihilée par l'injection hypodermique d'atropine. Dans le cas ci-dessus, l'administration de 0,0022 de sulfate d'atropine fit monter le pouls à 135 par minute, en même temps que le malade éprouvait de la dyspnée et des palpitations.

Dans les cas d'insuffisance cardiaque avec rhythme régulier, la strophantine en injection intra-veineuse avait peu d'effet sur l'état général, et aucun sur le pouls ou la pression sanguine.

Scille. — Dans quelques cas, où la digitaline et la strophantine n'étaient pas bien supportées, à cause du mal de tête et des troubles digestifs, nous avons obtenu des résultats très satisfaisants, avec de la teinture de scille, donnée à doses suffisantes. Son effet physiologique est identique à celui des deux autres médicaments, et la réaction peut s'obtenir dans le même espace de temps et aux mêmes doses qu'avec la teinture de la digitale.

Les nitrites. — La principale action des nitrites sur les vaisseaux sanguins est de déterminer la dilatation des artères et
des veines. On admet actuellement que la cause de la dilatation
est due à l'excitation des nerfs et des muscles des parois des
vaisseaux. Cet effet s'accompagne d'une accélération des battements du cœur et d'une chute marquée de la pression artérielle. Lorsque, pour une raison quelconque, on a besoin d'une
action subite sur le cœur, les nitrites sont le médicament le plus
efficace pour atteindre ce but. Quelques gouttes (3 à 10 gouttes,
de nitrite d'amyle en inhalation produisent leur effet en quelques secondes. Le foie devient congestionné et le malade a la
sensation de battements dans la tête. Si l'action continue, le
malade a du vertige ou une syncope, et est obligé de se coucher.
Il ne faut jamais dépasser ce stade. En quelques minutes,
l'effet disparaît, et la pression sanguine, qui a présenté une
chute subite, remonte graduellement, et peut parfois atteindre
un niveau plus élevé qu'avant l'inhalation.

D'autres nitrites, comme la nitro-glycérine (doses 0,0006 à
0,003) en comprimés ou en solution alcoolique), le tétranitrate
d'érythrol (dose 0,06 en pilules), le nitrite de sodium 0,06 à
0,12 en pilules ou en solution, agissent de la même façon que
le nitrite d'amyle mais d'une façon plus lente, mais leur action
est de plus longue durée.

L'alcoolat d'éther nitreux (alcool doux de nitre) est un remède très populaire, qui contient des traces de nitrite d'éthyle,
et est souvent prescrit aux doses de 30 à 40 gouttes, parce qu'on
lui-suppose le pouvoir de relâcher les vaisseaux sanguins.
Comme on le prescrit ordinairement avec de l'eau, le nitrite
qu'il contient s'évapore rapidement, et l'effet qui en résulte est
dû à l'éther et à l'alcool.

Le meilleur effet thérapeutique des nitrites est obtenu dans
les cas qui exigent une action rapide, comme dans l'angine de
poitrine. On a recommandé quelques nitrites à action plus lente
pour diminuer l'hypertension, mais je n'en ai jamais obtenu de
résultats satisfaisants dans ces cas, et il ne me paraît pas que

ce soit raisonnable d'employer une pareille méthode, quand l'augmentation de la pression est due à quelque substance irritante en circulation dans le sang comme dans la maladie des reins.

IODURE DE POTASSIUM — Les iodures, et en particulier l'iodure de potassium, ont acquis la réputation d'un médicament de grande valeur thérapeutique dans les affections cardio-vasculaires. Les bons résultats non douteux constatés dans les affections syphilitiques ont conduit à son emploi dans les anévrysmes, et Balfour et Bramwell ont particulièrement vanté les vertus de l'iodure de potassium dans cette affection. On l'emploie souvent dans toutes sortes de lésions séniles du cœur et des vaisseaux, et on a attribué une vertu remarquable à son action. Il est, cependant, difficile de comprendre son mode d'action. On avait l'habitude d'admettre qu'il diminuait la pression sanguine, mais des observations soigneuses semblent indiquer qu'il n'a que peu d'effet sur la pression sanguine. On a fait beaucoup d'hypothèses sur son mode d'action sur les parois des vaisseaux sanguins, mais ce ne sont que des vues spéculatives. Le fait que quelques observateurs disent qu'il est nécessaire de donner de fortes doses (1 gr. 20 à 1 gr. 80 trois à quatre fois par jour), tandis que d'autres disent avoir obtenu de bons résultats avec des doses de 0,30 à 0,60, semble indiquer que le bénéfice qui en résulte est dû à la modification des habitudes qui accompagnent l'emploi du médicament chez le malade, telle que repos, changement de régime, etc.

SÉDATIFS. — Il semble probable que le traitement ne donne pas grand résultat tant que le malade a de l'insomnie et des soucis. J'ai déjà insisté sur l'importance du repos, et il est souvent nécessaire d'avoir recours à des médicaments pour obtenir le repos, le sommeil et l'éloignement des soucis et des excitations, et l'emploi judicieux des sédatifs est d'un grand secours.

A cet égard, les bromures sont les médicaments les plus

utiles. Dans tous les cas d'insuffisance cardiaque peu grave, lorsque le malade peut aller et venir, mais qu'il a des soucis, de l'appréhension, du chagrin, de la tendance à s'irriter, les bromures sont extrêmement utiles et ont beaucoup plus de valeur que les autres médicaments. Pendant de longues années, j'ai employé le bromure d'ammonium, car les malades constatent qu'ils sont moins déprimés que par le bromure de potassium. Il faut augmenter la dose du médicament jusqu'à ce qu'elle produise une légère lassitude, ou même jusqu'à ce que le malade ait un état de torpeur, surtout dans les cas graves d'angine de poitrine (cas 42). Les doses employées sont de 1 gr. 20 deux ou trois fois par jour, suivant la gravité du cas.

En cas d'insomnie, il faut d'abord essayer les hypnotiques plus doux, les bromures, l'acétanilide, le véronal ou le sulfonal, et s'ils échouent, il faut avoir recours au chloral et à l'opium. S'il y a beaucoup d'agitation, due à la dyspnée, au Cheyne-Stokes, à l'asthme cardiaque, il faut donner des doses suffisantes de ces médicaments pour obtenir l'effet désiré : 0,30 à 0,60 de chloral toutes les deux heures, ou 0,01 de centigramme de morphine (1/2 centigramme en injection hypodermique) répétée toutes les deux heures suffiront souvent. Lorsqu'il y a de l'œdème pulmonaire ou de la bronchite, il faut proscrire les opiacés qui ont une tendance à arrêter l'expectoration, ce qui pourrait être une cause de danger. Il ne faut jamais continuer le chloral ou l'opium pendant plus de quelques jours, car les malades ont des nausées, de la confusion mentale et de l'agitation.

Oxygène. — L'administration de l'oxygène dans les affections du cœur a été faite pendant de nombreuses années, mais d'une façon générale, les résultats sont décourageants, bien que le champ de son emploi soit très limité. Néanmoins, il n'est pas facile de déterminer l'état qui réclame son emploi : je l'ai donné dans un grand nombre de cas parfois avec d'excellents résultats, mais dans la majorité des cas sans bénéfice appréciable ou

seulement avec un soulagement temporaire. Même chez des
malades qui paraissent souffrir de la même affection, les résultats ont été très inégaux : par exemple, quelques malades souffrant d'asthme cardiaque ont été notablement soulagés, tandis
que d'autres n'ont obtenu aucun bénéfice. Cette différence d'action m'a fait étudier plus attentivement les symptômes qui existaient, et j'ai constaté que ceux qui en bénéficiaient présentaient
des signes de cyanose.

Les états dans lesquels j'ai obtenu de bons résultats avec
l'oxygène sont quelques cas de respiration de Cheyne-Stokes,
d'asthme cardiaque, d'angine de poitrine, et de bloquage du
cœur : parfois dans les cas d'angine de poitrine et d'asthme cardiaque, le malade avait une meilleure nuit, quand l'oxygène
avait été pris pendant un quart d'heure ou une demi-heure avant
de se mettre au lit. Dans la plupart des cas, il se produisait
du soulagement quand l'oxygène était pris pendant un accès de
dyspnée ou de douleur, et dans les cas de bloquage du cœur,
pendant l'accès de perte de connaissance.

J'ai suivi la méthode de Léonard Hill en donnant aux
malades de fortes doses. Hill emploie un masque qui recouvre
toute la tête du malade ; l'oxygène vient directement du cylindre dans le masque, de sorte que le malade respire pratiquement
de l'oxygène pur. Souvent je me suis servi d'une boîte à chapeau de dame : sur un des côtés, je découpe la place pour le
cou du malade : la tête du malade est enfermé dans la boîte et
recouverte par le couvercle, et l'oxygène est donné par un trou
dans la boîte. La tête est ainsi environnée par une atmosphère
d'oxygène presque pur. Hill dit que par cette méthode il pénètre
dans le sang une quantité beaucoup plus grande d'oxygène. La
durée d'une séance d'administration varie de 10 à 20 minutes.
Parkinson a fait une série d'observations sur l'effet de l'oxygène
donné de cette façon à des gens bien portants, et il a constaté
qu'il fait diminuer le nombre des battements du cœur, mais
seulement très modérément.

Aconit. — Donné à doses médicales, l'aconit est supposé agir sur le cœur par une excitation du nerf vague : l'impression générale est que ce médicament a une action puissante pour ralentir le cœur et affaiblir son activité : la dose, quand on doit la donner d'une façon fréquente est de 2 à 5 gouttes de la préparation de la pharmacopée britannique. En faisant une série d'observations sur son action, nous avons soigneusement augmenté les doses de teinture chez un grand nombre de malades, jusqu'à faire prendre 15 gouttes toutes les deux heures pendant plusieurs jours, mais, bien qu'on ait pris exactement des tracés du pouls, de la pression sanguine, et que l'on ait noté les sensations du malade, on n'observa aucun effet. Croyant que la préparation n'était pas bonne, nous en avons essayé d'autres, dites préparations étalons : on n'obtint pas de meilleurs résultats. Nous eûmes alors recours à l'aconitine, commençant par des doses de 0,0001, augmentant graduellement jusqu'à 0,0002 toutes les 4 heures. Au bout de deux jours, le nombre des pulsations était plutôt augmenté : les malades éprouvaient une sensation de malaise, un picotement désagréable dans la gorge avec sensation d'étouffement, de l'engourdissement des membres, une abondante transpiration, et vers la fin de l'observation, une sentiment douloureux de l'action du cœur, qui parfois battait violemment et rapidement. Dans les cas de fibrillation auriculaire, avec battements rapides du cœur, alors que la digitale déterminait du ralentissement, l'aconit n'en produisait pas.

Je ne vois pas quelle place l'aconit pourrait occuper dans un traitement en ce qui concerne son action sur le cœur.

Atropine. — Le principal effet de l'atropine sur le système circulatoire est dit être dû à l'action qu'elle possède de paralyser les terminaisons nerveuses inhibitrices du cœur. En pratique, on a constaté qu'elle pouvait être utilisée dans de rares cas de bloquage du cœur, lorsqu'il y a un obstacle au passage de l'excitation de l'oreillette au ventricule. Lorsque cela se produit la difficulté peut être accrue par l'arrêt du passage de l'excitation, et comme on sait bien que c'est par l'action du nerf vague que se produit ce retard dans la conduction de l'excitation, l'atropine donnée dans ces cas peut faire disparaître le bloquage du cœur. On la donnera en injection hypodermique à la dose de 0,0006 ou 0,001 de sulfate, à répéter toutes les demi-heures si cela est nécessaire.

AUTRES MÉDICAMENTS. — Un grand nombre d'agents sont employés en thérapeutique, mais il est douteux que beaucoup d'eux aient un effet réel sur le cœur. Quelques-uns, comme l'alcool et les boissons chaudes présentent sans aucun doute des signes de réaction : leur effet de produire une dilatation des artérioles peut être employé avec bénéfice quand on désire un effet rapide comme dans les accès de syncope ou de prostration. Il est inutile à notre époque d'insister sur la nécessité de ne pas abuser de l'alcool dans les formes légères d'insuffisance cardiaque, et particulièrement chez les sujets nerveux. Le bénéfice temporaire ainsi obtenu pourrait conduire à un abus et au danger d'en créer une habitude.

D'autres médicaments, comme la caféine, la strychnine, l'huile camphrée agissent probablement sur le système nerveux, et en produisant une vive réaction peuvent être utiles dans les cas où un épuisement passager cause du malaise. Mais, bien qu'on les emploie communément dans les cas les plus divers, comme par exemple dans les cas de battements rapides au cours de la pneumonie, ou lorsqu'il y a un ventricule se contractant lentement dans le bloquage du cœur, on ne saurait assez insister sur ce fait qu'ils n'ont pas d'action très nette et leur efficacité est très limitée, et on ne doit pas compter trop sur eux dans les cas de véritable épuisement cardiaque

APPENDICE

Observation 1. — *Angine de poitrine par surmenage.*

Homme, né en 1889. Avait toujours joui d'une bonne santé et mené une vie très active, jusqu'à ce que, à l'âge de 18 ans (septembre 1907), étant parti pour faire un voyage à bicyclette, un jour qu'il avait fait 60 kilomètres dans une région très montueuse, il se sentit fatigué. Le lendemain matin, il eut une sensation d'oppression dans la poitrine à la suite d'un effort : cette sensation disparut vers midi. Il se remit à bicyclette et se trouva bien jusqu'à ce qu'il arrive à une montée, et alors la sensation d'étouffement apparut à nouveau. Il se reposa ce jour-là et le suivant, mais il constata que toutes les fois qu'il montait une colline, cela lui produisait une sensation désagréable de suffocation avec douleur dans la poitrine. Il ressentait aussi les battements de son cœur, ce qui l'effraya, aussi il prit le train pour retourner chez lui. Je le vis à son retour et ne constatai rien d'anormal. Je lui conseillai d'éviter tout effort qui produirait du malaise et de ne faire aucun exercice possible. Il suivit mon conseil, et n'éprouva aucun malaise pendant deux mois : il se remit alors à jouer, et la sensation de suffocation se reproduisit avec difficulté pour respirer, palpitation et une vive douleur dans la région du cœur. Ces accès revenaient au lit, alors même que pendant la journée, il n'avait fait aucun effort. Lorsque je le vis alors, sauf une légère augmentation de volume du cœur, je ne constatais rien d'anormal. Comme il était évidemment inquiet sur son état, je lui dis que son pronostic était très rassurant, et l'engageai à étudier les arts, et en même temps à éviter tout effort et à ne faire qu'un exercice modéré. C'est ce qu'il fit, et au bout de quelques mois, il était tout à fait bien : il n'a présenté aucune récidive, bien qu'il ait mené une existence très active.

OBSERVATION 2. — *Angine de poitrine par surmenage. Guérison.*

Un homme de 42 ans me consulta la première fois le 19 novembre 1891 se plaignant d'une vive douleur qui venait au côté gauche de la poitrine quand il essayait de lever quelque objet pesant, ou qu'il faisait un effort, comme pour monter un escalier. La douleur siégeait dans une zone bien définie s'étendant au sein gauche et au bras jusqu'à l'épaule. La peau et les tissus sous-cutanés du côté gauche du thorax étaient sensibles à la pression depuis la ligne médiane jusqu'à la ligne axillaire antérieure, et plus sensibles au dessous du sein gauche. La 2e et la 3e vertèbre dorsale étaient douloureuses à la pression : le pouls était calme et régulier, le volume du cœur était normal, les bruits nets avec de l'accentuation du second bruit dans la zone aortique. Dans ces dernières années ses occupations avaient nécessité par moment de violents efforts corporels.

On lui dit de se reposer, ce qu'il fit pendant quelques semaines, et il se sentit beaucoup mieux. Il reprit ses occupations, mais au bout de quelques mois, il dut les abandonner, parce que les accès douloureux revenaient avec beaucoup de violence. Il se fit alors surveillant dans une école, et comme cette profession n'exigeait pas beaucoup d'effort, il s'améliora progressivement. Je le vis de nouveau le 21 mai 1905. Il avait travaillé comme menuisier depuis quelques années, et il n'avait plus de douleur sauf s'il faisait un violent effort qui l'obligeait à s'arrêter. Le cœur était augmenté de volume, la matité dépassant la ligne mamelonnaire, et le premier bruit était sourd et obscur. Rien autre d'anormal. Il a continué à travailler comme menuisier (1913), et il a actuellement 64 ans.

OBSERVATION 3. — *Accès d'angine de poitrine. Cessation complète pendant 19 ans.*

Homme né en 1845. Sujet bien portant menant une existence très active, mais ayant parfois des périodes de faiblesse de cause mal définie. En 1884 je le vis au moment où il se remettait d'une syncope qu'il avait depuis une heure. Il avait eu une existence plutôt active et ne s'était pas senti très bien. Je ne constatai rien d'anormal, et au bout de quelques jours, il était tout à fait bien. Pendant les années qui suivirent, il eut des contractions dans l'annulaire et le petit doigt des 2 mains, et il se déposa des tophi dans ses oreilles. En 1892, un jour qu'il était à l'église, il ressentit une vive douleur au côté interne de l'avant-bras près du coude. Tant que dura la douleur, il fut couvert de transpiration. Il vint me voir le jour suivant, et je ne découvris rien d'anormal. Quelques mois plus tard, je constatai des irrégularités passagères de son pouls au cours d'un léger refroidissement. Après cela, il semblait être très bien et capable de faire un effort quelconque sans malaise. Le 11 mars 1894, il ressentit à nouveau la douleur dont il détermina exactement le siège, au niveau des côtés internes des deux avant-bras près du coude. La douleur dura environ une heure, et le lendemain lorsqu'il me consulta, je constatai que le cœur présentait de fréquentes irrégularités dues à de fréquentes extra-systoles ventriculaires. Le malade au lieu d'être vif et enjoué était devenu hébété et triste avec une sensation mal définie d'oppression et de malaise dans la poitrine. Il resta dans cet état une dizaine de jours, puis le pouls devint régulier et il n'eut plus d'oppression. Après quelques jours de repos, il regagna toute sa vigueur et continua à mener une vie active jusqu'à 50 ans, époque à laquelle il se retira des affaires, non à cause d'une mauvaise santé, et actuellement, à 60 ans, il est encore très actif. Il n'y a pas eu de récidive de la douleur.

OBSERVATION 4. — *Péricardite. Angine de poitrine. Guérison.*

Un homme né en 1850 était un manufacturier de coton qui avait eu une vie extrêmement active, avec beaucoup d'ennuis et de soucis dans ses affaires ; sauf un sentiment intermittent de dépression, il avait une bonne santé jusqu'en 1891. Le 21 août de cette année, il ne se sentit pas bien et avait des vertiges avec une sensation de fatigue et d'oppression, éprouvant un sentiment de constriction de la poitrine, surtout pendant la marche. Il se mit au lit à 10 heures, dormit pendant une heure et demie, puis il se réveilla avec de la dyspnée et une vive douleur avec sensation de mort imminente. Je fus appelé auprès de lui au milieu de la nuit : il avait une vive douleur au niveau du thorax en avant et avait une grande difficulté pour respirer ; il avait 34 respirations par minute. Le volume du cœur était normal, la matité s'étendant à 3 pouces à gauche de la ligne médiane. Les bruits étaient nets, mais il y avait un souffle en va-et-vient à chaque contraction cardiaque, que l'on entendait à la partie médiane du sternum. Il fut soulagé par une injection de morphine. Le lendemain, il était mieux, mais le souffle en va-et-vient persistait. Le 23, il se sentit beaucoup mieux et le souffle avait disparu. Ensuite il guérit complètement sans avoir de récidive, et en 1913, à l'âge de 63 ans, est en état de diriger ses affaires.

OBSERVATION 5. — *Angine de poitrine avec péricardite. Pneumonie. Autopsie.*

Un homme né en 1869 vient me consulter le 9 août 1892, se plaignant d'une vive douleur dans l'abdomen. Il avait eu une bonne santé jusqu'à ces derniers mois ; à ce moment, il avait eu des accès de dyspnée et des palpitations survenant parfois pendant la nuit. Il n'y avait pas d'histoire de rhumatisme ni de quelque autre maladie. Je ne trouvai aucune explication de la douleur. En examinant la poitrine, je trouvai une augmentation de la matité cardiaque qui s'étendait à deux pouces à droite de la ligne médiane et à 3 pouces à gauche. Il y avait une pulsation marquée des veines du cou, et les veines du thorax étaient gorgées et animées de pulsations visibles. Le 10 février 1893, il avait eu une crise de diarrhée et l'état du cœur était pareil.

Le 18 mars 1893, il quitta son travail dans la matinée parce qu'il se sentait faible et épuisé, et il resta dans cet état de faiblesse pendant deux jours et il commença à ressentir de la douleur au niveau de la partie inférieure de la poitrine en avant et eut une respiration très courte. La douleur s'étendit jusqu'au niveau de l'omoplate gauche et lui donna de la difficulté pour lever le bras gauche, et elle s'étendit au côté interne du bras gauche jusqu'à l'annulaire et au petit doigt. Le 22, je constatai que les accès douloureux se produisaient quand il était couché et étaient très vifs, s'étendant jusqu'au bras gauche. Il y avait une grande sensibilité de la peau et des tissus profonds au niveau du sein gauche. Il y avait de la douleur à la pression sur le grand pectoral et le sterno-cléido-matoïdien de chaque côté. La température était de 38°,5, et le pouls à 112 par minute. Cet état dura jusqu'au 26 : alors la température redevint normale, et je constatai ce souffle au va-et-vient caractéristique de la péricardite. La douleur avait disparu, et il n'y avait qu'une légère sensibilité sur la peau du sein gauche. Le frottement péricardique persista et le 7 avril 1893, il y avait encore une très légère hyperalgésie cutanée au niveau de la 3e et 4e côte. Le 12, le frottement péricardique avait disparu, il n'y avait ni douleur, ni hyperalgésie. A cette date, il se remit complètement et se porta bien jusqu'au 10 janvier 1894 où il eut une pneumonie droite. Il y eut d'abord de l'hyperalgésie des tissus sous cutanés sur une zone irrégulière embrassant la partie inférieure de la poitrine et la partie supérieure de l'abdomen du côté droit. Il mourut le 15 janvier. A l'autopsie, on constata une pneumonie du lobe inférieur droit et des adhérences pleurales récentes et un peu de pleurésie de la partie inférieure du côté gauche. Le sac péricardique était presque complètement oblitéré, la plupart des adhérences étaient lâches, mais en certains points les tractus étaient épaissis et forts. Le côté droit du cœur était très dilaté, les valvules étaient intactes : l'orifice mitral laissait pénétrer deux doigts, et le tricuspide quatre.

OBSERVATION 6. — *Angine de poitrine par épuisement. Guérison.*

Une femme mariée née en 1845 avait jusqu'à l'âge de 44 ans joui d'une excellente santé : elle avait eu six enfants. A cet âge elle commença à être plus facilement fatiguée et à éprouver une légère douleur dans la poitrine à la suite de l'effort. Dans les notes que j'ai prises sur son état en novembre 1891, alors que je la vis plusieurs fois, elle se plaignait surtout d'une vive douleur qu'elle éprouvait à la suite de l'effort et qui siégeait au côté gauche de la poitrine et dans les deux bras, particulièrement au côté gauche du bras gauche jusqu'au coude. La douleur disparaissait lorsqu'elle était au repos. La peau et les tissus profonds et le sein du côté gauche de la poitrine étaient très sensibles à la pression, particulièrement sous le sein gauche et au niveau de la 2e et 3e côte sur la ligne mamelonnaire. Après une période de repos et de traitement, elle fut un peu améliorée, mais elle avait beaucoup de soucis et d'ennuis, et il y avait des périodes pendant lesquelles ces accès de douleur étaient facilement provoqués. Pendant d'autres périodes, elle était relativement débarrassée. Elle vécut ainsi jusqu'à l'âge de 58 ans, époque à laquelle elle fit graduellement du rhumatisme déformant, de sorte qu'après 60 ans elle devint plus ou moins infirme : les symptômes cardiaques disparurent en grande partie, et actuellement à 68 ans, elle n'en présente plus trace.

OBSERVATION 7. — *Angine de poitrine par épuisement. Guérison.*

Une femme âgée de 48 ans me consulta pour la première fois le 11 février 1907 pour de violents battements de cœur et des palpitations, de la dyspnée et des accès douloureux dans la poitrine. Elle avait eu six enfants, elle avait à conduire sa maison, en même temps qu'elle allait à un tissage, de sorte que de 5 heures du matin à 10 heures du soir, elle n'avait aucun repos. Elle était pâle, mais non

amaigrie, son cœur était légèrement hypertrophié et elle avait un
souffle mitral systolique.

C'était tout récemment qu'elle avait commencé à ressentir les symptômes dont elle se plaignait. Les accès de douleur étaient quelquefois
très violents et pouvaient se produire pendant son travail à l'usine.
Ils débutaient en avant de la poitrine et s'étendaient à l'épaule gauche,
se propageant à la face interne du bras jusqu'au petit doigt. Ils pouvaient durer quelques minutes et disparaître, la laissant très faible
et le doigt si endormi et gêné qu'elle ne pouvait tenir la navette. A
deux reprises, en rentrant chez elle, elle avait eu des accès de douleur
si violents qu'elle dut se mettre à genoux et appuyer sa tête contre
une chaise. Les accès durèrent 10 minutes, et lorsqu'ils cessèrent,
elle passa une grande quantité d'urine pâle. Elle ne dormait pas,
était déprimée et pleurait presque sans motif. On lui conseilla de se
reposer et de prendre du bromure de potassium. Elle commença à
mieux dormir et se sentit améliorée par le bromure. Les accès douloureux diminuèrent graduellement de gravité jusqu'au mois de juin,
où ils cessèrent complètement. En mars 1913, j'appris qu'elle allait
très bien et pouvait mener sa maison et travailler de temps en temps
à son tissage.

OBSERVATION 8. — *Angine de poitrine.*

Un homme né en 1857 avait toujours eu une bonne santé, lorsqu'en 1904-1905, il s'aperçut qu'il ne pouvait monter une côte sans
éprouver une sensation de constriction à la partie supérieure de la
poitrine. Celle-ci était très légère et ne l'inquiétait pas. Le 25 novembre 1905, il visitait quelques maisons en construction (il est entre-
preneur) : il ne faisait pas chaud, il sentit le froid, il prit une pelle
et jeta de la terre dans un tombereau : il exécuta ce travail avec beaucoup d'énergie, puis il inspecta quelques maisons en construction,
montant et descendant un grand nombre d'escaliers. En retournant
chez lui, il éprouva de la douleur dans la poitrine, et, comme cette
douleur allait en augmentant, il vint chez moi. Je l'examinai très
attentivement et constatai une légère dilatation du cœur avec un
premier bruit mal frappé : la pression sanguine était de 130 millimètres de mercure. En retournant chez lui, la douleur augmenta de
violence, et quand il rentra elle était devenue très vive. Un collègue
le vit et lui prescrivit de l'opium qui le soulagea. Lorsque je le vis le
lendemain matin, il me donne un récit détaillé de ses souffrances,
disant : « Pendant que j'étais en tramway, la douleur empira, et

peu après être arrivé chez moi, elle était si intense que j'ai cru que
j'allais mourir. La douleur partait de la poitrine, se propageait à mon
bras gauche jusqu'au petit doigt. Lorsque je vous vis hier, vous me
demandiez si j'éprouvais une sensation de griffe, et je ne savais pas
ce que cela signifiait, mais maintenant je sais ce que c'est. Lorsque
la douleur était à son maximum, je sentis ma poitrine comme prise
dans un étau et je roulais sur le sol en proie à une souffrance hor-
rible. La douleur et la sensation de griffe s'atténuèrent quelques instants puis reparurent, et cela continua ainsi jusqu'à ce que j'eusse
l'opium. Ce matin, je me suis réveillé tout à fait bien, mais à
10 heures et demie, cette sensation de griffe revint pendant dix minutes. Je n'osais pas faire un mouvement par crainte de voir revenir
la douleur : chaque minute, il me semblait qu'elle allait revenir, et
j'étais tellement effrayé que j'en étais couvert de sueur. »

Pendant quelques semaines, il se produisit de légères attaques,
mais par le traitement, surtout par le repos, elles diminuèrent progressivement : en trois semaines, il était sur pied, et ce n'est que
lorsqu'il montait une pente, il éprouvait une sensation de constriction qui venait et la sensation que la douleur allait se produire, s'il
ne s'arrêtait pas. Je suivis le malade pendant deux ans et l'examinai
très souvent, mais, sauf une extra-systole occasionnelle, je ne constatai rien d'anormal. Sa pression sanguine était d'environ 130 millimètres de mercure. Je l'ai depuis revu à de rares intervalles et en
1913, il me fait savoir qu'il est en bonne santé et n'a jamais eu de
récidive de sa violente douleur.

OBSERVATION 9. — *Accès d'angine de poitrine éloignés
par l'absence d'efforts.*

Un homme âgé de 49 ans me consulta le 10 août 1903, se plaignant
d'une douleur qu'il ressentait au-dessous du sein gauche. Cette douleur apparue 18 mois auparavant était au début très légère et rare :
plus tard, elle était facilement provoquée par l'effort, et souvent après
son repas de midi, lorsqu'il était à son bureau. Quinze mois auparavant, il avait eu deux accès pendant lesquels il avait eu une faiblesse,
et une autre au cours de laquelle il avait perdu connaissance pendant
quelques minutes. Il décrivait la douleur comme très violente,
l'obligeant à s'arrêter s'il était en marche. Elle débutait sous le sein
gauche, et habituellement restait là, quelquefois elle s'étendait dans
le bras gauche, à la partie interne jusqu'aux doigts. S'il s'arrêtait,
elle disparaissait en quelques minutes. Il était plutôt obèse, et avait

eu une vie très active et avait éprouvé beaucoup de chagrins. Il n'avait jamais bu d'alcool de toute sa vie, et n'avait aucune histoire de maladie infectieuse.

Un examen de son cœur ne révéla rien d'anormal. On lui conseilla de se reposer une quinzaine de jours, de mener une vie moins active et de travailler moins. La douleur diminua graduellement et il reprit son travail. Il resta sans avoir d'accès, mais de temps en temps, s'il travaillait trop, ils revenaient. Il me tint au courant de son état de temps à autre jusqu'à la fin de 1903. Je ne le revis plus qu'en décembre 1905. Il n'avait plus eu de douleur, pouvait faire de l'exercice et avait grand plaisir à faire du jardinage. Le cœur était tout à fait normal et sa pression sanguine était de 120 millimètres. Il me consulta en avril 1907 pour un accès douloureux qu'il avait eu pendant qu'il était à son bureau une heure après son repas : il avait marché un peu plus vite après son repas. Je lui conseillai simplement d'éviter tout effort après son repas. En mars 1913, j'appris qu'il avait repris son travail, mais qu'il prenait aussi beaucoup de repos. La douleur avait tendance à revenir, lorsqu'il travaillait trop fort, autrement il se portait bien.

OBSERVATION 10. — *Angine de poitrine avec lésions
progressives du cœur.*

Homme né en 1845. C'est en 1889 que ce malade se plaignit de sentir parfois de violents battements de cœur à la suite de l'effort en même temps que sa vue s'obscurcissait. Le cœur était irrégulier et le tracé du pouls radial indiquait que l'irrégularité était due à de la fibrillation auriculaire ou à de la trémulation auriculaire. Les accès cessèrent au bout de quelques semaines. En 1890, je le soignai pour une fièvre typhoïde prolongée, dont il guérit très bien. Le 31 décembre 1892, alors qu'il marchait dans la rue, il eut du vertige et perdit soudainement connaissance. Il se remit immédiatement et vint me voir. Je ne découvris rien qui pût expliquer cette attaque. Son cœur était légèrement augmenté de volume, et on entendait un souffle systolique au niveau du cœur vers la pointe, dans l'aisselle, à la base et le long des carotides. Depuis cette époque, il mena une vie très active jusqu'à l'été de 1904, où il se sentit fatigué et mal à l'aise, et il partit faire un voyage sur le Continent. Il se porta bien jusqu'à un jour où gravissant une côte, il ressentit une vive douleur dans la poitrine, qui disparut au bout de quelques minutes. En revenant chez lui le 22 juillet 1904, après un long voyage en chemin de fer, il fut pris dans le train d'un accès de violente douleur au niveau du côté gauche de la poitrine. Il décrivait cette sensation comme si son cœur était pressé comme les femmes tordent un vêtement mouillé. Pendant l'accès, il avait les pieds et les mains froids. Au bout d'un quart d'heure, la douleur diminua et continua pendant une heure. Il vint me consulter le 3 août. Il était resté tranquille et il avait rarement une légère douleur. Il avait bonne mine. Les artères étaient volumineuses et épaissies : le pouls était à 64, la matité cardiaque dépassait un peu la ligne mamelonnaire, et on entendait un souffle systolique à la pointe et à la base, comme en 1892. Je lui conseillai de mener une existence moins active : c'est ce qu'il fit, et il pouvait aller à ses affaires quatre fois par semaine, et sauf un peu de dyspnée d'effort, il n'avait aucun malaise jusqu'en 1910, ou il ressentit de la douleur et de la constriction dans la poitrine alors qu'il gravissait une pente. Cette tendance était devenue plus marquée depuis quelque temps, mais cela ne l'empêchait pas de mener sa vie active. Je l'ai vu le 18 juin 1913. Il n'avait pas actuellement d'accès de douleur, mais il avait plus de dyspnée d'effort et son cœur s'excitait plus aisément. A l'examen, je trouvai son cœur sans modification de volume, mais il présentait ce rhythme irrégulier caractéristique de la fibrillation auriculaire.

Observation 11. — Angine de poitrine.

Une femme âgée de 54 ans me consulta le 14 août 1903 pour un accès de douleur dans la poitrine et parfois cette douleur était des plus violentes.

Les accès étaient habituellement provoqués par l'effort, et une fois elle se réveilla au milieu de la nuit avec une vive douleur. Je connaissais cette malade depuis de longues années et l'avais assistée dans deux accouchements. Après le dernier, en 1890, elle avait eu une longue maladie fébrile dont elle guérit parfaitement. Le 9 mai 1906 elle me consulta de nouveau parce que sa douleur était revenue.

C'était une femme paraissant bien portante : l'artère radiale était légèrement épaissie, le pouls dur et la pression était de 250 millimètres de mercure. Le cœur était un peu augmenté de volume, l'adiposité du sein ne permettant pas de délimiter exactement la matité. Le sein gauche était très sensible à la pression, et les bruits du cœur bien frappés. Elle ressentait au-dessous du sein gauche la douleur qui durait 5 à 10 minutes. Parfois elle était si vive et s'accompagnait d'une telle prostration qu'il lui semblait qu'elle allait

mourir. Certains jours, elle avait cinq à six accès par jour, venànt
sans cause apparente, sauf cependant à la suite d'un effort. On lui
donna du chloral pendant la nuit, et au bout de quelques jours les
accès diminuèrent, la pression sanguine tomba pour varier entre
190 et 220 millimètres de mercure. Le 2 juillet 1906, on lui donna
du bromure d'ammonium, 1 gr. 20 trois fois par jour ; la pression sanguine était à cette date de 220 millimètres de mercure. Ensuite je ne
la revis plus, elle n'avait plus d'accès et la pression variait de 200 à
180 millimètres. Un an plus tard, le 7 octobre 1907, elle m'écrivit
qu'elle se portait bien et n'avait plus d'accès, mais était essoufflée en
montant des escaliers. La pression sanguine était de 200 millimètres.
Aux dernières nouvelles que j'ai eues en mars 1913, elle se portait
bien et n'avait pas de douleur (âgée de 64 ans).

OBSERVATION 12. — *Accès d'angine de poitrine avec fonctionnement
obscur du cœur. Guérison.*

Femme née en 1849, que je connaissais depuis 1887. Elle me consulta en septembre 1897 pour de la faiblesse et de l'oppression ; elle
avait alors 48 ans, je ne constatai rien d'anormal dans son état ;
elle était forte et d'aspect bien portant. Après un très simple traitement elle se porta bien jusqu'au printemps de 1902, où elle commença à avoir des accès douloureux dans la poitrine, survenant parfois indépendamment de tout effort. Elle avait eu un accès très violent le 5 juin et elle me consulta le 8 juin. Elle décrivait la douleur
comme venant subitement au niveau de la région s'étendant du 2e au
5e cartilage costal gauche, et au niveau de ses joues la peau était
nettement hyperalgésiée. Le sein gauche était aussi sensible à la
pression, et un pincement léger des muscles sterno-mastoïdien et
trapèze éveillait aussi de la douleur. De même la peau à la partie
moyenne de l'épaule était sensible à la pression. Le pouls, régulier,
battait 65 à 70 fois par minute ; l'examen du cœur ne révélait rien
d'anormal. Après une période de repos, les accès cessèrent et il n'y
eut pas d'autres accès jusqu'en janvier 1903 où elle eut un accès semblable à celui qu'elle avait eu au mois de juin. Ensuite, elle se porta
bien jusque vers la fin de 1903, où elle commença à avoir des accès
bizarres dans lesquels elle avait des éblouissements, allant parfois
jusqu'à la perte de connaissance, avec douleur dans la tête et un
sentiment de serrement du cœur. Ensuite elle eut plusieurs accès,
mais je ne la vis jamais au cours d'un accès. Le 31 janvier 1904,

alors qu'elle était tranquillement assise, elle fut prise subitement
d'une vive douleur au côté gauche de la poitrine, cette douleur dura
10 minutes. Elle sentit alors que son cœur était en état de trémulation et cette sensation dura 24 heures. Je ne la vis que trois jours
après. Elle me dit qu'elle avait eu souvent des accès de trémulation, mais qu'elle n'y prêtait aucune attention. Bien que je lui ai
demandé de me prévenir dès qu'elle aurait un accès, ils étaient si
légers que je n'en vis jamais aucun. Son cœur était calme et régulier
quand je la vis. Ensuite les accès cessèrent et aux dernières nouvelles
que j'eus d'elle en mars 1913, elle allait bien, sauf qu'elle avait des
douleurs de rhumatisme aux pieds, et paraissait bien portante
(âgée de 64 ans).

OBSERVATION 13. — *Angine de poitrine par excès d'effort. Guérison.*

Un homme né en 1840, ayant une vie très active et habitué à faire
beaucoup d'exercice en plein air. En octobre 1908, alors qu'il était à
la chasse il se sentit très faible et, malgré sa faiblesse, il continua
jusqu'au 2 décembre. Ce jour-là, alors qu'il était à la chasse et qu'il
gravissait une colline, il fut pris de dyspnée et d'une violente douleur débutant dans la poitrine et se propageant aux deux bras. La
douleur cessa au bout de quelques minutes, mais il se sentit prostré
pendant quelques heures. A la suite, il ressentit cette douleur au
moindre effort, comme pour monter un escalier. Il fut très inquiet
sur son compte, parce qu'on lui dit qu'il avait une angine de poitrine, et que son père en était mort à l'âge de 50 ans; on lui conseilla de mener une vie moins active, et ne plus faire d'exercice. Il
me consulta en mars 1909 : il était très nerveux et paraissait très inquiet
et ennuyé. Il dit que sa douleur se produisait au moindre effort :
parfois elle était facilement provoquée, surtout après une nuit d'insomnie. Dans les accès légers, la douleur restait cantonnée à la poitrine, mais dans les forts accès, elle se propageait jusqu'aux deux
bras. C'était un homme bien portant ne faisant jamais d'excès : les
artères étaient souples, le pouls plein et régulier, battant de 60 à
70 fois par minute : la pression sanguine était de 170 millimètres de
mercure : la matité cardiaque s'étendait jusqu'au sein gauche et les
bruits s'entendaient mal.

Considérant que les accès se produisaient chez un homme de
60 ans qui méconnaissait les signes de sa faiblesse et qui gravissait
des pentes quand il se sentait mal disposé, je pensai qu'avec le

repos et en le débarrassant de ses inquiétudes, il s'améliorerait ; je
le rassurai sur son pronostic et lui permis de recommencer à chasser, ce qui lui avait été défendu. J'écrivis aussi à son médecin de
lui faire prendre du bromure d'ammonium quand il était agité et
qu'il avait de l'insomnie, je lui dis de cesser le régime qui lui avait
été ordonné, de manger peu sans faire attention à ce qu'il mangeait.
En suivant ces conseils il guérit parfaitement, et reprit sa vie ordinaire tout en réduisant un peu son activité. Depuis cette époque
il a eu peu d'accès, et seulement à la suite de violents efforts ou
d'excitation, et actuellement à 65 ans, quatre ans après ses forts
accès, il mène une existence utile et sans préoccupation.

OBSERVATION 14. — *Accès d'angine de poitrine avec rémission
pendant cinq ans.*

Un homme né en 1852 me consulta en octobre 1907, se plaignant
d'une sensation de constriction dans la poitrine. Il avait l'air bien
portant. Jusqu'à l'âge de 35 ans, il avait travaillé comme mécanicien
et fait un travail manuel pénible. Pendant ces vingt dernières
années, il n'avait pas fait beaucoup d'exercice corporel, son métier
étant d'être vendeur dans une manufacture de coton. Son pouls
était régulier, et ses artères souples ; la matité cardiaque s'étendait
jusqu'à la ligne mamelonnaire gauche, les bruits étant bien frappés, sa pression sanguine était de 160 millimètres. Il avait vécu
sans faire d'excès, mais fumait beaucoup. Les accès de douleur
dans la poitrine existaient depuis longtemps, car il se rappelait
avoir eu de légères attaques trois ans auparavant, et à cette époque,
elles étaient facilement provoquées, surtout après une longue journée de travail, en se mettant au lit. La douleur débutait au milieu
du sternum et s'étendait transversalement vers chaque sein. Il
avait beaucoup moins fumé pendant les cinq semaines qui avaient
précédé sa visite chez moi. Je lui recommandai de ne pas trop travailler et de se reposer autant que possible. Comme il avait souvent
des accès douloureux au moment de se mettre au lit, je lui fis
prendre 0,60 de chloral. Au bout de deux semaines, il commença à
dormir mieux et les accès devinrent moins nombreux et moins violents. Il suspendit le chloral, mais les douleurs recommencèrent.
Il reprit le chloral, et en dix jours, la douleur avait de nouveau disparu. Le 20 novembre, il avait encore des douleurs, et la pression
sanguine était de 150 millimètres. Le 27 novembre, il dit qu'il
n'avait plus eu de douleur, et la pression était de 190 millimètres.

A dater de cette époque, il reprit son ancienne existence, se reposant davantage et en prenant les choses plus à son aise, et jusqu'en 1913, il n'eut plus de douleurs. A cette époque, les douleurs recommencèrent, et en mars 1914, il m'écrivait qu'il suivait encore le traitement.

OBSERVATION 15. — *Angine de poitrine due à des lésions séniles.*

Un homme né en 1837 avait eu une bonne santé et mené une vie active jusqu'en 1900. A l'âge de 65 ans, il commença à éprouver une sensation de constriction dans la poitrine, surtout à la suite de l'effort. Cette douleur était très variable, parfois il ne la ressentait pas du tout, d'autres fois elle se produisait à la moindre provocation. En 1901, le malaise se produisait très facilement, et la sensation de constriction s'accompagnait de douleur qui s'étendait au bras gauche. Il était engagé dans de grandes affaires qui lui donnaient beaucoup de travail et de souci, et comme il était dans une bonne situation de fortune, je lui conseillai d'abandonner ses affaires, ce qu'il fit en mai 1901 : car la gérance de sa fortune suffisait à lui donner de l'occupation sans le fatiguer ni le préoccuper. A dater de cette époque, son état s'améliora, bien qu'il eût une existence modérément active jusqu'en 1907 ou, à l'âge de 70 ans, il commença à avoir une série d'accès d'angine alors qu'il était au lit. Il se sentait très bien dans la journée, pouvait marcher, et gravir lentement des collines ; il se couchait et dormait bien jusqu'à 5 heures du matin ; alors il était réveillé par une sensation de griffe siégeant sur la poitrine au niveau du cœur, et par un sentiment de poids comprimant le sein gauche avec une sensation de crampe dans les jambes. A ce moment, je ne découvrais rien d'anormal dans son cœur, sauf que la matité s'étendait un peu au delà de la ligne mamelonnaire gauche.

Je lui recommandai un régime et lui conseillai de prendre quelques aliments pendant la nuit, ce qui lui fit disparaître ses accès. Cependant, deux mois après, elles reparurent, et malgré toutes les médications, elles continuèrent à revenir par périodes, mais avec moins de violence. Je découvris alors pour la première fois un souffle systolique. Dans une lettre qu'il m'écrivait le 29 mars 1910, il disait : « Je suis en bonne santé, parce que je passe tout mon temps au grand air, mais je ressens toujours pendant la nuit la douleur, bien que je sois mieux que je n'étais. » En 1913, à l'âge de 76 ans, il est encore assez actif, bien que les accès de douleur aient une tendance à revenir.

Observation 16. — *Angine de poitrine due à des lésions séniles.*

Un homme né en 1842 me consulta en 1908 pour des accès de douleur qu'il éprouvait dans la poitrine pendant la marche. Ces accès avaient débuté deux ans auparavant. Il avait eu une vie très active et très occupée : il ne buvait pas d'alcool et ne fumait pas. En février 1908, il eut un accès très violent, après lequel il se reposa pendant trois mois et alla faire une cure à Nauheim. Puis plus tard, la tendance à la douleur était revenue ; les accès étaient quelquefois très violents et très fréquents, se produisant toujours quand il marchait après le repas. La douleur était très vive et siégeait vers le milieu de la poitrine, et il devait s'arrêter dès que la douleur apparaissait. Parfois la douleur se produisait après une forte journée de travail, et le nitrite d'amyle la faisait cesser immédiatement. C'était un sujet maigre, pâle et d'aspect bien portant. L'artère radiale était épaisse, la pression sanguine était de 140 millimètres. L'examen du cœur et de l'aorte ne révélait rien d'anormal, sauf la présence d'extra-systoles ventriculaires qui se produisaient après chaque 12-20 battements.

On lui conseilla de se ménager, de moins travailler, de se reposer après les repas qui devaient être fréquents et peu copieux, et comme il avait de l'insomnie, on lui recommanda de prendre de temps en temps du bromure d'ammonium. Si la douleur diminuait, il pourrait recommencer à jouer au golf, d'abord avec modération, puis plus énergiquement, s'il constatait qu'il pouvait jouer sans éprouver de sentiment de malaise.

Il a suivi ces conseils, il n'a plus eu d'accès depuis 1913, et actuellement il a 71 ans.

Observation 17. — *Angine de poitrine due à des lésions séniles.*
Autopsie.

Une femme née en 1828. Je l'avais connue depuis longtemps comme une femme maigre, sèche, très active et travaillant beaucoup. Elle avait toujours eu une excellente santé et avait élevé une famille nombreuse d'enfants bien portants. En 1902, à l'âge de 74 ans, elle avait commencé à avoir des douleurs à la poitrine à la suite de l'effort, et ces douleurs venaient si fréquemment et si vives, que je lui conseillai de garder le lit pendant plusieurs semaines.

C'est ce qu'elle fit, et elle put pendant deux ans marcher avec assez de facilité, puis la douleur reparut, quelquefois avec une extrême violence. De nouveau, elle se ménagea et dirigea sa maison avec moins d'activité jusqu'en août 1905, où elle commença à perdre ses forces. Le 21, elle se sentit mal et eut de la toux avec expectoration. Le lendemain matin, en se levant, elle se sentit mal, se remit au lit et eut des vomissements. Elle fut ensuite prise d'une vive douleur dans la poitrine, avec un sentiment de constriction qui l'empêcha de respirer : la douleur s'étendit aux épaules et aux bras. Au bout de dix minutes, la douleur cessa, et la sensation de constriction disparut. Je la vis peu après et la trouvai déprimée avec un pouls rapide et mou. Il y avait un peu d'hyperalgésie des tissus au-devant de la poitrine, et le sein droit était sensible, la respiration était quelque peu gênée. Malgré toutes les médications, elle allait en s'épuisant, la respiration devint de plus en plus difficile et elle mourut le 26 août 1905, à l'âge de 77 ans.

Son cœur examiné par le docteur Keith présentait une grande dilatation des oreillettes et une compression du ventricule : le muscle ventriculaire était très friable, les orifices et les valvules étaient normaux ; les artères coronaires présentaient de l'athérome avec de nombreuses plaques calcaires, mais cependant pas assez développées pour gêner la circulation du cœur ; l'artère coronaire droite était plus touchée que la gauche.

Observation 18. — Angine de poitrine due à des lésions séniles
Mort subite.

Une femme née en 1830 avait eu six enfants, et avait fait un travail pénible toute sa vie. Vers 58 ans, elle commença à avoir de la dyspnée. Elle me consulta en avril 1892 parce qu'elle se sentait oppressée dans son lit, et à la fin d'une journée de travail pénible, elle ressentait une vive douleur dans le sein gauche, se propageant à l'épaule gauche. Les accès de douleur étaient parfois très violents, mais étaient toujours consécutifs à quelque effort prolongé. Il y avait de la sensibilité à la pression au niveau du sein gauche et vers les premières vertèbres dorsales. Le pouls était plein et régulier. Le cœur avait son volume normal, et on entendait un souffle systolique (probablement aortique) à la base.

Elle prit du repos pendant quelques mois et alla bien : la douleur et la sensibilité avaient disparu, mais elle avait toujours un peu de dyspnée d'effort. Elle mena une vie plus tranquille, faisant de moins en moins son ouvrage de maîtresse de maison. Vers 76 ans, elle s'affaiblit davantage, mais pouvait encore un peu remplir les devoirs de maîtresse de maison. Je fus appelé auprès d'elle un jour qu'elle s'était sentie plus faible que de coutume. J'allai la voir chez elle, et comme je ne rencontrai personne au rez-de-chaussée, je montai l'escalier. Pendant ce temps, sa petite-fille qui la soignait sortit de sa chambre, je la contrepassai au sommet de l'escalier et j'entrai dans la chambre pour trouver la malade morte. Lorsque j'appelai sa petite-fille, elle fut épouvantée, car sa grand'mère venait de lui parler au moment où j'arrivais au sommet de l'escalier.

OBSERVATION 19. — *Angine de poitrine due à des lésions séniles.*

Mouleur en fer qui effectuait un travail pénible. Depuis vingt ans, je le connaissais comme un sujet sobre et travaillant ferme. A 60 ans, il commença à ressentir de la dyspnée quand il gravissait une pente ou après une journée de travail pénible. Il avait de la douleur quand il marchait. La douleur débutait par de la dyspnée, et s'il s'arrêtait, la douleur n'était pas provoquée ; mais s'il persistait à marcher, la douleur devenait si vive qu'il était obligé de s'arrêter pendant une ou deux minutes, et la douleur cessait. Il ressentait toujours de la douleur vers le tiers inférieur de la poitrine, s'étendant également de chaque côté, mais ne se propageant jamais plus loin. Après un violent accès douloureux, il émettait une grande quantité d'urine pâle. Je l'examinai plusieurs fois, et sauf un pouls très fort avec une artère radiale épaissie, je ne constatai rien d'anormal. Le thorax était volumineux et les poumons si développés que je ne pus déterminer le volume du cœur. La douleur était si facilement provoquée qu'à l'âge de 61 ans, il abandonna tout travail. Au bout d'un certain temps, la douleur était moins facilement provoquée, mais il ne pouvait gravir une pente sans se reposer plusieurs fois. En dehors de ce phénomène, il jouit d'une bonne santé jusqu'à l'âge de 73 ans, où il succomba à une entérite.

OBSERVATION 20. — *Angine de poitrine due à des lésions séniles.*
Autopsie.

Une femme était soignée par moi pendant 15 ans. Elle avait mené une existence très active jusqu'à l'âge de 62 ans. A cette époque elle tombe malade, présentant un état non fébrile obscur, se plaignant surtout d'un grand épuisement. Elle avait une légère

douleur au-dessous du sein gauche, mais l'examen physique ne
révélait rien. Au bout de quelques semaines, elle s'améliora progressivement et reprit sa vie habituelle. Cinq ans plus tard, elle
me consulta pour une vive douleur qu'elle ressentait au sein gauche
et entre les deux omoplates à la suite du moindre effort. Elle était
pâle et avait l'air fatigué. Le pouls était mou et régulier, le cœur
était un peu hypertrophié vers la gauche, et il y avait un souffle systolique à la base, à la pointe et jusque dans les carotides. Il existait
une zone d'hyperalgésie cutanée sur la partie gauche du thorax de
la troisième à la sixième côte et du bord gauche du sternum jusqu'à
la ligne axillaire antérieure. Il y avait aussi de la sensibilité à la
pression sur les muscles trapèze et sterno-mastoïdien gauche, et
aussi sur les troisième, quatrième et cinquième vertèbres dorsales.
Ensuite, la douleur était provoquée si facilement par le moindre
effort, qu'elle fut obligée de garder le lit. Au bout de trois mois de
repos complet, elle s'améliora progressivement, et put aller et
venir doucement, la douleur ne survenant que si elle faisait un
effort. L'hyperalgésie persista et elle continua une vie calme pendant
trois ans, elle finit par s'affaiblir et mourut à l'âge de 71 ans. Le
docteur R. T. Williamson examina le cœur et constata une calcification très marquée le long du bord des valvules aortiques. Il y avait
quelques plaques d'athérome de l'aorte immédiatement au-dessus
de chaque cupule aortique et autour des orifices des artères coronaires. Les deux artères coronaires étaient très athéromateuses et
présentaient de nombreuses plaques calcaires dans leurs parois.
L'artère coronaire droite était presque complètement calcifiée sur
deux pouces de son trajet. Le muscle cardiaque semblait très peu lésé.

OBSERVATION 21. — *Angine de poitrine due à des lésions séniles.*

Un tisseur, au teint pâle me consulta en mai 1896 parce qu'il se
sentait facilement fatigué, néanmoins il continua son travail jusqu'en août 1902, à l'âge de 62 ans, parce qu'il commençait à ressentir des douleurs dans la partie inférieure de la poitrine. Au début,
elles venaient occasionnellement après les repas, et il les faisait cesser en faisant quelques renvois d'air. Le 5 septembre 1902, pendant
qu'il était à son travail, la douleur se produisit avec une telle violence qu'il fut obligé de cesser son travail. La douleur commença
par une sensation de griffe qu'il localisa à la partie supérieure de
l'épigastre. Celle-ci fut suivie d'une sensation douloureuse au niveau
de la poitrine, se propageant aux bras, au côté interne du bras et

au côté cubital de l'avant-bras jusqu'au poignet. La douleur fut très vive pendant vingt minutes, puis elle cessa en le laissant très faible. À l'examen, on ne constata rien d'anormal. On lui ordonna du repos pendant quelques semaines, et pendant ce repos, la douleur disparut; il reprit son travail qu'il continua jusqu'en janvier 1904. Jusqu'à ce moment, il n'avait pas de douleur sauf s'il marchait vite après les repas. Il pouvait toujours marcher mieux trois heures après les repas. Mais à partir de janvier 1904, la douleur se produisait plus facilement, parfois au moindre effort, comme pour s'habiller ou se mettre au lit. La douleur était si vive qu'il devait se lever et s'asseoir au coin du feu. La moindre marche provoquait un accès qui durait vingt minutes. Je le suivis très soigneusement pendant trois ans, et des examens répétés ne révélèrent rien d'anormal. À cette époque la pression sanguine était très variable, allant de 130 200 millimètres de mercure. Les accès variaient suivant la facilité avec laquelle ils étaient provoqués, mais je ne réussis pas à trouver quelque signe qui indiquât leur production plus facile au moment où la pression était très élevée. En 1907, on constata des lésions qui se développaient dans le voisinage de l'orifice aortique. Le 22 mars, pour la première fois, je notai que le premier bruit était obscur, et le 27 du même mois, j'entendis un léger souffle systolique aortique. Le 14 avril, le souffle n'était pas très net, et le 14 mai il était très marqué. Pendant cette période, le cœur avait environ 60 battements par minute ; la pression sanguine variait entre 130 et 200 millimètres de mercure, et les accès étaient facilement provoqués. J'essayai beaucoup de remèdes pour lui donner du soulagement, ce qui réussit le mieux, c'était de 0,30 à 0,60 de chloral pris dès le début de l'accès : il trouvait que cette médication le soulageait en dix minutes, et s'il la prenait le soir au moment de son accès, il avait une bonne nuit.

De 1907 à 1910, il put aller et venir en allant doucement, et il n'avait des accès que s'il gravissait une pente. Il mourut le 9 mars 1911, à l'âge de 70 ans. Un an avant sa mort, il s'était affaibli, et pendant les derniers mois de sa vie, il eut de l'œdème et mourut d'insuffisance cardiaque.

OBSERVATION 22. — *Angine de poitrine, grand épuisement, mort. Autopsie.*

Un tisseur, né en 1851, avait toujours été très sobre et niait toute syphilis. En 1904, il commença à ressentir une douleur sourde à tra-

vers ses épaules, douleur qu'il soulageait par une friction. En 1905,
il éprouvait une douleur légère dans le bras et la poitrine après
avoir monté quatre étages pour se rendre à son travail de bonne
heure. Cette douleur empira et il me consulta le 18 septembre 1905,
alors qu'il avait 54 ans. Il se plaignait d'une douleur qui survenait
au moment de l'effort, comme pour monter un escalier. C'était un
sujet maigre et pâle, son pouls radial était ample et son artère était
épaissie, la pression sanguine était de 150 millimètres de mercure.
Le choc de la pointe était faible et la matité cardiaque s'étendait à
deux pouces en dehors du mamelon gauche. Il y avait aussi une
légère matité au-dessus du sternum : on pouvait sentir l'aorte dans
le creux épisternal et il y avait du tirage trachéal. Les bruits étaient
nets, sauf un léger souffle diastolique que l'on entendait au bas du
sternum et aussi légèrement à la pointe ; l'examen aux rayons X
indiquait une dilatation diffuse de l'aorte.

Jusqu'à sa mort, en février 1906, le malade avait eu de nombreux
accès, et je le vis au cours de l'un d'eux. Je notai aussi les symptômes et les conditions qui déterminaient l'attaque. Au début, la
douleur ne survenait qu'après l'effort, comme pour gravir une pente
ou monter un escalier, ou marcher contre le vent froid, ou quand il
s'excitait, comme par exemple dans une discussion politique. Elle
débutait dans le petit doigt, suivait le bord cubital de l'avant-bras
jusqu'au côté interne du bras, allait derrière les épaules et à travers
la poitrine, puis se fixait à l'extrémité du sternum où elle persistait
quelques minutes. Parfois la douleur se faisait sentir au bras droit,
puis au côté gauche du cou et derrière l'oreille. Il n'y avait jamais
de sensation de constriction de la poitrine, et il pouvait respirer
très facilement, et il n'y avait pas d'hyperalgésie des tissus de la
poitrine. Au début, il n'y avait pas de sensation de mort imminente
ni d'augmentation de la salivation, bien que parfois il y eût une
abondante émission d'urine après un accès. Pendant quelques mois,
son état variait ; parfois, il se sentait bien et pouvait faire des efforts
sans douleur, puis, sans cause apparente, la tendance au retour de
la douleur augmentait, mais seulement à propos de l'effort. Pendant toute cette période, on ne trouvait aucune modification de son
état, la pression sanguine ne variait pas, qu'il fût bien ou qu'il souffrît. A diverses reprises, je recherchai le phénomène de la chair de
poule et la sensation autonomique, c'est-à-dire la sensation de froid
qui accompagne l'apparition de la chair de poule, et j'obtins un
curieux résultat. Chez quelques sujets, lorsqu'on excite la peau
sous le sein gauche, comme en faisant une friction rapide avec un

morceau de flanelle, on voit une onde de chair de poule qui s'étend à la poitrine et au bras, en s'accompagnant d'une sensation de froid. Il y a aussi en même temps une dilatation de la pupille. En faisant cette recherche chez mon malade, sa figure s'illuminait et il disait sur un ton de surprise : « Cette sensation de froid se trouve exactement au point où je ressens la douleur », et de sa main droite, il indiquait la partie interne du bras, le côté cubital de l'avant-bras, et le petit doigt. Il disait aussi qu'il éprouvait cette même sensation de froid dans la joue gauche.

Avec le temps, le début et la distribution de la douleur varièrent. En janvier 1906, la douleur se produisait plus facilement et avec une telle brusquerie, qu'elle semblait apparaître au même instant dans le bras gauche et la poitrine. La douleur devenait aussi parfois très violente dans les deux épaules. La douleur ne se propageait pas à l'avant-bras et aux doigts, mais restait fixée à la poitrine entre les deux seins et dans le bras. Si on lui demandait s'il y avait une différence dans le caractère de la douleur à la poitrine et aux bras, il répondait qu'il ne le pensait pas, et que peut-être la douleur du bras était moins vive. A cette époque la douleur était d'une violence inouïe, et il lui semblait qu'il allait mourir lorsque la douleur était aussi vive. Pendant l'accès, il était agité, ne pouvait rester en place, puis plus récemment, il restait immobile et n'osait pas bouger de crainte de voir arriver la douleur. Pendant des années, il avait eu parfois des accès de spasme ou des crampes au bas du dos. En février 1906, il continua à rester très tranquille, car il sentait que le moindre mouvement pouvait ramener un accès, et le premier de ce mois, en se mettant au lit, il fut pris d'un de ces spasmes du dos : cette douleur parut déclancher celle de la poitrine et des bras et pendant un quart d'heure, il eut l'accès le plus violent qu'il ait jamais eu ; pendant cette crise, la salive s'écoulait de la bouche, et il lui semblait qu'il allait mourir. Le 2 février 1906, sa pression sanguine était de 150 millimètres de mercure.

A la suite, la douleur se reproduisait si facilement qu'il dut rester chez lui : à ce moment la douleur, après avoir débuté dans la poitrine et le bras, semblait se fixer à la partie supérieure de l'épigastre, et donner lieu à une sensation de plénitude, et il essayait alors de faire des renvois et d'avaler de l'air pour se soulager.

Dans une note que je pris, le 12 février, je lis que le jour précédent, pendant qu'il mangeait, un accès de douleur commença à trois heures de l'après-midi pour durer jusqu'à 7 heures, où il perdit connaissance ; pendant tout ce temps, la douleur persistait allant de l'épigastre à la poitrine et au bras. Peu après, il reprit connaissance, et la douleur continua moins vive pendant quelques heures. Lorsque je le vis, il était en train de manger, mais il ne se servait que de son bras droit et avec son bras gauche appliqué contre la poitrine. Lui en ayant demandé la raison, il me dit qu'il n'osait pas remuer le bras gauche, parce que ce mouvement lui déterminait toujours un accès de douleur. Sa pression sanguine était de 95 millimètres de mercure et son pouls était très petit.

La nuit suivante, la douleur se produisit à l'occasion d'un léger mouvement et pendant un accès violent, il perdit connaissance et mourut.

Le docteur Keith, qui examina le cœur qui lui avait été envoyé, constata que le ventricule gauche avait été hypertrophié et était actuellement dilaté, surtout vers les deux tiers de la pointe. Il n'y a pas de zone de tissu fibreux, mais les fibres musculaires sont très petites et brunes. L'aorte est dilatée. L'artère coronaire présente une endoartérite très prononcée qui diminue son calibre, en certains points jusqu'à la moitié du calibre normal. L'aorte est aussi touchée, surtout à l'origine des artères coronaires qui, au lieu d'avoir 3 à 4 millimètres de diamètre n'en ont que 1,5. La valvule mitrale est légèrement épaissie et raccourcie, probablement à la suite de la même lésion que les artères. L'orifice mitral est légèrement dilaté comme l'orifice aortique. La cloison est étirée et présente une perforation. Le nodule sino-auriculaire est volumineux et renferme beaucoup de tissu fibreux : le tœnia terminalis est hypertrophié.

OBSERVATION 23. — Angine de poitrine.

Un homme, né en 1850, me consulta en mars 1904 pour une douleur qu'il ressentait dans la poitrine en marchant. Il ne la ressentait pas pendant qu'il travaillait, mais seulement pendant la marche. Il l'avait ressentie depuis quelques mois, mais, les derniers temps, elle était plus violente et était provoquée plus facilement. Il avait toujours vécu sobrement, mais son métier l'obligeait à lever des poids lourds (porteur dans un atelier de tissage).

Il disait que sa douleur ne venait que pendant la marche : s'il s'arrêtait dès qu'elle débutait, la douleur disparaissait graduellement, mais s'il continuait à marcher, la douleur augmentait au point qu'il était obligé de s'arrêter. Au bout de 5 minutes, la douleur disparaissait. La douleur commençait vers le 1/3 inférieur de la poitrine en avant, puis elle s'irradiait à la poitrine, au bord interne du bras et au côté cubital de l'avant-

bras jusqu'au poignet. Elle s'étendait à un moindre degré dans la
même région du bras droit : la douleur allait aussi jusqu'à la gorge.
Au moment de l'accès douloureux, la bouche se remplissait de salive,
et à la fin de l'accès, il émettait une grande quantité d'urine. Une fois
que la douleur avait cessé, il pouvait marcher longtemps sans inconvénient. Parfois la douleur restait fixée pour quelque temps dans la
partie charnue du bras. Cette description a été faite par le malade
alors qu'il avait soigneusement observé la nature des accès. La
première fois, sa description était assez vague, et lorsque je lui eu
dis d'observer soigneusement les divers phénomènes de l'accès, elle
fut claire et précise. Les accès se produisaient toujours quand il marchait après les repas. Il pouvait soulever de gros poids et faire de
longues courses en bicyclette sans éprouver de douleur.

Après avoir suivi les instructions que je lui donnai pour son régime (repas peu copieux et fréquents, repos après les repas) il s'améliora progressivement, et au bout de 6 mois, les accès ne se produisaient que rarement et étaient beaucoup plus légers.

Ensuite, je le perdis de vue, mais en faisant une enquête, j'appris
qu'il avait été en bonne santé et qu'il avait pu faire son travail jusqu'en 1911, où il eut un accident, chute de tramway et fracture de
l'os de la jambe au niveau de la cheville. Il n'en guérit jamais et
mourut le 10 mars 1913, son certificat de décès portait maladie du
cœur et carie de la malléole gauche et affaiblissement général.

OBSERVATION 24. — *Angine de poitrine. Respiration de Cheyne-Stokes,
pouls alternant. Autopsie.*

J'avais soigné, en 1880, pour la première fois pour la variole un
homme né en 1860. Il s'en remit très bien et continua à être en bonne
santé jusqu'en 1905, où il commença à remarquer qu'il avait facilement de la dyspnée à la suite d'un effort. C'était un homme obèse qui
avait été maître d'école, mais dans ces dernières années, il était caissier dans une grande exploitation agricole. Il n'avait pas eu de syphilis et était très sobre. Au commencement de 1906, il commença à
éprouver de la douleur en marchant, d'abord légère, mais, au bout de
quelques mois, elle se produisit pendant la marche et augmenta de
violence jusqu'à l'obliger à s'arrêter, et alors elle passait en quelques
instants. Il se reposa pendant deux mois et récupéra assez de force
pour être à même de marcher lentement sans éprouver de malaise.
Au commencement de 1907, la douleur reparut, elle était provoquée
plus facilement et il fut obligé de rester chez lui. En février, il com-

mença à avoir du Cheyne-Stokes et des accès d'oppression, alors qu'il
ne dormait pas (provenant probablement de la période apnéique de
la respiration de Cheyne-Stokes). Le 10 mars, je notai que son cœur
n'était que légèrement hypertrophié s'étendant à gauche de la ligne
médiane, et les bruits étaient nets. Le pouls était rapide, 110 par minute et présentait un pouls alternant surtout après une extra-systole.
Il n'y avait ni albumine, ni œdème, ni augmentation de volume du
foie. Il mourut la semaine suivante à l'âge de 46 ans.

Le protocole d'autopsie du docteur Keith rapportait que le cœur
était semblable à celui de l'observation 35, sauf que le ventricule
était hypertrophié et les artères plus sclérosées. Le cœur était d'une
façon générale augmenté de volume. Les valvules étaient saines sauf
la mitrale qui était légèrement épaissie. Il y avait une endoartérite
intense surtout de l'artère coronaire gauche dont la lumière était très
diminuée. La moitié de la pointe du muscle ventriculaire gauche
était très fibreuse ; les fibres sous-endocardiques et sous-péricardiques
étaient moins affectées : il y avait un peu d'état fibreux du tœnia
terminalis.

OBSERVATION 25. — Angine de poitrine : autopsie.

Un homme, âgé de 52 ans, me consulta le 11 mars 1903 pour une
douleur de la poitrine et des bras qu'il avait ressentie subitement
une heure auparavant. C'était un ingénieur qui avait toujours eu une
existence sobre. Quelques mois avant cette maladie, il s'était senti
faible, se fatiguant facilement à la suite de l'effort, mais malgré cela,
il continua à mener sa vie active. Il travaillait depuis une heure lorsqu'il ressentit la douleur qui tout d'abord fut très vive. Elle débutait
à la partie inférieure du sternum et se propageait aux deux bras et
aux doigts avec des fourmillements. Je le vis une heure plus tard : la
douleur avait diminué, mais existait toujours. C'était un homme petit,
bien bâti et sa face avait une teinte grisâtre. Le pouls était plein et
régulier, 64 battements par minutes : le cœur avait son volume normal, les bruits étaient mous et d'une tonalité basse. Il y avait un
souffle systolique à la base et à la partie moyenne du sternum.

Je lui fis faire une inhalation de nitrite d'amyle qui augmenta le
nombre des battements du cœur, rendit le pouls plus mou, mais ne
lui donna aucun soulagement. Il eut alors une injection de morphine, et la douleur cessa graduellement. Après une semaine de repos, il alla mieux et reprit son travail. Il eut soin d'éviter tout effort,
parce que parfois, il avait de la dyspnée et la douleur avait une ten-

dance à revenir. Il se porta bien jusqu'au 17 janvier 1905, où il eut un autre accès alors qu'il prenait le thé à la fin de sa journée de travail. Il se sentait très bien, lorsqu'une sensation de fourmillement débuta dans sa poitrine avec une vague sensation de douleur dans le bras. Celle-ci cessa, et, dix minutes plus tard, la douleur commença très violente au milieu de la poitrine, passa au côté gauche de la poitrine, jusqu'au côté gauche de la tête et du cou et dans le bras gauche. En même temps que la douleur continuait, il eut une sueur profuse. Du wisky et de l'eau chaude le soulagèrent un peu et brusquement, au bout d'une demi-heure, la douleur cessa. Il se sentit très faible après l'accès, et il se trouva mieux le 22. Le 23, il fut pris d'un léger accès pendant qu'il marchait. Le même soir, il eut un violent accès qui commença à environ 7 heures du soir, et persista avec une violence variable jusqu'à ce que je le vis à 9 heures et demie. Sa face était grisâtre et pincée et inondée de sueur. Le pouls était rapide et dur. Je lui fis respirer du nitrite d'anyle, mais le soulagement fut léger et passager. J'essayai le chloroforme, mais il ne put supporter la sensation de suffocation, aussi je lui fis une injection de 0,02 centigrammes de morphine qui le soulagea après quelques minutes. Depuis ce moment, les accès se répétaient si facilement qu'il dut rester au lit et obtenir du soulagement par l'emploi du chloral et de la morphine. Progressivement, il s'affaiblit et ne put rester au lit : il devait rester assis et dormir avec la tête reposant sur la table. Ses jambes enflèrent et il eut du Cheyne-Stokes. Vers la fin de mars, il eut des crachats hémoptoïques. Le pouls s'était accéléré jusqu'à 120 par minute et il mourut le 1er juin 1905, à l'âge de 54 ans. Le cœur était gros et rempli de sang ; les poumons congestionnés avaient de nombreuses infarctus : les reins présentaient aussi des infarctus, les veines et les veinules du cœur étaient très distendues. Les artères du cœur et l'aorte présentaient un léger épaississement de l'intima ; la tunique musculaire était hypertrophiée. La base de la cupule mitrale était très épaissie, mais il n'y avait pas de rétrécissement. L'orifice triscupide était dilaté, le septum inter-auriculaire était si distendu que le trou ovale s'était réouvert. Le ventricule droit était hypertrophié et dilaté ; le gauche était dilaté et atrophié. Il y avait une notable dégénérescence des fibres musculaires et un léger degré d'état fibreux.

OBSERVATION 26. — *Angine de poitrine. Mort pendant un accès.*

Un homme âgé de 51 ans me consulta le 3 mai 1912 pour une douleur très vive qui se produisait quand il faisait un effort. C'était un homme actif, d'aspect bien portant, mais très nerveux, ayant une vie d'affaires très pénible. Il avait souffert de dyspepsie pendant plusieurs années. Deux ans avant de me voir, il avait éprouvé une douleur dans la poitrine et le bras gauche à la suite d'un effort surtout après les repas. Plus récemment, ces accès se reproduisaient si facilement qu'il ne pouvait monter un escalier ou marcher cent mètres sans être pris par un accès. L'examen physique ne révélait rien d'anormal, et 18 mois auparavant il s'était assuré pour une forte somme comme étant bien portant. Je lui conseillai de se reposer, mais ce fut en vain. Un mois après, j'étais appelé auprès de lui le matin de bonne heure. Il avait fait un dîner copieux et avait été réveillé à deux heures du matin par une vive douleur. Il avait eu plusieurs accès successifs et avait perdu connaissance. Je le vis dans deux accès : le pouls devint faible et imperceptible au moment de la douleur, et il mourut pendant un de ces accès.

OBSERVATION 27. — *Angine de poitrine avec le pouls alternant.*
Description d'un accès mortel.

Un homme de 59 ans se plaignait de dyspnée d'effort, sentait que son cœur était intermittent, et avait des accès douloureux quelquefois très violents dans la poitrine. Il avait eu la scarlatine dans sa jeunesse et plusieurs accès de rhumatisme entre 20 et 30 ans. Il n'en eut plus quand il alla vivre sous les tropiques à l'âge de 31 ans, et il y vécut 17 ans. Il avait eu la fièvre jaune une fois, la dysenterie plusieurs fois et souvent du lumbago. A 46 ans, il commença à ressentir une légère douleur dans la poitrine, surtout à la suite d'un effort. Ces phénomènes disparaissaient quelque temps puis revenaient. A 57 ans, il eut une série de violents accès douloureux dans la poitrine à la suite d'un travail physique très pénible, des ennuis et des chagrins. Il en resta très épuisé et les accès revenaient au moindre effort. Après un long repos, il regagna des forces, de sorte qu'il pouvait marcher doucement, quoique la moindre excitation pouvait provoquer un accès.

Il me consulta alors qu'il avait 59 ans ; c'était un homme d'aspect agréable bien portant ; il marchait doucement et évitait soigneusement tout effort. L'oppression ne se produisait pas facilement, mais, pendant la nuit, il se réveillait avec une sensation de suffocation, de sorte qu'il était obligé de s'asseoir sur son lit pour avoir plus d'air. Il disait que ces accès étaient dus à la difficulté de respirer, et donnait ainsi le récit de ses sensations. « J'ai quelquefois des accès très pénibles, lorsque les inspirations sont presque submergées par des expirations spasmodiques. Dès que je commence à faire une inspiration, les muscles expirateurs sont pris de spasmes convulsifs de sorte que la respiration consiste en essais précipités pour aspirer de l'air et et en efforts convulsifs pour le chasser. » Il décrit ses accès douloureux comme survenant à la suite de l'effort, et quelquefois pendant la nuit, surtout s'il avait beaucoup travaillé ou s'il avait eu beaucoup d'excitation pendant la journée (ci-dessous je donne une description typique d'un accès.)

Il était en bonne santé, sauf son trouble cardiaque ; l'artère radiale était épaissie ; son pouls était à 64 avec quelques extra-systoles occasionnelles ; la pression sanguine était à 165 millimètres de mercure. La matité cardiaque s'étendait à deux pouces au delà de la ligne mamelonnaire du côté gauche, et il y avait un souffle mitral rapeux. Le souffle dû à l'extra-systole était plus fort que le souffle de la systole normale. Il n'y avait pas d'albumine dans l'urine : les tracés radiaux indiquaient un pouls alternant quelquefois après une extra-systole. Il avait suivi beaucoup de traitements, et quoiqu'il fut beaucoup mieux et qu'il put avoir de bonnes nuits, ses affaires l'obligeaient à s'en occuper. Je lui donnai quelques indications générales pour son régime ; il devait manger peu et mastiquer parfaitement. Je lui conseillai de prendre 0,30 de chloral les soirs où il se sentait très fatigué ou excité, et de faire des inhalations d'oxygène en cas de dyspnée pendant la nuit. En suivant ces conseils il obtint une grande amélioration pendant quelques temps. Un an plus tard, il eut une légère pneumonie dont il se remit parfaitement. Un jour que je lui rendais visite pendant sa convalescence, il parlait d'une façon assez excitée, lorsqu'il fut pris d'un accès douloureux.

La douleur commença par une légère sensation au côté interne de l'avant-bras gauche passa au bras, puis à l'aisselle, puis à la poitrine avec une désagréable sensation de griffe. Elle fut suivie immédiatement par une douleur le long des mâchoires comme un fort mal de dents. La douleur dans la poitrine et le bras devint moins vive, tandis que celle de la mâchoire se fit plus violente. Au bout de 3 ou 4 minutes, la douleur diminua, puis reparut au bout d'une demi-minute aussi violente qu'avant, mais se limita à la mâchoire, au côté gauche du cou et à la gorge. La douleur de la gorge s'accompagnait d'un sentiment de constriction qui augmentait le malaise. Un peu de cognac ne procura aucun soulagement ; il prit alors 0,30 de chloral, et 3 à 4 minutes après la douleur s'atténua et il tomba à moitié endormi. L'accès durait environ dix minutes. Pendant l'accès, la face qui immédiatement auparavant, avait un air expressif et vif, devenait tirée et calme, bien qu'il n'y ait pas de modification apparente de sa teinte. Pendant tout l'accès, je surveillai le pouls et pris des tracés ; ni sa fréquence, ni son rythme, ni sa force ne varièrent. Pendant une courte période au début, il y avait beaucoup d'extra-systoles, mais au cours de l'accès, elles devinrent moins nombreuses. Au bout de quelques minutes, la peau devint moite et cela augmenta jusqu'à la fin de l'accès, ou tout le corps fut couvert de sueur. Il parlait posément et sensément, et il m'indiquait la région où se faisait sentir la douleur avec toutes ses variations de gravité. Il n'aimait pas à employer la nitro-glycérine ou le nitrite d'amyle, qui, cependant, le soulageaient, parce qu'à la suite de leur usage, il éprouvait un violent mal de tête.

Il se remit après cet accès et fut en état d'aller et venir pendant quelque mois, mais les accès se reproduisaient de plus en plus facilement, il dut garder le lit et il mourut par faiblesse progressive du cœur à l'âge de 61 ans.

OBSERVATION 28. — *Angine de poitrine, anévrisme cardiaque, rupture du cœur. Mort subite.*

Un sujet né en 1843 était un homme sobre, laborieux qui avait toujours une vie active. Il avait toujours eu une bonne santé, bien que qu'il souffrît de temps en temps de douleurs rhumatoïdes. En septembre 1891, à l'âge de 58 ans, après son repas de midi, il marchait vite dans la rue, quand il fut pris d'une sensation d'étouffement et d'une douleur, qui débuta au-dessus du sein gauche et s'irradia des deux côtés du cou. Il fut obligé de s'arrêter pendant 20 minutes, après quoi la douleur cessa. Des accès analogues se développèrent le mois suivant, et il me consulta le 28 octobre 1891. Il décrivait sa douleur comme débutant toujours au-dessus du sein gauche, et s'irradiant parfois dans l'aisselle gauche et en bas dans le bras gauche et parfois dans le cou. Il lui semblait au moment de son accès douloureux qu'il allait mourir. A l'examen, je constatai qu'il avait l'air bien portant avec un teint rose : le pouls était régulier, d'une bonne force, et les artères légèrement épaissies. Le cœur avait un volume normal, sa matité s'étendant à trois pouces et quart à gauche de la ligne médiane ; les bruits étaient nets, et il n'y avait pas de souffle ; les tissus en avant de la partie gauche du thorax étaient sensibles à la pression. Il y avait également de la sensibilité de la peau et des tissus profonds en arrière à la poitrine, et de même au niveau de la seconde vertèbre dorsale, il y en avait également sur la seconde côte gauche vers la ligne médiane.

Le 20 octobre, en marchant, le malade eut un accès très violent; la douleur ayant débuté dans le côté gauche de la poitrine et s'étant propagée à la mâchoire. Lorsque la douleur fut très vive, la bouche se remplit de salive. Lorsque, le jour suivant, je l'examinai, l'hyperalgésie déjà notée s'était beaucoup accrue.

Après s'être reposé, les accès diminuèrent de violence, jusqu'en décembre 1891. Il était alors capable de faire 200 mètres sans éprouver de malaise. S'il allait plus loin ou s'il voulait marcher vite, la douleur revenait immédiatement. Plus rarement, la douleur se faisait sentir dans le bras gauche jusqu'au petit doigt.

Le 30 décembre 1891, alors qu'il était assis à son bureau, il mourut subitement. A l'autopsie, on constata une rupture du cœur, le péricarde était rempli de sang. Il y avait un petit anévrysme, de la grosseur d'une bille, dans la paroi du ventricule gauche, ou la cavité ventriculaire n'était séparée du sac péricardique que par une paroi mince formée seulement par le péricarde et l'endocarde ; dans cette mince paroi existait une fente étroite. L'artère coronaire était très athéromateuse. On constata que le nerf thoracique antérieur externe était au-dessous de la seconde côte, qui avait été si sensible à la pression pendant la vie.

OBSERVATION 29. — *Angine de poitrine. Autopsie.*

Pendant quatre ans, j'eus l'occasion de voir fréquemment un homme de 52 ans qui se plaignait d'une douleur réveillée par l'effort. Parfois la douleur était si facilement provoquée qu'il avait dû rester au lit pendant plusieurs jours, puis il en était débarrassé pour quelque temps. C'était un sujet pâle, mince, dont la physionomie reflétait les vives douleurs qu'il avait ressenties. A diverses reprises, un soigneux examen de son cœur ne me révéla rien d'anormal.

Il décrivait toujours la douleur comme débutant au côté gauche de la poitrine, s'étendant à l'aisselle et en bas au côté interne du bras, puis au bord cubital de l'avant-bras jusqu'au poignet, d'où elle s'irradiait par la paume de la main jusqu'au pouce sans atteindre les doigts, mais se faisant sentir très vivement au pouce (fig. 10). Le 8 février 1894, il me consulta à nouveau, se plaignant, en outre du retour constant de la douleur ci-dessus, d'une sensibilité douloureuse du cuir chevelu dont je ne puis déterminer ni la nature ni l'étendue. Au mois de mars, cette sensibilité du cuir chevelu s'était transformée en accès de mal de tête, se produisant facilement à la suite de l'effort, mais aussi lorsqu'il était au repos. Ce mal de tête débutait toujours au niveau du sourcil gauche et pouvait rester fixé en ce point; mais en général, il se propageait à la nuque, en passant par les deux côtés. Il n'y avait pas de sensibilité anormale de la peau, mais la pression était douloureuse au niveau des nerfs sus-orbitaires. Ce mal de tête devenait si violent qu'il devait garder le lit, et il finit par tomber dans le coma avec de la respiration de Cheyne-Stokes, et il mourut le 27 mars.

A l'autopsie le cœur était très mou : les parois des deux ventricules étaient friables et molles. Il y avait un athérome très marqué des artères coronaires. En beaucoup de points, les artères et leurs branches étaient calcifiées. L'examen microscopique du muscle cardiaque (ventricule gauche) dénota de la dégénérescence graisseuse.

OBSERVATION 30. — Angine de poitrine. Mort subite.

Un homme, né en 1859, avait toujours eu une bonne santé, et beaucoup travaillé jusqu'en 1906. Il avait été un grand buveur pendant nombre d'années jusqu'en 1893, puis il était devenu abstinent et l'était resté jusqu'à sa mort. Il me consulta le 13 août 1907. Depuis plus d'un an, il avait éprouvé du malaise à la suite de l'effort, et ce malaise s'était récemment transformé en vrais accès de douleur. Il décrivait celle-ci comme débutant au-dessous du sein droit, se propageant au bras droit et aux doigts, et d'autres fois s'irradiant au cou. Si la douleur durait, il ressentait de la constriction de la poitrine, de sorte qu'il devait étendre les bras pour diminuer cette sensation de constriction et pour pouvoir respirer profondément. Quelquefois ce sentiment de constriction se produisait d'abord, et la douleur ne venait qu'après. Lorsque la douleur cessait, il avait de nombreux renvois et émettait une grande quantité d'urine. Je le vis une fois immédiatement après un accès, et j'examinai l'urine dont la pensité était de 1,003, et qui était très abondante. C'était un homme obèse, avec les chairs molles. Le pouls était fort, plein, régulier, et battait 70 fois par minute. La pression sanguine était de 120 millimètres de mercure : la matité cardiaque s'étendait à deux pouces au-dessous de la ligne mamelonnaire gauche. Il y avait aussi un peu de matité au niveau des deuxième et troisième espaces intercostaux gauches près du sternum. On constatait une pulsation dans le creux sus-sternal et un léger tirage à la trachée. L'examen aux rayons X révéla une hypertrophie du cœur vers la gauche, et un peu de dilatation dans la région de l'aorte : il y avait un souffle aortique systolique, les autres bruits du cœur étaient normaux.

En frottant la peau sous le sein droit, on éveillait des sensations particulières (sensations autonomiques) qui se propageaient au bras droit dans la région où il ressentait de la douleur.

Pendant les quatre mois que j'observai ce malade, les accès douloureux furent d'une fréquence variable. Lorsqu'il s'était reposé deux jours, il pouvait ordinairement aller et venir facilement pendant une semaine ou deux. Lorsqu'il avait pris trois semaines de vacances à la mer en octobre, il rentrait avec une amélioration telle qu'il pouvait faire aisément une longue course. Mais par contre, s'il essayait de gravir lentement une colline, la douleur réapparaissait très vio-

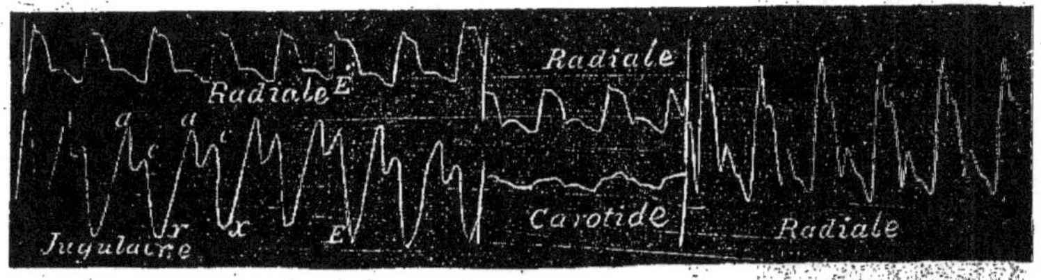

Fig. 193. — Tracé pris pendant un accès d'angine de poitrine : le pouls radial apparaît normal (cas 31).

lente. Il souffrait toujours plus de côté droit, la douleur allant du sein droit à l'omoplate droite et directement en bas dans le bras droit. Pendant ces quatre mois j'examinai souvent sa pression artérielle, qui variait entre 120 et 170 millimètres de mercure. En général, il se sentait mieux et pouvait marcher plus vite, quand sa pression était élevée. Ainsi après ses trois semaines de repos à la mer et qu'il avait moins de douleur qu'à tout autre moment, sa pression était de 170 millimètres de mercure.

Je le vis pour la dernière fois le 8 novembre 1907 ; il allait bien, s'il était au repos, mais la marche ramenait facilement la douleur. Je n'eus plus l'occasion de le revoir, mais j'appris par les journaux du mois d'août 1908, qu'on l'avait trouvé mort dans son lit et que la justice avait enquêté sur son cas.

OBSERVATION 31. — *Angine de poitrine avec vive douleur dans le bras gauche. Autopsie.*

Une femme âgée de 60 ans se plaignait d'une douleur dans la poitrine s'irradiant au bras gauche et persistant très violente dans l'avant-bras gauche. L'effort la produisait facilement, et un jour qu'elle venait me voir. elle avait dû courir. Pendant que je l'examinais, elle fut prise d'une vive douleur qu'elle localisait presque entièrement dans l'avant-bras gauche qu'elle tenait appuyé contre sa poitrine. Je pris des tracés de sa radiale et de sa jugulaire : les battements du cœur étaient plus fréquents, mais le pouls radial était normal (fig. 190). Je lui donnai du nitrite d'amyle qui la soulagea immédiatement. Elle mourut trois mois plus tard d'insuffisance cardiaque et le docteur R. T. Williamson qui examina son cœur, constata un athérome très marqué et une calcification des artères coronaires et des lésions fibreuses très étendues dans le muscle du ventricule gauche.

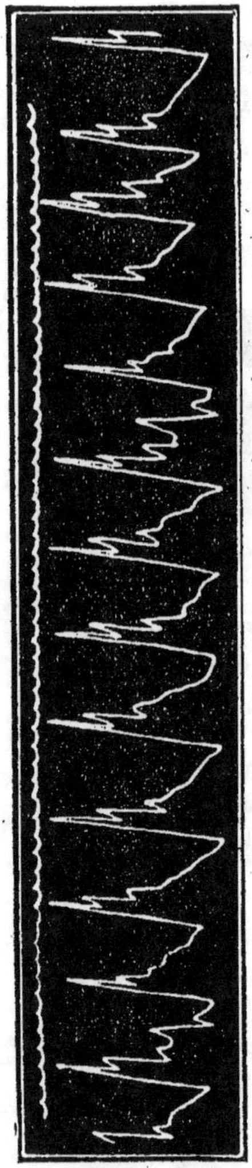

OBSERVATION 32. — *Angine de poitrine avec irrégularité du cœur d'origine obscure. Absence d'accès pendant près de trois ans.*

Un homme mort à 68 ans me consulta le 17 novembre 1898 pour une douleur dans la poitrine à la suite de l'effort. C'était un constructeur de moulins, un sujet puissant et de grande taille. Comme il avait de la fortune, je lui conseillai d'abandonner tout travail manuel. Il suivit mon conseil et n'eut plus de douleur jusqu'au 8 juillet 1902, où il fut pris d'une violente douleur en gravissant une colline. Il rentra chez lui, se mit au lit ; la douleur se reproduisit et je le vis pendant un accès d'une violence inouïe qui dura près de dix minutes. Pendant qu'on allait chercher du nitrite d'amyle, je pris des tracés de son pouls (fig. 194 et 195). Le nitrite d'amyle le soulagea et la douleur cessa graduellement. Pendant l'accès, le caractère du pouls ne se modifia pas, et il n'y avait aucun signe de contraction des artères. Le cœur était irrégulier, ce qui était surtout dû à des extra-systoles parfois

FIG. 194. — Pouls irrégulier et fort pendant un accès d'angine de poitrine (cas 32).

interposées comme dans les figures 194 et 195. Il eut des accès répétés et mourut au cours de l'une d'elles le 10 juillet 1902.

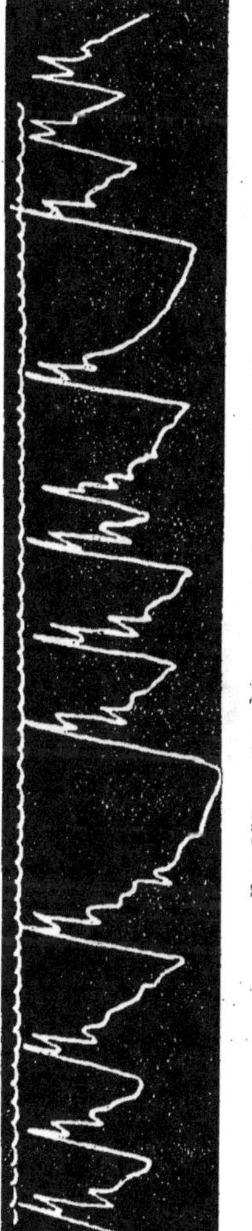

Fig. 195. — Le même que la figure 194 (cas 32).

OBSERVATION 33. — *Angine de poitrine avec de fréquentes extra-systoles. Mort subite.*

Un homme âgé de 43 ans me consulta le 13 septembre 1900. Il avait eu une bonne santé jusqu'à l'année précédente où il avait commencé à avoir de la dyspnée d'effort. Peu après, il ressentit une douleur qui se développait dans son bras gauche au moment de l'effort. Quatre jours avant qu'il vînt me voir, il ressentit une vive douleur dans la poitrine et au côté interne du bras gauche, et elle dura une demi-heure. Il avait été un grand buveur. Le 19 il vint me voir à nouveau ; il fut pris de sa douleur qui dura quelques minutes pendant lesquelles je pris des tracés de sa radiale et de sa jugulaire. Le pouls s'accéléra et devint irrégulier (fig. 196 et 197). Ces irrégularités sont dues à des extra-systoles ventriculaires : dans la figure 197,

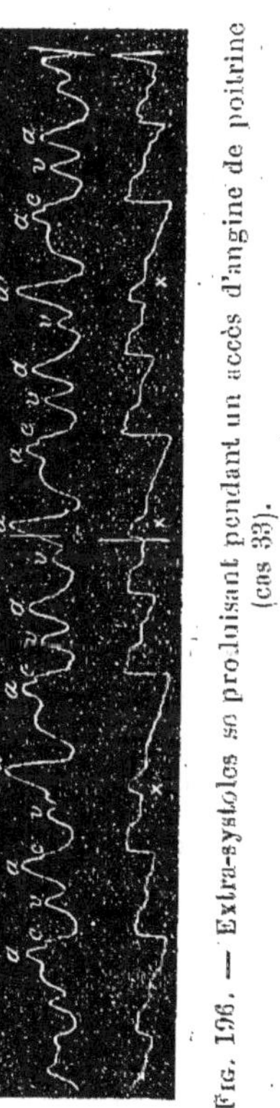

Fig. 196. — Extra-systoles se produisant pendant un accès d'angine de poitrine (cas 33).

l'extra-systole est interposée entre deux battements normaux.

Grâce au traitement, le malade s'améliora et je ne le revis plus après la fin de septembre. Il mourut subitement en janvier 1901, pendant qu'il assistait à un match de football,

OBSERVATION 34. — *Angine de poitrine avec fonctionnement irrégulier du cœur d'origine pendant l'accès. Mort.*

Je soignais depuis cinq ans une femme de 68 ans pour une sclérose rénale. Son pouls était toujours dur et régulier. Le 28 février 1900

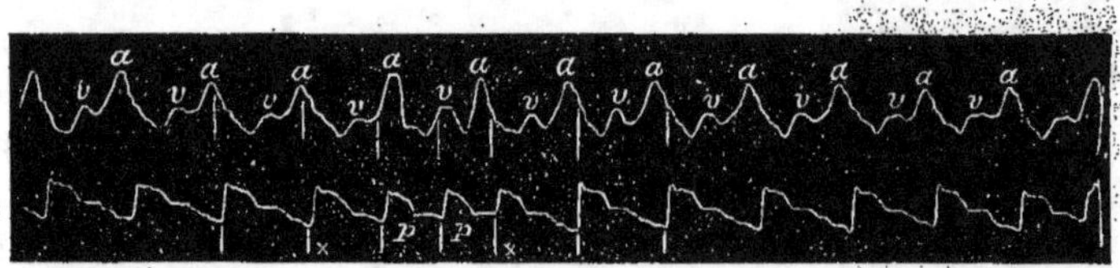

FIG. 197. — Extra-systole interposée pendant un accès d'angine de poitrine. Le premier battement radial P est une extra-systole interposée (cas 33).

elle eut un accès d'angine de poitrine. Ces accès se reproduisaient, quoiqu'elle fût au lit. Le 30, je la vis pendant un accès ; sa face était pâle, ses traits tirés, et elle était couverte de sueurs. Le pouls devint

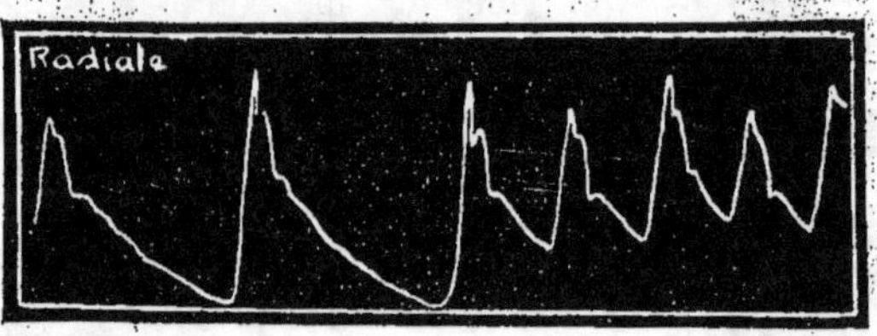

FIG. 198. — Tracé du pouls radial montrant l'apparition du pouls alternant après une longue pause pendant un accès d'angine de poitrine (cas 34).

très irrégulier, comme l'indique la figure 198. Une forte dose d'opium la soulagea après que les vaso-dilatateurs (nitrite d'amyle, whisky et eau chaude) n'eurent donné aucun résultat. Le jour suivant, elle se trouvait mieux et le pouls était régulier. Elle mourut la semaine suivante au cours d'un accès d'angine de poitrine.

OBSERVATION 35. — *Angine de poitrine, avec respiration de Cheyne-Stokes, pouls alternant. Autopsie.*

Un homme, âgé de 57 ans, me consulta le 1er mai 1900 pour la faiblesse à la suite de l'effort, et une sensation de grand épuisement et de tremblement des jambes. Il avait constaté pour la première fois de la dyspnée trois ans auparavant, alors qu'il gravissait une colline,

et il avait eu un violent accès ; les six mois suivants, il se trouva bien,
et depuis cette époque, il avait facilement de l'essoufflement.

Il avait toujours été très sobre
et mené une vie régulière. Dans
sa jeunesse, sa profession l'avait
obligé à de violents efforts corporels, mais dans ces vingt dernières années, son métier de di-
recteur de tissage ne lui avait pas
demandé beaucoup d'effort.
Vingt ans auparavant, il avait eu
une attaque d'inflammation des
reins. C'était un homme bien
bâti, au teint grisâtre, au pouls
rapide (86 par minute) avec une
artère volumineuse et de consistance dure. Son cœur était hypertrophié avec une matité
s'étendant jusqu'à la ligne mamelonnaire ; les bruits étaient
nets et distincts ; l'urine renfermait une certaine quantité d'albumine. Sa pression sanguine
était de 210 millimètres de mercure. On lui conseilla de faire
de petits repas et de mastiquer
soigneusement, d'éviter la constipation et de prendre de l'iodure de potassium. Pendant
quelque temps, il s'améliora
étonnamment, l'albumine disparut de l'urine, mais il eut bientôt
une récidive. On essaya de lui
supprimer la viande, ce qui lui
fit beaucoup de bien, mais seulement pendant un certain temps.
Les tracés de la pression sanguine
étaient très confus, tombant par-

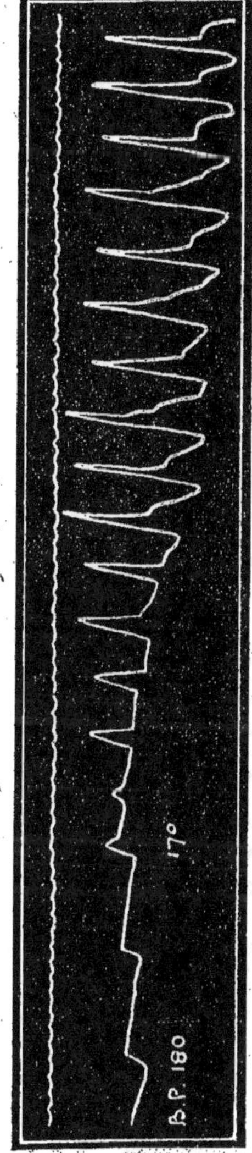

Fig. 199. — Tracé de l'artère radiale après que la poche d'air reliée au manomètre avait oblitéré le pouls à la pression de 190 millimètres de mercure. On laissa l'air s'échapper graduellement, et lorsque la pression tomba à 180 millimètres de mercure, le sphygmographe reçut de plus forts battements; puis ceux-ci devinrent plus faibles quand la pression tomba à 170 millimètres de mercure. Lorsqu'il n'y eut plus de pression dans la poche d'air, le tracé du pouls montra des variations rhythmiques dans le volume des ondes, c'est-à-dire le pouls alternant (cas 35).

fois à 165, remontant à 210, et cela sans rapport avec le régime ou
la médication. Il n'y avait pas d'amélioration correspondante dans
cet état avec la chute de la pression sanguine. Lorsqu'elle était basse,

il se sentait déprimé, et quelquefois, il se trouvait mieux, lorsqu'elle
était élevée. Ce pouls avait habituellement un rhythme alternant et

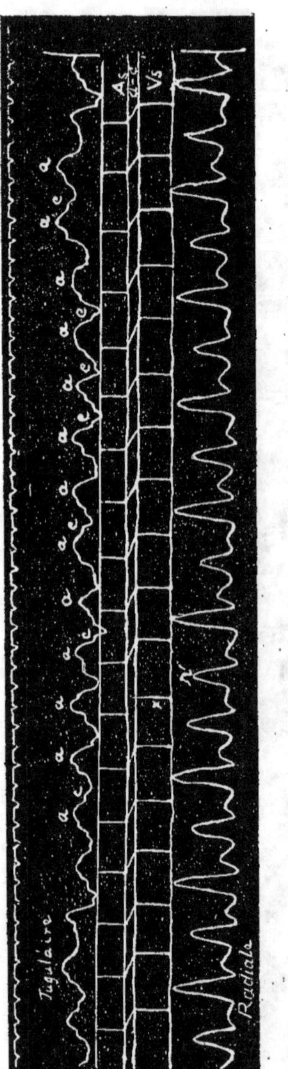

Fig. 200. — Pouls alternant typique avec extra-systole ventriculaire *r'*. Dans le diagramme, on voit qu'elle se produit prématurément (ligne de descente *x'*, et indépendamment de l'excitation auriculaire. Après l'extra-systole, il y a une pause plus longue, et le caractère alternant du pouls devient plus marqué (cas 35).

Fig. 201. — Ici il y a deux extra-systoles (*r* et *r'*), l'une après le petit battement et l'autre après le fort battement du rhythme alternant (cas 35).

cette particularité était plus marquée, quand la pression était élevée.
Lorsque le pouls alternant avait disparu avec une pression basse, on
pouvait le faire facilement réapparaître en lui faisant monter un es-

calier, La différence de pression entre les battements était d'environ 20 millimètres de mercure, c'est-à-dire que, si le pouls radial était oblitéré en élevant la pression dans la manchette jusqu'à 200 millimètres de mercure, et qu'on laissait l'air s'échapper de la manchette, les battements forts étaient sentis à 190 millimètres de mercure, tandis que les faibles ne pouvaient être perçus jusqu'à ce que la pression dans la manchette soit tombée à 190 millimètres de Hg(voir fig. 199).

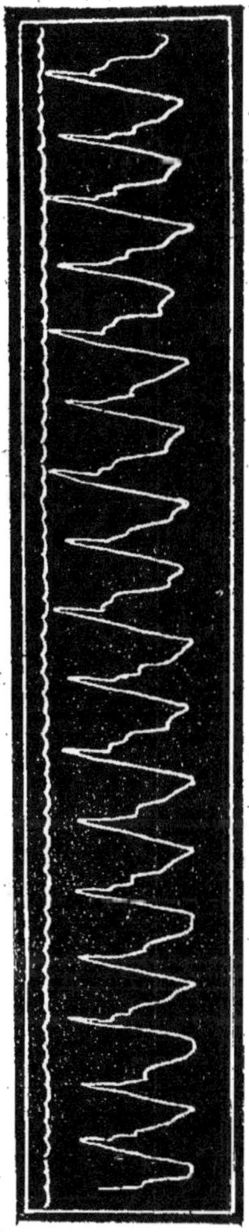

Malgré le rhythme alternant, la fréquence du pouls était régulier (fig. 200). En mai 1906, des extra-systoles commencèrent à apparaître et donnèrent un caractère particulier au tracé. Ainsi, dans la figure 200, le tracé indique une allure régulière avec de petits et de forts battements alternant, sauf au centre, où il y a deux battements faibles qui se succèdent. En mesurant le tracé, on constate que le deuxième des deux petits battements (r'), survient un peu trop tard. Le tracé jugulaire montre que l'onde auriculaire (a) est parfaitement régulière, par suite r' est une extra-systole ventriculaire, et après elle, il y a une pause plus longue qu'à l'état normal, de sorte que le battement après la pause est fort, et que le battement qui lui succède est plus faible que les autres battements. Cet accroissement du caractère alternant du rhythme se voit dans la figure 201. Il y a là deux extra-systoles, une comme dans la figure 200 après le battement faible et l'autre après un battement fort, et là aussi, le caractère du rhythme alternant est plus marqué après l'extra-systole.

FIG. 202. — Fort pouls alternant pendant un accès d'angine de poitrine B. P. 190 (cas 35).

Le malade commença aussi à avoir des accès d'angine de poitrine. Son état était très variable. Pendant une mauvaise période, il vint me voir et dut gravir une forte pente. Il ressentit dans la poitrine de la constriction qui se changea en vive douleur. Je l'examinai et pris un tracé de son pouls (fig. 202). Sa pression était de 190 millimètres de mercure. Son pouls ne se modifia pas pendant son accès douloureux, et la hauteur des ondes indiquait qu'il n'y avait pas de contraction de l'artère, et le tracé ne différait pas de celui qu'on prenait quand il n'y avait pas de douleur. Je lui donnai du nitrite d'amyle à inhaler, le pouls s'accéléra (fig. 203) et le nitrite d'amyle le soulagea instantanément. Un quart d'heure après, il ne souffrait plus, sa pression s'était élevée à 200 millimètres de mercure, et le caractère alternant devint plus marqué. Il conserva de l'agitation pendant toute la nuit, et les accès douloureux devinrent plus fréquents, jusqu'à ce que je lui donne du bromure d'ammonium ; il commença alors à dormir et l'angine disparut. Vers la fin de 1906, la respiration de Cheyne-Stokes apparut ; les nuits furent très agitées, et il n'était soulagé

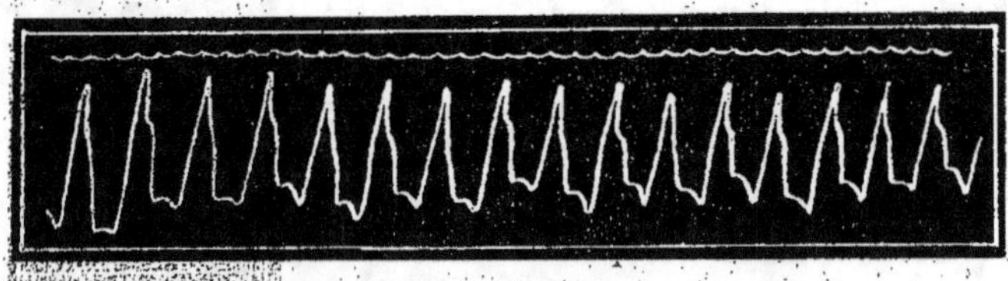

FIG. 203. — Sous l'influence du nitrite d'amyle (cas 35).

que par l'opium et le chloral. Pendant la période apnéique, il ne pouvait marcher qu'avec beaucoup de malaise, souffrant d'une dyspnée intense, et respirant avec difficulté pendant dix minutes. En janvier, il s'établit de l'œdème, le cœur se dilata et la pression sanguine tomba et resta à 150 millimètres de mercure et au-dessous. L'urine devint rare. On essaya sans résultat diverses préparations de digitale et d'autres médicaments, et le malade mourut en mars 1907. On ne permit que l'examen du cœur et voici le résultat observé :

Musculature. — Hypertrophiée, mais la moitié de la pointe du ventricule est fibreuse et dilatée : un énorme caillot agonique est adhérent à la paroi antérieure du ventricule gauche. Épaississement de la paroi à la base, 18-22 millimètres, au niveau de la zone fibreuse, 6-8 millimètres. La musculature à l'embouchure de la veine cave supérieure est hypertrophiée. Le tœnia terminalis est hypertrophié et au microscope présente de nombreuses fibres atrophiées et à l'état fibreux.

Valvules et orifices. — Les croissants de la mitrale sont épaissis : valvules aortique tricuspide et pulmonaire saines. Orifices auriculo-ventriculaires plus petits qu'à l'état normal, ce qui est dû au tonus ou à la contraction de la musculature de la base.

ARTÈRES. — Plaques d'athérome dans l'aorte, surtout vers les ori-

fices des artères coronaires. Endartérite intense de l'artère coronaire
gauche, diamètre 6 millimètres lumière 2 mm. 5 : l'intérieur est surtout très épaissi. L'artère coronaire droite n'est pas aussi atteinte.
Toutes les artères du cœur d'un diamètre supérieur à 1 mm 5. sont
atteintes, quand elles siègent en dehors de la musculature du cœur ;
elles sont moins affectées, si elles reposent ou sont entourées par la
musculature. L'artère interventriculaire antérieure était la plus atteinte, tandis que l'artère qui va au faisceau auriculo-ventriculaire
venant de la coronaire droite ressemblait plus à une piqûre d'aiguille.

Nodule sino-auriculaire, moins de musculature (plus d'état fibreux)
qu'à l'état de santé, encore non prononcée. Le faisceau auriculo-
ventriculaire a son volume normal : ses fibres et ses cellules sont
normales.

OBSERVATION 36 — *Angine de poitrine avec douleur dans la poitrine,
les bras, la gorge et derrière la tête. Guérison partielle avec récidive et mort subite sept ans après le début.*

Un fabricant de paniers âgé de 60 ans constatait une légère douleur à la suite de l'effort, mais sans y prêter grande attention tout
d'abord. Elle empira et augmenta d'intensité et il me consulta à
l'âge de 62 ans. La douleur n'apparaissait que par la marche et surtout après les repas. Il avait à se reposer tous les 60 ou 70 mètres,
de sorte que pour aller à son travail, il mettait 20 minutes alors
qu'autrefois 7 minutes et demie suffisaient amplement. Après avoir
observé un certain nombre d'accès, il décrivait la douleur comme
commençant au sternum, se propageant à la gorge et très violemment derrière les oreilles. Lorsqu'il me décrivait sa localisation, il
indiquait de ses doigts les deux apophyses mastoïdes. Quelquefois
la douleur se faisait sentir aux deux bras, à la partie interne des
coudes. Il y avait ordinairement de l'hyperalgésie de la peau, et des
tissus sous-cutanés autour du sein gauche, tandis que les muscles
sterno-mastoïdien et trapèze étaient sensibles à la pression. Le
cœur ne présentait rien d'anormal : le premier bruit était sourd et
le second bruit légèrement accentué.

Pendant quelque temps, il sembla s'améliorer par le traitement,
mais, à la suite d'une récidive, il abandonna son travail et ne fit pas
grand'chose. Après s'être reposé pendant deux ans, il alla mieux et
reprit son travail. Pendant trois ans, il continua à travailler, et à ce
moment la douleur se reproduisit, et il mourut subitement à l'âge
de 67 ans.

OBSERVATION 37. — *Angine de poitrine. Aortique syphilitique.
Amélioration par le traitement.*

Un homme âgé de 35 ans me consulta le 1er octobre 1912, pour une douleur vive au niveau de la poitrine, surtout au côté droit. Elle avait débuté dix mois auparavant, et il pensa qu'elle était due à une mauvaise digestion ; il consulta un médecin qui, au bout de quelques semaines, découvrit une lésion du cœur et déclara que c'était son cœur qui était cause de ses malaises. Depuis cette époque, la douleur s'était reproduite facilement au moindre effort, ce qui fait qu'elle revenait fréquemment. Dans les accès très intenses, la douleur durait quelques heures, débutant à la poitrine et se propageant au bras gauche et presque dans la gorge. Il s'était reposé pendant quelques semaines.

Le malade était pâle et maigre : le pouls était mou ; le choc de la pointe se faisait sentir fort et diffus dans le 5e espace intercostal et en dehors de la ligne mamelonnaire. Dans la zone aortique, on entendait un maximum de souffle systolique et diastolique. La réaction de Wassermann fut positive.

On lui recommanda un repos complet et un traitement spécifique (injections de salvarsan). Cela fut fait, et il s'améliora progressivement, il prit du poids, le volume de son cœur diminua ; les souffles persistèrent : au bout de six mois toute douleur avait disparu, et il pouvait jouer au golf sans éprouver de malaise.

OBSERVATION 38. — *Angine de poitrine. Aortite syphilitique.
Guérison partielle.*

Une femme âgée de 43 ans était missionnaire médicale aux Indes. Elle était en bonne santé jusqu'en mars 1906, lorsqu'elle fut inoculée contre la peste et son cœur devint irrégulier. Elle pratiqua elle-même une auscultation et constata que les bruits étaient nets et qu'il n'existait pas de souffles. En septembre 1906, elle tomba malade, se sentant fatiguée, épuisée, sans sommeil et avait des vertiges en se baissant. S'auscultant à nouveau, elle découvrit un souffle aortique diastolique. Le choc de la pointe était dans le 6e espace et juste en dehors de la ligne mamelonnaire. Elle prit du repos, mais elle eut bientôt de la difficulté pour respirer non seulement à la suite de l'effort, mais quelquefois au lit. En octobre, elle commença à avoir des accès de douleur qu'elle localisait vers le milieu du sternum.

Elle se reposa huit mois puis reprit son travail, mais comme sa santé déclinait, elle revint en Angleterre au commencement de 1909, et consulta Sir Clifford Allbutt qui diagnostiqua une syphilis aortique d'abord supra-sigmoïde, suivie plus tard par l'envahissement et une destruction partielle des valvules aortiques. Il rechercha une histoire de syphilis et trouva qu'en 1897, elle avait eu au doigt une ulcération qui guérit difficilement et fut suivie d'un mal de gorge et d'une éruption. Sur ses conseils, elle suivit un traitement antisyphilitique bien que la réaction de Wassermann ait donné un résultat négatif. Elle me consulta en juillet 1909. Elle était pâle mais d'aspect bien portant. Le pouls était rapide à 90 ; quand elle était au repos, il était plein et mou. La pointe du cœur était dans le cinquième espace, empiétant un peu dans le sixième et s'étendait au delà de la ligne mamelonnaire. Le choc était distinct, mais peu étendu : le premier bruit était sourd et se terminait brusquement à la fois à la base et à la pointe. Le deuxième bruit à la base était suivi par un court souffle diastolique que l'on entendait aussi à l'extrémité du sternum.

Elle avait noté soigneusement ses symptômes, et elle les décrivait de la façon suivante. La douleur était d'abord localisée à la poitrine, mais après 1907, elle s'étendit aux bras, et surtout à l'avant-bras gauche et au côté cubital de la main, se limitant parfois au condyle interne. En 1908 et 1909, elle se propagea au cou et à la mâchoire inférieure. Elle se faisait surtout sentir le matin entre 2 heures et 7 heures. Souvent la douleur se réveillait à l'occasion d'un rêve dans lequel elle se hâtait pour prendre un train. L'émotion ou l'effort physique produisaient toujours un accès de douleur ; quelquefois aussi elle survenait au début du repas. La pression sanguine s'élevait toujours au-dessus de la normale pendant un accès douloureux, la fréquence du pouls augmentait, et l'artère était petite et dure. Elle était immédiatement soulagée par l'administration de 0 gr. 0006 à 0,002 de trinitrine. Elle avait conservé un tableau de la pression sanguine et de la fréquence du pouls pendant beaucoup d'accès, et il y avait toujours une élévation de la pression au cours des accès.

A l'époque où je la vis, elle avait une fois par semaine une injection de soamine. En septembre, elle remarqua qu'après une injection était apparu au point injecté un gonflement qui persista jusqu'à ce que la semaine suivante elle ait une nouvelle injection. A la suite de cette seconde injection, elle devint irritable et eut de la confusion, une paralysie des deux jambes, et elle fut très malade pendant une semaine ; puis, elle se remit progressivement, et vers le milieu de décembre tous les phénomènes nerveux avaient disparu. L'état du cœur s'était amélioré, en ce sens que la douleur était provoquée moins facilement et était moins vive, quoique les signes physiques persistent. Dans une lettre datée de mars 1913, elle écrit qu'elle est beaucoup mieux, depuis qu'elle est retournée dans l'Inde, et qu'elle peut faire son travail, bien que cependant sa capacité de travail soit diminuée.

OBSERVATION 39. — *Angine de poitrine. Maladie valvulaire aortique.*

Une femme née en 1850 avait eu plusieurs accès de rhumatisme entre 18 et 20 ans, et son médecin lui avait dit qu'elle devait se méfier de son cœur. Mariée à 28 ans, elle eut un enfant à 30 ans. Elle continua à avoir de légers accès de rhumatisme, mais eut une bonne santé jusqu'à 38 ans, où elle commença à avoir des accès de palpitation. A 40 ans, elle eut une forte attaque de douleur dans la poitrine, qui continua pendant quelque temps jusqu'à ce qu'elle tombe et perde connaissance. Elle garda le lit quelques jours, mais lorsqu'elle recommença à marcher, la douleur revint avec une violente intensité. Je la vis huit mois après le début des accès, en avril 1891, quand elle vint se faire soigner à l'Hôpital Victoria à Burnley. J'ai noté à ce moment que les accès douloureux étaient très fréquents, parfois si violents que lorsqu'elle s'occupait de son ménage, elle tombait et perdait connaissance, et que plusieurs fois ses voisins la trouvèrent sans connaissance. Elle disait que ses accès commençaient par une sensation de chaleur de tout le corps, puis immédiatement après, une très vive douleur se faisait sentir au sein gauche et dans le dos autour de l'omoplate gauche, et au côté interne du bras gauche au côté cubital de l'avant-bras et à l'annulaire. Les accès se calmaient habituellement en quelques secondes, la laissant très épuisée, avec un sentiment pénible dans tous les points où était ressentie la douleur. Dans ses mauvaises périodes, elle pouvait avoir jusqu'à 16 accès par jour, qui se reproduisaient au moindre effort, et même quand elle voulait parler. Il lui semblait pendant l'accès que s'il continuait elle allait mourir, et souvent elle perdait connaissance.

Dans les nombreux examens que je pratiquai en 1891 quand je la soignai, j'ai toujours noté une hyperalgésie marquée de la peau et du sein du côté gauche et du muscle sterno-mastoïdien gauche, et une grande sensibilité à la pression sur la partie supérieure de la colonne vertébrale. Il y avait aussi beaucoup de sensibilité de la peau et des

tissus profonds de la paroi thoracique du côté gauche, sur une zone
assez mal définie.

Le cœur était légèrement augmenté de volume, avec de la matité
jusqu'à la ligne mamelonnaire gauche, et on entendait un souffle
systolique dur dans la région aortique et dans les carotides, en
même temps que le deuxième bruit aortique était très retentissant
Le tracé radial indiquait une onde anacrote. La malade avait l'aspect bien portant, en bonne forme, mais évidemment très nerveuse.
Si elle restait au lit, les accès ne se reproduisaient pas. Au bout de
2 mois de repos, elle retourna chez elle très améliorée, mais en septembre, elle revint à l'hôpital aussi malade que jamais. Elle fut
confinée au lit pendant trois mois, puis renvoyée chez elle, et je ne
sus plus rien d'elle pendant onze ans. En 1903, en visitant un asile
d'incurables, je l'y trouvai. Elle me dit qu'après avoir quitté l'hôpital Victoria en 1892, elle s'était reposée pendant deux ans, et qu'elle
n'avait plus eu d'accès et s'était bien portée pendant trois ans, après
quoi la douleur était revenue aussi vive qu'auparavant. Son médecin
lui fit des injections de morphine qui non seulement la soulagèrent
mais semblèrent empêcher le retour des accès. Elle s'imagina qu'elle
avait obtenu un si bon résultat des injections de morphine qu'elle s'en
fit elle-même, et elles étaient si nombreuses que je constatai que
son bras était couvert de cicatrices de l'épaule au poignet par suite
des nombreuses injections de morphine. Dans ces dernières années,
ses cou-de-pied et les genoux s'étaient enroidis et déformés par suite
du rhumatisme, de sorte qu'elle était incapable de marcher, et
qu'étant impotente, elle était entrée dans cet hospice.

La description de ses derniers accès cadrait parfaitement avec celle
qu'elle avait donnée 12 ans auparavant, et un nouvel examen de sa
poitrine montra que le cœur avait toujours le même volume, le
souffle aortique existait toujours et en outre existait actuellement un
souffle mitral. Il y avait toujours une hyperalgésie très prononcée
du côté gauche de la poitrine, et du muscle sterno-mastoïdien
gauche. Elle mourut en 1905.

OBSERVATION 40. — *Angine de poitrine d'origine syphilitique. Bloquage des artères coronaires. Dégénérescence du muscle cardiaque.
Autopsie.*

Un homme âgé de 35 ans me consulta le 15 avril 1912 sur la re-
commandation du docteur Hartigan, qui ne put trouver aucune
lésion cardiaque. Il se plaignait d'une vive douleur qu'il ressentait

à la partie inférieure de la poitrine, vers le sternum et dans le bras
gauche, douleur qui le laissait sans force quand elle avait disparu.
Le malade était charretier et avait une existence très pénible. La
réaction de Wassermann était positive. En janvier, alors qu'il faisait
un travail corporel très pénible, il fut pris d'une douleur qui dura
près d'un quart d'heure. Depuis, la tendance au retour de cette douleur était si prononcée qu'elle survenait dès qu'il avait fait cent
mètres.

Le malade était un homme d'aspect bien portant : ses mains
étaient bleues et froides : le pouls était calme et régulier, et la pression sanguine était de 130 millimètres de mercure. Le cœur n'était
pas augmenté de volume, et les bruits étaient nets et sans souffle.
En fait, le seul fait anormal que je pus découvrir était le choc dû à la
systole ventriculaire, que l'on pouvait sentir sur sa poitrine. L'urine
était normale.

Comme je soupçonnais quelque affection sérieuse du muscle cardiaque, je l'envoyai à l'Hôpital Mount Vernon pour lui faire prendre
du repos et l'observer. Là il eut plusieurs accès de douleur pendant
qu'il était au lit, et ils étaient provoqués très facilement. La
douleur était toujours localisée au point indiqué. Le 4 juin, il avait
eu une série d'accès, et pendant qu'il se promenait pour avoir du
soulagement, il tomba et mourut en quelques minutes.

On préleva son cœur qui fut envoyé au professeur Woodhead, et
voici un extrait du rapport qu'il a fait.

A l'examen du cœur, les lésions les plus marquées se voyaient
dans l'aorte immédiatement au-dessus de l'anneau aortique, Il est
très difficile de trouver les orifices des artères coronaires : le droit
est presque complètement obstrué par l'épaississement de l'intima
aortique, le gauche est très resserré. Au côté distal de l'orifice resserré, il semble qu'il n'y a que peu ou pas de modification de la
lumière du vaisseau, ou d'épaississement de l'intima. Dans l'aorte
au-dessus des vaisseaux coronaires, il y a de grosses plaques d'une
grande surface, s'élevant d'un sixième de pouce au-dessus de la
paroi, dans lesquelles l'intima est très épaissie. La plupart de ces
plaques sont grisâtres et d'aspect gélatineux, il n'y a que çà et là où
elles deviennent opaques ou jaunes. Il y a un peu d'épaississement
de la paroi musculaire du ventricule gauche. Un aspect marbré très
marqué de la surface interne indique probablement une dégénérescence graisseuse du muscle cardiaque. Il peut y avoir un léger
épaississement, mais beaucoup moins d'aspect marbré de la paroi
musculaire dans le ventricule droit : il y a un épaississement mar-

qué de l'endocarde de l'oreillette gauche, mais rien à la droite.

Au microscope, les plaques tuméfiées de l'aorte semblent être le résultat de : *a*) l'absorption de liquide par le tissu fibreux ; *b*) l'accumulation de cellules très semblables aux lymphocytes, avec çà et là quelques leucocytes polynucléaires autour des vasa-vasorum, et dans de petites plaques des couches profondes de l'intima, dans le tissu musculaire et dans l'adventice : *c*) cellules proliférantes de tissu conjonctif. Ces amas de cellules ressemblant à des masses gommeuses dans lesquelles, cependant, il ne semble pas y avoir de dégénérescence.

Dans la paroi de l'aorte, autour de l'orifice de chaque coronaire, il y a un épaississement bien net des diverses tuniques, dans lesquelles sont disséminées des masses cellulaires semblables. La plupart des vasa-vasorum sont remplis de sang. Près de l'orifice de la coronaire droite, il y a un grand épaississement de l'intima, qui est évidemment le résultat d'un processus inflammatoire subaigu. Un peu d'infiltration de la tunique musculaire autour des plus petits vaisseaux, fort épaississement des fibres de tissu conjonctif, et accroissement marqué du nombre de cellules entre le tissu fibreux et autour des vaisseaux sanguins de l'adventice.

Il existe une lésion similaire autour du vaisseau coronaire gauche. L'examen microscopique de la paroi ventriculaire gauche montre dans certaines zones, surtout vers la pointe, une augmentation considérable de la quantité de tissu fibreux inter-fasciculaire. Dans ces zones, il y a évidemment une atrophie considérable et une absorption du tissu musculaire. Dans quelques-unes des plaques correspondant aux zones gris-marbré que l'on voit dans les muscles papillaires, les cellules musculaires elles-mêmes sont volumineuses, gonflées, et paraissent homogènes : d'autres colorées à l'hématine Van Giesen ont une teinte brun rouge en comparaison avec la teinte plutôt jaune brun du muscle sain.

Beaucoup de ces cellules musculaires sont fortement vacuolées, les vacuoles de quelques cellules occupant presque toute la section de la fibre, et forment dans d'autres cas une sorte de cour autour du noyau. Sur la coupe, on peut voir çà et là des plaques de muscle homogène opaque à l'état de dégénérescence hyaline ou vitreuse. Dans d'autres zones, aussi, les cellules musculaires vacuolées renferment de grosses gouttes de graisse que le Sudan III met bien en évidence.

Dans d'autres points la fibre musculaire présente simplement une dégénérescence graisseuse : on voit de petites gouttelettes de graisse dans les fibres musculaires, la striation dans ces derniers étant beaucoup moins marquée qu'à l'état normal.

Les fibres musculaires atrophiées se trouvent souvent encloses dans des espaces réticulaires formés par des faisceaux de tissu connectif grossier qui apparaissent comme des bandes roses homogènes.

Il n'est pas douteux que la dégénérescence qui se fait dans la paroi musculaire, surtout dans la paroi du ventricule gauche est le résultat direct de la suppression de l'apport sanguin par l'occlusion des artères coronaires, le processus étant favorisé par le poison spécial qui s'est développé, plus les déchets de la nutrition accumulée. Il est évident que dans de pareilles conditions, le fonctionnement du muscle cardiaque est moins efficace, et que les lésions de dégénérescence doivent avoir abouti à l'insuffisance cardiaque.

OBSERVATION 41. — *Anévrysme aortique, angine de poitrine, douleur surtout au côté droit. Autopsie.*

En 1882, je vis une femme, née en 1840, qui avait une pleurésie avec épanchement. Je constatai aussi chez elle un anévrysme au côté droit de la poitrine au niveau des 3e et 4e côtes, près du sternum. Son mari était syphilitique, et ses trois enfants présentaient des signes de syphilis congénitale.

L'anévrysme augmenta de volume jusqu'à être perceptible à la vue, faisant saillie au point indiqué, et présentant des pulsations assez marquées pour me permettre de prendre de nombreux tracés. Jusqu'à sa mort en 1894, la tuméfaction augmenta à divers moments, et elle avait l'habitude de passer plusieurs semaines au lit par intervalle, et la tuméfaction diminuait. En août 1889, elle commença à se plaindre de douleurs venant à la suite de l'effort. Au début, la douleur était légère, mais elle augmentait de violence au point d'être obligée de se reposer. La douleur commençait au sein droit et se propageait au côté interne du bras droit jusqu'au coude. Il n'y avait pas d'hyperalgésie de la peau ou des tissus plus profonds. Le choc de la pointe était fort et dans le 6e espace à deux pouces en dehors de la ligne mamelonnaire. La tumeur anévrysmale faisait saillie et était animée de pulsations au niveau des 3e et 5e côtes du côté droit, en dedans de la ligne mamelonnée. Les bruits du cœur étaient mous et un peu obscurs, mais il n'y avait pas de souffle.

Les accès de douleur cessaient par le repos, mais avaient tendance à revenir lorsqu'elle était très fatiguée. Elle menait une existence quelque peu restreinte, et cependant utile jusqu'en mars 1894, où elle eut de la fièvre. Son pouls présentait de fréquentes extra-systoles, et le 24 mars, le pouls présenta l'irrégularité caractéristique du pouls alternant après une extra-systole, et elle mourut deux jours plus tard.

A l'autopsie, on constata une quantité de pus entre les côtes et le sac anévrysmal. Le péricarde était adhérent, l'orifice mitral était rétréci, n'admettant qu'un doigt : l'orifice tricuspide laissait passer quatre doigts. Il y avait un épaississement marqué de la partie inférieure de la valve mitrale. Les valvules pulmonaires et tricuspides étaient normales, il n'y avait que très peu de lésions dans les valvules aortiques : l'aorte était très athéromateuse sur une vaste étendue. Dans l'aorte ascendante sur le bord droit convexe, à environ 7/8 de pouces au-dessus des valvules aortiques existait un orifice circulaire de la grandeur d'une pièce de dix centimes, qui formait la communication entre l'aorte et un vaste sac anévrysmal. Le sac était distendu par des caillots jusqu'à son orifice. Il y avait un léger athérome des artères coronaires.

OBSERVATION 42. — *Maladie aortique. Accès d'angine de poitrine. Autopsie.*

Un homme de 35 ans, marié, entre à l'hôpital Mount Vernon le 5 juillet 1910.

Histoire. Il avait été soldat, et jusqu'à il y a trois ans, il avait fait un travail pénible comme manœuvre, mais pendant les 12 mois qui avaient précédé son admission il avait été incapable de travailler. Il avait eu un accès de rhumatisme à l'âge de 15 ans, et on lui avait dit que son cœur était touché, et il avait eu ensuite deux attaques légères. Douze ans auparavant, il avait eu un chancre pour lequel il avait été traité pendant dix jours, sans avoir jamais eu de manifestations secondaires. Il avait eu la diphtérie, il y a onze ans. Pendant les cinq années précédentes, il avait été sujet à des accès de douleur dans la poitrine, sous forme de tiraillements, et accompagnés d'une sensation de griffe douloureuse dans la poitrine, de dyspnée, de syncope, d'angoisse, de palpitation, d'élancement et quelquefois de nausée. Pendant l'accès, il transpirait abondamment : la douleur cessait graduellement. Les accès survenaient fréquemment, quelquefois toutes les heures. Ils se produisaient même quand il était au lit, et pour être à son aise, souvent il dormait après un accès, agenouillé sur un oreiller et reposant la poitrine sur le bord du lit.

État à l'arrivée. Examen. —Lorsqu'il n'avait pas de douleur, il

reposait habituellement dans son lit, évitant tout mouvement.
Lorsque, pour un motif quelconque, il avait à se mouvoir, il le faisait
avec précaution, craignant que quelque mouvement fâcheux puisse
déterminer un accès. Si on lui parlait, il répondait tranquillement et
sans émotion. Pendant les accès de douleur, il essayait diverses posi-
tions pour en trouver une bonne, et on le trouvait fréquemment
courbé sur une chaise ou agenouillé près de son lit. Sa face était pâle
avec les traits tirés, son corps n'était pas amaigri : son pouls variait
entre 70 et 90 par minute, le pouls radial était volumineux, et dépressible : l'artère cubitale était aussi volumineuse et on voyait nettement la pulsation des artères carotides et sous-clavières. Par la
friction du front, on voyait le pouls capillaire. La pointe du cœur
était déplacée vers la gauche, s'étendant à deux pouces au delà de la
ligne mamelonnaire. Sa zone était élargie et le choc était violent. On
entendait dans la zone aortique des souffles systolique et diastolique
très prononcés. Il y avait aussi, au niveau de la pointe, un souffle
systolique mais d'un caractère différent.

Siège de la douleur. — Voici le récit que faisait le malade de ses
accès, tels qu'il les avait observés. Il disait que la douleur commençait dans la région de la partie inférieure du sternum, se propageait au sein gauche, puis au côté gauche de la poitrine, à la partie
interne de la partie supérieure du bras gauche et au côté cubital du
bras et de la main. Dans les forts accès, il ressentait de la douleur le
long du maxillaire gauche, et quelquefois à la mâchoire droite et le
long du bras droit. Lorsqu'il ressentait de la douleur à la mâchoire
inférieure, elle était pire au niveau de deux dents cariées et sensibles, une dans chaque mâchoire. Lorsque la douleur débutait, elle
arrivait rapidement à son maximum. Outre la douleur dans la poitrine, il y avait aussi une sensation de compression que le malade
comparait à la pression de l'ampoule manométrique qui comprimait
le bras. Après la cessation de la douleur, le foyer restait sensible et
la déglutition était douloureuse pendant quelque temps.

Aspect du malade pendant l'accès. — Le malade était pâle et
quelque peu blême, mais au moment des accès, il devenait plus pâle
et légèrement cyanosé. Il avait des respirations profondes et fréquentes, et souvent il restait en inspiration. Il se remuait difficilement quand il était dans son lit, et comme la douleur allait en augmentant, il se levait, préférant être debout s'appuyant sur une chaise
et pressant sa poitrine contre le dos de la chaise. Habituellement il
transpirait et son front était inondé de sueur. Quand il était dans
son lit ou qu'il s'appuyait contre une chaise, le choc de chaque con-

traction ventriculaire imprimait un mouvement au tronc ou à la chaise ou au lit sur lequel il se reposait.

Durée des accès. — Les accès étaient souvent légers et passaient en quelques minutes, mais, quelquefois ils duraient plusieurs heures. Lorsqu'il avait ces accès de longue durée, le malade modifiait habituellement sa position, finissant généralement par s'agenouiller, la tête appuyée contre son lit, et, dans cette position, il attendait que l'accès soit passé, passant le reste de la nuit sans dormir dans cette position.

Fréquence des accès. — Leur fréquence était très variable, quelquefois jusqu'à douze par jour, six la nuit et six le jour. D'autres fois, ils étaient moins fréquents, mais il se passait rarement de jour sans qu'il ait deux ou trois accès.

Causes provoquant les accès. — La plupart des accès venaient sans cause apparente : ainsi, alors qu'il était tranquille dans son lit, dormant ou éveillé, les accès pouvaient venir et être parfois très forts. L'effort, comme la marche les provoquaient, et toute cause d'excitation mentale, comme un interrogatoire ou un examen, suffisait à les déclancher. Cette dernière était si efficace pour provoquer les accès que nous cessâmes de l'examiner jusqu'à ce que le traitement ait fait diminuer les accès.

Le pouls et la pression sanguine. — Habituellement le pouls variait entre 70 et 90 par minute, mais pendant l'accès, l'artère radiale devenait petite et contractée et les battements s'élevaient à 136 par minute, diminuant graduellement à mesure que l'accès cessait. En même temps qu'une augmentation du nombre des battements, il y avait une élévation de la pression artérielle. Lorsqu'il n'y avait pas douleur, la pression variait de 118 à 138 millimètres de mercure. Lorsque les accès se produisaient et que l'allure s'accélérait, il y avait en même temps élévation de la pression qui atteignait parfois jusqu'à 240 millimètres de mercure, et dans un accès, elle dépassa 300 millimètres de mercure. A mesure que la douleur cessait, la pression diminuait. Pendant un accès, les modifications de la douleur et de la pression se produisaient, que la cessation de l'accès se fît spontanément ou soit due à l'emploi des remèdes.

Les effets des remèdes dans un accès. — Le récit suivant d'un accès présente un tableau typique des phénomènes les plus saillants et les effets des remèdes. Le 10 juillet 1910, à notre entrée dans la salle, le malade était couché dans son lit et on prit immédiatement sa pression. Il fut un peu ému, et on trouva que sa pression s'élevait à 160. On le laissa quelques instants, pendant qu'on examinait d'autres malades. En retournant à son lit, on trouva la pression encore à 160. Supposant qu'un accès allait se produire, on laissa l'instrument appliqué et on prit la pression toutes les deux minutes. La douleur débuta suivant la manière déjà décrite, et comme elle augmentait d'intensité, la pression s'éleva graduellement jusqu'à 220 et on lui fit inhaler du nitrite d'amyle. La figure se congestionna, mais il n'y eut pas de soulagement avant qu'on ait fait inhaler une deuxième capsule de nitrite (chaque capsule contenait cinq gouttes). La douleur diminua et la pression tomba à 154 millimètres de mercure. Immédiatement après la cessation de l'inhalation, la douleur commença à revenir, légère d'abord, puis devint graduellement plus vive. En même temps, la pression sanguine commença à s'élever en 3 minutes et demi de 164 à 220 millimètres de mercure. On lui fit alors respirer du chloroforme, et on augmenta la dose jusqu'à ce qu'il perde presque connaissance. On obtint le même résultat, la pression sanguine tomba et la douleur disparut. Lorsqu'on cessa l'inhalation de chloroforme, la pression s'éleva et la douleur recommença. Cet accès fut alors soulagé par une injection de morphine. Le tableau suivant indique les modifications de la pression au cours de l'accès décrit (fig. 204).

Des injections de morphine donnèrent du soulagement, et voici le résultat de l'observation après 0 gr. 01 de morphine.

DOSE	HEURE	PRESSION SANGUINE	FRÉQUENCE DU POULS	SENSATIONS
	11,55	172	124	Douleur modérée
Morphine 0,01 c.	11,58	»	»	
	12,02	188	»	Douleur pire
	12,07	202	120	Douleur vive
	12,10	184	116	Douleur un peu mieux
	12,15	172	120	Douleur un peu moindre
	12,30	154	116	Même douleur. Malade plus calme
	12,35	164	116	Douleur moindre, pupilles un peu contractées
	12,40	164	120	Eructations de gaz qui le soulagent Encore de la douleur
	14,55	»	80	Douleur disparue

ÉVOLUTION ET TRAITEMENT. — Il était évident, dès le début, que l'épuisement cardiaque du malade était si prononcé qu'il ne fallait pas s'attendre à récupérer la force du cœur. De plus, il avait été en traitement pendant des années, et quelques jours avant d'entrer à l'hôpital Mount Vernon, il avait été renvoyé d'un hôpital où il était resté plusieurs semaines sans obtenir du soulagement. On employa divers moyens pour le soulager au cours de ses accès, et d'autres pour prévenir leur retour. Pour le soulagement au cours des accès,

lés remèdes qui agissaient rapidement n'avaient qu'une action temporaire, et aussitôt que le malade n'en ressentait plus les effets, la
douleur revenait, comme cela se voit dans l'observation du 10 juillet (fig. 204). Sur le conseil du professeur Cushny, on lui fit inhaler
un mélange d'oxygène et de gaz oxyde nitreux. Cela lui produisit une perte passagère de connaissance, et la douleur revint avec le retour de la conscience. Les seuls remèdes qui furent efficaces étaient la morphine et le chloral, et il fallut augmenter les doses jusqu'à ce qu'on obtienne les effets soporifiques. En étudiant la cause de ces accès, on reconnut que le système nerveux y participait, comme l'indique l'excitabilité du mécanisme vaso-constricteur et la facilité avec laquelle étaient provo-quées la douleur et l'élévation de la pression. On résolut donc de diriger le traitement sur-tout contre l'état nerveux, et dans ce but, on prescrivit du bromure d'ammonium. Le 11 juillet, on donna au malade trois fois par jour 1 gr. 20 et on continua ainsi jusqu'au 27, où la dose fut poussée à 1 gr. 80 trois fois par jour. On n'observa aucun effet bien net pendant les 10 premiers

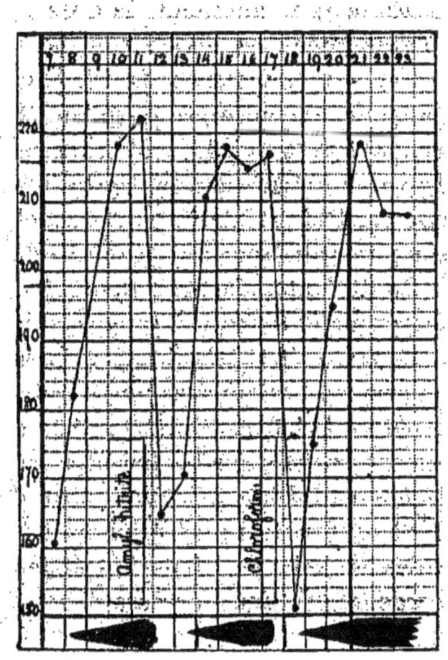

Fig. 204. — Planche montrant l'élévation de la pression artérielle au cours d'un accès d'angine de poitrine, et l'effet du nitrite d'amyle et du chloroforme sur la pression. Les chiffres du bord gauche indiquent les millimètres de mercure, et ceux du sommet, les minutes. L'ob-servation commença à 11 h. 7 du matin. Les figures en forme de coin représen-tent la douleur, la partie élargie cor-respondant à l'augmentation de la dou-leur, et l'espace entre les figures une suspension de la douleur.

jours après la prise du bromure, mais à ce moment il devint un peu
hébété, quoique les accès continuent à se produire. Une fois que la
dose fut augmentée, il devint encore plus abattu, et les accès se mo-
difièrent, en devenant beaucoup plus rares (un à trois par jour), et
si légers que le malade disait qu'il ne s'en apercevait presque pas. Il
ajoutait que depuis nombre d'années, il ne s'était trouvé aussi bien
qu'il l'était à ce moment. Le 1er août, comme il était très abattu et

n'avait pas d'accès, on suspendit la médication, pour la reprendre le jour suivant à la dose de 0 gr. 50 trois fois par jour. Il devint moins abattu, mais les accès se reproduisirent, quoique moins fréquents qu'avant la prise du bromure. En raison de ce retour des accès, le 5, on augmenta la dose à 0. gr. 90 trois fois par jour mais ce traitement ne donna pas de résultat, les accès revinrent avec leur ancienne violence. Le 10, la dose fut poussée à 1, 80 trois fois par jour, et continuée jusqu'au 18 ou la dose fut ramenée à 1,50. Pendant ce temps, les accès revinrent, mais ils n'étaient pas violents. Le 18, le malade eut de l'agitation et du délire, et ne put être calmé que par l'administration de morphine ou d'hyoscine. Il s'affaiblit, son pouls atteignit 140, il tomba dans le coma et mourut le 22 août.

On fit l'autopsie, et on envoya le cœur au professeur Woodhead qui l'examina et fournit le rapport suivant résumé :

Le cœur était très dilaté, et pesait 1.020 grammes. Le ventricule gauche était dilaté avec une paroi dont l'épaisseur variait de 2-5 centimètres à 1-3 centimètres. Les croissants des valvules aortiques étaient épaissis sur les bords et rétractés. Le ventricule droit était légèrement dilaté avec une paroi dont l'épaisseur variait de 0, 85 à 0, 65 centimètres : les deux oreillettes étaient très dilatées : les valvules mitrale et tricuspide étaient légèrement épaissies sur leurs bords, et les deux orifices dilatés à l'aorte présentaient des plaques d'athérome récent : l'artère coronaire droite était un peu rétrécie, la gauche était béante et volumineuse. Ces vaisseaux ne présentaient que peu de modifications.

Au microscope, on constatait un peu d'augmentation de volume des fibres musculaires du ventricule gauche. En quelques points, on voyait des masses denses de tissu fibreux, avec atrophie des fibres musculaires.

OBSERVATION 43. — *Fibrillation auriculaire.*

Un homme âgé de 51 ans me consulta, le 25 novembre 1900, pour de la dyspnée à la suite de l'effort. Il s'était bien porté jusqu'à l'année précédente, où il avait eu des accès de dyspnée et d'étouffement qui passèrent. Dans les derniers mois, il avait eu de la dyspnée au moindre effort et ses jambes avaient commencé à enfler. Il n'avait jamais eu de rhumatisme ni aucune maladie infectieuse.

C'était un homme bien musclé d'aspect bien portant. Son pouls était continuellement irrégulier, et des tracés pris à cette époque indiquaient l'irrégularité caractéristique de la fibrillation auriculaire :

le cœur était légèrement augmenté de volume, la matité atteignant
la ligne mamelonnaire. On le mit au lit pour quelques semaines et
on lui donna de la digitale ; il s'améliora d'une façon remarquable.
Après le 2 septembre 1901, je ne le revis plus jusqu'au 20 mars 1905.
Dans cet intervalle, il s'était soigné lui-même en faisant une décoction de feuilles de digitale. Lorsque ses jambes étaient enflées au
point qu'il ne pouvait lacer ses souliers facilement, il constatait qu'il
était oppressé, et il prenait sa décoction pendant quelques jours
jusqu'à ce que l'œdème ait disparu. A cette date, je notais que le
cœur n'était pas modifié, le pouls était encore irrégulier et les veines

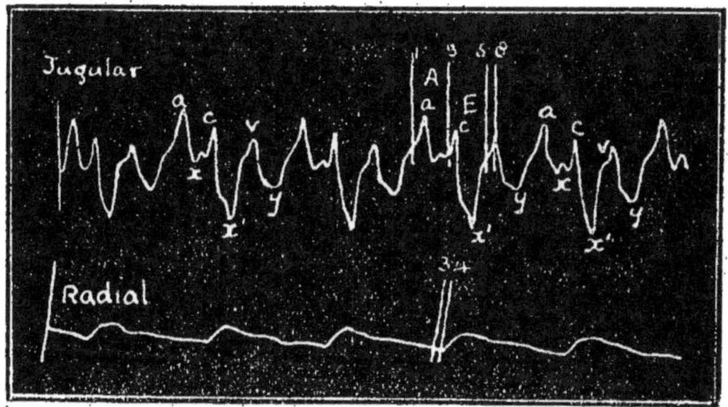

FIG. 205. — Rhythme régulier, pouls veineux auriculaire et large intervalle *a-c*.
Pris en 1892 (cas 44).

jugulaires étaient pleines. Depuis cette époque, je le vis souvent jusqu'en 1909. Je le vis pour la dernière fois le 22 janvier 1909, alors
qu'il était à sa seconde lune de miel. Il paraissait bien sauf une
légère teinte jaune de la face. La matité cardiaque s'étendait à un
pouce au delà de la ligne mamelonnaire gauche. Il n'y avait pas de
souffle. Le cœur était encore irrégulier et un électrocardiogramme
montrait les signes caractéristiques de la fibrillation auriculaire. J'eus
de ses nouvelles le 26 mars 1913, il m'écrivait qu'il allait très bien :
plus je marche, moins mes jambes enflent ; je continue encore ma
décoction de digitale et je crois que je ne pourrais pas vivre sans elle.

OBSERVATION 44. — *Affection rhumatismale ancienne du cœur, avec
un fonctionnement défectueux et prolongé du faisceau auriculo-ventriculaire, avec un retard entre le As et le Vs. Début brusque d'un
fonctionnement lent et irrégulier du cœur (fibrillation auriculaire),*

*avec disparition de tous les signes de la contraction auriculaire, au
début passagère, plus tard permanente.*

En 1883, j'ai soigné un homme né en 1851, pour un accès de rhumatisme aigu. Il lui en resta une valvule mitrale endommagée, mais
il eut une bonne santé jusqu'en 1897, où il eut une crise grave d'insuffisance cardiaque. Il s'en remit parfaitement et son cœur se com-
porta bien jusqu'en 1904. A de fréquents intervalles, depuis 1882, j'ai
pris des tracés du choc de sa pointe, du pouls radial et du pouls jugulaire. Son cœur fut toujours régulier sauf pendant une courte
période en 1897, où l'irrégularité était due à une absence de systoles
ventriculaires (bloquage atténué du cœur, voir fig. 155). Son pouls
jugulaire était toujours de forme auriculaire, et son cas présentait

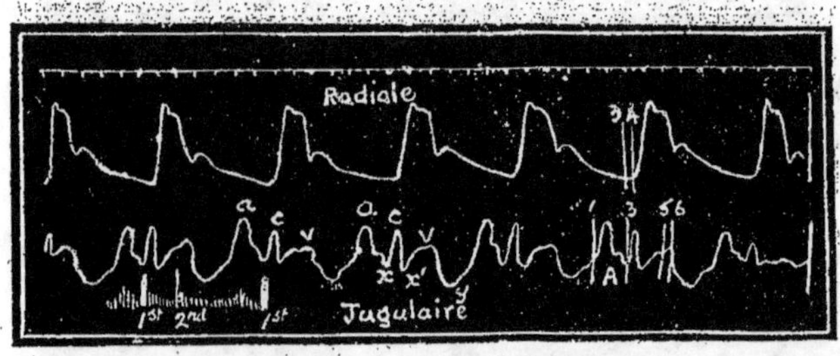

Fig. 205 A. — Rhythme régulier, pouls veineux auriculaire et large intervalle *a-c*.
Pris en 1903 (cas 44).

comme particularité un accroissement persistant de l'intervalle a-c.
Les tracés du pouls de la radiale et de la jugulaire pris en 1822 sont
représentés dans la figure 205 : ceux de 1903 dans la figure 205 *a*. Les
tracés de la jugulaire et de la pointe sont représentés dans la figure
206. Le rhythme est régulier, et l'onde auriculaire *a* est bien marquée à la fois dans les tracés de la jugulaire et de la pointe. Il y avait
un long souffle allant en diminuant après le second bruit, et un
souffle présystolique accentué séparé par un court intervalle du premier bruit (ombre dans la fig. 205). Dans les nombreux tracés du
choc de la pointe que j'ai pris jusqu'au 19 avril 1904, il y avait toujours une onde auriculaire très marquée, précédant la grosse onde.
Lorsqu'il vint me voir à cette dernière date, je constatai que son
cœur avait une irrégularité continue, et en prenant des tracés du
pouls jugulaire, je vis qu'il était du type ventriculaire (fig. 122 et
206) : le souffle présystolique avait disparu, et à cette époque, il n'y
avait qu'un souffle diastolique. L'onde due à la systole auriculaire
avait disparu des tracés du choc de la pointe. Là encore, avec l'appa-

rition du pouls veineux ventriculaire et de l'irrégularité continuelle, tous les signes de la contraction des oreillettes droite et gauche avaient disparu. Lorsque ce malade vint me voir la semaine suivante, je trouvai son cœur parfaitement régulier, l'onde auriculaire présente

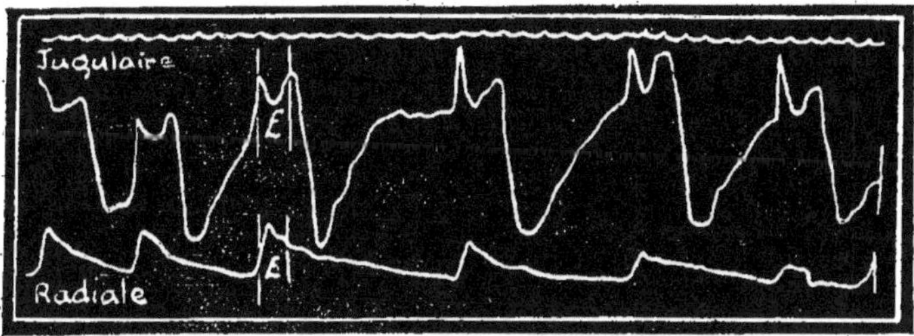

Fig. 206. — Rhythme lent irrégulier avec la forme ventriculaire du pouls veineux (cas 44, 19 avril 1904).

dans le pouls veineux, ainsi que le souffle présystolique et l'onde auriculaire dans le tracé de la pointe (fig. 207). Cet état continua
jusqu'en novembre 1904 ; son cœur devint alors irrégulier de nouveau et tout signe de systole auriculaire disparut. Depuis cette époque
jusqu'à maintenant (1913) le cœur est resté dans cet état, et dans les

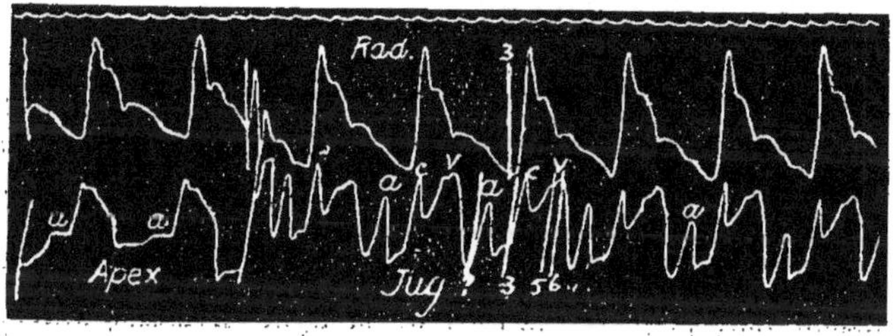

Fig. 207. — Rhythme régulier et présence de l'onde auriculaire dans les tracés
de la jugulaire et de la pointe (cas 44, 26 avril 1904).

nombreuses fois où j'ai pris de longs tracés, je n'ai jamais trouvé le
cœur régulier. Des électro-cardiogrammes, pris en 1910, ont montré
les signes caractéristiques de la fibrillation auriculaire.

OBSERVATION 45. — *Fibrillation auriculaire avec un cœur
fonctionnant bien.*

Un homme, âgé de 60 ans, me consulta le 19 juin 1907, parce qu'il
était oppressé à la suite d'un effort, et qu'il avait de la trémulation

intermittente du cœur. Il avait mené une vie d'affaires très active,
était sobre, et n'avait jamais eu la moindre infection quelconque.
C'était un sujet maigre et mince, avec les mains froides et un estomac
légèrement dilaté. Son cœur était irrégulier et le pouls veineux était
de la forme ventriculaire. Le cœur n'était pas augmenté de volume
et il n'y avait pas de souffle. Je lui conseillai de prendre du repos et
des vacances agréables : il alla en Norvège et, le 21 août, il vint me
dire qu'il allait remarquablement bien. L'état du cœur était le même.
Je le revis en juillet 1909, il était en bonne santé, faisant ses affaires,
et en état de jouer au golf : le cœur ne s'était pas modifié, et un
électrocardiogramme confirmait le diagnostic de fibrillation auriculaire. En mars 1913 (66 ans) il mène encore une vie active et utile.

OBSERVATION 46. — *Fibrillation auriculaire avec une histoire de rhumatisme. Rétrécissement mitral. Cœur fonctionnant bien sous l'influence de la digitale.*

Un homme avait eu, à l'âge de 31 ans, en 1888, un accès de rhumatisme aigu. En 1891, je le soignai pour une inflammation des
poumons, dont il se remit complètement. Une note prise à cette
époque sur l'état de son cœur indiquait que la matité s'étendait
jusqu'à droite du sternum : le choc de la pointe était sur la ligne
mamelonnaire, à 4 pouces et demi en dehors du milieu du sternum :
ce premier bruit était clair et le deuxième avec un léger redoublement. Après cela, il se porta bien et ne me consulta plus jusqu'au
11 janvier 1906, parce qu'il se plaignait d'être oppressé et de cracher
un peu de sang. Son pouls était continuellement irrégulier et le pouls
jugulaire était de la forme ventriculaire (fibrillation auriculaire). La
matité cardiaque était difficile à délimiter par la percussion, mais le
bord gauche était juste en dedans de la ligne mamelonnaire. Il y
avait un souffle diastolique à la pointe, remplissant toute la paroi
entre le second et le premier bruit, quand le cœur battait rapidement, mais cessant avant le premier bruit quand il y avait une longue
pause. La fréquence était environ de 100. Je lui fis prendre de la
teinture de digitale, son cœur se calma en une semaine, et il se sentit
beaucoup mieux. Il continua à aller bien jusqu'au 25 janvier 1907,
ou ayant marché contre un violent vent froid, il se sentit oppressé,
eut de la dyspnée pendant quelques semaines. Il s'en remit parfaitement, et grâce à la digitale qu'il prenait quand cela était nécessaire,
il put continuer son métier d'épicier. D'après des nouvelles en 1913,
j'apprends qu'il continue à se bien porter et peut mener sa vie tranquillement.

Observation 47. — *Fibrillation auriculaire.*
Bon effet de la digitale.

Je vis pour la première fois, en septembre 1909, un homme, âgé de 58 ans, qui se plaignait d'une douleur d'intensité variable au côté gauche de la poitrine, d'une grande dyspnée et de faiblesse. Il avait eu du rhumatisme aigu à 17 ans et de l'influenza à 46. En 1902, il avait senti que son cœur battait irrégulièrement, et depuis, avait été plus ou moins en traitement, suivant un grand nombre de méthodes et prenant des médications variées, et malgré tout cela, son état avait empiré dans ces derniers mois. Le sujet était de taille élevée et maigre, la face légèrement livide, la respiration très pénible, de sorte qu'il était obligé de se tenir assis dans son lit. Ses jambes étaient légèrement enflées et son foie un peu augmenté de volume. Le pouls radial était rapide, 110 par minute, et il existait de la fibrillation des oreillettes. On notait un pouls veineux jugulaire et le tracé montrait qu'il s'agissait de la forme ventriculaire du pouls veineux ; le cœur était augmenté de volume, et la matité dépassait d'un pouce la ligne mamelonnaire gauche.

Je portai le diagnostic de rhythme nodal (fibrillation auriculaire) et dis que le malade serait probablement amélioré par la digitale. Le médecin traitant dit qu'on avait essayé la digitale sans succès, mais constatant qu'on lui avait donné de faibles doses, je conseillai de donner des doses de 4 grammes de teinture par jour jusqu'à ce qu'on obtienne une réaction (p. 232). Le médecin me fit savoir plus tard que après 20 grammes, le malade avait répondu à l'action de la digitale et que tous ses malaises avaient disparu, et qu'il trouvait que par de faibles doses, il pouvait maintenir le pouls à une allure modérée. Je revis ce malade en mai 1910. Le pouls était encore irrégulier, la matité atteignait la ligne mamelonnaire. Il était plutôt oppressé et n'avait pas pris de digitale. J'insistai pour qu'on lui fasse prendre les doses voulues pour que le cœur soit toujours sous son influence. Je le revis en mars 1911. Il avait constaté qu'il allait bien s'il prenait des doses de 5 à 6 gouttes de teinture, et si le cœur s'accélérait, il augmentait la dose jusqu'à ce qu'il se soit ralenti.

En 1913, j'apprends que grâce à ce régime, il continue à bien se porter.

Observation 48. — *Maladie tricuspide, aortique et mitrale.*
Angine de poitrine. Fibrillation auriculaire. Mort.

Une femme, née en 1849, vint me voir en 1880 parce qu'elle souffrait de tous les symptômes d'un ulcère de l'estomac. Elle avait eu du rhumatisme aigu à l'âge de 22 ans. La première fois que je la vis, elle avait une légère augmentation du volume du cœur et un souffle présystolique. Je l'ai soignée au cours de deux accès de rhumatisme en 1883 et 1884, et à divers intervalles pour des symptômes d'ulcère de l'estomac. Elle était très pauvre et avait une existence très laborieuse et pleine d'inquiétudes, ayant trois enfants à élever. En 1891, elle me consulta pour une vive douleur qu'elle ressentait au côté gauche de la poitrine et se propageait au bras gauche le long du côté interne jusqu'au petit doigt. Les accès étaient si violents qu'il lui semblait parfois qu'elle allait mourir. Il y avait une hyperalgésie marquée de la peau et des tissus profonds de tout le côté gauche de la poitrine, et aussi des muscles sterno-mastoïdien et trapèze gauche. Le cœur était augmenté de volume, la matité s'étendant à 5 pouces à gauche et la pointe battant dans l'espace intercostal. A la pointe, on entendait un souffle présystolique et systolique. Elle éprouvait aussi beaucoup de douleur après avoir mangé, et la localisait à une zone limitée au milieu de l'épigastre. Elle revint me voir en septembre 1892, se plaignant de faiblesse et de dyspnée. Outre les symptômes cardiaques décrits, elle avait un foie un peu hypertrophié, animé de pulsations et comme les tracés indiquaient que le pouls hépatique était du type auriculaire, j'en concluais qu'elle avait un rétrécissement tricuspidien.

Après une période de repos à l'hôpital, elle s'améliora et fut en état de reprendre son travail. En janvier 1894, elle me consulta à nouveau et je la fis admettre à l'hôpital. Elle se plaignait à nouveau de douleurs dans les bras au moindre effort, d'avoir des nausées et des vomissements, et du retour de la douleur à l'épigastre. Il y avait une hyperalgésie étendue de la poitrine et de la partie supérieure de l'abdomen, mais mal délimitable. Pour la première fois dans les nombreux examens que j'ai faits, je découvris un souffle aortique diastolique.

La malade s'améliora jusqu'à un certain point, et pouvait aller et venir, quoique sujette à des accès douloureux de la poitrine et des bras au moindre effort, jusqu'en 1898, où elle eut une crise grave d'insuffisance cardiaque avec œdème, augmentation de volume du foie, pouls rapide et irrégulier. Elle se remit assez bien, mais le pouls resta irrégulier, le foie continua à présenter des pulsations, qui jusqu'ici avaient été du type auriculaire, et étaient maintenant du type ventriculaire, ne présentant plus de systoles de l'oreillette (voir fig. 119, 120, 121). Le souffle présystolique avait disparu et elle

présentait les symptômes que l'on regardait comme caractéristiques
de la fibrillation auriculaire. Avant cette crise, le cœur avait toujours
été régulier, sauf qu'il présentait parfois une extra-systole ventriculaire.

Cette malade vécut jusqu'en 1899, et dans les nombreux tracés
pris jusqu'à sa mort, je ne constatai jamais plus de rhythme régulier, et il n'y eut plus de souffle présystolique ni d'onde dans le pouls
hépatique due à l'oreillette. Ici, encore, l'irrégularité dans le fonctionnement du cœur coïncidait avec la disparition de tous les signes
de la systole auriculaire, à savoir, la disparition de l'onde auriculaire
due à la pulsation du foie, indiquant la cessation du fonctionnement
de l'oreillette droite, et la disparition du souffle présystolique, preuve
de la cessation du fonctionnement de l'oreillette gauche.

Voici le résultat de l'autopsie du cœur : Rétrécissement très prononcé des orifices mitral et tricuspide : grande dilatation des oreillettes, avec atrophie des muscles. Il y a une grosse masse nodulaire
d'épaississement de l'endocarde présentant des amas calcaires dans
son centre et une prolifération inflammatoire active à sa périphérie
sur l'endocarde, au-dessous de l'orifice aortique et située dans la
partie membraneuse du septum droit au-dessus du faisceau auriculo-
ventriculaire. En un point l'inflammation s'était propagée à une
grande partie du faisceau. Le tiraillement du faisceau est extrême,
et il y a une prolifération cellulaire que le professeur Keith regarde
comme due à des lésions des parois des petits vaisseaux.

Il y a une atrophie prononcée de la partie supérieure du septum
interventriculaire qui mesure 4 millimètres au lieu de 14-18. Le
tissu sous-endocardique est épaissi et en certains points, le système
de Purkinje est atrophié et fibreux.

OBSERVATION 49. — *Début brusque de fibrillation auriculaire indiqué
par la disparition de l'onde auriculaire dans le pouls jugulaire
et du souffle présystolique, avec apparition d'une irrégularité permanente du fonctionnement du cœur et une forme ventriculaire du
pouls veineux. Autopsie.*

Je vis pour la première fois, en 1895, une femme née en 1864 et
âgée alors de 35 ans. Elle avait eu du rhumatisme aigu dans sa jeunesse dont elle avait conservé un rétrécissement mitral prononcé.
Elle devint enceinte en 1896, et je la suivis pendant sa grossesse et sa
puerpéralité. Elle avait été longtemps malade en 1899 d'un ulcère de
l'estomac. Pendant cette période, j'observais souvent son cœur. Il

était toujours régulier, et son pouls jugulaire présentait toujours une
onde due à la systole de son oreillette droite. Il y avait d'abord un
souffle mitral présystolique du type crescendo, et plus tard un long
souffle suivant le second bruit et se prolongeant jusqu'au souffle présystolique crescendo. La position du souffle présystolique dans le

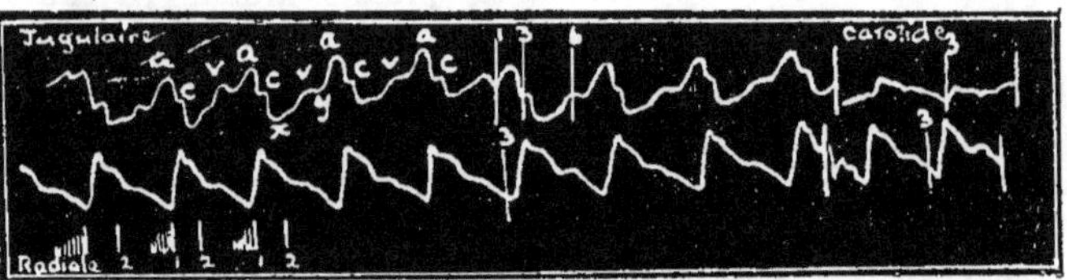

Fig. 208. — Tracés simultanés des pouls de la radiale et de la jugulaire dans la
première partie, de la carotide et de la radiale dans la dernière partie. Le tracé
jugulaire montre la forme caractéristique du pouls veineux auriculaire, où
l'onde *a* due à l'oreillette précède l'onde carotidienne *c* (ligne de descente 3).
La partie ombrée en dessous représente le moment du souffle présystolique
(cas 49, 5 novembre 1895).

cycle cardiaque est représenté diagrammaticalement dans la partie
ombrée sous le tracé radial (fig. 208). Cette régularité parfaite du
fonctionnement du cœur continua jusqu'à ce qu'elle ait une crise
d'insuffisance cardiaque en 1900. En même temps que cette crise, le
cœur devint irrégulier, et le pouls jugulaire ne présenta aucun signe
d'une onde due à la systole auriculaire à la période normale du cycle

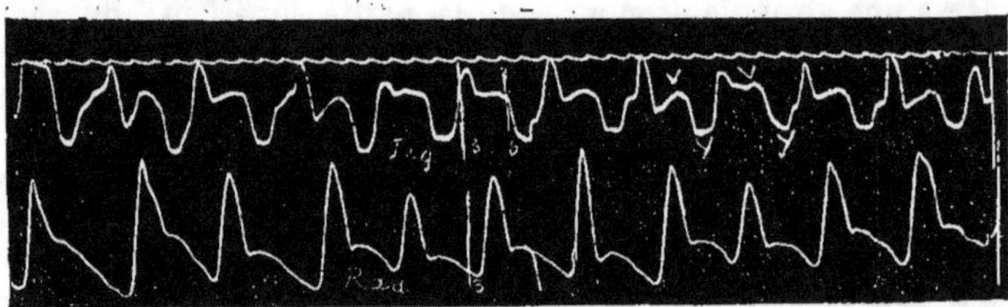

Fig. 209. — Le pouls jugulaire est actuellement de forme ventriculaire (il n'y a
pas d'onde auriculaire qui précède la ligne de descente 3, et le rhythme est irrégulier (cas 49, 19 mars 1904).

cardiaque (fig. 209). Le souffle présystolique crescendo avait disparu,
alors que la partie diastolique persistait comme l'indique la partie
ombrée, sous le tracé de la pointe dans la figure 211.

Depuis cette époque jusqu'à sa mort, en février 1907, ces modifications persistèrent, la figure 210 est un tracé simultané du pouls de
la radiale et de la jugulaire pris en décembre 1906, et celui de la

figure 211, de la jugulaire et de la pointe pris en février 1907, peu de temps avant sa mort.

Voici un résumé de l'autopsie du cœur :

Valvules : Rétrécissement accentué des valvules mitrales : valvules tricuspides insuffisantes et peu profondes ; valvules pulmonaires et aortiques normales ; artères coronaires saines ; veines coronaires dilatées à deux fois leur volume normal ; veines caves supérieure et inférieure très dilatées. Le nodule sino-auriculaire est normal, mais la paroi auriculaire au-dessous est atrophiée et fibreuse. Le tœnia terminalis est hypertrophié. Le faisceau auriculo-ventriculaire a pris en partie les caractères des fibres musculaires normales, et a été altéré, et le nodule auriculo-ventriculaire est aplati par la forte pression inter-auriculaire. Le corps fibreux central est très prononcé (fibreux et contracté) et l'artère qui le traverse est athéromateuse. La moitié de la pointe ou les deux tiers du ventricule gauche présentent un état fibreux très étendu. Le processus fibreux se rapproche et pénètre dans la musculature suivant une ligne nettement définie. Dans le tissu fibreux existent des nodules caractéristiques des états rhumatismaux. Comme le processus fibreux est surtout prononcé à la base des muscles papillaires, il est possible qu'il se soit propagé des valves mitrales.

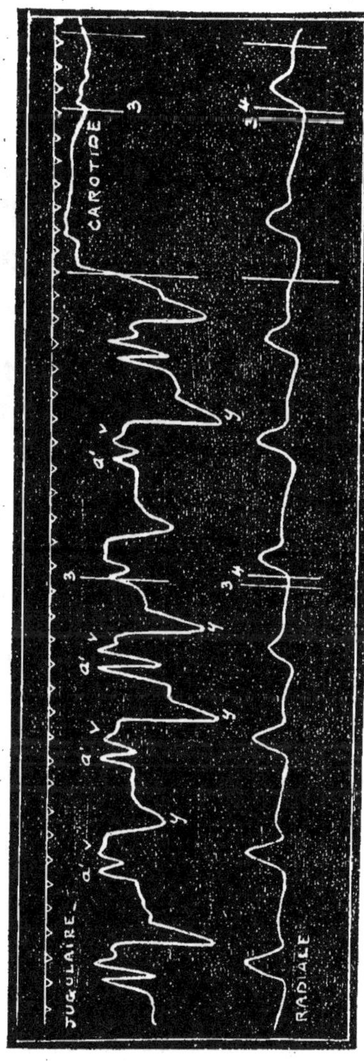

Fig. 210. — Le pouls-jugulaire est de la forme ventriculaire (cas 49, décembre 1906).

Observation 50. — *Maladie valvulaire aortique*
(*origine rhumatismale*). *Angine de poitrine. Fibrillation auriculaire.*

Une femme née en 1840 avait eu du rhumatisme aigu à l'âge de
20 ans. Mariée, elle avait eu un fils né en 1875. Elle vint me consulter en 1892, elle était mince et frêle, avec une expression anxieuse de
la physionomie. Elle se plaignait d'être oppressée par l'effort et

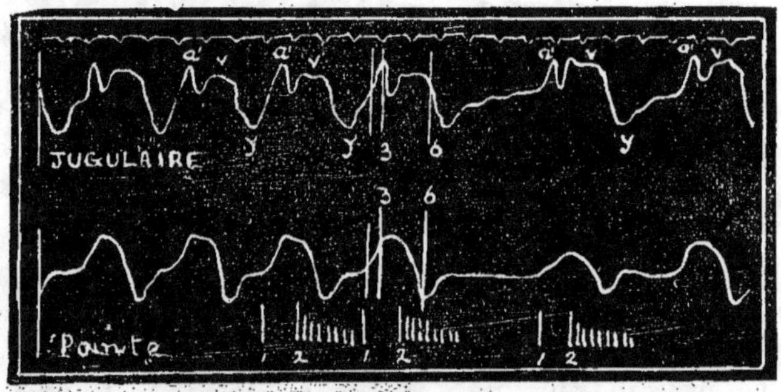

Fig. 211. — Le pouls jugulaire présente les mêmes caractères que
dans la figure 210 (cas 49, février 1907).

d'être éreintée. Le pouls radial était fort, plein et dépressible (Corrigan typique). En frictionnant son front, le pouls capillaire était visible sous forme de placards rouges de la peau. La matité cardiaque
allait jusqu'à la ligne mamelonnaire, les bruits étaient nets et distincts, et on entendait un souffle diastolique. Le cœur était souvent
irrégulier par suite de la présence d'extra-systoles ventriculaires.
Grâce à un traitement approprié, elle récupéra des forces et put mener une vie plutôt active, mais elle avait des retours de période de
grande faiblesse et de prostration. Après une crise d'influenza, en
1893, une petite zone au niveau de la troisième côte, sur la ligne mamelonnaire, devint sensible à la pression. Avec le temps, cette zone
s'étendit pendant la période où la faiblesse du cœur était la plus prononcée. En 1898, elle commença à avoir de légères crises douloureuses à la partie supérieure de la poitrine, et depuis cette époque, je
constatai souvent de grandes zones d'hyperalgésie affectant surtout le
sein gauche, le grand pectoral gauche, le sterno-mastoïdien et le trapèze du côté gauche. Dans ces dernières années, je cessai de rechercher l'hyperalgésie, parce que la malade disait que, pendant des heures
après mon examen, elle éprouvait de vives douleurs dans les points

que j'avais pincés. Parfois, quand elle se portait bien et qu'elle était
capable d'aller et venir, cette hyperalgésie disparaissait complètement.
Vers 1900, elle commença à observer que pendant ses périodes de
faiblesse, l'effort déterminait une douleur qui débutait au sein
gauche et passait au bras gauche. En 1903, après quelques nuits d'insomnie, elle avait des périodes d'épuisement, et il persistait au sein
gauche et au bras gauche un malaise continu qui arrivait à devenir
une crise de douleur violente au moindre effort. La douleur se faisait
sentir à la poitrine et au bras, s'accompagnant d'une sensation de
griffe serrant la poitrine. Elle avait aussi un sentiment de grand
épuisement et de mort imminente. La bouche était très souvent
sèche, et elle émettait une grande quantité d'urine une fois l'accès
terminé. A ce moment, la matité dépassait d'un pouce la ligne mamelonnaire. Quand elle se portait bien, on entendait dans toute la
poitrine le souffle diastolique très accentué ; il y avait en outre un
souffle systolique que l'on percevait à la pointe, suivant le premier
bruit et se prolongeant jusqu'au second. Pendant les périodes où elle
était sujette aux accès d'angine de poitrine, les bruits se modifiaient
et devenaient sourds et indistincts, et à ce moment l'hyperalgésie était
plus marquée. A partir de 1904, elle ne pouvait marcher à son aise que
sur une surface plane ; la moindre hâte ou la moindre pente amenait
des crises de douleur. Elle avait aussi des périodes d'insomnie et
après quelques mauvaises nuits, elle était si profondément épuisée
que l'effort pour s'habiller lui déterminait des accès d'angine de poitrine. En prenant de fortes doses de bromure d'ammonium, elle dormait bien et les accès diminuèrent de fréquence et de violence. Elle
constata ensuite que lorsqu'elle avait de l'insomnie, si elle prenait
du bromure, elle avait un bon sommeil et pouvait prévenir ses accès
de dépression et la douleur concomitante En 1904, son mari observa
que lorsqu'elle dormait profondément sa respiration s'arrêtait, puis
reprenait graduellement pour s'arrêter encore, la cessation durant
quelquefois 20 secondes (respiration de Cheyne-Stokes). Parfois le
rhythme du cœur était interrompu par des extra-systoles ventriculaires, mais pendant de longues périodes, il n'y en avait aucune. Pendant les périodes où elle avait une grande faiblesse du cœur, on ne
constatait aucune modification du rhythme ou de l'allure du cœur.
En juillet 1906, subitement elle devint très oppressée et son cœur se
mit à battre rapidement. Je ne la vis qu'au bout de quelques jours
après le début, et je constatai que son cœur battait rapidement, 120 fois
par minute ; il était très irrégulier, le pouls veineux ne présentait pas
la forme ventriculaire caractéristique. En d'autres termes la fibrilla-

tion auriculaire s'était établie. Au bout de deux mois, le cœur se ralentit jusqu'à 90, toujours irrégulier et avec la forme ventriculaire du pouls·veineux. Elle était incapable de quitter son lit, et souffrait peu, sauf après une nuit agitée, et alors le jour suivant, elle souffrait au-dessous du sein gauche. De faibles doses de chloral (0,30) procuraient le sommeil et calmaient la douleur.

Le cœur continua à être irrégulier et en janvier 1907, elle devint plus faible et mourut en février à l'âge de 67 ans, sept mois après le début de la fibrillation auriculaire. Il est à noter que le cœur n'augmenta pas de volume avec le début de l'irrégularité, il n'avait pas d'œdème des jambes ni du tronc, quoique vers la fin, il y eût de nombreuses crépitations fines à la base des poumons.

OBSERVATION 51. — *Histoire d'extra-systoles datant de plusieurs années, et devenant quelquefois très fréquentes. Accès passagers de fibrillation auriculaire, légers d'abord et devenant plus prolongés jusqu'à devenir permanents. Mort cinq mois après l'établissement permanent de la fibrillation. Autopsie.*

Depuis 1880 je soignais pour de petits malaises une femme née en 1846, que je connaissais. En 1892, je pris des tracés de son pouls qui présentaient des extra-systoles, quelquefois rares, quelquefois à de fréquents intervalles (fig. 99). Elles étaient habituellement ventriculaires d'origine, mais parfois nodales et auriculaires. Je notais aussi en 1892 que le cœur avait un rhythme de galop lorsqu'il était régulier. En 1900, elle commença à avoir des accès de palpitation de courte durée, et je pris des tracés de la radiale et de la jugulaire au cours de l'un de ces accès, et les tracés montrèrent une transition du pouls veineux à la forme ventriculaire pendant l'accès. Le 13 octobre 1903, elle se sentit faible et épuisée et eut dans la poitrine une sensation désagréable de trémulation, et je constatai que son cœur était très irrégulier. L'accès dura quatre à cinq heures ; les tracés pris pendant l'accès avaient le même caractère que la figure 212. Le 19 octobre, elle fut prise d'un accès similaire qui dura tout un jour, et les tracés de la figure 212 donnent une bonne idée du caractère de l'irrégularité·du cœur. Le jour suivant, le cœur était tout à fait régulier, et le pouls jugulaire était un exemple typique de la forme auriculaire.

Le 27 octobre, le cœur devint à nouveau très irrégulier. Cet accès dura sans interruption jusqu'au 1ᵉʳ novembre. Le 29 octobre, le cœur se ralentit beaucoup mais l'irrégularité persistait encore, et le caractère du pouls jugulaire montrait un changement curieux (fig. 213) ; pen-

dant la systole ventriculaire (la période entre les lignes perpendiculaires 3 et 6) il y a deux ondes, tandis qu'il n'y a pas d'onde au moment normal de l'onde auriculaire. Le cœur reprit subitement le

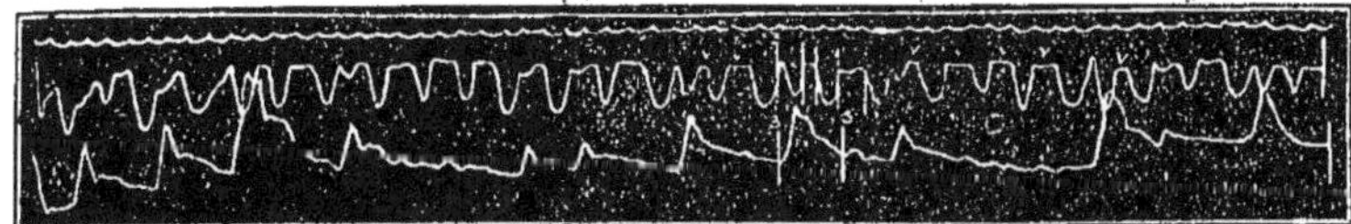

Fig. 212. — Irrégularité caractéristique du début brusque de la fibrillation auriculaire, le pouls jugulaire est de la forme ventriculaire (cas 51).

rhythme normal et devint régulier avec un pouls veineux auriculaire
typique (fig. 99).

Les accès diminuèrent graduellement de fréquence et de durée
jusqu'au 12 juin 1904 où, après une longue marche à la campagne,

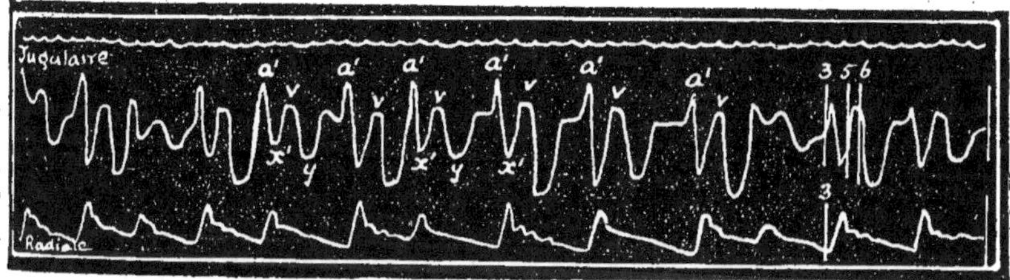

Fig. 213. — Le rhythme est encore irrégulier et le pouls jugulaire est du type
ventriculaire (cas 51).

elle fut prise d'un accès qui dura quinze jours. Quelques jours avant
que l'accès cesse définitivement, le cœur reprit son rhythme normal
pendant quelques heures. Le 6 octobre 1904, ce rhythme anormal
recommença et continua avec une énorme dilatation du cœur, œdème,
ascite et hydrothorax jusqu'à sa mort le 17 mars 1905. Dans ce cas,
les médicaments du groupe de la digitale ne retardèrent guère
l'évolution de l'insuffisance cardiaque, bien qu'on les ait donnés à
hautes doses.

Chez cette malade, on voyait parfaitement les modifications décrites
à la page 252. Quelques heures après un accès, le cœur était dilaté,
le foie augmenté de volume, la face tuméfiée et livide. Dès que le
rhythme normal était rétabli, la malade ressentait immédiatement
du soulagement, et en quelques heures, tous les symptômes anormaux avaient disparu.

Comme cette malade habitait près de chez moi, je la voyais très souvent, et j'ai pu voir les accès commencer et finir. Une fois, alors que je prenais son tracé, l'accès commença, et à diverses reprises, les accès cessaient pendant que j'étais auprès d'elle. J'ai conservé un grand nombre de tracés pris à toutes les périodes (fig. 214).

RELATION DE L'AUTOPSIE DU CŒUR

Artères. — La coronaire gauche surtout atteinte : lumière rétrécie. Artère interseptale antérieure qui fournit au faisceau auriculo-ventri-

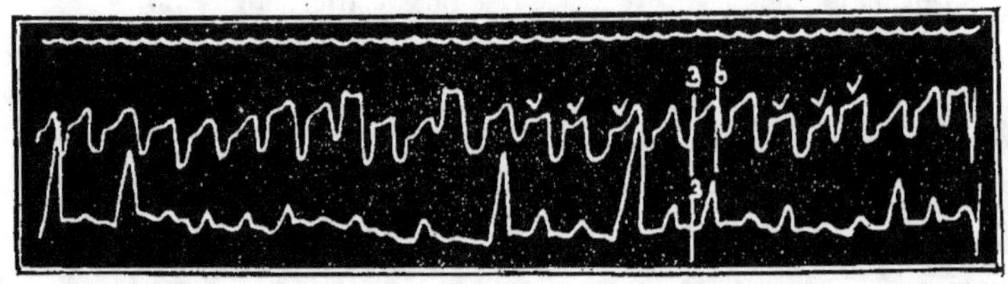

Fig. 214. — Caractère de l'irrégularité persistante (fibrillation auriculaire) un mois avant la mort (cas 51).

culaire complètement oblitérée : artère coronaire droite affectée à un degré moindre.

Orifices et valvules. — Valvules non lésées. Orifice mitral dilaté : tricuspide dilaté, cœur inférieur dilaté, aortique normal.

Musculature. — Tœnia terminalis hypertrophié : faisceau auriculo-ventriculaire volumineux, les fibres semblent étirées, et avoir perdu leur forme réticulaire étoilée ; elles sont pressées les unes contre les autres, et plus longues que de coutume. Les divisions septales droite et gauche ont l'aspect normal. Le septum inter-auriculaire est étiré. Aux deux tiers de la pointe du ventricule gauche on voit de grosses plaques fibreuses, les trabécules du système de Purkinje sont étirés et certainement altérés — état fibreux et atrophie — résultat de l'endartérite.

OBSERVATION 52. — *Disparition de grosses ondes auriculaires du pouls veineux au moment du début de la fibrillation auriculaire. Autopsie.*

Une femme, née en 1850, avait joui d'une bonne santé jusqu'en 1900, où elle commença à être oppressée. Je la vis pour la première fois en novembre 1902 ; elle était alors très faible, devait rester assise au lit, avec œdème des jambes et de l'abdomen et urines rares : le pouls était petit, faible et régulier et les veines du cou présentaient une grande pulsation. La matité cardiaque s'étendait à deux pouces à droite de la ligne du milieu du sternum et à un pouce à gauche de la ligne mamelonnaire. Les bruits étaient nets et sans souffle.

Grâce au traitement, elle s'améliora beaucoup ; le pouls se ralentit, mais elle eut plusieurs rechutes, jusqu'à une crise grave en novembre 1904. Je pris un grand nombre de tracés à différentes époques jusqu'en novembre 1904 : le rhythme était invariablement régulier, et le pouls jugulaire était du type auriculaire. Une fois, après avoir pris de la digitale, elle eut un pouls alternant. La crise grave à la date mentionnée fut la plus grave qu'elle ait jamais eue, les jambes, l'abdomen très tuméfiés, et les cavités pleurales renfermant une grande quantité de liquide. Le pouls était alo rs continuellement irrégulier, et le pouls veineux avait changé de caractère, étant de forme ventriculaire. Elle mourut en décembre 1904, deux mois après que j'eus découvert la présence de la fibrillation auriculaire.

Voici ce que relate l'autopsie au sujet du cœur.

La plus grande partie de l'oreillette a été laissée sur le sujet. Le ventricule droit qui a une longueur moyenne est atrophié ; le ventricule gauche est dilaté et atrophié.

Artères. — Plaque d'épaississement et dilatation, mais grand rétrécissement de la lumière qui empêche la circulation. Plaques d'athérome sur l'aorte.

Orifices et valvules. — Valvules saines. Orifice mitral 29 millimètres de diamètre, tricuspide 30 millimètres, tous les deux dilatés.

Musculature. — Il y a atrophie et état fibreux périvasculaire ; celui-ci est très étendu dans la partie basale du ventricule gauche, surtout au bord supérieur du système interventriculaire, mais partout ailleurs, il n'y a pas d'altérations fibreuses marquées.

Système auriculo-ventriculaire. — Le réseau au commencement du faisceau est de volume et de forme normale, quoique certaines cellules qui semblent de nature inflammatoire existent. D'un autre côté, le faisceau est étiré et petit, les fibres ne présentent pas de tissu réticulaire, et présentent de l'état fibreux en certains points. Le système de Purkinje est recouvert d'un endocarde fibreux épais. Il y a un degré très marqué d'étirement de l'extrémité de la pointe du ventricule gauche, et les trabécules sont minces et atrophiés : sur la coupe, on voit que quelques fibres de Purkinje subissent des transformations fibreuses.

Observation 53. — *Début brusque de fibrillation auriculaire, avec battements du cœur rapides persistants, dilatation du cœur, œdème, mort en trois semaines.*

Pendant plus de vingt ans, j'avais soigné pour différents malaises (rhumatisme, bronchite) une femme âgée de 65 ans et son cœur avait

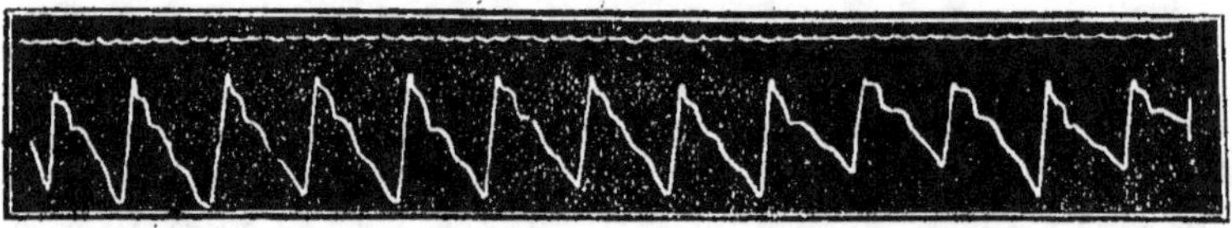

Fig. 215. — Pouls régulier entre des accès de fibrillation auriculaire (cas 53).

toujours été régulier. Le 20 juin, à son retour chez elle du bord de la mer, elle me fit demander. Quelques jours auparavant, elle était tombée malade, se plaignant surtout d'oppression. Quand je la vis elle était assise dans son lit, respirant péniblement et difficilement. Son pouls était très rapide et irrégulier, mais je n'avais pas avec moi

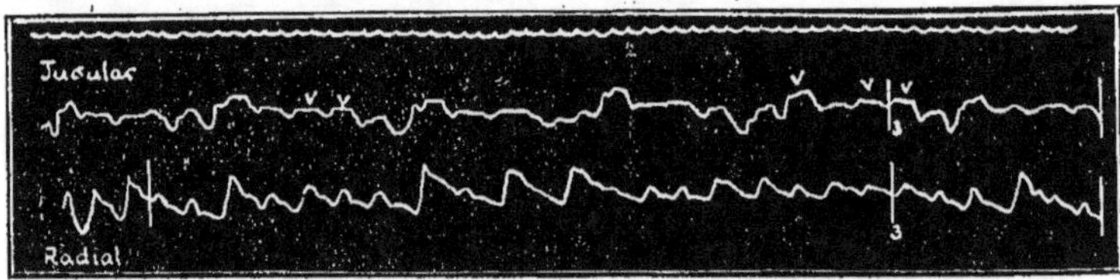

Fig. 216. — Début permanent de fibrillation auriculaire, aboutissant à une issue fatale en 3 semaines.

mon polygraphe. Le jour suivant, quand j'allai la voir, je la trouvai très améliorée, hors de son lit, et sans aucun malaise. Son pouls était plein, régulier et pas rapide (fig. 215). Le jour suivant, cependant, elle était à nouveau très mal et (fig. 216) le tracé pris le 23 juin donne une bonne idée de son pouls, qui était très rapide. C'était l'irrégularité caractéristique de la fibrillation. J'essayai toutes sortes de remèdes pour ralentir le cœur : digitale, opium, trinitrine, adrénaline, mais tous sans succès. Le cœur se dilata, l'œdème se généralisa et elle mourut trois semaines après l'établissement permanent de la fibrillation auriculaire.

Observation 54. — *Grosses ondes auriculaires dans la jugulaire et pouls hépatique. Souffle mitral présystolique et tricuspide. Accès d'angine de poitrine. Disparition brusque de tous les signes de la contraction auriculaire avec apparition d'irrégularité continue du cœur. Mort subite*

Une femme née en 1862 vint me consulter en 1891 souffrant de dyspnée d'effort. Elle avait eu de l'érysipèle de la face en 1883 et 1885, et depuis elle avait eu de l'oppression et une tendance à l'œdème des jambes. Le pouls était petit, rapide et habituellement régulier, et je constatai parfois une extra-systole, que la figure 217

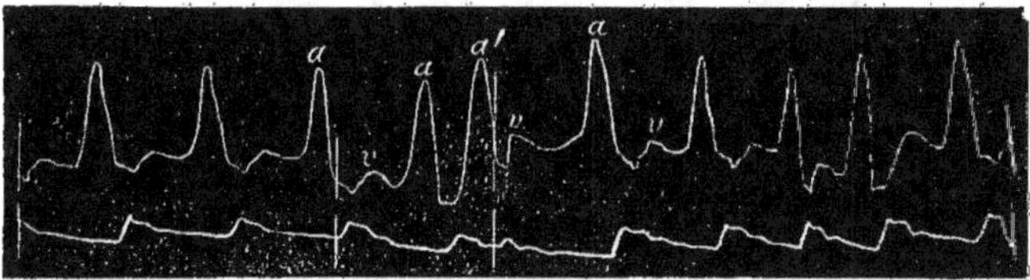

Fig. 217. — Tracés simultanés des pouls de la radiale et de la jugulaire, représentant une grosse onde (*a'*) due à une extra-systole de l'oreillette (cas 54).

montre être d'origine auriculaire. Il y avait une énorme tuméfaction pulsatile de chaque côté du cou près de l'extrémité sternale et de la clavicule, mais pas de pulsation distincte dans les veines au-dessus de ces tuméfactions. Si on comparait avec le pouls carotidien, il semblait qu'il y ait deux mouvements distincts, l'un plus fort que l'autre, et ce plus fort précédant celui du pouls carotidien (fig. 49). On sentait la pulsation hépatique juste au-dessous des côtes, et ce pouls hépatique avait le même caractère que le pouls jugulaire (fig. 218).

La zone de la matité cardiaque était augmentée, s'étendant transversalement vers la droite a un pouce et demi au delà de la ligne médiane. Il y avait toujours un long souffle présystolique dont on entendait le maximum à la pointe : un autre, plus court et plus rude, d'un caractère différent, mais qui coïncidait pour le moment et dont le maximum s'entendait au niveau du milieu du sternum. Ce dernier souffle manquait parfois au début, mais à la fin, il était constant. On entendait aussi à la pointe un souffle systolique. A la base, il y avait un dédoublement du second bruit. On n'entendait pas de souffle dans la carotide, mais on percevait au niveau de la tuméfaction pulsatile du cou un bruit synchrone avec la pulsation, et précé-

dant le premier bruit du cœur. On entendait aussi ce bruit au-dessous
de la clavicule et au niveau du ligament de Poupart, c'est-à-dire au
niveau des veines fémorales et sous-clavières. Les valvules jugulaires
et sous-clavières étant suffisantes, le bulbe jugulaire était distendu
comme un ballon qui faisait saillie à l'extrémité interne de la clavicule, et la pulsation se voyait à la distance de 10 mètres. En mai 1893,
elle vint me consulter pour une sensation désagréable et cuisante
qu'elle éprouvait dans l'aisselle. Je l'examinai et constatai que la peau

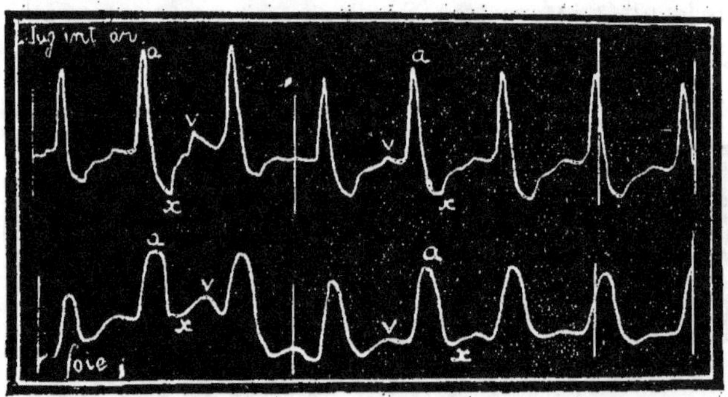

Fig. 218. — Tracés simultanés des pouls de la jugulaire et du foie : *a*, onde auriculaire ; *v*, onde ventriculaire ; *x*, dépression auriculaire (cas 54).

de l'aisselle et des régions adjacentes du thorax était extrêmement
hyperesthésique (fig. 8). Quelques jours plus tard, elle commença à
souffrir d'accès douloureux dans le sein gauche et à la partie interne
du bras gauche, et à l'examen, je constatai que l'hyperesthésie s'était
étendue (fig. 7). Ces accès de douleur devinrent si violents qu'elle fut
obligée de garder le lit. Depuis cette époque, elle eut à souffrir à
diverses reprises de violents accès de douleur, et je pus parfois constater que lorsqu'elle était très malade, l'hyperesthésie s'étendait à
presque toute la poitrine et au côté interne du bras gauche et aussi
à une partie du devant de la poitrine du côté droit. Le trapèze et le
sterno-mastoïdien du côté gauche devenaient aussi très sensibles.
Elle s'améliora, et lorsque je l'examinai à nouveau, le 25 mai 1894,
elle se plaignait d'une douleur désagréable, localisée au côté interne
de l'avant-bras droit. Je l'examinai à cet endroit, et le trouvai très
hyperesthésique (fig. 7).

La malade s'affaiblit de plus en plus, et eut de violents accès d'angine de poitrine au moindre effort. A 3 heures du matin, le 9 octobre 1895, elle se réveilla et eut conscience que le battement du cou

avait cessé. Elle appela mon attention sur ce point le matin suivant
et en l'examinant, je constatai qu'il y avait à ce moment une pulsation dans la bulbe jugulaire. Ainsi la figure 219 fut prise le 9 octobre 1895, et le récepteur était placé au point où on avait recueilli
les tracés jugulaires, figures 49 et 217, et on verra qu'il y a absence
complète de l'onde auriculaire qui est bien marquée dans ces tracés.
Dans la figure 219, il n'y a qu'un faible mouvement dû à la carotide,
et peut-être note-t-on au commencement de ce tracé un léger pouls
veineux ventriculaire. Un examen attentif montrait que la pulsation

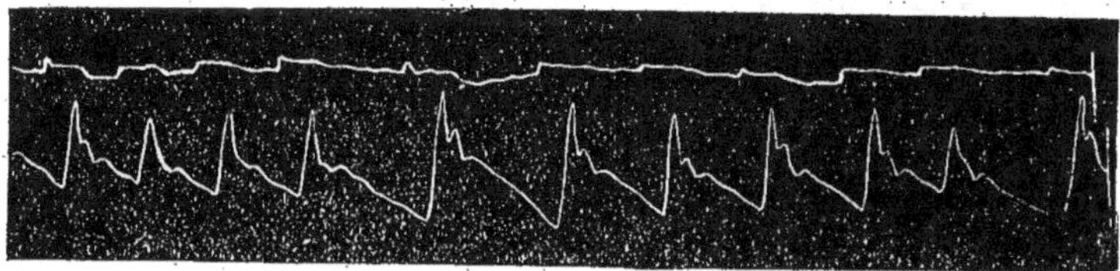

Fig. 219. — Tracés simultanés d'un léger mouvement dans le cou et du pouls
radial. Le rhythme est actuellement continuellement irrégulier, avec une tendance aux longues pauses. Le tracé au niveau du cou fut pris dans la même
position que pour le pouls jugulaire dans les deux figures précédentes; et il
montre l'absence de toute onde due à l'oreillette (cas 54, 1895).

hépatique avait complètement disparu ainsi que les souffles présystoliques mitral et tricuspide.

Le 13 octobre 1895, quatre jours après le début de la fibrillation
en sortant du lit, elle tomba et mourut.

Avant d'enlever le cœur à l'autopsie, j'injectai avec force de l'eau
dans la veine cave supérieure, et l'eau ne put passer au delà des valves
jugulaires, mais amena une grande distension du bulbe jugulaire.
L'autopsie du cœur donna les résultats suivants : Rétrécissement
mitral et tricuspide très prononcés. Il y a une dilatation de la pointe
du ventricule gauche, un caillot agonique à la pointe de l'oreillette
droite. La série de coupes du faisceau auriculo-ventriculaire est bonne,
et montre que, dans ce cœur, le nodule au début du faisceau principal
et les divisions du septum sont développés d'une façon peu commune.
Le faisceau principal est sain. Il y a des signes de forte pression en
retour dans les capillaires et les veines. Les artères dans le voisinage
du faisceau ne sont pas épaissies.

Observation 55. — *Trémulation auriculaire.*

Un homme né en 1863 avait joui d'une bonne santé jusqu'en 1901,
où alors qu'il servait dans la guerre sud-africaine, il eut une légère

attaque de fièvre typhoïde. Après sa guérison, il observa que son cœur devenait parfois rapide et irrégulier, donnant lieu à une sensation désagréable de trémulation dans la poitrine. Ces accès venaient fréquemment le matin, au réveil, et pendant quelques mois, ils étaient presque quotidiens. Moins fréquents en 1902 et 1903, ils augmentèrent de fréquence en 1904 : puis ils revinrent encore plus fréquemment, et en 1905, il consulta un médecin pour des accès d'évanouissement. Il avait eu parfois de vives douleurs dans la poitrine, douleurs qui ressemblaient à des accès d'angine de poitrine. A cette époque, le pouls était très rapide et irrégulier. En 1906, il devint très faible et éprouva des malaises dus au cœur, et il entra à l'hôpital d'Edimbourg dans le service du docteur Gibson. Après deux mois de repos et de traitement, le cœur devint régulier, et il se sentit beau-

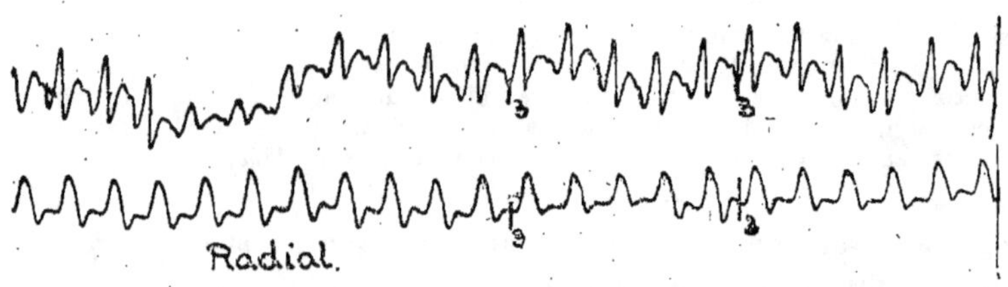

Fig. 220. — Tracés des pouls radial et jugulaire pendant une période de tachycardie continue. Battements, 146 par minute. Un électrocardiogramme montrait que les battements de l'oreillette étaient le double de ceux du ventricule : oreillette, 280, ventricule 140 (cas 55).

coup plus fort. Depuis cette date jusqu'en novembre 1909, il se sentit bien, pouvant vaquer à ses affaires, bien que parfois il ressentait des battements rapides et irréguliers du cœur. A partir de novembre 1909, les accès augmentèrent de fréquence jusqu'en avril 1910, et dès lors le cœur resta rapide et irrégulier. C'est dans cet état qu'il me consulta en mai 1910.

Lorsque je le vis chez moi le 1er mai, il avait une démarche lente, mesurée avec un aspect de malaise et d'appréhension. Il devait s'arrêter après quelques pas, et j'étais disposé à croire qu'il y avait dans son cas beaucoup d'appréhension nerveuse. Le pouls était rapide, 150 par minute, mou et irrégulier, et à ce moment, je ne m'expliquai pas la cause de ses craintes. Voyant cependant qu'il était très malade, je le fis entrer dans mon service de l'hôpital Mount Vernon, et voici un résumé des nombreuses observations que j'ai pu faire.

Le malade était couché dans son lit avec les épaules relevées. Sa

face était légèrement livide et avait une expression d'angoisse: Il
n'était pas amaigri et semblait bien portant. Son pouls était petit,
mou, régulier sauf quelques pauses exceptionnelles, 140 pulsations :
la pression sanguine était de 100 millimètres de mercure. La matité
cardiaque s'étendait à 4 pouces et demi à droite et à gauche du

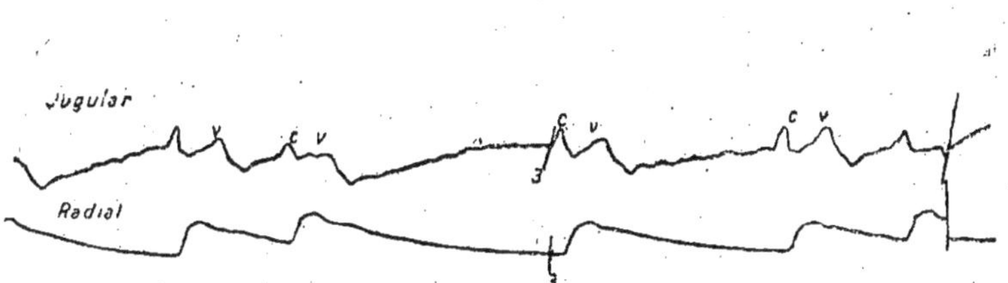

Fig. 221. — Pouls irrégulier dû à la fibrillation auriculaire (cas 55). (Le tracé et
les trois suivants proviennent de l'ouvrage *le Cœur*, vol. II, p. 380.)

milieu du sternum. Les bruits du cœur étaient comme le tic-tac du
cœur fœtal, et il n'y avait pas de souffle. Le malade redoutait de
faire le moindre effort, craignant que le cœur se mette à battre rapidement et violemment au point de l'effrayer.

Traitement et évolution. — Au début, le malade se sentit très

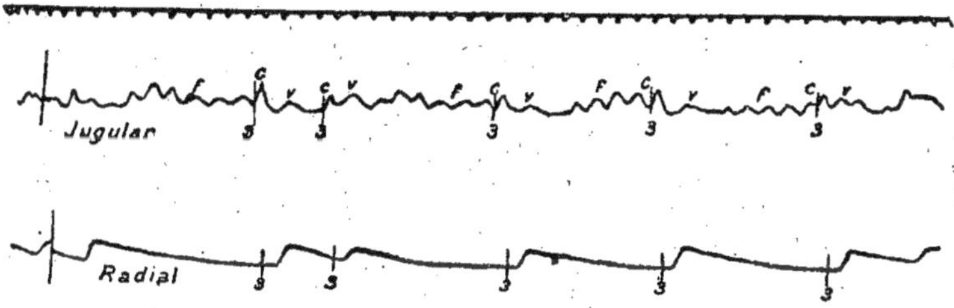

Fig. —222. Pouls irrégulier dû à la fibrillation auriculaire, montrant de grosses
ondes de fibrillation *f* (cas 55).

épuisé, le cœur battant continuellement entre 130 et 150 par minute,
avec quelques courtes périodes d'irrégularité et une rapidité moindre.
Pendant les cinq ou six premières semaines, il avait des accès pendant lesquels les battements du cœur étaient énormément plus fréquents. Ils étaient provoqués par le moindre effort, comme de se
tenir debout quelques instants ou d'aller à la selle. On put observer
quelques-uns de ces accès et prendre le tracé du pouls qui battait à

la vitesse de 200 à 300 fois par minute, et c'est le tracé le plus élevé
du cœur humain qui ait pu être enregistré (fig. 140). Il était presque
impossible de compter les battements du cœur soit par le pouls, soit
par l'auscultation du cœur, les accès duraient une demi-heure à
une heure, et pendant ce temps le malade éprouvait un grand malaise. Ils devinrent moins fréquents et finirent par disparaître après
l'emploi de divers remèdes. Le pouls continua à être rapide bien qu'il
soit moins souvent irrégulier. Les accès d'accélération se produisaient surtout la nuit, quand il était réveillé par des rêves désagréables.

Le 22 juin, on lui donna du bromure d'ammonium, à la dose de

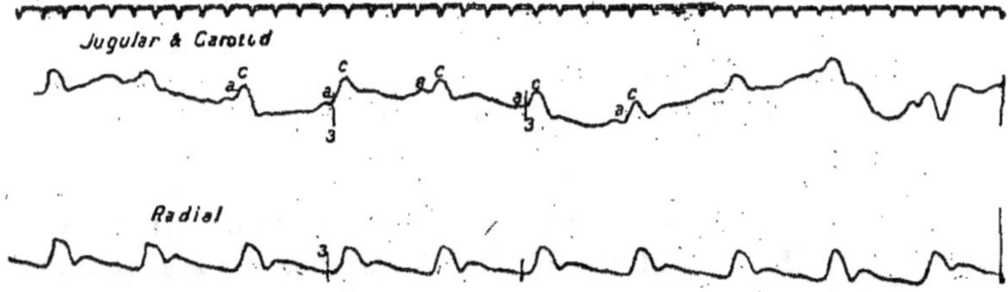

Fig. 223. — Rhythme normal se produisant par intervalle : fibrillation auriculaire comme dans les figures 221 et 222, existant à d'autres moments (cas 55).

1, 20 trois fois par jour, et il continua cette dose jusqu'au 22 juillet.
Peu après le début de cette médication, il eut de meilleures nuits, et
les accès de douleur et de palpitations diminuèrent graduellement,
et au bout de 15 jours, elles cessèrent complètement. Le 22 juillet,
on lui donne de la teinture de digitale à la dose de 20 gouttes trois
fois par jour. A ce moment, le pouls était toujours entre 140 et 150
par minute (fig. 220) avec quelques pauses intermittentes. Il ne se
produisit aucun effet jusqu'au 27, où il avait pris 20 grammes de
teinture, et il commençait à avoir des nausées. Le pouls tomba à
55 pulsations par minute et devint continuellement irrégulier
(fig. 221), avec quelques pauses occasionnelles d'accélération (140 par
minute) durant quelques secondes. L'irrégularité était caractéristique
de la fibrillation auriculaire et le tracé jugulaire montrait parfois les
ondes fibrillaires, lorsque l'allure était lente et irrégulière (fig. 222).
Le 28, des périodes de rhythme régulier à 70 battements par minute
variaient avec des périodes de fibrillation à environ 50. Les périodes
régulières appartenaient évidemment au rhythme normal, et une onde
auriculaire ne pouvait être vue dans le tracé du cou en avant de la

carotide (fig. 223). La digitale fut suspendue le 28 parce que le malade avait des nausées, mais elle fut reprise le 30 et continuée à doses moitié (2 grammes par jour) jusqu'au 7 août. Du 2 au 10 août, les battements du cœur étaient lents et irréguliers, 40 à 50 par minute et les tracés jugulaires présentaient parfois des ondes très prononcées de fibrillation (fig. 222). Du 17 au 24 août, le rhythme du cœur était très variable, présentant des périodes de rhythme normal, de la tachycardie et de la fibrillation auriculaire. Après le 24, les périodes de tachycardie devinrent plus fréquentes. Le 4 septembre, on reprit la digitale, d'abord à la dose de cinq gouttes trois fois par jour : le 17 septembre, on la poussa à dix gouttes par jour, et cette dose fut

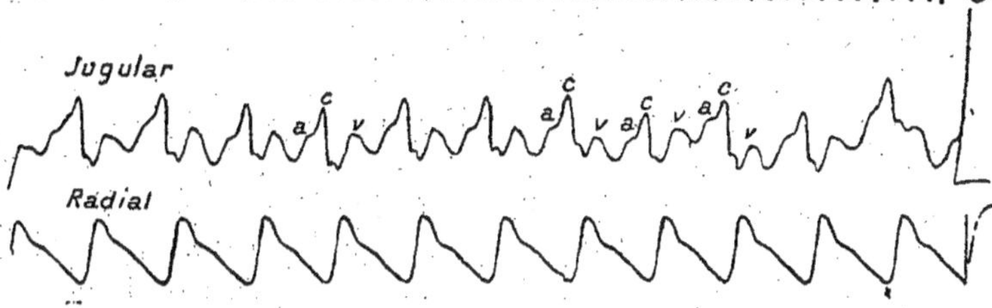

Fig. 224. — Rhythme normal qui finit par s'établir d'une façon permanente (cas 55).

continuée jusqu'au 7 octobre, quand il quitta l'hôpital. Le 7 septembre, trois jours après qu'on eut commencé la digitale, les accès de tachycardie ne duraient pas aussi longtemps, et depuis cette époque, ils diminuèrent progressivement jusqu'au 29, le cœur devint alors avec le rhythme normal (fig. 224). Dans les tracés, on pouvait découvrir parfois quelques extra-systoles auriculaires. Après qu'il fut sorti de l'hôpital, je restai en relation avec le malade qui continua à prendre de la digitale (2 gr. par jour). Il regagna peu à peu ses forces ; les accès de tachycardie ne revinrent qu'à de rares intervalles, et seulement pour quelques minutes. En 1913, j'ai appris qu'il était obligé de mener une existence très tranquille, car le moindre effort ramenait les palpitations.

OBSERVATION 56. — *Trémulation auriculaire. Effet de la digitale.*
Guérison.

Un homme âgé de 74 ans, s'était bien porté jusqu'au 30 janvier 1910, quand il sentit que son cœur battait irrégulièrement, après quoi il se sentait faible et était facilement oppressé. Les battements rapides de son cœur persistèrent jusqu'au moment où je le vis, en mai 1910, avec le docteur Ford Anderson. Tant qu'il restait tranquille, il ne ressentait pas de malaise, mais il se sentait las et peu disposé à faire de l'exercice. Il restait au lit, le tronc relevé, la face et les lèvres d'une teinte foncée. Les veines du cou distendues étaient animées de battements rapides : le pouls radial était régulier, 150 par minute. La matité cardiaque s'étendait jusqu'à la ligne mamelonnaire et il n'y avait pas de souffle : il n'y avait pas d'autres signes d'insuffisance cardiaque.

En raison de l'état du malade et de son manque de réponse au traitement, le docteur Anderson et moi pensâmes qu'il fallait essayer d'augmenter la dose de digitale, et le docteur Hume Turnbüll surveilla le résultat qu'il a publié :

La teinture de digitale fut donnée à la dose de 20 gouttes trois fois par jour, et continuée pendant six jours, quand le malade se sentait mal à l'aise, et que le pouls était tombé à 86 et était très irrégulier : les tracés montraient que l'irrégularité était due très probablement à des variations de degré de bloquage. Dès que l'on cessait la digitale, le rhythme rapide reprenait graduellement, jusqu'à ce que quatre jours après le cœur ait repris le rhythme régulier rapide. Environ neuf jours plus tard, c'est-à-dire le 9 juillet, on lui prescrivit trois granules de digitaline Nativelle par jour. Après en avoir pris trente-trois, il se plaignit de nausée et de perte d'appétit : le 20, le pouls était tombé à 76, et le tracé pris deux jours plus tard montrait que la fibrillation auriculaire s'était produite. A ce moment, il avait un peu de délire et de confusion mentale pendant quelques jours. Le 24 juillet, le pouls était régulier et les battements du cœur normaux, et à partir de ce moment il regagna progressivement des forces. Un électro-cardiogramme pris par le docteur Lewis, le 10 mai 1910, montra que les battements auriculaires étaient à 150 et les ventriculaires à 300 : celui pris le 16 novembre 1910 indiqua que le cœur battait normalement.

Depuis cette époque, il est en bonne santé, sans troubles cardiaques (1913).

OBSERVATION 57. — *Accès de trémulation auriculaire, au début à de rares intervalles, et plus tard persistant. Syncope. Effet de la digitale et du strophantus.*

Un clergyman né en 1860 avait eu une vie active jusqu'à ces dernières années. A l'âge de 15 ou 16 ans, il avait eu une crise de palpitations après avoir joué au football. Depuis cette époque, il avait eu un ou deux accès chaque année jusqu'en 1909 où son cœur présenta une accélération continue. En 1900, il eut une attaque de diphtérie qui lui laissa une paralysie des bras et des jambes. Au bout de 6 mois, il en guérit progressivement, mais il sentait que son cœur était faible et il avait de fréquents accès de palpitations. Malgré cela, il continua à avoir une grande paroisse et fit un travail pénible jusqu'en 1906, où il eut un accès de syncope. Il s'en alla faire un changement d'air et se reposer pendant six mois et fut mis à la tête d'une petite paroisse. Faisant de la bicyclette en 1909, il remarqua qu'il était très faible, et le docteur Blackburn constata que son cœur battait 130 fois par minute, allure qu'il conserva jusqu'au moment où je l'examinai.

Je le vis avec le docteur Blackburn le 9 janvier 1912. Il était plutôt obèse mais paraissait bien portant. Il se plaignait surtout de se fatiguer facilement et d'être peu disposé au travail, ce qui l'inquiétait, car jusqu'ici il avait beaucoup travaillé avec plaisir. Il pouvait marcher 3 ou 4 kilomètres sans malaise. Il avait conscience que son cœur n'était pas normal, ce qui lui causait du malaise. Pression sanguine 115 millimètres de mercure. La matité cardiaque s'étendait jusqu'à la ligne mamelonnaire et il n'y avait pas de souffle.

A ma demande, le docteur Lewis prit un électrocardiogramme et constata que le ventricule battait 150 fois par minute et l'oreillette 300 fois. Il y avait de temps en temps une irrégularité due aux périodes dans lesquelles le ventricule ne répondait qu'à toutes les quatre contractions auriculaires au lieu de répondre à toutes les deux.

Quand il rentra chez lui, le docteur Blackburn lui fit prendre des granules de digitaline, un quatre fois par jour. Il répondit rapidement et le quatrième jour, il avait un peu de nausée et le pouls tomba à 67 et était régulier. Quelques jours plus tard, le cœur recommença à battre rapidement. Quoique la digitale fût reprise et suspendue plusieurs fois, le cœur ne put être arrêté. Il me consulta à nouveau le 3 mai : le cœur battait encore 150 fois par minute avec de fréquentes périodes d'irrégularité, lorsqu'il battait à une allure plus lente. Il était indiqué de faire un nouvel essai avec la digitale, et le docteur Lewis voulut bien le suivre. On essaya de nouveau la digitaline Nativelle, la dose étant graduellement portée de 1 à 4 granules par jour. Il commença le médicament le 5 mai, les battements ventriculaires étaient de 156 et les auriculaires 312 par minute, comme l'indiquait l'électrocardiographe. En quelques jours, le pouls se ralentit et devint irrégulier, variant de 70 à 140 par minute, l'allure du ventricule étant sujette à des variations à la suite du moindre effort.

L'allure de l'oreillette persista la même jusqu'au 28 mai, quand le médicament fut suspendu, le malade ayant des nausées et des efforts de vomissement ; 36 granules furent pris en 23 jours ; l'allure des oreillettes resta élevée, quoique celle du ventricule tombât à 74 par minute. Au bout de quelques jours de repos, on essaya la teinture de strophantus qu'on continua pendant 14 jours, et le malade prit en tout 60 grammes et 15 gouttes. Le résultat fut le même qu'avec la digitale. comme il se produisait de la diarrhée, il fut suspendu. Le malade allait beaucoup mieux probablement, à cause du repos et de l'allure ventriculaire plus ralentie.

OBSERVATION 58. — *Trémulation auriculaire produite par l'effort.*

Un homme né en 1859 se plaignait d'être pris en marchant d'une sensation d'épuisement. Il pouvait marcher 4 ou 5 kilomètres, mais s'il se pressait de marcher contre le vent, il se sentait facilement épuisé. Jusqu'en 1903, il avait eu une vie très active et fait beaucoup d'ascensions. En 1908, après une longue promenade à bicyclette, il se sentit extraordinairement éreinté, et depuis ce moment, le moindre effort l'épuisait. Il était allé quatre fois à Nauheim, et bien qu'au repos, il ne ressentît aucun malaise, dès qu'il faisait un effort, il se sentait épuisé. Il savait que son cœur était irrégulier pendant de longues périodes quand il menait une vie active, et que, aussitôt qu'il se reposait, son cœur devenait régulier.

Le malade me fut adressé par le docteur Linnelle le 11 avril 1911. Il était plutôt obèse et d'aspect bien portant. Le pouls était petit, mou, et continuellement irrégulier (fig. 134). La matité cardiaque atteignait la ligne mamelonnaire et les bruits étaient nets et sans souffle.

Sur ma demande, le docteur Lewis prit un électrocardiogramme et me dit que l'oreillette battait régulièrement 200 fois par minute, alors que le ventricule n'avait que 60 à 70 battements par minute. En général, le ventricule répondait à chaque contraction auriculaire alternée : des périodes $2 = 1$ et $4 = 1$ se produisant de temps en temps.

Je revis le malade le 1er octobre 1912 : il avait été dans le même état, c'est-à-dire de longues périodes où le cœur ne lui donnait aucun malaise puis des périodes avec irrégularité cardiaque et épuisement facile. De telles périodes s'arrêtaient après quelques jours de repos. Il était encore allé à Nauheim pour une cure, et pendant son repos, le cœur avait repris son fonctionnement normal, mais ensuite l'irrégularité et l'épuisement reparurent dès qu'il commença à marcher

avec énergie. A cette visite, le cœur était parfaitement normal et le
pouls jugulaire avait le type auriculaire normal.

OBSERVATION 59. — *Tachycardie paroxystique due à la trémulation
auriculaire.*

Un homme, né en 1858, jusqu'à l'âge de 19 ans avait été bien portant, capable de faire des jeux très violents, mais à cet âge, il s'aperçut
que son cœur avait des intermittences. Elles pouvaient persister pendant
un mois, étaient pires au déjeuner et aussi pendant la nuit, lorsqu'il
avait à se lever, et il lui semblait qu'il allait mourir. Il était très
dyspeptique et très constipé depuis cette époque jusqu'à l'âge de
32 ans. En 1891, il se mit à chasser et depuis il mena une vie très
active et eut beaucoup de soucis financiers et de chagrins domestiques.

Il n'avait jamais eu de syphilis, mais avait eu de la malaria en 1891,
avait été opéré d'hémorroïdes en 1911, et avait pu être endormi
sans aucun inconvénient.

Depuis 1877, il avait été sujet à des « crises de cœur », qui s'étaient
modifiées dans ces dernières années. Les accès pouvaient se produire d'une façon tout à fait inattendue et sans cause appréciable et
pouvaient durer une heure ou plusieurs jours. (L'accès dans lequel
je le vis avait duré 10 jours.) Les battements montaient subitement
de 67 par minute à 130-140 , il avait conscience de cette accélération
mais cela ne le gênait pas beaucoup et il pouvait continuer ses occupations. Il disait qu'en dernier il marchait fort pendant plusieurs
heures pendant une crise et qu'il se sentait mieux. Pendant ces
accès, le docteur Stainthorpe avait souvent trouvé le cœur intermittent, l'intermittence se produisant après 2 ou 3 battements, ou après
10 ou 12. Lorsque le cœur était calme, le volume et les bruits
étaient normaux, mais pendant un accès, il augmentait légèrement
de volume. Divers traitements avaient été essayés, y compris deux
cures à Nauheim, le tout sans résultat. Je le vis le 20 février 1912.
C'était un sujet d'aspect bien portant, mais d'habitudes très sobres.
Il se plaignait surtout de ce qu'il éprouvait au cœur une sensation
désagréable, et un certain degré de lassitude, lorsque le cœur battait
rapidement. Le pouls était tout à fait régulier. D'après les électro-
cardiogrammes pris par le docteur Lewis, l'allure du ventricule
était de 114 par minute, celle de l'oreillette de 228. La matité cardiaque atteignait la ligne mamelonnaire, mais il n'y avait rien autre
d'anormal. Le 23 février, je lui persuadai de suivre un traitement.

Il resta au lit, et on lui donna trois granules de digitaline Nativelle par jour. En 36 heures, le pouls tomba à 70 par minute ; on lui donna deux granules jusqu'au 26, le pouls tomba à 68 (110 granules en tout). Le 5 mars, le docteur Stainthorpe écrivait que le pouls était resté au-dessous de 70, par minute sans digitale, le malade n'avait plus de malaise et se sentait beaucoup mieux.

Le 22 décembre 1912, le docteur Sainthorpe me faisait savoir que le malade s'était bien porté, bien que parfois il avait de légères crises de ses anciens malaises, mais qu'ils ne duraient que quelques heures.

Observation 60. — *Trémulation auriculaire. Angine de poitrine. Effets de la digitale.*

Un homme, né en 1850, avait joui d'une bonne santé jusqu'au milieu de 1910. A ce moment, il s'aperçut qu'il avait facilement de l'oppression. En janvier 1912, il eut une crise grave d'influenza, suivie quelques jours plus tard par un accès de goutte et une bronchite. Lorqu'il eut été remis de ces indispositions, il était facilement fatigué et oppressé. Le docteur Willey m'écrivit qu'il persistait une accélération du cœur depuis sa maladie, et qu'il était sûr qu'elle n'existait pas avant. Pendant les dernières années, le malade avait eu de graves soucis d'affaires.

Le docteur Willey me l'envoya le 19 mars 1912. C'était un obèse avec un teint floride ; il se plaignait surtout d'oppression et de fatigue après le moindre exercice, son pouls était petit, régulier, battant 130 fois par minute. La veine jugulaire présentait une pulsation très prononcée comme dans la figure 220. La matité cardiaque était augmentée. dépassant d'un pouce la ligne mamelonnaire. La pression sanguine systolique était de 160 mm. de mercure. J'envoyai le malade au docteur Lewis pour prendre un électrocardiogramme et il me fit dire que l'oreillette avait un nombre de battements double de celui du ventricule. Comme cet état me semblait récent, je lui conseillai de prendre du repos. Ceci fut fait et il me consulta de nouveau le 23 mai 1912, me disant que l'oppression et la fatigue se produisaient toujours facilement, et que, en outre, il avait des accès de douleur qu'il ressentait dans la poitrine au moindre exercice, et que dans un cas, il avait été si violent qu'il dut se mettre à genoux ; la douleur ne dura que quelques secondes. Dans quatre occasions, il perdit connaissance ; il tombait subitement dans la rue et reprenait ses sens de lui-même ; d'autre fois pendant qu'il déjeunait, il perdait brusquemment connaissance pendant dix minutes. L'examen révéla le même état qu'avant, c'est-à-dire une tachycardie persistante à 130 battements par minute, le pouls veineux particulier et l'augmentation de volume du cœur. J'étais désireux de voir les effets de la digitale : le docteur Lewis le suivit et a publié le résultat de ses observations, dont voici un bref résumé. Les battements auriculaires se tenaient constamment à 270 par minute, alors que ceux du ventricule n'étaient qu'à la moitié. La teinture de digitale fut commencée le 24 mai et continuée jusqu'au 31. On n'observa aucun effet jusqu'au 30, le pouls variait de 114 à 137 par minute, et les battements auriculaires étaient à 274. Cela était dû à ce que la réponse du ventricule à l'oreillette était variable ; quelquefois il n'y avait qu'une réponse ventriculaire pour tous les deux battements auriculaires, d'autres fois un pour tous les 4 battements auriculaires. L'irrégularité était due à la variabilité des réponses du ventricule avec battements auriculaires. Le 31 mai, sept jours après le début de la digitale, quand le malade eut pris en tout 20 grammes et 55 gouttes, il eut des vomissements, le pouls tomba à 94 par minute et était très irrégulier alors que les battements auriculaires restaient à 278. La digitale fut suspendue pendant quelques jours, le pouls restant irrégulier. Comme l'accélération des battements persistait (260 à 268 par minute), le malade prit du strophantus le 4 juin. Ce traitement fut continué jusqu'au 20 juin, et le malade avait pris 60 grammes et 15 gouttes du médicament. Celui-ci n'eut aucune influence sur l'allure de l'oreillette, bien que celle du ventricule fût affectée, elle était irrégulière, et variait parfois de 80 à 130 battements par minute en raison des variations de réponse du ventricule aux battements de l'oreillette. Après la cessation du médicament le rhythme du ventricule devint régulier, environ 130 par minute, tandis que l'oreillette continuait à avoir un nombre de battements double de celui de l'oreillette.

OBSERVATION 61. — *Tachycardie paroxystique due à de la trémulation auriculaire et à de la fibrillation auriculaire.*

Un homme âgé de 61 ans avait eu une attaque d'influenza et une pneumonie, et on constata que le cœur était rapide et irrégulier. Au commencement de décembre il vit le docteur Grenier parce qu'il se plaignait d'une sensation de constriction dans la région précordiale ; le pouls était à 144 et d'un rhythme désordonné. On le fit mettre au lit, et en quelques jours, il se fit de l'œdème des jambes et à la base des deux poumons. Quelques jours après le cœur se calma grâce à la digitale. Le cœur avait été mieux depuis, quoiqu'il ait eu de temps en temps des accès de tachycardie. Dans un accès, le 13 janvier 1913, il se sentit près de s'évanouir et perdit presque connaissance.

Je le vis le 1ᵉʳ février 1913, et trouvai un homme actif et bien portant : le pouls était régulier, 80 battements par minute. La matité cardiaque dépassait d'un demi-pouce la ligne mamelonnaire et les bruits étaient nets.

Je le vis à nouveau deux jours plus tard. Il me dit qu'il se sentait très bien, et qu'il ne sentait rien d'anormal du côté de son cœur. Le pouls battait rapidement, 155 fois par minute, très régulièrement pendant de courtes périodes, puis irrégulièrement. Je pris un long tracé et constatai des variations très remarquables du pouls, quelquefois rapide et irrégulier (fibrillation auriculaire) et quelquefois rapide et régulier (trémulation auriculaire), puis, pour un certain temps, le rhythme était tout à fait normal (figs. 142 et 144). Un électrocardiogramme pris par le docteur Lewis pendant la période régulière rapide montre l'oreillette battant 308 fois par minute, et le ventricule 154 fois, alors que les deux premiers courants furent pris, mais quelques minutes plus tard, lorsqu'on prit le troisième courant, le cœur était revenu au rhythme normal, un battement auriculaire pour un battement ventriculaire à l'allure de 90 par minute (fig. 143). Un autre électrocardiogramme pris plus tard pendant la période irrégulière indique de la fibrillation auriculaire. Lorsque je vis ce malade pour la dernière fois, il se sentait bien ; le cœur battait normalement, bien que parfois il sentait que son cœur battait irrégulièrement. Je le vis une fois au cours d'un accès et constatai que l'oreillette était en état de fibrillation.

Observation 62. — Trémulation auriculaire.

Un homme âgé de 62 ans me consulta le 22 octobre 1912, se plaignant de dyspnée d'effort et d'œdème des chevilles le soir. Il remarqua la dyspnée pour la première fois au mois d'août alors qu'il jouait au golf. Il dit qu'il avait eu des accès de vertige pendant ces deux dernières années ; l'accès durait une minute et tout tournait autour de lui. Son médecin dit que depuis dix ans il avait un gros cœur irrégulier. C'était un homme grand et pâle. Le pouls était rapide, 90 par minute, et parfois irrégulier (fig. 133). Il y avait un léger choc de la pointe en dehors de la ligne mamelonnaire : les bruits étaient obscurs. Les tracés du poul radial indiquaient de

'alternance à la suite d'extra-systoles,et il est à noter que le choc de
la pointe est aussi volumineux avec un petit battement radial
qu'avec un fort, contrastant avec le choc de la pointe dû à une extra-
systole (fig. 149). La tracé jugulaire (fig. 133) montre trois ondes
pour un battement du pouls, de sorte que l'oreillette battait trois
fois aussi vite que le ventricule. Cela était confirmé par les électro-
cardiogrammes pris par le docteur Lewis. Lorsqu'il y avait une pause
dans le ventricule, on voyait très nettement les rapides battements
auriculaires, comme l'indiquent les figures 129 et 134, la dernière
ayant été prise à un autre moment par le docteur J. Hay.

Il me consulta à nouveau en mars 1913 ; il s'était reposé longtemps,
se trouvait beaucoup mieux et capable de travailler. Le cœur battait
normalement, un battement auriculaire précédant chaque battement ventriculaire, les battements étant de 75 par minute. Autrement le cœur était dans le même état qu'auparavant.

OBSERVATION 63. — *Trémulation auriculaire.*
Respiration de Cheyne-Stokes. Mort.

Un homme, né en 1855, avait mené une vie très active et fatigante jusqu'à la fin de décembre 1909. A cette époque il eut une
attaque d'influenza, pendant laquelle il continua à travailler très
énergiquement, sans qu'il en soit plus fatigué. En janvier 1910, pendant qu'il se rasait, il constata qu'il avait de l'oppression et que ses
joues étaient bleues. Il se coucha et s'aperçut que son cœur battait
rapidement, environ 180 fois par minute. Après s'être reposé, il se leva
et reprit son travail, mais au bout de quelques jours, il se sentit si
fatigué et si oppressé qu'il se remit au lit. Quelques jours plus tard,
il se sentit mieux, bien que le cœur continuât à battre à 140. Un tracé
pris le 21 janvier 1910 indiquait 170 pulsations. A la fin de janvier
il partit pour prendre dix jours de repos et rentra le 6 février, et
quoiqu'il eut repris son travail, il se sentait fatigué et oppressé. Je
le vis le 13 février. Il pouvait se tenir debout, mais il était très
oppressé, s'il montait un escalier. Le pouls était très irrégulier, environ 75 par minute. Le tracé pris au cou montrait de nombreuses
petites ondes, que maintenant je reconnais comme caractéristiques
de la trémulation auriculaire. La matité cardiaque s'étendait jusqu'à
la ligne mamelonnaire gauche, il n'y avait pas de souffle. Sauf
un peu de dyspnée d'effort, il n'y avait pas d'autre signe d'insuffisance cardiaque. Deux jours après, on prit un électrocardiogramme qui montrait un rythme ventriculaire régulier à 145 par

minute, les battements auriculaires étant à 290 par minute, exactement le double.

Après cette date, le malade continue à travailler, et le 18 février, il eut une journée très occupée et pleine de tracas, et il eut à courir pour attraper un train. Le 19 il se sentit mal et sa température atteignit 38°. Le 20, la température était normale, et le pouls était petit et irrégulier avec beaucoup de battements imperceptibles. Les battements du cœur très irréguliers atteignant 180 par minute. Il y avait une pulsation très marquée à l'épigastre ; la matité cardiaque dépassait de deux pouces la ligne mamelonnaire ; les veines du cou étaient pleines et gorgées. Pendant la nuit, la respiration avait le caractère du Cheyne-Stokes. Le 22 au matin, le pouls était à 180, et le soir, il tomba à 104. Pendant les quelques jours suivants, le pouls resta très rapide, l'état du malade empira avec orthopnée, respiration de Cheyne-Stokes et perte partielle de connaissance. Le 26 février, subitement le cœur revint à la normale, tombant entre 60 et 70 par minute, et tous les symptômes d'insuffisance cardiaque disparurent rapidement.

Ensuite, il se sentit très bien et cela dura jusqu'au 8 mars où il eut un accès de tachycardie, qui persista quelques jours, puis cessa brusquement. Depuis ce moment, il s'améliora progressivement et partit pour un mois de vacances. Il reprit son travail et se porta bien jusqu'en été 1912, où il recommença à sentir que son cœur ne battait pas d'une façon normale, mais il continua néanmoins son travail et partit en août en vacances, mais il dut rentrer chez lui et se mit au lit. Lorsque je le vis en septembre, son cœur avait des battements rapides, environ 117, irréguliers, et on constata des ondes caractéristiques de trémulation auriculaire dans le tracé jugulaire. Il était légèrement cyanosé et se tenait le tronc relevé dans son lit. Il avait parfois du Cheyne-Stokes, et la matité cardiaque dépassait de deux pouces la ligne mamelonnaire.

Il avait pris de la digitale, et la dose fut augmentée, avec ce résultat que le ventricule se ralentit, il gagna des forces et eut une amélioration partielle, mais la trémulation auriculaire persista : le cœur avait toujours tendance à augmenter de volume, mais la digitale s'y opposa jusqu'à ce que sa mort arrive inopinément en janvier 1913.

OBSERVATION 64. — *Trémulation auriculaire, résultat d'une infection aiguë.*

Un homme, âgé de 47 ans, vu avec le docteur Williams le 4 décembre 1912. Le malade avait eu dans l'enfance une scarlatine qui

l'avait laissé sourd. Il avait eu une bonne santé et mené une vie
calme. Il était tout à fait bien jusqu'au 28 novembre 1912, où il avait
eu beaucoup de plaisir à jouer au golf. Le soir, il eut un peu de température et eut quelques crachats teints de sang. Le jour suivant, il
était oppressé et un peu cyanosé. Le 2 décembre, il eut une attaque
de dyspnée, et le pouls devint rapide, irrégulier, et parfois à peine
perceptible. Au bout d'une heure, il était guéri de sa dyspnée. Lorsque je lo vis le 4, il était au lit, le tronc relevé, la face cyanosée,

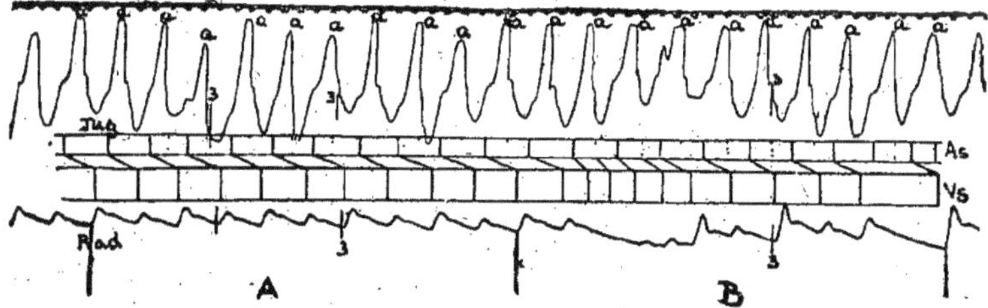

Fig. 225. — Tracé des pulsations radiale et jugulaire au cours d'un rhythme
anormal du cœur, probablement la trémulation auriculaire. Le diagramme intercalé permet d'expliquer, que outre la grosse onde *a*, dans la jugulaire, il y
avait une autre onde auriculaire qui se produisait pendant la diastole ventriculaire (voir fig. 132). L'irrégularité dans le tracé radial est probablement due
à ce que le ventricule répond à chaque battement auriculaire pendant une
courte période. Les périodes A et B, quoique de la même durée, comprennent
le même nombre de battements auriculaires, mais un nombre différent de
systoles ventriculaires, ce que Lewis a démontré être caractéristique d'une
fibrillation auriculaire (cas 64).

la respiration un peu laborieuse et plus gênée s'il se retournait. La
matité cardiaque atteignait la ligne mamelonnaire, les battements
étaient irréguliers et les bruits sourds. Au-dessus de chaque clavicule,
le bulbe jugulaire était animé de battements violents qui le rendaient
perceptible au toucher et donnaient lieu à un bruit sec et court. Un
tracé indiquait que le pouls jugulaire était occasionnellement irrégulier, et chaque grosse onde dans la jugulaire se produisait immédiatement avant un battement du pouls radial (fig. 225). Aux bases pulmonaires, il y avait un peu de submatité et quelques crépitations fines.

A partir de cette date, son état général s'améliora, quoique son
pouls fût parfois très irrégulier. Au bout de quelques jours, l'albumine apparut dans l'urine et la quantité d'urine éliminée diminua
graduellement. Néanmoins, il paraissait s'améliorer et le 16 janvier,
il pouvait se lever, mais il était très oppressé et son cœur continuait
à être très irrégulier.

A partir de ce moment, il empira graduellement, il eut du Cheyne-Stokes, son urine diminua de quantité, et apparut de l'œdème qui envahit successivement les membres inférieurs et l'abdomen. La matité cardiaque augmenta d'étendue, il se développa un souffle mitral et le rhythme continua à être irrégulier. La respiration de Cheyne-Stokes était très marquée et pendant la période apnéique, je pris des tracés du pouls jugulaire montrant deux ondes bien nettes pour un battement ventriculaire (fig. 132). Il s'affaiblit progressivement et mourut le 2 avril 1913.

OBSERVATION 65 — Aortite et myocardite syphilitique, insuffisance aortique. Trémulation auriculaire.

Une femme âgée de 39 ans entra à l'hôpital le 22 septembre 1912, se plaignant d'oppression, de douleur dans l'abdomen et d'œdème des jambes. Celui-ci existait depuis trois mois et demi, quand elle

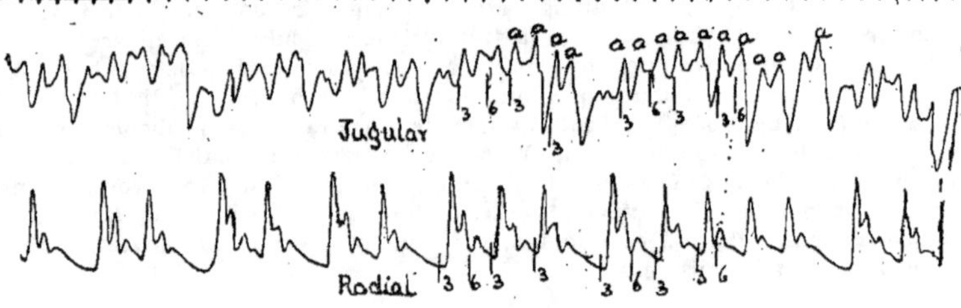

FIG. 226 — Pouls radial irrégulier, et pouls jugulaire avec de nombreuses ondes auriculaires (cas 65).

s'aperçut pour la première fois de son oppression, et pendant les six dernières semaines, ses jambes avaient enflé. Il n'y avait pas de rhumatisme aigu dans son histoire, mais la réaction de Wassermann était positive.

A son entrée, il y avait une légère dyspnée, de l'œdème des jambes et de la cyanose des lèvres. Le choc de la pointe était dans le 4e espace, à 6 pouces et demi de la ligne médiane. Les limites de la matité cardiaque étaient 1 et 6 pouces et demi, à droite et à gauche de la ligne médiane, dans le 4e espace. Dans toute la région précordiale, on entendait des souffles diastoliques et systoliques aortiques : il existait des crépitations à la base des deux poumons ; le foie descendait d'un pouce au-dessous du rebord costal sur la ligne de la pàrtie moyenne dè la clavicule droite. L'urine était acide, 1020, et renfermait de l'albumine.

Mise au lit et au repos, elle eut une amélioration qui dura sept jours, puis elle eut des accès de dyspnée, associée à de la transpiration et à de la douleur dans la région précordiale. Le foie était augmenté de volume et douloureux à la pression. On la mit à la teinture de digitale, à la dose de 4 grammes par jour le 16 octobre 1912 : mais en raison des nausées et des vomissements, le 23, on cessa la digitale. Il y avait une légère amélioration dans l'état général, et une diminution de l'œdème, mais il n'y eut pas de ralentissement du pouls ni d'augmentation de la pression sanguine.

Le 18 novembre 1912, on redonna de la digitale : le 25, pendant qu'elle la prenait, le caractère du pouls jugulaire se modifia et montra les caractères de la trémulation auriculaire. Son état général empira ; œdème et ascite augmentèrent. Elle quitta l'hôpital le 4 décembre, et mourut dix jours plus tard chez elle. Les oreillettes étaient en état de fibrillation, lorsqu'elle quitta l'hôpital. Après le début de la trémulation auriculaire, les symptômes généraux empirèrent, mais on ne constata aucune modification dans l'étendue de la matité cardiaque, ou le caractère des souffles, et le pouls resta irrégulier (fig. 226).

Observation 66. — *Myocardite affectant le faisceau auriculo-ventriculaire. Pouls alternant. Asthme cardiaque. Trémulation auriculaire comme état terminal.*

Un homme, âgé de 63 ans, me consulta pour la première fois le 27 avril 1910. Il se portait très bien jusqu'en avril 1909, lorsqu'il eut de la toux et de la dyspnée. Dans les derniers mois, il avait eu des accès d'oppression survenant à environ 3 heures du matin : ces accès étaient très violents et duraient environ une demi-heure, s'accompagnant de toux et d'un peu d'expectoration. C'était un homme de haute taille, d'aspect misérable. Son pouls était fort et la paroi artérielle épaissie ; la pression sanguine était de 125 mm. de mercure. Il y avait parfois une extra-systole suivie de pouls alternant pendant quelques battements. Le cœur était augmenté de volume et le choc de la pointe était perçu à 2 pouces en dehors de la ligne mamelonnaire. Il y avait un redoublement du premier bruit. Un tracé du pouls jugulaire indique une augmentation de l'intervalle a-c (fig. 152), un électro-cardiogramme pris par le docteur Lewis montrait un accroissement dans l'intervalle P-R, et les modifications électriques caractéristiques d'une lésion de la branche droite du faisceau, c'est-à-dire que le ventricule gauche commençait à se contracter avant le droit.

Le malade niait toute syphilis, mais certaines cicatrices à la jambe gauche éveillaient des soupçons : il y avait une légère trace d'albumine dans l'urine. Sous l'influence du traitement, le malade s'améliore et se porte bien jusqu'en juillet 1912 où il eut une violente crise de goutte qui l'affaiblit. Je l'ai vu de temps en temps pendant cet intervalle et ne constatai guère de changement. Je le vis le 5 avril 1912, Il se sentait fatigué, mais pouvait jouer au golf sans malaise. En janvier 1913, il partit en voyage à l'étranger et tomba sérieusement malade, avec beaucoup de faiblesse et de dyspnée. Je le vis le 2 mars. Il était couché assis dans son lit, dans un état de prostration, avec de la respiration de Cheyne-Stokes : le pouls était très rapide, variant de rhythme, les périodes de régularité variant avec des périodes d'irrégularité. Il existait alors de petites ondes dans le pouls jugulaire, indices d'une trémulation auriculaire.

L'état du malade ne s'améliora pas : il déclina graduellement et mourut en mai 1913.

OBSERVATION 67. — Trémulation auriculaire. Accès de perte
de connaissance.

Un homme né en 1833 avait joui d'une bonne santé jusqu'en 1901, quand il commença à avoir des accès de perte de connaissance. Dans un de ces accès, il tomba et se fit une luxation de l'épaule. En général, les accès arrivaient brusquement, il tombait et reprenait connaissance immédiatement, mais il restait ébloui, faible et sentait que son cœur était faible. En général les accès passaient rapidement. En 1906, après un déjeuner hâtif, il courut pendant 1.500 mètres pour attraper un train. Une fois dans le train, il perdit connaissance, et à la station suivante, il fut porté dans un hôtel, où il resta plusieurs heures sans connaissance et avec un pouls si faible que le médecin qui avait été appelé le crut mort à diverses reprises. Il se remit et depuis eut des accès beaucoup plus légers. Parfois il sentait que son cœur partait, mais il restait tranquille, et cette sensation passait après quelques minutes ou quelques heures.

Quand je le vis avec le docteur Ford Anderson, le 21 février 1911, c'était un homme de haute taille, mince, avec le nez cyanosé et les doigts bleus. Le pouls était parfois interrompu par des extra-systoles. La matité cardiaque n'était pas augmentée du côté droit, mais atteignait la ligne mamelonnaire à gauche. Le choc de la pointe était diffus et exagéré. Il n'y avait pas de souffle, mais à la pointe, le premier bruit était mou et ne pouvait être perçu, quand il était couché.

Je le revis le 2 août 1912; il était dans un état de grande prostration due à un accès qui avait commencé treize jours auparavant et avait continué jusqu'à ma visite. Il était très pâle, et paraissait en proie à un malaise, était assis couché dans son lit : le pouls était à peine percetible et si rapide qu'on ne pouvait le compter. Les veines jugulaires profondes étaient pleines et animées de pulsations. D'après le tracé, le nombre des battements dépassait 200 par minute, et j'éprouvai une grande difficulté à prendre le tracé du pouls radial, alors que celui de la jugulaire fut facile à prendre. A ce moment, la matité cardiaque dépassait la ligne mamelonnaire, il n'y avait pas de souffle; le premier bruit était à peine perceptible, et le second bruit était très accentué. Il n'y avait ni œdème ni augmentation de volume du foie. On fit prendre au malade des granules de digitaline, un toutes les six heures; on continua cette médication pendant treize jours et le pouls tomba à 100 par minute : le malade devint très agité et eut du délire : on suspendit la digitale. Ensuite on essaya divers remèdes, et aucun d'eux ne parut donner de résultat. Le mois suivant, le nombre des battements fut très variable, de 180 à 74 par minute : parfois régulier, d'autre fois très irrégulier. Comme je ne le revis pas après le 2 août, je ne saurais dire si cet état anormal fut continu, mais d'après le dire du docteur Anderson, je crois qu'il était persistant, peut-être avec des intervalles de rhythme normal. L'état général du malade variait beaucoup : tantôt il se sentait très à son aise, souvent aussi il avait une grande prostration. La plus légère excitation ou le moindre effort déterminait souvent un accès de battements rapides du cœur. Il s'affaiblit graduellement et mourut.

OBSERVATION 68. — *Accès de tachycardie paroxystique,*
probablement dus à la trémulation auriculaire.

Un homme, âgé de 27 ans, me consulte le 7 mars 1910, se plaignant d'accès subits de palpitations. Il avait eu la scarlatine suivie d'un accès de rhumatisme en 1887, et il avait eu un autre accès en 1902. C'est peu de temps avant cette attaque qu'il avait eu son premier accès de palpitations. Il était mince, avec les mains et les pieds froids. Les lèvres étaient cyanosées et sa face devenait très bleue à la suite de l'effort ou pendant l'accès de palpitations. Le pouls était régulier, 64 par minute, et le pouls jugulaire était du type auriculaire normal. Le cœur n'était pas augmenté de volume, et le premier bruit était sourd quand il se tenait debout.

Les accès de palpitations dont il se plaignait ne duraient au début que quelques minutes et survenaient rarement. Durant ces dernières années, ils ne se produisaient que toutes les quelques semaines, duraient d'une demi-heure à six heures et sept ans auparavant, un accès avait duré une semaine. Les accès commencent brusquement, et il se sent faible et peu disposé à l'exercice pendant qu'ils durent, quoiqu'il peut monter sans éprouver de malaise. Un violent exercice les déclanche, et de même, lorsqu'il a des fatigues d'estomac, ils se produisent facilement. En général il prend du vin d'ipéca, les accès cessent en quelques minutes après qu'il a eu des nausées et qu'il a vomi. Il avait fait un grand nombre de traitements, y compris une cure de repos, mais rien n'avait pu arrêter les accès.

Sur ma demande, il tint un journal pendant une année, et voici ses observations pendant un mois.

10 mai. — Accès survenu à 10 heures du soir. Pris ipéca à environ 10 h. 30, nausées, aucun effet. Encore ipéca à 11 h. 15 et l'accès cesse à minuit.

17 mai. — Réveillé 5 h. 15 par palpitations. Pris ipéca deux fois, nausées et l'accès s'arrêta à 6 h. 30.

22 mai. — Palpitations à 7 heures, lorsqu'on m'appela. Pris ipéca, pas de résultat. Déjeuner, pris encore ipéca, pas de résultat. Finalement après avoir pris 4 doses d'ipéca, le docteur me fit prendre de la soupe, de nouveau nausées, et l'accès finit à 11 heures.

29 mai. — Palpitations à 7 heures du matin. Pris ipéca, nausées, et cessation de l'attaque à 7 h. 40.

Le malade eut une bonne santé, interrompue de temps en temps par des accès de tachycardie, jusqu'au milieu de janvier 1911 où il eut un accès de rhumatisme aigu. La température n'était pas très élevée, et il n'y eut que quelques jointures de prises. Le 19, il commença un accès de tachycardie paroxystique, qui continua jusqu'au jour de ma visite, le 24. A différentes reprises, il avait pris de l'ipéca et vomi, mais cela n'avait pas réussi à arrêter l'accès. Quand je le vis, il était assis sur une chaise, incapable de se coucher, la respiration laborieuse ; la face, les lèvres, les mains et les pieds étaient très cyanosés. Le pouls radial rapide était à peine perceptible (fig. 125). Le battement du cœur était fort, surtout au-dessous du mamelon gauche, et on pouvait sentir ce choc jusqu'en dehors de la ligne axillaire antérieure. Les bruits du cœur étaient nets et distincts. Les

veines du cou étaient pleines et animées de pulsations (fig. 135).
Le foie descendait à 2 pouces au-dessous des côtes et était animé
de pulsations (fig. 136). Il voulait même essayer l'ipéca, mais son
médecin craignait qu'il fût incapable de supporter l'effort de vomissement. Comme il pensait qu'il allait être soulagé et que je n'avais
rien de mieux à lui offrir, je consentis à ce qu'il reprenne de l'ipéca.
Au bout d'une demi-heure, il vomit, et le cœur reprit immédiatement son rhythme normal, et il fut soulagé. Après cela, il s'améliora graduellement, mais les accès se répétèrent avec une fréquence fatigante. Je le vis le 17 février 1911, alors qu'il était dans un
accès qui durait depuis plusieurs heures. Il me dit qu'il pouvait
arrêter l'accès en avalant et en rendant de l'air, c'est ce qu'il fit, et
on voit dans le tracé de la figure 136 ce qui arriva : Il produisit probablement un léger bloquage du cœur, de sorte que le ventricule répondait moins facilement aux battements auriculaires (en supposant
qu'il s'agissait d'un cas de trémulation auriculaire). Au bout de
quelques minutes, il se remit à battre rapidement. Il avait conscience
du caractère temporaire de la modification de rhythme, et reconnaissait qu'il différait du fonctionnement normal du cœur. Il répéta
l'expérience et obtint le même résultat. Depuis ce moment, il s'améliora graduellement, et pendant ces deux dernières années, il était en
état de remplir les devoirs de sa profession, quoique cependant il
ait une tendance à être arrêté par de courtes attaques.

OBSERVATION 69. — *Effet de la digitale dans la trémulation auriculaire, produisant de la fibrillation auriculaire et le rhythme normal.*

Je vis pour la première fois, le 21 mars 1903, une jeune fille de
16 ans. Elle avait eu du rhumatisme aigu, et depuis quelques années, elle avait, à la suite de l'exercice, de la dyspnée et des palpitations. Ces phénomènes s'étaient accentués, et il y avait un léger
œdème des jambes. Il y avait une pulsation très marquée des veines
du cou (fig. 227). Le pouls était petit, régulier, 86 par minute. Il y
avait un énorme soulèvement du côté gauche de la poitrine avec les
mouvements du cœur qui était très augmenté de volume. Le choc
de la pointe était très volumineux et diffus dans le 6e espace intercostal et dans la ligne axillaire antérieure. On entendait dans toute la
région cardiaque et dans le dos un souffle systolique bruyant, rapeux
dont le maximum était à la pointe. Le repos et la digitale l'amélio-
rèrent rapidement. Elle eut une nouvelle rechute et le 2 janvier 1904
je notai que l'abdomen était très gonflé, le foie augmenté de volume,

les jambes œdématiées et les urines rares. Le pouls radial était petit, mou et rapide, 126 par minute, le pouls jugulaire était du type ventriculaire. Avec des granules de digitaline, elle s'améliora de nouveau : mais en février, on suspendit les granules, et eut rapidement

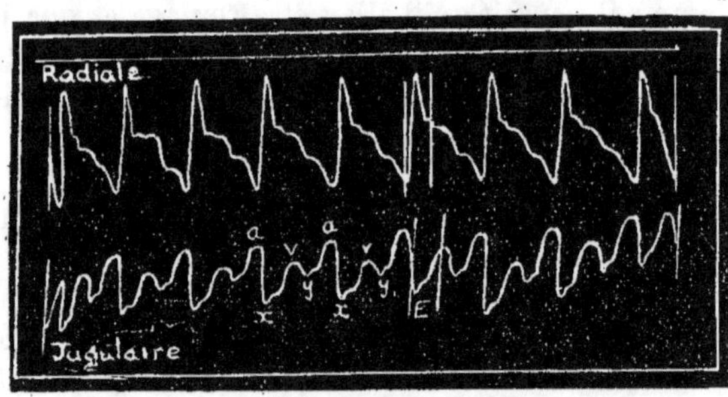

Fig. 227. — Ce tracé et les sept suivants sont de la même malade où le pouls est régulier et le pouls jugulaire est du type auriculaire (cas 69, mars 1903).

une rechute. Le 10 mars 1904, l'état était semblable à celui du 9 janvier, et on voit dans la figure 227 A les tracés du pouls de la radiale et de la jugulaire.

On lui prescrivit des granules de digitaline, un par jour. Ils pro

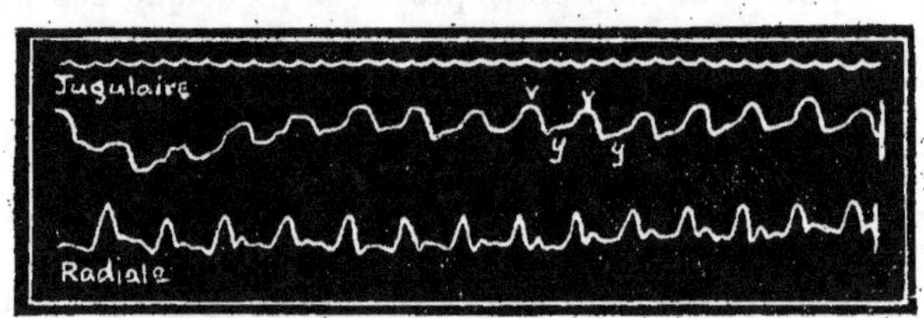

Fig. 227 A. — Le pouls jugulaire est actuellement du type ventriculaire (cas 69, 10 mars 1904).

duisirent rapidement de l'effet et le 18 mars, le pouls était devenu lent et irrégulier (fig. 227 B). L'urine avait augmenté beaucoup de quantité, l'abdomen et le foie avaient diminué de volume, et tous les signes d'œdème avaient disparu. La digitaline fut continuée jusqu'au 28 mars, un granule tous les deux jours, et elle continua à être en bonne santé, le pouls étant encore lent et irrégulier, comme le montre la figure 220 prise le 26 mars.

La digitaline fut suspendue le 28 mars ; quatre jours après, le pouls était monté à 85, quoiqu'elle se sentît encore tout à fait bien.

Le 5 avril, c'est-à-dire huit jours après la suspension de la digitaline, les battements du cœur étaient montés à 120 par minute, le
pouls était devenu petit et faible et la distension jugulaire avait
augmenté (fig. 229). Les autres signes de l'insuffisance cardiaque

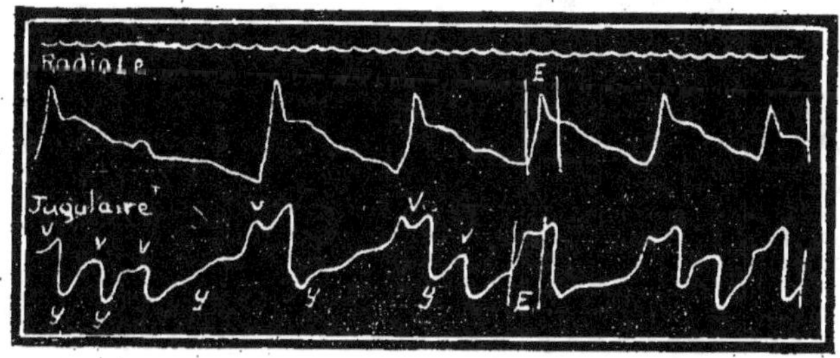

Fig. 227 B. — Le pouls jugulaire est encore du type ventriculaire, mais sous l'influence de la digitale, le pouls radial est devenu lent et irrégulier (cas 69
18 mars 1904).

commençaient à se montrer. On lui donna à nouveau de la digitaline, un granule par jour. Le 9 avril, le pouls était encore à 120 par
minute. Le 11 avril, il était à 130, le 14 avril il était redevenu lent
et irrégulier (fig. 230).

La digitaline fut suspendue à nouveau, mais comme le pouls com-

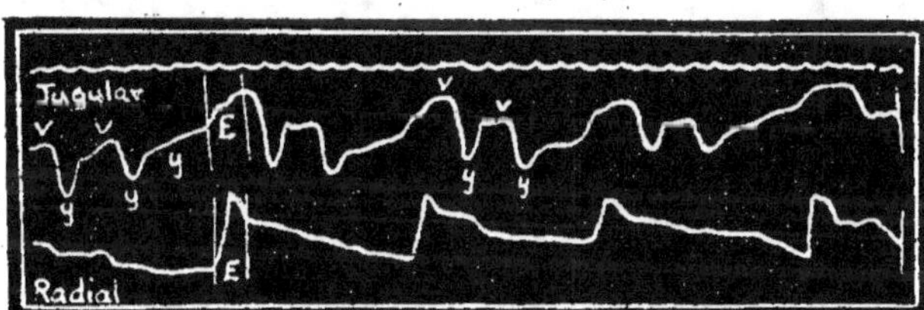

Fig. 228. — L'effet caractéristique de la digitale se maintient (26 mars 1904). Le
tracé jugulaire indique la nature de l'arythmie et les battements couplés ressemblent aux tracés des figures 189 et 192 (cas 69).

mençait à s'accélérer, le 17 avril, on prescrivit un granule par jour.
La malade continuait à être en bon état, mais comme le pouls ne se
ralentissait pas d'une manière satisfaisante, le 1ᵉʳ mai, je doublai la
dose. Je ne pris plus de nouveau tracé jusqu'au 14 mai me conten-
tant de surveiller le ralentissement du pouls. Constatant qu'il ne se
comportait pas comme auparavant avec les doses augmentées de digitaline, je pris un tracé ce jour-là, et trouvai un pouls parfaitement

régulier, alors que le pouls jugulaire avait totalement changé de caractère, étant alors du type auriculaire, c'est-à-dire que l'oreillette
avait repris son fonctionnement normal, et les cavités cardiaques se
contractaient dans leur ordre normal. Occasionnellement, pendant

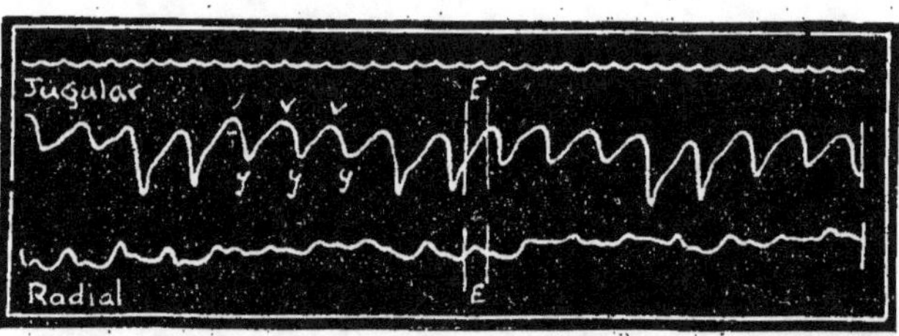

Fig. 229. — Huit jours après la suspension de la digitaline, l'insuffisance s'installe, le pouls ici est de 120 par minute et le pouls jugulaire est encore du
type ventriculaire (cas 69, 5 avril 1904).

une courte période, il présentait un léger type alternant, comme
dans la figure 231.

La digitaline fut suspendue et la malade continua à bien se porter

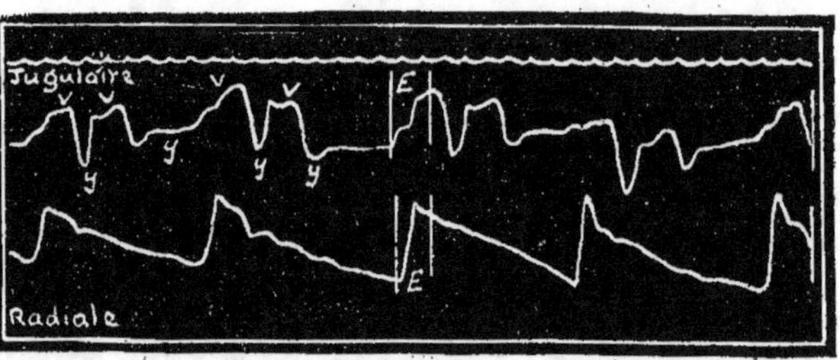

Fig. 230. — Neuf jours après le début de la digitale, l'effet caractéristique
se reproduit (cas 69, 14 avril 1904).

pendant quelques mois. Le pouls jugulaire continua à être du type
auriculaire et le pouls fut tout à fait régulier jusqu'à sa mort en décembre 1905, sauf pendant une courte période que je vais rapidement décrire. Le 18 décembre 1904, elle commençait à nouveau
à avoir de l'œdème des jambes, du gonflement de l'abdomen, et
elle était très oppressée. Le pouls était petit, mou et rapide, 110 par
minute, et le pouls jugulaire était encore du type auriculaire. On
lui prescrivit un à deux granules de digitaline par jour. Le 27 décembre, elle n'allait pas encore mieux, lorsqu'on lui ordonna de

prendre 2 granules par jour. Le 2 janvier 1905, le pouls était tombé à 80, en général régulier, mais quelquefois il se produisait une extra-systole d'origine ventriculaire (fig. 232). Quelquefois pendant une période, ces extra-systoles apparaissaient après chaque deuxième

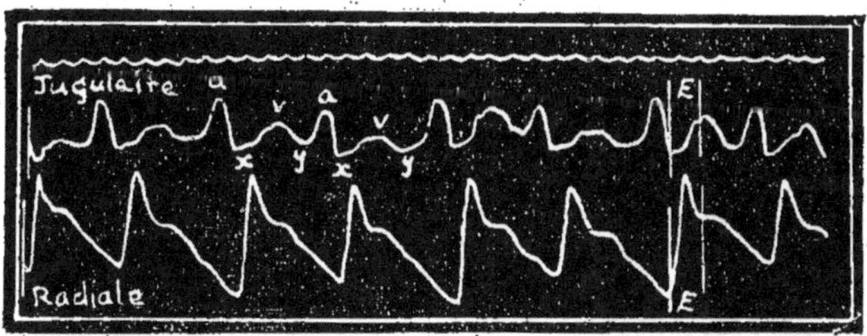

Fig. 231. — Avec l'emploi continu de la digitale, le cœur a repris le rhythme normal comme l'indique le fait que le pouls jugulaire est du type auriculaire (cas 69, 15 mai 1904).

battement. La digitale fut suspendue, et l'arhythmie disparut. (Il est admis maintenant qu'un pouls régulier rapide n'est pas caracté-

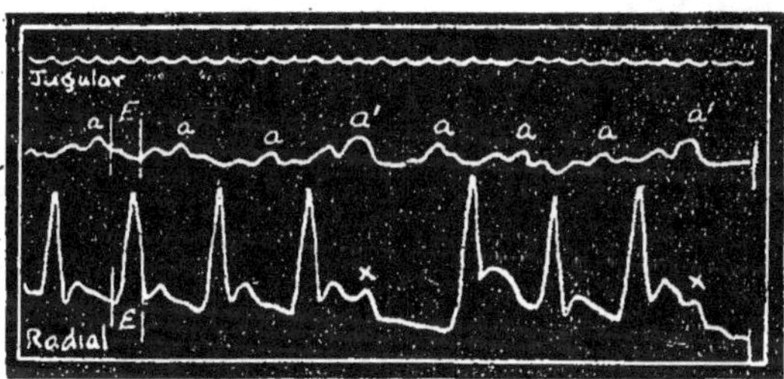

Fig. 232. — Pouls jugulaire du type auriculaire avec une extra-systole ventriculaire occasionnelle. Les ondes auriculaires a et a' surviennent à intervalles réguliers, alors que les petites ondes x arrivent prématurément dans la radiale. Le plus grand volume de a' est dû au fait que lorsque l'oreillette se contracte, le ventricule est déjà en systole et par suite ne peut recevoir le contenu auriculaire qui, conséquemment reflue dans les veines donnant ainsi lieu à une onde plus forte (cas 69, 2 janvier 1905).

ristique d'une fibrillation auriculaire, de sorte que j'en conclus que l'insuffisance cardiaque avec un rhythme rapide régulier était due à quelque autre cause anormale, probablement de la trémulation auriculaire qui était passé à l'état de fibrillation, comme dans le cas 53.

OBSERVATION 70. — *Fréquents accès de tachycardie, sans effets sérieux, à un âge avancé.*

Un homme, né en 1827, avait de fréquents accès de battements rapides du cœur, accompagnés d'une grande sensation de prostration, depuis qu'il avait 76 ans. Pendant ces accès, il se sent très fatigué et se met au lit, ils durent d'une demi-heure à douze heures. Il peut n'en avoir aucune pendant des semaines, comme il peut en avoir plusieurs en une semaine. Je l'ai vu en consultation au moment de ses accès, et aussi en dehors de ses accès. C'est alors un homme bien portant, vu son âge, qui a une vie d'affaire très active. Son cœur ne présente rien d'anormal, son pouls est lent et régulier (fig. 233). Pendant les accès, il est toujours au lit, sa face est pâle et légèrement tirée. Il ne tient pas à remuer beaucoup, mais il n'a aucune douleur. Le pouls arrive quelquefois à 200 battements par minute au commencement d'un accès. C'était toujours plusieurs heures après que l'accès avait commencé que je le vis, et le pouls était habituellement entre 150 et 170 par minute. La figure 233 représente un tracé de ses pouls cordial et jugulaire, alors qu'il n'avait pas d'accès : il y avait une légère pulsation dans le cou, et j'eus

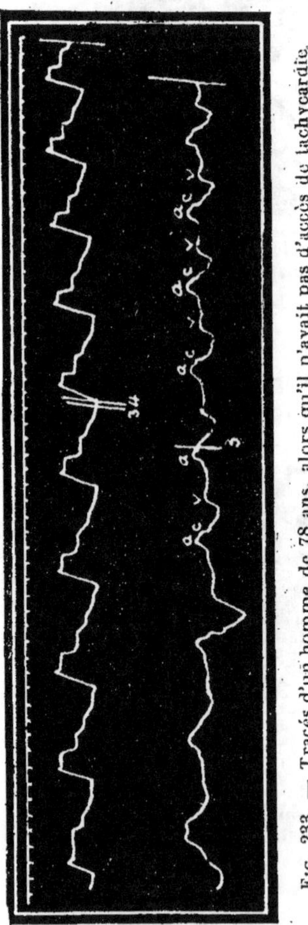

Fig. 233. — Tracés d'un homme de 78 ans, alors qu'il n'avait pas d'accès de tachycardie paroxystique (cas 70).

quelque difficulté à prendre un tracé. Son caractère, cependant, montre nettement qu'il est de la forme auriculaire. La figure 234 montre le pouls radial et jugulaire pendant un accès. Il m'était très difficile de prendre un tracé satisfaisant, parce que le malade était toujours au lit dans une position qui ne permettait pas de prendre

un bon tracé, mais dans tous ceux que j'ai pris, on voyait les mêmes
caractères que dans la figure 234.

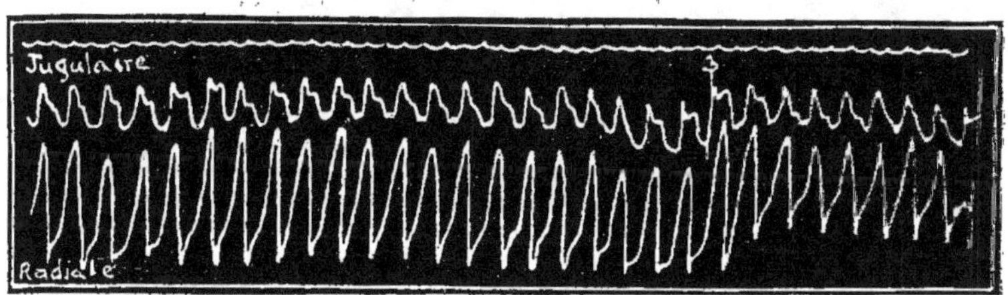

Fig. 234. — Du même malade qui a fourni la figure 233, pendant un accès de
tachycardie paroxystique. Notez le léger pouls alternant dans le tracé radial
(cas 70).

La dernière fois que j'ai eu de ses nouvelles (1908), à l'âge de
81 ans, il était en bonne santé, encore sujet à ces attaques.

OBSERVATION 71 — Fréquents accès de tachycardie
sans symptômes sérieux.

Une femme âgée de 35 ans était enceinte d'une deuxième grossesse. Pendant plusieurs années, elle avait souffert d'oppression et
avait la sensation que son cœur battait « drôlement ». Je ne la soi-

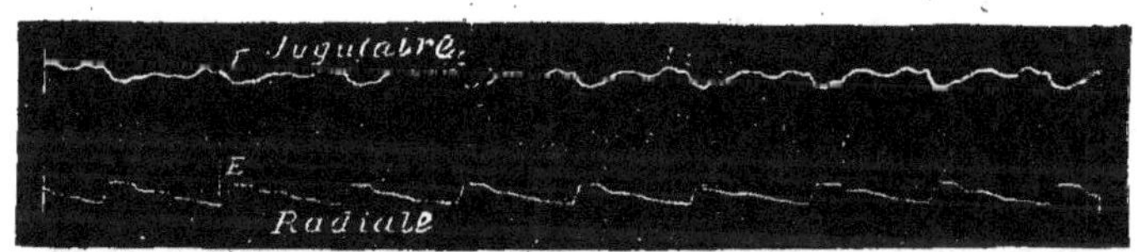

Fig. 235. — Tracés simultanés des pouls radial et jugulaire. Le pouls jugulaire est de forme auriculaire. Ces tracés et les cinq suivants ont été pris chez
le même malade (cas 71).

gnai que pendant quelques semaines, et je la vis au cours de plusieurs accès de tachycardie paroxystique. Après qu'elle m'eut quitté,
j'appris qu'elle avait eu un accouchement facile, et que quelques
années plus tard, elle était en bonne santé, quoique parfois elle eût
de la prostration à cause de son cœur. Les périodes de rhythme
anormal avaient une durée variable, les accès n'étaient pas continus,
et étaient souvent interrompus par des battements normaux. A

d'autres moments, le cœur ne présentait que des extra-systoles. Lorsque le cœur était irrégulier, le pouls veineux était toujours fort,

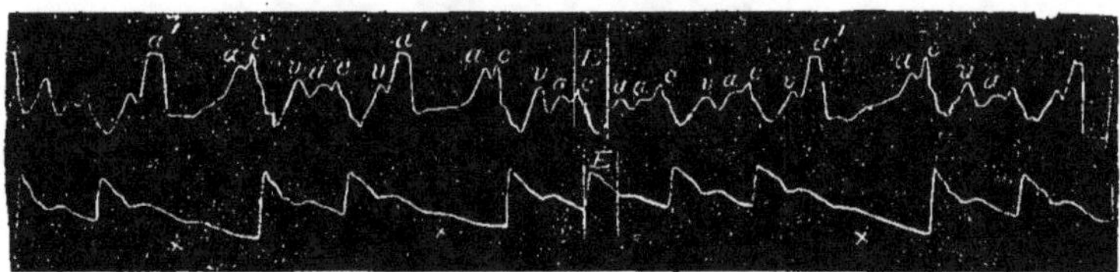

Fig. 236. — Tracés simultanés des pouls radial et jugulaire pendant les battements irréguliers du cœur. L'oreillette conserve son rhythme, et il y a une grosse onde *a'*, pendant la contraction prématurée des ventricules (cas 71).

tandis que lorsque le cœur était régulier, il était à peine perceptible, et ce n'était qu'avec la plus grande difficulté que j'obtenais un bon

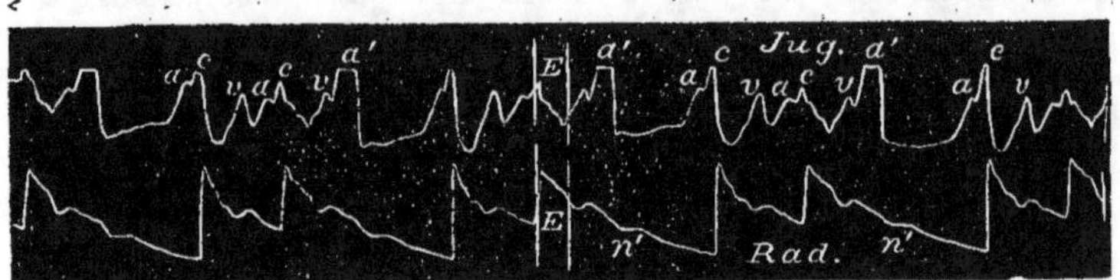

Fig. 237. — Même tracé que la figure 236.

tracé comme dans la figure 235. Les ondes de la jugulaire, quoique légères, sont reconnaissables, et le pouls jugulaire est de type auri-

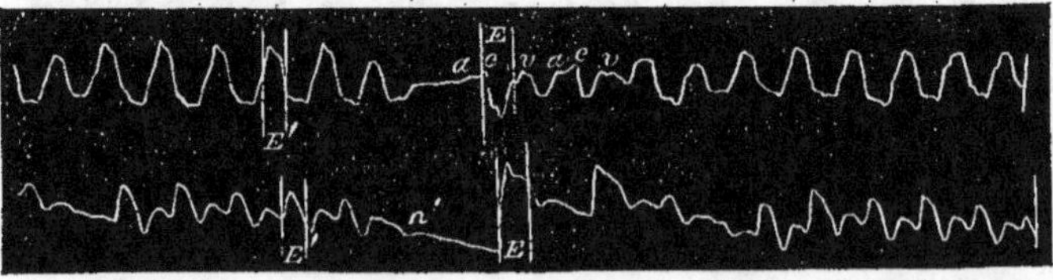

Fig. 238. — Tracés simultanés des pouls radial et jugulaire, montrant deux battements normaux de la radiale au centre du tracé. Correspondant à la systole ventriculaire E, il y a une chute dans le pouls jugulaire quand le battement radial est normal, et une élévation E', lorsqu'il est d'origine anormale (cas 71).

culaire. Dans la figure 236, le cœur bat d'une façon irrégulière. Le pouls radial montre trois longues pauses à XXX. Les ondes auriculaires *a* et *a'* dans le pouls veineux se produisent à de réguliers intervalles. Pendant chaque longue pause dans la radiale, il y a une grosse onde a', due à l'oreillette, et plus forte que les autres ondes auriculaires, pour la raison déjà donnée, à savoir qu'au moment où l'oreillette se contractait, le ventricule était en systole, et par contre une onde plus forte refluait dans les veines.

Il faut noter que, après la grosse onde auriculaire a', il n'y a jamais d'onde ventriculaire. Ce tracé est un exemple de la forme d'irrégularité due à l'excitation prématurée du ventricule seul (extra-systole ventriculaire).

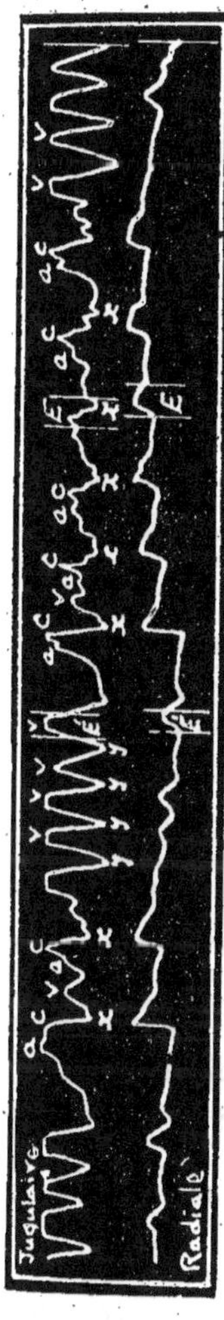

Dans la figure 237, existe un état irrégulier très similaire : la différence est que chaque troisième battement artériel manque, et est représenté dans le tracé radial par l'encoche n'. Dans ces trois tracés (fig. 235, 236 et 237), la période E, représentant le moment d'ouverture des valvules semi-lunaires, indique dans le pouls jugulaire une grande chute. Dans la figure 238, le tracé radial montre deux battements normaux au centre du tracé, tous les autres sont d'une origine anormale. Le battement précédant les battements complets montre seulement une encoche.n', comme dans la figure 236. Le pouls veineux au moment des

Fig. 239. — Alternance du rhythme normal avec le rhythme anormal (cas 71).

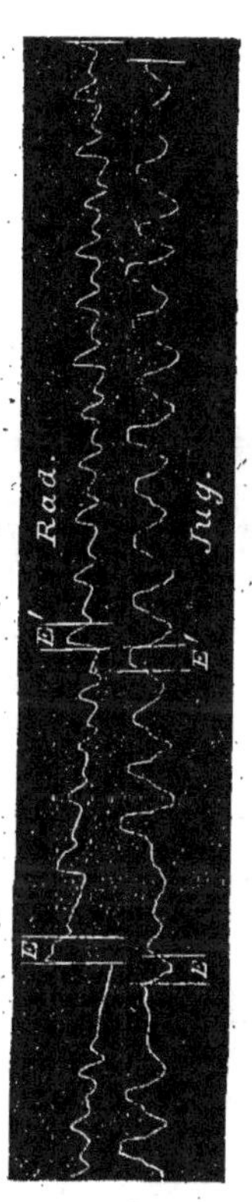

Fig. 240. — Il n'y a qu'un battement normal E, tous les autres sont d'origine anormale (cas 71).

battements normaux de la radiale, indique les mêmes caractères que ceux qui existent avec les battements radiaux normaux dans les trois tracés précédents, a aussi une petite onde auriculaire a, l'onde carotidienne c, la dépression auriculaire pendant la période E, et l'onde ventriculaire v. Mais si l'on examine le pouls veineux correspondant

aux battements anormaux, on constate un changement remarquable.
Il n'y a qu'une grosse onde et une forte chute, et la période de production de cette onde est pendant la systole ventriculaire E', en contraste frappant avec la forte dépression au moment où se montrent
les battements normaux de la radiale dans les trois tracés précédents.
La même chose se voit dans la figure 239 où il y a une variation
continue du rhythme normal avec le rhythme anormal. Dans la
figure 240, à l'exception du seul battement normal précédé par une
longue pause, le pouls jugulaire est de forme ventriculaire. La
figure 239 indique bien la transition d'une forme du pouls jugulaire
à une autre.

OBSERVATION 72. — *Accès de tachycardie paroxystique, légers
d'abord, mais devenant permanents et causant la mort. Autopsie.*

Un homme, né en 1860, me consulta pour la première fois en
janvier 1900. Il avait eu un accès de rhumatisme aigu à l'âge de
14 ans. En 1896, après une marche de 20 minutes à une allure rapide,

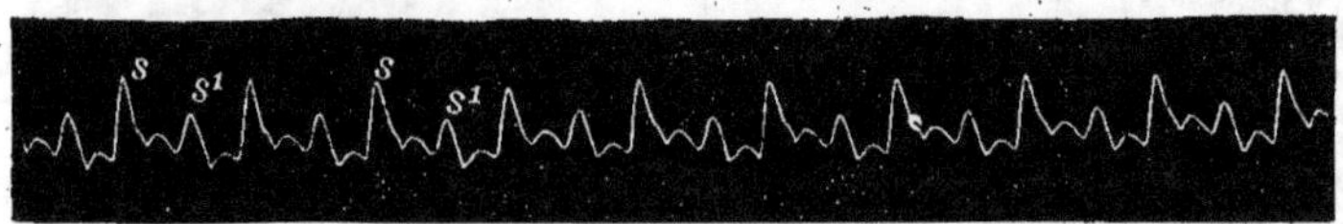

Fig. 241. — Pouls alternant dans un accès de tachycardie paroxystique,
66 heures après le début (cas 72).

il se sentit faible et fatigué. Un an après, immédiatement après avoir
jeté une balle de cricket, il sentit que son cœur tremblait pendant
quelques secondes : puis 10 minutes après son cœur recommença à
avoir de la trémulation, et fut animé de battements rapides pendant
6 à 7 heures. Depuis, il avait eu un accès semblable toutes les deux ou
trois semaines. Ces accès duraient de quelques minutes à 30 heures.
Au début, il pouvait parfois arrêter l'accès en se penchant en avant et
en faisant une respiration profonde, mais actuellement, ce moyen était
inefficace. Quelquefois il émettait une grande quantité d'urine claire
au cours d'un accès. Pendant un accès, s'il était au lit, il se sentait
fatigué et mou : s'il marchait, il était facilement las, et s'il avait à
travailler pendant quelques heures, il se sentait gonflé autour de la
taille et éprouvait des douleurs à la partie supérieur de l'abdomen,
et ressentait une douleur plus vive dans le dos au-dessous des omoplates. Pendant la nuit, le sommeil était troublé. Pendant ces at-

taques, j'observai que le pouls variait de 170 à 220 battements par minute. Lorsque le cœur était calme, on pouvait parfois entendre un court souffle présystolique à la pointe et un souffle diastolique à la partie moyenne du sternum. Il arrivait souvent que l'on ne pouvait percevoir ces souffles. En frictionnant légèrement le front et provoquant ainsi de la rougeur, on voyait facilement une pulsation capillaire. Parfois le pouls tombait à 48 pulsations par minute. Pendant un accès, on notait de l'irrégularité du pouls due au pouls alternant (fig. 241). Le malade (qui était un homme très intelligent) disait que parfois, lorsque les accès de battement rapide cessaient, le cœur donnait 3 ou 4 battements à des intervalles plus longs que le pouls habituel. Le malade mourut le 21 novembre 1900. Pendant les 4 derniers mois, le pouls continua à battre rapidement pendant des jours entiers, et alors il restait couché très fatigué et épuisé. On ne pouvait lui procurer de sommeil qu'en donnant de fortes doses de morphine. Pendant les deux dernières semaines de sa vie, ce n'est qu'à de rares intervalles que le cœur battait lentement. Survinrent rapidement des signes d'insuffisance cardiaque, la face tuméfiée et livide et un œdème généralisé.

Il suffit d'appeler ici l'attention sur la pulsation du foie et des veines qui prit la forme ventriculaire pendant un accès (fig. 63 et 64).

Autopsie du cœur :

Artère coronaire saine : sinus coronaire et veines coronaires dilatées mais pas d'une façon trop marquée.

Oreillette gauche très dilatée et septum interauriculaire très étiré.

Orifice mitral en fente linéaire 18 × 3 millimètres. Croissant antérieur de la valvule mitrale et cordages tendineux sont le siège d'une végétation verruqueuse dure, du volume d'une noisette.

Valves de la tricuspide saines, mais orifice dilaté.

Myocarde. Zones de tissu fibreux. Partout les petits vaisseaux et les capillaires sont dilatés, des noyaux sont disséminés dans leurs parois, et dans le voisinage des capillaires, on voit des cellules plasmatiques. Cela est surtout le cas à la partie supérieure du faisceau auriculo-ventriculaire et dans la partie inférieure du nodule.

Le nodule sino-auriculaire est bien marqué, et dans certains points semble plus fibreux qu'à l'état normal, et ses vaisseaux présentent la prolifération cellulaire qu'on voit dans les autres parties du cœur.

Le processus pathologique qui a affecté les valvules mitrales s'est étendu au corps fibreux central, et au point où le faisceau le perfore. il y a des signes de lésions cellulaires sur le bord du faisceau. Sur quelques coupes de la partie inférieure du faisceau auriculo-ventriculaire, plus près des ventricules, on voit de petites zones dans lesquelles le tissu musculaire semble avoir disparu. Il y a ainsi des signes évidents de lésions cellulaires dans le faisceau.

Observation 73. — *Pouls alternant. Mort.*

Un homme, âgé de 73 ans, me consulta le 12 janvier 1911. Il avait eu une bonne santé jusqu'à deux ans auparavant où il avait eu des ennuis domestiques. Un an avant, après une crise d'influenza, son cœur se dilata et devint irrégulier, et depuis il s'était de plus en plus affaibli et avait eu plus d'oppression. Dans les derniers mois, des

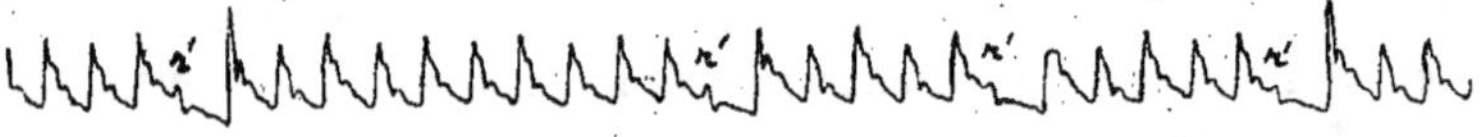

Fig. 242. — Tracé radial montrant des extra-systoles *r'* suivies par le pouls alternant (cas 73).

traces d'albumine avaient apparu dans l'urine. Il se plaignait d'accès de constriction de la poitrine, venant la nuit quand il était au lit. Le pouls était fort, plein et irrégulier, en raison de la production de fréquentes extra-systoles. Dans le tracé, il y avait un léger pouls alternant après l'extra-systole (fig. 242). La matité cardiaque dépassait d'un pouce la ligne mamelonnaire, et le choc de la pointe déterminait une secousse de la paroi. Les bruits étaient mous et sourds.

Six semaines plus tard, l'œdème des jambes apparut suivi par de l'ascite et de l'hydrothorax, et il mourut deux mois après que je l'eus vu.

Observation 74. — *Pouls alternant. Mort.*

Un homme de 50 ans mourut le 6 août 1911. Neuf mois auparavant il se considérait en bonne santé, quand il s'aperçut qu'il avait de l'oppression, et son médecin constatait que parfois son cœur avait jusqu'à 120 et 130 battements par minute. Récemment il avait eu ses nuits troublées par des accès d'asthme (probablement de la respiration de Cheyne-Stokes), et il était très essoufflé au moindre effort. Le pouls était fort et on pouvait sentir que chaque second battement était différent, un fort battement alternant avec un faible, et le tracé indiquait un pouls alternant très net (fig. 145). La pression sanguine était à 200 mm. de mercure pour les battements forts et à 180 pour les petits. La matité cardiaque dépassait de deux pouces la ligne mamelonnaire, les bruits étaient sourds, mais sans souffle.

On lui ordonna un repos complet pendant trois semaines, et je le revis le 16 septembre : il se sentait beaucoup mieux ; les accès de dyspnée avaient disparu, et il pouvait marcher sans éprouver de malaises.

Il reprit son travail et alla bien pendant trois semaines : il se négligea et fut de nouveau repris d'oppression, et obligé de prendre le lit. Il mourut subitement deux jours plus tard.

OBSERVATION 75. — *Pouls alternant. Respiration de Cheyne-Stockes.*
Mort.

Un homme, âgé de 62 ans, me consulta le 10 mars 1911. Il avait vécu à l'étranger et s'était bien porté jusqu'à l'époque actuelle, où il commençait à avoir des accès d'oppression pendant la nuit. Il reconnaissait que dans ces cinq dernières années, il avait plutôt été oppressé à la suite d'un exercice, mais ne s'en était pas inquiété et n'avait pas vu de médecin. Son oppression se faisait surtout sentir la nuit : il se réveillait brusquement avec une sensation de suffocation. Il faisait des inspirations profondes pendant quelques minutes, s'asseyait sur son lit et essayait à nouveau de dormir. Quelquefois il ne pouvait pas marcher plus de 100 mètres sans être oppressé : d'autres fois il marchait 2 kilomètres sans aucun inconvénient. Habituellement, il dormait bien, mais récemment son sommeil avait été interrompu par des accès de dyspnée. Dans ces dernières années, à la suite de l'exercice, il avait ressenti une douleur, quelquefois très vive dans la poitrine et le bras gauche.

C'était un homme d'aspect bien portant, non amaigri. Le pouls était régulier, mais un tracé indiquait un pouls alternant bien marqué. La pression sanguine était de 200 centimètres cubes de mercure. La matité cardiaque dépassait d'un pouce en dehors la ligne mamelonnaire : les bruits étaient obscurs, et il y avait une légère trace d'albumine dans l'urine. Soupçonnant la tendance au Cheyne-Stokes pendant que je prenais un tracé, je lui dis de tâcher de dormir, et quand il fut calme et à moitié endormi, il se produisit une respiration de Cheyne-Stokes très marquée.

Quelques mois plus tard, il eut de l'œdème et mourut en janvier 1912.

Observation 76. — *Asthme cardiaque. Pouls alternant. Autopsie.*

Depuis 25 ans, je connaissais un homme actuellement âgé de 72 ans, comme un sujet rangé, sobre et travailleur. Il avait été ingénieur jusqu'à un an avant sa mort, quoique cependant les dernières années, il ne travaillait pas beaucoup. Il avait eu une légère attaque d'hémiplégie en décembre 1906. Il me consulta en juin 1907 pour de l'hématurie. Sauf un peu d'oppression, il se portait bien ; il paraissait un vieillard robuste. Ses artères étaient volumineuses et tortueuses : le pouls plein, semblant régulier. La matité cardiaque s'étendait à la ligne mamelonnaire. Les bruits du cœur étaient nets. sauf un souffle musical, systolique, entendu dans toute la région cardiaque, mais avec maximum dans la zone aortique. L'intensité du bruit variait nettement, un souffle fort alternant avec un souffle moins fort : le tracé me montra un pouls alternant très net. Il vint me voir plusieurs fois. L'urine devint tout à fait claire, mais le cœur resta dans le même état : parfois les extra-systoles étaient très fréquentes, et le pouls alternant faisait croire que le pouls était très irrégulier.

Au début d'août, il se plaignit d'avoir de forts accès d'oppression pendant la nuit. Il se mettait au lit parfaitement calme et il se réveillait brusquement avec une sensation de suffocation, était obligé de s'asseoir respirant difficilement. Au bout d'une demi-heure, il se sentait mieux mais il ne pouvait être couché et était obligé de rester dans la position assise dans son lit. Ces accès survinrent à plusieurs reprises, et disparurent en septembre quand ses jambes commencèrent à enfler, et il expectora des crachats teintés de sang et des caillots de sang. La matité cardiaque dépassait de 2 pouces la ligne mamelonnaire, les veines du bras étaient gorgées de sang. On essaya une saignée sans grand résultat et il mourut en octobre.

Une analyse des tracés montra que l'irrégularité qui paraissait si confuse était due à un mélange de pouls alternant avec des extra-systoles.

Relation de l'autopsie du cœur :

Pas d'altération des valvules mitrale et tricuspide : les valvules aortiques sont légèrement épaissies et adhérentes ; les oreillettes ne sont pas très dilatées : le sinus coronaire est rempli par un caillot *post mortem.* Les ventricules ne sont pas dilatés, sauf la pointe du gauche. Les deux artères coronaires présentent un épaississement de leurs tuniques avec de la dilatation, plus dans la gauche que dans la droite, et la branche antérieure interventriculaire semble la plus atteinte. A la pointe du ventricule gauche, il y a une zone présentant un état fibreux très marqué avec dépôts de caillots prématurés, mais les coupes microscopiques montrent les fibres de Purkinje et la couche interne des muscles en bon état.

Le faisceau et le nodule auriculo-ventriculaire présentent un état fibreux non intense, et un étirement du faisceau, comme si la partie membraneuse avait été tiraillée. Il n'y a pas de signe de lésion cellulaire dans le faisceau ou le nodule, sauf que le tissu fibreux prédomine dans le tissu musculaire, les fibres musculaires au lieu d'être réticulées sont étirées et parallèles.

OBSERVATION 77. — *Bloquage du cœur à un âge précoce.*

Un homme, âgé de 24 ans, me consulta en février 1913, parce que son pouls était toujours ralenti. Il se sentait très bien et pouvait se livrer à des jeux qui demandent de grands efforts, comme le tennis,

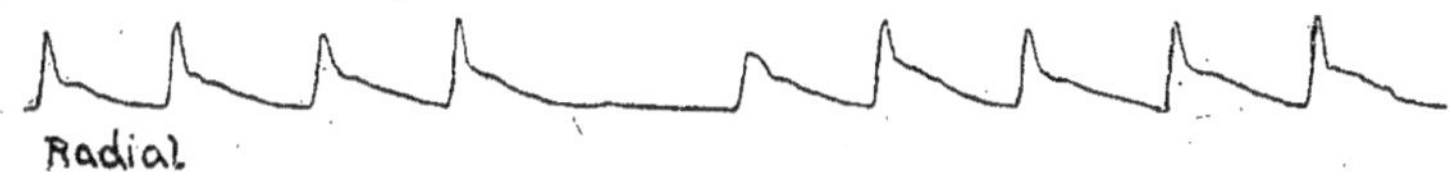

Fig. 243. — Tracé de la radiale montrant une longue pause après un exercice (cas 77).

mais lorsqu'il jouait un peu fort il avait un peu de vertige et d'obnubilation cérébrale, et était peut-être un peu plus oppressé que les autres jeunes gens. A l'âge de 17 ans, il eut plusieurs évanouissements; à l'âge de 2 ans, il avait eu la coqueluche et fut très amaigri à la suite. Il s'en remit lentement, et c'est à l'âge de 5 ans que pour la première fois on eut l'attention attirée sur son pouls, quand un médecin constata qu'il battait 43 fois par minute. Depuis, on constata toujours qu'il avait un pouls lent, et à l'âge de 19 ans, un médecin qui le vit trouva que le pouls était toujours à 43. Malgré cela, il avait mené une vie active. Le malade est de haute taille, mince et d'aspect bien portant. Le pouls est régulier, à 42 par minute. Un tracé des pouls de la radiale et de la jugulaire indique

que l'oreillette bat 87 fois par minute. Le ventricule se contracte évidemment d'une manière indépendante de l'oreillette, c'est-à-dire qu'il y a un bloquage complet du cœur (fig. 165). Le cœur est augmenté de volume, la matité dépasse de 1 pouce et demi la ligne mamelonnaire. Il y a un souffle systolique rude dans toute la région du cœur, et je ne sais pas dans quelle région est son maximum. Je le fis monter et descendre rapidement un escalier, et il devint un peu oppressé et eut un peu de vertige, mais le pouls ne fut pas accéléré, et je découvris plusieurs longues pauses, dont une fut prise sur le tracé (fig. 243).

OBSERVATION 78. — *Bloquage du cœur d'abord partiel et plus tard complet. Perte de connaissance et convulsions survenant avec le début du bloquage complet.*

Un homme, âgé de 58 ans, me consulta le 21 mai 1910, se plaignant d'être facilement fatigué dans les jambes, surtout au-dessous des genoux, et d'avoir de l'oppression au moindre exercice. Il était tout

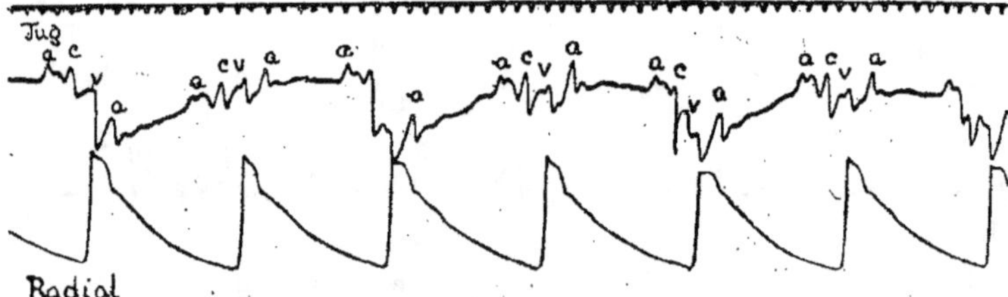

FIG. 244. — Bloquage du cœur à 2 pour 1 (cas 78).

à fait bien et menait une vie active jusqu'au début de 1909, quand il s'aperçut qu'il devenait faible et oppressé. En janvier 1909, il se sentit si faible qu'il craignait de s'affaisser, et un médecin consulté fit le diagnostic de neurasthénie et de cœur forcé. A ce moment le cœur battait lentement, et le médecin dit qu'il avait de la bradycardie. On lui fit faire un long voyage en mer; il en revint se sentant mieux, mais les battements du cœur étaient encore lents, et pendant trois mois il suivit un traitement qui amena une légère amélioration.

Le malade était un sujet de haute taille, plutôt obèse, mais d'aspect bien portant. Le pouls était lent et régulier, 30 battements par minute. Le cœur était augmenté de volume, la matité dépassant légèrement à gauche la ligne mamelonnaire. Les bruits étaient clairs. Un tracé du pouls jugulaire montra qu'il y avait deux ondes auriculaires pour un battement radial ou carotidien (fig. 244). Le battement auriculaire suivant le ventriculaire était un peu prématuré. L'électrocardiogramme confirmait l'interprétation sur le tracé jugulaire. Pendant que je prenais un long tracé, le malade eut un peu de respiration de Cheyne-Stokes.

De fortes doses d'oxygène ramenèrent le rhythme normal pour quelques courtes périodes, et augmentèrent la fréquence des battements ventriculaires (3 pour 2) pour une courte période. Pendant le rhythme normal, il y avait toujours un large intervalle *a. c.*

Le 26 juin, le malade perdit connaissance et reprit ses sens au bout de dix minutes. Depuis cette date jusqu'à sa mort le 15 juillet, le cœur était toujours lent, et il avait de fréquents accès de perte de connaissance, durant parfois une demi-heure, pendant laquelle il avait des convulsions. Le pouls alors battait de 4 à 10 fois par minute. Pendant les périodes où il avait sa connaissance, il était très faible, le pouls battait 25 fois par minute et l'oreillette 90 par minute, le bloquage du cœur était alors complet (fig. 164). Il mourut au cours d'un accès de perte de connaissance avec convulsions.

OBSERVATION 79. — *Début brusque de fibrillation auriculaire et de bloquage du cœur, durant trois semaines. Angine de poitrine.*

Homme né en 1852, obèse et d'aspect bien portant. Je le connaissais depuis 28 ans, et l'avais soigné, à différentes reprises, pour des maux insignifiants et en 1903, pour une crise d'érysipèle de la face. Il avait eu une bonne santé, devenait obèse et un peu oppressé. Le 9 novembre, il courait après un train pour aller à un match de football à environ 1.500 mètres de la gare. Comme il approchait du champ de football, il ressentit une vive douleur au milieu de la poitrine, et comme elle n'était pas très vive, il continua jusqu'à ce qu'il arrivât au jeu de football. Il s'assit, mais la douleur augmenta, se propageant aux deux bras, ses mains devinrent blanches et froides. Il sentait comme s'il avait besoin de respirer profondément mais il ne le pouvait pas. Il supporta la douleur pendant vingt minutes, et comme elle empirait et qu'il lui semblait qu'il allait mourir, on l'emmena du jeu, le mit dans une voiture qui le conduisit à la gare. On lui fit prendre un peu de cognac, ce qui lui donna envie de vomir. La douleur diminua et par le train, il rentra chez lui : comme il se sentait mieux, il rentra chez lui à pied (environ 500 mètres) mais il eut

des nausées et se sentit oppressé. Il se mit au lit, et un de mes collègues qui le vit trouva son pouls battant 30 à 40 fois par minute.
Je le vis le lendemain matin. Il se sentait très faible : la douleur
avait presque disparu, bien qu'il ait eu quelques retours pendant la
nuit. Il avait un peu de douleur, s'il faisait une profonde respiration.
Le pouls était à 52, la matité cardiaque allait du milieu du sternum
à deux pouces au delà de la ligne mamelonnaire : le choc de la pointe
était faible dans le 5e espace intercostal, les bruits étaient nets et
sans souffle. Les veines jugulaires superficielles étaient très pleines,
mais n'avaient pas de pulsations. La jugulaire profonde était volu-

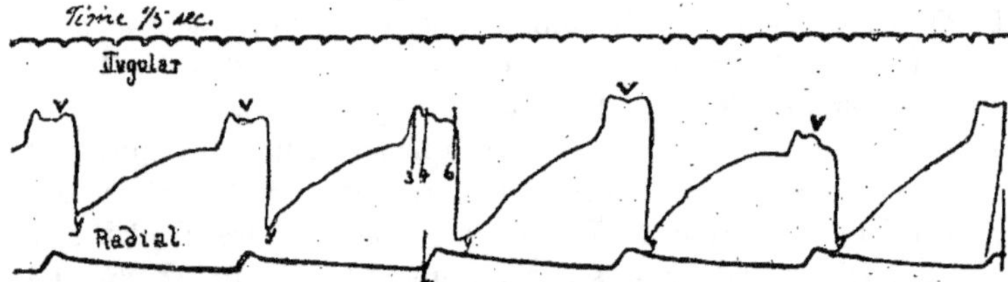

Fig. 245. — Tracés simultanés des pouls radial et jugulaire. Le pouls jugulaire
est de forme ventriculaire. Pouls 40 par minute (cas 79, 24 novembre 1907).

mineuse, se remplissant pendant la contraction ventriculaire, et
s'affaissant brusquement au commencement de la diastole ventriculaire. Il n'y avait pas de signe d'onde auriculaire précédant la
systole ventriculaire. Le malade fut maintenu au lit, et son état ne
se modifia guère pendant la quinzaine suivante sauf que la douleur diminua peu à peu pour disparaître finalement, et il put s'asseoir. Le pouls variait, tombant quelquefois à 30, mais ne dépassant jamais 52. Le 24 novembre, avec le polygraphe à encre, je
pris un long tracé, et les battements étaient uniformes, le rhythme
était lent et tout à fait régulier. La figure 245 est une petite partie
du tracé pris ce jour-là, et présente les mêmes caractères que ceux
du 10 novembre : il battait 40 fois par minute, avec rhythme
régulier et pouls veineux de forme ventriculaire. Lorsque je l'examinai la fois suivante, le 29 novembre, son pouls avait augmenté
de fréquence, avec quelques intermittences. Il me fut très difficile
de prendre un tracé du pouls jugulaire : il avait un cou très gros.
Mais quoique imparfaits les tracés indiquaient un retour de l'onde
auriculaire à sa période normale avant c. Depuis cette époque, il
s'améliora graduellement, et put aller et venir, bien qu'il fût un peu
plus oppressé qu'avant son accès. On prit son tracé en décembre 1908

et le 11 mai 1909. Dans les deux, le pouls veineux était le même : une onde auriculaire *a*, précédant l'onde carotidienne, alors qu'il y avait 68 battements par minute ; le rhythme était régulier. En 1913, il était en bonne santé, et n'avait pas eu de récidive des accès.

OBSERVATION 80. — *Fibrillation auriculaire et bloquage du cœur associés à une sténose mitrale. Accès occasionnels de syncopes et de convulsions. (Syndrome de Stokes-Adam.)*

Un homme, né en 1863, avait eu, comme soldat aux Indes, la dysenterie à l'âge de 20 ans et la syphilis à 22 ans. Il avait eu la malaria en Amérique à l'âge de 27 ans. En 1894, il eut son premier accès de syncope. Après une semaine au lit, il sortit, et

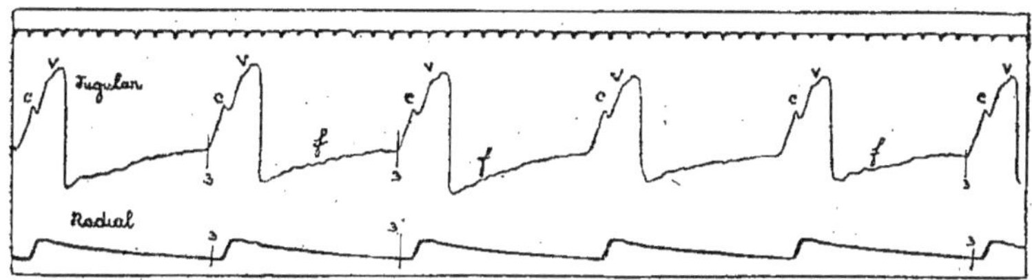

Fig. 246. — Tracés simultanés des pouls de la radiale et de la jugulaire. Le pouls jugulaire est de forme ventriculaire et bat environ 28 fois par minute. (Notez les ondes *f f* de fibrillation auriculaire.)

en se pressant pour éviter une voiture, il tomba dans la rue sans connaissance, mais reprit rapidement ses sens. Il consulta un médecin qui lui dit qu'il avait le cœur malade. Deux ans plus tard, il dut être mis au lit pour de l'oppression et du gonflement des jambes, et fut traité pour une maladie mitrale. Il s'en remit partiellement, et eut de fréquents accès de faiblesse jusqu'en 1905 où il tomba sérieusement malade. Depuis quelques années, bien qu'il ne se sentît pas bien, il avait beaucoup travaillé, il avait fait abus du cognac, de bovril et œufs, etc. Il dit que son pouls était ralenti en 1903 et qu'il l'était resté depuis.

En 1904, il commença à avoir de légères attaques dans lesquelles il perdait connaissance et, avait de petites convulsions. De novembre 1905 à avril 1906, il eut un grand nombre d'accès, les uns graves avec convulsions et cyanose, les autres légers et sans convulsion. Il n'avait pas eu d'accès depuis un an, mais il en avait eu un très violent en 1907, et depuis, il n'avait eu que trois

légers accès. Il avait mené une vie très paisible et avait souvent
fait des excès de boisson.

Le malade était grand, mince, et semblait intelligent. La figure
était habituellement rosée avec une légère teinte sombre. Il marchait
lentement, avec précaution ; sa démarche était légèrement ataxique ;
s'il voulait aller vite ou était excité, il avait du vertige. Il avait
un tempérament coléreux, et quand il se fâchait, sa figure deve-

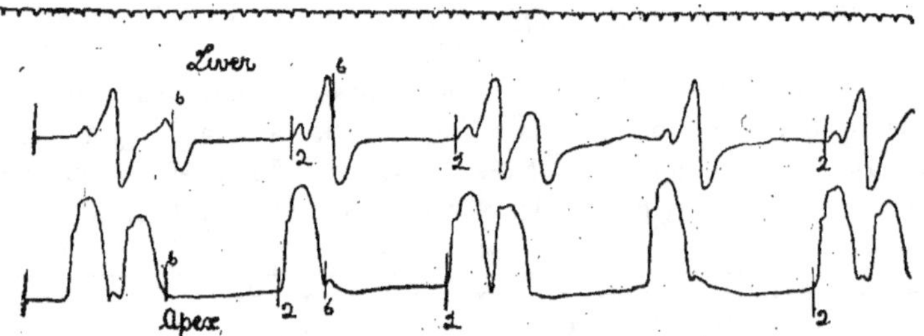

Fig. 247. — Tracés du pouls hépatique et du choc de là pointe dans un cas de
bloquage du cœur avec fibrillation auriculaire, montrant le battement couplé
(cas 80).

nait foncée et cyanosée. S'il était couché, il y avait une forte pulsation, que l'on voyait dans la jugulaire profonde des deux côtés,
faisant saillie à la partie inférieure du cou, comme dans la figure 246.
Elle était très lente et synchrone avec le choc de la pointe. Le foie
était légèrement augmenté de volume et animé de pulsations (fig. 247)

Le pouls radial était ralenti et bien frappé, habituellement 30 par
minute, et tout à fait régulier. Parfois, deux battements étaient tout
à fait rapprochés, et suivis par une longue pause. Ces battements
couplés pouvaient apparaître à de rares intervalles, ou bien alterner
avec un battement unique, ou bien ils pouvaient être continus pendant une courte période. Le choc de la pointe était fort et diffus dans
le 6e espace intercostal et sur la ligne axillaire antérieure. La matité
cardiaque s'étendait à 1 pouce à droite de la ligne médiane et à
8 pouces à gauche.

Il y avait un souffle systolique rude, avec maximum à la pointe et
se propageant vers l'aisselle. Le 2e bruit était clair et bien frappé,
suivi par un souffle doux. Ce souffle diastolique ne s'entendait que
sur un espace limité à la pointe, et n'était pas toujours perceptible
En général, il était sourd et allait en s'éteignant.

Un grand nombre de tracés furent pris de ce malade à différentes
époques : ils présentaient toujours les mêmes caractères, avec cette

seule différence que parfois les battements couplés étaient plus fréquents, ou manquaient totalement. Le tracé jugulaire montrait toujours une grosse onde, occupant toute la période de la systole ventriculaire, avec parfois une onde de fibrillation pendant la diastole
(fig. 246).

Le 6 juillet 1911, il commença à avoir une série d'accès de perte
de connaissance et de légères convulsions, qui se produisirent à intervalles variés jusqu'à sa mort, le 8 juillet. Le docteur Silberberg le
suivit de près pendant ces derniers jours. Parfois, le cœur variait
légèrement de fréquence et de rhythme. Au lieu du rhythme lent habituel, une série de battements, probablement de même nature et de
même origine que les extra-systoles, se succédaient pendant des
périodes variables, de sorte que les battements ventriculaires atteignaient une vitesse de 60 par minute. À la fin d'une pareille période,
le ventricule restait au repos avant de reprendre son rhythme propre,
et c'est pendant cette période que se produisaient la perte de connaissance et les convulsions. Voici l'observation faite par le docteur Silberberg : « Les accès de perte de connaissance et les légères convulsions commencèrent à 5 heures du matin, le 6 juillet 1911. Elles
cessèrent à 9 heures, mais recommencèrent à 11 heures, et se continuèrent à courts intervalles jusqu'à 1 heure. Il n'en eut pas entre
1 heure et 2 h. 20. Depuis cette heure jusqu'à sa mort, le 8 juillet au
matin, il y eut la même répétition de rechute et d'absence d'accès. »

Les accès avaient une durée variable de quelques secondes à 20 ou
30 secondes. Ils s'accompagnaient tous du manque du battement
ventriculaire que l'on observait facilement à la place du choc de la
pointe. Le début de la perte de connaissance était progressif, le malade prévoyait la venue de l'accès, sentant que son cœur s'était mo-
mentanément arrêté de battre. Il devenait agité, exhalait des plaintes
et des gémissements ; en quelques secondes, il ne pouvait plus être
excité, ses yeux se tournaient en haut et à droite, les pupilles étaient
très dilatées et il n'y avait plus de réflexe cornéen. La cyanose de la
face, qui était constante, s'accentuait et la figure devenait livide : la
respiration devenait stertoreuse, l'air était aspiré avec force, ses joues
s'enfonçant profondément entre ses gencives édentées. Il y avait une
forte éructation. Au bout de 20 secondes de perte de connaissance,
des manifestations épileptiformes se produisaient, les convulsions
débutaient à la face, les lèvres devenaient rigides et des mouvements
de flexion spasmodique se produisaient. Les membres inférieurs ne
présentaient aucun mouvement convulsif. Un simple battement de
cœur pendant l'accès modifiait le degré d'inconscience ; deux ou

trois battements amenaient un état de réveil, et après quelques battements de plus, il reprenait rapidement connaissance, causait naturellement, tout en montrant de la fatigue. Le premier battement de la période où il reprenait connaissance était habituellement faible, les battements suivants étaient plus forts. Dans les périodes de lucidité relative, il se plaignait de douleurs générales, surtout dans les membres. Il était trop faible et trop fatigué pour se mouvoir. Il avait à la partie supérieure de l'abdomen une douleur qui était soulagée par les éructations. A différentes reprises, il vomit une certaine quantité de liquide verdâtre, ce qui sembla le soulager.

Le docteur Lewis a publié une partie de son observation alors qu'il était son médecin traitant ; c'est lui qui fit son autopsie, et qui envoya au docteur Cohn son cœur pour en faire l'examen microscopique, et voici un bref résumé de ce qui a été publié :

« Pas de lésion microscopique à la moelle allongée. Les nerfs vagues étaient normaux, mais parallèllement à chacun d'eux il y en avait un tout petit qui renfermait une hémorragie. Le cœur était hypertrophié dans toutes ses cavités. On voyait un anévrysme à la partie supérieure droite du ventricule gauche. Il y avait une sclérose partielle du septum des ventricules, et une sclérose complète du septum membraneux. Le myocarde renfermait de nombreuses cicatrices. En réalité, il n'y avait pas d'inflammation aiguë. Le nodule sino-auriculaire était en partie détruit et remplacé par du tissu connectif. La branche principale du faisceau auriculo-ventriculaire était séparée du nodule auriculo-ventriculaire par du tissu sclérosé, et l'extrémité distale de la branche principale, son point de division et les parties supérieures des deux branches étaient détruits par le même processus. Les artères du cœur présentaient de l'hypertrophie de leur tunique moyenne, une dégénérescence des fibres musculaires et une hyperplasie de l'intima, déterminant une oblitération soit partielle (lésion la plus fréquente), soit complète des lumières. L'aorte présentait de l'athérome. Il y avait une congestion chronique du foie, de la rate, du pancréas et des reins. »

OBSERVATION 81. — *Début de fibrillation auriculaire, les battements du cœur étant d'abord fréquents, puis se ralentissant avec des accès de perte de connaissance et des accès épileptiformes. Mort au cours d'un accès. Autopsie.*

Homme, né en 1838. Je le connaissais intimement depuis 1894. Jusqu'en 1907, c'était un sujet vigoureux et bien portant. C'était un grand fumeur qui pendant de nombreuses années fumait 30 grammes de tabac et une demi-douzaine de cigares par jour. J'eus l'occasion de l'examiner en 1906 et trouvai son cœur normal comme rhythme et comme fréquence, quoique depuis quelques années il était plutôt oppressé. Je l'examinai à nouveau en février 1907, et constatai que son cœur était continuellement irrégulier, avec le rhythme désordonné caractéristique de la fibrillation auriculaire. Il ne s'apercevait pas de ce changement, mais il se rendait compte que sa dyspnée avait augmenté. Il était encore capable de faire ses affaires et de jouer au golf. Il vivait à quelque distance de chez moi, et je ne le revis plus jusqu'au 11 octobre 1907, où je fus demandé de le voir par son médecin traitant, le docteur O, Connor, à qui je suis redevable du récit de ses nombreux accès. J'appris par lui que depuis quelques mois son pouls s'était beaucoup ralenti, et que récemment, il avait eu des attaques de perte de connaissance. Dans ces moments, le cœur battait au-dessous de 30 fois par minute. Il était très faible et défaillant quand je le vis, le pouls variait entre 30 et 40 battements par minute, très irrégulier, avec parfois de longues pauses, pendant lesquelles il y avait souvent un petit battement prématuré dans la jugulaire (fig. 248). La matité cardiaque s'étendait à un pouce et demi au delà de [la ligne mamelonnaire. Il y avait un souffle doux à la pointe. L'urine renfermait une petite quantité d'albumine. Les accès de perte de connaissance continuèrent, et je le vis de nouveau en novembre, l'état du cœur ne s'était pas modifié. Ensuite, le nombre des battements augmenta, les accès disparurent, et il alla à Torquay en juin 1908, où il eut une légère récidive de ces accès de perte de connaissance. Il s'en remit et alla bien jusqu'au 4 août, où après un effort, il fut pris de forte dyspnée, et les accès de perte de connaissance se reproduisirent. Ils augmentèrent de nombre et de gravité, et pendant deux jours entiers, il fut sans connaissance et très cyanosé. Pendant quelques heures, il eut une série d'attaques épileptiques comme s'il avait eu des convulsions urémiques. Il eut aussi de la respiration de Cheyne-Stokes. La gravité des accès diminua peu à peu, et au mois de septembre, son pouls atteignit 50 à 60 battements par minute. En octobre, il eut une série d'évanouissements tran-itoires, que le docteur O,Connor décrivit comme ressemblant au petit mal. Ainsi, pendant que le docteur causait avec lui, la figure du malade devenait subitement pâle, et il perdait connaissance pour un court moment. Pendant ces accès, on ne sentait pas de pouls à la radiale.

Je le revis le 18 décembre 1908. Il était capable d'aller et venir et

n'avait pas eu d'accès pendant des semaines. Le pouls était plutôt
ralenti, environ 60 par minute et irrégulier. La matité cardiaque dépassait d'un pouce et demi le sein gauche, les bruits étaient nets
avec un léger redoublement du premier bruit. Il n'y avait pas
d'œdème, et pas d'albumine dans l'urine.

Le 5 mai 1900, il fut vu par le docteur John Hay, qui prit un long
tracé avec le polygraphe à encre. Le rhythme était désordonné, carac-

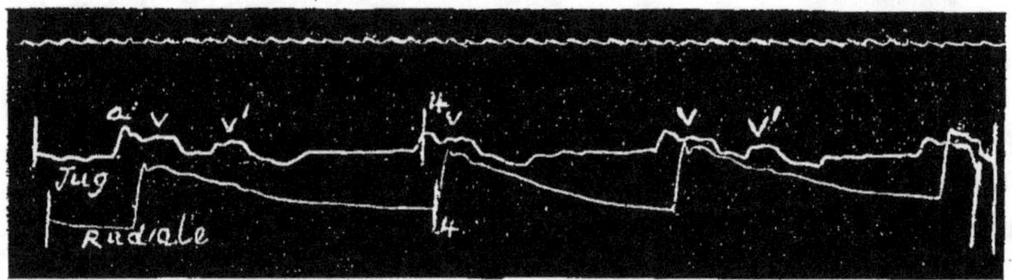

Fig. 248. — Tracés simultanés des pouls jugulaire et radial. Le pouls jugulaire
est de la forme ventriculaire. Pendant les longues pauses dans le pouls radial,
il y a de petits battements prématurés, v' dans la jugulaire. Le pouls variait
de 25 à 30 battements par minute. Le malade venait de se remettre d'une série
d'accès syncopaux et épileptiques (cas 81, 11 octobre 1907).

téristique de la fibrillation auriculaire, et le pouls jugulaire avait la
forme ventriculaire. En août 1909, le cœur eut beaucoup de ralentissement, et il fut pris d'accès de perte de connaissance avec convulsions épileptiformes et mourut au cours d'un de ces accès.

Le cœur fut envoyé au docteur E. A. Cohn qui l'examina à fond,
et publia le résultat de ses recherches. Il trouva une énorme augmentation du tissu conjonctif du nodule sino-auriculaire. Il y avait
aussi des lésions de myocardite interstitielle dans l'oreillette et le ventricule, mais surtout à l'oreillette droite, mais il n'y avait qu'une
légère augmentation du tissu conjonctif disséminé dans le nodule
auriculo-ventriculaire et de ses branches.

Observation 82. — Dégénérescence du myocarde,
probablement d'origine alcoolique.

Homme, né en 1843. J'avais soigné ce malade en 1880 pour un
érysipèle consécutif à une plaie de la tête. Il s'en remit bien et mena
une vie active jusqu'en 1890, où il se mit à faire par intervalle des
excès de boisson. Il était rigoureusement sobre pendant quelques
mois, puis pendant quelques semaines, il s'adonnait fortement à la

boisson. Après 1900, ces excès se répétaient trois ou quatre fois par an. Pendant ces excès, son cœur avait des battements rapides et se dilatait, et c'est probablement à cause d'une grande prostration qu'il cessait de boire pendant quelque temps. Lorsqu'il cessait ses excès au bout de quelques semaines, son cœur redevenait normal, et il n'y avait pas de limitation de l'énergie du cœur. Après des excès plutôt prolongés en 1907, il se reprit, et ne prit plus d'alcool qu'en quantité limitée.

En mai 1909, alors qu'il avait 66 ans, il me consulta parce qu'il sentait quelquefois battre son cœur, bien que cela ne l'empêchât pas d'aller à ses affaires. Il ne faisait pas d'exercice et prenait de l'embonpoint. Le pouls était dur, la pression sanguine était à 210, et il y avait de fréquentes extra-systoles suivies parfois par un léger pouls alternant. La matité cardiaque atteignait la ligne mamelonnaire et les bruits étaient nets : il n'y avait pas d'albumine dans l'urine.

Le 29 mars 1910, il se sentait bien et pouvait marcher sans malaise. Le pouls alternant était très marqué, et la pression sanguine pour les forts battements était de 180. Le 18 octobre 1910, il me faisait savoir qu'il allait bien quoique facilement oppressé.

Vers le milieu de février 1911, il ressentit du malaise dans la poitrine, mais la respiration était plus aisée et il n'y avait qu'un léger pouls alternant. En avril de cette même année, il dit qu'il se sentait faible et qu'il avait eu une sensation de tiraillement au cœur. Il dormait mal, avait comme du dégoût et des envies de vomir vers 3 heures du matin. Il se réveillait le matin de bonne heure avec de la dyspnée. La matité cardiaque dépassait d'un pouce la ligne mamelonnaire gauche. Six semaines plus tard, il eut une violente crise de dyspnée pendant la nuit, qui dura quatre ou cinq heures, et pendant laquelle il devint très cyanosé et perdit un peu connaissance. Il s'en remit assez bien et il alla bien. Je le vis le 17 juin : il avait eu de la peine pour respirer pendant la nuit, sans avoir eu de véritable attaque de dyspnée. Son médecin dit qu'il avait eu un accès de malaise (pas avec respiration difficile), lorsque son pouls atteignit presque 200 battements par minute. Il avait eu aussi de la respiration de Cheyne-Stokes. Il reposait confortablement dans son lit, quand je le vis. Le pouls était plutôt rapide, 110 par minute, et je constatai un léger pouls alternant, et seulement par courtes périodes. La matité cardiaque dépassait alors de 2 pouces la ligne mamelonnaire et le choc de la pointe était diffus et plutôt fort.

Ensuite, le malade déclina graduellement, avec des accès de dyspnée surtout la nuit, et il mourut le 19 août 1911.

OBSERVATION 83. — *Intoxication du cœur par l'arsenic et la bière.*

Pendant deux ans, j'observai ce malade âgé de 37 ans, surtout pour quelque malaise après un excès de boisson. Je le vis le 15 mai 1902, se plaignant d'une douleur dans la poitrine et d'une gêne pour respirer. Il avait bu beaucoup récemment et avait absorbé beaucoup de bière. Il était allé se promener à la campagne le matin du jour où je le vis, et avait gravi un chemin en pente, et à ce moment, il avait

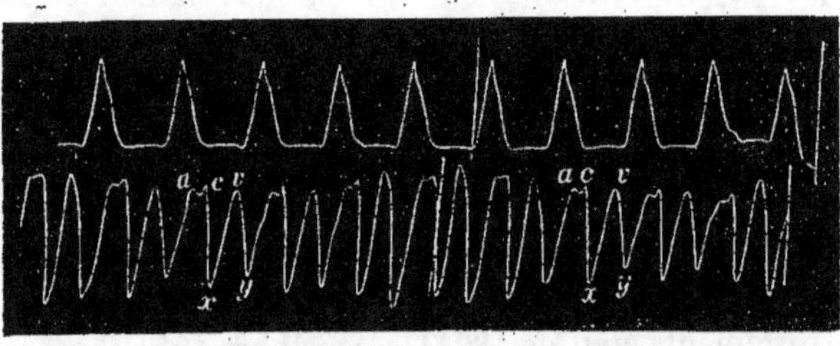

FIG. 249. — Tracés simultanés des pouls radial et jugulaire pour montrer le fort pouls jugulaire, lorsque le cœur était empoisonné (cas 83).

été pris de douleur et de gêne pour respirer. Quand je le vis, il était au lit, avec les épaules relevées, se tournant d'un côté à l'autre à cause de sa douleur dans la poitrine qui, à ce moment, sans être vive, l'empêchait de se tenir couché à son aise. Ses yeux étaient subictériques, le pouls radial était fort, plein et compressible, 130 battements par minute. Le choc de la pointe était diffus et, sur la ligne médiane, la matité dépassait de 2 pouces la ligne mamelonnaire à gauche, et un demi-pouce à droite de la ligne médiane. Au niveau du 3e cartilage costal gauche était le maximum d'un souffle systolique. Les veines du cou gonflées étaient animées de violentes pulsations, les ondes s'élevant jusqu'à l'angle de la mâchoire. Le cou était long et les veines faisaient saillie, et il y avait deux ondes (*a* et *v*) pour chaque battement du pouls radial, le cou présentant ainsi l'apparence d'un mouvement continu (fig. 244). Le foie était légèrement augmenté de volume, et les tissus sous-cutanés (peau et muscles), qui le recouvraient étaient très sensibles à la pression.

Avec le repos, les sédatifs et l'abstinence d'alcool, les symptômes cardiaques cessèrent graduellement, le pouls se ralentit, la pulsation des veines du cou disparut, et dix jours après le malade était très amélioré (fig. 250). La zone de matité diminuait, la pointe du cœur

revenait en dedans de la ligne mamelonnaire et le souffle systolique
avait presque disparu.

Ensuite, les progrès furent ininterrompus, et il se porta bien pendant plusieurs mois jusqu'à ce qu'il se remît à boire, et neuf mois
après, il eut un nouvel accès d'insuffisance cardiaque qui suivit la
même évolution et fut de nouveau suivi par une amélioration grâce

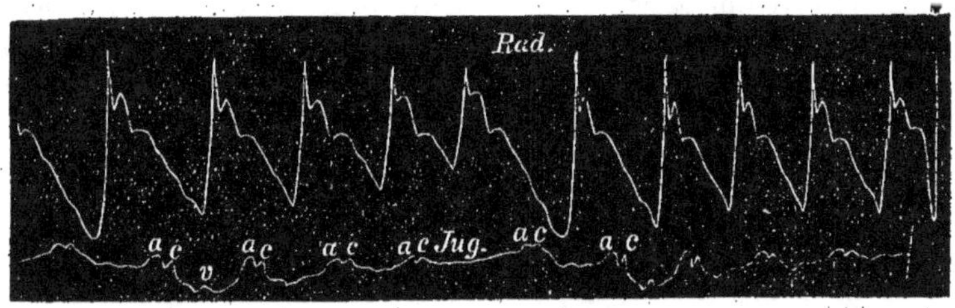

Fig. 250. — Pris 10 jours après la figure 249, pour montrer la différence dans
le caractère des pouls radial et jugulaire dans la guérison (cas 83).

à l'abstinence d'alcool. A ce moment, on découvrit que la bière était
contaminée par de l'arsenic et le malade cessa de boire de la bière.
Un an plus tard il eut du *delirium tremens*. Il n'avait pas bu de
bière, mais du whisky et du cognac; cette fois, il n'y avait pas de dilatation du cœur ni de pulsation dans les veines du cou, quoique le
pouls fût rapide. Le malade mourut d'épuisement.

OBSERVATION 84. — *Cœur empoisonné par une infection streptococ-*
cique.

Un malade, âgé de 53 ans, me fut envoyé par Sir A. Wright le
14 avril 1911, à cause de l'état de son cœur. En marchant dans mon
cabinet, le malade était très oppressé, et dut s'asseoir quelques
minutes avant d'avoir assez de souffle pour parler. Il se plaignait
d'une douleur dans la poitrine et d'oppression au moindre exercice.
Il était très fort et bien portant jusqu'à il y a deux ans, où il eut
une pneumonie double, et depuis cette époque, il avait été très fatigué et très oppressé, et graduellement cet état avait empiré. Sir
A. Wright me faisait savoir qu'il avait encore dans les poumons une
infection streptococcique qu'il se proposait de traiter par la vaccine.
La face du malade avait une teinte subictérique et légèrement cyanosée. La matité cardiaque dépassait d'un pouce la ligne mamelon-

naire gauche. Les bruits étaient nets et les veines jugulaires pleines étaient animées de fortes pulsations.

Le tableau clinique présenté par ce malade ressemblait si bien au cas 83 que j'en concluais que le cœur du malade avait été empoisonné, comme dans ce cas, par les toxines de quelque infection microbienne; aussi je le renvoyai à Sir A. Wright avec cette hypothèse, et que son traitement par la vaccine donnerait un résultat bien meilleur que tout ce que je pourrais conseiller. Le traitement par la vaccine fut employé et donna des résultats tels qu'en octobre le malade était assez amélioré pour pouvoir chasser. Je sus deux ans plus tard qu'il menait une vie active et n'avait aucun trouble cardiaque.

Observation 85. — *Rhumatisme musculaire et affection du myocarde Bloquage partiel du cœur.*

Un homme, âgé de 60 ans, souffrait en 1909 de rhumatisme vague dans le dos et l'épaule droite. Un jour qu'il tournait la manivelle pour mettre en marche son automobile, il fut pris d'une vive douleur dans le dos. Depuis cette époque, il avait de la douleur et de la raideur dans le dos et les muscles des membres, qui persistèrent en dépit de tout traitement, y compris une cure à Harrogate. Il y avait aussi un peu d'œdème des malléoles, et son gros orteil était sensible et gonflé. Pendant qu'il était à Harrogate, son cœur devint lent et irrégulier, et en juillet, il fut vu par le docteur Wardrop Griffith. Celui-ci constata que le pouls battait de 28 à 30 fois par minute, et le tracé simultané de la radiale et de la jugulaire lui montra que le ralentissement était dû à un bloquage partiel, le ventricule répondant seulement à tous les deux battements auriculaires, et parfois à tous les trois. Au bout de quelques jours, le nombre des battements augmenta.

Je vis le malade le 23 juillet, alors qu'il souffrait de vives douleurs musculaires. Le cœur avait son volume normal, les bruits étaient faibles mais sans souffle, les battements à 75 par minute et tout à fait réguliers. Le tracé jugulaire indiquait un large intervalle a-c, de 2/5 de seconde (la normale étant 1/5 de seconde). Depuis cette date jusqu'à la fin de l'année 1909, il continua à avoir des douleurs musculaires, et son cœur avait des variations de rhythme et d'allure.

Dans une lettre qu'il m'écrivait le 28 novembre, son médecin me disait qu'il était en train de se remettre de sa septième attaque de ralentissement du cœur. Parfois son cœur battait 110 fois par mi-

nute, puis venait une période dans laquelle, il ne battait que 40 fois
et même moins. En général, il était à 64 à 72 par minute. Après
janvier 1910, la douleur diminua et finit par disparaître, le cœur eut
un rhythme régulier à 70 par minute. Depuis jusqu'en 1912, de fréquentes observations ont été faites : le pouls a toujours été régulier,
et le malade est resté complètement guéri.

OBSERVATION 86. — *Affection subaiguë du muscle cardiaque avec
bloquage du cœur et angine de poitrine.*

Une femme, née en 1851, était active et bien portante après avoir
eu 8 enfants. Vers 40 ans (1891), elle commença à avoir des accès
de palpitation et de dyspnée. A l'âge de 42 ans, je consignai sur mes
notes : Cœur facilement excité, palpitations et oppression en montant un escalier. La matité s'étend à 4 pouces à gauche de la ligne
médiane, et la pointe bat fortement dans le 5e espace intercostal. On
entend à la pointe un souffle systolique qui se propage vers l'aisselle.

En dehors des accès de palpitations et de dyspnée, elle continua à
mener une vie active, traversant la période de la ménopause et prenant de l'embonpoint. En 1904, à l'âge de 53 ans, elle me consulta
pour une forte oppression et un violent battement dans le cou et à
la partie supérieure du milieu de la poitrine. Le pouls était à 90 à
100 battements par minute, battant avec force. Il y avait une pulsation marquée dans la carotide, mais pas de pulsation jugulaire. La
pointe battait faiblement dans le 5e espace intercostal, et la matité
cardiaque dépassait de 5 pouces à gauche la ligne médiane. A la
pointe et à la base, on entendait un souffle systolique râpeux. Malgré
le repos et divers traitements, son état ne s'améliora pas, et en juin
elle alla faire à Nauheim une cure de six semaines de bains et
d'exercice, suivi d'un séjour en Suisse, après lequel elle revint chez
elle dans un état pire. Elle avait beaucoup maigri et ne pouvait faire
le moindre effort sans palpitation ou dyspnée. Le désagréable battement du cou et de la partie supérieure de la poitrine persistaient
encore. En septembre, elle devint très malade : elle eut un peu de
température et eut deux accès graves d'érythème noueux aux jambes.
Au bout de 15 jours, la fièvre tomba et l'érythème noueux disparut.
Le pouls continuait à être rapide, et j'essayai une fois de plus l'effet
de la digitale. Elle l'avait employée plusieurs fois auparavant sans
d'autre résultat que de lui donner des nausées. Cette fois, cependant
la digitale eut une action sur le cœur. Elle commença le 18 septembre

avec trois granules de digitaline Nativelle, et elle les continua jusqu'au 29, où elle commença à s'apercevoir qu'il manquait un battement, avec de fortes pulsations après la pause. Des tracés du pouls
montraient que l'intermittence était due au bloquage du cœur, l'excitation provenant de l'oreillette n'arrivant pas au ventricule. Le
médicament fut suspendu le 4 octobre, et l'irrégularité disparut
complètement. Le cœur devint beaucoup plus calme, les battements
étaient à 72 par minute, et la matité s'étendait à 4 pouces à gauche.

La malade continua à être en bonne santé jusqu'en février 1905,
ou elle eut un nouvel accès d'érythème noueux. Celui-ci disparut en
2 semaines, mais avant qu'il eût cessé, le cœur devint irrégulier, à
cause d'un bloquage partiel, qui, cette fois-ci, était spontané puisqu'elle ne prenait pas de digitale. Le bloquage du cœur était parfois
occasionnel, mais d'autrefois, le ventricule ne répondait qu'à chaque
contraction auriculaire alternée (rythme 2 : 1). Au bout de quelques
semaines, cela disparut de nouveau. A ce moment la matité était en
dedans de la ligne mamelonnaire, et le souffle systolique persistait
encore. Je vois par mes notes que je ne savais pas si ce souffle était
d'origine aortique ou seulement mitral, car il ne se propageait pas
dans la carotide.

Depuis ce moment, elle regagna progressivement de la force, le
battement du cou devint moins pénible, et elle commença à prendre
de l'embonpoint. Au commencement de 1906, elle commença à avoir
des accès de douleur dans le côté gauche de la poitrine et le bras.
Ceux-ci furent au début légers, puis devinrent plus forts, jusqu'à ce
qu'elle vint encore me consulter le 24 juin 1906. A cette époque, la
douleur ne se faisait parfois sentir que dans le bras, et y restait avec
une sensation de malaise mal défini. D'autres fois, la douleur commençait dans la poitrine en avant et se propageait autour du côté
gauche de l'omoplate gauche et s'irradiait d'une façon vague au
bras gauche. La douleur pouvait se développer au repos, mais en
général elle était pire le matin en marchant.

En examinant le cœur, je trouvais une matité jusqu'à la ligne
mamelonnaire, un souffle systolique perçu dans toutes les zones,
avec maximum dans la région aortique et se propageant vers la clavicule et les carotides. Le second bruit aortique était accentué, le
cœur était régulier et la pression était à 170 millimètres de mercure.
Après s'être reposée davantage, la douleur disparut progressivement
avec une tendance à revenir quand elle était fatiguée ou qu'elle faisait trop d'exercice. Dans les années ultérieures, le pouls se ralentit,
et en l'examinant en janvier 1909, je trouvai le pouls à 52 par minute

avant qu'elle quitte le lit, mais à ce moment, elle ne pouvait faire
quelques pas sans éveiller de la douleur dans le bras et le côté gauches
de la poitrine, aussi était-elle obligée de garder le lit. Si elle voulait
persister, la douleur devenait intolérable. En février 1909, elle eut
un autre accès d'érythème noueux dont elle se remit parfaitement.
La tendance à la douleur dans la poitrine venait après toute période
où elle avait été plus active que de coutume, de sorte qn'elle prend
davantage de repos et sauf cela, elle est remarquablement bicn. Pendant ces quatre dernières années, elle est restée en bonne santé (1913)
la tendance aux accès douloureux persista toujours quand son activité déposa une certaine limite.

OBSERVATION 87. — *Affection rhumatismale du myocarde.*

Un homme, âgé de 38 ans, se plaignait de dyspnée d'effort, et de
sentir que son cœur était parfois irrégulier et enclin à battre rapide-

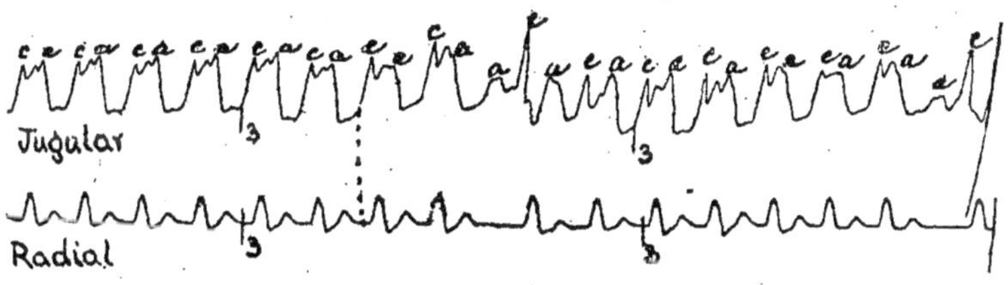

FIG. 251. — Bloquage partiel du cœur. Large intervalle *a-c* et manque occasionnel
d'un battement ventriculaire (cas 87).

ment par l'exercice. Il s'en était aperçu la première fois en novembre 1910, et cela a persisté, en empirant graduellement et
parfois il éprouvait beaucoup de malaise. Il était en bonne santé
jusqu'en mai 1910 quand il ressentit une légère douleur à l'épaule
droite et au coude, avec quelques craquements dans les jointures à
l'occasion du mouvement. Il croyait d'abord que sa douleur était due
au tennis.

J'examinai le malade le 15 mars 1911, alors que la douleur persistait encore dans son épaule droite, mais qu'il considérait actuellement comme rhumatismale. Il était pâle, son pouls était rapide
(104 par minute) avec de fréquentes intermittences. L'impulsion du

c œur était légère, la matité s'étendait à gauche jusqu'à la ligne mamelonnaire, le premier bruit à la pointe était légèrement voilé.

Un examen du tracé du pouls jugulaire montrait qu'il y avait un retard entre les contractions auriculaires et ventriculaires, et que l'intermittence du pouls était due à ce que parfois le ventricule ne répondait pas à une systole auriculaire (fig. 251).

Le docteur Lewis prit un électro-cardiogramme qui indiqua un retard entre les systoles auriculaires et ventriculaires.

On lui conseilla de prendre du repos, et en l'examinant le 18, il avait un pouls parfaitement régulier, 75 par minute, les tracés pris au cou indiquaient un accroissement dans l'intervalle *a-c*. Le 1er avril, il se sentait beaucoup mieux : le pouls était encore régulier à 65 par minute, et l'intervalle *a-c* avait sa durée normale, 1/5 de seconde. On recommanda au malade de continuer son travail, en évitant tout effort inutile et en se reposant autant que possible. C'est ce qu'il fit : en quelques mois, il se sentit tout à fait bien, et tous les signes de troubles cardiaques avaient entièrement disparu. En 1913, il me fit dire qu'il allait tout à fait bien.

OBSERVATION 88. — *Affection rhumatismale subaiguë
du myocarde.*

Une femme, âgée de 53 ans, se plaignait d'accès de grande prostration pendant lesquels elle sentait que son cœur battait violemment d'une manière irrégulière.

Elle avait été en bonne santé jusqu'en 1908, où elle eut un sérieux accès de lumbago et de la sciatique. Elle avait été soignée à Buxton et à Matlock, et était rentrée chez elle en juillet, un peu soulagée mais encore un peu impotente.

Quelque temps après cette époque, elle commença à avoir des accès de dyspnée et des palpitations. Cela continua jusqu'au 18 août 1918, où on la mit au lit et où elle resta jusqu'à ce que je la vis le 14 janvier 1909. Son mari (un médecin) notait parfois que son pouls variait de fréquence et de rhythme, quelquefois rapide et irrégulier, d'autres fois très lent.

Parfois la malade se plaignait d'un grand malaise, sentant comme si elle allait perdre connaissance, et sentant que son cœur battait d'une façon anormale. Cela arrivait quand la fréquence des battements du cœur était accrue aussi bien que quand il battait lentement. Pendant les derniers jours de décembre, elle eut plusieurs accès de dyspnée, qui venaient sans cause, durant de 10 à 15 minutes. Le 10 janvier, elle ressentit de violents battements de son cœur et de la trémulation, avec oppression, et plus tard dans la journée, elle perdit connaissance pendant quelque temps, et elle se sentit très froid.

Lorsque je fus appelé pour la voir, le 14 janvier 1909, elle était au lit, assise et se sentant très oppressée quand elle était étendue. Elle décrivait les accès des battements du cœur, qu'elle ressentait aussi dans le cou, et qui donnaient lieu à une sensation de suffocation. Le pouls était parfaitement régulier quand je la vis, environ 75 par minute. La matité s'étendait à gauche jusqu'à la ligne mamelonnaire. On ne pouvait découvrir le choc de la pointe : les bruits étaient mous : le premier bruit n'était pas très net, soit à la pointe, soit à la base. Il n'y avait presque pas de pulsation dans les veines du cou, de sorte que je ne pus prendre qu'un tracé défectueux, mais il montrait les signes distincts d'un large intervalle a-c.

Depuis cette date, elle continua à avoir des accès occasionnels de troubles cardiaques : quelquefois pendant plusieurs jours le cœur allait très bien ; d'autre fois, le cœur devenait très ralenti et irrégulier. D'après le récit du docteur, je ne puis être certain si cela était dû à un bloquage partiel du cœur, mais en toute probabilité, je crois que c'était le cas.

Vers la fin de 1909, elle commença à s'améliorer : son cœur cessa de la troubler, et à la fin de l'année, les symptômes disparurent, sauf la faiblesse. Elle m'écrivit en décembre, disant qu'elle continuait à se bien porter, et qu'elle n'avait qu'occasionnellement des accès d'oppression très légers, mais qu'elle avait des douleurs de rhumatisme dans les pieds et les chevilles.

En 1910, elle cessa progressivement de souffrir de rhumatisme et s'améliora régulièrement, et elle est actuellement (1913) en état de reprendre sa vie ordinaire sans éprouver de malaise. Son cœur ne présente aucun signe anormal.

OBSERVATION 89. — *Affection rhumatismale subaiguë du myocarde.*

Un homme, âgé de 40 ans, se plaignait d'être oppressé après une courte marche et aussi d'un sentiment d'épuisement. S'il persistait à marcher plus longtemps, il éprouvait une douleur sous le sein gauche, qui disparaissait en quelques minutes lorsqu'il s'était reposé. Ces symptômes apparurent en 1910, et se reproduisaient si facilement qu'il dut abandonner ses occupations et prendre du repos. Après quelques semaines de repos, il partit en voyage pour trois mois et semblait aller tout à fait bien. Il se porta bien jusqu'en juillet 1911, où il eut un petit accès de paralysie affectant le côté gauche et qui disparut rapidement, mais il avait eu dernièrement une récidive de son état d'affaiblissement.

Cinq ans auparavant il avait été admis à prendre une assurance sur la vie : il n'avait pas de souffle cardiaque.

Dans les dernières années, à diverses reprises, il avait eu des accès de lumbago et avait eu la fièvre typhoïde et de l'impaludisme. Pas de syphilis et pas d'albumine dans l'urine.

Le malade était un homme fort, bien bâti et paraissait bien portant. Le pouls était souple, régulier, 70 battements par minute. Pression sanguine 150 millimètres de mercure. Le choc du cœur était léger, et la matité atteignait la ligne mamelonnaire gauche. Il y avait un souffle systolique rude avec un léger timbre musical à la pointe. Un tracé jugulaire, montrait un accroissement léger mais net de l'intervalle a-c, et un électro-cardiogramme pris par le docteur Lewis, indiquait aussi une augmentation de la période entre les systoles ventriculaires et auriculaires, et en outre, l'électro-cardiogramme montrait ces déflexions caractéristiques de l'hypertrophie du ventricule gauche.

Le malade me consulta encore en décembre 1912, au retour d'un voyage en Afrique et se sentant beaucoup mieux. Le seul symptôme dont il se plaignait, c'était une tendance de ses pieds à présenter de l'œdème après une longue journée de travail pénible. Il avait à ce moment du lumbago. L'état du cœur ne s'était pas modifié, il y avait toujours un léger accroissement de l'intervalle a-c. Je le revis en mai 1913 : il allait beaucoup mieux.

OBSERVATION 90. — *Rhythme normal. Maladie aortique et mitrale. La digitale produisant un bloquage du cœur, des extra-systoles et du pouls alternant, et augmentait la quantité d'urine, mais n'avait aucun effet sur les battements auriculaires.*

Un homme, âgé de 26 ans, entra à l'hôpital pour de l'oppression, de la douleur dans le côté gauche de la poitrine et de l'enflure des jambes et de l'abdomen.

Le malade s'était bien porté jusqu'à l'âge de 5 ans, où il commença à avoir de l'oppression. Depuis cette époque, jusqu'à son entrée, il avait été cinq fois dans les hôpitaux. Il n'avait eu ni rhumatisme aigu ni angine. Quelques semaines avant son admission, sa respiration était devenue plus gênée, et ses jambes avaient commencé à enfler.

État à l'entrée. — Le malade était assis dans son lit : la respiration était pénible : la face était pâle, bouffie et il paraissait souffrir. Le pouls radial était fort, dépressible et régulier. Le choc de la pointe était volumineux et diffus en dehors de la ligne mamelonnaire dans

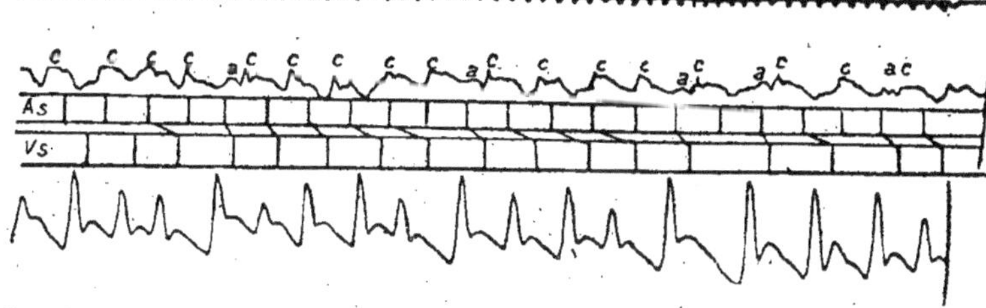

Fig. 252. — Pouls irrégulier produit par la digitale. Le tracé du cou est un mélange du pouls jugulaire et carotidien, et la plupart des ondes auriculaires ne sont pas distinctes. Le diagramme intercalé explique le rapport du rhythme auriculaire au rhythme ventriculaire (cas 90) (fig. 252-5 du Heart, vol. II, p. 361).

les 5e et 6e espaces intercostaux. A la pointe, il y avait un souffle systolique rude, et dans la zone aortique un léger souffle diastolique. Les deux bases des poumons étaient mates, et il y avait de nom-

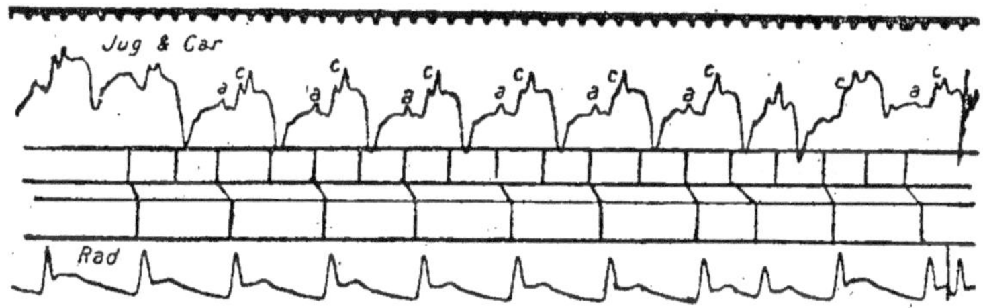

Fig. 253. — L'interprétation du diagramme représente un rhythme 2 : 1, sauf dans un cas (cas. 90).

breuses crépitations fines au moment de la respiration profonde. Les veines jugulaires étaient pleines et animées de pulsations. Les pulsations jugulaire et hépatique étaient toutes deux de forme ventriculaire d'une manière générale, mais parfois il y avait une petite onde auriculaire dans chacune. Il y avait un peu d'épanchement dans la cavité abdominale : Le foie descendait à trois pouces au-dessous du rebord costal et était animé de pulsations : les jambes et les cuisses étaient œdématiées, et l'urine renfermait une légère trace d'albumine.

Traitement et évolution. — A son entrée, le malade était très malade : le lendemain de son entrée, il vomit et eut des crachats teintés de sang.

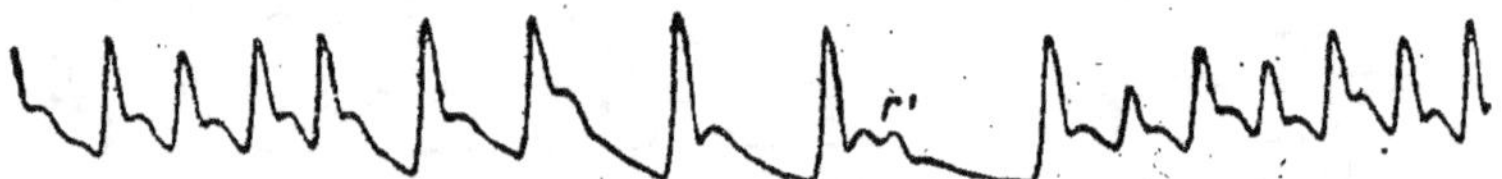

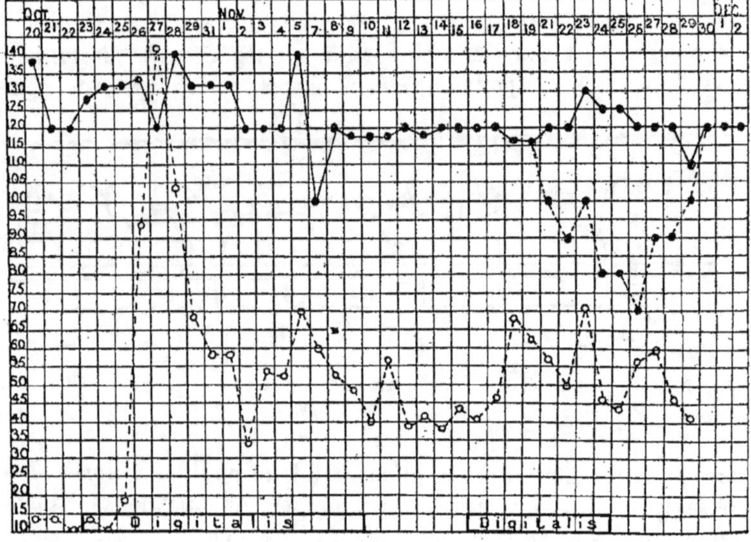

Fig. 254. — Tracé du pouls radial montrant une extra-systole (r') suivie par le pouls alternant. La longue pause avant l'extra-systole était due au bloquage du cœur (cas 90).

Le 23 octobre, il fut trouvé dans un état de collapsus, le pouls était petit, rapide (140-150) et régulier : les extrémités étaient froides, la

Fig. 255 — Tableau du cas 90. Les lignes pleines représentent l'allure du cœur, mais là où existe la ligne interrompue pendant une période de bloquage partiel, la ligne pleine représente l'allure de l'oreillette et la ligne pointillée celle du ventricule. La ligne interrompue avec des cercles indique la quantité d'urine.

face pâle, les oreilles bleues. Il était très agité, les ailes du nez animées de battements, la respiration très pénible. Après une inhalation d'oxygène et une injection hypodermique de digitaline, il se reprit. Quelques heures après, il eut un autre accès et il s'en remit en une demi-heure. Le jour suivant, on lui fit prendre de la teinture de digitale, 20 gouttes trois fois par jour, il s'améliora progressivement, l'urine augmenta, l'ascite et l'œdème disparurent. La digitale fut continuée jusqu'au 9 novembre et il avait alors pris 60 grammes. Le 7 novembre, son pouls devint plus lent et irrégulier comme résultat d'un bloquage partiel, les contractions auriculaires n'étant pas touchées. Il vomit le 7 et le 9 novembre, et à cette dernière date, on cessa le médicament. L'état général du malade s'améliora beaucoup, il se sentit mieux et plus vif, quoique la fréquence et le rhythme du cœur ne fussent pas affectés. Pendant cette période, la température était toujours un peu élevée. Après avoir cessé la digitale pendant une semaine, il sembla que le cœur augmentait de volume : aussi le remit-on à la teinture de digitale, 20 gouttes trois fois par jour, et il continua ainsi jusqu'au 24 quand il eut pris 36 grammes. Le 21, son pouls radial tomba à 100 et devint irrégulier à cause d'un bloquage partiel : un examen du tracé jugulaire ne montra aucun changement dans le rhythme et la fréquence des battements auriculaires (figs. 252 et 253). Il y avait aussi des extra-systoles occasionnelles et le pouls alternant (fig. 254) ; dans la matinée du 25, il vomit et on suspendit le médicament. Depuis cette époque, il continua à se sentir bien, bien qu'il n'y ait qu'une légère amélioration dans l'état du cœur. La matité hépatique variait de temps en temps sans qu'il y ait de modification concomitante dans le cœur.

Date.	Médicament.	Pouls	Pression sanguine.	Volume.	Urine.	Remarques.
Oct.						
20		138		2 1/2-5 3/4	420	
21		120			420	Vomit et crachats teintés de sang.
22		120			300	Vomit plusieurs fois. Se sent mieux aujourd'hui, tousse moins, respire plus facilement.
23		128			420	Déprimé.
24	Digitale. 4 gr. par jour	132			150	Mieux. Encore agité, rêves terribles. Vomissement.
25		132			770	Pas de vomissement, se sent mieux.
26		134	120	1 1/4-5	2820	Va beaucoup mieux, plus de dyspnée, peut se coucher et remuer facilement.
27		120	132		4230	Se sent très bien.
28		140	126		3120	
29		132	120		2040	

Date.	Médica-ment.	Pouls.	Pression sanguine.	Volume.	Urine.	Remarques.
30					1680	
31		132	130	1 1/4-4 3/4	1740	
Nov.						
1ᵉʳ		132	130		1020	
2		120	132		1620	Se sent bien, paraît pâle, rien aux poumons.
3		120	120	1 1/4-5	1590	Se sent bien.
4		120	114		2100	Id.
5		140	130		1800	Id.
7		100	130		1510	Se sent bien, 2 vomisse-ments aujourd'hui. Pouls irrégulier. Bloquage par-tiel.
8		120	124		1470	Se sent bien, pouls régu-lier. Pas de vomissement.
9	Digit. 60 gr. suspension	118			1780	A vomi 2 fois ce matin pouls irrégulier.
10		118	128		1200	Se sent bien, pas de nausée, pouls régulier.
11		118	118		1320	Se sent bien, foie 3 pouces au-dessous des côtes.
12		120	128		1020	Se sent bien.
13		118	116		1260	
14		120	130		1170	Se sent bien..
15		120	118	2 3/4-6 1/4	1320	—
16	Digit.	120	118		1260	—
17	4 gr. par jour	120	120		1410	—
18		116	122	2-6	2040	Léger mal de tête hier soir.
19		116	118		1890	Pas de mal de tête.
21	(1)	A 120 V 100	112	1 3/4-6	1710	Se sent bien.
22		A 120 V 90	120		1500	se sent bien, pouls irrégu-lier, bloquage partiel.
23		A 130 V 100	120		2130	Se sent bien.
42	Digit. 36 gr. suspension	A 125 V 80	134		1380	Se sent bien.
25		A 125 V 80	134	1 1/2-5 1/2	1320	Deux vomissements ce matin
26		A 120 V 70	134		1530	Se sent très bien.
27		A 120 V 90				
28		A 120 V 90	108	1 1/2-5	1800	Se sent très bien.
29		A 110 V 100	120		1220	Se sent bien.
30		A 120 V 120	130		1380	Se sent bien.
Déc.						
1		120	126		1230	Se sent bien.
2		120	114			

(1) A et V, allure de l'oreillette et du ventricule, d'après le tracé, voir la fig. 255.

OBSERVATION 91. — *Bloquage partiel du cœur produit par la digitale et la déglutition.*

Un homme, âgé de 25 ans, me consulta le 4 mai 1906 pour de la

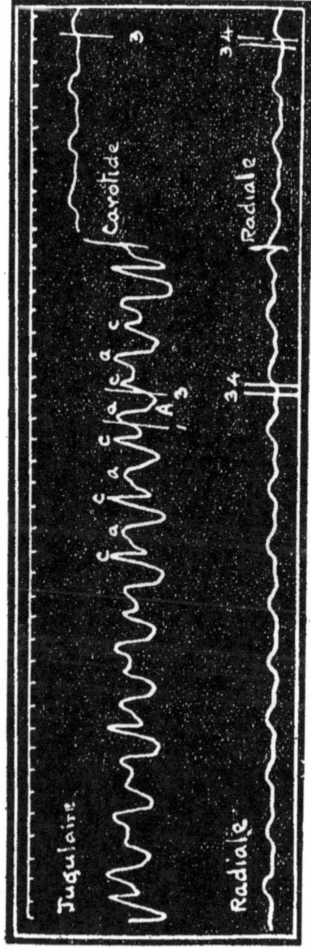

Fig. 256. — Le tracé jugulaire indique un large intervalle *a-c* (espace A) (cas 91 avant la digitale).

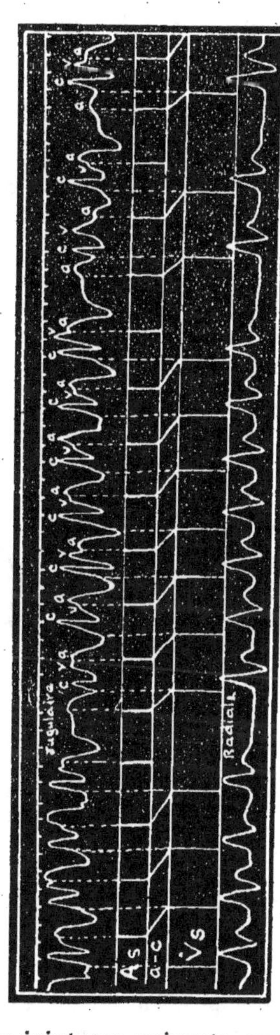

Fig. 257. — Après avoir pris dix-neuf granules de digitale, le pouls devint irrégulier, ce que le diagramme intercalé montre être dû au manque des systoles ventriculaires. Une forme atténuée de bloquage du cœur (cas 91).

raideur et du gonflement de diverses jointures, poignets, cou-de-pied et genou. Le cœur avait des battements rapides, 120 par minute : il était légèrement augmenté de volume, avec des souffles systoliques mitral et tricuspide. Le cou présentait une pulsation marquée qui est

représentée par le tracé de la figure 256. Le mouvement dû à la carotide était toujours volumineux et présente un caractère spécial (onde
c dans tous les tracés). Dans la quinzaine suivante, il se développe
peu à peu un double souffle aortique. Le 23 mai, grâce au traitement,
il s'était amélioré graduellement, les battements du cœur étant tom-
bés à 90 battements par minute.

Comme l'intervalle *a-c*, espace A dans la figure 256, indiquait un

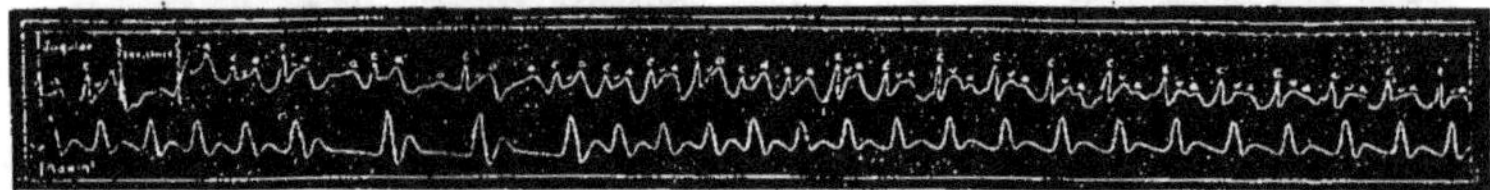

Fig. 258. — Effet réflexe du nerf vague dû à la déglutition. Après la déglutition
le pouls se ralentissait beaucoup, à cause du manque des systoles ventriculaires
(voir le diagramme de la figure 259). Ensuite les battements du cœur augmentaient légèrement, puis se ralentissaient de nouveau (cas 91).

retard dans la fonction de conductibilité, je conclus que l'inflammation cardiaque avait probablement atteint les fibres auriculo-ventriculaires, ce qui avait affaibli les fonctions de conductibilité. J'administrai des granules de digitaline, un trois fois par jour.

Je l'observai soigneusement et ne découvris aucune modifica-

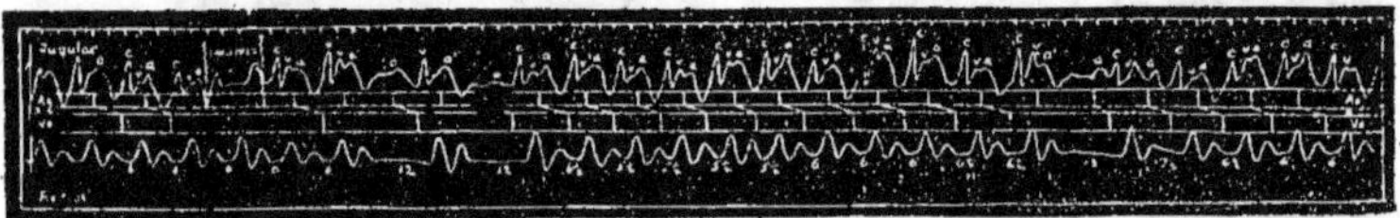

Fig. 259. — Même tracé que dans la figure 258, excepté que pendant la seconde
période de ralentissement, après la déglutition, il y a une longue pause due
à l'absence d'une systole ventriculaire.

tion des battements du cœur jusqu'au 30 mai, après qu'il eut pris
19 granules de digitaline. A cette date, je trouvai le pouls parfois très régulier. La figure 257 représente un tracé indiquant la
nature de cette irrégularité. Entre les pouls radial et jugulaire, j'ai
intercale un diagramme représentant les phénomènes dans le tracé
pris au cou. On notera que avant que manque un battement ventriculaire, il y a un allongement graduel de l'intervalle *a-c*, et que le
manque de la systole ventriculaire est manifestement dû à l'augmentation de l'affaiblissement de la conductibilité des fibres unissant *a* et
v, c'est-à-dire que l'excitation provenant de l'oreillette est bloquée
avant d'atteindre le ventricule. Je suspendis la digitale, et quelques

jours plus tard, tous les signes d'irrégularité avaient disparu. Le malade sentait lui-même quand son cœur était irrégulier, et je lui fis remarquer que l'irrégularité avait disparu, et il me répondit : « Je peux la faire revenir. » Lui ayant demandé par quel moyen, il me répondit : « En avalant. » Je lui dis de faire un mouvement de déglutition : il le fit, et je découvris immédiatement de longues pauses dans son pouls, pendant que, à l'auscultation du cœur, on n'entendait aucun bruit pendant les pauses. Je pris un grand nombre de tracés pendant une heure et demie ; pendant ce temps-là il fit de nombreux mouvements de déglutition, et les modifications du pouls ne manquaient jamais de se produire. Les figures 258 et 259 représentent ces changements caractéristiques. Après avoir fait un mouvement de déglutition, il y a chaque fois trois battements réguliers, puis le pouls se ralentit de la manière indiquée sur les tracés. Après deux ou trois battements lents, le nombre des battements du cœur augmentait pendant six ou sept battements, puis le pouls se ralentissait de la manière indiquée dans la dernière partie du tracé. Parfois, pendant ce ralentissement secondaire, une systole ventriculaire pouvait manquer, comme l'indique la figure 259. Dans la figure 259, j'ai intercalé un diagramme qui représente la nature de l'arythmie, et on peut voir que les longues pauses dans ces tracés sont précédées par un accroissement de l'intervalle $a-c$, comme cela arrivait quand le malade était sous l'influence de la digitale (fig. 257), et que l'absence de la systole ventriculaire était due au bloquage de l'excitation allant de l'oreillette au ventricule. Les chiffres mis sous les tracés de la radiale représentent des dixièmes de seconde, et par ces chiffres, on se rend mieux compte de la façon dont étaient modifiés les battements du cœur.

La susceptibilité du cœur à la déglutition continua pendant une semaine, puis disparut entièrement. Il n'est pas douteux qu'elle se développait par une excitation réflexe du vague due à la déglutition. L'analogie entre les effets de la digitale et de l'excitation réflexe de l'inhibition par la déglutition mérite d'être notée, car elle indique que l'action du médicament dans ce cas se produit par ses effets sur le centre inhibitoire, et non par les modifications qu'il produit directement dans le muscle cardiaque. Comme on le sait, la digitale agit sur le centre du vague et aussi sur le myocarde, et il est souvent difficile de déterminer quel est le facteur dans ses effets thérapeutiques.

Observation 92. — *Rétrécissement mitral. La digitale produisait un ralentissement de tout le cœur, des extra-systoles et une fibrillation auriculaire temporaire.*

Une femme, âgée de 28 ans, me consulta le 24 avril 1907 pour du gonflement de l'abdomen, de l'oppression et des palpitations. C'est au mois de novembre de l'année précédente qu'elle avait commencé à se sentir malade : quinze ans auparavant, elle avait eu un accès de rhumatisme articulaire aigu. La face était foncée, la respiration difficile, l'abdomen et les jambes enflées. Elle urinait très peu : Les veines du cou présentaient de rapides pulsations — deux pour chaque pulsation radiale (fig. 260) — le pouls était petit et régulier, la pression sanguine était de 100 millimètres de mercure. Dans toute la partie supérieure de la poitrine, on entendait un frémissement systolique. Les mouvements du cœur étaient perçus à gauche à trois pouces au delà de la ligne mamelonnaire, et donnaient lieu à un affaissement de la paroi pendant la systole ventriculaire (ce qui produisait un cardiogramme intervertir). La matité cardiaque s'étendait à un demi-pouce à droite du milieu du sternum. A la pointe, on entendait un souffle présystolique, un souffle diastolique et un redoublement du deuxième bruit. A la base, il y avait un fort souffle rapeux systolique, qu'on entendait aussi au niveau de la carotide. Il y avait aussi un léger souffle diastolique dans la région aortique. Au niveau de la matité cardiaque, en dedans de la ligne mamelonnaire, il y avait un autre souffle systolique, et en l'écoutant, on pouvait s'imaginer qu'il y avait deux cœurs battant ensemble, car on entendait par le stéthoscope une série de bruits, tandis qu'on percevait en même temps une série de bruits faibles et comme à distance.

Quelquefois, lorsque le cœur était régulier mais lent, il se faisait un changement qui prêtait à confusion. Pendant la diastole du cœur, il y avait un accroissement brusque de l'intensité du souffle diastolique ; en fait, un souffle médio-diastolique suivait après une pause par le deuxième bruit. Lorsque je repérai la position du souffle dans un tracé, je trouvai qu'il correspondait à la position de l'onde auriculaire dans le tracé jugulaire (fig. 260), et sans doute, il était dû à la systole auriculaire. Lorsque le cœur se ralentissait beaucoup, sous l'influence de la digitale, le repos plus prolongé donnait aux fibres auriculo-ventriculaires le temps de se remettre, et on entendait le souffle de plus en plus rapproché du premier bruit, et quelquefois, on cessait de l'entendre. Cela n'arrivait que lorsque le cœur se ralentissait beaucoup et que l'onde auriculaire dans la jugulaire se rapprochait tout à fait de la carotide, comme dans les figures 261 et 262. On fit prendre à la malade de la digitale, de la scille, du calomel en pilules, une trois fois par jour. Le 1ᵉʳ mai, après avoir pris 18 pilules, elle urinait davantage. Elle se sentait beaucoup mieux le 8 ; le gonflement de l'abdomen et des jambes avait diminué. Le 15, elle n'avait plus d'œdème ; elle avait eu un peu de diarrhée et avait des envies de vomir, mais elle respirait plus facilement et marchait mieux. Le cœur était lent et irrégulier. En l'examinant, il n'y avait qu'une onde visible dans la jugulaire, et sur le tracé, elle était synchrone avec le pouls carotidien (fig. 263). Il n'y avait pas de souffle présystolique, mais seulement un long souffle diastolique à la pointe. Le tracé indique que le pouls jugulaire est du type ventriculaire : il s'était produit de la fibrillation

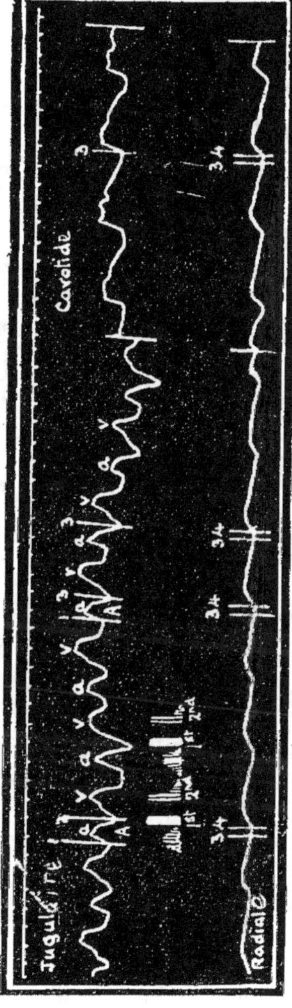

Fig. 260. — Deux pulsations dans le tracé jugulaire (a et v) pour une pulsation radiale. L'intervalle a-c est augmenté (espace A). La partie ombrée indique les bruits du cœur et les souffles existant à la pointe, à savoir, un souffle systolique séparé par un bref intervalle du premier bruit, un redoublement du second bruit suivi par un souffle diastolique. Ces caractères du pouls jugulaire, ces bruits et ces souffles étaient toujours présents, lorsque le malade n'était pas sous l'influence de la digitale jusqu'à l'établissement final d'une fibrillation auriculaire (cas 92).

auriculaire. On suspendit les pilules, mais le 18, le cœur était encore irrégulier. Le 26, il était régulier et le pouls jugulaire présentait une onde double comme dans la figure 260. Elle se sentait mieux, mais les jambes et l'abdomen gonflaient à nouveau. On prescrivit des granules de digitaline, un trois fois par jour. Le 31, le pouls devint irrégulier, et les tracés pris ce jour et le 2 juin indiquaient que cela était dû au ralentissement de tout

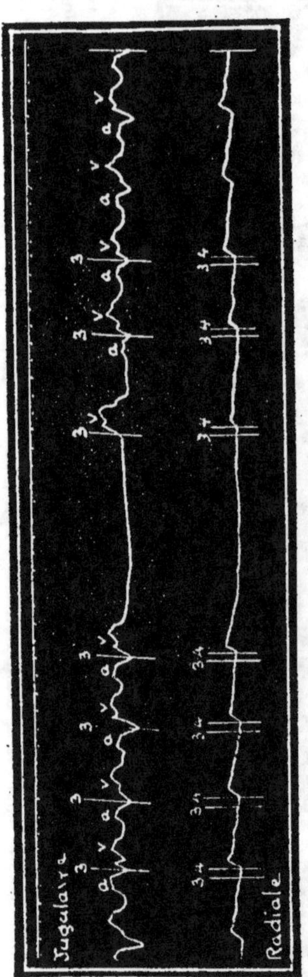

Fig. 261. — Arrêt temporaire de tout le cœur par la digitale (cas 92). Le premier battement après la longue pause est un battement ventriculaire, manqué, comme il n'y a pas de battement auriculaire qui le précède.

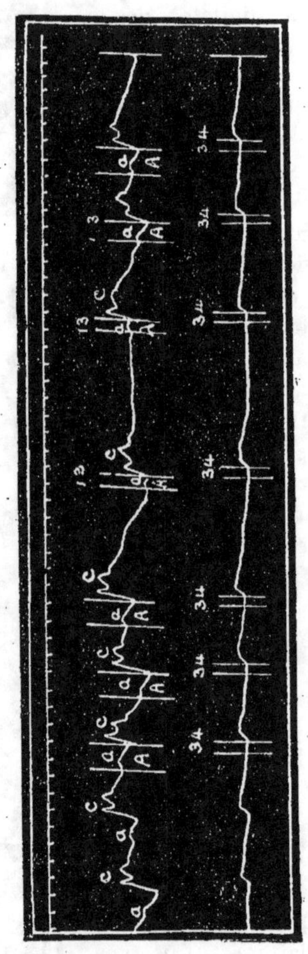

Fig. 262. — Le tracé supérieur a été pris très haut dans le cou, et montre une petite onde auriculaire (a), précédant le pouls carotidien c. Après une longue pause, l'intervalle a-c (espace A est très diminué) (cas 92).

le cœur. Le 4 juin, le cœur avait repris de la fibrillation auriculaire, qui persista jusqu'au 17, quand les contractions auriculaires apparurent et que le cœur présenta des pauses fréquentes. Elle prit un granule de digitaline par jour jusqu'au 23 où on le supprima et le 28, on constata que le cœur était rapide et régulier et que la pulsation dans les veines présentait une double onde, comme dans la figure 260. Jusqu'au 4 novembre ces réactions dues à la digitale continuèrent à apparaître : quelquefois la fibrillation auriculaire se produisait, et quelquefois de longues pauses comme dans la figure 261, et parfois, des extra-systoles (fig. 264). Peu de jours après la suspension de la digitaline, le cœur resta absolument régulier. Le 6 novembre, après la cessation du traitement par la digitaline, la fibrillation auriculaire débuta spontanément, le cœur battant rapidement, mais il pouvait être ralenti par la digitale ou le strophantus.

Interprétation des tracés. — Les tracés représentant la fibrillation auriculaire n'ont pas besoin d'une description spéciale, car ils ressemblent aux tracés du pouls veineux ventriculaire déjà décrits ailleurs. Le seul point qui paraît nouveau est que, lorsqu'elle commença sous l'influence de la digitale, c'était un rhythme lent ressemblant en quelques points à des cas de bradycardie nodale. D'un autre côté, quand elle commençait d'une façon indépendante de la digitaline, les battements du cœur étaient rapides, comme c'est habituellement le cas.

Dans la figure 261, il y a une longue pause pendant laquelle le cœur s'arrête ; pendant ces pauses, on n'entend aucun bruit, et les tracés montrent que les oreillettes sont arrêtées aussi bien que les ventricules : c'est là une différence avec le bloquage du cœur. Il faut remarquer qu'après la longue pause, les battements de la radiale étaient d'abord petits, puis augmentaient graduellement de force, mais comme le pouls était petit et mou, le polygraphe à encre ne pouvait pas bien indiquer les battements : aussi je pris plusieurs tracés avec le sphygmographe de Dudgeon avec le même résultat. Ici on voit très bien l'accroissement graduel du pouls radial après la longue pause. Les pauses duraient quelquefois de 3 à 4 secondes, mais quelquefois elles duraient dix-neuf cinquièmes de seconde. Cet arrêt de tout le cœur est probablement dû à une excitation du nerf vague. Le phénomène de l'escalier après la pause a été démontré expérimentalement après un arrêt du cœur par le nerf vague, et suivant Gaskell, se produit de deux façons : 1° par épuisement de la contractilité ; l'excitation du vague affaiblit toutes les fonctions, et leur restauration est graduelle, la restauration de la contraction étant indiquée par un accroissement graduel de la force du battement ; 2° par un affaiblissement de la conductibilité, l'excitation pour la contraction ne se propageant pas dans tout le cœur, mais atteignant tout d'abord un nombre limité de fibres, puis un nombre de plus en plus grand, jusqu'à ce que toutes répondent. Le phénomène de l'escalier dans ce cas peut être dû au remplissage de l'artère vide.

Les pauses n'étaient pas toujours très longues, et le cœur battait lentement pendant une courte période. Lorsque cela arrivait, les rapports de la systole auriculaire à la ventriculaire subissaient un changement intéressant. Comme je l'ai déjà fait remarquer, l'intervalle

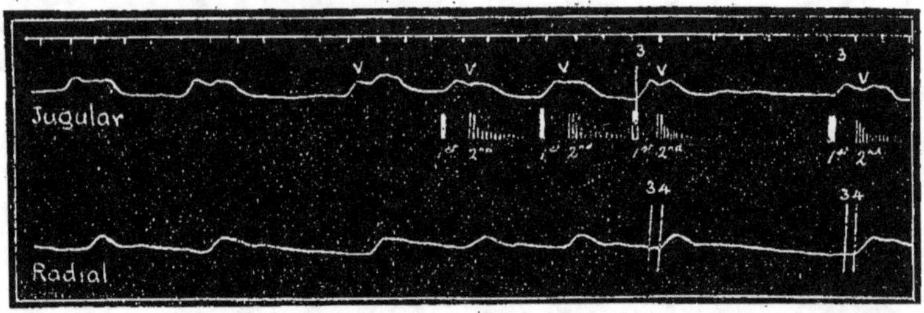

Fig. 263. — Début de fibrillation auriculaire après la digitale. Comparez le pouls jugulaire et les souffles avec la figure 260 (cas 92).

a-c était toujours augmenté chez cette malade, mais la digitale ne créait pas d'obstacle au passage de l'excitation de l'oreillette au ventricule.

Lorsque le cœur battait lentement, les fibres auriculo-ventricu-

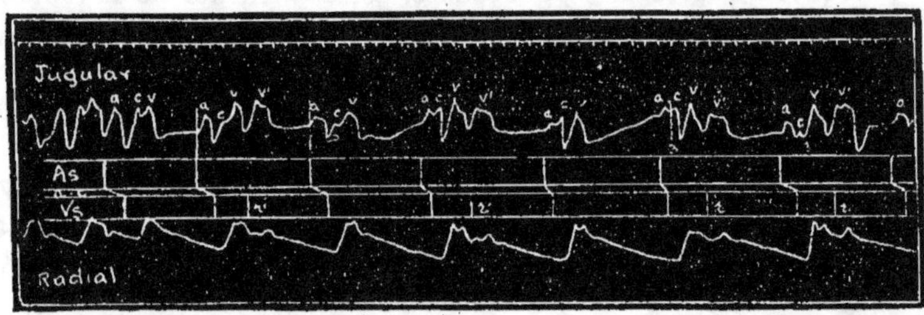

Fig. 264. — Extra-systole r' probablement d'origine ventriculaire, due à la digitale. Les ondes v' sont dues à l'extra-systole. Il y avait de longues pauses occasionnelles lorsqu'il ne se produisait pas d'extra-systole, suivies par un raccourcissement de l'intervalle a-c (cas 92).

laires avaient un long repos avec le résultat que l'intervalle a-c diminuait graduellement. La figure 262 représente les pouls radial et jugulaire. La carotide est prise au-dessous de la mâchoire inférieure, mais l'onde (a) due à la systole auriculaire existe dans le tracé. Lorsque le cœur battait plus rapidement, l'intervalle a-c (espaces A) était presque de 2/5 de durée, tandis que quand il battait plus lentement, il était de moins de 1/5 de durée. Cela se voyait surtout bien dans les tracés, lorsque l'onde auriculaire a se rapproche graduellement de la carotide et de l'onde ventriculaire jusqu'à ce qu'on ne puisse plus la distinguer comme une onde distincte (fig. 261). C'était pendant ces périodes que je notais le changement dans le rapport du souffle présystolique avec le premier bruit et sa cessation apparente.

Une autre phase qui se produisait parfois pendant la période irrégulière était l'apparition d'extra-systoles. La figure 264 est un exemple caractéristique, et montre que les extra-systoles sont probablement d'origine ventriculaire, quoique les pauses suivant les extra-systoles soient d'une durée variable, due à l'influence de la digitale sur le sinus.

Ce cas, comme je l'ai déjà dit, fait exception à la règle générale, que lorsqu'il y a un retard dans l'intervalle a-c, la digitale l'accroît et produit le bloquage.

Les tracés de la pression sanguine indiquent généralement une chute (100 mm. de mercure), lorsqu'il y avait beaucoup d'œdème, et une élévation avec le ralentissement du cœur à 135 ou 140 mm. de mercure. Quelquefois, cependant, la pression était à 130 avec de l'œdème, et il n'y avait pas d'augmentation avec sa disparition et l'amélioration coïncidante de l'état du malade qui avait pris de la digitale.

La malade mourut en mars 1908.

INDEX

TABLE DES CAS CLINIQUES

TABLE DES MATIÈRES

CHAPITRE PREMIER

L'APPRÉCIATION DES AFFECTIONS DU CŒUR

L'objet de l'examen fait par le médecin, p. 1. — Méthodes adoptées dans la description des affections du cœur, p. 2. — Causes des diagnostics confus, p. 4. — L'importance relative des symptômes, p. 4. — Les symptômes essentiels de l'insuffisance cardiaque, p. 5. — Insuffisance des méthodes habituellement employées pour juger du fonctionnement du cœur, p. 6.

CHAPITRE II

LA PATHOLOGIE DE L'INSUFFISANCE CARDIAQUE

Qu'est-ce que l'insuffisance cardiaque, p. 7. — La théorie de la pression en retour de l'insuffisance cardiaque, p. 7. — Compensation, p. 8. — L'origine de ces conceptions, p. 9. — Mal fait par la théorie de la pression en retour, p. 10. — Insuffisance cardiaque et lésions pathologiques, p. 11. — Altération fonctionnelle du cœur, p. 12. — Les preuves de l'altération fonctionnelle, p. 13.

CHAPITRE III

LES PRINCIPES FONDAMENTAUX DE LA PRODUCTION DE L'INSUFFISANCE CARDIAQUE

Le but de la circulation et comment il est atteint, p. 15. — L'importance du muscle cardiaque, p. 16. — La signification de l'insuffisance cardiaque, p. 16. — Les deux forces du muscle cardiaque, p. 17. — La force de réserve du muscle cardiaque, p. 17. — Comment commence l'insuffisance cardiaque, p. 18. — Le rapport entre l'épuisement et la restauration de la force de réserve du cœur, p. 18. — États épuisant la force de réserve, p. 19.

CHAPITRE IV

ÉPUISEMENT DU MUSCLE CARDIAQUE

CHAPITRE V

DÉTERMINATION DE LA VALEUR DES SYMPTOMES

CHAPITRE VI

LA PRODUCTION ET LA SIGNIFICATION DES SYMPTOMES

CHAPITRE VII

FONCTIONS FONDAMENTALES DES CELLULES MUSCULAIRES DU CŒUR

CHAPITRE VIII

DÉVELOPPEMENT, ANATOMIE ET PHYSIOLOGIE DU CŒUR

CHAPITRE IX

L'EXAMEN DU MALADE

CHAPITRE X

SYMPTOMES RESPIRATOIRES

CHAPITRE XI

PHÉNOMÈNES RÉFLEXES OU DE DÉFENSE

CHAPITRE XII

LE RAPPORT DU CŒUR AVEC LES NERFS CÉPHALO-SPINAUX

CHAPITRE XIII

TROUBLES SENSITIFS RÉSULTANT D'UNE AFFECTION CARDIAQUE

CHAPITRE XIV
ANGINE DE POITRINE

CHAPITRE XV
AFFECTIONS DU CŒUR ET SYSTÈME NERVEUX HYPERSENSITIF

CHAPITRE XVI
SYMPTOMES VASO-MOTEURS

CHAPITRE XVII
MÉTHODE INSTRUMENTALE D'EXAMEN

CHAPITRE XVIII
LA POSITION ET LES MOUVEMENTS DU CŒUR

CHAPITRE XXIII

AUGMENTATION DU NOMBRE DES BATTEMENTS DU CŒUR

CHAPITRE XXIV

RALENTISSEMENT DES BATTEMENTS DU CŒUR

CHAPITRE XXV

LES BATTEMENTS IRRÉGULIERS DU CŒUR

CHAPITRE XXVI

IRRÉGULARITÉS DU SINUS. (LE TYPE D'IRRÉGULARITÉ DE LA JEUNESSE)

CHAPITRE XXVII

L'EXTRA-SYSTOLE

CHAPITRE XXVIII

QUELQUES FORMES RARES D'EXTRA-SYSTOLES

CHAPITRE XXIX

RHYTHMES ANORMAUX

CHAPITRE XXX

FIBRILLATION AURICULAIRE

CHAPITRE XXXI

TRÉMULATION AURICULAIRE

CHAPITRE XXXII

TACHYCARDIE PAROXYSTIQUE

CHAPITRE XXXIII

LE POULS ALTERNANT

CHAPITRE XXXIV

AFFECTION DES FONCTIONS DE CONDUCTIBILITÉ DU FAISCEAU AURICULO-VENTRICULAIRE. — BLOQUAGE DU CŒUR. — MALADIE DE STOKES-ADAM. — RHYTHME VENTRICULAIRE.

CHAPITRE XXXV

AFFECTIONS FÉBRILES AIGUES DU CŒUR

CHAPITRE XXXVI

CŒURS EMPOISONNÉS

CHAPITRE XXXVII

AFFECTIONS DU MYOCARDE

CHAPITRE XXXVIII

AFFECTIONS DU MYOCARDE (suite). DILATATION DU CŒUR

CHAPITRE XXXIX

LE CŒUR SÉNILE

CHAPITRE XL

BRUITS ET SOUFFLES, NORMAUX ET ANORMAUX

CHAPITRE XLI

LÉSIONS VALVULAIRES

CHAPITRE XLII

LÉSIONS VALVULAIRES (suite)

CHAPITRE XLIII

MÉDIASTINO-PÉRICARDITE ADHÉSIVE

CHAPITRE XLIV

AFFECTIONS CONGÉNITALES DU CŒUR

CHAPITRE XLV

PRONOSTIC

CHAPITRE XLVI

TRAITEMENT

CHAPITRE XLVII

TRAITEMENT (*suite*)

APPENDICE

4576. — Tours, Imprimerie E. Arrault et C°.